科学出版社“十四五”普通高等教育本科规划教材
临床药学专业案例版系列教材

供临床药学、药学、临床医学、口腔医学、护理学等相关专业使用

案例版

临床药物治疗学

总主编 张 玉
主 编 张 玉 李 雄
副主编 缪丽燕 武新安 李国辉 黄怡菲
编 委（按姓氏汉语拼音排序）
蔡本志（哈尔滨医科大学附属第二医院）
陈 杰（中山大学附属第一医院）
陈文瑛（南方医科大学第三附属医院）
陈小平（中南大学湘雅医院）
封卫毅（西安交通大学第一附属医院）
冯 欣（首都医科大学附属北京妇产医院）
高世成（武汉大学中南医院）
海 鑫（哈尔滨医科大学附属第一医院）
何金汗（四川大学华西医院）
侯锐钢（山西医科大学第二医院）
黄怡菲（华中科技大学同济医学院附属协和医院）
赖 莎（广东药科大学附属第一医院）
赖伟华（广东省人民医院）
黎小妍（中山大学附属第六医院）
李 珂（华中科技大学同济医学院附属协和医院）
李 俐（南京大学医学院附属鼓楼医院）
李国辉（中国医学科学院肿瘤医院）
李 雄（广东药科大学）
李智平（复旦大学附属儿科医院）
卢晓阳（浙江大学医学院附属第一医院）
马 国（复旦大学药学院）
缪丽燕（苏州大学附属第一医院）
宋燕青（吉林大学第一医院）
王婧雯（空军军医大学西京医院）
王静林（华中科技大学同济医学院附属协和医院）
温预关（广州医科大学附属脑科医院）
吴红卫（广东药科大学附属第一医院）
武新安（兰州大学第一医院）
肖洪涛（四川省肿瘤医院）
许杜娟（安徽医科大学第一附属医院）
杨 勇（电子科技大学附属医院·四川省人民医院）
张 波（中国医学科学院北京协和医院）
张 梅（广州医科大学药学院）
张 玉（华中科技大学同济医学院附属协和医院）
周 红（华中科技大学同济医学院附属协和医院）
周 颖（北京大学第一医院）
左笑丛（中南大学湘雅三医院）

科学出版社
北 京

内 容 简 介

《临床药物治疗学》旨在帮助医学、药学和临床药学专业的学生掌握疾病诊疗与药物治疗管理的基础理论和实践技能。本教材共21章，前6章介绍药物治疗的基础理论，后15章以常见疾病的药物治疗为纲，详细介绍常见疾病的诊断标准及治疗原则，并通过临床案例分析加深学生对药物治疗基础知识的理解和运用。教材内容创新性增加药物重整、药学监护、药物治疗管理等实践技能的介绍，增强对学生药学服务能力的培养。本教材利用电子资源，每节课程附有课件和补充阅读材料（见二维码），为学生提供更全面翔实的学习资料。

本教材适合5年制临床药学本科生，也适合药学、预防、基础、口腔、麻醉、检验、护理、法医等专业学生学习教材，也可作为临床药学研究生教育、药师继续教育（临床药师岗位培训、住院药师规范化培训）的培训教材或参考书目。

图书在版编目（CIP）数据

临床药物治疗学 / 张玉, 李雄主编. -- 北京：科学出版社, 2025. 2. -- (科学出版社“十四五”普通高等教育本科规划教材) (临床药学专业案例版系列教材). -- ISBN 978-7-03-080032-9

Ⅰ. R453

中国国家版本馆 CIP 数据核字第 2024D0B171 号

责任编辑：朱　华　李思佳/责任校对：周思梦

责任印制：张　伟/封面设计：陈　敬

科学出版社 出版

北京东黄城根北街16号

邮政编码：100717

http://www.sciencep.com

北京厚诚则铭印刷科技有限公司印刷

科学出版社发行　各地新华书店经销

*

2025年2月第　一　版　开本：787×1092　1/16

2025年2月第一次印刷　印张：30 1/2

字数：902 000

定价：168.00 元

（如有印装质量问题，我社负责调换）

科学出版社“十四五”普通高等教育本科规划教材
临床药学专业案例版系列教材编审委员会

序

随着社会的飞速发展以及我国医疗卫生体制改革的持续深入，公众的健康意识不断提升，合理用药需求日益增长，临床药学学科的重要性越来越凸显，其学科内涵、教育理念和人才培养模式也随之发生着深刻变化。本科临床药学专业旨在培养兼备临床及药学基础知识和技能、为临床提供以合理用药为核心的药学服务并具有良好沟通能力和人文素质的高素质人才。为适应新时代、新要求，使教材建设跟上学科发展的步伐、更好地满足当前临床药学人才培养的要求，我们组织来自高校及临床一线的专家学者共同编写了这套临床药学专业案例版系列教材，旨在通过融合实际案例与课堂专业知识，帮助学生更形象、更深入地理解和掌握临床药学知识，提升解决实际问题的能力。

本套教材围绕临床药学专业核心课程，融合理论基础与案例实践，融入国内外前沿视角，形成了系列案例版教材，包括《临床药理学》《临床药物治疗学》《药物不良反应与药物警戒》《药物毒理学》《药物经济学》《药物临床试验概论》《药学服务与沟通技能》《精准药学理论与实践》等。教材编写遵循以下原则：

以案例为载体，贴近临床实践 编者精选出一系列有代表性的临床药学案例，结合现实场景中的问题和挑战，引导学生运用所学知识进行分析，在解决临床问题的过程中掌握知识和技能。

以问题为导向，激发学生思考 本套教材通过问题引导和启发式教学，引导学生在分析和解决问题的过程中主动思考，不断激发学生探索欲望和创新思维能力。

以学生为中心，促进潜能发挥 本套教材编写基于学生认知与发展规律，难易程度逐步递进，有利于学生在学习中稳步提升。教材借助二维码技术提供电子拓展资源，包含进阶学习资料与个性化辅导内容，以便学生自主选择深入研习与探索，充分发挥个人潜能。

以信息化为支撑，提升教学实效 本套教材还利用先进的网络和数字技术，为教学和考试提供丰富的资源和支持，力求实现医学教育数字化和网络化。

值此系列教材出版之际，我衷心感谢所有参与编写教材的专家学者和热心协助的同仁们，正是因为你们的辛勤工作和无私奉献，才让本套教材得以顺利完成。同时，我也要感谢所有使用本套教材的师生们，你们的支持和反馈将推动我们不断改进和完善本套教材，以满足临床药学教育的需求。我衷心希望临床药学专业案例版系列教材能够为广大医药教育工作者和学生们提供丰富的学习资源和指导，为临床药学专业的人才培养提供有力支持，为医药学教育的创新和发展贡献力量。

张　玉

2024 年 3 月于武汉

前　言

近年来，随着科学技术的飞速发展，新药不断涌现，为疾病药物治疗提供了更多选择，同时也对临床合理使用药物提出了更高的需求，医院药学工作重点也从传统的保障药品供应逐步转向以患者为中心的药学服务。高质量的临床药学教学与实践是保障药学服务同质化、标准化发展的关键，作为临床药学的一门专业核心课程，临床药物治疗学的重要性也日益凸显。

本套教材紧密围绕临床药学专业的培养目标，内容课程设置从满足本科生教学、国家执业药师资格考试和临床药师规范化培训三方面要求出发，在充分借鉴国内外经典教材基础上，介绍了药物治疗基本原则以及常见疾病的药物治疗方案，加入临床案例并分析用药，实现理论与实践、基础与临床、药学与医学“三结合”，新增药物重整、药学监护、药物治疗管理等实践技能的介绍，增强对学生药学服务能力的培养。本教材共 21 章，前 6 章主要介绍了与药物治疗相关的基础理论，重点讲解不同疾病药物治疗方案及药物治疗管理基本知识技能。各章节附有课件和课后思考题，为学生提供更全面翔实的学习资料，帮助学生加深对理论知识的理解和掌握。

本教材系统地介绍了常见疾病和药物治疗的基础知识及药学服务的基本技能，可作为临床药学、药学等专业学生学习临床药物治疗学的教材。也可作为临床医学、基础医学、护理学等专业学生了解临床药物治疗基本理论的学习教材。

本套教材是全体编委团结协作、辛勤奉献的劳动结晶。编写过程得到了各位编委及其所在单位领导和同事的大力支持，华中科技大学同济医学院附属协和医院药学教研室的杨晓宇老师做了大量具体、细致的工作，陈骏、李强、王俊峰、王婉玉、韩雪梅、向红平等做了诸多工作，在此对他们的辛勤付出一并表示诚挚的谢意。

尽管整个编写团队已竭尽努力，但由于临床治疗学涉及的专业知识面广，加之临床治疗学的快速发展，限于编者学识水平和经验，教材中难免存在疏漏和不足之处，恳请广大读者不吝批评指正。

张　玉　李　雄

2024 年 12 月

目　　录

第一章　绪　　论

学习要求

记忆：临床药物治疗学的基本概念。
理解：临床药物治疗学和相关学科的关系。
运用：临床药物治疗学的主要任务和研究内容。

药物是人类长期生产、生活中发现并研究的，用于预防、治疗疾病，并具有明确适应证、功能主治和用法用量的物质，包括天然产物和化学合成的物质，也包括利用生物技术制备的蛋白质、多肽等。随着社会发展和生物医药科技进步，药物品种数量急剧增加，这为人类防病治病提供了有利条件；同时，如何选用恰当的药物使患者治疗安全有效且经济适宜，也成为医药工作者面临的关键问题。临床药物治疗学（clinical pharmacotherapeutics）是研究药物防治疾病理论和方法的学科。临床药物治疗学根据病因、发病机制和药物特点，结合患者的生理心理状态和遗传学特征，制定和实施合理的个体化用药方案，以最低的治疗风险缓解或治愈疾病、改善或提高患者生活质量。

第一节　临床药物治疗学的发展概况

药物的出现可以追溯到公元前五千年，古代人类在和疾病不懈斗争的过程中逐渐丰富了药物治疗知识，人们将这些用药知识不断记录归纳，整理出医药典籍。我国具有文字记载的药物治疗知识出现在公元前两千年，如《山海经》《诗经》等。公元前 1 世纪的《神农本草经》是我国目前存在的最早的药物学专著，收载了动物、植物、矿物三类药物，其中大量药物在现代医学中仍具有广泛的应用。我国唐代的《新修本草》是世界上第一部由政府颁布的药学典籍。明代时期著名医药学家李时珍编写的巨著《本草纲目》，介绍了 16 世纪前我国历代本草的中药理论，记载药物千余种，附方超过万则，在整个医药学史上具有划时代意义。国外的医药学发展可以追溯到公元前 1500 年，在埃及的《埃伯斯纸莎草书》（*Ebers' Papyrus*）、印度的《阿育吠陀经》（*Ayurveda*）、古希腊医师的《药物学》（*De Materia Medica*），巴比伦和亚述文明时期的碑文均有关于药物治疗的记载，这些药物学巨著对后世的药学发展也产生了长远的影响。

历史上很长一段时期内，由于对药物的特征、机体的结构功能及疾病的发展变化缺乏科学和系统的认识，人们只能利用长期实践积累的经验摸索用药。从 19 世纪开始，药物学的发展经历了从经验主义到科学发展的过渡。化学、生理学等学科的蓬勃发展推动了科学实验方法的进步，尤其是实验生理学的出现为实验药理学奠定了基础，间接促进了药物治疗学的发展。20 世纪中期后，随着生物工程技术的进步，分子生物学技术逐步应用于药理学，促使药理学多元化、分支化发展，临床药理学应运而生。不同于传统药理学，临床药理学着重研究药物和人体相互作用的规律，阐明药物临床疗效、药物不良反应与监测、药物相互作用与新药临床评价等规律，为药物的临床治疗和合理使用提供科学依据，临床药理学的蓬勃发展极大地促进了临床药物治疗学的出现和发展，使其在临床医学中占据重要的位置，发挥了药物治疗对医学科学的重要促进作用。

随着制药工业的蓬勃发展，新药不断问世，患者的用药需求也逐步增长，如何选择合理的治疗药物成为广大医务工作者关心的首要问题，这也为临床药物治疗学的发展创造了条件。1980 年，在英国伦敦召开了第一届国际临床药理学与治疗学会议（World Congress on Clinical Pharmacology & Therapeutics）。1981 年，*Pharmacotherapy* 杂志在美国创刊。我国临床药物治疗学的发展相对滞后，1996 年《中国临床药理学与治疗学》杂志创刊。2001 年全国高等医药教材建设研究会药学专业教材评审委员会组织编写的《临床药物治疗学》教材，为 4 年制药学本科生开设的临床药物治疗学课程提供了强有力的支持。近些年，临床药理学、分子生物学等学科不断发展，临床药物治疗的理论基础也不断完善，同时，药物基因组学、蛋白组学等多组学相关技术的建立，为临床个体化药物治疗提供了更加科学有效的技术手段，临床药物治疗也从“经验治疗”“公式化治疗”向“因人而异”“量体裁衣”的个体化治疗转变。

第二节　临床药物治疗学的任务和研究内容

临床药物治疗学是应用基础医学、临床医学和药学的基本理论与知识，基于患者的个体情况，制订并实施合理的药物治疗方案，从而使患者在最低的治疗风险下获得最佳的治疗效果。

药物从进入人体到发挥最后的治疗作用，可以分为如下几个阶段：药物首先以不同的制剂形式，通过不同的给药途径，在不同的给药部位被机体吸收；进入体内的药物随血液分布到各脏器，到达靶向部位，使该部位的药物达到起治疗作用的浓度；药物到达靶组织后，通过与组织细胞内的受体结合，或通过其他途径发挥药理作用。因此，药物治疗效果与药物、机体和疾病三个方面密切相关。在药物方面，除了需要考虑药物本身的理化性质、作用特点等因素外，还需要考虑药物的用法用量、用药时间、疗程长短和药物相互作用等因素；在机体方面，个体遗传差异、患者病理生理状态等是影响药物动力学和药物反应的重要因素，患者对医嘱用药的依从性也会影响药物的治疗效果；在疾病方面，疾病的分类、分型、病情的严重程度、合并症状等，都会对药物疗效产生影响。

临床药物治疗学的核心任务和宗旨是结合药物、机体和疾病三方面的特点，开展合理用药实践和相关研究，着眼于利用当代药物和疾病治疗的相关理论知识，实现用药的安全、有效、经济和适宜，其主要内容包括以下几层含义：①针对疾病的病因和病理生理改变，选择有对应药理作用和使用指征的药物；②明确遗传多态性和药物反应多态性的关系，结合患者生理状态及条件，针对不同人群，选择个性化的治疗药物；③设计的给药途径、给药方法、给药时间能够使药物在病变部位达到有效治疗浓度并持续一定的时间；④评估和监测可能的药物不良反应和相互作用，降低用药风险；⑤在患者用药费用和风险最低的前提下获得最大的治疗学效益。

临床药物治疗学也是临床药师正确开展药学服务的理论基础。1990 年，《美国医院药学杂志》上首次较为系统地阐明了药学服务（pharmaceutical care，PC）的概念，1993 年美国医院药师协会对药学服务赋予了统一的定义，要求药师运用药学知识提供直接的、负责的与药物治疗有关的药学服务，从而获得改善患者生存质量的确定结果。2002 年，我国首次提出在医疗机构中逐步建立临床药师制度，2011 年制订的《医疗机构药事管理规定》中要求医院药学部门开展以患者为中心，以合理用药为核心的临床药学工作，组织药师参与临床药物治疗。这就要求临床药师根据临床药物治疗学的基础知识和基本理论，结合患者的具体病情和个体差异，开展临床实践，制订给药方案，促进药物合理使用，改善患者生活质量，实现药学服务的最终目标。

第三节　临床药物治疗学与其他学科的关系

临床药物治疗学是医学和药学之间的桥梁学科，与药物学、药理学等学科存在部分交叉，但内容和研究任务存在明显区别。药理学研究药物对机体的作用（药效学）及药物在体内的变化规律（药动学），其中，药效学主要研究药物对机体的作用规律、不良反应及其产生机制，药动学主要研究药物在体内的吸收、分布、代谢和排泄等动态变化的规律。药物学重点阐述药物相关的基本内容，包括药物的理化性质、体内过程、药物作用及其机制、用法用量及不良反应、制剂规格和应用等。临床药物治疗学则立足于疾病，在阐述疾病的病因、发病机制、分类和临床表现的基础上，根据患者的病理、生理和心理状态，结合遗传特征，根据药物的作用特点，结合药物的性价比，选择合适的药物种类、用法用量、给药时间和疗程等，从而取得良好的治疗效果，避免药物不良反应和不良药物相互作用的发生。其关注点不仅在药物，也在疾病。药物学和药理学是临床药物治疗学的理论基础，临床药物治疗学是药理学和药物学在临床的实际应用。

临床药物治疗学和临床药理学都是研究药物和人体相互作用的学科，但两者各有所侧重。临床药理学也是临床药物治疗学的理论基础之一，前者以药理学和临床医学为基础，基本内容立足于药物，按照药物分类来介绍药物，重点强调药物作用和疗效，很少涉及疾病相关的领域。同时，临床药理学着重关注单一药品在人体内的各种参数，而临床药物治疗学紧扣临床用药的实际，以疾病为纲将药物分类，介绍疾病的药物治疗的总体原则，强调按照疾病的病因、发病机制和临床表现等针对具体疾病和患者个体提供个体化的完整治疗方案。

循证医学充分利用循证思维工具，将当前最佳的证据与临床医生的经验和专业技能以及患者的期望相结合，为临床药物治疗学提供更加科学的原则和依据。临床药物治疗学的治疗原则和方法来源于科学理论和循证医学，采用循证医学的模式进行临床药物评价研究，从而为临床提供精确的基本药物信息，有效规范医院药品管理，建立正确基本用药目录，协助临床医生在循证医学的指导原则下科学诊疗，有证可循，共同保证临床用药的合理性。近年来医学数据库的发展和完善为循证医学的实施提供了强有力的工具，循证医学在药物治疗方案的变革和完善、解决药物治疗的困惑中发挥着越来越重要的作用。

实现临床药物治疗最佳决策，既需要详细掌握疾病的发生发展机制及其对机体的影响，又需要全面了解药物的作用特点、理化性质和体内过程，从而合理有效地结合药物、机体和疾病的特性指导个体化治疗和合理用药。本课程的目的是使学生初步了解药物治疗的基本知识和重要原则，在掌握疾病的病因和发病机制、药物作用和作用机制的基础上，运用循证医学的证据，正确地选择和使用药物，实现对患者的个体化治疗。

（张 玉 崔 政）

思 考 题

1. 什么是临床药物治疗学？

2. 临床药物治疗学的任务和研究内容是什么？

第二章　药物治疗及药学监护

学习要求

记忆： 药物治疗的基本原则。

理解： 药学监护的概念和实施步骤。

运用： 制订并评估药物治疗方案的方法和技巧。

第一节　药物治疗的基本原则

药物治疗是指针对机体疾病，应用一切有预防或者治疗作用的物质控制疾病进展，防止并发症发生，使疾病好转或痊愈。药物治疗须综合评估疾病、患者、药物特性，选择最适宜的药物治疗方案，获得最佳的治疗效果。药物治疗必须遵守安全、有效、经济、适当的基本原则。

一、药物治疗的安全性

药物在发挥治疗作用的同时，可能对机体产生不同程度的损害，甚至产生药源性疾病，对这类不安全事件的认识与可接受程度称为安全性。保证患者的用药安全是药物治疗的前提。

导致药物治疗安全性问题的原因主要有：①患者个体差异，患者体内可能携带某些突变基因或其处置药物能力发生改变，从而对药物的吸收、分布、代谢、排泄等产生差异，同等剂量下对某些患者可能产生不良反应；②药物理化特性，包括溶解性、亲脂性、稳定性等，导致药物在产生治疗作用同时，不可避免地发生不良反应；③药物的不合理使用，如超剂量应用、给药方式不当等。

二、药物治疗的有效性

有效性是指药物在规定的适应证、用法和用量的条件下，有目的地调节人体的生理功能，预防和治疗疾病，从而使患者临床获益。多种因素会影响药物治疗的有效性，如药物的理化性质、药理作用、剂型、给药方式和药物之间的相互作用等。患者自身因素同样会对药物治疗产生影响，如年龄、体重、性别、精神因素、病理状态、遗传因素、依从性等。

三、药物治疗的经济性

经济性是指在有限的治疗成本内，实现最大的临床治疗效果或患者达到健康结局。充分考虑药物治疗的经济性，对节约医疗资源、实现可持续性发展有重大意义。治疗的经济性要综合考虑治疗的总成本投入和治疗效果之间的平衡。

四、药物治疗的适当性

适当性是指根据病情权衡利弊，选择适当的药物品种，确定适当的剂量、疗程与给药方案，充分发挥药效，达到治疗疾病的目的。不适当的药物治疗，不仅会浪费资源，达不到治疗目的，还可能会给患者带来药物危害，耽误最佳治疗时机。过度治疗和治疗不足均会直接影响治疗效果，在药物治疗过程中须把握药物治疗的适当性。

第二节　药学监护

一、药学监护定义

药学监护是指药师应用药学专业知识为住院患者提供直接的、与药物使用相关的药学服务，以提高药物治疗的安全性、有效性、经济性与适当性，提高患者的生命质量及健康水平。住院患者的药学监护服务应贯穿于患者药物治疗的全过程，从确认患者为监护对象开始，直至治疗目标完成、转科或出院为止。

当患者存在以下疾病或情况时，为药学监护的重点对象：①病理或生理状态：存在脏器功能损害、肝肾功能不全者、存在疾病合并症的患者，儿童、老年人、妊娠及哺乳期等特殊生理状态人群；②疾病特点：发生重症感染、高血压危象、急性心力衰竭、哮喘持续状态、癫痫持续状态、甲状腺危象、酮症酸中毒、凝血功能障碍、出现临床检验危急值的患者及药物中毒患者等；③用药情况：应用治疗窗窄的药物、抗感染药物、抗肿瘤药物、免疫抑制剂、血液制品等；④特殊治疗情况：接受血液透析、血液滤过、血浆置换、体外膜肺氧合的患者。

药学监护内容主要包括以下几个方面：①用药方案合理性的评估；②用药方案疗效监护；③药品不良反应监护；④药物治疗过程监护；⑤患者依从性监护；⑥药师应对患者的药物基因检测、治疗药物浓度监测等结果进行解读，并根据结果实施药学监护。

二、药学监护实施步骤

药学监护的核心要素包括：①收集和整理患者的具体信息；②确定药物治疗中存在的问题；③了解患者的医疗需求；④与患者及其他医务人员密切合作，制定药物治疗方案及相应的监测计划；⑤启动药物治疗方案及相应的监测计划；⑥再评价药物治疗方案对治疗效果的影响；⑦重新设计药物治疗方案和监测计划。药学监护的步骤可以概括为以下五个环节（图 2-2-1），这五个环节反复循环直至患者的问题得到有效解决。

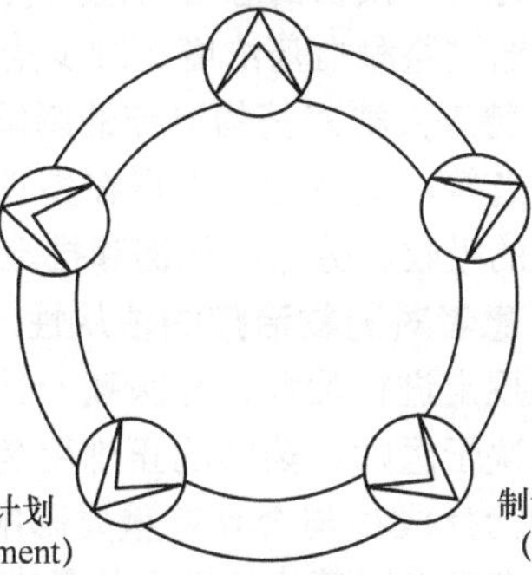

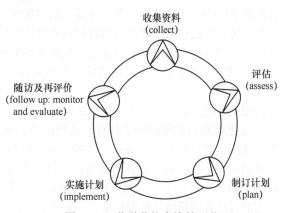

图 2-2-1　药学监护实施的环节

（一）收集资料

药师通过对患者药学问诊，详细收集患者的资料，了解患者病情相关的病史 / 用药史和临床状态、评估患者的病情、发现药物治疗中的问题。收集的内容包括患者基本信息（年龄、性别、身高、体重、个人史等）；疾病基本信息（主诉、现病史、既往史、相关检查结果等）；用药基本信息（目前用药状态、既往用药史、用药后的效果、过敏史、药物不良反应及处理情况等）。在这些收集的资料中，药历是重要的药物治疗资料。药历是由药师书写，用于记录患者的药物治疗情况及药师参与和干预治疗的经过，总结和评价在药物治疗过程中存在的合理用药相关问题及处置方案的文书。国外的标准药历模式有 SOAP、PH-MD-ROME、英格兰模式等，国内有中国医院协会药事专业委员会、中国药学会临床药学分会在 SOAP 模式基础上制定的教学药历格式。

（二）评估

医师通过详细问诊，综合各项检查结果，对患者情况进行综合研判并明确诊断。药师在此基础上，根据患者的实际情况分析和评估治疗效果，发现和划分药物治疗相关问题，根据治疗目标，明确优先解决顺序。药物治疗评估可从药物本身的药效学、药动学性质、药物理化性质及患者的生理病理条件来评估，包括药效学、药动学、药物相互作用、药物潜在的不良反应、疾病对药物治疗效果的影响、特殊人群，患者对药物治疗的依从性等多方面进行考虑。

1. 药效学和药动学方面评估 药物给药剂型和给药途径可直接影响药物的生物利用度和体内过程。不同剂型的药物其吸收速率不同，一般规律是静脉注射＞吸入＞肌内注射＞皮下注射＞口服＞贴皮给药吸收速率。在临床用药中，需考虑各种给药方案的优势与劣势，综合得出最佳给药方案。例如，与全身给药相比，局部给药具有副作用小、反应迅速等优势。临床用药应根据适当的治疗目标选择适宜的给药剂型与给药途径，严格掌握用药的剂量，使药物疗效最佳而毒副作用最小。详见各论相关章节。

2. 药物相互作用评估 在进行联合用药时，应注意各种药物的理化特性，考虑药物之间的相互作用，以达到联合用药的最佳疗效。详见各论相关章节。

3. 药物不良反应评估 药物不良反应是由药物本身的属性所决定，是正常剂量的药物用于预防、诊断、治疗疾病或调节生理功能时出现的对人体有害的和与用药目的无关的反应。药物潜在的不良反应无法避免，但是可尽量减少。药师在患者药物治疗期间应密切评估是否发生药物不良反应，对于无法耐受或造成患者伤害的不良反应，应及时停药并对症处理。

4. 疾病对药物治疗效果的影响 疾病会引起人体的一系列生理变化，一方面会引起体内药物的吸收、分布、代谢、排泄等方面的变化，从而引起药动学的改变；另一方面会使某些组织器官的受体数目和功能（或受体 - 效应机制）发生变化，使得机体对相应药物的敏感性发生变化，导致药效学改变。对于多病共存的患者，治疗指标可能存在不同，药物治疗方案也需要进一步优化。例如，肾功能损伤的患者可能药物代谢和排泄受阻，导致药物在体内蓄积，易产生药物中毒效应。药师可通过监测血药浓度、减少给药剂量或增加给药频次等方式优化治疗方案。

5. 特殊人群对药物治疗的影响 特殊人群包括妊娠和哺乳期妇女、儿童及老年人、肝肾功能异常患者等。这些特殊人群在生理、生化功能等方面与一般人群相比存在着明显差异，从而影响了药物的吸收、分布、代谢和排泄过程。

6. 患者对药物治疗的依从性 药物治疗依从性也称治疗顺从性、顺应性，是指患者按医生、药师的规定进行治疗、与医嘱一致的行为，反映了患者对药物治疗接受的程度。良好的治疗效果不仅取决于医师、药师的正确用药，还取决于患者是否合作，是否严格执行医嘱。患者的依从性对药物治疗成功与否具有重要影响，是治疗药物有效的基础。患者的依从性可以根据量表判定，常用的有患者用药依从性评估量表（表 2-2-1）。

表 2-2-1 患者用药依从性评估量表

问题	答案		
（1）您是否有时忘记服药？	□是	□否	
（2）在过去的 2 周内，是否有一天或几天您忘记服药？	□是	□否	
（3）治疗期间，当您觉得症状加重或出现其他症状时，您是否未告知医生而自行减少药量或停止服药？	□是	□否	
（4）当您外出旅行或长时间离家时，您是否有时忘记随身携带药物？	□是	□否	
（5）昨天您服药了吗？	□是	□否	
（6）当您觉得自己的症状已经得到控制，您是否停止过服药？	□是	□否	
（7）您是否觉得要坚持治疗计划有困难？	□是	□否	
（8）您觉得要记住按时按量服药很困难吗？	□从不 □经常	□偶尔 □所有时间	□有时

【注】（1）~（7）题的备选答案为“是”“否”，答“是”记 0 分，“否”记 1 分；其中第（5）题，答“是”记 1 分，“否”记 0 分；第（8）题备选答案为“从不”“偶尔”“有时”“经常”“所有时间”，分别记 1 分、0.75 分、0.50 分、0.25 分和 0 分。量表满分为 8 分，得分＜6 分为依从性差，6~8 分（不含 8 分）为依从性中等，8 分为依从性好。

（三）制订计划

医师和药师在综合评估患者用药相关问题基础上，确立疾病治疗的预期结果。根据药物治疗的进展情况，可将治疗目标分为总体目标和阶段目标。总体目标是尽可能地消除病因，减轻细胞、器官损害，减缓疾病进展，减少相关并发症的发生，保持患者较高的生活质量。阶段目标是预计在短期内达到的治疗目标，以改善患者目前的病理生理状态。阶段目标应依据本次治疗确定的主要问题设定，随着治疗的开展，根据评估结果而不断调整。

治疗药物选择应基于不同的治疗目标和药物治疗的一般原则（即安全性、有效性、经济性、适当性），运用循证医学（evidence-based medicine，EBM）方法，制订合理的治疗计划。循证医学在临床药物治疗的应用中，主要包括提出问题、寻找证据、评价证据、使用证据和循证实践的后效评价等环节。循证医学有机地将当前的研究证据、临床医生的技能和经验、患者的期望和价值观三者结合，制订出最适合患者的治疗策略。

（四）实施计划

在患者实施药物治疗过程中，药师可结合治疗药物监测（therapeutic drug monitoring，TDM）、药物基因组学（pharmacogenomics）等多种专业技术手段，通过精准医疗和个体化治疗，进一步优化给药方案。在实施药学监护计划的过程中，药师还应为患者的用药方案提供专业的指导，并为患者或看护人提供药物相关知识教育和自我管理培训。治疗药物监测通过测定体液或组织中的药物浓度，以药动学和药效学理论基础为指导，制订最佳的个体给药方案，以提高疗效、降低药物不良反应。

药物基因组学主要研究人类基因组信息与药物反应之间的关系，并利用基因组学信息解答不同个体对同一药物反应上存在差异的原因。根据个体基因差异给予个性化的药物治疗，为患者提供最合适的药物和最安全有效的药物剂量。

（五）随访及再评价

药师与医护人员、患者或看护人密切合作，监测和评价药学监护实施的有效性，这个过程包括连续监测和再评价。药师对患者的药物治疗方案的再评价参考评估环节，主要包括药物选择的合理性评估、用法用量的合理性评估、药物间的相互作用评估、药物的不良反应评估及其他影响因素的评估。

案例 2-2-1　患者王某，男，68 岁，身高 160cm，体重 60kg。患者无明显诱因出现咳嗽、咳痰症状加重，咳黄白黏痰，难咳出，伴胸闷、气促、呼吸困难，自觉发热，偶有头晕、头痛、全身乏力。入院查体：T 37.8℃，P 106 次 / 分，BP 120/79mmHg，HR 108 次 / 分，R 23 次 / 分；神志清，听力减退，桶状胸，呼吸规整，双肺呼吸音粗，双肺可闻及哮鸣音，两肺底可闻及湿啰音。患者既往有“高血压”病史 30 余年，血压最高 185/100mmHg，服用“左旋氨氯地平 2.5mg，qd”降压，血压控制不详。入院诊断：1. 慢性阻塞性肺疾病伴有急性加重；2. 原发性高血压 3 级，极高危。入院后予以初始治疗方案：吸入用布地奈德混悬液，1mg，雾化吸入，q8h；吸入用复方异丙托溴铵溶液，2.5ml 雾化吸入，q8h；注射用甲泼尼龙琥珀酸钠，40mg，ivgtt，qd；注射用头孢哌酮钠舒巴坦钠，3g，ivgtt，q8h；注射用盐酸氨溴索，60mg，ivgtt，q8h；左旋氨氯地平片，2.5mg，po，qd。

问题 2-2-1-1　如何评价该患者的初始抗菌药物选择？

解析 2-2-1-1　患者初始抗菌药物选择的是注射用头孢哌酮钠舒巴坦钠，是第三代头孢菌素与 β- 内酰胺酶抑制剂的复合制剂，其抗菌谱较广，除对第三代头孢类抗生素普遍敏感的革兰氏阴性菌有效外，还对肺炎链球菌、铜绿假单胞菌、肺炎克雷伯菌等有效。临床上常应用于敏感致病菌所致的下呼吸道感染、泌尿系感染、腹腔感染、盆腔感染、皮肤软组织感染等。患者入院诊断为慢性阻塞性肺疾病伴有急性加重，且有发热症状，存在呼吸道感染的可能，故选择不良反应较轻的抗菌药物注射用头孢哌酮钠舒巴坦钠进行治疗，后续通过辅助检查调整用药方案。

问题 2-2-1-2 该患者入院当天的药物治疗中应有哪些药学监护？

解析 2-2-1-2 ①使用注射用头孢哌酮钠舒巴坦钠前，应详细询问患者对青霉素类、头孢菌素类及β- 内酰胺酶抑制剂类药物有无过敏史。对青霉素类抗生素过敏者慎用。治疗中，如发生过敏反应，应立即停药。严重过敏反应者，应立即给予肾上腺素急救，给氧，静脉注射皮质激素类药物；②部分患者用注射用头孢哌酮钠舒巴坦钠治疗可引起维生素 K 缺乏和低凝血酶原血症，用药期间应进行出血时间、凝血酶原时间监测。同时应用维生素 K 可防止出血现象的发生；③患者在应用注射用头孢哌酮钠舒巴坦钠时应避免饮用含有乙醇的饮料。也应避免如鼻饲等胃肠外给予（含乙醇成分的）高营养制剂；④由于吸入类固醇存在全身吸收的可能性，应当对接受吸入用布地奈德混悬液治疗的患者可能出现的全身类固醇作用进行观察；⑤使用吸入用复方异丙托溴铵溶液时，应注意避免使眼睛接触到药液或气雾。

案例 2-2-2 患者李某，男，55 岁，身高 170cm，体重 75kg。6 年前出现左上肢运动缓慢，无静止性震颤，外院诊断为帕金森病，予以多巴司肼片治疗，效果不佳，随后进展为左侧肢体运动迟缓、精细动作不灵活、开步困难、行走拖步，今年开始出现右侧肢体僵硬，伴双下肢及背部酸胀、唾液分泌较多。体格检查：T 36.5℃，P 80 次 / 分，R 18 次 / 分，BP 132/98mmHg，神志清，面具脸，拖步，脑神经（–），四肢肌力正常，肌张力齿轮样增高，右侧明显，轮替运动差，无静止性震颤。入院诊断：帕金森病。予以多巴司肼片 187.5mg，po，qid；恩他卡朋片 0.1g，po，qid；吡贝地尔缓释片 50mg，po，bid 治疗。入院后第二天查房：患者一般情况较前好转，经抗帕金森药物治疗，行走尚可，但仍不太协调，肌张力较前下降，不可排除帕金森综合征患者剂末恶化加重的诊断。处理：调整抗帕金森药物治疗方案。用药调整：多巴司肼片 125mg，po，qid；卡左双多巴控释片 125mg，po，qid；恩他卡朋片 0.2g，po，qid；吡贝地尔缓释片 50mg，po，bid。入院后第四天查房：患者行走协调尚可，肌张力较前下降，仍存在剂末恶化现象。处理：继续调整抗帕金森药物治疗方案。用药调整：多巴司肼片 125mg，po，6 次 / 日（7-10-13-16-19-22）；卡左双多巴控释片，停用。恩他卡朋片，停用。吡贝地尔缓释片 50mg，po，bid。入院后第六天查房：患者情况良好，不自主运动明显减少，行走尚可，协调性稍差，肌张力较前明显改善，症状波动已不明显。患者要求出院，嘱其出院带药并按时复诊。

问题 2-2-2-1 如何评价该患者的用药调整情况？

解析 2-2-2-1 从本案例可以看出，患者初始治疗使用了多巴司肼片（左旋多巴与苄司肼的复方），用药时间长达 6 年，治疗效果减退，首先考虑为发生了剂末现象（“剂末现象”称疗效减退或剂末恶化，是指每次用药的有效作用时间缩短，症状随药物浓度发生规律性波动）。用药原则应该以有效改善症状和生活质量为目标，注意控制抗帕金森病药物的剂量，以尽可能小的剂量达到满意的临床效果，以避免药物的急性副作用，降低症状波动的发生率。在本案例中，药师通过不断调整左旋多巴的给药量和给药间隔，达到了用最少药物剂量改善帕金森病症状的目标。同时在药物治疗方法调整时，注意控制了左旋多巴成分的突然减量或停药，避免了撤药综合征的诱发。

问题 2-2-2-2　抗帕金森病药治疗过程中出现的剂末现象可如何处理？

解析 2-2-2-2　①避免饮食（含蛋白质）对左旋多巴的吸收及通过血脑屏障的影响，建议在餐前 1 小时或餐后 1.5 小时服用复方左旋多巴，调整蛋白饮食可能会有效；②不增加每日总剂量，但适当增加每日服药次数，减少每次服药剂量；③更换复方左旋多巴剂型，通常由常释剂换成缓释片，以延长左旋多巴作用时间。这更适用在帕金森病治疗早期出现的剂末恶化现象，也适用于常在夜间发生的剂末恶化现象。

（李　雄　刘　松）

思　考　题

1. 在制订药物治疗方案时，需考虑哪些基本原则？

2. 药学监护的概念是什么？如何开展药学监护？

第三章　疾病对临床用药的影响

学习要求

记忆： 疾病对药动学和药效学的影响。
理解： 疾病状态下的临床用药原则。
运用： 根据疾病对药动学和药效学的影响相关知识进行给药方案设计调整。

除了药物自身因素影响药物作用外，机体因素也会影响药物作用。在临床药物动力学和临床药理学、临床药物治疗学等学科兴起后，疾病对临床用药的影响逐渐受到重视。已有多项研究指出，疾病状态对药物作用的影响不容忽视。由于疾病引起的生理、病理状态变化会导致药物的药动学和药效学性质发生改变。因此，在使用药物治疗疾病的时候，需关注患者所患疾病是否会对药物的作用及临床用药产生影响，并评估是否对药物治疗方案（给药剂量、给药间隔等）进行调整，从而确保药物治疗的安全性和有效性。

第一节　疾病对药动学的影响

药物在人体内的药动学过程通常分为吸收、分布、代谢和排泄四个过程。疾病状态对药物在人体内的吸收、分布、代谢和排泄会产生不同程度的影响。

一、疾病对药物吸收的影响

消化道、肝脏、肾脏、心血管疾病对口服药物胃肠道吸收的影响比较显著。这些疾病对药物吸收的影响往往体现在对其口服生物利用度的影响上。

（一）消化道疾病

1. 胃排空速度改变　绝大多数药物的吸收部位在小肠，因此胃排空速度的改变将会影响药物在小肠的吸收。例如，甲状腺功能亢进（甲亢）和十二指肠溃疡等情况下，胃排空速度会加快，从而加快药物在小肠的吸收。偏头痛、手术后等情况下，胃排空速度减慢，这时候则会延缓药物在小肠的吸收。

2. 肠蠕动改变　肠蠕动能使药物与肠黏膜接触面积增大，因此在一定程度上肠蠕动能够促进药物在肠道中的扩散与吸收。但肠蠕动过快则会缩短药物在肠道的停留时间，从而减少药物有效吸收的时间，使药物吸收程度降低。急性胃肠炎和痢疾等胃肠道疾病往往会改变肠蠕动和胃排空速度，从而对药物的吸收产生影响。便秘等能够减慢肠蠕动的疾病则会使地高辛等药物在肠道的吸收增加。

3. 胃肠道分泌功能的改变　绝大多数情况下，只有以分子形式存在的药物才能被吸收，而 pH 的改变会使酸性药物和碱性药物中以分子形式存在的占比发生变化。因此，胃酸分泌的量的改变会影响这些药物的吸收速度与程度。胃酸分泌过多使酸性药物以分子形式存在的比例增加，进而有利于酸性药物的吸收，不利于碱性药物的吸收，胃酸分泌不足则相反。

4. 其他改变　短肠综合征（short bowel syndrome）和囊性纤维化（cystic fibrosis）可在一定程度上影响药物的肠道吸收，从而导致药物的生物利用度降低。肠黏膜发生病变也能影响药物在肠道的吸收。例如，克罗恩病可减少林可霉素、磺胺甲噁唑等药物的吸收速度与程度。除了引起肠黏膜病变的疾病外，营养不良会引起肠黏膜萎缩，从而使药物的吸收受到限制。

（二）肝脏疾病

肝脏疾病导致的门静脉高压常伴有小肠黏膜水肿或结肠异常，从而影响药物吸收。门静脉高压通常会导致药物肠吸收减少。然而，慢性或严重肝脏疾病（肝硬化）导致的门静脉高压会导致肝内血管之间形成侧支循环，进而导致肠吸收的药物直接进入体循环，减少药物的首过效应，最终增加药物的生物利用度。此外，肝脏疾病导致的肝药酶活性改变会对首过效应明显的药物进入肝脏后的代谢产生影响，从而改变药物的生物利用度。不仅如此，急、慢性胆囊炎、胆结石等胆道疾病患者，因为胆汁分泌减少，使脂肪无法形成微粒而发生脂肪泻，导致无机盐、维生素（如叶酸、维生素 A、维生素 B_{12}、维生素 D、维生素 K 等）和一些脂溶性药物（如地高辛）吸收出现障碍，而对水溶性药物则无明显影响。

（三）肾脏疾病

肾衰竭等肾脏疾病发生时，往往会伴随缺水或缺盐，从而影响肠壁、肌肉的血液灌注，使得一些口服药物的吸收受到影响。不仅如此，肾脏疾病导致的低钾血症也会对胃肠道的蠕动产生影响，从而影响药物在消化道的吸收速率与程度。肾功能不全引起的低蛋白血症也能够引起血液中游离型药物浓度升高，进而降低透过肠黏膜吸收入血的药物浓度，最终导致药物吸收减少。肾脏疾病也会在一定程度上影响肝药酶的活性，从而改变药物的首过效应，进而对药物的生物利用度产生影响。肾衰竭时，肾脏无法有效地将维生素 D 转化为其活性形式，导致钙在肠道中的吸收减少。慢性肾功能不全导致的胃肠功能紊乱会引起恶心、呕吐、腹泻等症状，从而导致药物在胃肠道停留时间缩短，进而影响药物在胃肠道的吸收。尿毒症会导致患者胃内氨含量增高，从而使胃内 pH 升高，致使酸性药物吸收减少，碱性药物吸收增加。腹膜透析的肾脏疾病患者若合并了腹膜炎也会使肠蠕动减弱，导致胃排空延缓，进而影响药物的吸收。

（四）心血管疾病

心力衰竭发生时，机体内的血液循环会受到限制，机体各组织中的血液灌注将减少。因此，在周围循环衰竭时，无论是口服还是其他给药方式，药物的吸收速度都会降低，所以这时候必须通过静脉注射给药。此外，心力衰竭将会导致肠道黏膜水肿、淤血、肠道动力减弱及胃肠排空减慢，从而影响药物的吸收速度与程度。

二、疾病对药物分布的影响

药物在体内的分布往往受到血浆蛋白含量、药物与蛋白的结合率、血液 pH、药物的脂溶性及组织血液灌流等因素的影响。其中影响药物分布最主要的因素是血浆蛋白含量和药物与蛋白结合率大小。此外，血液 pH 会决定药物在血液中是以离子形式还是分子形式存在，以离子形式存在的药物通常是无法分布到其他组织器官的。至于血液灌流方面，药物被分布到各个组织器官的比例往往受限于该组织器官的血液灌流量。在疾病状态下，这些因素往往会发生改变，从而对药物在人体内的分布产生一定程度的影响。

（一）肝脏疾病

肝脏疾病往往引起肝脏蛋白合成减少，从而导致低蛋白血症的发生。这时血液中的游离型药物增加，从而使分布到各个组织器官的药物增加。此外，肝脏疾病也会引起血液中的内源性物质（如胆红素、脂肪酸、尿素等）蓄积，并与血液中的药物竞争血浆蛋白结合，降低药物的血浆蛋白结合率，从而导致血液中游离型药物浓度改变，最终引起药物分布改变。例如，肝硬化时，甲苯磺丁脲、苯妥英钠、奎尼丁和保泰松等在血液中的游离型药物浓度可分别增加 115%、40%、300% 和 400%。肝硬化引起的游离型药物浓度增加会导致药物在人体的分布容积增大，肝脏和肾脏对药物的消除增加，因此并不会出现显著的毒副作用。但若出现药物消除能力减退情况，将会导致药物在体内蓄积，引起毒副作用，此时需要调整给药方案。

（二）肾脏疾病

慢性肾功能不全往往会引起许多药物的血浆蛋白结合率发生改变。慢性肾功能不全时，酸性药物（如巴比妥类、磺胺类、呋塞米、万古霉素、环丙沙星和氨苄西林等）的血浆蛋白结合率会降低，碱性药物（如妥布霉素、奎尼丁、利多卡因、地昔帕明等）则会使血浆蛋白结合率增加或不变，仅有少数碱性药物（如吗啡、氨苯蝶啶）的血浆蛋白结合率会降低。慢性肾功能不全导致酸性药物血浆蛋白结合率降低的机制可能与低蛋白血症、白蛋白结构发生异常及药物代谢产物蓄积等有关；慢性肾功能不全导致碱性药物的血浆蛋白结合率升高的因素主要是 α_1 酸性糖蛋白含量增加。慢性肾功能不全时由于肾小球滤过率降低，造成水钠潴留，导致水肿和体腔积液，从而增加药物在体内的表观分布容积，进而改变药物在体内的分布。尿毒症或肾病综合征发生时，常伴有低蛋白血症，从而影响药物的分布。此外，肾脏疾病导致的内源性物质蓄积也同样会引起其与药物竞争血浆蛋白，最终改变药物的分布。肾脏疾病导致的肾功能损伤会引起血脑屏障功能受损，进而导致分布到中枢的药物增加。肾脏疾病往往会伴随机体酸中毒或碱中毒的发生，这是由于血液 pH 的改变，引起药物解离度变化，进而影响药物的分布；如酸中毒的时候，水杨酸和苯巴比妥等弱酸性药物在血液 pH 较低的情况下非解离型比例增加，容易分布到中枢组织，从而增加中枢毒性。

（三）其他疾病

心力衰竭、脑梗死等疾病容易引起组织器官血液灌注不足，导致药物在体内分布发生改变。此外，由于心力衰竭引起血管外组织液增加和肝脏白蛋白合成减少，同样会影响药物分布。不仅如此，糖尿病时血浆蛋白含量减少、血浆蛋白发生糖基化均会影响药物的血浆蛋白结合率，从而导致药物分布发生改变。研究发现，结直肠癌肝转移患者转运蛋白会发生显著变化。大多数溶质载体（solute carrier，SLC）家族成员转运蛋白在肿瘤组织中表达下调，同时多药耐药相关外排转运蛋白（如 MRP2 和 MRP3）在正常组织和肿瘤组织中表达均下调；而有些外排转运蛋白，如 P-gp 和 MRP4 在肿瘤组织中则表达上调，导致药物在这些患者体内的分布发生变化。

三、疾病对药物代谢的影响

药物在人体内主要被肝脏、肠道、肾脏等器官代谢。其中，肝脏分布着大量的肝药酶，是药物代谢的主要场所。除肝脏外，肠道和肾脏也分布有代谢酶，也是药物代谢的部位。其中，肠壁上的代谢酶和肠道中的微生物可对肠道中的药物进行代谢。因此，能够影响肝脏、肠道、肾脏中代谢酶活性的疾病都可能影响药物在体内的代谢。

（一）肝脏疾病

肝脏是药物代谢的主要器官。药物代谢受影响的程度往往与肝脏疾病对肝脏功能影响的程度成正比。其中，肝脏中肝药酶数量、活性和肝血流量的变化是影响药物肝脏代谢的最主要因素。肝硬化、急性肝炎、慢性肝炎等肝脏疾病由于会损伤含有肝药酶的肝细胞，因此在一定程度上会影响药物在肝脏中的代谢，使得药物半衰期延长。由于不同药物在肝脏代谢的类型及介导其代谢的酶可能不同，因此肝脏疾病对不同药物代谢的影响也有所不同。例如，地西泮、氯氮䓬等在肝脏通过氧化反应代谢的药物会受到肝硬化和肝炎等疾病的影响，而在肝脏进行葡糖醛酸结合反应的奥沙西泮则不受影响。此外，肝脏疾病导致的门静脉高压会引起门 - 体分流，导致入肝的总血流量减少，从而减少了肝脏对药物的代谢。脂肪肝、酒精性肝炎和肝硬化等肝脏疾病也会导致肝脏中的肝药酶含量减少，从而减弱肝脏对药物的代谢。肝脏疾病所导致的代谢能力降低同样会减少药物的肝首过效应，使药物的血药浓度升高，生物利用度增加，尤其是对首过效应明显的药物（如哌唑嗪、普萘洛尔、吗啡和异丙肾上腺素等）的影响最显著。需要关注的是，对需要经过肝脏代谢才能够发挥作用的前药（如可的松、泼尼松等），在患有肝脏疾病时，宜选用能够直接发挥治疗作用的药物形式，尽可能不使用前药，以免达不到预期的治疗效果或产生毒副作用。

（二）肾脏疾病

肾脏是仅次于肝脏的药物代谢器官。肾小管上皮细胞中含有 CYP450 酶、葡糖醛酸转移酶和硫酸转移酶等药物代谢酶，因此当肾脏疾病严重损伤肾脏功能时，机体的药物代谢将会受到肾脏疾病的影响。肾功能不全时，肾脏代谢药物的能力会发生变化，如奎尼丁的乙酰化速率会减慢、苯妥英钠的氧化代谢速率增快、外源性胰岛素水解减慢等，从而导致药物在体内的生物转化出现障碍。由于外源性胰岛素水解减慢，对合并肾功能不全的糖尿病患者，胰岛素用量需要减少，以避免低血糖的发生。肾脏疾病也会影响经肾脏生物转化发挥药效的前药的疗效。例如，肾脏疾病时，25-OH- 维生素 D_3 无法经过肾脏的羟化反应形成具有活性的 1, 25-$(OH)_2$- 维生素 D_3，从而妨碍钙离子在肠道的吸收。此外，肾功能不全、肾衰竭等肾脏疾病往往会引起尿毒症。毒素的蓄积和内环境紊乱将影响肝脏代谢功能，从而对药物代谢产生影响。因此，肾脏疾病会对药物肝脏代谢过程、转化速率和途径产生不同程度的影响。一般来说，肾脏疾病对药物肝脏代谢的影响主要是增加氧化速率，减慢还原和水解速率，对乙酰化过程则是无影响或减慢。

（三）其他疾病

甲状腺功能亢进会提高机体的基础代谢率，因此一定程度上会增加体内药物代谢酶的活性，从而对药物代谢产生影响。相反，甲状腺功能减退则会降低药物代谢酶的活性，使药物在体内代谢减慢。此外，对肠道菌群和肠壁产生影响的疾病也会影响肠道对药物的代谢。不仅如此，心力衰竭会引起肝脏淤血、低氧血症和营养不良，从而导致肝药酶活性降低，使药物代谢能力降低。糖尿病患者由于肝脏中的肝糖原堆积，使肝细胞核出现空泡，导致肝大并影响药物的肝脏代谢。

除上述疾病外，肺部疾病引起的低氧血症也会改变药物的肝代谢，从而影响一些药物在体内的清除。急性低氧血症和慢性低氧血症对药物肝脏代谢的影响是不同的。急性肺水肿伴发严重呼吸功能不全的患者所引起的急性低氧血症可减慢药物在肝脏中的代谢，而慢性哮喘引起的慢性低氧血症则会在一定程度上增强肝脏代谢药物的能力。全身炎症可增加单核吞噬细胞系统中的蛋白质分解代谢。因此，血清 C 反应蛋白（CRP）浓度升高与英夫利西单抗等药物的分解代谢增加有关。溃疡性结肠炎、类风湿关节炎患者血清 CRP 浓度影响英夫利西单抗的血药浓度。结直肠癌肝转移患者的细胞色素 P450（CYP450）和尿苷二磷酸葡萄糖醛酸基转移酶（UGT）在肿瘤组织中显著下调，提示晚期肝癌患者的药物清除率可能显著降低。在正常组织中，CYP450 和 UGT 的丰度较低，这意味着癌症的影响不仅限于肿瘤，还影响肝脏代谢功能。抗利尿激素（ADH）和人黄素单氧化酶 3（FMO3）在肿瘤组织中下调，表明药物清除能力受损。

四、疾病对药物排泄的影响

药物主要通过肾脏、胆道排泄。凡对肾脏功能、胆汁分泌产生影响的疾病一定程度上会影响药物排泄。

（一）肝脏疾病

由于部分药物通过胆道排泄，因此影响药物胆道排泄的疾病，如阻塞性黄疸、慢性胆囊炎、胆石症等会降低药物在体内的排泄，减慢药物清除，使药物在体内蓄积，增加毒副作用发生的概率。此外，若肝脏疾病阻碍了药物从肝细胞到胆汁的主动转运过程、减少药物进入肝脏及降低肝脏代谢药物的能力同样会影响药物的胆汁排泄。肝功能减退时，可减少螺内酯、四环素、红霉素、甾体激素、利福平等药物经胆汁排泄。但也有研究指出，肝衰竭时，虽然肝脏对药物的排泄会减弱，但相应的肝外器官，如肾脏、肠道对药物的排泄会代偿性增强。因此，这些药物可能不会出现药物蓄积和中毒等情况。晚期慢性肝病往往会并发肝肾综合征，从而对肾脏排泄功能产生影响，进而降低药物在体内的排泄。

（二）肾脏疾病

肾脏疾病会改变药物通过肾脏排泄的速度和程度，导致通过肾脏排泄的药物及其活性代谢物在体内蓄积或排泄过多，使药物半衰期延长或缩短，最终导致毒副作用发生或无法达到预期治疗效果。例如，普鲁卡因胺的代谢产物 *N*- 乙酰普鲁卡因胺蓄积会导致普鲁卡因胺治疗心律失常作用明显增强。在肾脏疾病情况下，药物的排泄主要取决于损伤状态下肾小球滤过、肾小管分泌和肾小管重吸收能力。

1. 肾小球滤过率的改变 肾小球滤过药物的量主要取决于药物血浆浓度、药物血浆蛋白结合率和肾小球滤过能力。在肾功能不全时，由于大量的肾单位受到损害及肾小球滤过能力减退，药物经肾小球滤过的量减少。若此时肌酐清除率＞ 30ml/min，药物半衰期的变化将会不明显，但当肌酐清除率＜ 30ml/min，药物半衰期将会显著延长。然而，肾脏疾病除了使肾脏排泄能力降低外，有时也会增加药物的肾脏排泄。例如，肾病综合征时，由于肾小球滤过膜的完整性遭到破坏，增加了肾小球的通透性，从而导致与血浆蛋白结合的药物和游离型药物都能透过肾小球排出。此外，肾病综合征往往并发低蛋白血症，导致血液中游离型药物浓度增加，经肾小球滤过的药物的量增加，最终引起药物排泄量增加。

2. 肾小管分泌功能改变 由于肾小管主要通过主动分泌方式进行药物排泄，因此不受药物血浆蛋白结合的限制。急性肾炎、慢性肾炎和肾衰竭等肾脏疾病会干扰肾小管分泌，从而使药物排泄受到影响。当肾小管分泌受到影响后，机体内源性有机酸将发生蓄积，从而通过竞争性抑制酸性药物在肾小管分泌，使其排泄减少。例如，青霉素类、头孢菌素类及磺胺类抗菌药物、甲氨蝶呤和丙磺舒等酸性药物在肾小管分泌功能受损后排泄减少，从而引起血药浓度升高。当然通过肾脏排泄的药物通常不是单一地通过肾小球滤过或肾小管分泌进行排泄，如地高辛一部分通过肾小球滤过排泄，另一部分则通过肾小管分泌进行排泄。当尿毒症发生时，由于肾小球滤过和肾小管分泌都受到损害，这时候地高辛的血药浓度将会高于正常情况，并且半衰期从 30～40 小时延长至 80 小时。

3. 肾小管重吸收功能改变 肾小管重吸收主要通过简单扩散进行，因此会受到尿液 pH、尿液流速及药物扩散的浓度梯度影响。当肾小管性酸中毒发生时，肾小管内尿液 pH 下降，导致弱酸性药物解离减少，重吸收增加，进而导致弱酸性药物排泄减少，但弱碱性药物则相反。此外，碱中毒时，尿液 pH 升高，导致弱酸性药物（如巴比妥类、水杨酸类药物）解离增加，重吸收减少，进而导致弱酸性药物排泄增加，但弱碱性药物则相反。除了 pH 改变外，肾脏疾病也会引起尿液浓缩功能减退，导致尿液在肾小管中流速增加、肾小管重吸收的浓度梯度降低及药物扩散时间减少，最终导致药物重吸收减少，排泄增加。

（三）其他疾病

心力衰竭导致的心排血量减少使肝脏、肾脏的血液灌注不足，也同样会降低肝脏、肾脏排泄药物的能力。糖尿病肾病是糖尿病常见的并发症，其同样也会影响肾脏的排泄功能。沃塞洛托（voxelotor）是一种改善镰状细胞贫血患者贫血症状的药物，其在口服后能够吸收入血浆中，然后分配到红细胞中。由于镰状细胞贫血患者的血细胞比容较低，并且红细胞较短，从而导致沃塞洛托在这类患者体内的血药浓度曲线下面积和半衰期都较健康人低。

案例 3-1-1 患者张某，男，60 岁，体重 65kg。诊断：2 型糖尿病，血管风险高危，需要长期服用二甲双胍和 SGLT2 抑制剂。实验室检查结果示：血肌酐 180μmol/L。

问题 张某在使用 SGLT2 抑制剂时，是否需要对用药方案进行调整？

解析 根据 Cockcroft-Gault 公式计算患者肌酐清除率为 35.5ml/min，属于中度肾功能损伤。SGLT2 抑制剂的肾脏清除率较低，并且尿液中排出的大多数代谢物都是非活性的，不会干扰药物的药理作用。因此，轻度慢性肾病时不需要进行用药剂量调整。对中度慢性肾病患者，达格列净、恩格列净不需减少日剂量，但建议中度慢性肾病患者将卡格列净最大剂量从 300mg 减为 100mg。

第二节　疾病对药效学的影响

药物与机体生物大分子相结合的部位即是药物靶点。药物靶点包括受体、酶、转运体和离子通道等。药效学是指药物作用于药物靶点，并通过一系列的信号通路传导，从而对机体发挥生物效应。疾病除了对药物的药动学产生影响外，对药物的药效学同样会产生影响。疾病主要通过改变受体数量、受体效应机制及内源性配体浓度对药物的效应产生影响。

一、疾病影响药物受体数量

药物受体（drug receptor）是指与药物分子相结合的受体。药物要在体内发挥药效，绝大多数需要先与特异性的药物受体结合才能够通过后续的信号转导通路发挥效果。受体可位于靶细胞的细胞膜（如胆碱受体、肾上腺素受体、组胺受体等）、细胞质（如肾上腺皮质激素受体、性激素受体等）和细胞核（如甲状腺素受体）。受体调节主要是指受体数量、亲和力和效应发生变化。根据受体调节方向不同，分为向上调节和向下调节。受体的调节受生理、病理和药理等多方面因素的影响。受体数量的变化往往与其周围的生物活性物质相关。此外，机体处于疾病状态时同样会引起受体数量发生变化，从而对药物的效应产生影响。对受体数量产生影响的疾病较常见的是高血压。

高血压是以体循环动脉血压增高为主要特征，并伴有心、脑、肾等器官的功能性或器质性损害的临床综合征。高血压是最常见的慢性病之一，同时也是心脑血管病最主要的危险因素。高血压往往受到交感神经、肾素 - 血管紧张素和血容量等因素的影响。机体在高血压情况下，其内源性儿茶酚胺（如去甲肾上腺素、肾上腺素和多巴胺等）、肾素浓度都较一般情况高。再加上高血压情况下，机体的交感神经活性增强，所以高血压对临床用药有较大的影响。由于受体周围生物活性物质浓度过高或长期使用该受体的激动剂，将会导致受体的数量下调，从而维持机体内稳态。因此，高血压对临床用药最为典型的影响是β受体的下调。这是因为前面所述的内源性儿茶酚胺是β受体的内源性配体，β受体的下调将会导致组织或细胞对β受体激动剂的敏感性和反应性下降，从而表现出脱敏或耐受现象。由于高血压患者往往发生β受体下调，因此较之正常人，高血压患者对作为β受体拮抗剂的普萘洛尔减慢心率的效应更为明显。因此，在使用内源性配体的受体拮抗剂时，需要考虑患者是否同时患有会影响内源性配体浓度并影响其受体数量的疾病。若存在这些疾病则需要对给药方案（给药剂量、给药间隔）进行调整。

二、疾病改变受体效应机制

受体效应机制是指受体与其配体结合，通过一系列生化过程，最终导致效应器官的功能发生改变的过程。药物作用于受体后，能否发挥药效，受体效应机制占据一定地位。机体在疾病状态下，受体效应机制往往会受到一定程度的影响。药效因为疾病的存在而发生变化。

哺乳动物的上皮细胞广泛存在表皮生长因子受体（epidermal growth factor receptor，EGFR）。EGFR 能够与表皮生长因子（epidermal growth factor，EGF）相结合，之后再与 ATP 结合，从而激活 EGFR 自身的酪氨酸激酶活性，这就是受体效应机制。EGFR 激活后，能够使细胞内激酶区的数个酪氨酸位点发生磷酸化，激活下游的级联系统，从而对细胞的增殖、存活、分化和迁移等过程进行调控。许多实体瘤都存在高水平 EGFR 的受体效应活化机制。因此，对这类肿瘤使用 EGFR 抑制剂能够有效抑制肿瘤细胞的增殖、侵袭和转移，从而发挥抗肿瘤作用。

强心苷是一类具有选择性强心作用的药物，其发挥强心作用的机制是通过与心肌细胞的细胞膜上的强心苷受体（即 Na^{+}-K^{+}-ATP 酶）结合，抑制其活性，之后再通过受体效应机制增强心肌收缩力。由于不同类型心力衰竭的发病机制不同，因此这些心力衰竭的受体效应机制受到抑制或损害的程度将会不一样，从而使地高辛对不同类型的心力衰竭的治疗效果产生差异。根据输出量不同，心力衰竭可分为低输出量型心力衰竭和高输出量型心力衰竭。地高辛对这两种类型心力衰竭的治疗效果是不一样的。低输出量型心力衰竭一般是指冠心病、高血压、心瓣膜病、心肌炎等引起的心力衰竭。由于低输出量型心力衰竭受体效应机制未受到损害，地高辛作用于强心苷受体后，受体效应机制能够正常发挥作用。因此，地高辛在低输出量型心力衰竭的治疗中能够有效地增加心肌收缩力和心输出量，并降低心脏的前后负荷。甲亢或贫血继发的高输出量型心力衰竭，由于心脏输出量较大，往往存在心肌缺氧和代谢障碍等情况，因此受体效应机制也会受到一定程度的损害，导致地高辛无法较好地增加心肌收缩力，因此治疗效果较差。除了上述的高输出量型心力衰竭外，肺源性心脏病和风湿活动期所致的心力衰竭，也会对受体效应机制产生一定程度的损害。

除了心力衰竭会影响强心苷发挥作用外，低钾血症、心肌缺血等情况也同样会影响强心苷发挥其作用。电解质紊乱引起的低钾血症会抑制强心苷受体的活性，即使较低剂量的强心苷药物也能够引起强心苷中毒。此外，若在使用强心苷药物的情况下发生心肌缺血，则易诱发心律失常，这与心肌缺血时抑制了强心苷受体的活性，同时该受体的效应受到一定程度损伤有关。

三、疾病对内源性配体浓度的影响

使用受体拮抗剂时，必须考虑机体内该受体的内源性配体的浓度对受体拮抗剂产生的影响，进而对用药剂量进行调整。若使用受体拮抗剂初期内源性配体浓度过高，此时就需要适当增加拮抗剂用量，以便能够达到预期治疗效果。当病情逐渐好转后，应根据内源性配体浓度的下降情况调整拮抗剂用量，以免因为药物使用过量而发生毒性反应。

案例 3-2-1 患者李某，女，58 岁，诊断：重度哮喘。先前因为哮喘反复发作，经过了多次治疗方案的调整或更换都无法有效控制哮喘急性发作，但在更换成目前的治疗方案后，哮喘急性发作得到了控制。李某目前的治疗方案是 ICS/LAMA/LABA（inhaled corticosteroid/long-acting muscarinic antagonist/long-acting β2-agonist）三联疗法。

问题 李某目前的治疗方案中 ICS 和 LAMA 如何改善长期使用 LABA 所导致的 β 受体下调的影响？

解析 ICS 和 LAMA 分别是吸入性糖皮质激素和长效抗胆碱能药物。长期使用 β_2 受体激动剂（如长效 β_2 受体激动剂 LABA）会导致 β_2 受体下调，从而导致 β_2 受体激动剂敏感性降低（需要增加剂量），但糖皮质激素能够减少因为 β_2 受体激动剂导致的 β_2 受体下调，并且 LABA 与 ICS 联合使用可发挥协同抗炎平喘作用。除此之外，β_2 受体下调还会引起支气管平滑肌上的 α 受体作用变得突出，使支气管平滑肌收缩，反而会诱发哮喘的发生。LAMA 则能够很好地缓解 α 受体作用变得突出这一现象。

第三节 疾病状态下的临床用药原则

为了确保药物治疗能够达到预期效果并避免毒副作用的发生，了解疾病状态下的用药原则是十分重要且非常有必要的。由于不同疾病对药动学、药效学的影响有所不同，因此为了能够更好地确保用药安全性和疗效，为不同疾病患者制订不同的临床用药原则是必要的。

一、肝脏疾病患者临床用药

肝脏是人体内进行药物代谢的主要场所，并且其对药物的吸收、分布、排泄也有一定影响，因此对肝脏疾病的患者，其临床用药与一般患者是不同的。例如，罗沙司他（roxadustat）在中度肝功能受损患者中的曲线下面积（area under the curve，AUC）升高了 23%，而峰值浓度

（maximum concentration，C_{max}）则下降了 16%，并且游离型药物百分比也稍微升高，同时消除速度也较健康者慢。基于此，肝脏疾病患者的用药应与一般患者有所区别，并且需要特别注意一些问题。

（一）肝脏疾病患者临床用药需要考虑的问题

1. 药物是否主要经过肝脏消除　肝脏疾病患者往往存在肝功能减退的问题，使肝脏进行药物消除的能力下降，进而导致药物蓄积，并引起药物不良反应。虽然肝功能减退可能引起血药浓度升高，但其实许多药物血药浓度升高一般不会超过 3 倍，因此对治疗窗较宽的药物影响不大。但治疗窗窄或具有肝毒性的药物，则对机体有较大的影响，需要慎用。总的来说，如果患者肝功能明显减退，并且药物主要是通过肝脏消除的，这时候就不宜使用这类药物进行疾病治疗。

2. 药物是否经过肝脏、肾脏双途径消除　如果患者肝功能减退，但肾脏消除药物的能力正常，则经过肝脏、肾脏双途径消除的药物不需要调整用药剂量。如果患者肝脏、肾脏消除药物能力都明显减退，则需要适当减少这些药物用量。

3. 药物是否主要经过肾脏消除　肝脏疾病患者在使用主要经过肾脏消除的药物时通常不需要调整给药剂量。需要注意的是，对慢性重症肝炎、肝硬化失代偿患者等肝脏消除药物能力明显减退的患者，则不能使用具有肾毒性的药物。这是因为肝脏疾病时，由于肾脏需要代偿性地进行药物消除，此时肾脏的负担尤为繁重。如果这时候患者同时患有内毒素血症等，可能会使肾小球入球小动脉收缩，导致肾小球滤过率减小，从而引起功能性肾功能不全，导致药物在体内蓄积，从而加重肾脏的损害，最终导致肾脏从功能性肾功能不全发展为器质性肾功能不全。

（二）肝脏疾病患者临床用药原则

1. 明确诊断患者的疾病、肝脏疾病类型，合理使用药物。

2. 禁用或慎用经肝代谢或肝胆排泄的药物。若必须使用经肝脏消除的药物，则需要根据患者肝功能指标进行给药剂量、给药间隔的调整，可适当降低给药剂量或延长给药间隔。对不良反应大的药物更应如此。

3. 禁用或慎用具有肝毒性的药物，以免使肝功能进一步受到损害。

4. 禁用或慎用需经过肝脏代谢方可发挥药效的药物。

5. 禁用或慎用能够诱发肝性脑病的药物。单胺氧化酶抑制剂能够诱发肝性脑病，因此在肝脏疾病患者中使用这一类药物时，需要考虑是否会诱发肝性脑病。此外，噻嗪类利尿剂、呋塞米和依他尼酸等排钾利尿剂也同样会诱发肝性脑病的发生。这是因为这些排钾利尿剂在治疗腹水时容易引起低钾血症或代谢性碱中毒，从而使体内产生较多的氨，进而诱发肝性脑病。因此，在使用排钾利尿剂时，应与保钾利尿剂（如螺内酯）合用。

二、肾脏疾病患者临床用药

肾脏也是人体进行药物消除的主要场所。不同于肝脏，肾脏消除药物主要是通过排泄，而代谢则占比较少。此外，肾脏疾病也同样会对药物的吸收、分布产生影响。所以，为了确保肾脏疾病患者能够在药物治疗中达到预期效果，对肾脏疾病患者的临床用药也同样需要制定临床用药原则，从而确保药物治疗的安全性和有效性。

（一）肾脏疾病患者临床用药需要考虑的问题

1. 药物是否主要经过肾脏消除　肾脏疾病患者往往存在肾功能减退，使肾小球滤过率和肾小管分泌受到影响，进而导致药物排泄发生变化，无法达到预期的治疗目标。所以，当患者肾功能明显减退时，需要根据肌酐清除率适当调整用药剂量或更换其他药物。

2. 药物是否经过肾脏、肝脏双途径消除　如果患者肾功能减退，但肝脏消除药物的能力正常，这时候双途径消除的药物不需要调整用药剂量。但如果患者肾脏、肝脏对药物消除能力都明显减退，需要根据肌酐清除率适当调整用药剂量。

3. 药物是否主要经过肝脏消除 通常肾脏疾病患者在使用主要经过肝脏消除的药物时是不需要调整给药剂量的。

（二）肾脏疾病患者临床用药原则

1. 明确诊断患者的疾病、肾脏疾病类型，合理使用药物。

2. 了解患者肾功能情况。根据患者血清肌酐水平，并利用 MDRD 公式或 Cockcroft-Gault 公式等计算患者的肌酐清除率，然后根据患者肾功能情况进行药物剂量调整，对以原型形式通过肾脏消除的药物更是如此。

3. 同时也要了解患者其他病理生理情况，如肝功能、营养代谢和内环境稳定状况、电解质代谢情况和血浆蛋白水平等。

4. 熟悉药物的药动学与药效学特征，了解药物的血浆蛋白结合率、药物在体内的消除途径及药物的毒副作用（尤其是肾毒性反应）等。

5. 禁用或慎用经肾代谢或排泄的药物。若必须使用经肾脏消除的药物，则需要根据患者肾功能指标进行给药剂量、给药间隔等的调整。适当降低给药剂量或延长给药间隔。对不良反应大的药物更应如此。

三、心功能不全患者临床用药

心功能不全最为显著的特点是会导致组织器官血流灌注减少。由于各组织器官血流灌注减少，因此对药物的吸收、分布、代谢和排泄都会有影响。因此，心功能不全会通过改变药物的药动学，从而对药物的治疗效果产生影响。心功能不全患者临床用药原则主要包括以下几点。

1. 心功能不全的情况下，药物的吸收因血液灌注不足而减弱。因此，在周围循环衰竭时，必须通过静脉注射给药，但给药速度需要控制。

2. 由于组织器官血液灌注不足，因此一般药物的分布容积都不大，从而使血药浓度升高。此外，由于肝脏和肾脏血液灌注不足，因此药物的消除也会受到限制，使血药浓度进一步升高。为了防止心功能不全患者因血药浓度过高而出现毒副作用，其给药剂量需要根据患者心功能情况进行适当减量。

3. 慎用具有负性肌力作用的药物，以免在心功能减退的情况下，使用这些药物后，心功能进一步减退，从而危害患者的生命安全。

4. 由于心功能不全的患者常常需要使用噻嗪类等排钾利尿剂，因此在治疗的过程中应注意监测患者血钾浓度，并进行适当的补钾，以免发生低钾血症。

5. 强心苷是治疗心功能不全的常用药物，抗酸剂、泻药、纤维素和利福平等药物会降低地高辛的血药浓度，而阿托伐他汀、卡托普利、红霉素和奥美拉唑等则会增加地高辛的血药浓度，对此应在临床药物治疗中予以关注，及时调整地高辛给药剂量。

案例 3-3-1 患者黄某，男，60 岁，髋关节择期置换术患者，为预防静脉血栓栓塞事件而需要使用阿哌沙班。同时黄某也是一名维持血液透析的终末期肾病患者。

问题 是否需要对阿哌沙班的剂量进行调整？

解析 阿哌沙班在维持血液透析的终末期肾病患者中，可在不改变剂量的情况下使用。这一结论是基于终末期肾病患者在血液透析期间阿哌沙班在体内的暴露适度增加，同时血液透析期间部分阿哌沙班会被消除。此外，研究发现，肾功能对阿哌沙班药动学和药效学影响有限。因此，不需要根据肾功能进行阿哌沙班的剂量调整。这是因为虽然阿哌沙班 AUC 在肾功能损害的情况下会有一定程度的增加，但其在重度肾功能损害的患者仅增加约 44%。同时，肾功能损害不影响阿哌沙班的 C_{max} 以及阿哌沙班血浆浓度与抗 FⅩa 活性或国际标准化比值（INR）之间的直接关系。因此，无论其肾功能损害程度如何，所有患者均能耐受单剂量口服 10mg 阿哌沙班。

（马　国　周俊伟）

思考题

1. 请分析肾脏疾病对药物体内药动学的影响。

2. 临床给药方案设计时，如果患者的肝功能减退，应注意哪些问题？

第四章 药品不良反应及药源性疾病

学习要求

记忆： 药品不良反应及不良反应相关的定义、不良反应的报告流程。

理解： 药品不良反应的分类、药源性疾病的诱发因素。

运用： 药品不良反应评价方法、药源性疾病的诊断及治疗方案的制定。

第一节 药品不良反应

一、基本概念

世界卫生组织（WHO）国际药物监测合作中心提出，药品不良反应（adverse drug reaction，ADR）是指正常剂量的药品用于人体作为预防、诊断、治疗疾病或调节生理功能用途时出现的有害的，并与用药目的无关的反应。我国《药品不良反应报告和监测管理办法》规定药品不良反应的定义是指合格药品在正常用法用量下出现的与用药目的无关的有害反应。

二、药品不良反应的分类

（一）根据药品不良反应与药理学关系分类

药品不良反应有多种分类方法，常用的是根据药品不良反应与药理作用关系分类的 ABC 法。

A 型（augmented）不良反应是由于药品的药理作用增强所致，特点是可以预测，通常与剂量相关，停药或减量后症状减轻或消失，一般发生率高、死亡率低。

B 型（bizarre）不良反应是指与药品本身药理作用无关的异常反应，特点是与使用剂量无关，一般难以预测，常规毒理学筛选不能发现，发生率低，死亡率高，时间关系较明确。过敏反应、特异质反应属于此类。

C 型（chronic）不良反应是指 A 型和 B 型反应之外的异常反应。一般在长期用药后出现，其潜伏期较长，药品和不良反应之间时间关系不明确，难以预测，发病机制有些可能与致癌、致畸以及长期用药后心血管疾病、纤溶系统变化等有关，有些机制尚不清楚，有些尚在探讨之中。

（二）根据药品不良反应的性质分类

1. 副作用（side effect） 指药品按正常用法用量使用时出现的与药品的药理学活性相关，但与用药目的无关的作用。副作用是药物固有药理学作用产生的，当治疗目的不同时，副作用也可以转化为治疗作用。例如，阿托品具有抑制腺体分泌、解除平滑肌痉挛、加快心率等作用。需要麻醉的手术，术前应用阿托品是利用了其抑制腺体分泌的作用，松弛平滑肌、加快心率、引起的腹胀、尿潴留、心悸等则为副作用；在利用其解痉作用时，口干与心悸则成为副作用。

2. 毒性反应（toxic reaction） 又称毒性作用，是指药物引起身体严重功能紊乱和组织病理变化。无论任何原因过量服用药品而产生的毒性作用不属于药品不良反应。毒性作用在性质和程度上都与副作用不同，对患者的危害性也较大。例如，1997 年上市的西立伐他汀钠，因引起横纹肌溶解的毒性作用而退市。

3. 后遗效应（residual effect） 是指停药后血药浓度已降至最低有效浓度以下时残存的生物效应。遗留时间可长可短、危害轻重不一。例如，服用长效镇静催眠药后于次日晨间出现的宿醉现象。

4. 首剂效应（first-dose response） 指一些患者在初次服某种药物时，由于机体对药物作用尚未适应而引起不可耐受的强烈反应。例如，哌唑嗪按常规剂量开始降压治疗时，常可致血压骤降。

5. 继发反应（secondary reaction） 是由于药品的治疗作用所引起的不良后果，又称为治疗矛盾。继发反应并不是药品本身的效应，而是药品主要作用的间接结果。例如，长期口服广谱抗生素导致许多敏感菌株抑制，以致一些不敏感的细菌，如耐药性葡萄球菌及白念珠菌等大量繁殖，引起葡萄球菌假膜性肠炎或白念珠菌病等继发感染，也称二重感染。

6. 变态反应（allergic reaction） 也称过敏反应（anaphylactic response），是患者对某种药物的特殊反应。药物或药物在体内的代谢产物作为抗原与机体特异性抗体反应或激发致敏淋巴细胞而造成组织损伤或生理功能紊乱。该反应和药物已知的性质无关，和剂量无线性关系，反应形式各不相同，不易预知。例如，青霉素引起的过敏性休克。

7. 特异质反应（idiosyncratic reaction） 也称特异性反应（idiosyncrasy），是因先天性遗传异常，少数患者用药后发生与药物本身药理作用无关的有害反应。这些反应大多是由于机体缺乏某种酶，药物在体内代谢受阻所致。例如，假性胆碱酯酶缺乏者，应用琥珀胆碱后，由于延长了肌肉松弛作用而常出现呼吸暂停反应。

8. 依赖性（dependence） 药物依赖性是由药物与机体相互作用形成的一种精神状态，有时也包括身体状态，表现出一种强迫性使用或定期使用该药的行为和其他反应，目的是要体验它的精神效应，有时也是为了避免停药引起的不适，可以发生或不发生耐受性。临床易引起依赖性的药物包括麻醉药物、镇静催眠药物，如吗啡、哌替啶等。

9. 停药综合征（withdrawal syndrome） 一些药物在长期应用后，机体对药物产生适应性，若突然停药或减量过快易使机体调节功能失调而发生功能紊乱，导致病情或临床症状的一系列反跳、回升和疾病加重等，也称为撤药反应。例如，停用抗高血压药出现血压反跳及心悸、出汗等症状。

10. 特殊毒性（special toxicity） 包括致癌作用（carcinogenesis）、致畸作用（teratogenesis）和致突变作用（mutagenecity）。例如，著名的"海豹儿"事件，就是治疗孕妇妊娠呕吐的沙利度胺的特殊毒性致畸性导致的。由于这些特殊毒性发生延迟，在早期不易发现，而且其表现可能与非药源性疾病相似，很难将它与引起的药物联系起来，因此应特别注意。

三、药品不良反应报告和处置

（一）药品不良反应报告主体、监督主体、报告范围

药品生产企业（包括进口药品的境外制药厂商）、经营企业和医疗机构是我国药品不良反应报告制度的法定报告主体。此外，国家鼓励公民、法人和其他组织报告药品不良反应。国家药品监督管理部门主管全国药品不良反应报告和监测工作，地方各级药品监督管理部门主管本行政区域内的药品不良反应报告和监测工作，负责本行政区域内药品不良反应报告和监测的技术工作。

我国药品不良反应的报告范围包括：新药监测期内的国产药品或首次获准进口之日起5年以内的进口药品，报告所有不良反应；其他国产药品和首次获准进口之日起5年以上的进口药品，报告新的和严重的不良反应。

（二）个例药品不良反应的报告

药品生产、经营企业和医疗机构主动收集药品不良反应，获知或者发现药品不良反应后应当详细记录、分析和处理，填写《药品不良反应/事件报告表》并报告。个人发现新的或者严重的药品不良反应，可以向诊治医师报告，也可以向药品生产、经营企业或者当地的药品不良反应监测机构报告，必要时提供相关的病历资料。新的、严重的药品不良反应应当在15日内报告，其中死亡病例须立即报告；其他药品不良反应应当在30日内报告。

新的药品不良反应，是指药品说明书中未载明的不良反应。说明书中已有描述，但不良反应发生的性质、程度、后果或者频率与说明书描述不一致或者更严重的，按照新的药品不良反应处理。严重不良反应是指因药品引起以下损害之一的反应，包括：导致死亡；危及生命；致癌、致畸、致出生缺陷；导致显著的或者永久的人体伤残或者器官功能的损伤；导致住院或者住院时间延长；

导致其他重要医学事件，如不进行治疗可能出现上述所列情况的。

（三）药品群体不良事件的报告

药品群体不良事件，是指同一药品在使用过程中，在相对集中的时间、区域内，对一定数量人群的身体健康或者生命安全造成损害或者威胁，需要予以紧急处置的事件。药品生产、经营企业和医疗机构获知或者发现药品群体不良事件后，立即通过电话等方式报所在地的县级药品监督管理部门、卫生行政部门和药品不良反应监测机构，必要时可以越级报告；同时填写《药品群体不良事件基本信息表》，对每一病例还需要及时填写《药品不良反应/事件报告表》，通过国家药品不良反应监测信息网络报告。

四、药物不良反应因果关系评定方法

（一）药品不良反应发生的原因

药品不良反应是在药物与机体相互作用下出现的，其发生受药物、机体等多种因素影响。药物方面，药理作用、药物杂质、制剂工艺、剂量、剂型、给药途径和相互作用，都可能导致不良反应发生；机体方面，包括性别、年龄、个体差异，以及应用药品时的病理状态，也能影响药物的体内过程，使药物的吸收、分布、代谢、排泄发生改变，进而影响药物的效应和不良反应的发生。

（二）药品不良反应因果关系评定依据

报告药品不良反应，应对不良反应发生的因果关系进行分析研究，以确定其发生是否由所用药品引起，因果分析主要依据以下五个方面。

1. 时间相关性 指用药与不良反应的出现有无合理的时间关系。详细询问患者发生不良反应前后的用药情况，确定不良反应是在用药期间发生，还是在没有使用该药前已经存在，并判断不良反应出现的时间和不同药物反应潜伏期的长短是否吻合。

2. 文献合理性 指与现有资料（药品说明书、专业文献报道等）是否一致，即从已知的观点看因果关系的合理性。

3. 撤药结果 不良反应一经发生，通常停药并采取对症治疗措施。如果在停药后症状得到缓解或根除，则可认为二者间存在因果关系的可能性大。注意区分可能的三种情况：①未采取措施就改善。此种情况看来不像是所疑药物引起，但是需要考虑是否出现了耐受性。②采取措施后症状得以改善。应考虑是采取措施的结果，还是病理变化的结果。③采取措施后未改善，需要考虑有的不良反应是不可逆的损害。

4. 再次用药结果 不良反应症状消除后，再次用药后又出现相同症状，停药后再次消失，则以前确定的因果关系再次证实，可以认为二者间确实存在因果关系。

5. 影响因素甄别 判明反应是否与并用药物作用、患者病情进展和其他治疗措施相关。宜详细询问病史、用药史，寻找是否存在影响或干扰这种因果关系的其他因素，如饮食、环境、实验室检验等。需要注意是否是同时应用的其他药物所致，是否是几种药物的相互作用导致，是否由患者原患疾病或其他原有疾病或并发症引起，是否有其他治疗方法的影响以及患者的心理作用等。

（三）药品不良反应因果关系评定方法

药品不良反应因果关系评价是药品不良反应监测中最关键，也是最困难的部分，至今仍无统一的国际性的评价标准。目前，Karch 和 Lasagna 评定方法被各种评价方法引为基本准则，该方法将因果关系的关联度程度分为肯定、很可能、可能、可疑、不可能 5 级标准。目前，我国国家药品不良反应监测中心所采用的因果关系评定方法即是在上述方法基础上发展而来，其评价等级分为肯定、很可能、可能、可能无关、待评价和无法评价 6 个等级。

此外，也可使用计分推算法（Naranjo 法）来评定药品不良反应因果关系，详见附表 4-1-1。贝叶斯（Bayes）不良反应法和非规则方法也可用于评价因果关系，但在实际应用和评价结果方面仍存在一定缺陷。

案例 4-1-1 患者张某，男，59 岁。因“头晕、头痛 2 天，伴左侧面部红肿 1 天”入院。入院时辅助检查：白细胞 $20.96×10^9/L$，中性粒细胞百分比 80%，淋巴细胞百分比 11%，嗜酸性粒细胞百分比 0.1%，中性粒细胞绝对值 $16.76×10^9/L$，单核细胞绝对值 $1.88×10^9/L$；肌酐 118.4μmol/L，钾 3.22mmol/L；空腹血糖：葡萄糖 4.17mmol/L。既往高血压病史 3 年，规律口服苯磺酸左旋氨氯地平 2.5mg，qd；否认糖尿病病史，否认手术、外伤史。诊断：脓毒症；颌面部蜂窝组织炎。入院后给予美罗培南、奥硝唑抗感染，注射用甲泼尼龙琥珀酸钠（甲强龙）80mg，qd 对症治疗。第 4 天辅助检查：空腹血糖 8.09mmol/L，糖化血红蛋白 5.9%。第 5 日甲泼尼龙琥珀酸钠剂量减半。第 6 日复查影像学结果提示肿块较前缩小，停用激素，余治疗未变。第 8 日患者指尖血糖监测：空腹 6.2mmol/L，早餐后 2 小时 10.6mmol/L，午餐前 9.5mmol/L，午餐后 2 小时 11mmol/L，睡前 8.7mmol/L。第 10 日患者空腹血糖：5.1mmol/L，患者左侧面部肿胀较前明显消退。予以出院。

问题 患者血糖升高是否为药物不良反应导致？如何评价？

解析 患者血糖升高可能为药物导致的不良反应。首先排查患者疾病因素：既往无糖尿病病史，入院检查空腹血糖正常。现患疾病脓毒症、颌面部蜂窝组织炎并不能导致血糖异常，可以排除。其次排查药物因素，患者既往用药规律稳定，且入院检查时血糖正常；患者入院血糖异常前加用的药物有美罗培南、奥硝唑、甲泼尼龙琥珀酸钠，经检索，三种药物中最常见引起升高血糖不良反应的药物为甲泼尼龙琥珀酸钠；停用甲泼尼龙琥珀酸钠，患者空腹血糖恢复正常。根据国家药品不良反应监测中心制定的药品不良反应因果关系判断标准，关联性评价为很可能。根据计分推算法（Naranjo 法）对药物不良反应进行评价，评分为 7 分，可知患者出现血糖升高与甲泼尼龙琥珀酸钠关联性为很可能。

第二节 药源性疾病

一、定义、分类和诱发因素

（一）定义

药源性疾病（drug-induced disease，DID）又称药物诱发性疾病，是医源性疾病（iatrogenic disease）的主要组成部分。药源性疾病是指人们在应用药物预防、治疗和诊断疾病过程中，因药物的原因而导致机体组织器官发生功能性或器质性损害，引起生理功能、生化代谢紊乱和组织结构变化等不良反应，由此产生各种体征和临床症状的疾病。它不仅包括药物在正常用法情况下产生的不良反应，而且包括由于超量、误服、错用以及不正常使用药物而引起的疾病，一般不包括药物过量导致的急性中毒。

（二）药源性疾病分类

药源性疾病目前尚无统一的分类标准，较多的是按病因学和病理学等分类。

1. 按病因学分类 是指按照引起药源性疾病的药物不良反应类型，将其分为与剂量相关的药源性疾病（如抗凝血药引起的出血）和与剂量不相关的药源性疾病（如磺胺类药引起的溶血性贫血）。前者一般容易预测，发生率高，病死率低；后者由于与药物剂量和正常药理作用不相关，难预测，发生率低，病死率高。

2. 按病理学分类 是指按照药源性疾病的病理学特点，将其分为功能性药源性疾病和器质性药源性疾病。功能性药源性疾病指药物引起器官或组织功能改变，这种变化多数是暂时性的，停药后能迅速恢复正常，无病理组织变化。例如，抗胆碱药物和神经节阻滞药可引起无力性肠梗阻，利血平可引起心动过缓等；器质性药源性疾病与非药源性疾病无明显差别，也无特异性，因此，鉴别诊断不能根据病理学，而主要依靠药源性疾病诊断要点。

（三）诱发药源性疾病因素

1. 患者因素 包括年龄、性别、遗传、基础疾病、生活方式等。年龄方面，婴幼儿肝、肾功能较差、药物代谢酶活性不足，肾的滤过及分泌功能较低，影响药物代谢和消除，容易发生药源性疾病；老年人肝、肾功能减退、用药品种多，用药时间长，也容易发生药源性疾病；性别方面，女性的生理因素与男性不同，在月经期或妊娠期，对泻药和刺激性强的药物更为敏感。另外，妇女服用口服避孕药，可使抗精神病药阿米替林的清除率下降、血浆半衰期延长；药源性疾病在个体间的显著差异，可能与遗传因素有关，如别嘌醇引起的剥脱性皮炎，与 *HLA-B* 基因位点多态性相关；此外，饮酒、吸烟等不良习惯，也可能对药源性疾病产生影响。

（1）遗传 药源性疾病在个体间的显著差异，可能与遗传因素有关。

（2）基础疾病 疾病既可以改变药物的药效学也能影响药物的药动学。慢性肝病、肾病患者，由于药物的代谢和清除率低，血浆半衰期延长，血药浓度增高，容易出现药源性疾病。

（3）过敏反应 药品的过敏反应与药理作用无关，是人体对某种抗原物质产生的异常免疫反应，导致组织损伤或功能障碍。过敏反应可以是单一系统反应，也可以是多系统损害，表现为过敏反应症候群。其严重程度不一，可以很轻，也可以致死。

（4）不良生活方式 饮酒、吸烟等不良习惯，可能对药源性疾病产生影响。例如，饮酒可加速某些药物代谢转化，使其疗效降低，并诱发药源性疾病。

2. 药物因素 包括药理作用、制剂因素、相互作用和使用方法等，均可能诱发药源性疾病的发生。

二、药源性疾病的诊断及治疗

（一）药源性疾病的诊断

1. 追溯用药史 在诊断疾病时，应认真详细询问患者治疗疾病的过程及用药史，了解用药史是药源性疾病诊断的关键。

2. 确定用药时间、用药剂量和临床症状发生的关系 根据药源性疾病发病时间推断诱发药源性疾病的药物。有些药源性疾病的症状随剂量而变化，剂量增加时症状加重，剂量减少时症状减轻或消失。因而，可根据症状随用药剂量增加而加重或减轻的规律判断致病药物。

3. 询问用药过敏史和家族史 特异体质的患者，可能对多种药物发生不良反应，甚至家族成员也曾发生过同样反应。了解患者的用药过敏史和家族史为诊断药源性疾病提供了依据。

4. 排除药物以外的因素 药源性疾病是在一种或多种原发病治疗的基础上发生的，因此在诊断药源性疾病时，要注意通过一定的诊疗方法排除原发疾病和其所致的并发症、继发症及患者的营养状况和环境因素造成的影响，才能确立药源性疾病的诊断。

5. 确定致病药物 根据药物应用的先后顺序、既往用药情况和相关不良反应报道，确定最可疑的致病药物，然后有意识地停用最可疑药物或引起相互作用的药物。根据停药后症状的变化情况，可以确诊药源性疾病。

6. 必要的实验室检查 依据药源性疾病的临床特征检查患者的嗜酸性粒细胞计数、皮试、致敏药的免疫学检查、血药浓度监测或激发试验等；根据病情检查患者受损器官系统及其受损程度，如体格检查、器官系统的功能检查、生化检查、心电图及影像学检查。

7. 流行病学调查 有些药源性疾病需要通过以往的病例报告及流行病学调查方能确诊。

（二）药源性疾病的治疗

1. 停用致病药物 致病药物是药源性疾病的起因，因此治疗首先要考虑停用致病药物，多数药源性疾病停药后能自愈或缓解，但是，有些药源性疾病所致的器质性损伤，停药后不一定能立即恢复，甚至是不可逆的，对器质性损伤的治疗可依据相应疾病的常规方法处理。

2. 促进致病药物排出　停用致病药物后虽然排除了病因，但在体内残留的药物仍在不断进入体内发挥作用，这种情况下可以采用输液、利尿、导泻、催吐、洗胃、吸附、血液透析等方法加速残留药物的排出，清除病因。

3. 拮抗致病药物作用　利用药物的相互拮抗作用来降低药理活性，减轻药物不良反应。

4. 对症处理　症状严重时，应注意对症治疗。但是需要注意应尽量简化治疗措施，避免使用同类的致病药物，以免已发生的药源性疾病加重。

三、常见药源性疾病

（一）药源性肝脏疾病

1. 发病机制　药源性肝损伤发病机制复杂，往往是多种机制先后或共同作用的结果，迄今尚未充分阐明。但通常可分为药物的直接肝毒性和特异质性肝毒性。其中，药物的直接肝毒性是指摄入体内的药物和（或）其代谢产物对肝脏产生的直接损伤，往往呈剂量依赖性，通常可预测，也称为固有性药物性肝损伤。其与药物剂量密切相关，具有潜伏期短、个体差异不显著的特点。与之相比，特异质性肝毒性具有不可预测性，临床上较为常见，通常与药物剂量无相关性，具有个体差异显著的特点，是目前研究的热点。药物及其活性代谢产物诱导的肝细胞线粒体受损和氧化应激可通过多种分子机制引起，活化多种死亡信号通路，促进细胞凋亡、坏死和自噬性死亡的发生，最终导致肝细胞损伤和死亡。此外，适应性免疫应答不仅可以介导药物性肝损伤（drug-induced liver injury，DILI），还可能引起肝外免疫损伤，产生发热和皮疹等全身性表现。需要指出，药物在启动肝损伤的同时也将激发恢复性组织修复（restorative tissue repair，RTR）。肝损伤启动后，若 RTR 缺乏则损伤迅速进展，若 RTR 及时而充分则能限制和逆转肝损伤，因此，RTR 是肝损伤进展或消退的内在决定性因素。

2. 致病药物　已知全球有 1100 多种上市药物具有潜在肝毒性，常见的包括非甾体抗炎药（NSAID）、抗感染药物（含抗结核药物）、抗肿瘤药物、中枢神经系统用药、心血管系统用药、代谢性疾病用药、激素类药物、某些生物制剂和传统中药、天然药和膳食补充剂等。不同药物可导致相同类型肝损伤，同一种药物也可导致不同类型的肝损伤。国内有报道相关药物涉及传统中药（23%）、抗感染药（17.6%）、抗肿瘤药（15%）、激素类药（14%）、心血管药物（10%）、NSAID（8.7%）、免疫抑制剂（4.7%）、镇静和神经精神药物（2.6%）等。由于一种药物可改变其他药物的吸收、分布、代谢、排泄和药理作用，药物相互作用也是临床上药源性肝损伤风险增加的重要因素。例如，当抗结核药物与唑类抗真菌药、甲氨蝶呤、抗癫痫药或对乙酰氨基酚等药物同时使用时，药源性肝损伤的发生率将增加。

（二）药源性肾脏疾病

1. 发病机制　肾脏是药物及其代谢产物在体内最主要的排泄途径。肾脏通过逆流倍增达到浓缩尿液的作用，肾小球、肾小管、肾间质的细胞经常处于大剂量、高浓度的药物及其代谢产物中，造成肾脏功能甚至结构的异常，其中肾小管细胞受损概率最大。药源性肾损伤机制可能有血流动力学改变、药物对肾组织的直接损伤、炎症损伤、代谢紊乱、血栓性微血管病变等。

2. 致病药物　药源性肾损伤可分为肾前性、肾实质性及肾后性 3 类。

（1）肾前性药源性肾病一般表现为肾脏低灌注，常见致病药物有非甾体抗炎药、血管紧张素转化酶抑制剂、血管紧张素Ⅱ受体拮抗剂、利尿剂、造影剂、羟乙基淀粉、右旋糖酐、人血白蛋白、脱水药、环孢素、他克莫司等。

（2）肾实质性药源性肾病多数表现为急性肾小球肾炎、急性间质性肾炎，致病药物为非甾体抗炎药、利尿剂、万古霉素、两性霉素 B、利福平、抗病毒药物、化疗药物、脱水药及含马兜铃酸的中药等。

（3）肾后性药源性肾病多表现为肾后梗阻，常见的致病药物为喹诺酮类、克林霉素、甲氨蝶呤、氨苯蝶啶和二甘醇等。

（三）药源性心血管系统疾病

常见药源性心血管系统疾病包括心律失常、心力衰竭、房颤、冠心病和高血压等。

1. 药源性心律失常 药源性心律失常发病率最高，主要表现为Q-T间期延长，心室复极化延长，导致在心电图上心电轴扭转，即尖锐扭转型室速。当Q-T间期延长至550毫秒以上就可发生心律失常。

抗心律失常药物有致不同程度的心律失常作用，使原有心律失常加重或恶化的发生率达6%～15%，新发生危及生命的心律失常为1.5%～8%。奎尼丁、普鲁卡因胺、胺碘酮等可致心室复极化过程异常，引起Q-T间期延长，常致恶性心律失常；普罗帕酮、维拉帕米、利多卡因、氟卡尼等也可致心律失常，严重时可造成心搏骤停。抗肿瘤药物多柔比星、柔红霉素、三尖杉酯碱等可诱发心肌损害，常致心功能不全，约30%合并心律失常，表现为房性或室性期前收缩（早搏）、窦速、室上性心动过速（室上速）或室性心动过速（室速）。心律失常的发生与用药剂量和疗程有关，恶性者还可发生阿-斯综合征；中枢神经系统药物吩噻嗪类、三环类抗抑郁药等所致的心肌损害，主要有心律失常，如室性早搏、多形性室速、扭转型室速、房室或室内传导阻滞。

2. 药源性心力衰竭 药源性心力衰竭发病机制主要是增加血容量，使前负荷增加；增加血管阻力，致后负荷增加，或引起心功能不全而致心力衰竭发生。静脉输液过量为最常见引起心脏前负荷增加。普罗帕酮具有负性肌力作用，在左心室功能受损或有潜在性心功能减退的患者可诱发心力衰竭。丙吡胺诱发充血性心力衰竭发生率可达16%；洋地黄类中毒时不论是否出现心律失常均可诱发或加重心力衰竭。对窦性心律的心力衰竭患者，突然停用地高辛等药物可使原有心力衰竭加重；降压药物硝苯地平、尼群地平、地尔硫䓬、维拉帕米等在用药过程中或停药后可诱发心绞痛，以硝苯地平较多见。哌唑嗪长期使用后突然停药，可暴露原有病理心力衰竭而致病情恶化，甚至导致死亡。

3. 药源性心房纤颤 发病机制主要为药物引起心电活动紊乱，由不规则的紊乱和不同步心房电活动导致不规则的室性反应，也可能是药物直接对心肌的作用。致病药物包括三环类抗抑郁药、曲唑酮、氟西汀、大剂量皮质类固醇、大剂量儿茶酚胺以及含乙醇药物等。

4. 药源性冠心病 发病机制为药物使粥样硬化或正常的冠状动脉发生痉挛性收缩、血栓形成，或冠状动脉血流量骤减，而在心肌耗氧量又增加等情况下，使心肌产生严重的缺血性损伤。有些药物突然停止使用也可致不稳定型心绞痛、心肌梗死，这是因为突然停药后心率增加，心肌耗氧增加，心肌细胞发生无氧糖酵解，产生乳酸，心肌细胞内pH下降，导致心肌细胞的收缩功能受损。致病药物有β受体激动剂、β受体阻滞剂（突然停止使用后）、硝苯地平（普通片剂）、茶碱、维拉帕米、甲状腺素、腺苷、苯丙胺、咖啡因、双嘧达莫、麦角胺、5-氟尿嘧啶、长春新碱和长春碱等。

5. 药源性高血压 致病药物可通过促进肾远曲小管对钠和水的重吸收，导致血容量升高，也可通过减少前列腺素E_2和前列腺素I_2合成，从而导致周围血管舒张，水钠潴留增加，血压升高，以及各种机制增加心输出量和或周围血管阻力，从而升高血压。致病药物包括类固醇激素（盐皮质激素、糖皮质激素），非甾体抗炎药，甘草酸制剂，促红细胞生成素，口服避孕药，血管内皮生长因子抑制剂（贝伐单抗、索拉非尼），免疫抑制剂（环孢素、他克莫司），抗抑郁药（文拉法辛、度洛西汀）等。

案例 4-2-1　患儿，男，6 岁，体重 27.5kg，因“发现肝功能异常半月余”入院。患儿入院前半个月无明显诱因出现发热，体温最高达 39.5℃，无寒战，无咳嗽，无呕吐、腹泻，口服布洛芬颗粒（0.1g/ 次）体温可降至正常，一日 2～3 次，后发热较前频繁，外院门诊就诊，考虑为“急性上呼吸道感染”，建议口服磷酸奥司他韦颗粒，当晚口服 1 次（60mg），次日早晨口服 1 次（60mg），第 2 次口服半小时后出现呕吐 2 次，呕吐物为未消化食物，含少量鲜血，约 5ml，就诊后诊断为“消化道出血”，行肝功能检查 ALT 80U/L，AST 69U/L，补充诊断“肝损伤”，行甲型肝炎抗体、乙型肝炎抗体、丙型肝炎抗体、艾滋病抗体、EB 病毒抗体、甲流抗体、乙流抗体、人呼吸道合胞病毒抗体、腺病毒抗体均为阴性，腹部超声未见明显异常，给予还原型谷胱甘肽保肝治疗后出院。再次入院当天患儿肝功 ALT 1931.5U/L，AST 816.4U/L，GGT 126.5U/L，ALP 480.4U/L，TBIL 53.5μmol/L，DBIL 33.5μmol/L，TBA 284.3μmol/L。病程中患儿自诉乏力明显，偶有恶心，无发热、咳嗽、腹痛、腹泻，饮食睡眠可，尿便正常。查体：一般精神状态可，皮肤及巩膜略黄染。查患儿血常规、CRP 正常。乙肝表面抗原、e 抗原、核心抗体、丙型肝炎抗体、艾滋病抗体、梅毒螺旋体抗体、EB 病毒抗体、巨细胞病毒抗体、结核抗体、自身免疫性肝病抗体均为阴性，铜蓝蛋白、甲状腺功能、免疫球蛋白均正常，影像学检查无明显异常。结合患儿用药史，考虑患儿为药物性肝损伤。给予复方甘草酸苷、还原型谷胱甘肽、丁二磺酸腺苷蛋氨酸进行保肝治疗。

问题　该患儿诊断为药物性肝损伤的依据及可能致病药物是什么？

解析　该患儿平素身体健康，本次是首次使用磷酸奥司他韦颗粒。根据不良反应因果关系判定：①患儿在使用 2 次磷酸奥司他韦颗粒后半小时出现呕吐，呕吐物为未消化食物，含少量鲜血，查肝功能 ALT 80U/L，AST 69U/L，出现肝损伤。7 天、10 天后复查患者肝功能，肝功能指标继续升高，存在时间关系。②磷酸奥司他韦颗粒说明书中注明有极少病例报告有流感样疾病的患者出现了肝炎和肝药酶升高。③患儿发生消化道出血和氨基转移酶升高前使用过布洛芬，但研究报道布洛芬胃肠道不良反应与剂量呈正相关，且布洛芬引起肝损伤的发生率为 1.6/100 000，是引起肝损伤发生率最低的非甾体抗炎药，且当与其他有潜在肝毒性药物合用 6～9 次时更易发生。该患儿体重 27.5kg，每次使用 0.1g（约 3.64mg/kg，即为小剂量使用），共使用 3 次，无上述危险因素。且患儿既往使用过布洛芬未曾出现任何不良反应。考虑布洛芬引起不良反应可能性小。除药物因素外引起肝损伤的检查未发现阳性结果。④停用可疑药物奥司他韦后，患儿肝功能虽有明显升高，但文献报道奥司他韦引起不良反应可为迟发型，经过保肝治疗后患儿肝功能数值指标最终下降至正常。另外，根据 RUCAM 因果关系评估量表，奥司他韦引起药物性肝损伤的评分为 7 分，判断为很可能。

案例 4-2-2　患者，女，17 岁，2015 年 8 月因间断发热、腹泻 40 余天就诊于我院，行肠镜、病理等检查诊断为克罗恩病（Crohn’s disease，CD）。患者因既往使用英夫利西单抗（IFX）曾发生过严重过敏性休克、因使用硫唑嘌呤（AZA）发生骨髓抑制，于 2017 年 1 月开始使用沙利度胺 12.5mg，qd，并逐渐加量至 50mg，qd，使用至 2019 年 1 月疾病缓解后停用。2019 年 7 月因疾病复发重新继续使用，至 2020 年 1 月患者家长诉患者近 2 个月月经周期不规律，查性激素雌二醇（E_2）115pmol/L，促卵泡生成素（FSH）36.52mIU/ml，彩超提示子宫、卵巢大小无异常，卵巢内无明显卵泡声像。未给予特殊处理，继续沙利度胺维持治疗。2021 年 1 月患者复查入院，此时家长诉患者停经已 1 年余，性激素 E_2 ＜ 36.7pmol/L，FSH 34.3mIU/ml。彩超提示子宫、卵巢大小体积较同龄人小。排除染色体、甲状腺等疾病后考虑为沙利度胺所引起。停用沙利度胺，并于 2021 年 2 月开始在妇科指导下应用雌二醇片 / 雌二醇地屈孕酮片治疗，治疗 3 个月期间有人工月经，性激素 E_2 171pmol/L，FSH 8.88mIU/L，停用药物后复查性激素 E_2 787pmol/L，FSH 3.94mIU/L，子宫、卵巢大小体积较前有所恢复。

问题 如何判断是由沙利度胺引起的患儿子宫、卵巢体积减小？

解析 沙利度胺是一种谷氨酸衍生物，具有免疫调节、抗炎、抗血管生成等作用。尽管某些厂家说明书中指出本品禁用于儿童，但已有研究表明沙利度胺可用于各种儿童免疫系统疾病，且《儿童炎症性肠病诊断和治疗专家共识》(2019）指出本品可用于CD合并结核分枝杆菌感染及儿童难治性CD。

本例患者为青春期女性，既往因对IFX过敏和对AZA不耐受而选择应用沙利度胺。沙利度胺引起月经紊乱已有报道，但均在成年女性中。在青春期儿童中国内外文献尚未见相关报道。一项病例对照研究显示，沙利度胺可导致炎症性肠病（IBD）育龄女性患者卵巢储备减少。目前用于监测卵巢功能的指标有E_2、FSH、抗米勒管激素（anti-Müllerian hormone，AMH)。其中，AMH水平低于1.0μg/L可定义为卵巢储备减少。研究显示与健康人群相比，IBD患者发生月经紊乱比率更高（78.8% vs 33.3%)，AMH水平更低（0.85μg/L±0.81μg/L vs 5.61μg/L±5.06μg/L)。另外该研究还发现单日使用剂量达75mg或累积剂量达5g，或使用疗程超过8个月，均可引起AMH显著降低。血清FSH、E_2亦可一定程度反映卵巢功能。既往报道中患者的血清FSH水平均升高，E_2水平正常或降低。本例患儿FSH虽未明显升高，但接近正常值上限，E_2水平明显降低，且超声提示子宫、卵巢大小明显小于同龄儿童，提示卵巢储备减少。此外，目前关于沙利度胺对卵巢功能影响的作用机制尚不明确。一方面沙利度胺可能和其他免疫抑制剂，如环磷酰胺作用类似，可消耗原始和发育中的卵泡数量。另一方面沙利度胺可能会阻止FSH结合或产生受体后缺陷。还有假说认为沙利度胺可通过抑制了TGF-α、TGF-β的表达，影响卵泡的发育而导致月经不调或闭经。尽管患儿在进行激素治疗后3个月，月经周期和子宫、卵巢大小有所恢复，但这种卵巢功能短暂丧失是否对卵巢储备和未来生育能力方面具有一定的永久性影响尚不清楚。

（宋燕青　张金萍）

思考题

1. 简述个例药品不良反应的报告流程及报告时限。

2. 药品不良反应因果关系评定依据有哪几方面？是否存在先后顺序？

3. 简述药源性疾病与药物不良反应的区别与联系。

第五章 药物相互作用

学习要求

记忆： 药物相互作用的定义、分类及机制。
理解： 药动学相互作用及药效学相互作用的过程。
运用： 吸收、分布、代谢及排泄环节的药物相互作用对临床治疗的影响。

随着医药科技的飞速发展及人类疾病谱的改变，研发上市的新药越来越多，临床用药的品种和数量随之大大增加，联合用药的现象也越来越为普遍。联合用药（drug combination）是指将两种或两种以上药物同时或先后应用于患者，当患者同时患有多种疾病或某一疾病单药治疗效果不佳时，联合用药的机会就大大增加。

合理的药物联用可以增强药物疗效，而不合理的药物联用则很容易引起药物不良反应，严重时甚至危及患者生命。国外的研究显示，合并用药品种数为2～5种时，不良反应发生率为4%；合并用药品种数为6～10种时，不良反应发生率为10%；合并用药品种数为11～15种时，不良反应发生率达到28%；合并用药品种数为16～20种，不良反应发生率高达54%。因此，掌握药物相互作用的规律，对于提高药品临床疗效、减少不良反应和降低药源性疾病的发生率均具有重要的现实意义，同时，为了更好地确保患者用药安全，许多国家的相关行政管理部门或国际学术组织也相继出台了药物相互作用研究的指南或指导原则。

第一节 概 述

一、相互作用的定义

药物相互作用（drug interaction，DI）是指两种或两种以上药物同时或者序贯（在一定时间内先后）使用时，药物之间产生相互影响，使药物的理化性质、体内过程或药理作用发生改变，导致药物疗效和毒副作用发生变化的现象。广义的药物相互作用除药物与药物之间的相互作用外，还包括药物与食物、膳食保健品、烟酒、添加剂、内源性物质（如激素、维生素、糖类、酶类、活性多肽和蛋白质）之间的相互作用。

配伍禁忌（incompatibility）是指两种以上药物混合使用或药物制成制剂时，发生的体外相互作用，出现药物中和、水解等理化反应，发生浑浊、沉淀、产生气体及变色等外观异常的现象。配伍禁忌又称为药剂学相互作用或体外药物相互作用。

二、药物相互作用的分类

（一）根据发生形式分类

1. 体外药物相互作用（in vitro drug interaction） 发生在患者用药之前（体外），又称药剂学相互作用（pharmaceutical interaction），是指药物制剂进入体内之前所发生的理化反应，导致药效发生变化。

2. 体内药物相互作用（in vivo drug interaction） 两种或两种以上药物同时或者在一定时间内先后进入体内，药物之间产生相互作用，使药物的体内过程和（或）作用机制发生改变。一般所说的药物相互作用主要指体内药物相互作用。

（二）根据发生机制分类

1. 药动学相互作用（pharmacokinetic interaction） 主要通过影响与药物体内吸收、分布、代谢、排泄相关的代谢酶、转运体，进而改变药物的药动学属性（如生物利用度等）而影响药物的疗效和安全性。根据发生环节不同，可分为吸收、分布、代谢、排泄环节的药动学相互作用。

2. 药效学相互作用（pharmacodynamic interaction） 主要通过调节药物效应相关的受体、离子通道等因素，改变体内动态药效物质的构成，从而影响药物的疗效与安全性。根据作用结果的不同，药效学相互作用又分为相加作用（additive action）、协同作用（synergism）和拮抗作用（antagonism）。

（三）根据药物联用的种类或发生相互作用的对象分类

根据药物联用的种类或发生相互作用的对象不同，药物相互作用又可细分为西药相互作用、中药相互作用、中西药相互作用、药物食物相互作用，以及药物内源性物质相互作用等。

（四）根据药物联用后产生结果分类

根据药物联用后产生结果的不同，药物相互作用可分为有益的（beneficial）、不良的（adverse）和无临床意义（indifferent）三种。其中，大多数药物相互作用是无临床意义。

（五）根据发生相互作用的程度分类

1. 轻度药物相互作用 造成的影响临床意义不大，无须改变治疗方案。例如，对乙酰氨基酚能减弱呋塞米的利尿作用，但并不会显著影响其临床疗效，故无需改变剂量。

2. 中度药物相互作用 药物联用虽会造成确切的不良后果，但临床上仍会在密切观察下使用。例如，异烟肼与利福平合用会增强肝毒性作用，但对结核杆菌有协同抗菌作用，所以这一联合用药对肝功能正常的结核病患者仍是首选用药方案之一，但在治疗过程中应定期监测肝功能。

3. 重度药物相互作用 药物联用会造成严重的毒性反应，需要重新选择药物，或须改变用药剂量及给药方案。例如，抗过敏药特非那丁与咪唑类抗真菌药或大环内酯类抗生素合用会引起严重的心脏毒性，不建议联合使用。

第二节 药剂学相互作用

药剂学相互作用，即配伍禁忌，包括药物与药物，药物与溶剂、赋形剂、容器之间发生物理或化学反应，而出现沉淀、颜色变化、产生气体等现象或未产生肉眼可见的变化，常见于液体制剂和静脉输液。常分为物理配伍禁忌和化学配伍禁忌。有些药物配伍使治疗作用减弱，导致治疗失败；有些药物配伍使副作用或毒性增强，引起严重不良反应；还有些药物配伍使治疗作用过度增强，超出机体耐受能力，引起中毒。

一、物理配伍禁忌

物理配伍禁忌是指药物配伍时发生了溶解度、外观形状等物理性质的改变，一般属于外观上的变化，如出现浑浊、沉淀、分层、结晶、潮解、液化、气泡、变色、黏度改变等现象。物理配伍禁忌常见的外观变化包括分层、沉淀、潮解、液化等。

1. 分层 常见于水溶剂与油溶剂混合时，由于两种溶剂不相溶且相对密度不同而出现分层的现象。黄体酮注射液为黄体酮的灭菌油溶液，不能与水溶性注射剂配伍使用。另外，脂肪乳剂是由油相、水相、乳化剂组成的乳剂，属热力学不稳定体系，加入电解质可破坏乳化膜，发生分层、絮凝、转相、合并与破裂，增加乳剂的不稳定性。10% 中 / 长链脂肪乳注射液（$C_{8\sim24}$）不宜与电解质、其他药物在同一瓶内混合使用。

2. 沉淀 常见于溶剂的改变与溶质的增多，如樟脑乙醇溶液和水混合，由于溶剂系统的改变使樟脑析出沉淀。在低温环境下甘露醇注射液，易出现超饱和状态致溶质析出。

3. 潮解 含结晶水的药物，在配伍时由于条件的改变使其中的结晶水被释放出来，固体药物变成半固体或变成糊状。例如，碳酸钠与乙酸铅共同研磨即发生潮解。

4. 液化 两种固体物质混合时，由于熔点的降低而使固体药物变成液体状态。例如，将水合氯醛（熔点57℃）与樟脑（熔点171～176℃）共研时发生液化，形成低共熔混合物。

二、化学配伍禁忌

化学配伍禁忌是指药物之间发生了化学反应，不但改变了药物的性状，更重要的是使药物的药理作用发生改变，导致药物减效、失效或毒性增强。化学配伍禁忌常见的外观变化包括变色、产气、沉淀、水解、聚合、燃烧或爆炸等。

1. 变色 主要由于药物间发生化学变化或受光、空气影响而引起，可影响药效，甚至导致完全失效。易引起变色的药物包括碱类、亚硝酸盐类和高铁盐类等，如碱类药物可使芦荟产生绿色或红色荧光，可使大黄变成深红色；高铁盐可使鞣酸变成蓝色。

2. 产气 指在配制过程中或配制后放出气体，产生的气体可冲开瓶塞使药物喷出，甚至发生容器爆炸等，同时药效会发生改变。碳酸盐、碳酸氢盐与酸类药物，铵盐及乌洛托品与碱类药物混合时可产生气体。例如，碳酸氢钠与稀盐酸配伍，就会发生中和反应产生二氧化碳气体。

3. 沉淀 指由两种或两种以上药物溶液配伍时，产生一种或多种不溶性溶质。含钙离子、镁离子、铝离子的药物溶液可与磷酸盐、碳酸盐、生物碱等药物生成难溶性盐沉淀。例如，头孢他啶、头孢孟多注射剂中含有碳酸盐，不能与氯化钙、葡萄糖酸钙配伍，否则会生成沉淀。氯化钙与碳酸氢钠溶液配伍，则形成难溶性碳酸钙而出现沉淀。水杨酸钠溶液、磺胺嘧啶钠溶液等与盐酸配伍，则生成难溶于水的水杨酸和磺胺嘧啶而产生沉淀。

4. 水解 某些药物在水溶液中容易发生水解而失效。酰胺类药物（如青霉素、头孢菌素、氯霉素、苯巴比妥、利多卡因、对乙酰氨基酚）、氯化琥珀酰胆碱、洋地黄毒苷等均含有易水解基团，与酸性或碱性药物溶液配伍容易发生水解反应。葡萄糖注射液（pH 3.2～5.5）与青霉素混合可加速青霉素的β- 内酰胺环开环水解而使其效价降低。

5. 聚合 聚合反应是指由简单化合物合成分子质量较高的化合物的反应。氨苄西林在室温放置时，可生成聚合物失去抗菌活性，放置期间除可发生变色、溶液变黏稠外，还可能形成沉淀。6-位侧链含有游离氨基的β- 内酰胺类抗生素（阿莫西林等）均可发生类似的聚合反应，头孢噻啶也发现有此现象。

6. 燃烧或爆炸 多由强氧化剂与强还原剂配伍引起，如高锰酸钾与甘油、甘油与硝酸混合或一起研磨时，均易发生不同程度的燃烧或爆炸。

第三节 药动学相互作用

药动学相互作用（pharmacokinetic interaction）是指一种药物能使另一种药物在体内的吸收、分布、代谢和（或）排泄过程发生变化，从而影响另一种药物的血药浓度，进而改变药物的作用强度、作用持续时间及毒副作用。药动学相互作用改变的只是药物的药理效应强弱、持续时间长短及毒副作用的发生率，而药理效应类型并未发生改变。目前，在药动学相互作用的研究中以涉及药物代谢酶的报道较多，约占全部药动学相互作用的40%，但随着人们对转运体在药物吸收、分布、代谢和排泄中作用的深入认识，与之相关的药物相互作用研究也会不断增多。

一、影响药物吸收的相互作用

药物通过不同的给药途径被吸收进入血液循环，因此药物相互作用对药物吸收的影响可以表现在两个方面：吸收速度和吸收程度。影响药物吸收的因素众多，既取决于药物本身的理化性质，如溶解性、脂溶性、解离度、稳定性等，又取决于胃肠道的生理、生化性质，如胃肠道的pH、胃排空和胃肠道蠕动速度、小肠上皮细胞表达的药物代谢酶（drug metabolism enzyme）及药物转运体（drug transporter）的数量和功能、胃肠道内的消化酶和肠内细菌等因素的影响。药物联合使用时，如药物能够引起胃肠液成分和性质、胃肠道运动、肠道首过代谢（intestinal first-pass metabolism）的变化，进而影响另一药物的吸收，则可发生吸收环节的药物相互作用。

1. 胃肠道 pH 的影响 大多数药物呈弱酸性或者弱碱性，这些药物在胃肠道 pH 梯度环境中呈现不同的解离状态。非解离型药物的脂溶性较高，易通过被动扩散吸收，而解离型药物的亲水性较强，被动扩散能力差。联合用药时，若使用能够改变胃肠道 pH 的药物，如酸性药物、碱性药物、抗酸药（氢氧化铝、铝碳酸镁）、抑酸药（H_2 受体阻断剂或质子泵抑制剂）等，其吸收速度和吸收程度将受到影响。

如弱酸性药物阿司匹林与抗酸药、抗胆碱药、抑酸药等合用，后者使胃内 pH 升高，导致阿司匹林在胃内的吸收减少。伊曲康唑、喹诺酮类药物口服应用后需要在酸性环境下溶解，因而不宜与抗酸药、抑酸药等合用。如果需要合用，至少要相隔 2 小时。质子泵抑制剂奥美拉唑、兰索拉唑能减少胃酸的分泌，使胃内 pH 升高，分别使抗艾滋病药阿扎那韦的口服生物利用度降低 79% 和 94%。

2. 络合作用的影响 四环素类、喹诺酮类药物在胃肠道内能与金属离子（Ca^{2+}、Fe^{2+}、Mg^{2+}、Al^{3+}、Bi^{3+}、Fe^{3+}）形成难溶的或难以吸收的络合物，导致药物吸收变差，疗效降低。因此，一些食物（如牛奶）或药物（如抗酸药，含镁、铝和钙盐的制品，铁制剂）能显著减少四环素的吸收。抗酸药亦能显著减少氟喹诺酮类药物的吸收，可能是由于金属离子与该药形成络合物所致。服用抗酸药和氟喹诺酮类药物之间的间隔时间应尽可能长，至少间隔 2 小时。含 Al^{3+}、Ca^{2+} 的药物与磷酸盐（如磷酸二氢钠、磷酸氢二钠）配伍可发生沉淀反应，妨碍磷酸盐的吸收。口服磷酸盐的患者合用上述药物时，应注意间隔时间。

3. 吸附作用的影响 止泻药活性炭、高岭土（白陶土）、蒙脱石及抗酸药等可吸附多种药物（如维生素、抗菌药物、生物碱、乳酶生、对乙酰氨基酚、卡马西平、地高辛等），可明显减少后者在胃肠道的吸收，影响其疗效。为避免此类不良药物相互作用的发生，应避免配伍应用；如确需合用，则应注意间隔给药。例如，考来烯胺为季铵类阴离子交换树脂，对酸性分子具有很强的亲和力，可与巴比妥类、噻嗪类利尿剂、阿司匹林、普萘洛尔、地高辛、甲状腺素、华法林等多种酸性药物结合，影响它们的吸收，所以，应在服用考来烯胺前 1 小时或服用其后 4～6 小时服用其他药物。

4. 胃肠道运动功能的影响 大多数口服药物主要在小肠上部吸收，因此凡是影响胃排空或肠蠕动的药物均可能影响合用药物到达小肠吸收部位和药物在小肠的滞留时间，进而影响其口服吸收。

一般而言，胃肠蠕动加快，药物起效快，但在小肠滞留时间短，易致吸收不完全；胃肠蠕动减慢，药物起效慢，吸收可能更完全。这在低溶解度和难吸收的药物中，表现得比较明显。例如，地高辛片在肠道内溶解度较低，与促进肠蠕动的甲氧氯普胺等合用，地高辛的血药浓度可降低约 30%，有可能导致临床治疗失败；而与抑制肠蠕动的溴丙胺太林合用，地高辛血药浓度可提高 30% 左右，如不调整地高辛剂量，就可能发生中毒；但口服地高辛溶液或可快速溶解的地高辛胶囊，则溴丙胺太林对其吸收影响相对较小。然而，对于在胃的酸性环境中会被灭活的药物，如左旋多巴，抑制胃肠蠕动的药物可增加其在胃黏膜脱羧酶的作用下转化为多巴胺，从而降低其口服生物利用度。此外，增加胃肠运动也可减少缓控释制剂和肠溶制剂的吸收。

5. 胃肠道吸收功能的影响 非甾体抗炎药（如阿司匹林、吲哚美辛）、对氨基水杨酸、抗癌药（如环磷酰胺、长春碱）等容易损害胃肠黏膜，减弱其吸收功能，使地高辛、利福平等药物的吸收减少，血药浓度降低。例如，对氨基水杨酸与利福平合用，利福平血药浓度降低约 50%。临床上如确需联用，两药应至少间隔 8～12 小时服用。

6. 肠道菌群改变的影响 消化道的菌群主要位于大肠内，胃和小肠内数量极少。因此主要在小肠内吸收的药物较少受到肠道菌群的影响。口服地高辛后，在部分患者的肠道中，地高辛能被肠道菌群大量代谢灭活。地高辛在肠道内经肠道菌群代谢成无活性的双氢地高辛，合用克拉霉素可抑制肠道菌群，使地高辛转化减少，血药浓度升高，容易引起中毒。甲氨蝶呤通常经肠内菌群代谢后降低毒性，合用广谱抗生素后，正常菌群受到抑制，致使其毒性增强。长期服用四环素、氯霉素和新霉素，可干扰肠道菌群合成维生素 K（其缺乏会引起凝血障碍），使其来源减少，从而增强抗凝剂如肝素、华法林、双香豆素的作用，因此合用抗凝剂时应适当减少抗凝剂的剂量。

部分药物结合物经胆汁分泌，在肠道细菌的作用下，可水解为有活性的原药而被重吸收，形成肠肝循环。抗菌药物可通过抑制细菌而抑制这些药物的肠肝循环。例如，抗生素可抑制口服避孕药中炔雌醇的肠肝循环，导致循环血中雌激素水平下降。

7. 药物转运体的影响 药物转运体（drug transporter）是影响药物在体内处置的重要因素，当合用药物为转运体的抑制剂（竞争性抑制、非竞争性抑制、反竞争性抑制）或诱导剂时，其体内过程就会发生改变，包括药物的吸收、分布和排泄过程。药物的吸收主要发生在肠道，研究表明，肠道黏膜存在众多介导药物吸收的转运体，对于药物吸收具有重要作用。按功能不同，肠道转运体可以分为两类，第一类为摄取型转运体，可以促进药物的吸收；第二类是外排型转运体，可以限制药物的吸收。

（1）肠道摄取型转运体介导的药物相互作用 肠道摄取型转运体目前研究较多的为有机阴离子转运多肽（organic anion-transporting polypeptide，OATP）、单羧酸转运体（monocarboxylate acid transporter，MCT）、有机阳离子转运体（organic cation transporter，OCT）、寡肽转运体（oligopeptide transporter，PEPT）等。以 OATP 为例，其广泛分布于小肠黏膜，介导多种药物的吸收。OATP 介导的药动学相互作用包括底物药物之间的竞争性抑制，如非索非那定与氟伐他汀同时口服，使各自生物利用度显著降低，口服 10mg/kg 或 20mg/kg 非索非那定可使氟伐他汀（5mg/kg）的生物利用度下降 49%～83%，血药浓度下降 17%～51%，主要原因是二者竞争小肠 OATP，使吸收减少。另外食物也可抑制 OATP 而导致药物的吸收减少。有研究表明：10 名健康受试者分别用水、葡萄柚汁、橘子汁和苹果汁送服 120mg 非索非那定，与水服用相比，其他果汁均使非索非那定的 AUC 下降了 75% 左右，C_{max} 下降了 50% 左右，本研究提示临床用药时应避免用果汁等饮料送服药物。

（2）肠道外排型转运体介导的药动学相互作用 肠道外排型转运体研究较多的为 P- 糖蛋白（P-glycoprotein，P-gp）、多药耐药相关蛋白（multidrug resistance-associated protein，MRP）、乳腺癌耐药蛋白（breast cancer resistance protein，BCRP）等。例如，P-gp 分布于肠黏膜上皮细胞的顶侧，负责将底物外排至肠腔而限制其吸收。P-gp 的诱导剂或抑制剂，如胺碘酮、普罗帕酮和奎尼丁，与其底物地高辛合用时，可导致地高辛血药浓度发生改变，而发生药动学的相互作用。因此，美国食品药品监督管理局（FDA）建议，此类药物合用时，应注意监测地高辛血药浓度，并调整其剂量。P-gp 可介导的药物数量庞大，临床实践中应予以高度关注，以减少不良反应的发生。

（3）肠道转运体和代谢酶影响药物吸收的协同作用 肠道转运体和代谢酶的协同作用研究较多的是 P-gp 和 CYP3A4。P-gp 和 CYP3A4 在肠道分布部位邻近，二者底物具有重叠性，如奎尼丁、尼卡地平、利多卡因、环丙沙星、胺碘酮、长春碱等。同为 P-gp 和 CYP3A4 的底物药物口服，需透过肠细胞进入体循环，而此时 P-gp 和 CYP3A4 则往往扮演双重屏障的角色。一方面，吸收进入肠细胞的部分药物被 CYP3A4 代谢而失活，而另一部分药物被 P-gp 泵出肠细胞；另一方面，由于 P-gp 的外排作用可使肠细胞内 CYP3A4 代谢酶处于未饱和状态，再加上药物在肠道中被肠细胞反复吸收与外排所形成的多次循环，增大了药物被酶代谢的概率，最终导致肠道首过代谢效率的增加，而使药物的吸收减少。例如，第一个上市用于治疗 HIV 感染的药物沙奎那韦，口服生物利用度低，很难维持稳定的血药浓度水平，可能与沙奎那韦为 P-gp 和 CYP3A4 的共同底物，在吸收时受到肠细胞 P-gp 和 CYP3A4 双重屏障阻碍有关。

8. 食物的影响 食物可延迟或减少许多药物的吸收。食物通常可减慢胃排空，通过减慢药物进入吸收部位的速率、改变药物的溶解速率或改变胃肠道内容物 pH 而影响药物的吸收。此外，有些食物也会影响转运体的功能而对药物的肠道吸收产生干扰。

二、影响药物分布的相互作用

药物吸收进入体循环后，首先与血浆蛋白结合并达到动态平衡，并在血流作用下迅速向各组织器官分布。药物可与血浆中多种蛋白结合形成复合物，包括白蛋白（albumin，ALB）、α1- 酸性糖蛋白（α1-acid glycoprotein）、脂蛋白（lipoprotein）及免疫球蛋白（immunoglobulin）等。未与血浆蛋白结合的药物成为游离型药物，与血浆蛋白结合的药物成为结合型药物，此过程是可逆的，有饱和现象和竞争作用，并且游离型与结合型药物之间保持着动态平衡。药物在分布环节的相互作用可表现为血浆蛋白结合位点的竞争与置换，改变药物在靶组织或靶器官中的分布量。

1. 基于竞争血浆蛋白结合的药物相互作用 药物分布过程中的相互作用主要是由于合用药物的蛋白亲和力和蛋白结合率不同，从而相互竞争血浆蛋白的结合部位，结合力强的药物能从蛋白结合部位上置换出结合力弱的药物，使后者成为游离型药物。虽然这种药物置换经常发生，但几乎无临床意义。因为被置换后的药物会很快分布到组织或快速代谢和排泄，最终使游离型药物的浓度维持于置换前水平，造成的效应是难以察觉的。因此，药物竞争血浆蛋白导致的相互作用并非都有临床意义，但对于治疗窗窄的药物，要注意药物结合位点置换引起的瞬时浓度变化。

2. 改变药物的组织分布量

（1）改变组织血流量 某些作用于心血管系统的药物可通过改变组织血流量而影响与其合用药物的组织分布。例如，去甲肾上腺素可减少肝脏血流量，使利多卡因在肝脏的分布量减少，导致代谢减慢、血药浓度增高。而异丙肾上腺素可增加肝脏血流量，降低利多卡因血药浓度。

（2）组织结合位点上的竞争置换 与药物在血浆蛋白上的置换一样，类似的反应也可发生于组织结合位点上。由于组织结合位点的容量一般都很大，通常对游离型药物血药浓度影响不大，但有时也能产生有临床意义的药效变化。例如，奎尼丁能将地高辛从骨骼肌的结合位点上置换下来，可使 90% 患者地高辛的血药浓度升高约一倍，两药合用时，应减少地高辛用量的 30%～50%。

3. 转运体对药物分布的影响 影响药物分布的屏障主要包括血脑屏障和胎盘屏障。近年来随着分子生物学的发展，人们对血脑屏障和胎盘屏障表达的转运体也有了进一步的认识。现已证实，分布于血脑屏障和胎盘屏障的转运体的数量和功能对药物的分布会产生明显影响。

（1）血脑屏障转运体介导的药代动力学相互作用 血脑屏障主要由内皮细胞、基底膜和星形胶质细胞组成，控制血浆各种溶质选择性透过，保持脑组织的内环境稳定，维持中枢神经系统的正常生理状态。血脑屏障上分布着多种转运体，如 P-gp、MRP、BCRP、OATP 等，可影响药物透过血脑屏障的量，并介导药物间的药动学相互作用。目前对于血脑屏障上转运体研究较多的是 P-gp，而对于其他转运体介导的药动学相互作用研究较少。

血脑屏障上 P-gp 主要分布于大脑毛细血管内皮细胞，其功能为抵抗内源性毒性物质或外源性药物进入中枢神经系统，发挥保护性屏障作用。因此，抑制 P-gp 的活性或表达则可能导致药物中枢不良反应的发生。止泻药洛哌丁胺与奎尼丁均为 P-gp 的底物，正常情况下，由于血脑屏障 P-gp 的外排作用，洛哌丁胺不能到达中枢，只作用于外周肠道的阿片受体而发挥止吐作用。而与奎尼丁合用，即使洛哌丁胺血药浓度与单用洛哌丁胺相比未发生明显变化，其呼吸抑制的不良反应已相当明显，推测可能与奎尼丁对血脑屏障 P-gp 产生抑制，而使洛哌丁胺脑内药物浓度增加并作用于中枢引起呼吸抑制有关。

（2）胎盘屏障转运体介导的药代动力学相互作用 胎盘屏障是胎盘绒毛组织与子宫血窦间的屏障，胎盘由母体和胎儿双方的组织共同构成，由绒毛膜、绒毛间隙和底蜕膜组成。胎盘屏障和血脑屏障一样，表达有多种转运体，如 P-gp、BCRP、MRP、OCT 等，这些转运体主要分布在胎盘的合胞体滋养层膜上，负责胎儿营养物质的摄取、有害物质的外排等。胎盘屏障中 P-gp 主要表达于合胞体滋养层的顶侧膜上，可防止毒性化合物的进入，起到保护胎儿的作用。研究显示，将环孢素 A 和奎尼丁或氯丙嗪同时灌注于大鼠胎盘，可导致胎儿体内环孢素 A 浓度分别增加 1.7 倍和 1.9 倍，其原因可能是奎尼丁或氯丙嗪抑制了 P-gp 的功能，而使环孢素 A 透过胎盘屏障的量增加。

三、影响药物代谢的相互作用

影响药物代谢的相互作用的发生率约占药动学相互作用的 40%，具有重要的临床意义。药物代谢的主要场所在肝脏，亦可在小肠、血浆、肺、肾、鼻黏膜、脑、皮肤、胎盘等其他组织器官。

1. 转运体介导 0 相及Ⅲ相代谢的药物相互作用　肝脏、肠道、肾脏等组织分布着大量介导药物摄取和外排的转运体，近年来，学者们将转运体介导的药物和（或）其代谢物从血液摄入肝脏等组织细胞的过程，称为 0 相代谢；而将转运体介导的药物和（或）其代谢物从肝脏等组织细胞排入胆汁或血液的过程，称为Ⅲ相代谢。

（1）转运体介导 0 相代谢的药物相互作用　2006 年德国的 Petzinger E. 教授提出 0 相代谢的概念，其为药物摄取过程，是药物代谢环节的第一步。溶质载体（solute carrier，SLC）转运体主要介导 0 相代谢，包括 SLC21（OATP）、SLC22（OAT 及 OCT）、SLC15（PEPT 及 PHT）、SLC28（CNT）、SLC29（ENT）等，其主要分布在细胞的血管侧膜或肠腔侧膜。这些转运体对底物的摄取存在一定的选择性，如 OATP 主要介导分子量大于 300 的弱有机酸、两性离子药物和中性线肽或环肽；OAT 主要介导二羧酸类、非甾体抗炎药等；OCT 主要介导阳离子药物等。如利福平单次静脉注射给药后，其可抑制肝脏 OATP1B3 对格列本脲的摄取，且已被 PET-CT 证实进入肝脏的格列本脲显著减少，使其 AUC 增加了 125%。

（2）转运体介导Ⅲ相代谢的药物相互作用　1992 年日本的 Ishikawa 教授最早提出Ⅲ相代谢的概念，其为药物或其代谢物从胞内到胞外的排泄过程，是药物代谢环节的最后一步。P-gp、MRP1～6、BCRP 等转运体主要介导Ⅲ相代谢。P-gp 的底物主要是亲脂性的、非共轭化合物；MRP 家族底物多为亲水性共轭化合物，如葡糖醛酸、硫酸及谷胱甘肽结合物等。治疗糖尿病的药物曲格列酮在美国上市后因导致 90 例肝衰竭不良反应及 63 例死亡报告而被 FDA 宣布撤市。研究显示，曲格列酮给药后，其代谢物硫酸化结合物在肝内明显蓄积，表明Ⅲ相代谢 MRP 外排受阻，同时，其硫酸化结合物可显著抑制胆汁酸盐外排泵（bile salt export pump，BSEP）的功能，导致内源性牛磺胆酸盐排泄障碍，蓄积于肝脏而产生严重肝毒性甚至肝衰竭而死亡。

2. 代谢酶介导的Ⅰ相及Ⅱ相代谢药物相互作用　药物代谢酶分布于肝脏及其他组织，如肠道、肾脏等，介导药物的生物转化，其中Ⅰ相代谢主要为药物氧化、还原和水解反应，Ⅱ相代谢是药物或Ⅰ相代谢产物结构中的羟基、羧基等极性基团与内源性葡糖醛酸、谷胱甘肽等反应生成结合物的结合反应。通常代谢反应是药物的解毒过程，增加药物的水溶性，有利于其从细胞内排出。

（1）Ⅰ相代谢酶　CYP450 是Ⅰ相代谢反应的主要酶系，可催化体内多种代谢反应。据统计，临床上 90% 以上的代谢性药物相互作用都是由 CYP450 酶活性的改变引起的。目前已知 CYP450 大家族至少有 12 个亚族，大约 90% 的临床常用药物主要由 CYP1、CYP2 和 CYP3 三个家族中的 CYP3A4、CYP1A2、CYP2C9、CYP2C19、CYP2D6 和 CYP2E1 等 6 种药物代谢酶催化代谢。其中，CYP3A4 是最重要的药物代谢酶之一，约占人体肝细胞 CYP450 的 30%，参与约 50% 的药物代谢反应；其次是 CYP2D6，约占人肝 CYP450 的 4%，参与约 25% 的药物代谢反应。除了 CYP450 酶系，黄素单加氧酶（flavin monooxygenase，FMO）、单胺氧化酶（monoamine oxidase，MAO）、双胺氧化酶（diamine oxidase，DAO），还原酶如醛还原酶、酮还原酶、羰基还原酶等，水解酶如羧酸酯酶、磷酸酯酶等也参与了Ⅰ相代谢反应。

（2）CYP450 介导的药物相互作用

1）酶抑制引起的药物相互作用：某些药物能减少肝药酶的合成，加速肝药酶的分解或与肝药酶竞争性结合，使自身或合用药物的代谢减慢，作用时间延长、药理作用提高或毒副作用增强，这种现象称为酶抑制作用（enzyme inhibition），也称酶抑作用。能抑制酶活性的外源性化合物称酶抑制剂（enzyme inhibitor）。临床常见酶抑制剂药物包括别嘌醇、胺碘酮、氯霉素、氯丙嗪、西咪替丁、环丙沙星、右丙氧芬、美托洛尔、红霉素、丙米嗪、异烟肼、咪唑类抗真菌药、去甲替林、口服避孕药、奋乃静、保泰松、伯氨喹、普萘洛尔、奎尼丁、丙戊酸钠、磺胺药、维拉帕米等。在 CYP450 抑制剂的作用下，CYP450 的代谢活性降低，底物药物代谢变慢，血药浓度上升，AUC 增加（有时会增加数倍乃至数十倍），并开始在体内蓄积。大多数情况下，导致药物的药理活性增强，甚至引发毒副作用。这对于治疗窗窄、安全范围小、副作用大的药物的影响尤其显著。

第二代非镇静性抗组胺药特非那定，其体内活性代谢产物特非那定酸主要由 CYP3A4 代谢生成，具有抗组胺作用，且心脏毒性比原型药物显著降低。当合用 CYP3A4 抑制剂（如红霉素、咪唑类抗真菌药物、H_2 受体阻滞剂、皮质激素及口服避孕药等）时，可使特非那定的代谢显著受阻，血药浓度升高而影响心肌细胞的钾通道电流和静息电位的稳定性，最终发生尖端扭转型室性心动过速而致死。

2）酶诱导引起的药物相互作用：某些药物可以增加肝药酶的合成、抑制肝药酶的分解，可加快自身或合用药物的代谢，称为酶诱导作用（enzyme induction），也称酶促作用，这类化合物称为酶诱导剂（inducer）。临床常见的酶诱导剂有巴比妥类、卡马西平、乙醇、氨鲁米特、灰黄霉素、氨甲丙酯、苯妥英、格鲁米特、利福平等。酶诱导的结果是促进药物代谢，不仅促进合用药物的代谢，也可加速其自身的代谢。因此，连续应用酶诱导剂时，药物的代谢加快，导致机体对药物产生耐受性，严重者使治疗失败。酶诱导剂通过增加酶的合成量来提高 CYP450 的代谢活性，使底物药物代谢加快，血药浓度降低，导致药物疗效降低，甚至无效。例如，苯巴比妥通过酶诱导作用加速华法林的代谢，导致华法林抗凝作用减弱。临床上通过增加华法林的剂量来保持华法林血药浓度在治疗窗内。然而，患者一旦停用苯巴比妥，应及时减少华法林剂量，否则会引起出血。

（3）Ⅱ相代谢酶介导的药物相互作用　尿苷二磷酸葡萄糖醛酸基转移酶（uridine diphosphate glucuronosyl transferase，UGT）、磺基转移酶（sulfotransferase，SULT）、谷胱甘肽转移酶（glutathione *S*-transferase，GST）、甲基转移酶（methyltransferase，MT）及 *N*- 乙酰基转移酶（*N*-acetyltransferase，NAT）是Ⅱ相代谢反应中最常见的几种酶系，介导 40%～70% 的临床药物的代谢清除，大部分代谢物是没有活性的极性化合物，仅少数药物是通过代谢发挥药效的，如吗啡的代谢物吗啡 -6- 葡萄糖醛酸，其镇痛活性约是吗啡的 2 倍。

UGT 参与了约 35% 的Ⅱ相代谢反应，临床上很多药物是 UGT 的底物、抑制剂和诱导剂，其中底物包括止痛药（可待因、吗啡、对乙酰氨基酚）、非甾体抗炎药（吲哚美辛、萘普生、丙戊酸钠）、抗病毒药（齐多夫定）、抗癫痫药（卡马西平、拉莫三嗪）、镇静剂（劳拉西泮、替马西泮）等；抑制剂包括非甾体抗炎药（吲哚美辛、萘普生、双氯芬酸）、普萘洛尔、西沙比利、丙磺舒、雷尼替丁、丙戊酸、氟康唑、他克莫司等；诱导剂包括利福平、卡马西平、苯妥英、苯巴比妥、口服避孕药等。

UGT 底物药物的葡萄糖醛酸化过程能够被合用的 UGT 抑制剂抑制或诱导剂促进，导致药物浓度升高或降低，具有重要的临床意义。例如，阿托伐他汀和夫西地酸合用时，夫西地酸抑制了阿托伐他汀的葡萄糖醛酸化代谢途径，使其血药浓度升高，导致严重的横纹肌溶解。

3. 转运体与代谢酶协同介导的药物相互作用　转运体虽然不直接介导药物的代谢反应，但能决定药物与代谢酶接触的机会，影响药物的代谢程度。临床多数药物的代谢是转运体 - 代谢酶的协同作用的结果，二者功能的变化可影响其协作处置药物的能力，进而影响药物的疗效和不良反应。

（1）摄取转运体与代谢酶的协同作用　摄取转运体对药物摄入细胞具有选择性，并决定了药物在细胞内的浓度，在转运体 - 代谢酶协同作用中具有重要的作用。例如，1997 年上市的调脂药西立伐他汀在体内经 OATP1B1 摄取入肝，经 CYP2C8 代谢清除。而调脂药吉非罗齐为 OATP1B1 和 CYP2C8 抑制剂。两药合用后，西立伐他汀肝摄取和肝代谢减少，AUC 增加 559%，诱发严重致死性的横纹肌溶解反应。该事件导致 12 人死亡，最终将西立伐他汀撤市。

（2）外排转运体与代谢酶的协同作用　外排转运体和代谢酶是影响药物口服生物利用度的两个重要因素，介导了许多药物的相互作用。其中，最具有代表性的是 P-gp 和 CYP3A4 共同介导的药物相互作用。P-gp 和 CYP3A4 在体内具有相似的组织分布和底物重叠性，往往协同发挥作用，共同影响药物的体内过程和疗效。特别是在肠道内，P-gp 和 CYP3A4 共同构成了药物吸收的主要屏障，药物摄入肠上皮细胞后，部分被 CYP3A4 代谢，部分又被 P-gp 外排进入肠道，如此反复循环，增大了药物与 CYP 酶相结合的机会，提高了药物代谢的比例，体现了转运体与代谢酶间的协同代谢作用。例如，采用 Caco-2 细胞研究表明，P-gp 和 CYP3A4 的共同底物 K77 的代谢程度要比仅为 CYP3A4 底物的咪达唑仑高 1.3 倍。

四、影响药物排泄的相互作用

药物排泄是药物终结体内循环的最后一关，药物排泄（drug excretion）是指体内药物以原型或其代谢产物的形式通过排泄器官排出体外的过程，主要包括药物的肾脏排泄和肝胆排泄两个方面。

1. 药物肾脏排泄中的相互作用　肾脏是药物主要的排泄器官，大部分药物以原型或其代谢产物形成排泄。另外，药物还可以通过胆汁、乳汁、汗腺、唾液、肠道及肺脏等途径排泄。药物的肾排泄是肾小球滤过（glomerular filtration）、肾小管重吸收（tubular reabsorption）、肾小管分泌（tubular secretion）的综合结果。

药物排泄速度直接影响血药浓度的变化，与药效、作用时间及毒副作用密切相关。当药物的排泄速度增大时，血药浓度降低，药效减弱，甚至不产生作用。当药物受相互作用或疾病等因素影响时，排泄速度降低，血药浓度增加，此时如不及时调整剂量，往往会产生副作用，甚至出现中毒现象。药物相互作用主要表现在肾小管主动分泌和重吸收两个方面。药物转运体主要介导药物肾小管的主动分泌和重吸收过程。

（1）干扰药物从肾小管分泌　肾小管主动分泌是由载体介导的。当多种经肾小管分泌排泄的药物联合应用时就会发生基于载体的竞争性抑制作用。P-gp 主要分布于肾脏细胞刷状缘膜侧，可主动介导某些药物从血液向尿液的转运。地高辛主要经肾脏排泄，与奎尼丁、维拉帕米或环孢素 A 等 P-gp 抑制剂同时使用，可导致地高辛的肾脏排泄减少，血药浓度升高而发生毒副作用。

临床上有许多药物经 OAT 介导排泄。肾脏表达的 OAT 亚型主要有 OAT1、OAT3 和 OAT4，OAT1 和 OAT3 分布于肾小管基底侧膜，OAT4 分布于刷状缘膜侧。OAT 介导的药物体内消除过程也存在药物相互作用。头孢菌素类药物与丙磺舒合用，由于丙磺舒可竞争性抑制肾脏 OAT，使头孢菌素类的肾清除率减少，半衰期延长，肾毒性增加。

（2）影响药物在肾小管的重吸收与胃肠道的吸收　两者过程一样，尿液的酸碱度与药物在肾小管内的重吸收密切相关。尿液的 pH 通过影响解离型 / 非解离型药物的比例，改变进入肾小管内药物的重吸收。尿液的 pH 可受食物和药物的影响而发生变化。应用碱性药物可使尿液碱化，则弱酸性药物排泄加快，而弱碱性药物排泄减少，使疗效和毒性发生变化。例如，巴比妥类药物中毒时，静脉滴注碳酸氢钠，碱化血液和尿液，既可减少药物在脑中的蓄积，又可加快其从肾排泄，有助于中毒的解救。

（3）改变肾脏的血流量　肾血流量决定肾小球滤过率，减少肾脏血流量的药物可减少药物经肾排泄。去甲肾上腺素会造成肾血管收缩，使肾血流量减少，药物的肾小球滤过率降低。游离型药物及其代谢产物可经肾小球滤过，结合型药物因分子质量较大而难以滤过。

2. 药物肝胆排泄中的相互作用　药物的肝胆排泄是药物肝脏清除的主要途径。分布于肝细胞胆管侧的转运体介导肝细胞内原型药或其代谢产物外排至胆汁的过程，可发生由转运体介导的药动学相互作用。分布于毛细胆管膜的 MRP2 主要参与经肝细胞Ⅱ相代谢药物及内源性物质的胆汁排泄，如谷胱甘肽、葡糖醛酸结合物、胆红素等。MRP2 可被多种药物抑制，从而影响其介导的胆汁排泄。例如，丙磺舒抑制 MRP2 可降低罗舒伐他汀的胆汁排泄。

第四节 药效学相互作用

药效学相互作用（pharmacodynamic interaction）是指药物联合应用时，一种药物改变了机体对另一种药物的反应性或敏感性，导致药物出现相加、协同或拮抗的药理效应。药效学相互作用一般对血药浓度无明显的影响，主要影响药物与受体作用的各个过程。

一、药效学相互作用的机制

根据发生机制不同，药效学相互作用可分为受体的竞争性结合、影响神经递质功能、组织或受体对药物的敏感性增强等。药效学相互作用机制的具体形式包括以下几种。

1. 影响药物对靶位的作用

（1）受体部位的相互作用　两种药物作用于相同的受体系统，如果一种药物作为受体的激动剂或拮抗剂，增强或减弱另一药物与受体的结合，就会改变其效能，表现出药理作用的协同或拮抗，这是最常见的药效学相互作用机制。例如，纳洛酮与阿片类镇痛药（如吗啡）合用，因其化学结构与吗啡相似，但其对阿片受体的亲和力比吗啡大，能阻止吗啡样物质与阿片受体结合，可用于解救阿片类药物中毒。氨基糖苷类抗生素（如庆大霉素、卡那霉素等）与筒箭毒碱合用，前者能阻断终板膜上 N_2 受体，并阻断运动神经末梢释放乙酰胆碱，使肌肉松弛作用增强，容易发生呼吸肌麻痹。抗胆碱药阿托品与胆碱受体激动药（如毛果芸香碱）合用，因前者能阻断后者与胆碱受体结合，从而使毛果芸香碱失效。

（2）影响作用部位的神经递质功能或酶活力　一种药物可因影响体内某种神经递质的合成、释放或摄取等过程而与另一药物发生相互作用。例如，三环类抗抑郁药（丙米嗪、阿米替林、去甲替林等）能抑制囊泡对去甲肾上腺素等的再摄取，而依他尼酸、胍乙啶等靠重摄取进入神经末梢而发挥作用，当这两类药合用时，三环类抗抑郁药抑制了囊泡对胍乙啶的摄取，导致两类药物发生拮抗作用。

2. 影响同一生理或生化代谢系统　合并使用作用于相同生理或生化代谢系统的药物，能减弱或增强另一种药物的效应，产生生理或生化性拮抗或协同作用。依地尼酸或呋塞米均有耳毒性，与氨基糖苷类抗生素合用，可加重耳毒性甚至出现耳聋。利尿药、β 受体阻断剂、单胺氧化酶抑制剂（monoamine oxidase inhibitor，MAOI）、麻醉药和中枢抑制药等都能增强降压药的降压作用。噻嗪类利尿药有升高血糖的作用，可降低胰岛素或口服降血糖药的作用，合用时需要调整给药剂量。

3. 敏感化作用　同时应用两种以上药物时，其中一种药物本身没有某种药理作用，但可使受体或组织对另一种药物的敏感性增加，结果增强另一种药物的药理作用，这种现象称为敏感化作用（potentiation）。例如，氟烷本身并不引起心律失常，但可使心肌对外源性儿茶酚胺的敏感性增加，当用氟烷麻醉时，如应用肾上腺素或去甲肾上腺素等药物，有可能引起严重的心律失常。排钾利尿药可使强心苷受体数目增多，导致心脏对强心苷敏感化，正常剂量的强心苷类药物即可引起严重的心律失常。

4. 改变药物作用部位的内稳态　有些药物可因改变体内水 - 电解质代谢和酸碱平衡等内稳态而影响其他一些药物的药理作用。例如，噻嗪类利尿药、依他尼酸、呋塞米等常引起低血钾，合用洋地黄治疗心力衰竭时，低血钾则会增加心脏对洋地黄的敏感性，易引起洋地黄中毒；利尿药引起的低血钾，也能增强非去极化肌松药的肌松作用，严重时会引起呼吸停止。

5. 药物间的理化结合　有些药物可因理化反应与另一种药物发生结合，从而改变其效能。例如，强碱性的鱼精蛋白能通过离子键与强酸性的肝素结合，形成无活性的复合物，所以在体内肝素过量或体外循环结束后常用鱼精蛋白来逆转肝素的抗凝血作用。去铁胺可与三价铁离子络合为无毒、稳定的络合物，并排出体外，当使用铁剂治疗贫血时，因补铁过量引起的急性铁中毒，可用去铁胺治疗。

二、药效学相互作用的类型

根据作用结果的不同，药效学相互作用又分为相加作用、协同作用和拮抗作用。

1. 相加作用　药理效应相同或相似的药物，联合应用时的作用强度等于每种药物单独应用时的作用强度之和，称为药物效应的相加作用（additive action）。一般来说，作用机制相同的同类药物联用时，常表现为相加作用。例如，快速抑菌药（大环内酯类、四环素类）与慢速抑菌药（磺胺类）合用时可产生抗菌效果的相加作用。同时应用两种中枢神经系统抑制药（抗焦虑药、抗精神病药或某些抗组胺药）可能产生相加作用，中枢抑制作用加强。同时合用两种或多种具有抗胆碱能活性的药物，如抗精神病药（氯丙嗪）、抗帕金森病药（苯海索）和三环类抗抑郁药（阿米替林），常可出现过度的抗胆碱能效应。

2. 协同作用　是指两种药物联合应用时，其效应大于任何一种药物单独应用的疗效，也大于两种药物的疗效之和。发生协同作用的药物可为不同类别或不同作用机制的药物。例如，阿司匹林与阿片类药物的镇痛机制完全不同，但可明显增强阿片类药物的作用。繁殖期的杀菌剂（青霉素类、头孢菌素类）与静止期的杀菌剂（氨基糖苷类）合用可发挥协同效应。磺胺类药物与磺胺增效剂联用可起到协同作用。有机磷农药中毒主要是由于胆碱酯酶活性降低或失活，造成乙酰胆碱不能被水解而蓄积。胆碱酯酶复活剂可使胆碱酯酶复活，水解乙酰胆碱，而阿托品可阻断M胆碱受体，使未水解的乙酰胆碱不能与受体结合，二者合用发挥协同作用，提高解毒效果。

3. 拮抗作用　药理效应相反，或发生竞争性或生理性拮抗作用的药物合用，表现为联合用药时的效果小于单用效果之和，即为药理效应的拮抗作用（antagonism）。例如，噻嗪类利尿药的升血糖作用可对抗胰岛素或口服降血糖药的降糖作用，合用时需要调整给药剂量。香豆素类口服抗凝剂与维生素K合用可使口服抗凝剂的抗凝血作用减弱或消失。这是因为香豆素类药物通过抑制维生素K在肝脏细胞内参与凝血因子Ⅱ、Ⅶ、Ⅸ、Ⅹ的合成而发挥抗凝血作用。

总之，联合用药产生的药物相互作用是一把“双刃剑”。药师、医师、护士和患者需要共同关注药物相互作用问题，积极识别和预测包括有潜在风险在内的药物相互作用，充分利用有益的药物相互作用，规避或减少不良的药物相互作用，提高患者用药的安全性、有效性、经济性和依从性。

案例 5-4-1　患者，女，54岁，诊断：过敏性鼻炎，肺炎支原体肺炎。予以特非那定片60mg，tid，红霉素片500mg，tid治疗，患者在用药过程中突感心悸及昏厥，住院治疗，心电图显示为室性心动过速，心率125～230次/分，伴Q-T间期延长。

问题　请解释患者的心动过速与所使用药物是否相关？

解析　大环内酯类抗生素红霉素为肝药酶CYP450 3A4的抑制剂，特非那定为CYP450 3A4的底物，当特非那定与红霉素合用时会干扰特非那定的代谢而发生蓄积，使特非那定的血药浓度升高，最终导致出现心律失常伴Q-T间期延长；另外，该患者特非那定的日剂量为180mg，而其成人推荐最高口服剂量仅为每日120mg，当其用药量大于最高推荐剂量时，可能会出现室速、室颤及尖端扭转型室性心律失常的不良反应。处方中的日服剂量超过了最高限量。因此，患者出现心动过速与上述两个因素有关。

案例 5-4-2　8名健康志愿者分为2组，4名随机给予单剂量地高辛1mg口服，另外4名给予单剂量地高辛1mg静脉注射，随后测定血浆药物浓度；第8天，2组志愿者开始服用利福平600mg/d，连续使用10天，第18天，再次以上述方法口服或静脉注射地高辛，测定血浆药物浓度。血药浓度监测结果显示，联用利福平后，口服地高辛组的AUC显著降低，而静脉注射地高辛后AUC降低不明显，肾清除率和半衰期没有明显改变。同时，对每名志愿者在服用利福平前后都进行了十二指肠的P-gp含量测定，结果显示，使用利福平后肠道P-gp含量增加了（3.5±2.1）倍。

问题 请解释产生上述情况的原因？

解析 地高辛在体内转化代谢很少，主要以药物原型由肾排出，因此，用利福平诱导了地高辛的代谢是无法解释这种同时合用利福平后可大幅度降低口服地高辛血浆浓度，但对其静脉注射的血浆浓度影响又很小的现象。地高辛是P-gp的底物，通常情况下，肠道的P-gp表达量并不高，对地高辛的肠吸收影响较小。利福平是P-gp的诱导剂，使用利福平后肠道P-gp的含量增加了（3.5±2.1）倍，高表达的肠道P-gp可将吸收进入肠道上皮细胞的地高辛泵回肠腔，进而大大减少其吸收，使其口服的AUC显著降低，而其静脉注射不受肠道影响，其血药浓度也就几乎无变化。因此，可用肠道P-gp的诱导来解释这种新型的药物-药物相互作用。

（武新安　何忠芳）

思考题

1. 药物相互作用的发生机制有哪些？

2. 药动学相互作用对临床用药的影响主要表现在哪些方面？

第六章　个体化药物治疗理论基础

学习要求

记忆： 个体化药物治疗的基本概念及常用的个体化药物治疗技术。

理解： 药物基因组学和治疗药物监测的原理和方法。

运用： 药物基因组学和治疗药物监测技术指导个体化治疗。

第一节　个体化药物治疗概述

一、个体化药物治疗的概念

个体化药物治疗（personalized pharmacotherapy）是指借助药物基因组学、治疗药物监测等技术，依据患者的病史、临床诊断、生理病理特征、遗传因素和环境因素等，综合考虑影响药物作用的因素，同时参考相关临床指南制定最佳治疗方案，旨在保障患者用药的安全、有效和经济，从而达到精准治疗的目的。随着药物治疗从经验性治疗向精准治疗的转变，如何制定“因人而异”“量体裁衣”的个体化药物治疗方案是当前亟待解决的问题，也是当前研究的热点。

二、个体化药物治疗的发展

个体化药物治疗作为个体化医学的重要组成部分，其发展与基因测序技术的进步密不可分。20 世纪 80 年代，我国的周宏灏院士在国际上首先发现和证实药物反应种族差异，并研究其发生机制；90 年代末，周院士率先提出“基因导向量体裁衣”个体化药物治疗新模式；随后，他创建我国首个个体化用药咨询中心，开发首张个体化用药基因芯片，并积极推动我国个体化医学分子检测规范化和标准化管理。1999 年 4 月 15 日，美国华尔街日报头版发表了标题为《开创个体化药物治疗新纪元——依据个体基因型确定药物类别和药物剂量》的报道，预示着基因导向性个体化药物治疗新时代的到来。2000 年以来，人类基因组计划（Human Genome Project，HGP）和人类基因组单体型图谱（Haplotypes Map，Hap Map）计划的突破性进展，为推动个体化药物治疗奠定了坚实基础。2005 年 3 月 22 日，美国 FDA 颁布了面向药企的《药物基因组学资料呈递指南》，该指南旨在敦促药企提交新药申请时依据具体情况，必须或自愿提供申请药物的药物基因组学资料。2011 年，美国国立卫生研究院地球与生命研究部的“发展新疾病分类框架委员会”发布《迈向精准医疗：建立一个生物医学知识网络和一个新疾病分类法框架》蓝图，“精准医疗”成为“个体化医疗”的新表述，被业界广为关注。2015 年，时任美国总统奥巴马在国情咨文中正式提出启动“精准医疗计划”，随后，其他国家纷纷投入巨额资金与医疗卫生资源布局精准医疗。同年，国家卫生和计划生育委员会医政医管局印发《药物代谢酶和药物作用靶点基因检测技术指南（试行）》，指出药物反应相关基因及其表达产物的分子检测是实施个体化药物治疗的前提。

随着生物医药科技的飞速发展，各种高灵敏度和高特异性的检测方法被引入个体化药物治疗实践与研究。药物基因组学（pharmacogenomics）、治疗药物监测（therapeutic drug monitoring，TDM）及定量药理学（quantitative pharmacology）等技术的应用逐渐被临床认可，推动了个体化药物治疗的发展。本章后面两节内容将重点介绍药物基因组学、TDM 在个体化药物治疗中的研究与应用。

三、个体化药物治疗面临的挑战

（一）个体化药物治疗的影响因素

药物基因组学的快速发展给个体化药物治疗带来了广阔的前景，但由于药物作用影响因素复杂，很多药物的治疗效果往往是多基因、多位点共同作用的结果，如非典型抗精神病药氯氮平的药理作用与中枢神经系统多巴胺、5-羟色胺、肾上腺素和组胺受体均相关。目前，关于氯氮平疗效与上述某单一受体或该受体基因多态性的相关性研究尚未得出一致结论。此外，药物反应也与很多非遗传因素有关，如合并用药情况、患者的吸烟和饮食等生活习惯及环境因素等。例如，食物中的维生素 K 可以掩盖维生素 K 环氧化物还原酶复合体 1（VKORC1）基因型对华法林药物反应的影响。DNA 序列改变不是影响药物作用的唯一遗传因素，环境因素引起的表观遗传变异同样是导致药物反应个体差异的重要原因。许多药物的代谢酶、转运体、作用靶点以及核受体编码基因受表观遗传学调控，最终对药物疗效产生影响。

（二）个体化药物治疗的成本效益

个体化药物治疗新技术应用于临床需要考虑其经济学效益。例如，一项关于口服抗凝血药华法林的药物基因组学检测成本效果比的系统评价结果显示，约 56% 的研究发现 VKORC1 和 CYP2C9 的基因检测具有很好的成本效果比，也有很多研究显示相对于基因检测所能减少的出血风险和住院时间，基因检测成本要比其带来的临床获益更高，因而不建议对所有人群进行药物基因的普筛。另外，当基因位点突变频率低且具有明显种族差异时，基因检测成本效益低，如亚洲人硫代嘌呤甲基转移酶（thiopurine methyltransferase，TPMT）*3C 位点突变频率不到 2%，对所有服用嘌呤类药物的患者均进行该位点筛查的意义不大。

（三）个体化药物治疗面临的新问题

随着个体化药物治疗相关检测技术的快速发展及临床可及性提高，很多新问题也随之产生，其中伦理问题尤为突出。例如，基因检测涉及患者 DNA 的采集和分析，如何保存和处理这些携带有患者遗传信息的样本，如何保护患者隐私，如何应对患者在获知自身基因缺陷后可能带来的负面心理影响，都是临床需要解决的问题。此外，随着高通量检测技术的发展，我们很容易获得大量的检测数据，如基因组、转录组、代谢组等数据，如何存储、保管和分析利用这些海量数据也是挑战。尽管随着信息技术的发展形成了医疗大数据，但存在数据来源各异、类型多样、数量巨大、数据处理技术成熟度和稳定性参差不齐、数据壁垒和“孤岛”普遍存在、应用方向广泛等问题，使得大数据在个体化领域的应用仍然面临诸多挑战。

目前，个体化药物治疗相关的检测结果容易获得，但结果的解读和临床应用仍存在问题。结果解读对人员要求较高，不仅要对患者进行信息重整，还要利用分子生物学、遗传学和药动学等知识对监测结果进行分析并给出用药建议以及监护、随访、患者自我管理等建议。然而，结果解读在传统乃至现行的医学和药学教育中都是缺失或不被重视的，这导致个体化用药检测报告不能被正确运用，无法有效指导临床药物治疗，失去了检测的意义。除此之外，个体化药物治疗还面临立法、监管、新技术审批、临床转化等更多新的挑战，如何有效解决这些问题决定了个体化药物治疗未来在临床的实施和普及。

四、个体化药物治疗的新发展机遇

科学技术的进步催生了一大批“组学”的快速发展，在很大程度上弥补了基因组学和传统临床药理学无法解释的药物反应个体差异，为患者的疾病预防和药物治疗提供了更为全面的生物信息。例如，螺内酯是难治性高血压常用药物，但部分患者在螺内酯疗程中并未获得良好治疗效果，甚至会增加出现高钾血症及其他并发症的风险。代谢组学研究结果显示，螺内酯治疗有效组和无效组之间 α- 酮戊二酸、苹果酸的含量存在显著差异。这些代谢标志物可作为预测指标在进行螺内酯治疗前评估难治性高血压患者对该药物的应答程度。

全球信息化使医学数据共享更为便利。如今，利用 HapMap、千人基因组、药物遗传学和药物基因组学知识库（PharmGKB）等大型研究和相关数据库，可以很方便地获取与药物和疾病相关的基因信息及最新的治疗指南。由体检数据、诊疗数据、医学研究数据、医疗保险数据等构成的医疗大数据和基因组、蛋白组、转录组、代谢组等多组学数据为个体化药物治疗提供了丰富的数据资源。人工智能技术，如机器学习、深度学习算法运用于解决个体化治疗相关的大数据分析也已成为当前的热点，给个体化药物治疗的发展也带来更广阔的空间。

近年来，单抗隆抗体、抗体偶联药物、双特异性抗体等生物药物在自身免疫性疾病和肿瘤治疗领域广泛应用，它们具有免疫原性、结构复杂、药动学特征特殊、临床疗效个体差异大等特点，如何实施个体化治疗也是亟待解决的问题。基于 TDM 的生物药物个体化治疗已逐渐开展，如通过英夫利西单抗、阿达木单抗血清浓度和抗药抗体浓度监测，可指导炎症性肠病个体化治疗。尽管由于检测技术限制、收费标准缺乏等问题导致生物药 TDM 在国内尚未广泛开展，但围绕生物药物开展个体化治疗具有十分广阔的前景。

第二节 药物基因组学

一、药物基因组学概述

（一）药物基因组学定义

药物基因组学（pharmacogenomics）是遗传药理学（pharmacogenetics）和基因组学在药物研究与药学临床实践过程的具体应用中发展的学科，旨在研究遗传变异对药物反应的影响，即从基因组学的角度探讨基因遗传变异与药物作用多样性之间的关系，为指导新药研发、临床合理用药、提高用药的安全性和有效性等提供科学依据。

（二）药物基因组学发展历程

1909 年，英国牛津大学医学教授阿奇博尔德 · E. 加罗德（Archibald E. Garrod，1858—1936）发现，尿黑酸氧化酶编码基因突变或缺失个体的尿液呈黑色；1931 年，Garrod 首次提出不同个体的药物反应差异是由遗传基因的结构差异所致，即遗传变异导致 ADR 的发生；1952 年，罗伯特·T. 埃文斯（Robert T. Evans）等发现缺乏丁酰胆碱酯酶的个体在使用氯琥珀酰胆碱后更易出现呼吸暂停；1956 年，卡森等提出缺乏葡萄糖 -6- 磷酸脱氢酶（glucose-6-phosphate dehydrogenase，G6PD）的个体使用抗疟药伯氨喹后发生溶血性贫血的概率增高；1960 年，埃文斯等发现缺乏 *N*- 乙酰基转移酶（*N*-acetyltransferase，NAT）的个体使用异烟肼后更易发生外周神经炎，这几项意外的临床 ADR 事件与研究发现极大地促进了遗传药理学的诞生与发展。

20 世纪 80 年代后期，随着分子生物学的发展和研究的不断深入，人们进一步发现药物代谢酶（如细胞色素 P450：CYP2D6、CYP2C9、CYP2C19 等）的缺失会明显改变患者的药物代谢过程、治疗效果和毒副作用。自此，人群遗传变异引起不同个体药物反应差异的原因和机制逐渐成为遗传药理学研究的核心内容。随着人类基因组计划的实施和大量基因多态位点的发现，遗传药理学逐渐进入一个快速发展的时期。1997 年 6 月，Abbott 和 Genenset 两大制药公司共同发起药物基因组计划，旨在对不同疾病中基因变异所致的药物反应差异予以研究，并以此为基础进行新药研发或改进用药方式。1999 年，“药物基因组学”这一概念被首次提出，自此开创了药物基因组学新时代。

2004 年，超过 180 万个单核苷酸突变鉴定完成，其间有 150 余种药物或新化合物的药物基因组学资料呈交给了 FDA；2005 年，国际遗传药理学研究网络（PGRN）和 PharmGKB 成立，旨在为全人类的个体化用药实现资源共享；2007 年，FDA 批准了第一项遗传分子检测，该检测根据 CYP2C9 和 VKORC1 基因多态性预测抗凝血药华法林的敏感性，预示着药物基因组学研究成果正式走进临床应用。

（三）药物基因组学的研究任务

药物基因组学研究的主要任务是寻找与药物反应相关的遗传变异，为药物反应机制研究、个体化用药方式和新药研发提供重要信息。药物基因组学的研究旨在回答以下几个方面的问题：①为什么不同人群对同一种药物的反应存在差异；②这种差异能否在基因水平被科学预测，以指导临床安全有效用药；③这些新的基因多态位点可否作为创新药物研发的依据、降低药物研发的成本和风险；④通过检测个体基因型，能否实现对药物疗效和ADR风险的预测。

二、药物基因组学研究内容

药物基因组学是探索基因多态性（包括药物代谢酶、药物转运体、药物作用靶点多态性等）与药物效应多样性之间的关系，以及利用药物基因组学信息进行新药研发和临床试验。基因多态性可主要分为以下3类：限制性片段长度多态性（restriction fragment length polymorphism，RFLR）、短串联重复序列（short tandem repeat，STR）多态性、单核苷酸多态性（single nucleotide polymorphism，SNP）。其中，SNP是单个核苷酸突变引起的DNA序列多样性，也是最具代表性、研究和应用最为广泛、实用性最强的一类基因多态性。SNP数量众多，多态性丰富，占已知多态性的90%以上。本节主要围绕SNP介绍基因多态性与药物效应间的关系。

（一）药物代谢酶的基因多态性

根据催化反应类型的不同，药物代谢酶可分为Ⅰ相代谢酶和Ⅱ相代谢酶。Ⅰ相代谢酶（包括脱氢酶、氧化还原酶和水解酶等）通过介导氧化、还原或水解反应，将药物催化生成极性较高的代谢产物而易于排出。Ⅱ相代谢酶如*N*-乙酰基转移酶（NAT）、尿苷二磷酸葡萄糖醛酸基转移酶（uridine diphosphate glucuronosyl transferase，UGT）、甲基转移酶等则催化结合反应，使药物或其Ⅰ相代谢产物与内源性物质结合，生成具有高度极性的结合物而排出体外。药物代谢酶的基因多态性指由于其编码基因出现SNP等遗传变异，导致不同个体间的代谢酶底物特异性无差异，而代谢酶活性存在显著差异的现象。根据代谢酶基因型的不同，可将表型分为超快代谢型（ultrarapid metabolism，UM）、快代谢型（extensive metabolism，EM）、中间代谢型（intermediate metabolism，IM）、正常代谢型（normal metabolism，NM）和慢代谢型（poor metabolism，PM）。

1. Ⅰ相药物代谢酶的基因多态性

（1）CYP2D6　CYP2D6是研究最早、最为广泛的药物代谢酶，参与抗抑郁药、抗心律失常药和部分抗肿瘤药的代谢过程。目前，已发现80余个*CYP2D6*的突变位点，不同*CYP2D6*等位基因的突变频率存在地域和种族差异。UM携带野生型*CYP2D6*基因，多见于高加索人，在亚洲人和大多非洲人中不存在；IM通常携带*CYP2D6*9*，*CYP2D6*10*和*CYP2D6*41*，其中*CYP2D6*10*携带者在中国人群中的比例超过50%；PM则主要携带*CYP2D6*3*、*CYP2D6*4*、*CYP2D6*5*等基因突变，在白色人种中约占7%，在中国人群中仅占1%左右。CYP2D6是他莫昔芬的主要代谢酶之一，其基因多态性是导致不同个体CYP2D6酶活性和他莫昔芬疗效存在极大差异的主要原因。

（2）CYP2C9　CYP2C9参与甲苯磺丁脲、华法林、苯妥英和非甾体抗炎药等多种药物的代谢。目前已发现30多种*CYP2C9*等位基因突变，其中*CYP2C9*2*和*CYP2C9*3*较为常见。与野生型相比，*CYP2C9*2*和*CYP2C9*3*携带者多种药物的固有清除率显著降低。总体来讲，亚洲人的*CYP2C9*基因分布频率与黑色人种、白色人种等存在显著差异。亚洲人群*CYP2C9*基因分布频率接近，在中国和日本人群中野生型（*CYP2C9*1*）等位基因频率均占90%以上，*CYP2C9*3*突变携带者（无论是杂合子或是纯合子）较少见，*CYP2C9*2*突变等位基因＜1%。白色人种中*CYP2C9*2*和*CYP2C9*3*等位基因突变的发生频率分别在8%～13%和6%左右。

（3）CYP2C19　CYP2C19主要参与伏立康唑、氯吡格雷、质子泵抑制剂、抗抑郁药、抗癫痫药等药物的代谢。依据CYP2C19代谢活性不同，将人群的表型分为IM和PM。PM的发生频率存在明显的种族间差异：东方人群为18%～23%，西方白色人种为2%～5%。目前，已发现20

多个突变等位基因，其中 *CYP2C19*2* 和 *CYP2C19*3* 的突变频率较高，此两种等位基因携带者的 CYP2C19 酶活性降低。*CYP2C19*17* 突变显著增加了 CYPC19 酶的转录活性，该等位基因的携带者可表现为 UM 或 EM。*CYP2C19*17* 在高加索人（约 21%）和非洲人（约 16%）中较为常见，而在东方人群中少见（约 2.7%）。

（4）CYP3A　CYP3A 是细胞色素 P450 酶亚家族成员中作用尤为突出、含量最高的代谢酶，约占成人肝脏 CYP 酶总量的 25%，参与超过 50% 的药物代谢过程。CYP3A 家族主要有 4 种亚型参与药物代谢：CYP3A4、CYP3A5、CYP3A7 以及 CYP3A43，其中 CYP3A4 和 CYP3A5 最为常见，CYP3A7 仅在胎儿肝脏中表达，而 CYP3A4 主要分布在肝脏和肠道，在乳腺、前列腺等组织中也有少量分布。研究表明，*CYP3A4*1B*、*CYP3A4*1G*、*CYP3A4*22* 等位基因突变会显著改变酶活性，其中 *CYP3A4*1B* 突变的发生率在白色人种中为 3%～8%，在非洲人群中高达 71%，而在亚洲人群中几乎没有。*CYP3A4*1G* 主要存在于汉族人中，突变频率约为 30%，该位点突变明显增加了酶活性和药物代谢速度。*CYP3A4*22* 基因突变导致 CYP3A4 的 mRNA 表达水平降低，酶活性下降，在白色人种中该突变的发生频率约为 5%，在亚洲人中几乎没有。

CYP3A5 主要有 **3*、**6* 和 **7* 三种突变类型，其可能导致纯合子或复合杂合子中功能蛋白的表达缺失或编码非功能蛋白。*CYP3A5*3* 的突变频率较高，在白色人种中的突变频率为 80%～85%，亚洲人中约 75%，非洲人中为 22%～38%；*CYP3A5*6* 和 *CYP3A5*7* 在白色人种和亚洲人中的突变频率＜ 1%，在非洲人中可达 20%。目前，*CYP3A5*3* 与他克莫司给药剂量的关系研究最为明确。

2. Ⅱ相药物代谢酶的基因多态性

（1）NAT-2　NAT-2 是 *N*- 乙酰基转移酶的一种，主要与底物分子中极性较大的基团（通常是药物发挥药效的活性基团）结合，使药物失活的同时增加了药物经尿液和胆汁的排泄。NAT-2 与 20 多种肼类化合物和具有致癌性的芳香胺或杂环胺类化合物体内的Ⅱ相代谢相关。*NAT-2* 基因突变会改变其酶活性，并导致上述药物代谢效率存在个体差异。慢代谢主要与 **5*、**6*、**7* 型等位基因突变相关，其在白色人种中的发生率为 40%～70%，东亚人中的发生率为 15%～20%。

（2）TPMT 和 NUDT15　TPMT 为胞质酶，在肝脏和肾脏中含量最高，主要催化芳香及杂环类化合物的 *S*- 甲基化反应。嘌呤类药物必须经一系列酶催化生成巯基嘌呤核苷酸后才能发挥药效。目前，已发现 40 余个位点的突变（*TPMT*2*～**41*）可导致 TPMT 酶的活性降低，其中绝大部分 TPMT 酶活性缺失与 *TPMT*2*、*TPMT*3A*、*TPMT*3B* 和 *TPMT*3C* 几个位点的突变相关，它们在欧洲及非裔人群中均有一定的突变频率，亚裔人群仅以 *TPMT*3C* 常见，但突变频率＜ 2%。

裸子水解酶（nudix hydrolase 15，NUDT15）隶属于 Nudix 家族，可将嘌呤类的活性代谢产物 6-TGTP 和 6-TdGTP 分别水解为相应的无活性的单磷酸盐。NUDT15 功能缺陷会导致 6-TGTP 和 6-TdGTP 蓄积，使更多的 6-TGTP 有机会插入 DNA，引起 DNA 损伤和细胞凋亡。2014 年，首次在克罗恩病患者中发现 *NUDT15*3* 突变与硫唑嘌呤（AZA）所致的早期白细胞减少症显著相关，随后在多项研究中均被证实。为此，2018 年临床药物基因组学实施联盟更新了嘌呤类药物的剂量调整指南，建议联合 *TPMT* 和 *NUDT15* 二者的基因多态性共同指导该类药物的初始剂量选择。

（3）UGT　UGT 广泛分布于人体的肝、肾、胃肠道及各种腺体组织，以肝脏中的酶活性最高，能催化药物、类固醇和甲状腺激素的葡萄糖醛酸化，还参与胆红素、短链脂肪酸、胆汁酸等内源性物质的代谢和排泄过程。迄今为止，已在人体中发现了 19 种 UGT 酶，根据其核苷酸序列相似性可分为 *UGT1*、*UGT2*、*UGT3* 和 *UGT8* 四个基因家族，其中最重要的是 *UGT1* 和 *UGT2* 家族。

UGT1A1 是人体内唯一催化胆红素结合反应的酶，其基因突变可导致部分酶活性或全部蛋白功能的缺失，并引起 Gilbert 综合征和 Crigler-Najjar 综合征等胆红素代谢功能障碍性疾病。迄今为止，已命名的 *UGT1A1* 突变有 113 种，*UGT1A1*6* 和 *UGT1A1*28* 两种突变最常见。*UGT1A1*6* 突变型酶催化葡萄糖醛酸化的能力下降 70%，其在东亚人群（日本、韩国和中国）中的突变频率为 16%～26%，在白色人种和非洲人群中未发现这一突变。*UGT1A1*28* 是启动子区 TATA 盒的插入性突变，野生型 *UGT1A1* 启动子区含 6 个 TA 重复序列，当存在 7 个 TA 重复序列时 UGT1A1 的蛋白表达水平减少。白色人种 *UGT1A1*28* 的突变频率为 36%～40%，非洲人为 48%，日本人为 15%，*UGT1A1*28* 突变是引起白色人种 Gilbert 综合征的主要原因。

伊立替康需经羧酸酯酶代谢生成活性代谢产物 SN-38 后方可发挥细胞毒性作用。SN-38 主要经 UGT1A1、UGT1A7 和 UGT1A9 代谢为葡萄糖醛酸化 SN-38 失活。UGT1A1 表达水平的个体差异可达 17～52 倍，*UGT1A1*6* 或 *UGT1A1*28* 突变者 UGT1A1 酶的表达减少，导致 SN-38 葡萄糖醛酸化的水平降低和活性代谢物 SN-38 的蓄积，加重腹泻和白细胞减少等不良反应。

（二）药物转运体的基因多态性

随着药物基因组学的快速发展，人们对药物转运体的分子特征、作用方式及其表达调控机制的研究越来越深入。转运体在各组织器官中的分布差异及其基因多态性会导致部分药物的体内过程出现了明显的个体差异。药物转运是有方向性的，是一种向量性转运。药物转运体按照对细胞内的药物暴露程度的贡献，可以分为以溶质载体（solute carrier，SLC）超家族为代表的摄取型转运体和以 ATP 结合盒（ATP-binding cassette，ABC）转运体为代表的外排型转运体两大类。

1. ABC 转运体 ABC 转运蛋白家族可大致分为 7 个亚族，包含 50 多个家族成员，其转运功能需核苷酸结合域和跨膜结构域的共同参与。P- 糖蛋白又称为多药耐药蛋白 1（multidrug resistance protein 1，MDR1），由 *ABCB1* 编码，是在肿瘤细胞中首个被发现的外排转运体，在许多组织细胞中广泛表达；其在肿瘤细胞中的高表达是肿瘤耐药的重要原因之一。目前为止，已发现 *ABCB1* 的 SNP 有数百个，最常见的 3 种突变分别为 *1236C ＞ T*、*2677G ＞ T* 和 *3435C ＞ T*，但目前 *ABCB1* 基因变异的功能意义还存在争议，临床上尚没有明确根据 ABC 家族基因型指导使用的药物。

2. SLC 转运体 SLC 是溶质转运体超家族，包括 52 个亚家族和 400 多个家族成员，其分类复杂、转运底物众多，包括氨基酸、葡萄糖、维生素等内源性物质和多种药物。现有研究较为充分的是 *SLCO1B1* 和 *SLC22A2*。*SLCO1B1* 基因编码有机阴离子转运多肽 OATP1B1 特异性分布于肝脏中，与药物所致的毒副作用密切相关。已在人群中发现超过 40 个 *SLCO1B1* 突变位点，部分位点突变可影响转运体活性。例如，*SLCO1B1* 4 号外显子上的 *c.388 A ＞ G*（*rs2306283*）突变和 5 号外显子的 *c.521 T ＞ C*（*rs4149056*）突变在中国人群中的发生频率分别为 72.8% 和 15.9%，与他汀类药物引起肌病的风险显著相关。

有机阳离子转运体（organic cation transporter，OCT）属于 SLC22A 家族成员，包含 OCT1、OCT2 和 OCT3 三类转运体，目前对 OCT2 研究较为充分。OCT2 由 *SLC22A2* 基因编码，主要分布于近端肾小管细胞，负责将阳离子底物从血液中摄入上皮细胞，是肾脏排泄的主要转运体之一。*SLC22A2* 基因多态性对二甲双胍的药动学和药物效应有显著的影响，研究发现 *SLC22A2* 的 *596C ＞ T*、*602C ＞ T*、*808G ＞ T* 突变会导致 OCT2 对二甲双胍的摄取能力降低，使二甲双胍血药浓度升高、肾清除率降低。目前，尚未形成基于 *SLC22A2* 的多态性指导二甲双胍的临床应用形成具体的推荐意见。

（三）药物作用靶点的基因多态性

药物作用靶点是指能够与药物发生特异性相互作用的分子结构，如膜受体（50%）、酶（30%）和离子通道（5%）等。药物作用靶点的编码基因发生突变后，可通过影响受体的表达和功能改变受体的稳定性和调节能力，进而影响药物的作用和治疗效果。目前，药物作用靶点遗传多态性用于指导临床个体化用药在新型抗肿瘤药中的应用较为广泛。

1. 表皮生长因子受体 表皮生长因子受体（epidermal growth factor receptor，EGFR）是 HER 家族的成员之一，该家族主要由 HER1（*erb*B-1，EGFR）、HER2（*erb*B-2，NEU）、HER3（*erb*B-3）及 HER4（*erb*B-4）4 个成员组成，目前已成功开发了靶向 EGFR 和 HER2 的抗肿瘤药物。肿瘤组织中的 EGFR 易发生体细胞突变，这也是预测 EGFR 靶向药物疗效的重要依据。研究表明，具有临床意义的突变主要发生在 18～21 号外显子上，目前已发现至少 30 种突变，包括插入、缺失和替代等多种类型。缺失突变主要发生在 19 号外显子上，如 del E746-a750；最常见的替代突变是发生在 21 号外显子上的 L858R，这两种突变又叫经典突变或热突变，约占突变总量的 90%，也是常见的敏感突变。目前，针对 EGFR 敏感突变的靶向药物有吉非替尼、厄洛替尼、埃克替尼、阿法替尼、达可替尼和奥希替尼。然而，并非所有的突变都是激活突变，如 20 号外显子的 *T790M* 突变为耐药性突变，该位点突变阳性的患者则推荐使用阿美替尼和伏美替尼进行治疗。

HER2 由 *erbB-2* 基因编码，是结合在细胞膜表面的受体酪氨酸激酶，参与调控细胞生长和分化等多种信号传导过程。HER2 与乳腺癌的发生、发展密切相关。曲妥珠单抗是靶向 HER2 的抗乳腺癌药物，其可通过与 HER2 受体结合阻断下游信号的转导。因此，HER2 高表达的患者曲妥珠单抗敏感性较高，而低表达的患者疗效较差。在用药前对 HER2 进行基因检测，可有效甄别出更可能获益于该治疗的阳性患者，而阴性患者则更换其他治疗方案。

2. c-KIT　c-KIT 是酪氨酸激酶受体蛋白家族的重要成员之一，*c-KIT* 基因编码的 kit 蛋白与 EGFR 类似，由胞内的酪氨酸激酶区、跨膜区和带有配体结合位点的胞外区构成；其与配体结合后可以激活自身的酪氨酸激酶活性，通过激活一系列下游信号通路调控细胞的生长、增殖和分化。*c-KIT* 与肿瘤的发生发展密切相关，其中最为典型的是胃肠道间质瘤（gastrointestinal stromal tumor，GIST）。伊马替尼是靶向 *c-KIT* 的酪氨酸激酶受体抑制剂，也是首个用于 GIST 治疗的靶向药物，其疗效与 *c-KIT* 基因的突变类型显著相关。*c-KIT* 基因突变主要发生在 9、11、13 和 17 号外显子，其中 9 号和 11 号外显子的突变会显著影响伊马替尼的疗效。11 号外显子突变的患者推荐使用 400mg 标准剂量的伊马替尼进行治疗，9 号外显子突变的患者则推荐高剂量（600～800mg/d）。除此之外，伊马替尼还可用于 *c-KIT* 突变型黑色素瘤、费城染色体阳性或 BCR-ABL 阳性的慢性髓系白血病或急性淋巴细胞白血病、或伴有 *PDGFR* 基因重排的髓系增殖性肿瘤的治疗。

3. BRAF 蛋白　*BRAF* 基因位于人 7 号染色体上，编码 RAF 家族的丝氨酸 / 苏氨酸蛋白激酶。研究表明，*BRAF* 突变型黑色素瘤患者具有较差预后，中国黑色素瘤患者中 *BRAF* 基因的突变率为 25.9%，最常见的是 12 号外显子上的 *V600E* 突变。维罗非尼和达拉非尼均是针对 *BRAF V600E* 的靶向抗肿瘤药物，主要用于晚期黑色素瘤的临床治疗；曲美替尼则适用于 *BRAF V600E* 和 *V600K* 突变型患者。

（四）免疫系统基因多态性

除药物代谢酶、转运体和药物作用靶点外，人类白细胞抗原（human leukocyte antigen，HLA）基因多态性也与药物反应相关。*HLA-A* 等位基因超过 3000 个，*HLA-B* 等位基因超过 4000 个。2004 年，首次报道台湾同胞 *HLA-B*15：02* 等位基因与卡马西平诱导的 Stevens-Johnson 综合征显著相关，随后在多个人群中展开的病例对照研究中得以证实。由于此位点在东亚人群中突变频率高达 6.9%，建议亚洲患者在接受卡马西平治疗之前进行 *HLAB*15：02* 基因检测。随后，研究又发现 *HLA-B*31：01* 与卡马西平及其活性代谢物奥卡西平皮肤相关不良反应相关。*HLA-B*58：01* 是别嘌醇诱发严重皮肤不良反应（severe cutaneous adverse reactions，SCARs）的高风险基因型，给予 *HLA-B*58：01* 阳性携带者替代药物治疗能显著降低 SCARs 的发生率。*HLA-B*57：01* 与阿巴卡韦诱导的药物超敏反应综合征及氟氯西林和帕唑帕尼诱导的药物性肝损伤有关；*HLA-B*35：01* 可作为中药何首乌肝损伤的潜在分子标志物。尽管已经开展了众多 HLA 与药物不良反应关系的研究，然而，同种药物在不同的个体中会导致不同的临床表型的原因仍然未知，未来需要开展更深入的研究阐明其复杂机制。

三、药物基因组学的检测方法

药物基因组学常用的检测技术包括核酸扩增技术、杂交技术、测序技术等，其中核酸扩增技术已由普通聚合酶链反应（polymerase chain reaction，PCR）和实时荧光定量 PCR 发展到数字 PCR 技术；核酸测序技术已从以 Sanger 法为代表的低通量第一代测序技术发展到高通量、单核酸分子的第二代和第三代测序技术，使得在全基因组范围内大规模的 SNP 检测成为可能。由于本书篇幅有限，此处仅介绍几种目前临床常用的检测技术。

（一）荧光定量 PCR 技术

荧光定量 PCR 是一种经由普通 PCR 发展而来的高灵敏和高特异性的基因定量分析技术。该方法是在常规 PCR 反应体系中加入特定荧光染料或荧光基团，利用荧光信号积累实时监测整个 PCR 进程，最后通过标准曲线对未知模板进行定量分析的方法。由于在 PCR 扩增的指数时期，模板的 Ct 值和该模板的起始拷贝数存在线性关系，且 Ct 值的重现性极好，同一模板不同时间扩增或同一时间不同管内扩增得到的 Ct 值都是恒定的，所以成为定量的依据。不同的等位基因探针由于标记的荧光染料不同，因此所发荧光信号不同，可通过对荧光信号的检测判断样本的基因型。此法的灵敏度和准确率都很高，并且操作简单，检测时间较短，成本较低，对常见的基因变异位点进行检测结果理想，但无法检测未知基因位点。

（二）基因芯片法

基因芯片法是基因杂交技术中最常见的方法，它是通过微加工技术，将大量探针分子固定于支持物上后与标记的样品分子进行杂交，通过检测每个探针分子的杂交信号强度进而获取样品分子的数量和序列信息。该方法快速、低成本、适合多基因型检测，但此法也只能针对某些已知基因位点，不能发现未知的致病或相关位点。

（三）基因测序技术

尽管桑格测序（Sanger sequencing）是目前获取核酸序列最为常用的 DNA 测序方法，也是最为经典的一代测序技术，准确性高，可直接获取序列，发现未知突变，但其通量低，不能检测突变比例小于 20% 的 SNP，限制了其临床应用。焦磷酸测序（pyrosequencing）是一种新型的酶联级联测序技术，其主要原理是：引物与模板 DNA 退火后，在 DNA 聚合酶、ATP 硫酸化酶、荧光素酶和三磷酸腺苷双磷酸酶 4 种酶的协同作用下，将每一个 dNTP 聚合产生的焦磷酸与一次荧光信号的释放偶联起来，通过检测荧光信号的释放和强度，达到实时测定 DNA 序列的目的。该法适用于对已知的短序列的测序分析，其可重复性和精确性能与桑格测序相媲美，而速度却大大地提高，不需要凝胶电泳，也不需要对 DNA 样品进行任何特殊形式的标记和染色，可检测插入 / 缺失突变和未知突变，已经成为 DNA 分析研究的重要手段，是目前药物基因组学临床常用的检测方法之一。二代测序（next-generation sequencing，NGS）是近年来发展的高通量检测技术，可实现对整个外显子组或整个基因组涉及相关稀有或复杂遗传背景的相关位点进行检测，但由于其测试速度慢、成本高、结果解读复杂等问题，药物基因检测应用较少，目前主要应用于肿瘤诊断及体细胞突变检测。

四、药物基因组学的临床应用

传统的药物效应是针对病患群体的平均反应，其模式是“one size fit all（所有情况都适用同一模式）”，但事实上不同个体对相同药物的药效学及药动学性质存在明显差异。因此，需要制定针对不同个体制定个体化治疗方案。药物基因组学有助于判定药物效应及体内处置过程的差异，从而实现预测药物治疗效果、不良反应及设计最佳给药剂量，保障用药的有效性、安全性、经济性和适宜性。

（一）预测治疗效果

药物治疗效果是评价治疗方案的首要指标，临床实践中发现相同诊断的患者给予相同治疗方案疗效差异巨大。对于某些需要进行靶点检测预测临床疗效的药物，临床应用前需开展相关检测。例如，很多抗肿瘤药是基于靶点设计和开发，并在说明书中标明应用该药物前需要做基因检测，药物仅用于某些突变携带者，表 6-2-1 列举了部分已明确用药前需要进行靶点检测的药物。

表 6-2-1　基于基因检测结果预测治疗效果

药品名称	适应证	需要检测靶点
吉非替尼、阿法替尼、埃克替尼	非小细胞肺癌	*EGFR* 敏感突变
塞瑞替尼	非小细胞肺癌	间变性淋巴瘤激酶（ALK）阳性
克唑替尼	非小细胞肺癌	ROS1 阳性或者 ALK 阳性
奥希替尼	非小细胞肺癌	*EGFR*19 外显子缺失突变或 21 外显子 *L858R* 置换突变阳性或 *EGFR T790M* 突变
伊马替尼、尼洛替尼	慢性髓系白血病	费城染色体阳性（Ph+）
达沙替尼	慢性髓系白血病或急性淋巴细胞白血病	Ph+ 或 BCR-ABL 阳性
阿伐替尼	胃肠道间质瘤	*PDGFRA* 外显子 18 突变（包括 *D842V* 突变）
维莫非尼	黑色素瘤	*BRAF V600* 突变阳性
拉帕替尼	乳腺癌	HER2 阳性
西妥昔单抗	结直肠癌	*RAS* 基因野生型
曲妥珠单抗	胃癌、乳腺癌	HER2 阳性
利妥昔单抗	淋巴瘤	CD20 阳性
帕博利珠单抗	头颈部鳞状细胞癌，食管癌，结直肠癌	PD-L1 表达
奥拉帕利	前列腺癌，卵巢癌	BRCA1/2 突变

（二）预测不良反应

ADR 一直是困扰临床治疗的难题，通常分为 3 种类型，其中 B 型又称质变型，是与正常药理作用完全无关的异常反应，难预测，常规毒理学筛选不能发现，与用药剂量无关，发生率低，但死亡率高。很多这类 ADR 只能在发生后才被认识而不能提前预测，药物基因组学为解决这一难题提供了可能性。目前，约有 200 种药物的 ADR 与基因的关联证据已经探明。取决于遗传变异的 ADR，受药物剂量的影响较小，通过用药前的基因检测可预判是否会发生 ADR，为最佳治疗方案的选择提供依据。例如，通过检测 *HLA-B*58：01* 预测别嘌醇和通过检测 *HLA-B*15：02* 预测卡马西平的严重皮肤不良反应，通过检测 *TPMT* 和 *NUDT15* 预测嘌呤类药物的骨髓抑制，通过检测 *SLCO1B1* 预测他汀类药物相关肌病，通过检测 *UGT1A1* 预测伊立替康引起的中性粒细胞减少和腹泻等。

（三）预测给药剂量

药物进入人体后需要多种转运体蛋白、代谢酶及药物受体等共同参与，编码这些蛋白的基因决定了个体的代谢型。临床主要研究 UM 和 PM，因为这两类患者代谢速度与一般患者差异较大，标准剂量药物治疗常出现药物浓度偏低或偏高，表现为治疗无效或发生毒性反应。目前，已研究证实某些药物可通过基因检测预测初始给药剂量，表 6-2-2 列举了部分典型代表。

表 6-2-2　基于基因组学预测给药剂量

药物	基因	给药建议
伏立康唑	*CYP2C19*	CYP2C19 UM 选择一种不依赖 CYP2C19 代谢的替代药物作为首要治疗药物；IM 建议给予 50% 临床常规推荐剂量治疗，并基于 TDM 调整给药剂量；PM 可考虑使用 25% 的临床常规推荐剂量治疗，随后利用 TDM 调整给药剂量
氯吡格雷	*CYP2C19*	CYP2C19 UM、EM 和正常代谢患者如果考虑氯吡格雷治疗可采用标准剂量 75mg/d；IM 避免使用 75mg 剂量或考虑换用普拉格雷或替格瑞洛；PM 换用普拉格雷或替格瑞洛
他克莫司	*CYP3A5*	CYP3A5 IM 或 EM 患者的起始剂量增加 1.5～2 倍，但不超过 0.3mg/（kg · d），并通过 TDM 指导剂量调整；PM 者采用标准剂量进行治疗并通过 TDM 指导剂量调整
华法林	*CYP2C9/VKORC1*	基因型结合患者临床信息（如年龄、性别、体重、种族、是否吸烟、目标 INR 等）采用推荐的计算公式，如 Gage、国际华法林遗传药理学联盟（IWPC）等进行剂量推荐

案例 6-2-1 患者，男，74岁。半个月前诊断为三叉神经痛，口服卡马西平100mg bid进行治疗，5天前出现发热，体温高达40℃，口腔黏膜可见溃疡及疱疹，全身可见散在红色皮疹，大部融合成片，可见少许皮肤溃疡，膝关节瘢痕处可见水疱。门诊考虑重症药疹，遂收入皮肤科进行治疗。

问题 6-2-1-1 重症药疹相关的遗传因素可能有哪些？

解析 6-2-1-1 卡马西平引起的皮肤不良反应主要与免疫系统基因多态性相关。*HLA-B*15：02* 与卡马西平诱导的Stevens-Johnson综合征和中毒性表皮坏死松解症密切相关；*HLA-A*31：01* 与卡马西平诱导的超敏反应综合征和黄斑丘疹等的风险增加相关。

问题 6-2-1-2 该患者卡马西平基因检测结果阳性，药师有何建议？

解析 6-2-1-2 首先建议停用卡马西平，并进行对症治疗。症状缓解后，一般不考虑卡马西平重启治疗，可换用奥卡西平治疗，但此药物也可能有严重皮肤不良反应发生风险，建议使用过程密切关注。

案例 6-2-2 患者，男，30岁，身高175cm，体重70kg。半个月前诊断为二尖瓣关闭不全，遂行瓣膜置换术，术后给予华法林抗凝治疗。华法林基因检测结果：*CYP2C9*1/*3*，*VKORC1 rs9923231*（*-1639G＞A*）*AA*。该患者既往用药史和本次治疗均未服用卡马西平、苯妥英等诱导药物以及胺碘酮。

问题 6-2-2-1 请解释华法林基因检测结果的意义。

解析 6-2-2-1 服用华法林患者常规推荐进行 *VKORC1* 和 *CYP2C9* 两个基因检测。华法林进入体内后直接作用于VKORC1酶，*VKORC1* 基因启动子区 *-1639 G＞A* 突变基因携带者对华法林不敏感，需加大药物服用剂量才可达到相同的临床治疗效果。华法林的体内代谢依赖于CYP2C9酶的活性，与野生型相比，*CYP2C9*3* 携带者对华法林的代谢活性下降，从而引起患者体内药物蓄积、浓度升高，需要减少华法林剂量。通过基因检测可为患者提供更精准、更安全的药物治疗方案。

问题 6-2-2-2 请根据检测结果为该患者推荐华法林给药方案。

解析 6-2-2-2 根据IWPC公式并结合该患者实际情况计算华法林日剂量为2.9mg，建议该患者给予3mg/d进行治疗，并密切监测INR变化进行剂量调整。

第三节 治疗药物监测

一、治疗药物监测概述

（一）定义

治疗药物监测（therapeutic drug monitoring，TDM）是一门研究个体化药物治疗机制、技术、方法和临床标准，并将研究结果转化应用于临床治疗以达到最大化合理用药的药学临床学科。TDM的核心是个体化药物治疗，通过测定患者体内的药物暴露、药理标志物或药效指标，利用定量药理模型，以药物治疗窗作为基准，制定适合患者的个体化给药方案。随着个体化医学的发展，TDM已发展成为临床药物治疗方案设计和个体化给药的重要技术手段之一，对保障临床安全合理用药具有重要意义。

（二）TDM的发展

TDM萌芽开始于20世纪50年代末60年代初的药物治疗研究，20世纪70年代中期在欧美兴起，当时称作临床化学、临床药理、药代动力学和药物体内分析等。1979年，随着国际治疗药物监测及毒理学会官方杂志 *Therapeutic Drug Monitoring* 的创刊，将个体化药学的基础及临床研究和实践统称为治疗药物监测，并逐渐被业内接受。20 世纪 80 年代，药物个体化治疗的深入广泛地开展更确定了“治疗药物监测”的专业术语，并逐渐发展为一门多学科交融的临床药学边缘学科。

我国 TDM 研究基本同期于欧美国家，1979 年全国范围内开展了以 TDM 为主要内容的临床药学研究工作，地高辛的 TDM 是国内最早开展的项目。20 世纪 80 年代，分析技术的进步，推动了抗癫痫药物、抗抑郁药及氨基糖苷类抗生素的浓度检测方法的建立及治疗窗的确定；特别是随着器官移植术后免疫抑制药（如环孢素 A 和他克莫司）血药浓度的开展，国内 TDM 技术迅速发展。

二、治疗药物监测研究内容

（一）TDM 的指征

临床上并非所有的药物都需要或者都能够进行 TDM。当药物在临床治疗中有明显疗效指标时，如降压药和降糖药分别可通过血压和血糖数值就能反映治疗效果，则无须 TDM。当药物的治疗效果与药物浓度无明显相关性时，或药物的有效浓度范围未建立时，TDM 的意义也不大。因此，临床上遴选开展 TDM 的药物常常需要满足如下的几个原则：治疗窗窄、药动学个体差异大、具有非线性药动学特征、药物暴露受多种因素影响、药物中毒症状与疾病临床表现相似而难以区分。除上述指征外，开展 TDM 还必须满足药物效应与血药浓度密切相关，具有可供参考的浓度范围，以及具有灵敏、准确开展 TDM 的检测方法及实验室条件。

（二）需要进行 TDM 的药物

目前临床常见的需要开展 TDM 的药物主要有免疫抑制药、抗癫痫药、抗感染药、靶向抗肿瘤药等，具体药物见表 6-3-1。

表 6-3-1　临床常见的需要开展 TDM 的药物

药物类别	药物名称
免疫抑制药	环孢素 A、他克莫司、西罗莫司、霉酚酸、硫唑嘌呤
抗癫痫药	丙戊酸、卡马西平、奥卡西平、苯妥英、苯巴比妥、拉莫三嗪、左乙拉西坦等
抗精神失常药	碳酸锂、喹硫平、奥氮平、利培酮、氯氮平、氟哌啶醇、舍曲林、氯丙嗪等
抗感染药	万古霉素、伏立康唑、替考拉宁、利奈唑胺、美罗培南、阿米卡星等
化疗药	甲氨蝶呤、多西他赛、5- 氟尿嘧啶、6- 巯嘌呤、紫杉醇
靶向抗肿瘤药	伊马替尼、舒尼替尼、帕唑帕尼等
单克隆抗体	英夫利西单抗、阿达木单抗、乌司奴单抗、维得利珠单抗等
其他	氨茶碱、地高辛

（三）TDM 生物样本

TDM 标本的选择须根据药物体内过程的特点，同时兼顾临床样本采集的及时性、便利性和可操作性。临床常用的 TDM 生物样本有以下几类。

1. 血液　在药动学研究过程中，很多药物已建立血液中的药物浓度和靶部位浓度的相关性，并建立了药物的有效血药浓度范围数据；同时由于血液样本在临床容易获得，因此，血液样本是最常见的 TDM 样本。血液样本用于 TDM 的成分不同，主要可分为全血、血浆、血清、血细胞等，其中血浆或血清是最常用的检测样本。

2. 尿液　尿液在临床上也是易采集的样本，然而，尿液容易受饮食、水、电解质和酸碱平衡状态的变化的影响，实际工作中 TDM 以尿液作为标本甚少。但对于治疗泌尿道感染的药物以及可产生肾小管损害的药物，检测尿液的药物浓度有特殊意义。

3. 唾液 唾液可无创伤采集，易被患者接受。唾液中的药物几乎均以游离状态存在且与血浆中游离药物浓度关系密切，用于反映靶部位药物浓度较总血药浓度更为合适。然而，关于唾液中药物浓度与药物效应关系的报道较少，因此以唾液为标本进行 TDM 时，临床价值有限。

4. 其他体液 近年来也陆续有文献报道，脑脊液、肺泡灌洗液、腹水、关节液等靶部位浓度的药物浓度测定，但由于采样操作困难且药物在这些体液中的药动学资料不全，并未在临床实践中广泛推广，仅在某些特殊患者中进行探索性尝试。

（四）TDM 的指标和时机

TDM 一般根据药物药动学 / 药效学（PK/PD）研究结果监测药物体内暴露量。AUC 是反映药物暴露量的药动学参数，但由于监测 AUC 需密集采样，故临床可操作性差。当某一浓度点（如谷浓度、峰浓度）与 AUC 相关性高时，可通过一个点浓度反映药物体内暴露，简化监测流程。对于大多数药物监测原型药物即可，但某些药物代谢物仍具有药理活性，考虑同时监测原型药和代谢物浓度，如舒尼替尼需要同时检测舒尼替尼原型药和活性代谢物 *N*- 去乙基舒尼替尼的浓度。

在确定 TDM 指标后，为减少波动，常常选择在稳态时进行监测。药物达稳态的时间受消除半衰期、给药途径及是否给予负荷剂量等的影响。例如，他克莫司半衰期为 12 小时，稳态谷浓度监测建议在口服相同剂量 3 天后开始；地高辛半衰期平均为 36 小时，建议在服药 7 天后监测。因此，不同药物 TDM 应根据其特点制定最佳的监测指标和采样时机。常见药物的监测指标和采样时机见表 6-3-2。

表 6-3-2 常见药物的 TDM 指标和采样时机

药物名称	监测指标	采样时机	参考范围
地高辛	谷浓度	首次给药后 5～7 天	0.5～2ng/ml
万古霉素	谷浓度 $AUC_{0\sim24h}$	首次给药后 48～72 小时，剂量调整后给药 4～5 剂	10～20mg/L 400～650mg · h/L
替考拉宁	谷浓度	首次给药后第 4 天开始	15～30mg/L
伏立康唑	谷浓度	给药 3 天后	0.5～5μg/ml
卡马西平	谷浓度	给药 3 天后	4～12μg/ml
丙戊酸	谷浓度	给药 3 天后	50～100μg/ml
甲氨蝶呤	不同时间点浓度	给药后 24 小时、48 小时和 72 小时	＜ 10μmol/L（24 小时） ＜ 1μmol/L（48 小时） ＜ 0.1μmol/L（72 小时）
霉酚酸	$AUC_{0\sim12h}$	给药至少 7 天后	30～60mg · h/L
他克莫司	谷浓度	给药 3 天后	因不同疾病而异
环孢素 A	谷浓度或峰浓度	给药 3 天后	因不同疾病而异

【注】不同指南推荐的药物浓度参考范围可能存在差异，以上参考范围仅供参考，不作为剂量调整的唯一依据，临床实际使用时请根据人群特征进一步确认

（五）TDM 的技术方法

随着分析测试技术的不断发展，应用于 TDM 的方法也在不断推陈出新，目前应用最广的两类方法是色谱法和免疫法。

1. 色谱法 TDM 中常用的色谱方法有高效液相色谱法、液相色谱串联质谱法、气相色谱法等，其中液相色谱串联质谱法是 TDM 的金标准。色谱分析法具有灵敏度高、特异性好、可自主开发等优点。但此方法存在仪器设备价格昂贵、样本前处理相对复杂、对人员要求较高等问题。

2. 免疫法　目前临床用于 TDM 的免疫法主要有酶放大免疫法、化学发光微粒子免疫法、电化学发光免疫法等。该方法具有检测周期短、样本需求量少、自动化程度高、有商业化试剂盒、操作简单方便可满足临床大批量检测等优点。免疫法也存在一些不足，如已上市的检测试剂盒的药物种类有限，限制了其应用范围；试剂盒价格昂贵，成本–效益低；可能与原型药代谢产物发生交叉反应，对检测结果存在干扰等问题。

近年来，即时检验（point-of-care testing，POCT）技术也逐渐用于 TDM。POCT 是在采样现场即刻进行分析，减少了标本在实验室检验时的复杂处理程序，快速得到检验结果。此方法的优点在于快速、简便、节约等，但目前采用该技术检测的药物种类有限，检测设备也相对较少。微量采样技术的进步逐渐推动了干血斑法应用于 TDM。干血斑法具有微创、采样量小、便于储存及运输等特点，尤其适用于婴幼儿和居家的患者。此方法目前尚处于研究阶段，临床应用较少，未来具有极大的应用前景。

三、治疗药物监测实施步骤

TDM 的实施步骤包括临床申请、样本采集和运送、样本检测、结果解读四个步骤。

1. 临床申请　临床医生通过医院信息化系统进行 TDM 项目申请，并将患者相关信息在申请中进行体现。

2. 样本采集和运送　根据被监测药物的特点确定样本采集类型、采集时间、采血管颜色，按照规范操作进行准确采样。样本采集后运送至 TDM 检测部门，注意运送过程中样本的储存条件。

3. 样本检测　开展 TDM 的方法学必须是经过验证的可靠方法，检测人员根据标准操作规范对不同药物采用相应的方法学开展检测工作，根据实验室建立的质控体系和质量评价标准确保检测结果的准确性，同时针对异常结果建立相应的处理措施和复查预案。

4. 结果解读　理论上每一份 TDM 结果都应该由专业人员进行解读并提供相应的报告。但为兼顾专业性与时效性，解读人员应综合多方面因素判断需重点解读的情形。解读前应对患者的信息进行整理，根据监测结果分析提出推荐意见，为临床医师确定药物治疗方案、药师实施药物治疗管理及患者自我管理提供参考。

四、治疗药物监测的临床应用

通过 TDM 指导剂量调整是实现个体化治疗的重要手段。基于 TDM 剂量调整通常依据患者多次给药后的稳态浓度，难以尽早干预，也易受到采血时间、给药方案、协变量的影响，所制订的给药方案不够“精准”。因此，在临床实践中，仅仅依赖 TDM 很难获得最佳的剂量，需要借助药物基因组学、定量药理学等方法方可获得满意的效果。其中，定量药理学中的群体药动学（population pharmacokinetics，PPK）与 TDM 联系最为紧密，在个体化药物治疗中最成熟、应用最为广泛。该法结合最大后验贝叶斯法（maximum a posterior Bayesian，MAPB）的优势在于无须等待多次给药到达稳态，可在首次给药后进行采样，尽快为患者尤其是危重症患者给药方案的调整提供依据；基于群体 PK/PD 模型和 MAPB 法，综合考虑了患者的个体特征、患者间和患者自身的变异，从而对给药方案进行优化，常在临床实践中运用于下列场景。

（一）制订个体化给药方案

药物研发阶段的研究对象是按严格的入选标准筛选后的人群，因此，新药研发阶段获得的最佳给药方案仅针对该特定群体。临床实际治疗的患者可能合并多种疾病、合并多种治疗药物，甚至病理生理发生显著变化等，基于药品说明书推荐的标准给药剂量很难实现“量体裁衣”的个体化药物治疗。因此，基于 TDM 结果，结合患者基本特征、病理生理、遗传因素、合并用药等，应用 PPK 模型可计算特定患者群体达到目标效应所需的初始给药剂量。在获得患者 1～2 个药物浓度数据作为反馈的基础上，采用 MAPB 即可求出个体化的药动学参数，进而优化给药方案。除此之外，基于机器学习或深度学习等人工智能算法进行TDM数据建模也已有相关报道，通过人工智能算法寻找影响血药浓度或给药剂量的因素，并将获得的模型用于指导个体化剂量调整。

目前，TDM结合定量药理学模型进行个体化给药方案制定已应用于免疫抑制药、抗肿瘤药、抗感染药和抗癫痫药等，但由于可靠的模型较少，建模和模型使用的专业性强，导致临床的推广应用仍具有一定困难。近年来，随着计算机和通信技术的迅猛发展、智能移动终端的快速普及，国内外学者和研究机构已将许多药动学模型开发为临床决策支持系统，为开展基于模型的个体化给药提供了便利。

（二）判断用药依从性

用药依从性是决定治疗成败的关键因素之一。长期以来，医务人员一直在为提高用药依从性而不懈努力，但用药依从性不佳在各种疾病的治疗中普遍存在，尤其是在儿童、精神疾病、慢性病患者中更为突出。目前，评估患者用药依从性的方法主要有直接观察药物治疗效果、计算服用药物剂量（比较实际服药量与医生处方的日用量及用药周期计算）、TDM、智能药盒、自我报告（通过问卷调查、电话随访、访谈等方式）等，这些方法各有利弊，很难对患者依从性做出一个准确有效的评价。

当怀疑患者用药依从性不佳时，常常可通过TDM测定体内药物浓度来帮助判断。当药物浓度接近或低于定量下限时，可比较容易地判断患者服药依从性差。但当体内有一定药物浓度时，用药依从性判断则是一个难题。此时可借助PPK模型及模拟的方法帮助判断。通过结合药物浓度与PPK模型，应用MAPB，可估算各类用药不依从性事件发生的后验概率；或者根据药物的群体药动学特征，模拟不同给药方案和用药依从性场景，计算不同场景下的血药浓度概率分布，为用药依从性的判断提供了一个科学的评价手段。因此，TDM不仅可用于服药依从性的判断，还可结合PPK模型估算合适的补救治疗方案。

（三）判别药物过量与中毒

药物过量与中毒是临床药物治疗的常见问题，如处理不当极易造成严重后果。药物过量与中毒很大程度上需要依赖于患者的病史、用药史、临床症状以及一些辅助检查帮助解释。对于大多数可以进行TDM的药物而言，其浓度测定可以作为药物过量与中毒评估的辅助手段，在一些疾病症状与药物过量和中毒症状难以区分时TDM显得尤为重要。

地高辛是常用的心力衰竭治疗药物，其治疗窗狭窄。地高辛中毒的体征和症状包括厌食、恶心、呕吐、视力改变和心律失常（如房室传导阻滞、房室分离及室性心动过速等）。临床实际中，心力衰竭存在一些与地高辛中毒相同的症状，导致难以区分地高辛中毒与心力衰竭。由于地高辛中毒通常与血药浓度大于2ng/ml相关，及时监测地高辛浓度对判断是否存在药物过量和中毒十分重要。

案例 6-3-1 患者，男，25岁，身高150cm，体重45kg，因扩张型心肌病行原位心脏移植手术，术后采用他克莫司+吗替麦考酚酯+醋酸泼尼松三联免疫抑制治疗，拟合并使用五酯胶囊。该患者他克莫司基因型为*CYP3A5*1/*3*。成人心脏移植的他克莫司的群体药动学一房室模型为：$CL/F\text{（L/h）}=13.7\times1.91^{CYP3A5}\times0.608^{AFDs}\times0.664^{WZ}$，模型中*CYP3A5*=0代表*CYP3A5*3/*3*，其余基因型为1；AFDs =0代表不合并抗真菌药，AFDs =1代表合并使用氟康唑，AFDs =2代表合并使用伏立康唑；WZ=0和1分别代表不合并和合并使用五酯胶囊。

问题 根据上述群体药动学模型估算心脏移植术后早期他克莫司稳态浓度须维持在10～12ng/ml所需的给药剂量。

解析　一房室模型平均稳态血药浓度简化计算公式为 $C_{ss}=F*Dose/(CL*\tau)$，其中 F 为生物利用度，Dose 为给药剂量，τ 为给药间隔，CL 为清除率。根据公式给药剂量为 $Dose=CL/F*C_{ss}*\tau$。该患者具体情况代入公式具体计算，获得他克莫司 C_{ss} 为 10ng/ml 和 12ng/ml 所需的给药剂量为 2.08mg q12h 和 2.50mg q12h。因此，建议他克莫司给药剂量为 2mg q12h 或 2.5mg q12h，并定期监测血药浓度。

（周　红）

思　考　题

1. 药物基因组学的临床应用有哪些？

2. 治疗药物监测的指征及其临床应用有哪些？

第七章　神经系统常见疾病的药物治疗

学习要求

记忆：神经系统常见疾病，如缺血性脑血管病、出血性脑血管病、癫痫、帕金森病、阿尔茨海默病等的治疗药物选择、用法用量、不良反应等。

理解：神经系统常见疾病的病因及发病机制、临床表现及诊断。

运用：神经系统常见疾病的评估、治疗方案制定与调整及治疗管理。

第一节　总　论

随着社会老龄化加剧，我国的疾病谱发生了较大变化，脑血管病和老年神经变性病等神经系统疾病逐年增多，已经成为危害我国中老年人群健康的主要疾病之一，给社会、患者及其家庭带来了沉重的经济负担和精神负担。常见的神经系统疾病包括缺血性脑血管病、出血性脑血管病、帕金森病、癫痫、阿尔茨海默病等。全国第三次死因回顾抽样调查报告结果显示，脑血管病目前已跃升至我国国民死亡原因首位，其中脑卒中是单病种致残率最高的疾病。由于人类进步、社会结构组成改变、环境因素变化、科学技术进展等，神经系统疾病的预防、诊断和治疗有了飞速的发展，大量新药和治疗手段涌入临床，提高了常见神经系统疾病的治愈率或治疗有效率，降低了死亡率和致残率。

（赖　莎）

第二节　缺血性脑血管病

一、定义与流行病学

（一）定义

脑血管病（cerebral vascular disease，CVD）是脑血管病变如脑血管腔闭塞或狭窄、脑血管破裂、脑血管畸形、脑血管壁损伤或通透性发生改变等，导致局限性或弥漫性脑功能障碍的一类疾病的总称，包括缺血性脑血管病和出血性脑血管病。缺血性脑血管病是由于脑动脉硬化等原因，导致脑的供血动脉管腔闭塞或狭窄，从而引起脑部血液循环障碍、脑组织受损系列症状的疾病总称，主要包括短暂性脑缺血发作、脑梗死。

短暂性脑缺血发作（transient ischemic attack，TIA）是由于脑、脊髓或视网膜局灶性缺血所致的、未发生急性脑梗死的短暂性神经功能缺损。脑梗死（cerebral infarction，CI）又称缺血性脑卒中（ischemic stroke，IS），指各种脑血管病变所致脑部血液循环障碍，局部脑组织缺血、缺氧坏死，从而迅速出现相应神经功能缺损的一类临床综合征。

（二）流行病学

脑血管病已经成为我国第一大死因，具有高发病率、高致残率、高死亡率、高复发率的特点。全球疾病负担研究报告显示，2019 年全球脑血管病（卒中）的年龄标准化死亡率为 84.19/10 万，而中国卒中的年龄标准化死亡率高达 127.25/10 万，位居世界首位；中国缺血性卒中发病率为 145/10 万，患病率高达 1700/10 万，伤残调整寿命年为 1148/10 万。我国成人标化的 TIA 患病率为2.27%，发病后第2天、第7天、第30天和第90天内的缺血性脑卒中发生风险分别为3.5%、5.2%、

8.0% 和 9.2%。由此可见，TIA 是发生缺血性脑卒中的高危信号，须引起高度重视。脑血管病的危险因素分为不可干预因素和可干预因素两种。其中不可干预因素主要包括年龄、性别、种族、遗传因素等，可干预因素包括高血压、糖代谢异常和糖尿病、脂代谢异常、心脏病、无症状性颈动脉粥样硬化、睡眠呼吸暂停、高同型半胱氨酸血症和生活方式等。

二、病因和发病机制

（一）短暂性脑缺血发作

TIA 的病因与动脉粥样硬化、动脉狭窄、心脏疾病、血液成分改变及血流动力学改变等多种病因有关。TIA 的发病机制主要包括以下两个方面。

1. 血流动力学改变　动脉粥样硬化、动脉炎等原因引起颈内动脉系统或椎 - 基底动脉系统的动脉严重狭窄，在此基础上血压的骤然波动或下降导致原来靠侧支循环维持血液供应的脑区发生的一过性缺血。此种机制导致的 TIA 临床症状刻板、持续时间短、发作频次高。

2. 微栓塞　动脉粥样硬化后出现不稳定斑块或附壁血栓，其破裂脱落产生心源性栓子及胆固醇结晶等微栓子进一步阻塞小动脉，导致其供血区域脑组织缺血，一旦栓子进一步破碎移至小动脉远端或者自行溶解，此缺血区域血流恢复供应，症状就得到缓解，故引起一过性的缺血症状。此种机制导致的 TIA 临床症状多变且持续时间较长，发作频次不高。

（二）脑梗死

脑梗死与动脉粥样硬化或狭窄、心脏疾病等多种病因引起的脑血栓形成、脑栓塞及血流动力学变化机制等有关。根据 TOAST 分型，脑梗死按病因可分为大动脉粥样硬化型、心源性栓塞型、小动脉闭塞型、其他明确病因型及不明原因型。

1. 大动脉粥样硬化型　根本原因是动脉粥样硬化，其主要发病机制是：①原位血栓形成（最主要的发病机制）：导致大动脉严重狭窄甚至急性闭塞，引起大面积脑梗死；②动脉 - 动脉栓塞：动脉粥样硬化血管壁上的栓子脱落，阻塞远端动脉引起梗死；③斑块内破裂出血：多数伴有局部血栓形成，导致脑梗死或血管严重狭窄；④低灌注：引起血管交界区发生分水岭梗死；⑤载体动脉病变阻塞穿支动脉。

2. 心源性栓塞型　病因包括非瓣膜性心房颤动（简称房颤）、风湿性心脏病、人工心脏瓣膜、左心室血栓、急性心肌梗死、充血性心力衰竭、扩张型心肌病及其他较少见的病因。主要发病机制是心房、心室壁血栓及心脏瓣膜赘生物等栓子闭塞脑血管。

3. 小动脉闭塞型　又称腔隙性脑梗死，病因是小动脉硬化，发病机制是单个小穿通动脉闭塞，在高血压等因素作用下出现脂质透明变性和微粥样硬化斑（最主要原因）等小动脉硬化病理改变，以及载体动脉粥样硬化病变或血栓形成累及小穿通动脉开口引起。

4. 其他明确病因型　病因排除大动脉粥样硬化和心源性栓塞后，辅助检查提示存在其他少见病因，包括动静脉畸形、烟雾病等血管畸形，结核、钩体病、梅毒等各种原因引起的血管炎，凝血障碍性疾病，红细胞增多症等血液成分改变。

5. 不明原因型　经临床全面检查未发现明确病因者，辅助检查不完全者，存在两种或多种病因不能确诊者。

三、诊　　断

（一）临床表现

1. 短暂性脑缺血发作　好发于中老年人，一般男性多于女性。特点为突然发病，持续时间短，最长不超过 24 小时，反复发作，发作后不留后遗症。

（1）颈内动脉系统 TIA　可出现缺血区对侧肢体的单瘫、轻偏瘫、面瘫、舌瘫、偏身感觉障碍及对侧同向偏盲，还可出现失语、失用、空间定向障碍、人格及情感障碍、视物模糊、一过性黑矇、眼动脉交叉瘫、Horner 交叉瘫等症状。

（2）椎 - 基底动脉系统 TIA　最常表现为眩晕、平衡障碍、眼球运动异常和复视，也可见单侧或双侧面部、口周的麻木，呈现典型或不典型的脑干缺血综合征等。

2. 大动脉粥样硬化型脑梗死　中老年多见。常在安静或者睡眠中发病，部分可有 TIA 前驱症状，如肢体麻木、乏力等。临床表现主要取决于梗死灶的部位、大小及侧支循环和血管变异。在基底动脉血栓或者大面积脑梗死的情况下，可出现意识障碍，甚至危及生命。

3. 心源性脑栓塞　任何年龄均可发生，青壮年多见。阻塞大脑中动脉及分支，临床常表现为上肢瘫痪重，下肢瘫痪相对较轻，感觉和视觉功能障碍不明显；阻塞皮质分支，表现为单纯失语或单纯偏盲等大脑皮质功能缺损症状。

4. 小动脉闭塞型脑梗死　中老年多见，男性较女性多见，一半以上患者伴有高血压病史，突然或逐渐起病，表现为偏瘫或偏身感觉障碍。常见的有纯运动性轻偏瘫、纯感觉性卒中、共济失调性轻偏瘫、构音障碍 - 手笨拙综合征、感觉运动型卒中等腔隙综合征。

（二）诊断

1. 短暂性脑缺血发作　患者就诊时临床症状基本已消失，诊断主要依赖病史。中老年患者突然出现局灶性神经功能损伤症状，符合颈内动脉或椎 - 基底动脉系统及其分支缺血的临床表现，并在短时间内症状完全恢复（最多不超过 1 小时），神经影像学检查未发现神经功能缺损对应的病灶，临床即可诊断 TIA。

2. 大动脉粥样硬化型脑梗死　急性起病，迅速出现局灶性神经功能损害的症状和体征（一侧面部或肢体无力或麻木、语言障碍等），影像学出现责任病灶或症状 / 体征持续 24 小时以上，排除非血管性疾病的因素，头部计算机断层扫描（computed tomography，CT）/ 磁共振成像（magnetic resonance imaging，MRI）检查排除脑出血，即可诊断。

3. 心源性脑栓塞　骤然起病，数秒至数分钟达到高峰，出现偏瘫、失语等局灶性神经功能缺损症状，既往有心脏病、动脉粥样硬化、严重的骨折等栓子来源的基础疾病，头部 CT 和 MRI 检查排除脑出血和其他病变，基本可诊断心源性脑栓塞。

4. 小动脉闭塞型脑梗死　中老年发病，长期高血压、糖尿病等病史，急性起病，出现局灶性神经功能缺损症状，少数患者无明显临床症状。头部 CT 或 MRI 明确有与神经功能缺失对应的脑部腔隙病灶，符合大脑半球或脑干深部的小穿通动脉病变，即可明确诊断。

此外，头颈部 CT 血管造影（CTA）、磁共振血管成像（MRA）及数字减影血管造影（DSA）、经颅多普勒超声（TCD）等检查可帮助诊断，其他如心电图、血液学、凝血功能、血生化等检查也是必要的，可帮助评估 TIA 和脑梗死的危险因素。

四、治　疗

（一）治疗原则

遵循早识别、早诊断、早治疗、早预防、早康复的原则，院前迅速识别疑似缺血性脑卒中的患者并尽快送到医院是救治的关键，在尽可能短的时间内进行溶栓治疗或血管内取栓治疗。

急性期一般处理原则包括：

1. 呼吸与吸氧　必要时吸氧，维持氧饱和度＞ 94%，无低氧血症的患者不需常规吸氧；气道功能严重障碍者，应给予气道支持（气管插管或切开）及辅助呼吸。

2. 心脏监测与心脏病变处理　24 小时内进行心电图检查，必要时心电监护 24 小时或以上，以便早期发现心脏病变；避免或慎用增加心脏负荷的药物。

3. 体温控制　体温升高者应寻找和处理发热原因，体温＞ 38℃的患者应给予退热措施。

4. 血压控制　密切监测血压，血压持续升高至收缩压≥ 200mmHg 或舒张压≥ 110mmHg，或伴有严重心功能不全、主动脉夹层、高血压脑病等患者，参考患者既往血压和治疗情况，可慎用降血压药物，并密切观察血压变化。准备溶栓及桥接血管内取栓等血管内介入治疗者，血压建议控制在180/100mmHg以下；血管内治疗过程中收缩压维持在140～160mmHg；术后完全再通者维持收缩压在140～180mmHg可能是合理的，但应避免低于120mmHg，未完全再通患者，不建议控制血压降至较低水平。低血压者必要时可采用扩容升压措施。

5. 血糖控制　急性期血糖超过10mmol/L时，可给予胰岛素治疗，并加强血糖监测，血糖控制在7.8～10.0mmol/L；血糖＜3.9mmol/L、意识正常患者，优先口服15～20g葡萄糖或者含糖的碳水化合物治疗；血糖＜3.3mmol/L者，可给予10%～20%葡萄糖口服或注射治疗以达正常血糖。

（二）治疗目标

TIA的治疗目标主要是控制发作，预防其进一步发展为脑梗死及其他心血管事件。急性脑梗死的治疗目标是挽救缺血半暗带，避免或减轻原发性脑损伤，尽可能减轻或者恢复神经功能缺损症状，降低死亡率和致残率，并预防并发症及其继发的残疾和神经功能缺损。脑梗死恢复期的治疗目标是预防缺血性脑卒中的复发。

（三）药物治疗

缺血性脑卒中或TIA患者急性期应尽快实现血管再通。在急诊时，TIA症状持续≥30分钟，合并大动脉狭窄、美国国立卫生院卒中量表（NIHSS）评分高的患者，参考急性脑梗死血管再通治疗原则，采取静脉溶栓或机械取栓治疗。

1. 静脉溶栓　是实现血管再通的重要方法，应尽可能在到达急诊室后60分钟内启动。静脉溶栓药物包括重组组织型纤溶酶原激活物（rt-PA，阿替普酶）、替奈普酶、瑞替普酶和尿激酶。

（1）发病3小时内的患者　严格根据适应证、禁忌证和相对禁忌证筛选患者，尽快静脉给予阿替普酶或替奈普酶溶栓治疗。rt-PA用法用量：0.9mg/kg，其中10%在最初1分钟内静脉推注，其余持续泵入1小时，最大剂量90mg。用小剂量rt-PA（0.6mg/kg）出血风险低于标准剂量，可以减少死亡率，但并不降低致残率，可结合患者病情严重程度、出血风险等个体化因素确定。替奈普酶0.25mg/kg，静脉团注，最大剂量25mg。

同时满足以下条件时，患者具有静脉溶栓适应证：①有缺血性脑卒中导致的神经功能缺损症状；②症状出现＜3小时；③年龄≥18岁；④患者或家属签署知情同意书。患者出现下列症状，为静脉溶栓禁忌证：颅内出血（包括脑实质出血、脑室内出血、蛛网膜下/外血肿等）；既往颅内出血史；近3个月有严重头颅外伤史或卒中史；颅内肿瘤、巨大颅内动脉瘤；近期（3个月）有颅内或椎管内手术；近2周内有大型外科手术；近3周内有胃肠或泌尿系统出血；活动性内脏出血；主动脉弓夹层；近1周内有不易压迫止血部位的动脉穿刺；血压升高：收缩压≥180mmHg或舒张压≥100mmHg；急性出血倾向，血小板＜100×10^9/L或其他情况；24小时内接受过低分子肝素治疗；口服抗凝剂且INR＞1.7或凝血酶原时间（PT）＞15秒；48小时内使用凝血酶抑制剂或Xa因子抑制剂，或一些实验室检查指标（如APTT、TT、INR、蛇毒凝血时间、Xa因子活性测定、血小板计数等）；血糖＜2.8mmol/L或＞22.22mmol/L；头部CT或MRI提示大面积梗死（梗死面积＞1/3大脑中动脉供血区）。

以下为静脉溶栓相对禁忌证，即虽然存在一项或多项相对禁忌证，但并非绝对不能溶栓，需谨慎考虑和权衡溶栓的风险与获益。包括轻型非致残性缺血性脑卒中、症状迅速改善的缺血性脑卒中、惊厥发作后出现的神经功能损害（与此次卒中相关）；颅外段颈部动脉夹层或颈内动脉夹层；近2周内严重外伤（未伤及头颅）；近3个月内有心肌梗死史；孕产妇；痴呆；既往疾病遗留较重神经功能残疾；未破裂且未经治疗的动静脉畸形、颅内小动脉瘤（＜10mm）；少量脑内微出血（1～10个）；使用违禁药物；类卒中。

（2）发病3～4.5小时内的患者　适应证为满足症状持续3～4.5小时，其他需要满足的条件同发病3小时内患者；禁忌证同发病3小时内患者。相对禁忌证在发病3小时内患者相对禁忌证基础上，补充使用抗凝药物，INR≤1.7，凝血酶原时间（PT）≤15秒，严重卒中（NIHSS评分

＞25 分）。静脉溶栓方法同发病 3 小时内患者。

（3）发病 6 小时内的患者　适应证为同时满足以下条件。①有缺血性脑卒中导致的神经功能缺损症状；②症状持续＜6 小时，年龄 18～80 岁；③意识清醒或嗜睡；④头部 CT 无明显早期脑梗死低密度改变；⑤患者或家属签署知情同意书。禁忌证同发病 3 小时内患者，严格根据适应证、禁忌证筛选患者。对于发病 6 小时内患者，给予尿激酶静脉溶栓。尿激酶用法用量：100 万～150 万 IU，溶于 100～200ml 生理盐水中，持续静脉滴注 30 分钟，用药期间应严密监护。

（4）其他发病情况的患者　发病时间不明或超过静脉溶栓时间窗者，若符合血管内取栓治疗适应证，应尽快启动血管内取栓治疗；若不符合，可结合多模影像学评估决定是否进行静脉溶栓治疗。

（5）静脉溶栓患者的监护　溶栓治疗中及结束后 2 小时内，每 15 分钟进行 1 次血压测量和神经功能评估；之后每 30 分钟进行 1 次，持续 6 小时；接下来每小时 1 次，持续至治疗后 24 小时。如患者出现严重头痛、恶心、呕吐等症状或神经功能损伤恶化，应立即停用静脉溶栓药物，复查头部 CT。

2. 血管内介入治疗　包括血管内机械取栓、动脉溶栓、血管成形术。

若患者符合静脉溶栓和血管内机械取栓指征，应该先接受静脉溶栓治疗。发病 4.5 小时内的急性前循环大血管闭塞的卒中患者，符合条件的推荐静脉溶栓 - 血管内介入的桥接治疗模式。缩短发病到接受血管内治疗的时间，有利于显著改善预后，在治疗时间窗内应尽早实现血管再通，不应等待观察其他治疗的疗效而延误机械取栓，静脉溶栓桥接机械取栓的过程中，不应等待观察静脉溶栓的具体疗效。结合发病时间、病变血管部位、病情严重程度综合评估血管内机械取栓治疗的适应证和禁忌证。

血管内治疗适应证：急性缺血性脑卒中，影像学检查证实为大动脉闭塞；CT 排除颅内出血；前循环闭塞者发病 6 小时内，或发病 6～24 小时经过严格影像学筛选后；后循环大血管闭塞者发病 24 小时内，可以选择血管内治疗；患者或家属签署知情同意书。血管内治疗的禁忌证：严重活动性出血或已知有明显出血倾向者，严重心、肝、肾等脏器功能不全，结合患者病情资料及检查结果，预期生存期小于 90 天。

发病 6 小时内由大脑中动脉闭塞或后循环大动脉闭塞导致的严重缺血性脑卒中且不适合静脉溶栓，或未能接受血管内机械取栓的患者，经过严格选择后可在有条件的医院进行动脉溶栓。对于静脉溶栓或机械取栓未能实现血管再通的大动脉闭塞患者，可考虑进行补救性动脉溶栓。

3. 抗栓治疗

（1）急性期抗血小板治疗　不符合静脉溶栓或血管内取栓适应证且无抗血小板药禁忌证者，应在发病后尽早给予阿司匹林等抗血小板治疗。行溶栓治疗者（包括桥接血管内治疗者），溶栓 24 小时后启动血小板治疗。行血管内治疗且非静脉溶栓桥接治疗者，血管内治疗后即可抗血小板治疗；行急诊支架术前可服用负荷剂量抗血小板药物（阿司匹林 300mg/d 联合氯吡格雷 300mg/d），术后阿司匹林 100mg/d 联合氯吡格雷 75mg/d，双抗治疗至少 1 个月。有证据显示，对于小动脉闭塞型的进展性脑卒中患者、发病处于溶栓时间窗内的急性脑梗死患者及血管内治疗 24 小时内的患者，可结合患者个体化情况，应用替罗非班等 GP Ⅱ b/ Ⅲ a 受体拮抗剂抗血小板，但其有效性和安全性尚需更多的证据证实。

（2）非心源性缺血性脑卒中和 TIA 患者的抗血小板治疗　此类患者可口服抗血小板药物而非抗凝血药，预防脑卒中及其他心血管事件的发生。阿司匹林（50～325mg/d）或氯吡格雷（75mg/d），单药治疗均可以作为首选；阿司匹林（25mg）双嘧达莫（200mg）缓释制剂 2 次 / 天，或西洛他唑 100mg，2 次 / 天，可作为阿司匹林和氯吡格雷的替代治疗药物。对于发病 24 小时内、非心源性轻型卒中（NIHSS 评分≤ 3 分）或高风险 TIA（$ABCD_2$ 评分≥ 4 分）患者，如无药物禁忌，尽早给予阿司匹林联合氯吡格雷治疗 21 天，此后改为单药二级预防；有条件的医疗机构推荐进行 *CYP2C19* 基因检测，若患者为 *CYP2C19* 功能缺失等位基因携带者，推荐替格瑞洛（90mg，2 次 / 天）联合阿司匹林治疗 21 天，此后单药治疗。

合并有颅内、外动脉狭窄的缺血性脑卒中和TIA患者的抗血小板治疗：对于发病时间24小时内，非心源性轻型缺血性脑卒中（NIHSS评分≤5分）或高风险TIA（$ABCD_2$评分≥4分），且伴有同侧颅内动脉轻度以上狭窄（狭窄率＞30%）患者，推荐给予阿司匹林联合替格瑞洛，双抗治疗30天后，改为单药治疗；对于发病30天内伴有症状性颅内动脉严重狭窄（狭窄率70%～99%）的患者，推荐阿司匹林联合氯吡格雷治疗90天，此后改为单药长期二级预防；对于伴有症状性颅内或颅外动脉狭窄（狭窄率50%～99%）或合并有两个以上危险因素的患者，推荐西洛他唑联合阿司匹林或氯吡格雷治疗；对于有主动脉弓粥样硬化斑块的患者，按照冠状动脉粥样硬化性心脏病治疗原则抗血小板治疗（具体治疗方案可参照第九章第四节冠状动脉粥样硬化性心脏病），以预防TIA复发；不推荐缺血性脑卒中和TIA患者常规长期应用阿司匹林联合氯吡格雷或三联抗血小板治疗。

（3）心源性栓塞性缺血性脑卒中和TIA患者的抗凝治疗　对于合并非瓣膜性心房颤动患者，无论是阵发性、持续性还是永久性心房颤动，均推荐口服抗凝血药以减少脑卒中复发。可选用华法林或新型口服抗凝血药抗凝治疗，应根据患者个体情况调整华法林剂量，使患者INR值维持在2.0～3.0。对于不能接受口服抗凝血药治疗的患者，推荐阿司匹林单药治疗，或阿司匹林联合氯吡格雷治疗。如果患者无法耐受长期抗凝治疗，但能耐受抗凝45天，可考虑进行左心耳封堵术，以减少脑卒中复发和出血风险。

其他心源性栓塞患者抗栓治疗：对于合并左心室血栓的缺血性脑卒中或TIA患者，推荐使用华法林抗凝治疗至少3个月，以降低脑卒中复发的风险。用药期间定期监测患者凝血功能，并维持目标INR值在2.0～3.0；对于合并急性前壁心肌梗死伴左心室射血分数降低（＜50%），但无左心室血栓证据的患者，推荐给予至少3个月的口服抗凝血药治疗；对于合并瓣膜性心房颤动患者，推荐使用华法林抗凝治疗；对于合并主动脉瓣或非风湿性二尖瓣病变者，若无心房颤动或其他抗凝指征，推荐抗血小板治疗；对于植入生物瓣膜患者，若无心房颤动或其他抗凝指征，瓣膜置换术后推荐华法林抗凝3～6个月，之后长期阿司匹林抗血小板治疗；对于接受机械瓣置换者，若置换前有过缺血性脑卒中或TIA病史且出血风险低，推荐华法林抗凝基础上加用阿司匹林；对于合并新的左心室血栓（＜3个月）患者，使用直接口服抗凝药物治疗的有效性及安全性尚不明确。

启动抗凝治疗的时机：急性期不推荐无选择地早期进行抗凝治疗，应根据患者缺血的严重程度、出血转化风险，选择治疗时机。建议出血转化低风险者可考虑发病后2～14天内启动抗凝治疗，以减少卒中复发风险，高出血风险者适当延缓。对于急性缺血性脑卒中合并心房颤动的患者，有的证据建议“1-3-6-12”抗凝时机方案，近来也有部分证据支持新型口服抗凝药“1-2-3-4”抗凝时机方案，具体见表7-2-1。

表7-2-1　急性缺血性脑卒中合并心房颤动患者的抗凝治疗时机

急性缺血性脑卒中严重程度	抗凝时机1-3-6-12方案	抗凝时机1-2-3-4方案（新型口服抗凝药）
TIA	急性事件后1天	急性事件后1天
轻度卒中（NIHSS评分＜8分）	急性事件后3天	急性事件后2天（综合考虑其他延迟口服抗凝治疗的因素）
中度卒中（NIHSS评分8～15分）	急性事件后6天（发病第6天头部CT或MRI评估出血转化）	急性事件后3天（综合考虑其他因素，并经头部CT或MRI评估出血转化）
重度卒中（NIHSS评分≥16分）	急性事件后12天（发病第12天头部CT或MRI评估出血转化）	急性事件后4天（综合考虑其他因素，并经头部CT或MRI评估出血转化）

4. 其他改善脑部血液循环治疗

（1）降纤　对不适合溶栓，脑梗死急性期血浆纤维蛋白原和血液黏稠度增高的患者，可选用降纤治疗，如降纤酶、巴曲酶、蚓激酶、蕲蛇酶等。

（2）扩容　大多数患者不推荐扩容治疗。对于低血压或脑血流低灌注所致的急性脑梗死如分水岭梗死可考虑扩容治疗，但应注意可能会加重脑水肿、心力衰竭等并发症，对有严重脑水肿及心力衰竭的患者不推荐使用扩容治疗。

（3）扩张血管　大多数缺血性卒中患者不推荐扩血管治疗，对于因血管痉挛导致的缺血性脑卒中患者可以考虑使用。

（4）其他　可个体化应用丁基苯酞改善侧支循环，应用人尿激肽原酶改善脑动脉循环。

5. 他汀类药物　发病前已在服用他汀类药物的患者，可继续使用；其他患者应根据具体情况选择，详见“缺血性脑血管病的二级预防”。

6. 神经保护药物　其疗效与安全性尚需开展更多高质量临床试验进一步证实。

7. 传统医药　中医药在缺血性脑卒中急性期患者救治中有广泛应用，疗效尚需更多高质量RCT研究进一步证实。可参考使用的中药注射剂包括丹参类注射剂、三七类注射剂、银杏叶注射剂、灯盏细辛注射液、参芎葡萄糖注射液等。但使用中药注射剂前，应了解患者是否有禁忌证和过敏史，并严格按照说明书使用合适的溶剂，治疗过程中关注过敏反应等。口服三七类中成药补充治疗，可进一步改善神经功能。中药汤剂在中医辨证论治的情况下，也可用于缺血性脑卒中急性期补充治疗。针刺治疗在缺血性脑卒中急性期建议根据具体临床情况并结合患者意愿决定是否选用。

（四）二级预防

对于发生过一次急性脑卒中事件的患者，应采取改良生活方式、控制危险因素、开展专科治疗等二级预防措施。二级预防专科抗栓治疗已在药物治疗部分阐述，此处主要介绍生活方式干预和危险因素的控制。

1. 生活方式干预

（1）吸烟　建议吸烟者戒烟，无吸烟史者避免被动吸烟。可能有效的戒烟手段包括心理疏导、尼古丁替代疗法或口服戒烟药物（安非他酮或伐尼克兰等）。

（2）饮酒　建议有饮酒嗜好者，戒酒或减少酒精摄入量；既往不饮酒者，建议保持不饮酒。

（3）体育锻炼　体育锻炼的方式和强度应根据具体情况选择。具有活动能力的患者，急性期后推荐每周3～4次，每次至少10分钟中等强度（如快走）运动或每周至少2次、每次至少20分钟有氧运动（如快走、慢跑），不推荐中度（NIHSS评分5～12分）亚急性缺血性脑卒中患者进行有氧运动；行动不方便的患者，在康复治疗机构的科学指导下锻炼。

（4）肥胖　超重或肥胖患者，可通过健康的生活方式、良好的饮食习惯、增加体力活动等措施减轻体重，也有利于控制血压、血糖、血脂，以减少脑卒中风险。

（5）膳食营养　饮食应多样化，总体能量和营养的摄入要均衡、合理，增加食用全谷、豆类、水果、蔬菜和低脂奶制品，减少饱和脂肪酸和反式脂肪酸的摄入，推荐食用含钾代盐。

2. 高血压的管理　缺血性脑卒中或TIA患者发病数天且病情稳定后，若收缩压≥140mmHg或舒张压≥90mmHg，既往未接受降压治疗且无绝对禁忌，可启动降压治疗；既往有高血压病史且长期服药者，无绝对禁忌，发病数天且病情稳定后可以重新启动降压治疗。

大多数高血压患者（包括合并糖尿病、冠心病、心力衰竭或慢性肾脏疾病伴有蛋白尿的患者）血压应控制在130/80mmHg以下，80岁及以上老年患者可控制在140/90mmHg以下。

血管紧张素转化酶抑制剂（angiotensin converting enzyme inhibitor，ACEI）、血管紧张素受体阻滞药（angiotensin receptor blocker，ARB）、钙通道阻滞剂（calcium channel blocker，CCB）、β受体阻滞剂、利尿剂均可用于脑卒中患者的降压，具体种类和剂量的选择应个体化，全面考虑药物、脑卒中的特点和患者三方面因素。

3. 高胆固醇血症的管理　非心源性缺血性脑卒中/TIA患者，低密度脂蛋白胆固醇（low-density lipoprotein cholesterol，LDL-C）≥ 2.6mmol/L，推荐高强度他汀类药物治疗。颅内大动脉粥样硬化性狭窄（狭窄率 70%～99%）及由颅外大动脉狭窄导致的缺血性脑卒中或 TIA 患者，推荐高强度他汀类药物治疗。他汀类药物强度及血脂控制目标可参照第九章第三节血脂异常的药物治疗内容。对于极高危缺血性脑卒中患者，如果已应用可耐受的最大剂量他汀类药物，LDL-C 水平仍高于 1.8mmol/L，推荐联合依折麦布；若他汀类药物与依折麦布联合治疗后，LDL-C 水平仍未达标，推荐联合使用前蛋白转化酶枯草溶菌素 -9（proprotein convertase subtilisin/kexin type 9，PCSK9）抑制剂；对于他汀类药物不耐受或他汀类药物治疗有禁忌证者，根据 LDL-C 水平目标值，可考虑使用 PCSK9 抑制剂或依折麦布。

4. 糖尿病前期和糖尿病的管理 对合并糖尿病的缺血性脑卒中或 TIA 患者，急性期后血糖控制目标值应个体化，警惕低血糖事件带来的危害，建议进行生活方式干预、营养支持、糖尿病自我管理教育和降糖药物的综合治疗。对合并糖尿病前期的患者，生活方式干预对延缓疾病进展有益。

患者长期血糖管理的目标一般为糖化血红蛋白（HbA1c）＜ 7%（平均血浆葡萄糖为 8.6mmol/L），空腹血糖或餐前血糖目标值为 4.4～7.0mmol/L，非空腹血糖＜ 10.0mmol/L。在无低血糖事件或其他严重不良事件发生的情况下，年轻、糖尿病病史短、预期寿命长、无严重心血管疾病的患者可将 HbA1c 控制在＜ 6.5%（平均血浆葡萄糖 7.8mmol/L）水平。对于有严重低血糖事件发生史、预期寿命短、存在严重微血管或大血管并发症或其他严重并发症、糖尿病病史长且应用胰岛素等多种降糖药都难以控制血糖的患者，可将 HbA1c 控制在＜ 8%（平均血浆葡萄糖 10.2mmol/L）水平。

降糖药物的选择应充分考虑患者的临床特点和药物的安全性，制订个体化的血糖控制方案。优先选择可降低心脑血管事件（包括脑卒中、心肌梗死、血管性死亡）风险的降糖药，如胰高血糖素样肽 1（glucagon-like peptide-1，GLP-1）受体激动剂、钠葡萄糖协同转运蛋白 2（sodium-glucose cotransporter-2，SGLT-2）抑制剂等。对于合并胰岛素抵抗的患者，排除禁忌证后，应用吡格列酮对于预防脑卒中复发可能有益。具体药物治疗方案可参考第十四章第三节糖尿病的药物治疗部分。

5. 睡眠呼吸暂停的治疗 鼓励有条件的医疗单位对缺血性脑血管病患者进行睡眠呼吸监测，对存在睡眠呼吸暂停的患者，可考虑使用持续正压通气（CPAP）治疗，改善患者的预后。

6. 高同型半胱氨酸血症的治疗 对近期发生缺血性脑血管病且合并有高同型半胱氨酸血症的患者，补充叶酸、维生素 B_6、维生素 B_{12} 可降低同型半胱氨酸水平。

案例 7-2-1 患者，男，75 岁，身高 170cm，体重 72kg。因“突发右侧肢体无力 2 小时”入院，患者 2 小时前（19：45 左右）进食过程中突发右侧肢体无力，不能下地行走、右手抓握无力，伴言语不清，于 21：45 左右到医院急诊就诊。

查体：T 36.8℃，BP 154/83mmHg，HR 85 次 / 分，RR 20 次 / 分，其他生命体征平稳。神经查体不合作，右侧肢体肌力 3 级，左侧肢体肌力 5 级，四肢肌张力正常，右侧 Gordon 征阳性，其他神经查体未见异常。头部 CT 检查未见脑出血征象。NIHSS 评分 7 分。

既往病史：高血压病史 10 余年，平素服用苯磺酸氨氯地平片 5mg/d，血压控制情况不详，未规律监测。无手术和外伤史。吸烟、饮酒数十年，未戒烟、戒酒。

实验室检查：INR 1.53，凝血酶原时间 18.5 秒，血糖 6.8mmol/L，总胆固醇 5.70mmol/L，甘油三酯 2.06mmol/L，低密度脂蛋白 3.61mmol/L；血常规、肾功能、肝功能等未见异常。

问题 7-2-1-1 患者是否具有静脉溶栓的指征？

解析 7-2-1-1 患者 75 岁，发病 2 小时入院，有右侧肢体无力、言语不清等神经功能缺损症状，具有静脉溶栓适应证。近期无外伤及手术史，无活动性出血症状，凝血功能等实验室检查未见异常，血糖、血压在安全范围内，NIHSS 评分 7 分，无静脉溶栓的禁忌证和相对禁忌证，具有静脉溶栓的指征。

问题 7-2-1-2 患者若行静脉溶栓，建议使用哪种静脉溶栓方案？

解析 7-2-1-2 患者入院时发病 2 小时，出血风险较低，建议 rt-PA 0.9mg/kg 静脉溶栓治疗。其中 10% 的剂量在最初的 1 分钟内静脉推注，剩余剂量在 1 小时内持续静脉滴注。或者替奈普酶 0.25mg/kg，静脉团注溶栓治疗。

问题 7-2-1-3 应向患者推荐何种二级预防方案？

解析 7-2-1-3 根据患者可干预的危险因素，建议二级预防方案如下，①抗栓治疗：静脉溶栓 24 小时后启动抗血小板治疗，阿司匹林 100mg/d 或氯吡格雷 75mg/d 单药治疗，用药前复查头部 CT 或 MRI；②血脂控制：患者 LDL-C 3.61mmol/L，不排除动脉粥样硬化，肝功能未见异常，可考虑中高强度他汀治疗；③血压控制：患者既往有高血压，服用苯磺酸氨氯地平 5mg/d 治疗，发病数天后可以评估患者血压波动情况后调整降压方案，目标控制在 130/80mmHg 以下；④生活方式干预：建议戒烟、戒酒，低盐、低脂饮食，病情稳定后适当体育锻炼。

（赖 莎）

第三节 出血性脑血管病

一、定义与流行病学

（一）定义

出血性脑血管病主要包括脑出血、蛛网膜下腔出血及其他颅内出血。

脑出血（intracerebral hemorrhage，ICH）是指原发于脑实质内的、非外伤性出血。常形成大小不等的脑内血肿，有时穿破脑实质形成继发性脑室内和（或）蛛网膜下腔出血。主要发生于高血压或脑动脉硬化的患者，是具有高死亡率、高致残率的一种常见病。

蛛网膜下腔出血（subarachnoid hemorrhage，SAH）是指颅内血管破裂，血液流入蛛网膜下腔引起的出血。可分为外伤性和自发性出血，后者又分为原发性和继发性两种类型。

（二）流行病学

全球疾病负担研究报告显示，我国出血性脑卒中的发病率与 2005 年的 93/10 万相比，2019 年已经下降至 45/10 万，患病率为 306/10 万（年龄标准化患病率为 215/10 万），伤残调整寿命年为 1142/10 万。

二、病因和发病机制

（一）病因

1. 脑出血 高血压合并细小动脉硬化是最常见的病因，动 - 静脉血管畸形、脑淀粉样血管病变、血液病（如白血病、再生障碍性贫血、血小板减少性紫癜、血友病、红细胞增多症和镰状细胞贫血等）、抗凝或溶栓治疗等也是脑出血可能的病因。

2. 蛛网膜下腔出血 颅内动脉瘤是最常见的病因，占 85% 左右，血管畸形约占 10%，烟雾病、颅内肿瘤、垂体卒中、血液系统疾病、颅内静脉系统血栓、抗凝治疗并发症等其他病因也可见，还有 10% 左右的患者病因不明。

（二）发病机制

1. 脑出血 主要发病机制是脑内细小动脉在长期高血压作用下发生慢性病变破裂所致。长期高血压可使脑细小动脉发生玻璃样变性、纤维素样坏死，甚至形成微动脉瘤或夹层动脉瘤，血压骤升时，易导致血管破裂出血。非高血压性脑出血，由于其病因不同发病机制各异。

2. 蛛网膜下腔出血 囊性动脉瘤可能与遗传、先天性发育缺陷有关；炎性动脉瘤则是因动脉炎或颅内炎症引起血管壁病变而形成的；脑动静脉畸形是由于发育异常形成畸形血管团；其他如肿瘤或转移癌直接侵蚀血管，亦可引起血管壁病变而导致破裂出血。

三、诊断

（一）临床表现

1. 脑出血 50岁以上患者常见，男性稍多于女性，有一定季节性，寒冷季节发病率较高，多伴有原发性高血压。突发起病，且多在情绪激动或活动中发病，数分钟至数小时内可达到高峰。常伴有恶心、呕吐、头痛、血压明显升高、不同程度的意识障碍及神经系统阳性体征。

2. 蛛网膜下腔出血 中青年发病居多。突然起病，数秒或数分钟内即可发生，多在活动中（如剧烈运动、用力排便等）或情绪激动时发病。表现为剧烈头痛，呈炸裂样，可伴有恶心、呕吐、畏光、短暂性意识丧失或局灶性神经功能障碍。数小时后常出现脑膜刺激征，以颈项强直最多见。还可伴有痫性发作、眼底出血、欣快、谵妄、幻觉及其他症状。

（二）辅助检查

影像学检查是诊断出血性脑血管病的重要方法，主要包括头部CT、MRI和脑血管造影等。怀疑SAH的患者，若CT、MRI结果阴性，需行腰椎穿刺检查以排除SAH。其他包括排除相关系统疾病的实验室检查。

（三）诊断

1. 脑出血 早期进展迅速，容易出现神经功能恶化，及时评估病情和快速诊断至关重要。根据突发剧烈头痛、呕吐、神经功能障碍等症状和体征，结合影像学检查，排除非血管性脑部病因，诊断脑出血。

2. 蛛网膜下腔出血 突发持续性剧烈头痛、呕吐，脑膜刺激征阳性，伴或不伴意识障碍。CT示脑池、蛛网膜下腔高密度影，或腰椎穿刺提示颅内压增高、血性脑脊液即可确诊。

四、治疗

（一）治疗原则

对突然发病疑似出血性脑卒中的患者，急救人员应进行简要评估和急救处理，尽快送往有条件的医院，尽早完善头部CT等检查，查明病因，根据病情紧急采取相应的治疗措施。治疗原则为安静卧床、脱水降颅压、调整血压、防治继续出血及并发症。

（二）脑出血的治疗

1. 一般治疗

（1）持续性生命体征监测，包括神经功能状态评估和生命体征监测，后者包括血压监测、心电监测、氧饱和度监测及体温监测等。

（2）定时复查头部CT，发病后8小时、最迟24小时内再次复查头部CT，有血肿扩大危险征象者，做好外科干预的准备。

（3）根据病情，稳定血压，适当降低颅内压，防止脑水肿，维持水电解质、血糖（处理同急性脑梗死）、体温稳定，预防及治疗各种颅内及全身并发症。

2. 药物治疗

（1）血压管理 血压升高的幅度与死亡、残疾、血肿扩大、神经功能恶化等不良预后密切相关。故早期平稳管理血压非常重要。发病后迅速启动降压并依病情将收缩压调整至140～180mmHg；病情稳定后血压控制范围根据患者合并症情况和脑灌注状态进行调整；长期血压控制目标值＜130/80mmHg。早期降压治疗期间每隔5～15分钟监测1次血压。

（2）降颅内压　对怀疑颅内压增高和意识水平持续下降的重症患者，可进行颅内压和脑灌注压监测。将早期的颅内压控制在合适的水平，可以改善功能预后。应用脱水剂降低颅内压，首选20%甘露醇（每天1～3g/kg），甘油果糖、利尿剂、白蛋白、高渗盐水等也可考虑使用，用量及疗程综合患者情况个体化制订。应用脱水剂期间，应严密监测肾功能、电解质和血容量，维持内环境稳定。降颅内压的目标值是颅内压＜22mmHg，脑灌注压60～70mmHg。必要时可应用丙泊酚、咪达唑仑、右美托咪定等镇静剂减少患者躁动，剧烈头痛患者可适当应用芬太尼、瑞芬太尼等镇痛药，避免因躁动或疼痛引起颅内压升高。

（3）止血治疗　除非患者存在凝血功能障碍，否则不常规应用止血药物，如氨基己酸和氨甲环酸等。部分点状出血、渗血，尤其是合并消化道出血的患者，抗纤溶酶药物可能有一定作用，可酌情选用。

（4）抗凝药物相关脑出血的治疗　抗凝药物相关脑出血占所有脑出血患者的12%～20%，其治疗应根据抗凝血药的种类逆转处理。对于口服华法林导致脑出血者，首先应停用华法林，补充维生素K依赖的凝血因子，并静脉应用维生素K，初始剂量为10mg；凝血酶原复合物（prothrombin complex concentrate，PCC）纠正INR更为迅速，可作为备选，推荐剂量为20～30IU/kg，在特殊情况下可增加剂量至30～40IU/kg；重组活化凝血因子Ⅶa（recombinant activated coagulation factor Ⅶa，rFⅦa）不作为常规推荐。对于服用达比加群酯、利伐沙班或阿哌沙班等新型抗凝血药患者，可个体化考虑第8因子旁路活性抑制剂（factor Ⅷ inhibitor-bypassing activity，FEIBA）治疗，亦可应用PCC或者rFⅦa治疗，达比加群酯引起的出血可以应用其特异性逆转剂依达赛珠单抗或行血液透析清除。肝素导致的出血，可以应用硫酸鱼精蛋白使活化的部分凝血酶原时间恢复正常。

因机械性瓣膜、深静脉血栓、肺梗死等因素，必须使用抗凝血药的患者，在急性期明确出血已经停止的情况下，可给予普通肝素或低分子肝素抗凝，具体剂量个体化制订。ICH后患者口服抗凝血药恢复使用的最佳时机目前尚未确定，对于非机械性瓣膜患者，至少在4周内避免口服抗凝血药；对于有机械性瓣膜的患者，综合考虑出血及血栓形成风险，ICH后6天开始口服抗凝血药可能获益最佳。

（5）抗血小板药物相关脑出血的治疗　血小板功能低下、血肿有扩大倾向或需急诊清除血肿者，可以输注1U的单采血小板或5U的多采血小板。ICH后患者重新启用抗血小板药物的时机目前亦无定论，有研究提示，ICH发生后数天可开始阿司匹林单药治疗。

（6）抗癫痫　ICH患者早期（1周内）癫痫发作发生率约为16%，是否需要常规预防性应用抗癫痫药物尚无定论，对于幕上血肿较大患者可以使用抗癫痫药物预防。对于脑出血治疗期间有临床癫痫发作的患者，以及脑电图监测提示存在癫痫性放电的患者，应使用抗癫痫药物治疗。

（7）其他治疗　密切监测患者血糖，控制血糖值范围在7.7～10.0mmol/L。维持正常体温，如出现中枢性发热，应积极退热；若为并发感染等因素导致的发热，应针对病因进行治疗。其他常见的并发症包括误吸、肺炎、呼吸衰竭/窘迫、深静脉血栓、肺动脉血栓和脓毒血症、心肌梗死、急性肾损伤、低钠血症、消化道出血、营养不良和尿路感染等。因此，应加强并发症评估和预防护理。脑出血后是否使用神经保护剂尚存在争议。

3. 外科治疗　对于严重脑出血危及生命的患者，内科治疗可能无效，需要外科治疗。外科治疗的主要目标在于及时清除血肿，解除脑压迫，缓解严重高颅压及脑疝，挽救患者生命。外科治疗主要包括去骨瓣减压术、开颅血肿清除术、钻孔血肿抽吸术及脑室穿刺引流术等。

（三）蛛网膜下腔出血的治疗

1. 一般治疗　明确出血病因，密切监测体温、瞳孔、心电、意识水平（如 GCS 评分）、肢体功能等，监测间隔不应超过 1 小时。保持绝对卧床，避免用力，避免情绪波动。

2. 手术治疗　SAH 手术治疗的主要目标是改善病因，如闭塞颅内动脉瘤，以防止再出血。手术治疗主要有血管内治疗和开颅夹闭两种方法，均建议尽早进行。具体手术治疗方案由神经外科医师和神经介入医师共同讨论确定。

3. 药物治疗

（1）控制颅内压　参考脑出血治疗的药物。

（2）调控血压　对于动脉瘤性 SAH 患者，在未行动脉瘤闭塞前，急性血压升高可能增加再出血的风险，若平均动脉压＞125mmHg 或收缩压＞180mmHg，建议选择静脉持续输注便于调控血压的降压药，如尼卡地平、拉贝洛尔、艾司洛尔等，将收缩压控制在 160mmHg 以内，平均动脉压控制在 90mmHg 以上并保持足够的脑灌注压。对于非动脉瘤性 SAH 患者，血压管理的获益、目标值尚不明确，缺乏相关研究证据。

（3）止血　目前仍存在争议，因为应用抗纤溶药物降低再出血发生率的同时，可能会增加缺血的风险，故对于无法尽早行动脉瘤闭塞治疗者，可应用抗纤溶药物短期治疗（＜ 72 小时），以降低再出血风险。常用的抗纤溶药物包括氨基己酸、氨甲苯酸、酚磺乙胺等。

（4）其他　剧烈头痛的患者可以考虑可待因等镇痛药缓解，伴有焦虑、不安的患者可给予适当剂量的巴比妥盐、水合氯醛保持患者安静。根据情况给予止咳、通便等对症处理。

4. 相关并发症的治疗

（1）脑血管痉挛和迟发性脑缺血　早期、全程、足量、安全地口服尼莫地平（静脉应用无差异）能够降低 SAH 后迟发性脑缺血（delayed cerebral ischemia，DCI）所致的神经功能障碍，显著降低脑血管痉挛（cerebral vascular spasm，CVS）引起的致死和致残率，改善临床预后。症状性 CVS 患者，可以选择脑血管成形术和（或）选择性动脉内灌注血管扩张药治疗，如钙通道阻滞剂。

（2）脑积水　SAH 的常见并发症，脑室外引流、脑脊液分流术等外科处理是唯一方法。

（3）癫痫　动脉瘤 SAH 相关癫痫发生率为 6%～18%，迟发性癫痫的发生率仅 3%～7%。因此，不推荐常规使用抗癫痫药物进行预防，若患者既往有痫性发作、脑实质血肿、难治性高血压、脑梗死或大脑中动脉瘤等迟发性痫性发作的危险因素，可考虑使用抗癫痫药物，但不推荐长期使用。对于伴有临床明显痫性发作的患者，应给予抗癫痫药物治疗。

案例 7-3-1　患者，男，59 岁，身高 175cm，体重 75kg。因“头晕伴恶心、呕吐 28 小时”入院。患者 28 小时前无明显诱因突发头晕，呈天旋地转感，并出现跌倒一次，自觉四肢无力，伴恶心、呕吐，有饮水呛咳，有头痛，呼叫 120 送至急诊就诊收治入院。

查体：T 37.3℃，BP 134/91mmHg，HR 110 次 / 分，RR 23 次 / 分，其他生命体征平稳。有颈抵抗，克氏征（+），左侧鼻唇沟稍变浅，口角无歪斜，伸舌稍偏右，四肢肌力、肌张力正常，左侧指鼻及左下肢跟膝胫试验欠稳准，右侧指鼻及跟膝胫试验尚稳准。

既往病史：原发性高血压 5 年余，平素服用厄贝沙坦片 150mg/d 降压，自诉规律服药和监测，收缩压波动在 120～140mmHg。近 4 年有 2 次急性脑梗死病史，服用阿司匹林肠溶片 100mg/d，阿托伐他汀钙片 20mg/d。无手术和外伤史。无吸烟、饮酒等嗜好。

辅助检查：头部 CT 示左侧小脑大片状低密度混杂高密度影，中脑受压移位，左侧小脑半球脑梗死，边缘可疑少许出血，考虑左侧小脑急性出血性脑梗死，右侧外囊陈旧性出血，右颞枕叶（右大脑后动脉供血区）低灌注。血常规：白细胞 12.55×10^9/L，中性粒细胞比例 78.9%；随机血糖 9.18mmol/L；电解质、肝功能、肾功能、凝血功能均未见异常。

问题 7-3-1-1 患者初始治疗方案应如何制订?

解析 7-3-1-1 结合患者临床表现、体征和影像学结果可初步诊断患者为脑出血，头部 CT 提示中脑受压移位，有颅内压增高的表现。因此，首先应停用阿司匹林肠溶片，避免加重脑出血；其次应给予降颅压治疗，如 20% 甘露醇注射液 125ml q6h 静脉滴注（剂量和给药间隔可根据症状变化调整，每天 1～3g/kg），必要时联合其他脱水剂；继续目前降压方案，监测血压变化；他汀类药物可继续应用。

问题 7-3-1-2 患者应用脱水剂降颅压，药师需进行哪些药学监护?

解析 7-3-1-2 常用脱水剂如甘露醇，最常见的不良反应就是水电解质紊乱、肾功能损害，因此，应密切监测患者出入量、电解质和肾功能。

问题 7-3-1-3 该患者病情稳定后是否需要恢复抗血小板治疗?

解析 7-3-1-3 患者既往曾有两次急性脑梗死，有高血压病史多年，本次出现脑出血，说明患者脑卒中复发的风险非常高，病情稳定后需要恢复抗血小板治疗。根据《中国急性缺血性脑卒中诊治指南 2023》，对于梗死后出血性转化患者，恢复开始抗凝和抗血小板治疗的时机为症状性出血转化病情稳定后 10 天至数周后开始，应权衡利弊。因此，患者应在病情稳定，经复查头部 CT 或 MRI 明确脑出血吸收情况后，再重新启动抗血小板治疗。

（赖　莎）

第四节　癫　痫

一、定义与流行病学

（一）定义

癫痫（epilepsy）是一类以反复发作为特征的慢性脑部疾病，发作时脑电图显示神经元高频同步化放电，表现为暂时性意识丧失和运动障碍等脑功能紊乱。

（二）流行病学

癫痫是常见的严重脑部疾病之一，影响全球约 7000 万人口，发病呈双峰分布，幼儿和老年人群发病风险较高。癫痫年累计发病率为 67.77/10 万人，高收入国家癫痫发病率为每年 48.9/10 万人，中低收入国家为每年 139.0/10 万人。我国癫痫患者也逾千万，不同地区和城乡之间患病率差异较大，在 0.48‰～8.51‰。全球范围内约超过 1/3 癫痫患者未得到充分和恰当的药物治疗。

二、病因和发病机制

（一）病因

根据 2017 年国际抗癫痫联盟（International League Against Epilepsy，ILAE）癫痫发作及癫痫分类指南推荐，癫痫病因主要包括以下几个因素。

1. 遗传因素　单基因和多基因变异、染色体失衡等可通过影响大脑发育引起癫痫。

2. 结构因素　引起癫痫的常见结构性病变有海马硬化、脑肿瘤、皮质发育畸形、血管畸形、胶质瘢痕（包括卒中和外伤性脑损伤）和脑部炎症等。

3. 感染和免疫因素　由细菌、病毒、真菌和寄生虫引起的脑部感染是癫痫常见病因，自身抗体及先天免疫引发的免疫损伤也可导致癫痫发作，如拉斯穆森（Rasmussen）脑炎引起的儿童难治性癫痫。

4. 代谢因素　器官功能衰竭、营养缺乏或外源性药物和毒素，以及某些先天性新陈代谢障碍

（葡萄糖转运、吡哆醇代谢和线粒体病变）均可引发癫痫。

5. 其他因素　神经退行性疾病和某些未知原因也可导致癫痫发作。

（二）发病机制

癫痫发病机制极其复杂，涉及各种因素所致的离子通道、神经递质、炎症和免疫反应、神经胶质细胞、突触结构和功能改变。与癫痫发病相关的离子通道主要包括钠、钾和钙通道。脑内兴奋性递质如谷氨酸和抑制性神经递质如γ-氨基丁酸（γ-aminobutyric acid，GABA）水平失衡也是引起神经元异常放电的原因。此外，炎症和免疫反应可损伤血脑屏障，增加神经元兴奋性，参与癫痫发生。神经胶质细胞通过调节细胞外递质和离子浓度、神经元能量代谢和突触功能等影响脑内神经元兴奋性。

三、诊　断

（一）诊断标准

符合下列之一即可诊断为癫痫：①至少两次间隔＞24小时的非诱发性（或反射性）发作；②一次非诱发性（或反射性）发作伴有脑损伤（A级）、脑电图痫样改变（A级）和头颅影像显示结构性损害（B级），夜间发作（B级）；③癫痫综合征。

（二）检查

除癫痫发作的症状和体征外，脑电图检查是诊断癫痫的重要手段，作为癫痫分类依据。脑磁图检查结合脑电图检查用于癫痫源与功能区定位。CT和MRI能够发现脑部结构异常，有助于癫痫病因诊断。其他如功能磁共振成像（fMRI）和正电子发射体层成像（PET）能够提供癫痫患者脑内代谢状态，有助于定位癫痫病灶。实验室检查主要用于鉴别感染、代谢和遗传因素是否作为癫痫病因。

四、分类及临床表现

（一）癫痫发作的分类及临床表现

根据ILAE发布的指南，癫痫按照发作类型和范围可分为部分性、全面性和起源不明性发作三类。

1. 部分性发作　起源于一侧大脑半球的局部区域，包括运动或非运动性发作、局灶性进展为双侧强直性阵挛两类，其中运动或非运动性发作主要表现为自动症、过度运动、失张力发作、肌阵挛发作、强直发作、自主神经性发作、情绪性发作和感觉性发作等多种形式。部分性发作可进展为双侧强直阵挛，表现为不对称发作。

2. 全面性发作　发作开始时即有双侧半球受累，脑电图显示双侧半球广泛性放电，往往伴有意识障碍，表现为双侧肢体运动症状，包括强直-阵挛发作、强直发作、肌阵挛发作、肌阵挛-失张力发作、癫痫性痉挛、典型和非典型失神发作、失神伴眼睑肌阵挛发作等形式。

3. 起源不明性发作　包括上述各种发作形式，但临床资料极度缺乏，无法分类，如某些新生儿发作（节律性眼动、咀嚼动作与游泳样动作等）。

此外，全面性合并部分性癫痫是新提出的类型，临床表现为全面性、部分性起源的癫痫发作，脑电图显示全面性棘波和部分性癫痫样放电，如Dravet综合征和Lennox-Gastaut综合征。

癫痫按照病因又可分为原发性和继发性两类，其中，继发性癫痫又称症状性癫痫，常继发于多种神经系统疾病，如颅脑损伤、颅内感染、颅内肿瘤、热性惊厥和脑血管疾病等。

（二）癫痫综合征的分类及临床表现

癫痫综合征是一类有特殊病因，由特定症状和体征组成的癫痫，分为特发性全面性癫痫和自限性部分性癫痫两类综合征，可能与基因相关，常发生于儿童与青少年时期，有一定的自限性，多数预后良好。

1. 特发性全面性癫痫 未发现明确病因，可能与基因相关，特指儿童失神性癫痫、青少年失神癫痫、青少年肌阵挛性癫痫和全面性强直 - 阵挛癫痫等癫痫综合征，表现为失神发作和肌阵挛发作，多数预后良好。

2. 自限性部分性癫痫 多儿童期起病，常见类型为伴中央颞区棘波的儿童良性癫痫，还包括自限性儿童枕叶、额叶、颞叶和顶叶癫痫。儿童良性癫痫多表现为睡眠中部分性运动或感觉发作，青春前期有自我缓解趋势。自限性儿童枕叶、额叶、颞叶和顶叶癫痫表现为与脑区功能相关的特征性发作，具有自限性，预后良好。

五、评　估

（一）首次发作后的再发风险评估

各类癫痫再发风险表现为：部分性发作比全面性发作高，继发性发作比特发性发作高，成人发作比儿童发作高。此外，有明确病因、外伤和脑炎病史者容易再发。多数患者在首次发作后最初几周或几个月内再发，若首次发作后长时未发，其再发风险降低。

（二）治疗对预后的影响评估

新诊断癫痫通过正规抗癫痫治疗可达 70%～80% 控制率，单药治疗有效率为 59.2%。如经 2 年治疗后癫痫发作仍不能完全控制，后续缓解率下降。一般情况下，发作完全控制（无发作）2～4 年后可考虑停药，停药后大部分患者可获终身缓解。部分患者复发时间多在停药后 1 年内，停药早期（3～6 个月）复发率高。具有长期癫痫发作史、同时存在多种发作类型、伴有结构性脑损伤、合并神经系统体征及青少年肌阵挛性癫痫患者停药后复发风险高。

（三）癫痫综合征的预后评估

根据对抗癫痫药物的反应，癫痫综合征预后分为很好、较好、不确切和不好四级。儿童良性枕叶、额叶癫痫，婴儿良性肌阵挛癫痫和热性惊厥等不需药物治疗，预后很好；对于儿童失神癫痫、无神经症状的全身强直 - 阵挛发作，抗癫痫药物可完全控制症状，预后较好；对于青少年肌阵挛性癫痫和一些症状性癫痫，药物可缓解发作，但停药后易复发，预后不确切；先天性神经功能缺陷相关癫痫 [如结节硬化，斯德奇 - 韦伯综合征（Sturge-Weber syndrome）和脑瘫等]、进行性肌阵挛性癫痫、婴儿痉挛综合征和伦诺克斯 - 加斯托综合征（Lennox-Gastaut syndrome）等癫痫类型，药物不能有效抑制发作，预后不好。

六、治　疗

（一）癫痫的治疗目标

癫痫的治疗方法仍以药物为主，治疗目标为在无明显药物副作用情况下，完全控制癫痫临床发作，预防复发，确保患者身心健康。

（二）癫痫的药物治疗

目前临床用于癫痫治疗的药物选择较多，根据使用时间先后分为传统抗癫痫药和新型抗癫痫药。

1. 传统抗癫痫药

（1）卡马西平（carbamazepine） 又称酰胺咪嗪，能够阻断神经细胞膜钠、钙通道和 *N*- 甲基 -D- 天冬氨酸受体（*N*-methyl-D-aspartic acid receptor，NMDA），抑制癫痫病灶及其周围神经元异常放电和突触传递，增强 GABA 功能。卡马西平是治疗癫痫部分性发作首选药物，对癫痫并发的精神症状有较好效果。长期应用有头昏、眩晕、恶心、呕吐、视物模糊、共济失调和皮疹等反应，严重不良反应少见。卡马西平是肝药酶诱导剂，可加速合用药物和自身代谢，长期使用需注意药物疗效降低。

（2）丙戊酸钠（valproate sodium）　为广谱抗癫痫药，能够阻滞钠通道和 T 型钙通道，抑制神经元异常放电。此外，丙戊酸通过影响脑内 GABA 代谢发挥抗癫痫作用。丙戊酸对各型癫痫发作均有效，对原发性全面性发作、全身强直 - 阵挛发作、失神发作、肌阵挛发作疗效好，对部分性发作、继发性全面性发作也有一定疗效，但对失张力发作、强直性发作、Lennox-Gastaut 综合征疗效较差。肝毒性和血小板减少为常见不良反应，长期应用可致体重增加、脱发、月经失调或闭经、多囊卵巢综合征等，有致畸作用。

（3）苯妥英钠（phenytoin sodium）　苯妥英钠的抗癫痫作用机制较为复杂，可抑制突触传递的强直后增强现象，阻滞电压依赖性钠通道和钙通道，抑制钙调素激酶活性。早年用于治疗癫痫部分性发作，但由于不良反应多且严重，目前不作为一线药物使用。不良反应与剂量呈正相关，久服骤停可诱发癫痫持续状态；静脉注射过快可导致心肌抑制、血压下降和心律失常。

（4）苯巴比妥（phenobarbital）　作为最古老的抗癫痫药物，既能抑制病灶神经元异常放电，又能抑制异常放电的扩散。其抗癫痫机制与激动 GABA 受体，减少 Ca^{2+} 依赖的兴奋性神经递质释放有关。苯巴比妥能有效控制多种类型癫痫发作，可用于癫痫大发作和癫痫持续状态的治疗。因有效血药浓度与中毒浓度接近，不作为临床首选用药。

（5）扑米酮（primidone）　又称去氧苯巴比妥，在体内生成的活性代谢物有抗癫痫作用，对各种类型癫痫均有不同程度疗效，作用与苯巴比妥相似。

（6）苯二氮䓬类药物　临床用于抗癫痫治疗的主要为长效苯二氮䓬类药物，如地西泮、硝西泮、氯硝西泮和氯巴占等。苯二氮䓬类药物通过增强脑内 GABA 功能，产生广谱抗癫痫作用。地西泮静脉注射为控制癫痫持续状态的首选方案。硝西泮对肌阵挛性发作、失神性发作和婴儿痉挛有较好疗效。氯硝西泮和氯巴占抗癫痫谱更广，对肌阵挛性发作、失神性发作效果好。

（7）乙琥胺（ethosuximide）　抗癫痫作用与抑制 T 型钙通道有关。乙琥胺主要用于治疗儿童失神发作和肌阵挛发作，是治疗失神小发作的首选药。与其他抗癫痫药合用于混合型癫痫发作，也可用于失神性癫痫持续状态治疗。常见副作用为胃肠道反应，如厌食、恶心、呕吐等，其次为中枢神经系统症状，对于有精神病史者可引起精神失常。

2. 临床使用的新型抗癫痫药

（1）奥卡西平（oxcarbazepine）　阻滞电压敏感性钠通道，减少谷氨酸释放，增强钾传导，减少钙内流。奥卡西平是治疗部分性发作的首选药物，对复杂部分性发作疗效优于其他抗癫痫药物，对全面性强直 - 阵挛发作也有较好疗效，可减轻患者精神症状。由于不良反应少，患者耐受性和依从性好，临床逐渐成为卡马西平的替代药物。

（2）左乙拉西坦（levetiracetam）　作用位点是突触囊泡蛋白 SV2A，通过调节突触囊泡分泌功能和突触前神经递质释放，抑制海马锥体神经元 N 型钙通道，发挥抗癫痫作用。临床适用于部分性发作，尤其对成人和儿童难治性癫痫部分发作疗效显著，对全面性发作包括青少年肌阵挛发作和原发性全面强直 - 阵挛性发作疗效确切，临床作为这些癫痫的一线治疗药物。对婴儿严重肌阵挛发作和失神发作也有一定疗效。目前尚无严重不良反应报道。

（3）拉莫三嗪（lamotrigine）　选择性阻滞Ⅱa 型钠通道，对失活延迟的钠通道起作用，能有效抑制神经元异常放电，还可抑制谷氨酸、天冬氨酸释放，具有较好的神经保护作用。抗癫痫谱广，临床用于部分性和全面性发作的治疗：对简单和复杂部分性发作、原发性和继发性全面强直 - 阵挛性发作疗效显著，可用于一些顽固性发作病例；对非典型失神发作和儿童肌阵挛性发作也有较好疗效。皮疹发生率为 1%～2%，是导致撤药的主要原因之一。

（4）托吡酯（topiramate）　新型广谱抗癫痫药，通过阻断钠通道，增强 GABA 功能，拮抗 KA/AMPA 受体，抑制碳酸酐酶活性等多种机制发挥抗癫痫作用。抗癫痫谱广，作为多种类型癫痫发作的单药和辅助治疗。对部分性和全面性发作均有效，临床用于部分性发作、全面强直 - 阵挛性发作、Lennox-Gastaut 综合征和婴儿痉挛性癫痫及难治性癫痫均有良好效果。耐受性较好，有潜在致畸风险，孕妇及哺乳期妇女慎用。

（5）加巴喷丁（gabapentin） GABA 类似物，通过改变 GABA 代谢和抑制电压门控钙通道产生抗癫痫作用。临床适用于控制不好或患者不能耐受其他治疗药物的癫痫发作，也用于部分性和全身性发作的辅助治疗。

（6）普瑞巴林（pregabalin） GABA 类似物，通过阻断电压依赖性钙通道和影响 GABA 能神经传递发挥抗癫痫作用。临床上主要辅助治疗癫痫部分性和全身性发作。

（7）唑尼沙胺（zonisamide） 磺胺类抗癫痫药，属于碳酸酐酶抑制剂，可阻滞电压门控钠通道和 T 型钙通道，对部分性和全面性发作均有较好疗效，用于耐药的儿童部分性和全面性癫痫发作及癫痫综合征的辅助治疗。

（8）抗痫灵（antiepilepsirin） 我国合成的新型广谱抗癫痫药，作用与升高脑内 5- 羟色胺（5-HT）含量有关，可用于各型癫痫，对戊四氮引起的阵挛性惊厥疗效较好。

3. 治疗原则

（1）用药时间 癫痫在明确诊断之后即应开始药物治疗，预后与用药时间密切相关，及早用药可减轻脑功能损伤。

（2）药物选择 根据癫痫发作类型选用合适药物。对单一类型发作患者，单药治疗通常可获得较好疗效。经过一种一线药物治疗并达最大耐受剂量仍不能控制发作时，可加用另一种药物，发作控制后逐渐减掉原有药物，转换为单药。难治性癫痫单药疗效不好，需选择多药联合治疗。此外，临床上选择抗癫痫药物时还需考虑药物禁忌证和不良反应、药物起效时间、服药次数及剂型、药物相互作用和特殊人群用药等因素。

（3）用药剂量 癫痫治疗需由小剂量开始，逐渐增加剂量，以完全控制发作为目标。服药应定时定量，以维持有效血药浓度，必要时进行治疗药物监测，制订个体化给药方案。

（4）用药方式 用药过程中不可随意减量、漏服或停用，不规律用药会导致治疗困难。患者在持续药物治疗情况下，3 年以上完全无发作，可在医生指导下缓慢停药，切忌病情好转后突然停药。治疗过程中不宜频繁换药，当一种治疗药物无效或出现严重不良反应时，需更换药物。换药应在原有基础上加用新药，重叠服用一段时间后，逐步减少原药至完全撤除。

（5）不良反应 联合用药时需注意药物相互作用，避免合用药理作用或副作用相同的药物，注意药物合用时对药动学的影响，以减少药物不良反应发生。抗癫痫药物致畸率高，孕妇应慎重使用。对老人和幼儿应使用肝、肾毒性小的药物。

案例 7-4-1 患者，男，17 岁。2 个月前睡眠中突发四肢抽搐，呼之不应，牙关紧闭，抽搐持续 2～3 分钟，伴意识不清 10 余分钟。当地医院颅脑 CT 检查“未见明显异常”，考虑“癫痫发作”，未作特殊处理，后又发作 2 次，每次均可自行缓解，未予治疗。1 天前患者休息时再次发作，症状同前，遂入院治疗。既往无特殊病史，对“头孢类”过敏，表现为“眼睑水肿”。入院体检生命体征平稳，一般情况好，神经系统检查未见明显阳性体征。入院初步诊断：癫痫（复杂部分性发作继发全面性发作可能性大）。

问题 根据该患者的临床诊断，应如何制订治疗方案？

解析 卡马西平、拉莫三嗪、奥卡西平、左乙拉西坦和丙戊酸等均为临床治疗复杂部分性发作的一线药物。其中奥卡西平对继发性全面强直 - 阵挛性发作有较好疗效，且不良反应少，患者耐受性和依从性好。本案例中患者为青少年，表现为强直 - 阵挛性发作，遵循首发单药治疗的原则，可选择奥卡西平（0.3g，bid）控制癫痫发作，同时嘱患者规律服药，定期复查肝功能。目前诊断是根据患者临床表现做出的初步判断，后续治疗过程中需进一步结合发作期脑电图检查，进一步明确癫痫发作类型，进行用药方案调整。

4. 临床用药选择 临床上通常根据癫痫发作和癫痫综合征类型来选择治疗药物（见附表 7-4-1 和附表 7-4-2），如全面强直 - 阵挛性发作可选择丙戊酸、拉莫三嗪、卡马西平、奥卡西平、左乙拉西坦、苯巴比妥作为一线治疗药物，托吡酯作为二线治疗药物；部分性发作（伴有或不伴有继

发性全面强直 - 阵挛性发作）可选择卡马西平、拉莫三嗪、左乙拉西坦、奥卡西平、丙戊酸作为一线治疗药物，加巴喷丁、托吡酯、唑尼沙胺作为二线治疗药物。为保证抗癫痫药物的安全、有效，药物的剂量需参考这些药物在体内的血药浓度确定（见附表 7-4-3），如丙戊酸血药浓度一般控制在 50～100mg/L、卡马西平血药浓度一般控制在 4～12mg/L。

案例 7-4-2　患者，女，34 岁。10 岁开始在无明显诱因下反复发作四肢抽搐，伴有双眼上视、牙关紧闭和口吐白沫，持续数分钟后缓解，每月发作 3～4 次。初始给予卡马西平（0.2g，bid）口服治疗，后改为奥卡西平（0.3g，bid）口服治疗，后增加奥卡西平剂量至 0.45g，bid 规律服药。近期发作次数增加，多于经期出现。患者一般情况良好，无其他病史。入院体检生命体征平稳，各器官系统检查未见明显阳性体征。脑电图检查显示中度异常脑电图，双侧额极、额中央、前颞区、额中线及中央线处可见阵发性同步中、高波幅的负相尖棘波及尖棘慢综合波。入院诊断：癫痫（复杂部分性发作继发全面性发作）。

问题　该患者如何调整抗癫痫治疗方案？

解析　根据症状及相关检查诊断患者为复杂部分性发作继发全面性癫痫发作，遵循单药治疗及逐渐增量的原则，目前使用奥卡西平（0.45g，bid）进行治疗。近日患者多于月经期发作并且发作次数增多，提示病情控制欠佳，此时可考虑联合用药，建议加用左乙拉西坦（0.5g，bid）以有效控制发作。

5. 癫痫持续状态的治疗　癫痫持续状态威胁生命，在明确诊断的前提下，需尽快（30 分钟内）终止发作。抢救时保持呼吸道通畅，维持生命体征稳定。地西泮注射液为首选治疗药物。成人患者首次静脉注射 10～20mg，注射速度＜ 2～5mg/min，如癫痫持续发作不能控制或无效时可于 5 分钟后重复给药；癫痫持续发作控制后使用 80～100mg 地西泮溶于 5% 葡萄糖溶液于 12 小时内缓慢静脉滴注。儿童患者给予地西泮 0.2～0.5mg/kg，最大剂量不超过 10mg，可将原液稀释后以每分钟 1～2mg 的速度缓慢静脉注射。其他药物如劳拉西泮（氯羟安定）、苯妥英钠、苯巴比妥和丙戊酸钠也可用于癫痫持续状态的治疗。如超过 30 分钟仍不能控制发作，需使用麻醉药物如咪达唑仑、丙泊酚和戊巴比妥等，必要时请麻醉科协助治疗。

七、癫痫的治疗管理

癫痫患者需要长期服药，对其治疗管理直接影响疗效及预后。

1. 指导患者科学用药，适时运用治疗药物监测技术以保证有效血药浓度，控制癫痫发作，预防疾病发展为难治性癫痫。

2. 避免使用具有致痫作用的药物，如中枢兴奋药、抗精神病药、苯丙胺和皮质激素等。

3. 建立完善科学的患者随访和管理制度，观察药物治疗效果，掌握患者用药依从性并监测药物不良反应。

第五节　帕 金 森 病

一、定义与流行病学

（一）定义

帕金森病（Parkinson’s disease，PD）是临床常见的神经系统退行性疾病，多见于中老年人，呈慢性、进行性发展，表现为静止震颤、肌强直、动作迟缓、姿势平衡障碍等运动症状。

（二）流行病学

PD 是第二常见的神经系统退行性疾病。全球疾病负担研究显示，1990 年到 2015 年间全球 PD 患者人数增加了 118%（约 620 万），受人口老年化影响，预计 2040 年患病人数可能达 1200 万。

2019年，一项全国性、大规模流行病学，调查显示，我国65岁及以上人群PD总患病率为1.86%（标准患病率为1.6%），估计患病人数约有198万。

二、病因和发病机制

（一）病因

原发PD的病因仍不完全清楚，一般认为与年龄（老化）、遗传和环境因素有关。

1. 年龄因素 PD发病与年龄相关，主要发生于50岁以上人群，随着年龄增长，黑质多巴胺能神经元发生退行性病变，纹状体中多巴胺含量减少达80%以上时会出现症状。

2. 遗传因素 家族性PD具有常染色体显性或隐性遗传特点，多为散发。与家族性PD相关的遗传基因涉及α-突触核蛋白基因、*Parkin*基因和*DJ-1*基因等。

3. 环境因素 环境因素如杀虫剂、除草剂、金属离子（锰、铁、铅、铝、钙、镁、汞、锌、砷等）、1-甲基-4-苯基-1, 2, 3, 6-四氢吡啶等均是诱发PD的危险因素。

（二）发病机制

各种致病因素引起的氧化应激、神经炎症及免疫反应、兴奋性神经毒性、线粒体功能障碍等导致黑质纹状体的多巴胺能神经元选择性变性，纹状体内多巴胺含量减少，使得胆碱能神经功能相对增强，产生以锥体外系功能亢进为表现的肌张力增高等系列症状。

三、诊　断

（一）症状和体征

1. 静止性震颤常为首发症状，最先出现于一侧上肢远端，逐渐扩展到同侧下肢及对侧上、下肢，呈“N”样进展，典型表现为拇指与食指间呈“搓丸样”动作。下颌、口唇、舌及头部最后受累。

2. 肌强直患者处于放松体位时，四肢及颈部关节被动运动缓慢。肌强直包括“齿轮样”强直并伴有“铅管样”抵抗，可引起特殊的屈曲体姿，如头前倾，躯干俯屈，上肢肘关节屈曲，腕关节伸直，前臂内收，下肢关节弯曲。

3. 运动迟缓伴随意动作减少，动作缓慢、笨拙。面容呆板，双眼凝视，呈现“面具脸”；语速慢，写字小（“写小征”）；因肌张力增高致起床、翻身困难。

4. 姿势步态异常，站立时呈屈曲体姿，早期表现为走路时下肢拖曳；晚期患者起步困难，起步后小步前冲，不能及时停止或转弯（慌张步态），下坡时尤为突出。

5. 非运动症状以自主神经症状常见，如大量出汗、顽固性便秘等。可伴有抑郁和（或）睡眠障碍，疾病晚期可伴发痴呆。

（二）检查

PD患者的血、脑脊液常规检查无异常，CT、MRI检查亦无特征性改变，功能性脑影像PET或单光子发射计算机断层成像（SPECT）可显示多巴胺合成减少，多巴胺转运体功能显著降低。

四、分期与分级

目前，临床上常用Hoehn-Yahr分级对PD患者的病情进行分级评估（见附表7-5-1），其中，1～2级定义为早期帕金森病，2.5～3级定义为中期帕金森病，4～5级定义为晚期帕金森病。具体分级标准，见附表7-5-1。

五、治　疗

（一）治疗目标

目前对PD尚无根治方法，药物或手术治疗只能改善症状，不能阻止病情发展。药物治疗以达到改善症状、提高工作能力和生活质量为目标。尽可能以小剂量达到满意临床效果，减少运动并发症（尤其是异动症）的发生。

（二）药物治疗

抗 PD 药物包括拟多巴胺类药物和中枢抗胆碱药物。拟多巴胺类药物的作用机制为补充脑内多巴胺，或激动脑内多巴胺受体，提高中枢多巴胺神经功能，常用药物包括左旋多巴、卡比多巴、司来吉兰、托卡朋、恩他卡朋、溴隐亭和金刚烷胺等。中枢抗胆碱能药物的作用机制为阻断纹状体 M 胆碱受体，抑制黑质 - 纹状体通路胆碱能亢进，恢复脑内多巴胺与乙酰胆碱平衡，常用药物有苯海索、苯扎托品等。

1. 治疗用药

（1）左旋多巴（levodopa，L-dopa）　为临床治疗 PD 的最有效药物，通常使用含有脱羧酶抑制剂的复方制剂，如多巴丝肼（左旋多巴 / 苄丝肼）、卡左双多巴（左旋多巴 / 卡比多巴），适用于各种类型患者，改善肌肉强直和运动徐缓疗效比震颤为好。随着用药时间延长，药物效应逐渐降低，多数患者会产生运动并发症，表现为症状波动（“开 - 关”现象）和异动症。其他常见不良反应有恶心、呕吐、食欲减退、直立性低血压、心律失常、精神障碍等。左旋多巴避免与维生素 B_6 合用，与抗精神分裂症、抗抑郁药等合用时注意药物间相互作用。

（2）多巴胺受体激动剂（dopamine receptor agonist）　包括麦角类和非麦角类，麦角类可引起血管和瓣膜病变，目前较少使用。现临床主要使用非麦角类多巴胺受体激动剂作为患者病程初期的治疗药物，包括培高利特（pergolide）、普拉克索（pramipexole）、罗匹尼罗（ropinirole）、吡贝地尔（piribedil）、罗替高汀（rotigotine）等。本类药物适用于轻症患者，单独应用可推迟左旋多巴的使用，并有一定神经保护作用。使用时需从小剂量开始，逐渐递增剂量，以减少不良反应。在疾病中晚期，多巴胺受体激动剂和左旋多巴联合使用可降低左旋多巴引起的剂末效应和“开 - 关”现象。该类药物常见不良反应为恶心、呕吐、便秘、低血压、外周水肿、眩晕、嗜睡、失眠幻觉、精神错乱等。

（3）B 型单胺氧化酶抑制剂（monoamine oxidase B inhibitor，MAO-BI）　包括第一代 MAO-BI 司来吉兰及第二代 MAO-BI 雷沙吉兰。此类药物可减少多巴胺降解，并具有抗氧化和神经保护作用，能够改善 PD 患者的运动症状，主要用于治疗早期 PD 患者，特别是早发型或初治患者，也作为进展期患者的辅助治疗。常见不良反应有恶心、口干、呕吐、幻觉、直立性低血压、肌肉骨骼疼痛和皮疹等，晚间服用可引起失眠。

（4）儿茶酚 -*O*- 甲基转移酶抑制剂（catechol-*O*-methyltransferase inhibitor，COMTI）　包括恩他卡朋（entacapone）、托卡朋（tolcapone）和奥匹卡朋（opicapone）等，此类药物单用疗效不好，多与左旋多巴合用，增加脑内多巴胺浓度，有效改善 PD 患者的运动能力，缓解“开 - 关”现象。肝功能异常者慎用或不用，不可与非选择性单胺氧化酶抑制剂联用。

（5）金刚烷胺（amantadine）　通过多种机制发挥抗 PD 作用：促进中枢多巴胺合成、释放；阻断谷氨酸受体介导的兴奋性毒性；激动多巴胺受体。对运动障碍、强直和震颤有较好的改善作用。不良反应可见头昏、恶心、食欲减退、失眠、噩梦、白细胞减少、直立性低血压、下肢网状青斑和踝部水肿。因可导致失眠，末次给药应在 16：00 前。

（6）抗胆碱能药　代表药物有苯海索（benzhexol），本类药物可有效缓解震颤，也可改善运动障碍和肌肉强直，主要适用于震颤为主的患者。因其抑制胆碱受体，可影响患者的认知功能，60 岁以上患者尽量避免使用。不良反应包括头晕、记忆力下降、意识模糊、嗜睡、幻觉、口干、恶心、视物模糊。青光眼及前列腺增生患者禁用。

2. 治疗原则

（1）早诊断和早治疗原则　一经诊断明确即开始治疗，能更好地改善症状和延缓病程。

（2）最小剂量和最佳效果原则　给药从最小剂量开始，逐渐递增剂量，以达到临床满意效果，控制不良反应发生。

（3）个体化原则　综合考虑患者的症状类型（震颤、强直或少动）、疾病严重程度、发病年龄、有无认知障碍和是否患有共病等情况，关注非运动症状，制订科学合理的药物治疗方案。尽可能推迟或减少药物不良反应和运动并发症的出现。

（4）全程管理的原则　强调多学科团队对PD患者的全面全程治疗管理。

案例 7-5-1　患者，男，75岁。肢体不自主抖动，行动迟缓6年，近半年加重。6年前患者开始有右上肢不自主抖动、动作迟缓，半年后出现右下肢和左侧肢体抖动，予吡贝地尔缓释片（50mg，bid）治疗。一年后患者肢体抖动加重并伴有运动迟缓，加用多巴丝肼片（125mg，tid）。1年半后患者症状再次加重，增加多巴丝肼片剂量至250mg，tid，肢体抖动和运动迟缓改善。于半年前出现口唇、头颈和双手不自主运动。病程中睡眠较差，排便费力，小便正常。既往体健，无特殊病史。入院体检生命体征平稳，各器官系统检查未见明显阳性体征。神经科查体：神清，语速慢。面部表情呆板，前倾前屈步态、步速慢、双上肢无摆臂，转身慢，颈僵硬，四肢肌张力增高，腱反射亢进，共济运动较差，肌力Ⅴ级。入院诊断：1. 帕金森综合征；2. 多巴丝肼片引起的异动症。

问题 7-5-1-1　PD患者的用药原则是什么，药物选择有哪些？

解析 7-5-1-1　PD的用药原则：坚持剂量滴定，细水长流，不求全效；遵循最小剂量和最佳效果的原则；适时调整剂量和用药种类。早期症状轻微的患者给予神经保护药如维生素E、辅酶Q10和MAO-BI等。患者出现运动障碍则要使用对症治疗药物，优先选择非多巴胺类药物，包括多巴胺受体激动剂和中枢抗胆碱药。如症状加重，在此基础上给予多巴胺替代治疗如左旋多巴，同时联合使用MAO-BI和COMTI类药物。

问题 7-5-1-2　该患者如何调整后续用药方案？

解析 7-5-1-2　该患者病情呈典型的进行性发展，初期治疗方案选用了多巴胺受体激动剂（吡贝地尔），症状加重后联合使用多巴胺替代治疗（多巴丝肼），病情进一步发展后增加多巴丝肼治疗剂量。此案例中症状波动（疗效减退）和异动症（不自主运动）的出现可能与患者的病程、左旋多巴治疗时间和剂量有关。患者目前出现口唇、头颈和双手不自主运动，考虑为药物剂量增大引起的异动症，可逐渐减少多巴丝肼剂量，并加用COMTI或MAO-BI，观察症状有无缓解。建议进行治疗药物监测，了解多巴丝肼血药浓度（峰值和谷值），再根据患者的药动学特点调整药物剂量、剂型和给药方式。

3. 临床用药选择　早期和中晚期PD的治疗方案不同（见附表7-5-2和附表7-5-3），宜根据疾病进展合理制订用药方案。早发型PD（不伴智能减退），可选择非麦角类多巴胺受体激动剂、MAO-BI、复方左旋多巴、恩他卡朋双多巴片、金刚烷胺、抗胆碱能药；早发型PD（伴智能减退），首选复方左旋多巴，可添加多巴胺受体激动剂、MAO-BI或COMTI治疗（随症状加重、疗效减退时）。早期治疗一般以单药为主，也可选择两种不同作用机制（针对不同靶点）的药物小剂量联合应用，以减少急性不良反应和运动并发症，维持药物疗效和时间。中晚期PD患者临床表现复杂，既要改善运动症状，又要处理运动并发症和非运动症状。

案例 7-5-2　患者，女，72岁。右上肢不自主抖动2年，加重1周入院。患者于2年前在无明显诱因下出现左上肢不自主抖动，静止时较重，活动或持物时稍缓解。行走时步幅缓慢，行动笨拙。2年前开始服用多巴丝肼，剂量不详；缬沙坦（80mg，qd），服药不规律。此后上述症状逐渐加重，左下肢亦出现静止性震颤，住院给予抗PD药物治疗，但患者服药不规律，疗效不理想。1周前患者如厕后突发头晕而摔倒，测血压180/110mmHg，并伴有双手“搓药丸”样抖动。病程中排便费力，小便正常。高血压病史4年。入院体检：BP 170/105mmHg，其余生命体征平稳。神经科查体：答话切题，语速慢。面部表情呆板。四肢肌张力增高，腱反射亢进，共济运动较差，肌力Ⅴ级。入院诊断：1. 原发性高血压3级（极高危组）；2. 帕金森综合征。

问题 7-5-2-1　该患者应如何调整 PD 治疗用药？

解析 7-5-2-1　该患者病程已进展至中期，因之前不规律使用抗 PD 药物，导致疗效不好。故需进行多巴胺替代治疗。初始给予多巴丝肼片（125mg，tid），在此基础上逐渐增加至有效维持剂量，同时加用具有神经保护作用的 MAO-BI（如司来吉兰），并对症处理非运动并发症。对患者和家属进行用药教育，提高用药依从性。

问题 7-5-2-2　该患者如何进行有效降压治疗？

解析 7-5-2-2　患者有 4 年高血压病史，长期服用缬沙坦，由于用药不规律，导致血压控制不佳。缬沙坦对心血管系统有良好的保护作用，其缓释制剂可避免血压波动。缬沙坦和多巴丝肼无不良药物相互作用，后续继续原药治疗，提高用药依从性，根据血压变化适时调整药物剂量。

（三）非药物治疗

1. 手术治疗　当抗 PD 药物治疗效果明显减退，并且出现严重的症状波动或异动症时可考虑手术治疗。临床手术治疗方法主要有神经核团（苍白球和丘脑底核）毁损术和脑深部电刺激（deep brain stimulation，DBS）术，可一定程度上改善患者运动症状，术后仍需应用小剂量药物治疗。

2. 康复与运动疗法　PD 康复治疗包括：物理与运动治疗、作业治疗、语言治疗及吞咽治疗。建议用于 PD 患者的全病程管理，有助于提高患者生活自理能力，改善运动功能，并能延长药物的有效性。

3. 心理干预　针对 PD 患者的神经精神症状如合并抑郁或睡眠障碍，在药物治疗同时，应予心理干预治疗，改善精神状态，可减轻身体症状并提高治疗效果。

六、帕金森病的治疗管理

（一）管理目标

对 PD 患者进行有效治疗管理可以直接影响疗效和患者的生存质量，PD 治疗管理目标是积极控制症状，延缓疾病进展，减少药物不良反应，减少并发症，提高患者生活质量。

（二）提高患者对疾病的认知

加强患者日常健康教育，提高患者对 PD 的认知，帮助患者树立战胜疾病的信心。

（三）安全用药管理

抗 PD 药物的不良反应多，患者依从性差，加强医师与临床药师协作，对药物使用过程中出现的问题及时给出解决方案，可提高治疗效果和用药安全。

1. 对多巴胺神经元功能进行评估以判断疾病阶段，遴选治疗药物，及时识别并处理药物治疗相关问题，如剂量过低或过高、药物不良事件、患者服药时间和无效药物等。

2. 制作用药清单，标注每种药物的用法用量及注意事项，尤其注意提醒某些药物的特殊给药时间。

3. 避免药源性 PD 综合征，鉴别药物引起的 PD 综合征和原发症状，及时调整用药方案。

（四）加强照料护理

PD 治疗过程中要注意加强患者的心理疏导、饮食护理和康复护理，针对 PD 的运动症状和非运动症状采取全面综合治疗及科学护理。

（五）运用人工智能及移动技术辅助管理

人工智能及移动技术，包括远程医疗、可穿戴设备、智能手机、虚拟现实技术等，可应用于

PD 患者的治疗管理及康复训练。

（张　曼　张　梅）

第六节　阿尔茨海默病

一、定义与流行病学

（一）定义

阿尔茨海默病（Alzheimer's disease，AD）是一类以认知障碍、精神行为异常和社会生活功能减退为特征的神经退行性疾病。AD 是老年痴呆中最常见类型，发病与年龄密切相关。

（二）流行病学

随着全球人口老龄化进程加快，AD 发病率逐年上升。据世界卫生组织报告，2021 年全球有超 5000 万痴呆患者，每年新增病例 1000 万，其中 AD 占比 60% ～ 70%。我国部分地区的调查显示，65 岁及以上老年人 AD 患病率为 4.8%，85 岁以上群体 AD 患病率上升至 23.3%。

二、病因和发病机制

（一）病因

AD 的病因仍不完全清楚，年龄老化和遗传是明确病因。目前确定与 AD 相关的基因有淀粉样前体蛋白基因、早老素 1 基因、早老素 2 基因、载脂蛋白 E 基因。其中，前 3 种基因的突变或多态性与早发型家族性 AD 关系密切，载脂蛋白 E 与散发性 AD 相关。

（二）发病机制

目前比较公认的 AD 发病机制为 β 淀粉样蛋白（amyloid β-protein，Aβ）沉积和 Tau 蛋白磷酸化。神经元 Aβ 生成和清除失衡是神经元变性和痴呆发生的始动因素，Aβ 可诱发 Tau 蛋白过度磷酸化、炎症反应、氧化损伤、线粒体功能障碍、神经元死亡等一系列病理变化。神经递质异常如乙酰胆碱、5- 羟色胺、去甲肾上腺素、多巴胺、P 物质等改变也与 AD 发病相关。

三、诊　断

（一）症状和体征

AD 患者的症状一般可分为“ABC”三大类。

1. A（activity）**指生活功能改变**　记忆力下降为 AD 发病早期主要表现，继之出现工作能力损害，伴随个人生活能力受损。疾病晚期，患者完全丧失生活能力，需由他人照顾。

2. B（behavior）**指精神和行为症状**　疾病早期患者主动性缺乏、活动减少、对周围环境漠不关心、情绪不稳，难以适应新环境。认知功能损害使精神行为症状恶化，出现幻觉和妄想（多以被偷窃和嫉妒为主）；无目的漫游或外走；睡眠节律紊乱；捡拾收藏废品等。

3. C（cognition）**指认知损害**　认知障碍以遗忘为早期特征，逐渐累及所有认知领域，包括计算、定向、视空间、执行功能、理解概括能力等，也会出现失语、失认和失用。

（二）检查

1. 实验室检查　除常规生化项目（包括同型半胱氨酸）外，应重点排除甲状腺功能异常、维生素 B_{12} 及叶酸缺乏、贫血等可能会影响认知功能的躯体疾病。

2. 电生理与影像学检查　脑电图、MRI 和 PET/CT 等作为辅助检查。

3. AD 生物标志物检查　脑脊液中 Aβ 和 Tau 蛋白含量检测。

4. 遗传学检查 可进行 AD 相关基因突变检测。

四、分级与评估

根据临床上认知损伤程度将 AD 分为轻度、中度和重度。轻度痴呆表现为进行性认知障碍，会影响多个领域和精神行为障碍；对日常生活产生明显影响，损害工具性活动，不再完全独立。中度痴呆表现为进行性认知障碍和精神行为改变；对日常生活产生广泛影响，基本功能部分受损，不能独立生活。重度痴呆表现为进行性认知障碍和精神行为改变，无法进行临床面试；对日常生活产生严重影响，自我照料在内的基本活动受损。阿尔茨海默病的症状分期及评估见附表 7-6-1 和附表 7-6-2。

五、治　　疗

（一）治疗目标

轻度 AD 患者要使其保持或恢复工作能力；中度 AD 患者要保持或恢复生活自理能力；重度 AD 患者减轻其痛苦、精心护理和延长生命。

（二）药物治疗

AD 患者的治疗以对症为主：针对痴呆症状，通过增强脑内胆碱能神经功能以改善认知，代表药物有胆碱酯酶抑制剂；减轻兴奋性氨基酸毒性，保护神经元，代表药物有谷氨酸受体拮抗剂。此外，AD 的对症处理尚包括改善脑循环和增强脑细胞代谢，减轻行为和精神心理症状。具体治疗药物如下：

1. 胆碱酯酶抑制剂

（1）多奈哌齐（donepezil） 为六氢吡啶类氧化物，通过抑制乙酰胆碱酯酶活性，提高突触间隙乙酰胆碱浓度。适用于轻、中度 AD 的治疗。常见副作用为腹泻、恶心、睡眠障碍，较严重的副作用为心动过缓。每日单次给药。多奈哌齐的推荐起始剂量为 5mg/d，药物敏感者初始剂量可为 2.5mg/d，1 周后增加至 5mg/d，1 个月后增加至 10mg/d。如患者耐受良好，尽可能予以 10mg/d 维持治疗，以产生最佳维持效果。使用期间应定期复查心电图。

（2）卡巴拉汀（rivastigmine，利凡斯的明） 属氨基甲酸类化合物，能同时抑制乙酰胆碱酯酶和丁酰胆碱酯酶活性，提高突触间隙乙酰胆碱浓度，对海马和皮层区域有较高选择性，可以减慢 β 淀粉样前体蛋白（APP）片段形成。适用于治疗轻、中度 AD。剂量大于 6mg/d 时临床疗效较为肯定。卡巴拉汀贴剂（9.5mg/d）可产生较好的维持效果，安全性更高。

（3）加兰他敏（galanthamine） 与乙酰胆碱竞争结合乙酰胆碱酯酶，增加突触间隙乙酰胆碱含量，尤其以乙酰胆碱水平高度不足的区域（如突触后）活性提升最为明显，不受进食影响。适用于轻、中度 AD 的治疗。24mg/d 可产生最佳维持效果，总体获益明显，安全性好。

（4）石杉碱甲（huperzine A） 为中国学者从中药千层塔中提取的一种生物碱，为竞争性胆碱酯酶抑制剂，选择性高。分子量小，脂溶性高，易透过血脑屏障。用于中、老年记忆障碍及各型痴呆，可改善记忆、认知及情绪障碍。不良反应与多奈哌齐相似。每次 0.1～0.2mg，每日 2 次，一天不超过 0.45mg。

2. 谷氨酸受体拮抗剂 美金刚（memantine）作用于谷氨酸 - 谷氨酰胺系统，为非竞争性 NMDA 受体拮抗剂，可拮抗脑内谷氨酸引起的 NMDA 受体过度兴奋，减轻神经元凋亡，改善记忆能力。用于中、重度 AD 治疗，联合胆碱酯酶抑制剂效果良好。初始剂量为 5mg/d，每周加量 5mg，第 4 周加量至 20mg/d 后予以维持。肾功能不全者剂量酌减。

3. 脑细胞代谢和血液循环促进剂 促进脑细胞代谢的常用药物有吡拉西坦（piracetam）、阿米三嗪萝巴新（Duxil，都可喜）和脑活素（cerebrolysin）等。促进脑血液循环的常用药物有尼莫地平（nimodipine）、银杏叶提取物（Ginko biloba extract，金纳多）等。常见药物及用法用量见附表 7-6-3。

4. 其他 我国自主研发的创新药甘露特钠，以海洋褐藻提取物为原料，是一类低分子酸性寡糖化合物，通过改善肠道菌群、减轻神经炎症发挥作用，用以治疗轻、中度 AD。

5. AD 伴发精神症状的治疗药物选择 经典抗精神病药物如氯丙嗪、氟哌啶醇和硫利达嗪是治疗 AD 伴发精神症状的主要药物，但容易产生较为严重的锥体外系反应，抗胆碱能药物治疗锥体外系反应时会加重患者认知功能障碍。因此，对老年患者选用利培酮和奥氮平等新型抗精神病药物更为合适。

此外，AD 伴发抑郁症状时，优先选用选择性 5- 羟色胺再提取抑制剂如舍曲林、氟西汀和帕罗西汀治疗。单胺氧化酶抑制剂吗氯贝胺和司来吉兰也有较好疗效；AD 伴发轻度焦虑与夜间失眠时，可应用药物，如劳拉西泮和阿普唑仑等；AD 伴有的躁狂症状和攻击行为患者，可予以丙戊酸钠或卡马西平治疗。

案例 7-6-1 患者，女，73 岁。因记忆力下降、反应迟钝、言语不清 6 年，加重 4 个月入院。患者 6 年前头颅 MR 检查显示左侧额叶小片脱髓鞘病变，诊断为阿尔茨海默病，予以改善认知功能和营养神经治疗。近年来患者病情加重，近事遗忘明显。4 个月前患者出现精神行为异常，易怒，情绪暴躁，伴有幻觉，胡言乱语，无法正常交流。入院体检生命体征平稳，神清，精神状态异常，多语，答非所问。查体不合作，记忆力、定向力和计算力检查无法执行。头颅 MR 检查显示左侧额叶小片脱髓鞘病变。入院初步诊断：阿尔茨海默病。

问题 根据该患者疾病发展阶段给出药物治疗方案。

解析 根据病史及临床表现，可判断该患者为中度 AD。患者前期治疗效果不明显，可能与药物治疗不规范有关。建议给予患者多奈哌齐 5mg/d，1 个月后剂量增加至 10mg/d。该患者伴有明显的精神症状，考虑到传统药物具有锥体外系反应，宜选用新型抗精神病药奥氮平。奥氮平初始剂量为 5mg/d，每日一次，随后根据精神症状控制情况在 5～20mg/d 范围内调整剂量。此外，影像学检查显示该患者左额叶有脱髓鞘病变，继续给予神经营养药以改善脑细胞代谢。

（三）非药物治疗

AD 的非药物治疗非常重要，包括心理调节、智能训练、睡眠管理、康复训练及护理等诸多方面。目前已开展的有认知刺激疗法、音乐疗法、怀旧疗法和园艺疗法等。

（四）治疗原则

目前尚无十分有效的 AD 治疗药物，现有药物仅可在一定程度上延缓疾病进程，减少并发症出现。因此，对于 AD 患者一经诊断应尽早治疗，坚持长期治疗和综合治疗的原则，同时给予患者健康教育和心理支持，改善 AD 患者的社会功能和生活质量。

（张　曼　张　梅）

思考题

1. 急性脑梗死发病 3 小时内的患者静脉溶栓治疗适应证、禁忌证及相对禁忌证有哪些？采用哪种药物静脉溶栓治疗？
2. 缺血性脑卒中和 TIA 的二级预防包括哪些方面？
3. 合并原发性高血压的脑出血患者，血压如何管理？
4. 常用于降颅内压的脱水剂有哪些？
5. 试述抗癫痫药物的治疗原则。
6. 早期 PD 如何选择治疗药物？
7. 早期阿尔茨海默病如何用药？

第八章　精神障碍的药物治疗

学习要求

记忆： 精神障碍的药物治疗原则；常见抗精神病、焦虑症、失眠症药物的用法用量、不良反应等。

理解： 精神障碍的一般分类；精神分裂症、失眠症的病因及发病机制、临床表现及诊断；焦虑症的治疗原则及策略。

运用： 精神分裂症患者的药物治疗方案的制订、治疗原则与药物治疗管理；苯二氮䓬类药物的药学监护及中毒处理；失眠症患者的评估、治疗方案制定与调整和治疗管理。

第一节　总　　论

一、定义与分类

精神障碍（mental disorder）是一类具有诊断意义的精神方面的问题，其病因是大脑疾病、脑损伤或其他导致大脑功能紊乱的伤害，特征为认知、情绪、行为等方面的改变，可伴有痛苦体验和（或）功能损害。精神障碍的分类复杂多样，其中在临床上较为常见的一些重要精神障碍包括精神分裂症、双相情感障碍、抑郁障碍、焦虑障碍、睡眠障碍等。

二、精神障碍的药物治疗原则

使用精神障碍药物治疗时，应遵循基本的治疗原则，主要包括以下几点。

1. 明确诊断，严格掌握适应证和禁忌证。

2. 提倡个体化治疗，需要根据患者主要临床症状、疾病类型、身体状况及药物特点来选择或使用药物，同时必须向患者或者家属说明用药的相关情况，消除患者及其家属的不必要顾虑，提高患者的用药依从性。

3. 精神障碍治疗尽可能用单一药物，用药规律是药物剂量逐渐递加，要足剂量、足疗程，再递减，不提倡骤停药，对有高复发风险者，必须采用全程维持治疗。

4. 对患者病情及药物的不良反应要格外关注，发生时要及时就诊处理。

第二节　精神分裂症

一、定义与流行病学

（一）定义

精神分裂症（schizophrenia）是一组病因未明的严重精神疾病，临床表现涉及感知、思维、情感、认知和行为方面的异常。多起病于青壮年，通常严重而持续。精神分裂症以基本的和特征性的思维和知觉歪曲、情感不恰当或迟钝为总体特点。精神分裂症患者通常意识清晰、智能完好，但在疾病过程中可出现某些认知损害。

（二）流行病学

一项系统分析（46 个国家发表于 1965～2002 年间的 188 项研究）发现，该病的时点患病率和终生患病率的中位值分别为 4.6‰和 7.2‰。2012 年启动的中国精神卫生调查结果表明，城乡社区常住6个月以上的18岁及以上居民中，加权12个月的精神分裂症患病率为5.59‰，无论城乡，患病率均与家庭经济水平呈负相关。总体上，男女患病率大致相等。90%的精神分裂症起病于15～55岁，男性发病的高峰年龄段为10～25岁，女性为25～35岁，此外中年是女性的第二个发病高峰年龄段，3%～10%的女性患者起病于40岁以后。多项随访研究结果显示女性患者总体预后好于男性，原因可能与男性患者罹患更多的脑损伤及女性患者雌激素的保护作用等有关。

二、病因和发病机制

精神分裂症的病因包括遗传、神经发育、神经生化、心理-社会因素几个方面。包括可能存在与精神分裂症易感性相关的多个染色体连锁位点及多种致病候选基因；由于神经发育危险因素导致的在胚胎期大脑发育过程出现的神经病理改变；多巴胺假说、5-羟色胺假说等神经生化理论；心理、社会因素等。

三、诊　断

目前精神分裂症的诊断标准有美国《精神障碍诊断与统计手册》（第五版）（DSM-5，2013）、《国际疾病分类》（第10版）（ICD-10，WHO，1992）和《中国精神障碍分类与诊断标准》（第三版）（CCMD-3）。按照ICD-10精神分裂症诊断标准，需具备相应症状，且特征性症状在1个月及以上的大部分时间内肯定存在，同时排除其他诊断，才可诊断为精神分裂。精神分裂症的具体诊断和排除标准见附表8-2-1。

四、分　期

目前大部分研究认为，精神分裂症的病程可分为前驱期、急性期、巩固期与维持期。具体分期及临床表现见附表8-2-2。

五、评　估

精神分裂症诊疗的相关评估包括：①系统的精神检查、体格检查和神经系统检查、物理及实验室检查；②临床特征评估，如症状特征和疾病严重程度评估、认知评估等；③冲动风险评估；④自杀风险评估；⑤社会功能评估；⑥依从性评估；⑦社会支持及预后评估。

六、治　疗

（一）治疗原则

1. 一旦确定精神分裂症的诊断，应尽早开始抗精神病药物治疗。

2. 急性发作病例，包括复发和病情恶化的患者，根据病史继续使用原有效药物，剂量低于有效治疗剂量者，可增加至治疗剂量继续观察；如达治疗剂量仍无效者，酌情加量或考虑换用另一种类（不同化学结构）的抗精神病药物。疗效不佳者也可以考虑使用氯氮平，但应定期检查血液白细胞与中性粒细胞数量。

3. 以单一用药为原则。治疗个体化，因人而异。从小剂量起始，逐渐加至有效剂量。剂量滴定速度视药物不良反应及患者症状改善而定。维持期剂量可酌情减少，但应足疗程治疗。

4. 定期评价疗效，制订治疗方案。

5. 注重药物不良反应，应定期评估并对症处理。

（二）药物治疗

精神分裂症患者多使用抗精神病药物进行治疗，包括典型抗精神病药物（typical antipsychotics，或称为第一代抗精神病药物 first generation antipsychotics）与非典型抗精神病药物（atypical antipsychotics，或称为第二代抗精神病药物 second generation antipsychotics）。目前多推荐非典型抗精神病药物作为精神分裂症的一线治疗药物，非抗精神病药物一般用于辅助/增效治疗或抗精神病药物所致的药物不良反应的处理。需要指出的是，部分非抗精神病药物用于精神分裂症患者的药物治疗属于超药品说明书用药。

1. 抗精神病药物

（1）典型抗精神病药物　主要通过阻断中枢 D_2 受体而起效，其他药理作用包括对 α_1、α_2 肾上腺素受体、毒蕈碱 M 受体、组胺 H_1 受体等的阻断作用。此类药物治疗幻觉、妄想、思维障碍、行为紊乱、兴奋、激越、紧张症状群具有明显疗效。典型抗精神病药物的主要不足包括：对认知损害与阴性症状疗效有限，且约有 30% 患者的阳性症状不能有效缓解；不良反应发生率高，导致患者的治疗依从性差。同时药物治疗的个体差异较大，部分患者疗效不佳，甚至出现不良反应，这与患者体内代谢酶、受体和转运体的遗传变异有关。典型抗精神病药物包括吩噻嗪类、硫杂蒽类、丁酰苯类及苯甲酰胺类，常用典型抗精神病药物用法用量、代谢酶见表 8-2-1。

表 8-2-1　常用典型抗精神病药物用法用量、代谢酶

类别	药物	起始剂量（mg/d）	常用治疗剂量（mg/d）	主要代谢酶
吩噻嗪类	氯丙嗪	50～150	400～600	CYP1A2、CYP2D6
	奋乃静	4～12	20～60	CYP2D6
硫杂蒽类	氯普噻吨	50～150	400～600	CYP2D6、CYP3A4
丁酰苯类	氟哌啶醇	4～12	10～40	CYP2D6、CYP3A4
苯甲酰胺类	舒必利	200～300	600～1200	主要以原型药物从体内排出

（2）非典型抗精神病药物　除对中枢 D_2 受体的作用以外，非典型抗精神病药物还有较强的 5-HT 受体阻断作用，且对中脑边缘系统的作用比对纹状体系统的作用更具有选择性。因此，与典型抗精神病药物相比，其锥体外系反应发生率较低。非典型抗精神病药物可有效改善阳性症状、部分阴性症状与认知损害。常见药物种类包括 5-HT 和多巴胺受体拮抗剂（SDA）、多受体作用药物（MARTA）、选择性多巴胺 D_2/D_3 受体拮抗剂和多巴胺受体部分激动剂。常见非典型抗精神病药物用法用量、代谢酶见表 8-2-2。

表 8-2-2　常见非典型抗精神病药物用法用量、代谢酶

类别	药物	起始剂量（mg/d）	常用治疗剂量（mg/d）	主要代谢酶
二苯二氮䓬类	氯氮平	50～75	200～400（最高可达 600）	CYP1A2
	奥氮平	10	10～20	CYP1A2
	喹硫平	50	150～750	CYP3A4
苯异噁唑类	利培酮	2	4～16	CYP2D6
	帕利哌酮	6	最大 12	主要以原型药物从体内排出
苯异硫唑类	齐拉西酮	40	40～160	CYP3A4
苯异噻唑类	鲁拉西酮	40	40～80	CYP3A4
	哌罗匹隆	12	12～48	CYP3A4
苯基吡啶类	布南色林	8	8～16（最高可达 24）	CYP3A4
苯甲酰胺类	氨磺必利	100～200	400～800（阴性症状 50～300），最大 1200	主要以原型药物从体内排出
喹诺酮类	阿立哌唑	10 或 15	10～30	CYP2D6、CYP3A4

2. 非抗精神病药物　一般用于辅助 / 增效治疗或抗精神病药物所致的药物不良反应的处理，如苯二氮䓬类药物一般用于精神分裂症患者的辅助治疗；心境稳定剂在急性期可降低敌意和攻击的严重性，在维持期可以稳定情绪；抗抑郁药在急性期和维持期可用于治疗共存的抑郁和强迫障碍；处理抗精神病药物所致药物不良反应的药物，如苯海索治疗类帕金森综合征等。

（三）急性期药物治疗方案

1. 初始治疗方案 根据患者的不同症状及患者配合程度，选择相应的治疗方案。

（1）以幻觉、妄想等精神病性症状为主要临床相的患者

1）不合作患者：①典型抗精神病药物氟哌啶醇短效针剂肌内注射或氯丙嗪短效针剂，疗程3～7天，对于伴有严重兴奋躁动的患者，在心肺安全监护下采用等量氯丙嗪和异丙嗪溶液缓慢静脉注射或静脉滴注。②齐拉西酮针剂肌内注射（20～40mg/d），连续肌内注射3天，后转为口服用药。③口服非典型抗精神病药物如利培酮、帕利哌酮、奥氮平、喹硫平、齐拉西酮、阿立哌唑或氨磺必利（口服液或口崩片等比较适合不合作的患者），同时合并注射苯二氮䓬类药物。口服抗精神病药物通常从小剂量开始尽快滴定至目标治疗剂量，并继续治疗7～10天，再根据疗效与安全性制订下一步治疗方案。部分病情较严重同时符合适应证条件的病例也可选用联合电休克治疗。

2）合作患者：优先采用口服一种非典型抗精神病药物如利培酮、帕利哌酮、奥氮平、喹硫平、齐拉西酮、阿立哌唑和氨磺必利；其次考虑使用一种典型抗精神病药如氯丙嗪、氟哌啶醇、奋乃静或舒必利治疗。治疗从小剂量起始，根据药物效价特点在3～14天内逐渐滴定至目标剂量。药物达到目标治疗剂量后，应持续治疗观察6～8周，并根据疗效和不良反应对目标治疗剂量进行适当调整。如治疗无效，可选择换用另一种非典型抗精神病药物或另一种典型抗精神病药物，或者换用长效非典型抗精神病药制剂，也可使用氯氮平或者联合电休克治疗。

（2）以兴奋、激越和暴力行为为主要临床相的患者 在迅速完成患者躯体情况评估和精神科初步诊断后，应首选典型抗精神病药物如氟哌啶醇或氯丙嗪肌内注射，或选择非典型抗精神病药物齐拉西酮肌内注射，可根据患者兴奋激越严重程度考虑同时合用苯二氮䓬类肌内注射，或者以口服新型非典型抗精神病药物为主合并注射苯二氮䓬类药物。获得控制兴奋激越或暴力行为的疗效后，肌内注射抗精神病药物应尽快改为口服用药方式，一般选择非典型抗精神病药物治疗；口服非典型抗精神病药物为主合并注射苯二氮䓬类获得治疗有效后应继续口服有效的药物治疗，具体路径同幻觉妄想症状为主的合作患者。此类患者应尽量避免首选氯氮平。

（3）以紧张症状群或精神运动性抑制为主要临床相的患者 在开始治疗前，应明确诊断和排除各种器质性脑病、精神药物所致恶性综合征或药源性紧张症及心境障碍相关精神运动性抑制症状。一般首选电休克治疗，或舒必利静脉滴注治疗，起始剂量50～100mg/d，3～5天内滴定至目标治疗剂量200～600mg/d，可持续治疗1～2周。治疗有效后，可继续口服舒必利；或转换非典型抗精神病药物治疗。对于精神运动性抑制患者，应重视躯体营养状况及水、电解质平衡，应及时合并躯体支持治疗。

（4）以阴性症状为主要临床相的患者 阴性症状与正常情绪和行为的中断有关，阴性症状包括情感贫乏（通过面部表情或声调减少情绪的表达）、日常生活中的愉悦感减少、难以开始和持续活动，降低说话频率，首选非典型抗精神病药物治疗，如氨磺必利、阿立哌唑、利培酮、帕利哌酮、奥氮平、喹硫平和齐拉西酮等，阴性症状为主患者的目标治疗剂量相对较低，氨磺必利200～300mg/d、阿立哌唑10～20mg/d、利培酮2～4mg/d、帕利哌酮3～6mg/d、奥氮平5～10mg/d、喹硫平100～200mg/d和齐拉西酮40～80mg/d的剂量范围更有利于阴性症状的改善；或者谨慎使用小剂量氯氮平50～100mg/d。如果无效，可考虑换用另一种新型非典型抗精神病药物或以氯氮平治疗。

（5）以阳性症状为主同时伴抑郁等心境症状为主要临床相的患者 阳性症状患者可能会与现实的某些方面失去联系。阳性症状包括幻觉、妄想、思维障碍（不正常或异常的思维方式）、运动障碍（激动的身体运动），首选一种非典型抗精神病药物如阿立哌唑、氨磺必利、喹硫平、齐拉西酮、利培酮、帕利哌酮或奥氮平，或典型抗精神病药物如舒必利；或谨慎使用氯氮平；如果优化治疗后抑郁、焦虑仍未有效缓解，可换用另一种新型非典型药物治疗。部分患者特别是伴严重消极行为如自杀或自伤、拒食时，可首选联合电休克治疗。

（6）以突出的自杀或自伤行为为主要临床相的患者 首选以高效价、剂量滴定快、起效相对较快、对情感症状疗效相对更好的非典型抗精神病药物，如奥氮平、阿立哌唑、氨磺必利、齐拉

西酮和帕利哌酮等，自杀或自伤行为突出的患者可联合改良电休克治疗。如果有效，在完成电休克治疗疗程后，继续使用已选择的非典型抗精神病药物治疗。

2. 治疗方案的调整

（1）以幻觉、妄想等精神病性症状为主要临床相的合作患者　若初始治疗方案无效，可考虑采用抗精神病药物联合治疗，如一种非典型药物合并一种典型抗精神病药物或另一种非典型抗精神病药物，或合并抗精神病药物长效针剂如帕利哌酮 / 利培酮长效针剂 / 典型抗精神病药物（泊噻嗪棕榈酸酯、氟奋乃静癸酸酯或氟哌啶醇癸酸酯）。若仍无效，考虑联合电休克治疗。

（2）以兴奋、激越和暴力行为为主要临床相的患者　若初始治疗方案无效，可以根据患者躯体情况换用氯氮平为主的治疗或合并心境稳定剂如丙戊酸钠治疗。若仍无效，可考虑联合电休克治疗。

（3）以阴性症状为主要临床相的患者　若初始治疗方案无效，采用联合治疗如氯氮平加另外一种非典型抗精神病药物，可根据患者疗效、耐受性和功能水平，决定以氯氮平或另一种非典型抗精神病药为主要治疗药物。

（4）以阳性症状为主同时伴抑郁等心境症状为主要临床相的患者　若初始治疗方案无效，可在抗精神病药物治疗基础上，联合抗抑郁药物治疗。若仍无效，可考虑联合电休克治疗。

（5）以突出的自杀或自伤行为为主要临床相的患者　若初始治疗方案无效，可在抗精神病药物治疗基础上，评估自杀或自伤风险与心境症状如抑郁的相关性，如抑郁症状明显，可联合新型抗抑郁药物治疗；如果自杀或自伤风险更多与精神病性症状相关，可换用另一种非典型抗精神病药物如氯氮平治疗（需监测安全性）。仍无效，可考虑联合电休克治疗。

（四）难治性精神分裂症的治疗

较新的定义认为，难治性精神分裂症（TRS）是指过去 5 年经过至少 2 种抗精神病药物足量治疗 4～6 周后，未获临床改善的患者。对此类患者，需进一步了解患者既往用药史及掌握形成 TRS 的相关因素，评估患者既往的治疗依从性，着重考虑用药个体化，必要时监测药物血浆浓度。同时重新制订治疗方案，更换合适的药物，足量足疗程治疗。可以选择以下几种治疗方案：①换氯氮平治疗。一系列的研究一致证明了氯氮平治疗 TRS 的显著疗效，而且氯氮平还可有效改善患者的自杀风险和攻击性行为。②氯氮平联合其他药物治疗。对氯氮平治疗无反应或不能耐受氯氮平的不良反应的 TRS 患者，考虑在氯氮平治疗基础上联合其他增效药物，包括联合其他抗精神病药物、心境稳定剂、抗抑郁药和促认知药物等。③换其他第二代抗精神病药物治疗，如利培酮、奥氮平、喹硫平、齐拉西酮和阿立哌唑。④换电休克治疗，还可考虑其他治疗策略如重复经颅磁刺激（rTMS）等。

案例 8-2-1　患者，女，47 岁。身高 155cm，体重 60kg。因“敏感多疑，行为紊乱 10 余年，再发加重 1 天”入院。患者于 10 余年前，无明显诱因下感觉有人要害自己、有人监视自己，自觉害怕，间断发脾气，伴有心情差、睡眠差表现，经常在家中走来走去，行为怪异，不愿继续工作。约 5 年前渐出现漫无目的到处走，后渐出现凭空对骂等怪异表现，称自己能够看到鬼怪。以上表现持续数年，曾门诊治疗，诊断为“精神分裂症”，处方奥氮平片。近 1 年来患者未服药物，称自己病情好了，不需要继续服用。1 天前再次出现言行紊乱表现，遂住院治疗。无吸烟史。否认传染病史，否认食物、药物过敏史。

查体：T 36.3℃，HR 78 次 / 分，RR 20 次 / 分，BP 107/75mmHg，意识清，接触被动，检查不合作，情绪尚平稳。初步诊断：精神分裂症。

问题 8-2-1-1　该患者应该如何用药控制症状？

解析 8-2-1-1　患者当前临床表现以幻觉妄想、行为紊乱为主，精神分裂症诊断明确。目前患者表现尚合作，愿意服药，故可根据患者既往用药史，选用非典型抗精神病药物奥氮平单一用药治疗。起始剂量为 10mg/d，目标剂量为 20mg/d。

问题 8-2-1-2　患者治疗第 4 周后，仍有行为怪异，经常自言自语，时有谩骂病友及医务人员，撕毁物品，答非所问，情感反应不协调，无自知力。此时应如何调整治疗方案？

解析 8-2-1-2 患者使用奥氮平片达到 20mg/d，用药治疗 4 周后，精神病性症状与行为紊乱仍明显，可考虑换用另一种非典型抗精神病药物进行治疗。帕利哌酮属于 SDA，其作用机制与奥氮平存在差异，可换用帕利哌酮缓释片进行联合治疗。起始剂量 6mg/d，视疗效可考虑增加至 12mg/d。交叉用药期间逐渐停用奥氮平。

问题 8-2-1-3 患者入院治疗 2 个月后，接触被动仍欠合作，思维破裂，对答不切题，无法深入交流，自语自笑。此时应如何调整治疗方案？

解析 8-2-1-3 患者先后足量足疗程使用奥氮平与帕利哌酮治疗后，仍残留明显的精神病性症状，可认为具有难治性精神分裂症的特点。可考虑换用氯氮平进行治疗。起始剂量 50mg/d，视疗效可考虑增加至 200～400mg/d，用药前与用药期间应监测白细胞与中性粒细胞计数。治疗药物监测的应用也有助于氯氮平的安全合理应用。若疗效仍不佳，还可考虑联合电休克治疗。

（五）非药物治疗

非药物治疗包括心理治疗、物理治疗与社区服务等。其中改良电休克治疗（modified electroconvulsive therapy，MECT）特别适用于严重抑郁、极度兴奋躁动、拒食、违拗和紧张性木僵者及抗精神病药物治疗无效或对治疗药物不能耐受者。重复经颅磁刺激（repetitive transcranial magnetic stimulation，rTMS）主要适用于存在顽固性幻听和阴性症状的患者。

七、精神分裂症的治疗管理

（一）治疗前监护

用药前应充分了解患者的既往病史，记录患者的体重、腹围、血压、空腹血糖（糖化血红蛋白）与血脂、催乳素、血细胞计数、肝肾功能、电解质水平、心电图、脑电图，并记录妊娠情况与当前视力水平。

（二）治疗过程监护

1. 疗效监护 观察药物治疗对于患者临床症状的改善情况。一般可使用量表进行疗效评价等。

2. 不良反应监护 一般应根据患者使用具体药物及其基线指标制订不良反应监护计划，重点关注以下几个方面。

（1）运动障碍 用药过程中应注意观察患者有无类帕金森综合征（动作迟缓、肌张力增高、面容呆板、肌肉震颤等）、急性肌张力障碍（口眼歪斜、斜颈、伸舌、张口和言语障碍等）、静坐不能（烦躁不安、反复徘徊）的临床表现。迟发性运动障碍多见于长期服用抗精神病药物的患者，需观察患者是否有口、颊、舌三联征，广泛性舞蹈样徐动症等表现。

（2）代谢与内分泌 氯氮平与奥氮平尤易引起体重增加。教育患者采用健康的饮食习惯与生活方式，积极进行体育锻炼。对于代谢综合征和高催乳素血症患者，可换药或采取药物干预，建议到内分泌科就诊。

（3）心血管系统 直立性低血压与抗精神病药物阻断 α- 肾上腺素受体有关，多见于低效价药物。出现这一情况时应让患者平卧，头低位，监测血压。大多数抗精神病药物可引起 Q-T 间期延长，特别是氨磺必利与齐拉西酮等药物，用药前与用药过程中应监测心电图与电解质水平，服药过程中应避免合用其他可延长 Q-T 间期的药物，若出现 Q-T 间期显著延长或其他心脏症状，应停药。

（4）其他 应监测抗精神病药物使用过程中可能出现的过度镇静、抗胆碱能效应（便秘、尿潴留、视物模糊等）、流涎、肝功能损害、粒细胞缺乏（氯氮平）、恶性 / 综合征（肌张力障碍、高热、意识障碍、自主神经系统症状）等不良反应。

3. 药物相互作用监护 细胞色素 P450 酶（CYP450）在临床常用抗精神病药物的体内代谢过程中起关键作用。与细胞色素 P450 酶 CYPs 的强效抑制剂或诱导剂合用，可能使多种抗精神病药物的体内浓度产生显著变化，对于这种联合用药应谨慎，必要时进行治疗药物监测。此外，其他药物与抗精神病药物合用，可能对药效也产生影响，如部分抗菌药物左氧氟沙星、伏立康唑等可能诱发精神障碍；甲氧氯普胺、氟哌噻吨美利曲辛等，可能加重锥体外系反应；镇静催眠药、抗癫痫药等可能加重镇静作用；大环内酯类、氟喹诺酮类、唑类抗真菌药等，可能增加延长 Q-T 间期发生的可能。

4. 特殊人群监护　特殊人群包括儿童、老年人、妊娠期和哺乳期妇女、肝肾功能损害的患者等。应根据药品说明书上相关内容、现有循证医学依据、患者的治疗意愿及实际情况综合考虑制订个体化用药方案。在用药过程中应根据其病理生理状况，制订药学监护计划。

（三）用药宣教

针对患者及家属开展用药教育，了解患者服用药物的种类及作用，强调药物治疗在精神分裂症治疗过程中的核心地位，叮嘱患者不可自行停药或减量；告知患者识别抗精神病药物常见不良反应及其表现，并在复诊时告知医生。若有明显不适则应尽快就诊。

第三节　焦　虑　症

一、定义与流行病学

（一）定义

焦虑症又称焦虑障碍（anxiety disorder），是一组以病理性焦虑症状为主要临床相的精神障碍的总称。按照临床表现和发病特点，常见的焦虑障碍分为广泛性焦虑障碍、惊恐障碍、场所恐惧障碍、社交焦虑障碍等。

（二）流行病学

2004 年 WHO 对全球 28 个国家和地区进行了世界精神卫生调查及跨文化研究，发现焦虑障碍的终身患病率为 13.6%～28.8%，年患病率为 5.6%～19.3%。2019 年一项关于中国精神疾病的流行病学研究显示，焦虑障碍的患病率在各类精神障碍中最高，其中成人焦虑障碍的终生患病率为 7.6%。

二、病因和发病机制

焦虑障碍的病因尚不明确，可能与多种因素有关。研究表明，焦虑障碍具有明显的家族聚集特征，遗传因素在各种焦虑障碍发病中起到重要作用；神经生物学因素研究较多者包括 GABA 系统、5-HT 系统、去甲肾上腺素系统等。此外还有 CO_2 超敏学说，以及患者脑结构与功能的改变等；心理相关因素，如一些焦虑障碍患者病前可追溯有应激性生活事件，特别是威胁性事件更易导致焦虑发作。

三、诊　　断

焦虑症按照临床表现和特征分类不同，其诊断也存在差异，其诊断要点见附表 8-3-1。

四、治　　疗

（一）心理治疗

心理治疗是焦虑与恐惧相关障碍的有效治疗手段，包括支持性治疗、脱敏疗法或暴露疗法等。松弛训练、呼吸控制训练也能部分缓解焦虑。

（二）药物治疗

焦虑症的药物治疗遵循个体化原则，治疗过程中应根据焦虑障碍不同亚型及临床特点、药物作用、患者对药物耐受性，结合患者有无躯体疾病、药物相互作用、药物耐受性和疗效、有无并发症等，选择合适药物并调整剂量。治疗方案选择上尽量单药、足量、足疗程使用，一般不主张使用两种以上的抗焦虑药物，如必须使用建议联用两种机制不同的药物；若需使用苯二氮䓬类药物，需关注依赖作用、反跳性失眠症、记忆受损、撤药综合征等不良反应，非典型抗精神病药物仅作为焦虑障碍的二线或三线治疗药物，使用时需要权衡血糖升高、体重增加等不良反应。

焦虑障碍常为慢性病程。如患者仅被诊断伴有焦虑症状，经药物治疗后症状消失即可停药。其他焦虑障碍一般建议疗程为1～2年，个别患者可能需要终身治疗。用于焦虑症治疗的药物主要有以下几类。目前国内批准用于焦虑症的药物具体见附表8-3-2。

1. 抗抑郁药 选择性5-HT再摄取抑制剂（selective serotonin reuptake inhibitor，SSRI）和5-HT及去甲肾上腺素双重再摄取抑制剂（selective serotonin and norepinephrine reuptake inhibitor，SNRI）无成瘾性，整体不良反应较轻，常被推荐为治疗GAD的一线药物。

2. 苯二氮䓬类 可快速控制焦虑症状，但长期使用具有成瘾性，临床上常与抗抑郁药合用于焦虑症早期或急性期治疗，2～4周后逐渐停用。一般不长期单用苯二氮䓬类药物治疗焦虑症。

3. 5-HT$_{1A}$受体部分激动剂 具有不良反应小、无成瘾性、镇静作用轻、不易引起运动障碍、无呼吸抑制作用、对认知功能影响较轻等优点，常用于GAD治疗，但起效较慢（2～4周）。

4. β受体阻滞剂 普萘洛尔等β受体阻滞剂可以减轻焦虑症患者自主神经功能亢进所致的心动过速、震颤、多汗等躯体症状，单用效果有限，一般作为辅助用药与其他药物合用。

5. 其他 三环类抗抑郁药、抗惊厥药、非典型抗精神病药物等虽然抗焦虑疗效肯定，由于不良反应、耐受性、长期使用安全性等问题限制了其应用，一般列为二线用药。

五、药物治疗管理

（一）治疗前监护

开始药物治疗前，需了解患者个人史、家族史，是否存在高血糖、高血脂等代谢性疾病及心血管疾病等。了解患者用药史，包括目前正在服用的药物；了解患者的过敏史、不良反应史及其表现。记录患者体重、体重指数（BMI）、血压、血糖、血脂，以便选择合适的药物及进行后续药学监护。

（二）治疗过程监护

1. 疗效监护 可通过临床症状评估患者焦虑和惊恐发作频率及严重程度。可以使用广泛性焦虑障碍量表（generalized anxiety disorder 7，GAD-7）、焦虑自评量表（self-rating anxiety scale，SAS）、贝克焦虑量表（Beck anxiety inventory，BAI）、汉密尔顿焦虑量表（Hamilton anxiety scale，HAMA）等对焦虑和恐惧程度进行评估，以判断药物疗效。

2. 不良反应监护 SSRI和SNRI常见不良反应为胃肠道不适和性功能异常；三环类抗抑郁药常见不良反应为抗胆碱作用、心动过速、镇静；苯二氮䓬类药物常见不良反应为中枢性不良反应，如过度镇静、白日困倦、呼吸抑制，长期用药可能影响患者对新事物的记忆。老年患者服用苯二氮䓬类药物更容易出现药物过量中毒。

3. 药物相互作用监护 SSRI对CYP450有不同程度的抑制作用，可能与其他药物发生药动学相互作用，也可能抑制自身代谢。表8-3-1列出了主要的SSRI和SNRI对不同亚型CYP450酶的抑制作用。

表8-3-1 部分SSRI和SNRI对CYP450酶活性的抑制作用比较

	CYP1A2	CYP2C9/19	CYP2D6	CYP3A4
氟西汀	++	+++	+++	+++
帕罗西汀	++	+	+++	++
氟伏沙明	+++	+++	+	+++

续表

	CYP1A2	CYP2C9/19	CYP2D6	CYP3A4
舍曲林	+	++	+	++
西酞普兰	+	+	+	+
文拉法辛	+	+	+	+

【注】+、++、+++ 分别为弱抑制剂、中等强度的抑制剂、强抑制剂

对于多药联合用药，需要关注其疗效和不良反应的叠加作用。最常见的药效相互作用为多种精神科药物合用时出现镇静作用叠加，临床应用中需要注意。

4. 苯二氮䓬类药物中毒处理　①催吐：服用温开水 500ml 后刺激咽后壁催吐，但有明显意识障碍者不宜催吐；②洗胃：服药 6 小时内为佳，洗胃后从胃管注入 10～20g 药用炭减少药物吸收；③导泻：常见导泻药有甘露醇、硫酸钠；④促排泄：包括补充血容量、碱化尿液、应用利尿药等方式；⑤拮抗药理作用：纳洛酮静脉注射，但高血压和心功能障碍需慎用；⑥对症和支持性治疗。

5. 特殊人群监护　不同患者人群焦虑症的发病率和临床表现不同，临床上需要选择合适的药物，并参考体重和治疗药物监测结果选择合适的给药剂量。

目前国内批准焦虑症治疗药物的剂量调整方案见附表 8-3-3。

（三）用药宣教

为提高患者依从性，保障药物治疗的疗效及安全性，需与患者和家属强调遵医嘱按时服药的重要性，部分药物起效慢，需要坚持；焦虑症病程长易复发，症状改善后不可擅自停药；服药过程中若自觉不适，应在就诊时详细告知医生。

案例 8-3-1　患者，女，19 岁。因“反复紧张、担心 1 年余，加重 1 周”住院治疗。患者 1 年前无明显诱因渐起紧张、担心，不敢进学校，称每次到学校门口便会出现紧张、心慌、胸闷，离开学校后仍会反复紧张、担心；伴有学习效率下降，影响成绩。当时门诊诊断为“广泛性焦虑障碍”，服用药物“坦度螺酮 20mg/d、度洛西汀 100mg/d”。患者 1 周前病情加重，反复担心自己没有考好，紧张不安明显，睡眠差，夜间容易醒，白天困倦，为求进一步诊疗，来院就诊。

查体：体温 36.5℃，脉搏 76 次 / 分，呼吸 18 次 / 分，血压 124/82mmHg。意识清，接触合作，思维反应可。情绪焦虑，紧张不安，担忧，自我评价降低，缺乏自信，存在自责，偶有轻生念头，否认有自伤自杀行为。否认有情绪高涨及低落表现。意志活动减退，不想动，只想躺着。自知力部分存在。诊断：广泛性焦虑障碍。

问题 8-3-1-1　患者治疗方案应如何选择？

解析 8-3-1-1　患者目前焦虑表现明显，一般认为以 SSRI 及 SNRI 为代表的抗抑郁药为焦虑障碍的一线治疗药物，但考虑到患者的病情，若需快速控制焦虑症状，可在治疗初期联合使用苯二氮䓬类药物，2～4 周后逐渐停用。苯二氮䓬类药物应从低剂量开始（如用奥沙西泮 7.5mg，tid），其余药物“坦度螺酮 20mg/d、度洛西汀 100mg/d”不变。每周评估患者疗效，2～4 周后逐渐停用苯二氮䓬类药物。

问题 8-3-1-2　患者在网上看到苯二氮䓬类药物有成瘾性后自行停药，应如何处理？

解析 8-3-1-2　应对患者做好用药教育，告知其不能擅自停药，否则容易发生停药反应，应特别关注是否有病情反跳或撤药综合征。告知患者苯二氮䓬类药物的成瘾性与药物的种类、剂量、服药时间及个体差异有关。一般来说，药物半衰期越短、服药剂量越大、服用时间越长，成瘾风险越高。用药时间不宜超过 1 个月。按照医生和药师的指导，成瘾风险是较低的。

问题 8-3-1-3　患者服药期间是否可以喝酒？

解析 8-3-1-3　乙醇可增强精神药物对中枢神经系统的效应，升高药物原有的镇静、困倦、共济失调等副作用风险或加重其程度，损害其警觉性及运动能力，加重原发疾病。因此，服用精神科药物（包括苯二氮䓬类药物）期间，应避免饮酒。

第四节 失 眠 症

一、定义与流行病学

（一）定义

失眠症（insomnia disorders）又称失眠障碍，是以频繁而持续的入睡困难或睡眠维持困难并导致睡眠满意度不足为特征的睡眠障碍，常影响日间社会功能。

（二）流行病学

由于失眠症的定义、诊断标准、调查方法和调查人群各异，失眠症患病率差异很大。依据不同的评估标准，失眠症或失眠障碍的患病率在4%～50%。

二、病因和发病机制

（一）病因

引发或促进失眠症的因素众多。常见因素包括社会心理因素、环境因素、生理因素、精神疾病因素、药物与食物因素、失眠节律变化因素、躯体疾病因素、生活行为因素、个性特征因素等。

（二）发病机制

失眠症的发病机制尚不明确。“过度觉醒假说”认为失眠是一种过度觉醒障碍，患者皮质和皮质下某些脑区存在结构、功能和代谢异常，这些脑区主要包括杏仁核、海马、扣带回、岛叶、额叶、顶叶。另外一种假说关注易感因素、促发因素、持续因素，假定三个因素累积超过了发病所需要的阈值将会导致失眠的发生和维持。

三、临床表现及分型

（一）失眠症状

1. 入睡困难 指在适当的睡眠机会和环境条件下，不能较快入睡。对于儿童和青少年入睡时间大于20分钟有临床意义，对于中老年人入睡时间大于30分钟有临床意义。

2. 睡眠维持困难 包括睡眠不实（觉醒过多过久）、睡眠表浅（缺少深睡）、夜间醒后难以再次入睡、早醒、睡眠不足等。早醒通常指比预期的起床时间至少提早30分钟并引起总睡眠时间减少，早醒的判断需要考虑平时的就寝时间。

在失眠症状中，以入睡困难最多见，其次是睡眠表浅和早醒等睡眠维持困难，两种情况可单独存在，但通常并存，并且两者可以互相转变。

（二）觉醒期症状

失眠往往引起非特异性觉醒期症状，即次日日间功能损害，常表现为疲劳或全身不适感，日间思睡，焦虑不安，注意力不集中或记忆障碍，社交、家务、职业或学习能力损害等。

对失眠的恐惧和对失眠所致后果的过分担心常常引起焦虑不安，使失眠者常常陷入一种恶性循环，失眠→担心→焦虑→失眠，久治不愈。

（三）临床分型

在国际睡眠障碍分类中，失眠障碍可分为慢性失眠障碍（chronic insomnia disorder，CID）、短期失眠障碍（short-term insomnia disorder，STID）和其他失眠障碍。CID是失眠和日间功能损害每周至少出现3次，至少连续3个月。STID的特点是尽管有足够的睡眠机会和环境条件，仍存在睡眠起始或睡眠维持困难，病程不足3个月，导致总体睡眠不满意和某种形式的日间功能损害。许多STID患者的失眠症状可随时间而缓解，部分STID患者可逐渐发展为CID。

四、诊 断

诊断应依据病史、临床表现、睡眠的主观及客观评估，并结合失眠障碍的诊断要点或标准。临床评估是做出诊断及制订合理治疗方案的基础。

1. 临床评估 包括基于问诊的评估（失眠形式等），以及睡眠的主观评估与客观评估，客观评估可以选择多导睡眠监测（polysomnography，PSG）等进行监测。

2. 诊断 ICD-10 中有关“非器质性失眠症”的诊断要点包括：①主诉入睡困难、难以维持睡眠或睡眠质量差；②这种睡眠紊乱每周至少发生 3 次并持续 1 个月；③日夜专注于睡眠，过分担心失眠的后果；④睡眠量和（或）质的不满意引起了明显的苦恼或影响了社会及职业功能。

五、治 疗

（一）治疗目标

失眠症的主要治疗目标为：改善睡眠质量；使总睡眠时间＞6 小时和（或）睡眠效率＞80%～85%；建立床与睡眠间良性而明确的联系；改善睡眠相关心理障碍；改善睡眠相关的日间损害。失眠症的治疗方法包括药物治疗与非药物治疗两大类。优先选择非药物治疗方法，还可尝试一些自助策略，较多患者仍需要药物治疗。综合治疗是最常用的治疗方案。

（二）非药物治疗

非药物治疗包括心理行为治疗和补充 / 替代性治疗。心理行为治疗包括睡眠卫生教育、刺激控制疗法、睡眠限制疗法，以及专门针对失眠的认知行为治疗等。补充 / 替代性治疗包括锻炼、身心干预、操作及躯体治疗、物理治疗、光照治疗等。

（三）药物治疗

1. 药物治疗的原则 失眠药物治疗应在病因治疗、认知行为治疗、睡眠卫生教育的基础上，酌情根据患者的实际情况制订个体化用药方案。通常按需、间断、适量给药，疗程一般不超过 4 周，超过 4 周应每月评估，撤药时应规范合理，以避免可能的撤药反应；特殊人群（如妊娠期妇女）应尽量避免用药。

2. 治疗药物选择的考量因素 药物选择需注意以下因素：失眠的表现形式；是否存在共患疾病；药物消除半衰期及其不良反应；既往治疗效果；患者的倾向性意见；可获得性；禁忌证；联合用药之间的相互作用等。通常入睡困难者首选短半衰期药物，而睡眠维持困难 / 早醒者首选半衰期较长的药物，半衰期适中（6～8 小时）的药物可以帮助患者保持整夜睡眠而不发生宿醉。

3. 常用治疗药物

（1）苯二氮䓬类药物（benzodiazepine，BZD） 常用药物及单次给药剂量为：艾司唑仑 1～2mg，劳拉西泮 2～4mg，奥沙西泮 15～30mg，阿普唑仑 0.4～0.8mg，地西泮 5～10mg。

（2）非苯二氮䓬类药物（non-BZD，NBZD） 常用药物及单次给药剂量为：右佐匹克隆 1～3mg，佐匹克隆 3.75～7.5mg，唑吡坦 5～10mg，扎来普隆 5～10mg。

（3）褪黑素受体激动剂 常用药物及单次给药剂量为：褪黑素缓释片 2mg 及阿戈美拉汀 25～50mg。

（4）镇静类抗抑郁药 常用药物及单次给药剂量为：曲唑酮 25～150mg，米氮平睡前 3.75～15mg，多塞平 3～6mg。

（5）食欲素受体拮抗剂 常用药物及单次给药剂量为：苏沃雷生 10～20mg。

（6）镇静类抗精神病药物 常用药物为喹硫平与奥氮平。

（7）中草药 可用某些中草药的单味药或复方制剂，如百合、珍珠母及酸枣仁。

4. 治疗药物推荐顺序 美国睡眠医学会对于失眠症患者，在单独或联合药物治疗时，推荐的一般顺序为：短、中效 BZD 和 NBZD 或褪黑素受体激动剂；其他 BZD 和 NBZD 或褪黑素受体激动剂；具有镇静作用的抗抑郁药，尤其是伴有抑郁 / 焦虑障碍的失眠患者；联合使用苯二氮䓬受体激动剂（benzodiazepine receptor agonist，BZRA）和具有镇静作用的抗抑郁药物；抗精神病药物不作为首选药物使用，仅适用于某些特殊情况和人群；巴比妥类药物、水合氯醛等虽被美国 FDA 批准用于失眠的治疗，但临床上并不推荐使用。

案例 8-4-1 患者，女，58 岁。因"睡眠差 10 余年"住院治疗。10 余年前无明显诱因开始出现失眠，主要表现为入睡困难，很多时候凌晨 3～4 点都不能入睡。入睡后，偶尔会后半夜醒来，此后难以入睡。偶尔会整晚睡不着。睡不好第二天会头痛、头晕，疲乏明显。多次就诊并间断服药后效果不佳，对于该问题很担心，为求进一步诊疗，来院就诊。

查体：T 36.8℃，P 80 次 / 分，RR 20 次 / 分，BP 109/82mmHg。查体无明显异常。情绪稍显焦虑，担心自己的睡眠，担心调药会影响自己的身体。诊断：非器质性睡眠障碍；焦虑状态。

问题 8-4-1-1 患者治疗方案应如何选择？

解析 8-4-1-1 患者因睡眠障碍入院治疗，病情特点以入睡困难为主，可优先选择短、中效 BZD 和 NBZD，故选用唑吡坦 10mg qn po 治疗。

问题 8-4-1-2 患者不愿意长期服用镇静催眠类药物，对于后续治疗方案如何考虑？

解析 8-4-1-2 镇静催眠类药物的使用应个体化、按需、间断、足量给药。连续给药一般不超过 4 周，如需继续给药，需每个月定期评估。此外患者伴有焦虑状态的特点，在选择治疗药物时可以考虑加用具有镇静作用的抗抑郁药如曲唑酮 25～100mg qn 或米氮平 7.5～30mg qn。对于上述药品的使用应做好知情告知。除药物治疗以外，应结合失眠的认知行为治疗，作为慢性失眠的长期治疗手段。

（温预关　胡晋卿）

思考题

1. 抗精神病药物可分为哪些类别？

2. 简述精神分裂症治疗过程中可能出现的主要药物不良反应及其药学监护要点。

3. 简述苯二氮䓬类药物的常见不良反应及处理措施。

4. 简述焦虑症的用药监护要点。

5. 失眠症常用的药物有哪些类别及其用法用量？

第九章 心血管系统常见疾病的药物治疗

学习要求

记忆：心血管系统疾病，如高血压、血脂异常等的药物治疗选择、用法用量、不良反应等。
理解：心血管系统常见疾病的病因及发病机制、临床表现及诊断。
运用：心血管系统常见疾病评估、治疗方案制定与调整及治疗管理。

第一节 总　论

一、定义与流行病学

（一）定义

心血管系统又称“循环系统”，由心脏、血管和调节血液循环系统的神经体液装置组成。其功能是为全身各组织器官运输血液，通过血液将氧、各种营养物质、激素等供给器官和组织，又将组织代谢的废物运送到排泄器官，以保持机体内环境的稳态、新陈代谢的进行和维持正常的生命活动。循环系统疾病也称心血管疾病（cardiovascular disease，CVD），包括上述所有器官的疾病，在内科疾病中占较大比重，属常见病且较严重，其中以心脏病最为多见。

（二）流行病学

据 WHO 2020 年报告显示，在所有导致人类死亡的疾病中，心血管疾病居首位。《中国心血管健康与疾病报告 2021》显示，中国心血管病的发病率与致死率仍高居榜首，据估计，心血管疾病现患人数 3.3 亿，其中冠心病 1139 万，心力衰竭 890 万，心房颤动 487 万，风湿性心脏病 250 万，先天性心脏病 200 万，高血压 2.45 亿。国际权威期刊《柳叶刀》发布了中国 30 年间的疾病负担变化报告，显示部分慢性疾病现况严峻，冠心病发病率增加 20% 以上，发病率增加是造成死亡率增加的重要原因。

二、心血管系统的解剖生理特点

心脏、大血管及其分支直至交织如网的毛细血管，构成循环的管道系统。毛细血管网遍布全身各部位的器官和组织中。循环系统的运输功能是通过心脏的泵血功能来维持的。血液在循环系统中按照一定的方向循环往复流动，称为血液循环。心脏虽有自律性，但整个循环系统的功能受神经体液因素的调节。

近年来由于心房利尿钠肽（心钠素）、内皮素等的发现，研究人员认为循环系统不仅是一个血流动力学系统，而且是人体内一个重要的内分泌系统；现已证明整个循环系统包括心脏、血管平滑肌细胞、内皮细胞甚至血管周围组织的细胞，都有内分泌功能，对心血管的活动起到调节作用。总而言之，机体心血管活动受到神经、体液、内分泌等多因素调节，以确保人体生命活动的正常进行。

三、心血管疾病危险因素

（一）高血压

高血压是以体循环动脉压升高为主要临床表现的心血管综合征，可分为原发性高血压和继发性高血压。原发性高血压，又称高血压病，是心脑血管疾病最重要的危险因素，常与心血管其他因素共存，可损伤重要脏器，如心、脑、肾的结构和功能，最终导致这些器官的功能衰竭。血压水平与心脑血管病发病和死亡风险之间存在密切的因果关系。临床随访资料显示，随着血压水平升高，心力衰竭发生率递增，心力衰竭和脑卒中是与血压水平关联最密切的两种并发症。

（二）血脂异常

血脂异常通常指血清中胆固醇、甘油三酯、低密度脂蛋白胆固醇水平升高、高密度脂蛋白胆固醇水平降低。由于在血浆中脂质以脂蛋白的形式存在，血脂异常表现为脂蛋白血症，血脂异常可导致冠心病等动脉粥样硬化性心血管疾病。

（三）糖尿病

糖尿病是由于胰岛素分泌和（或）作用缺陷引起的以血糖升高为特征的代谢病。典型症状为“三多一少”，即多饮、多食、多尿、体重减轻。糖尿病是心血管疾病的独立危险因素，糖尿病患者常常合并高血压、血脂紊乱等心血管疾病的重要危险因素，糖尿病患者发生心血管疾病的风险增加 2～4 倍。

（四）慢性肾脏病

慢性肾脏病（chronic kidney disease，CKD）是一组以肾脏结构和（或）肾功能长期异常为特点的临床综合征，发病率不断增高，已成为当前全球性重大公共卫生问题。心血管疾病是慢性肾脏病患者（包括非透析、透析或肾移植患者）的主要死亡原因。

（五）代谢综合征

代谢综合征是以向心性肥胖、胰岛素抵抗、糖尿病或糖代谢异常、高血压、血脂异常为主要内容的一组严重影响人类健康的临床综合征。随着社会的发展和人们生活水平的提高，代谢综合征的发病率逐渐增高，除了与很多非心血管不良事件有关以外，还与 2 型糖尿病进展及早发心脑血管风险明显增加相关。

（六）睡眠障碍

《2021 年运动与睡眠白皮书》显示，目前我国有 3 亿多人存在睡眠障碍。长期睡眠问题可能严重影响人体生理机能，造成焦虑紧张、记忆力减退、注意力不集中等，严重者可能诱发心血管疾病、癌症。一项纳入 404 044 人的研究发现，睡眠时长与高血压、房颤、肺栓塞和慢性缺血性心脏病呈负相关。提示睡眠时长过短（≤ 6 小时）是高血压、心房颤动、肺栓塞和慢性缺血性心脏病的潜在风险因素。

（七）其他

吸烟、饮酒、超重、向心性肥胖、空气污染等。

四、治　疗

（一）介入治疗

介入治疗已经成为心血管疾病非常重要的治疗手段，其技术不断发展，适应证不断扩大，极大地改善了患者的预后和生活质量。

1. 经皮冠状动脉介入术　是治疗冠心病的一种最常用、最成熟的介入技术。在血管造影仪的引导下，通过特制的导管、导丝、球囊、支架等，对狭窄或阻塞的冠状动脉进行血运重建的治疗方法。目前还有药物球囊、生物可吸收支架等新技术应用于临床。

2. 射频消融术　属于微创手术，并且随着三维标测系统的出现，手术成功率显著提高。该技术已成为治疗各种快速型心律失常，包括心房颤动等的重要治疗策略。

3. 冷冻消融　是治疗心律失常的一种新技术。通过液态制冷剂的吸热蒸发，带走组织热量，使目标消融部位温度降低，异常电生理的细胞组织遭到破坏，从而消除心律失常。目前主要应用于阵发性房颤的介入治疗。

4. 其他　包括经皮导管消融肾动脉去交感神经术、埋藏式心脏起搏器植入术、心脏瓣膜介入治疗等。

（二）药物治疗

目前治疗心血管疾病的方法越来越多，但是药物治疗仍然是基础，是最为重要和首选的方法之一。治疗心血管疾病的常用药物常按作用机制进行分类，包括ACEI、ARB、CCB、β受体阻滞剂、扩血管药、利尿剂等。新型的心血管治疗药物包括新型口服抗凝药、降低低密度脂蛋白胆固醇的胆固醇吸收抑制剂、PCSK9抑制剂及治疗心力衰竭的血管紧张素受体脑啡肽酶抑制剂（ARNI）等。药物的药理作用、适应证、禁忌证、毒副作用及应用注意事项对临床实践都非常重要。同时个体化治疗也是药物治疗成功的关键。

（三）外科治疗及其他治疗

外科治疗主要包括冠状动脉旁路移植手术、心脏各瓣膜修补及置换手术、先天性心脏病矫治手术、心包剥离术等。近些年来，干细胞移植、血管新生治疗药物、分子心脏病学等取得了极大的进展，为心血管疑难疾病的治疗带来了希望和新方案。同时致病基因筛查对于遗传性或家族倾向性心脏病的防治具有重要意义。

第二节　高　血　压

一、流行病学

高血压是心脑血管疾病的重要危险因素，与心脑血管疾病发病和死亡密切相关。中国高血压调查数据显示，2012～2015年我国18岁以上居民高血压患病粗率为27.9%（标化率23.2%），最新调查数据推算我国2019年的心血管病现患人数3.3亿，其中高血压患者2.45亿，有血压正常高值人数达4.35亿。我国高血压患者的知晓率、治疗率和控制率近年来有明显提高，但总体仍处于较低水平，分别为51.6%、45.8%和16.8%。

二、病因与发病机制

（一）病因

高血压发病危险因素主要包括高钠、低钾膳食，超重与肥胖，过量饮酒和长期精神紧张等。继发性高血压的常见病因包括肾实质性、肾血管性、内分泌性高血压和睡眠呼吸暂停综合征，以及药物性高血压、单基因遗传性高血压，还有因精神心理问题引发的高血压。

（二）发病机制

1. 遗传　高血压的发病有较明显的家族聚集性，近年发现一些基因如调控肾素-血管紧张素-醛固酮系统（renin-angiotensin-aldosterone system，RAAS）的基因、α-内收蛋白基因等与高血压相关。

2. 交感神经系统　交感神经系统兴奋，肾素-血管紧张素系统（RAS）与交感神经系统交互作用，均与血压升高有关。

3. 肾素-血管紧张素-醛固酮系统（RAAS）　RAAS生成的血管紧张素Ⅱ（AngⅡ）作用于心脏及血管的血管紧张素转化酶1型受体（ATI），引起心率增快、心肌收缩力增强、血管收缩；也可以选择性作用于肾上腺皮质球状带，刺激醛固酮的合成和分泌，使血容量增加；或通过促进肾上腺髓质和交感神经末梢释放儿茶酚胺，从而导致血压升高。局部组织中的AngⅡ则发挥长期效应，与高血压导致的靶器官损害密切相关。

4. 心输出量 心输出量增加主要在高血压发病的初始阶段，通过促进心输出量增加使循环血量增加。一旦高血压呈持续状态，机体的自动调节机制使心输出量不再增高或恢复至正常状态，同时促进外周阻力增高，为血压持续升高阶段的主要影响因素。

5. 钠盐代谢 钠是调节体内水分、渗透压和维持血容量的关键因素，钠潴留可使细胞外液增加，引起心输出量增高；细胞内外钠浓度比值变化引起小动脉张力增加等都可能是导致高血压发生。

6. 动脉血管重构 大动脉弹性减弱、僵硬程度增高是引起收缩压增高、脉压降低的主要原因。阻力动脉和小动脉的重塑和管壁增厚致外周阻力增高而导致高血压。

三、临床表现

高血压大多数起病隐匿，进展缓慢，病程长达十多年至数十年，初期很少有症状。头痛、头晕和头涨是高血压常见神经症状。高血压危象时通常表现为剧烈头痛，伴有恶心、呕吐、视力障碍和精神及神经方面的异常改变。高血压起病数年至十余年后可出现临床心功能不全的症状，如心悸，继续进展可出现阵发性夜间呼吸困难、气喘等左心衰竭症状。随着高血压病程进展，患者可能出现蛋白尿、肌酐异常等肾脏病变。注意有无提示继发性高血压的症状，如肾炎史或贫血史，提示肾实质性高血压；有无肌无力、发作性软瘫等低血钾表现，提示原发性醛固酮增多症；有无阵发性头痛、心悸、多汗，提示嗜铬细胞瘤。

四、分类与分层

（一）分类

目前我国采用正常血压、正常高值和高血压进行血压水平分类。具体分类及定义见表 9-2-1。高血压的定义是指未使用降压药物情况下，非同日三次测量血压，收缩压≥ 140mmHg 和（或）舒张压≥ 90mmHg。收缩压≥ 140mmHg 和舒张压＜ 90mmHg 为单纯性收缩期高血压。患者既往有高血压史，目前正在使用降压药物，血压虽然低于 140/90mmHg，也诊断为高血压。根据血压升高水平，又进一步将高血压分为 1 级、2 级和 3 级。

表 9-2-1 高血压的分类及定义

分类		收缩压（mmHg）		舒张压（mmHg）
正常血压		＜ 120	和	＜ 80
正常高值		120～139	和（或）	80～89
高血压		≥ 140	和（或）	≥ 90
1 级高血压	（轻度）	140～159	和（或）	90～99
2 级高血压	（中度）	160～179	和（或）	100～109
3 级高血压	（重度）	≥ 180	和（或）	≥ 110
单纯收缩期高血压		≥ 140	和	＜ 90

【注】收缩压和舒张压分属于不同级别时，以较高分级为准

（二）分层

进行高血压患者的心血管风险分层，有利于确定启动降压治疗的时机，优化降压治疗方案，确立合适的血压控制目标，有利于实施危险因素的综合管理。我国将高血压患者按心血管风险水平分为低危、中危、高危和很高危四个层次，见表 9-2-2。影响分层内容的心血管预后的重要因素见表 9-2-3。

表 9-2-2 血压升高患者心血管风险水平分层

其他心血管危险因素和疾病史	血压（mmHg）			
	SBP130～139 和（或）DBP85～89	SBP140～159 和（或）DBP90～99	SBP160～179 和（或）DBP100～109	SBP ≥ 180 和（或）DBP ≥ 110
无	—	低危	中危	高危
1～2 个其他危险因素	低危	中危	中 / 高危	很高危
≥ 3 个其他危险因素，靶器官损害，或 CKD 3 期，无并发症的糖尿病	中 / 高危	高危	高危	很高危
临床并发症，或 CKD ≥ 4 期，有并发症的糖尿病	高 / 很高危	很高危	很高危	很高危

【注】SBP. 收缩压；DBP. 舒张压；CKD 3 期，肾小球滤过率 30～59ml/（min·1.73m^2）；CKD 4 期，肾小球滤过率 15～29ml/（min·1.73m^2）

表 9-2-3 影响高血压患者心血管预后的重要因素

心血管危险因素	靶器官损害	伴发临床疾病
• 高血压	• 左心室肥厚④	• 脑血管病：脑出血；缺血性脑卒中；短暂性脑缺血发作
• 男性＞ 55 岁；女性＞ 65 岁	• 颈动脉超声，颈动脉内膜中层厚度≥ 0.9mm；或动脉粥样斑块	• 心脏疾病：心肌梗死史；心绞痛；冠状动脉血运重建；慢性心力衰竭；心房颤动
• 吸烟或被动吸烟	• 颈 - 股动脉搏波速度≥ 12m/s	• 肾脏疾病：糖尿病肾病；肾功能受损⑦；血肌酐升高⑧；蛋白尿⑨
• 糖耐量受损①	• 踝 / 臂血压指数＜ 0.9	• 外周血管疾病
• 血脂异常②	• 估算的肾小球滤过率降低或血清肌酐轻度升高⑤	• 视网膜病变：出血或渗出，视乳头水肿
• 早发心血管病家族史	• 微量白蛋白尿⑥	• 糖尿病⑩
• 腹型肥胖③		
• 高同型半胱氨酸血症（≥ 15μmol/L）		

【注】①糖耐量受损：餐后 2 小时血糖 7.8～11.0mmol/L 和（或）空腹血糖异常（6.1～6.9mmol/L）；②血脂异常：总胆固醇≥ 5.2mmol/L（200mg/dl）或低密度脂蛋白胆固醇≥ 3.4mmol/L（130mg/dl）或高密度脂蛋白胆固醇＜ 1.0mmol/L（40mg/dl）；③腹型肥胖（腰围：男≥ 90cm，女≥ 85cm）或体重指数≥ 28kg/m^2；④左心室肥厚：心电图：Sokolow-Lyon 电压＞ 3.8mV 或 Cornell 乘积＞ 244mV · ms；超声心动图 LVMI：男≥ 115g/m^2，女≥ 95g/m^2；⑤估算的肾小球滤过率降低 [eGFR 30～59ml/（min · 1.73m^2）] 或血清肌酐轻度升高：男 115～133μmol/L（1.3～1.5mg/dl），女 107～124μmol/L（1.2～1.4mg/dl）；⑥微量白蛋白尿：30～300mg/24h 或白蛋白 / 肌酐比≥ 30mg/g（3.5mg/mmol）；⑦肾功能受损：eGFR ＜ 30ml/（min · 1.73m^2）；⑧血肌酐升高：男≥ 133μmol/L（1.5mg/dl），女≥ 124μmol/L（1.4mg/dl）；⑨蛋白尿（≥ 300mg/24h）；⑩糖尿病：新诊断，空腹血糖≥ 7.0mmol/L（126mg/dl）；餐后血糖≥ 11.1mmol/L（200mg/dl）；已治疗但未控制，糖化血红蛋白 HbA1c ≥ 6.5%

五、治　疗

（一）治疗目标

高血压治疗目的是降低心脑血管并发症的发生和死亡风险。一般高血压患者血压应降至＜ 140/90mmHg，能耐受者和部分高危及以上可进一步降至＜ 130/80mmHg。合并糖尿病、冠心病、心力衰竭、慢性肾脏疾病伴有蛋白尿的患者，如能耐受，应降至 130/80mmHg 以下。年龄在 65～79 岁的患者，血压降至 150/90mmHg 以下，如能耐受，可进一步降至 140/90mmHg 以下。≥ 80 岁患者，血压降至 150/90mmHg 以下。

（二）降压治疗策略

高血压治疗原则应遵循平稳降压、综合管理的原则。保持血压长期平稳控制，对减少心血管并发症有益。所有高血压患者一旦诊断，建议在生活方式干预的同时立即启动药物治疗。仅收缩压＜ 160mmHg 且舒张压＜ 100mmHg 且未合并冠心病、心力衰竭、脑卒中、外周动脉粥样硬化病、肾脏疾病或糖尿病的高血压患者，医生也可根据病情及患者意愿暂缓给药，采用单纯生活方式干预最多3个月，若仍未达标，再启动药物治疗。

（三）生活方式干预

生活方式干预在任何时候对任何高血压患者都是合理、有效的治疗。生活方式干预包括减少钠盐摄入，每人每日食盐摄入量逐步降至＜6g，增加钾摄入；合理膳食，平衡膳食；控制体重，使BMI维持在18.5～23.9kg/m^{2}范围内，腰围：男性＜90cm；女性＜85cm；不吸烟，彻底戒烟，避免被动吸烟；不饮或限制饮酒；增加运动，中等强度（每周4～7次，每次持续30～60分钟）；减轻精神压力，保持心理平衡。

（四）药物治疗

1. 降压药使用基本原则 根据患者合并症的不同和药物疗效及耐受性，以及患者个人意愿或长期承受能力，综合考虑成本/效益，选择适合患者个体的降压药物。

（1）起始剂量 一般患者采用常规剂量；老年人及高龄老年人初始治疗时通常应采用较小的有效治疗剂量。根据需要，可考虑逐渐增加剂量。

（2）长效降压药物 优先使用长效降压药物，以有效控制24小时血压，更有效预防心脑血管并发症发生。

（3）联合治疗 对收缩压≥160mmHg和（或）舒张压≥100mmHg、收缩压高于目标血压20mmHg和（或）舒张压高于目标值10mmHg的高危患者，或单药治疗未达标的高血压患者应进行联合降压治疗，包括自由联合或单片复方制剂。

2. 常用降压药物的种类及特点 常用降压药物种类包括ACEI、ARB、CCB、利尿剂和β受体阻滞剂五类。α受体阻滞剂或其他种类降压药有时亦可应用于某些高血压人群。虽然高血压药物治疗的获益主要源于血压下降，但根据患者靶器官损害情况及合并临床疾病的差异，选择不同药物进行个体化治疗可进一步保护靶器官。

（1）ACEI 通过抑制血管紧张素转换酶（ACE），阻断Ang Ⅱ的生成，抑制激肽酶的降解而发挥降压作用。大量研究显示，ACEI对于高血压患者具有良好的靶器官保护和心血管终点事件预防作用。ACEI降压作用明确，对糖脂代谢无不良影响，尤其适用于伴慢性心力衰竭、心肌梗死后心功能不全、心房颤动预防、糖尿病肾病、非糖尿病肾病、代谢综合征、蛋白尿或微量白蛋白尿患者。常见不良反应为干咳，多见于用药初期，症状较轻者可坚持服药，不能耐受者可改用ARB。其他不良反应有低血压、皮疹，偶见血管神经性水肿及味觉障碍。长期应用有可能导致血钾升高，应定期监测血钾和血肌酐水平。双侧肾动脉狭窄、肌酐（Cr）≥265μmol/L（3mg/dl）的严重肾功能不全患者、高血钾（＞5.5mmol/L）患者禁用。妊娠或计划妊娠患者禁用。常用药包括卡托普利、依那普利、贝那普利、雷米普利、培哚普利等，用法用量及注意事项详见附表9-2-1。

（2）ARB 通过选择性阻断AT1受体发挥降压作用。此类药物适用于伴左心室肥厚、心力衰竭、糖尿病肾病、冠心病、代谢综合征、微量白蛋白尿或蛋白尿患者及不能耐受ACEI的患者。不良反应少见，偶有腹泻，长期应用可升高血钾，应注意监测血钾及肌酐水平变化，ARB致咳嗽的发生率远低于ACEI，但仍有极少数患者出现咳嗽。双侧肾动脉狭窄、妊娠妇女、高钾血症者禁用。常用药包括氯沙坦、缬沙坦、厄贝沙坦、替米沙坦等，用法用量及注意事项详见附表9-2-2。

（3）CCB 包括二氢吡啶类和非二氢吡啶类，通过阻断血管平滑肌细胞上的钙通道发挥扩张血管、降低血压的作用。其中二氢吡啶类较常用，如硝苯地平、氨氯地平、非洛地平等，这类药物可以与其他四类药物联合，尤其适用于老年高血压、单纯收缩期高血压、伴稳定型心绞痛、冠状动脉或颈动脉粥样硬化及周围血管病患者。急性冠脉综合征（ACS）患者一般不推荐使用短效硝苯地平。非二氢吡啶类药物主要有地尔硫䓬、维拉帕米。此类药物禁用于Ⅱ、Ⅲ度房室传导阻滞和病态窦房结综合征患者、心力衰竭患者，以及妊娠或计划妊娠患者。CCB类药物常见不良反应包括反射性交感神经激活导致心跳加快、面部潮红、脚踝部水肿、牙龈增生等。常见CCB类药物用法用量及注意事项详见附表 9-2-3。

（4）利尿剂　主要通过利钠排尿、降低容量负荷而发挥降压作用。分为噻嗪类利尿剂（氢氯噻嗪、吲达帕胺等）和保钾利尿剂。保钾利尿剂分为两类，一类为醛固酮受体拮抗剂，代表药物有螺内酯、依普利酮；另一类不依赖醛固酮，代表药物有氨苯蝶啶、阿米洛利。用于控制血压的利尿剂主要是噻嗪类利尿剂。此类药物尤其适用于老年高血压、单独收缩期高血压或伴心力衰竭患者，也是难治性高血压的基础药物之一。对于适于利尿剂治疗的高血压患者，一般以小剂量作为初始治疗。若中小剂量噻嗪类利尿剂治疗不能使血压达标，不建议继续增加剂量，应在此基础上加用 ACEI/ARB 或 CCB。此类药物不良反应与剂量密切相关，长期应用者应定期监测血钾，并适量补钾，痛风者禁用。对高尿酸血症及明显肾功能不全者慎用，后者如需使用利尿剂，应使用袢利尿剂，如呋塞米等。目前醛固酮受体拮抗剂如螺内酯也可以用于难治性高血压，但长期应用有可能导致男性乳房发育等不良反应。利尿剂较少单独使用，常作为联合用药的基本药物。常见利尿剂用法用量及注意事项详见附表 9-2-4。

（5）β 受体阻滞剂　通过抑制过度激活的交感神经活性、抑制心肌收缩力、减慢心率发挥降压作用。根据对受体选择性，分为非选择性 β 受体阻滞剂（普萘洛尔）和选择性 β 受体阻滞剂（美托洛尔、比索洛尔、阿替洛尔），后者是临床常用的 β 受体阻滞剂。适用于伴快速性心律失常、冠心病、慢性心力衰竭、交感神经活性增高以及高动力状态的高血压患者，高血压合并主动脉夹层建议首选 β 受体阻滞剂，以达到减慢心率和降压的目的。常见的不良反应有疲乏、肢体冷感、激动不安、胃肠道不适等，还可能影响糖类、脂类代谢。Ⅱ度或Ⅲ度房室传导阻滞、严重支气管哮喘或支气管哮喘急性发作患者禁用。糖类脂类代谢异常时一般不首选 β 受体阻滞剂，必要时也可慎重选用高选择性 β 受体阻滞剂。长期应用 β 受体阻滞剂的患者，如果突然停药会出现反跳现象，包括心绞痛、血压升高、心率加快等，因此应避免突然停药。常见 β 受体阻滞剂用法用量及注意事项详见附表 9-2-5。

（6）其他类

1）沙库巴曲缬沙坦为血管紧张素受体脑啡肽酶抑制剂，是一种同时作用 RAAS 和利尿钠肽系统（natriuretic peptides system，NPs）、通过增强 NPs 的血压调节作用同时抑制 RAAS 而实现多途径降压的新型药物，该药还具有心脏、肾脏、血管等靶器官保护作用。临床研究已证实对于重度高血压、单药控制不佳的高血压患者，特殊类型高血压患者，如老年高血压、盐敏感型高血压、高血压合并心力衰竭和慢性肾病患者，具有良好的降压作用。该药可与其他种类降压药物联合使用，但不能与 RAAS 抑制剂（ACEI、ARB）联合使用。使用 RAAS 抑制剂出现血管神经性水肿及妊娠者禁用。用药前和用药期间定期监测血压、血钾、肾功能和肝功能。常见用法用量：每次 200mg，每天一次，如血压无法控制，可增加剂量至 400mg，每天一次。

2）α 受体阻滞剂：目前临床常用的主要是选择性 α_1 受体阻滞剂，如特拉唑嗪、哌唑嗪、多沙唑嗪、乌拉地尔等，常见用法用量及注意事项详见附表 9-2-6。对糖脂代谢物明显影响，适用于糖尿病、高脂血症、外周血管疾病、哮喘、高血压伴前列腺增生患者，也用于难治性高血压患者的治疗。不良反应为直立性低血压、心动过速、鼻塞等，也可引起恶心、呕吐、腹痛、诱发或加剧消化道溃疡，少数患者出现嗜睡、乏力等中枢抑制症状。

3）交感神经抑制剂：包括中枢性降压药（可乐定、甲基多巴）和交感神经末梢抑制药（利血平），常见用法用量及注意事项详见附表 9-2-7。前者通过激活延髓中枢 α_2 受体，抑制中枢神经系统释放交感神经冲动而降低血压；后者阻断去甲肾上腺素向其储存囊泡的转运，减少交感神经冲动传递，降低外周血管阻力，消耗脑内儿茶酚胺。甲基多巴为妊娠高血压的首选降压药物。

4）直接血管扩张剂：代表药物肼屈嗪，直接扩张小动脉，降低外周血管阻力，增加心输出量及肾血流量，但有反射性交感神经激活作用。肼屈嗪用法用量：每次 10mg，每日 4 次，最大剂量不超过每日 300mg。

5）单片复方制剂（single-pill combination，SPC）：是常用的一组高血压联合治疗药物。通常由不同作用机制的两种或两种以上的降压药组成。其优点是使用方便，可改善治疗的依从性及疗效，是联合治疗的新趋势。应用时注意其相应组成成分的禁忌证或可能的不良反应。

3. 降压药物的联合使用 联合应用降压药物是降压治疗的基本方法，许多高血压患者，为达到目标血压水平需要应用≥2种降压药物。对于无合并症患者，收缩压≥160mmHg和（或）舒张压≥100mmHg，初始治疗即需要应用两种降压药物；高血压合并心肌梗死、心力衰竭患者，推荐初始小剂量联合降压药物治疗。如仍不能达到目标血压，可在原药基础上加量，或可能需要三种甚至四种以上降压药物。临床常见降压药联用人群及治疗方案见表9-2-4。

表 9-2-4 临床常见降压药联用人群及治疗方案

患者特征	第一步	第二步	第三步
无合并症，BP≥160/100mmHg	C+A，A+D，C+D 或 C+B	C+A+D 或 C+A+B	A+B+C+D 或转诊
高血压合并心肌梗死	A+B	A+B+C 或 A+B+D	转诊或 A+B+C+D
高血压合并心力衰竭	A+B	A+B+D	转诊或 A+B+D+C
高血压合并心绞痛	B 或 A 或 C	B+C 或 B+A 或 A+C	B+C+A 或 B+C+D
高血压合并脑卒中	C 或 A 或 D	C+A 或 C+D 或 A+D	C+A+D
高血压合并糖尿病或慢性肾病	A	A+C 或 A+D	A+C+D

【注】A. ACEI/ARB；B. β受体阻滞剂；C. 二氢吡啶类钙通道阻滞剂；D. 噻嗪类利尿剂.

（五）危险因素的处理

1. 调脂治疗 高血压伴血脂异常的患者，应在治疗性生活方式改变的基础上，积极降压治疗及适度降脂治疗。对动脉粥样硬化性心血管疾病（atherosclerotic cardiovascular disease，ASCVD）风险低中危患者，当严格实施生活方式干预6个月后，血脂水平不能达到目标值者，则考虑药物降脂治疗。对ASCVD风险中危以上的高血压患者，应立即启动他汀类药物治疗，必要时采用联合降胆固醇药物治疗。

2. 抗血小板治疗 高血压伴有缺血性心脑血管病的患者，推荐进行抗血小板治疗。

3. 血糖控制 血糖控制目标 HbA1c＜7%；空腹血糖4.4～7.0mmol/L；餐后2小时血糖或高峰值血糖＜10.0mmol/L。容易发生低血糖、病程长、老年人、合并症或并发症多的患者，血糖控制目标可以适当放宽。

案例 9-2-1 患者，男，68岁，身高170cm，体重66.5kg。因“头晕、头痛、视物模糊3天”入院。3天前无明显诱因出现头晕、头痛，伴视物模糊，无光感障碍，无偏盲，无伴意识障碍，无恶心呕吐，无嘴角歪斜，无手足抽搐，无四肢偏瘫，急诊测血压184/110mmHg，予硝普钠泵入，后转入普通病房。无吸烟、饮酒史，否认家族病史，否认食物、药物过敏史。糖尿病病史十余年，长期口服二甲双胍片、格列吡嗪控释片、伏格列波糖片。无烟酒嗜好。否认传染病史，否认食物、药物过敏史。

查体：T 36.9℃，HR75次/分，RR 20次/分，BP 162/104mmHg。实验室检查：血尿素氮（BUN）6.6mmol/L，肌酐（CREA）109.2μmol/L，Na 139.4mmol/L，K 3.45mmol/L，HbA1c 6.4%，谷丙转氨酶（ALT）14U/L，谷草转氨酶（AST）13U/L，总胆固醇（TC）4.3mmol/L，高密度脂蛋白胆固醇（HDL-C）0.81mmol/L，LDL-C 2.83mmol/L。心脏彩超：左室壁稍厚，左室舒张功能减退，LVEF70%；双侧颈动脉彩超：双侧颈动脉硬化，斑块形成；头颅MRI+ MRA：未见异常；颈椎正侧位片：颈椎骨质未见异常征象。胸片：双肺纹理清，心、肺、膈未见明显异常。初步诊断：高血压3级（很高危）；2型糖尿病。

问题 9-2-1-1 该患者血压控制目标是什么？

解析 9-2-1-1　根据该患者年龄及伴发疾病，降压目标为＜ 130/80mmHg。糖尿病合并高血压患者收缩压每下降 10mmHg，糖尿病相关的任何并发症风险下降 12%，死亡风险下降 15%。

问题 9-2-1-2　该患者降压方案如何选择？

解析 9-2-1-2　高血压和糖尿病均为心脑血管疾病的独立危险因素，两者并存时可显著增加心脑血管疾病的风险，高血压合并糖尿病患者的降压治疗需要长期平稳降压，改善血压昼夜节律，兼顾靶器官保护和对并发症的益处。该患者入院时血压＞ 160/100mmHg，应立即开始药物治疗，为使血压达标应联合用药，治疗方案首选以 ACEI 和 ARB 为基础的联合用药，包括 ACEI/ARB+CCB、ACEI/ARB+ 利尿剂，如血压控制不达标，三种联合降压方案优选 ACEI/ARB+CCB+ 利尿剂。

六、高血压的治疗管理

高血压的治疗管理是指为高血压患者制定并实施系统的、规范的、同质化的治疗管理过程。包括信息收集、治疗评估、计划实施和后续随访等过程。

（一）管理目标

高血压管理目标是控制患者的血压，减少并发症发生，降低药物治疗的不良反应，同时改善患者的用药依从性，以提高患者的生活质量，降低医疗成本，应结合患者自身情况制定血压控制目标，并为患者制定具体的治疗策略。

（二）提高患者对高血压的认知

1. 帮助患者建立正确的治疗预期　告知患者高血压是一种慢性疾病，即使无症状也需要长期服药使血压达标，减少并发症的发生，提高生活质量。

2. 指导患者正确认识和使用治疗药物　告知患者每日服药时间、剂量及频次，避免漏服或少服，告知患者用药注意事项及自我监测方法。

3. 生活方式指导　从合理膳食、控制体重、戒烟限酒、有氧运动及心理调节等方面进行指导和干预，告知高血压患者健康的生活方式应贯穿治疗的始终，无论是否服用降压药，均可从生活方式调整中获益。

（三）高血压的药物治疗管理

高血压患者药物治疗管理的目标就是通过识别、评估，最终解决或预防潜在的或实际存在的药物治疗相关问题，从而保证患者用药合理、安全、有效、经济。

1. 降压药物治疗方案评估

（1）评估降压药疗效　主要看患者血压是否达标，充分控制血压有助于预防高血压的并发症。不同高血压人群有不同的血压控制目标，原则上在患者能耐受的情况下，逐步降压达标；如能耐受，患者的血压水平还可进一步降低；舒张压低于 60mmHg 的冠心病患者，应在密切监测血压的情况下逐渐实现降压达标，老年患者可适当放宽控制目标。

（2）降压药种类的合理性　根据患者血压水平和心血管风险分层选择初始单药或联合治疗，常见的五类降压药物 ACEI、ARB、CCB、利尿剂和 β 受体阻滞剂均可作为初始治疗用药，但应避免选择存在禁忌证的药物。

（3）评估用法用量合理性　评估患者血压是否达标，确定降压药的用法用量是否合适。各种降压药的正常剂量都不相同，大部分患者采用常规剂量，老年人初始治疗通常采用较小的有效剂量，再根据治疗效果逐渐增加至正常剂量或最大剂量。

（4）评估降压药物安全性　熟悉各类降压药的常见不良反应及严重不良反应，注意有无存在药物相互作用，避免不良反应的发生。

（5）评估有无使用升高血压的药物　许多药物会引起血压升高，如激素类药物、影响交感神经兴奋的药物、非甾体抗炎药、中草药。一旦确定血压升高与用药有关，应尽量停用这类药物，换用其他药物或及时启动降压药治疗。

（6）评估用药经济性　结合降压药价格、患者经济状况、当地降压药医保政策及是否为国家基本药物等多方面因素，考察患者是否有能力支付降压药费用，以评估患者用药的经济性。

2. 高血压主要伴发疾病的药物治疗管理　对高血压患者常见的伴发疾病，包括高脂血症和糖尿病及是否需服用抗血小板药进行管理。

（四）提高药物依从性

高血压患者用药依从性普遍较差，对疾病认识不足、药物知识缺乏及经济收入等都是重要影响因素，因此有必要对患者进行依从性评估，并针对依从性差的原因进行干预，可以借助药盒、用药提醒工具，求助患者家属提醒服药等形式，多方面改善患者用药依从性。

（五）鼓励高血压患者开展自我管理

鼓励患者自己监测血压，开展自我管理。包括明确告知患者目标血压，指导患者正确测量血压的方法并记录，指导患者健康的生活方式，同时应关注心率、血脂、血糖等危险因素及合并的临床疾病进行综合治疗等。

（六）定期随访和评估

高血压的药物治疗管理是一个长期的过程，定期有效的跟踪随访非常重要，可持续地为患者提供药物治疗建议，保障患者血压持续达标。随访时要了解患者血压是否达标，评估患者的用药依从性及对药物的耐受情况，是否存在不良反应或药物相互作用、有无肝肾功能变化情况。随访时间间隔取决于高血压的严重程度、干预措施的类型和患者的具体因素（如年龄、合并症和参与随访的能力），即使血压控制稳定且已经达标，也应每3～6个月随访一次。

案例 9-2-2　患者，男，51岁，体重95kg，BMI 29.6kg/m^2。因“发现血压升高10年，头痛1周”到门诊就诊。患者10年前体检发现血压升高，最高达160/100mmHg，不伴有头晕、恶心、呕吐、耳鸣等，当地医院诊断为高血压，给予口服降压药物之后症状缓解。患者不规律用药，先后服用过非洛地平、氨氯地平等药物降压，近期使用贝那普利。1周前患者无诱因出现头痛不适，为进一步治疗到门诊就诊。个人吸烟史20年，无饮酒嗜好。

查体：T 36.6℃，HR 90次/分，RR 20次/分，BP 167/108mmHg。实验室检查：CREA 80.2μmol/L，Na 141.2mmol/L，K 3.9mmol/L，HbA1c 5.4%，TC 5.8mmol/L，TG 2.9mmol/L，HDL-C 0.9mmol/L，LDL-C 3.8mmol/L。诊断：高血压。

问题 9-2-2-1　患者有哪些心血管危险因素？

解析 9-2-2-1　患者心血管危险因素包括：高血压，吸烟史，血脂异常（TC5.8mmol/L ≥ 5.2mmol/L，LDL-C ≥ 3.4mmol/L，HDL-C ＜ 1.0mmol），肥胖（BMI ≥ 28kg/m^2），经评估该患者心血管危险分层为高危组。

问题 9-2-2-2　患者血脂控制目标是什么？

解析 9-2-2-2　高血压和血脂异常均为动脉粥样硬化性心脑血管疾病的重要危险因素，高血压伴有血脂异常可显著增加心血管疾病事件发生的风险。结合患者情况，应在治疗性生活方式改变的基础上，立即使用他汀类药物作为心血管疾病的一级预防，血脂控制以LDL-C为首要干预靶点，目标值应＜ 2.6mmol/L。

问题 9-2-2-3　患者到心内科就诊后，新增药物氨氯地平、阿托伐他汀。作为药师，如何对患者进行药物治疗管理？

解析 9-2-2-3 从适应证、有效性、安全性、依从性四个维度分析，该患者存在药物治疗相关问题包括：①血压不达标。根据患者血压水平和心血管风险分层，其血压目标值为140/90mmHg，患者目前血压不达标，降压方案需要调整。②血脂高，需要立即启动他汀类药物降脂治疗。③肥胖，BMI 29.6kg/m^2，需控制体重。④吸烟史。吸烟是一种不健康行为，是心血管疾病的主要危险因素之一，戒烟虽不能降低血压，但戒烟可降低心血管疾病风险。⑤用药依从性差。患者高血压病史10年，既往不规律使用降压药物。针对患者存在的问题，为其制订干预计划和措施：①患者门诊就诊后已调整降压方案，目前贝那普利联合氨氯地平降压治疗。需要明确告知患者的降压目标，并指导正确的血压测量方法、监测频率及记录方法，门诊就诊时提供医师或药师评估是否需要调整药物方案。②新增药物阿托伐他汀，用药后需定期门诊就诊评估药物疗效。③合理膳食、控制体重、戒烟，进行有氧运动。④建议患者家属介入患者治疗中，提高患者用药依从性。⑤患者此次门诊药物治疗方案有调整，应2～4周后门诊随访，评估药物治疗效果。

（赖伟华 刘晓琦）

第三节 血脂异常

一、定义与流行病学

（一）定义

血脂是血清中的胆固醇（cholesterol，CH）、甘油三酯（triglyceride，TG）和类脂（磷脂、糖脂、固醇、类固醇）的总称。血脂异常（dyslipidemia）通常指血清中总胆固醇（total cholesterol，TC）和（或）TG水平升高，因为脂质不溶或微溶于水，必须与蛋白质结合以脂蛋白（lipoprotein，Lp）形式存在才能在血液中循环，通过高脂蛋白血症表现出来，简称为高脂血症（hyperlipidemia）。血浆脂蛋白是由载脂蛋白和CH、TG、磷脂等组成的球形大分子复合物，分为6类：乳糜微粒（chylomicron，CM）、极低密度脂蛋白（very low density lipoprotein，VLDL）、中间密度脂蛋白（intermediate-density lipoprotein，IDL）、低密度脂蛋白（low density lipoprotein，LDL）、高密度脂蛋白（high density lipoprotein，HDL）及脂蛋白（a）[lipoprotein（a），Lp（a）]。实际上血脂异常也泛指包括低高密度脂蛋白胆固醇（high density lipoprotein cholesterol，HDL-C）血症在内的各种血脂异常。

（二）流行病学

近些年，中国人群的血脂水平逐步升高，患病率明显增加。2012年全国调查结果显示，成人血清TC平均为4.50mmol/L，高TC血症的患病率4.9%；TG平均1.38mmol/L，高TG血症的患病率13.1%；HDL-C平均为1.19mmol/L，低HDL-C血症的患病率33.9%。中国成人血脂异常总体患病率高达40.40%，较2002年呈大幅度上升。人群血清胆固醇水平的升高将导致2010年至2030年期间我国心血管病事件约增加920万。我国儿童青少年高胆固醇血症患病率也明显增加，预示未来中国成人血脂异常患病及相关疾病负担将继续加重。

二、分 类

血脂异常分类较复杂，最实用的是临床分类。血脂异常可根据临床血脂检测的基本项目TC、TG、低密度脂蛋白胆固醇（low density lipoprotein cholesterol，LDL-C）和HDL-C的水平进行分类，见表9-3-1。其他血脂项目如：载脂蛋白AⅠ（apolipoprotein AⅠ，ApoAⅠ）、ApoB和Lp（a）

临床应用价值也日益受到关注。

表 9-3-1　血脂异常的临床分类

疾病分类	TC	TG	HDL-C
高胆固醇血症	增高	无异常	无异常
高 TG 血症	无异常	增高	无异常
混合型高脂血症	增高	增高	无异常
低 HDL-C 血症	无异常	无异常	降低

三、药物治疗

1. 他汀类药物　选择性地竞争性抑制 HMG-CoA 还原酶，同时可以增加肝脏表面的低密度脂蛋白受体的数量，从而辅助降低胆固醇。适用于高胆固醇血症、混合型高脂血症和 ASCVD 患者。目前国内临床常用的他汀类药物剂量范围和降胆固醇强度见表 9-3-2。他汀类药物建议每日服用 1 次，其中阿托伐他汀及瑞舒伐他汀可在任何时间段服用，其余他汀类药物建议在晚餐或睡前服用。取得预期疗效后应坚持长期服用。

表 9-3-2　他汀类药物降胆固醇强度

高强度（每日剂量可降低 LDL-C ≥ 50%）	中等强度（每日剂量可降低 LDL-C 30%～49%）
阿托伐他汀 40～80mg*	阿托伐他汀 10～20mg
瑞舒伐他汀 20mg	瑞舒伐他汀 5～10mg
	氟伐他汀 80mg
	洛伐他汀 40mg
	普伐他汀 40mg
	辛伐他汀 20～40mg
	匹伐他汀 2～4mg

【注】* 阿托伐他汀 80mg 国人经验不足，须谨慎使用

他汀类药物降脂疗效好和心血管获益明确已得到反复证实和充分肯定。但因其应用广泛，诸多与此类药物相关的不良反应也屡见报道。

（1）肝功能异常　主要表现为氨基转移酶升高，发生率 0.5%～3.0%，呈剂量依赖性。建议他汀类药物治疗开始后每 4～8 周复查肝功能，如无异常，则逐步调整为每 6～12 个月复查 1 次。肝酶升高达正常值上限 3 倍以上及合并总胆红素升高患者，应停药。

禁用于活动性肝病、不明原因氨基转移酶持续升高和任何原因肝酶升高超过 3 倍正常上限、失代偿性肝硬化及急性肝衰竭患者。

（2）肌肉相关不良反应　包括肌痛、肌炎和横纹肌溶解症。他汀类药物诱发横纹肌溶解症呈剂量依赖性，发生率为 0.04%～0.2%；少数重度肌病也呈剂量依赖性，发生率为 0.1%～1%，往往出现在合并多种疾病和（或）联合使用多种药物的患者。因此，选择药物相互作用相对较小的他汀类药物，可降低肌病风险。患者有肌肉不适或无力，且连续检测肌酸激酶呈进行性升高时，应减少他汀类药物剂量或停药。

（3）新发糖尿病　长期服用他汀类药物有增加新发糖尿病的危险，发生率为 9%～12%。但他汀类药物对心血管疾病的保护作用远大于新增糖尿病风险。因此，无论是糖尿病高危人群还是糖尿病患者或 ASCVD 患者，有他汀类药物治疗适应证者都应坚持服用此类药物。如果患者在应用他汀类药物治疗过程中确诊糖尿病，强调减肥和降糖药，有指征地控制血糖和 HbA1c。适当给予饮食及行为辅导。

（4）其他 他汀类药物的其他不良反应还包括头痛、失眠、抑郁及消化不良、腹泻、腹痛、恶心等消化道症状。还可引起认知功能异常，但多为一过性，发生概率不高，未确定有因果关系。

2. 胆固醇吸收抑制剂 依折麦布是最早批准用于临床的选择性胆固醇吸收抑制剂，推荐剂量为10mg/d。依折麦布与他汀类药物联合使用可产生良好协同作用，分别影响胆固醇的吸收和合成，联合治疗可使血清LDL-C在他汀类药物治疗的基础上再下降18%左右，且不增加他汀类药物的不良反应。依折麦布的安全性和耐受性良好，其不良反应轻微且多为一过性，主要表现为头疼和消化道症状，与他汀类药物联用也可发生氨基转移酶增高和肌痛等副作用，禁用于妊娠期和哺乳期。2021年6月海博麦布作为国家1类新药获批上市。和依折麦布相比，在中国人群中，对海博麦布进行了13项临床研究，特别是3项Ⅲ期临床研究全部是国人参与，这一点与依折麦布临床试验的结果主要是外国人的数据有很大不同。由于海博麦布的疗效和安全性都是在中国人群中得到验证的，因此更适用于中国人群。

3. 前蛋白转化酶枯草溶菌素9（proprotein convertase subtilisin/kexin type 9，PCSK9）**抑制剂** 如依洛尤单抗（evolocumab）、阿利西尤单抗（alirocumab）等可阻止LDL受体降解，促进LDL-C的清除。研究表明，PCSK9抑制剂可在他汀类药物治疗的基础上进一步降低LDL-C水平，心血管不良事件（心血管死亡、心肌梗死、卒中、因不稳定型心绞痛住院或冠状动脉血运重建）的相对风险降低15%，具有明确的临床获益及良好的安全性。目前依洛尤单抗、阿利西尤单抗已在中国上市，以首个获批的依洛尤单抗为例，使用方式为皮下注射，140mg每2周1次或420mg每月1次。常见的不良反应为鼻咽炎、背痛、流感、上呼吸道感染、注射部位不良反应等，目前尚无在妊娠妇女中应用的数据。

4. 贝特类药物 通过增强机体脂蛋白脂肪酶的活性，促进VLDL和CM等富含TG的脂蛋白颗粒水解，从而减少肝脏中VLDL的合成和分泌，达到控制TG水平的目的，适用于高TG血症和以TG升高为主的混合型高脂血症。临床常用主要制剂：非诺贝特（0.1g tid或微粒型0.2g qd）；苯扎贝特（0.2g tid或缓释型0.4g qd）。常见不良反应与他汀类药物类似，包括肝脏、肌肉和肾毒性等，血清肌酸激酶和谷丙转氨酶（ALT）水平升高的发生率均＜1%。贝特类能增强抗凝血药作用，联合使用时需调整抗凝血药剂量。禁用于肝肾功能不良者及儿童、孕妇和哺乳期妇女。

5. 普罗布考 掺入LDL颗粒核心，影响脂蛋白代谢，使LDL易通过非受体途径被清除。主要适用于高胆固醇血症，尤其是纯合子型家族性高胆固醇血症（homozygous familial hypercholesterolemia，HoFH）及黄色瘤患者，有减轻皮肤黄色瘤的作用。常用剂量为每次0.5g bid。常见不良反应为胃肠道反应；也可引起头晕、头痛、失眠、皮疹等；极为少见的严重不良反应为Q-T间期延长。室性心律失常、Q-T间期延长、血钾过低者禁用。

6. 胆酸螯合剂 为碱性阴离子交换树脂，可阻断肠道内胆汁酸中胆固醇的重吸收。临床用法：考来烯胺每次5g tid，考来替泊每次5g tid，考来维仑每次1.875g bid。与他汀类药物联用，可明显提高调血脂疗效。但由于本类药有异味，用量又大，不易为患者所接受，目前在临床上较少使用。常见不良反应有胃肠道不适、便秘和影响某些药物的吸收。此类药物的绝对禁忌证为异常β脂蛋白血症和血清TG＞4.5mmol/L。

7. 烟酸类 烟酸也称作维生素B_3，大剂量时具有降低TC、LDL-C和TG及升高HDL-C的作用。最常见的不良反应是颜面潮红，其他有肝脏损害、高尿酸血症、高血糖、黑棘皮病和消化道不适等，慢性活动性肝病、活动性消化性溃疡和严重痛风者禁用。

8. 高纯度鱼油制剂 美国FDA已批准高纯度鱼油制剂Vascepa二十碳五烯酸乙酯软胶囊用于TG水平升高且伴有至少2种其他心血管疾病危险因素的心血管疾病或糖尿病患者，以降低心血管事件发生风险。目前国内的n-3脂肪酸都为保健品，尚无类似的高纯度药物上市，低剂量n-3脂肪酸的降脂作用弱。

9. 新型调脂药物 英克西兰（inclisiran）是一种首创的小干扰RNA药物，能够与编码PCSK9蛋白的mRNA结合，阻断PCSK9生成，从而降低LDL-C水平。与PCSK9抑制剂依洛尤单抗相比，

Inclisiran 每 6 个月皮下注射一次即可显示出持久的疗效，有助于提高用药依从性。目前已被 FDA 批准用于服用最大剂量他汀类药物但仍需要进一步降低 LDL-C 水平的 ASCVD 或杂合子家族性高胆固醇血症患者。

案例 9-3-1 患者，女，77 岁，体重 54kg，身高 155cm，因“四肢肌肉酸痛，无力半月余”前来药学门诊就诊。患者既往有血脂异常、高血压 3 级（很高危）及腔隙性脑梗病史。患者长期服用苯磺酸左旋氨氯地平片 2.5mg qd，阿司匹林肠溶片 100mg qd，阿托伐他汀钙片 20mg qd po 及维生素 B_1 片 10mg tid。近期因缺货，换用另一种厂家的阿托伐他汀。半个月前患者开始出现四肢肌肉酸痛、乏力，否认压痛，否认茶色尿、酱油色尿。否认病毒性感冒、外伤、剧烈运动等其他导致肌痛的原因与疾病。否认期间服用上述药物以外的其他药物。实验室检查：白细胞计数 4.47×10^9/L，中性粒细胞百分率 52.3%，红细胞计数 3.82×10^{12}/L，血红蛋白 125g/L，血小板计数 307×10^9/L。空腹血糖 5.96mmol/L，HbA1c 5.3%。胆固醇 3.88mmol/L，甘油三酯 0.8mmol/L，低密度脂蛋白 2.32mmol/L。CREA 77μmol/L。ALT 16U/L，AST 18U/L，碱性磷酸酶（ALP）126U/L，γ- 谷氨酰转移酶（GGT）43U/L。肌酸激酶（CK）214U/L，肌酸激酶同工酶（CK-MB）22U/L。

问题 9-3-1-1 患者出现四肢肌肉酸痛无力的可能原因是什么？

解析 9-3-1-1 患者长期服用阿托伐他汀控制血脂，近期换用另一种厂家的药物。半个月前开始出现四肢肌肉酸痛、乏力。同时查肌酸激酶水平轻度升高。应考虑他汀类药物导致的肌肉相关症状。在随机对照试验中，他汀类药物所致肌病的发生率为 1.5%～5%。然而，临床试验的入选对象，通常将具有肌病易患因素的人群排除在外，故实际人群中的发生率可能会高些。

问题 9-3-1-2 他汀相关肌肉症状的危险因素有哪些？

解析 9-3-1-2 ①高龄（＞75 岁）；②女性；③低体重；④大剂量他汀类药物；⑤特殊状态如感染、创伤、围手术期、强体力劳动；⑥特殊人群：慢性肾功能不全、甲状腺功能减退者、曾有 CK 升高史、既往服用降脂药物有肌痛史或肌肉症状家族史及治疗过程中出现无法解释的肌肉痉挛等；⑦饮食因素，包括过量饮酒、葡萄柚或者蔓越莓汁饮用过量；⑧合用特殊药物：他汀类药物主要均经过肝脏 CYP450 酶系代谢，能抑制 CYP3A4 酶活性的药物理论上可阻碍他汀类药物代谢，提高他汀类药物的血药浓度，增加肌病发生的风险。这些药物主要包括大环内酯类抗生素、环孢素、维拉帕米、胺碘酮、蛋白酶抑制剂等；⑨遗传因素：CYP450 酶系或药物转运蛋白编码基因多态性。代谢相关基因的遗传变异能直接影响他汀类药物的分解代谢效率，造成个体易患他汀类药物相关肌病的差异。该患者为女性，77 岁，计算 BMI 18.3kg/m^2，体重指数低。存在三项危险因素。

问题 9-3-1-3 如怀疑他汀导致的肌肉相关症状，应如何优化降脂方案？

解析 9-3-1-3 ①更改他汀类药物种类：对肌病易感或停用后再次接受他汀类药物治疗的患者，可换用其他种类的他汀类药物。②调整药物剂量：大剂量他汀类药物强化治疗过程中若出现相关肌病，可适当减少他汀类药物用量并严密观察临床症状及实验室指标变化。③间断给药：瑞舒伐他汀和阿托伐他汀血浆半衰期相对较长（15～20 小时），为他汀类药物间断用药治疗提供可能。④药物联合治疗：在他汀类药物的基础上加用其他调脂药（如依折麦布、贝特类、缓释型烟酸等）不仅能达到全面调脂的目标，还能减少单独他汀类药物治疗的药物用量，减少相关肌病的发生。⑤补充辅酶 Q10 治疗：有研究证实补充辅酶 Q10 治疗后，可改善肌病的症状，但确切疗效仍待验证。

案例 9-3-2 患者 30 余年前发现血脂升高，诊断家族性高胆固醇血症，长期口服瑞舒伐他汀 20mg qd、依折麦布 10mg qd 及普罗布考片 0.5g qd 降脂。半年期患者出现双下肢疼痛，查双下肢动脉彩超：双下肢动脉弥漫性病变，多发动脉硬化斑块伴狭窄。双下肢 CTA 示：腹主动脉下段、两侧髂总动脉及髂内、外动脉、股动脉、腘动脉多发粥样改变伴管腔狭窄。患者为求进一步诊治，至门诊就诊，门诊拟家族性高胆固醇血症收治入院。病程中，患者饮食睡眠可，大小便正常，近期体重未见明显变化。入院查体：T 36.3℃，P 67 次 / 分，RR 20 次 / 分，BP 165/78mmHg，BMI 24.39kg/m^2。生化全套：ALT 47.6U/L，AST 41.4U/L，GGT 63.2U/L，乳酸脱氢酶（LDH）260U/L，总胆红素 6.1μmol/L，直接胆红素 1.1μmol/L。总蛋白 60.9g/L，白蛋白 30.2g/L，球蛋白 30.7g/L，白 / 球比例 0.98，尿酸（UA）471μmol/L，TG 2.11mmol/L，胆固醇（Ch）12.41mmol/L，HDL-C 0.22mmol/L，LDL-C 9.65mmol/L。CREA 75μmol/L，尿素 471μmol/L。

诊断：

1. 家族性高胆固醇血症
2. 双下肢动脉粥样硬化

问题 9-3-2-1 患者应如何进一步优化治疗方案？

解析 9-3-2-1 对于合并与不合并 ASCVD 的成人家族性高胆固醇血症患者，血 LDL-C 的目标值分别为＜ 1.8mmol/L 和＜ 2.6mmol/L。若难以达到上述目标值，建议至少将血清 LDL-C 水平降低 50%。该患者既往长期服用瑞舒伐他汀 20mg qd+ 依折麦布 10mg qd+ 普罗布考片 0.5g qd，入院查 LDL-C 为 9.65mmol/L 未达标。可以加用 PCSK9 抑制剂依洛尤单抗注射液或者阿利西尤单抗注射液治疗。

问题 9-3-2-2 依洛尤单抗注射液和阿利西尤单抗注射液在临床使用中有何异同？

解析 9-3-2-2 ①适应证：两者都可以用于成人家族性高胆固醇血症的治疗。亦可以预防心血管事件，降低心肌梗死、卒中及冠脉血运重建的风险。除此之外，依洛尤单抗还可以用于 12 岁以上青少年纯合子家族性高胆固醇血症。②用法用量：前者为 420mg qm 或 140mg q2w 皮下注射，后者为 75mg 或 150mg q2w 皮下注射。③有效性：基于大型临床试验 ODYSSEY OUTCOMES 研究的结果，对于既往 1 年内发生 ACS 的人群，阿利西尤单抗能够降低全因死亡率。④安全性：依洛尤单抗可能会增加轻度血糖升高的风险，而阿利西尤单抗导致注射部位一过性反应如瘙痒等情况较安慰剂多见。

四、血脂异常的治疗管理

血脂异常尤其是 LDL-C 升高是导致 ASCVD 发生、发展的关键因素。国内外血脂异常防治指南均提倡降低血清 LDL-C 水平来防控 ASCVD 危险。因此，推荐以 LDL-C 为首要干预靶点。根据 ASCVD 总体危险分层，设定调脂治疗干预靶点的达标值（表 9-3-3）。

表 9-3-3 不同 ASCVD 危险人群降 LDL-C 治疗达标值

危险等级	LDL-C 推荐目标值（mmol/L）
低危	＜ 3.4
中、高危	＜ 2.6
极高危	＜ 1.8mmol/L，且较基线降低幅度＞ 50%
超高危	＜ 1.4mmol/L，且较基线降低幅度＞ 50%

在进行危险评估时，首先，按照是否患有 ASCVD 划分为二级预防和一级预防两类情况。对于二级预防的患者，即已诊断 ASCVD 的人群，将发生过≥ 2 次严重 ASCVD 事件或发生过 1 次

严重 ASCVD 事件，且合并≥ 2 个高危险因素者列为超高危人群，其他 ASCVD 患者列为极高危人群。严重 ASCVD 事件定义为：①近期 ACS 病史（＜ 1 年）；②既往心肌梗死病史（除上述 ACS 以外）；③缺血性脑卒中史；④有症状的周围血管病变，既往接受过血运重建或截肢。高危险因素定义为：① LDL-C ≤ 1.8mmol/L，再次发生严重的 ASCVD 事件；②早发冠心病（男＜ 55 岁，女＜ 65 岁）；③家族性高胆固醇血症或基线 LDL-C ≥ 4.9mmol/L；④既往有 CABG 或 PCI 史；⑤糖尿病；⑥高血压；⑦ CKD 3～4 期；⑧吸烟。

对于一级预防的患者，即尚无 ASCVD 的人群，符合如下三个条件之一者，直接列为高危人群，不需要再进行 ASCVD10 年发病风险评估：① LDL-C ≥ 4.9mmol/L 或 TC ≥ 7.2mmol/L；②年龄≥ 40 岁的糖尿病患者；③ CKD 3～4 期。不具有以上 3 种情况的个体（包括＜ 40 岁的糖尿病患者），在考虑是否需要降脂治疗时，应进行未来 10 年间 ASCVD 总体发病风险的评估（见附表 9-3-1）。ASCVD 10 年发病危险为中危且年龄＜ 55 岁者，评估余生危险，具有以下任意 2 项及以上危险因素者，定义为高危：①收缩压≥ 160mmHg 或舒张压≥ 100mmHg。②非 HDL-C ≥ 5.2mmol/L。③ HDL-C ＜ 1.0mmol/L。④ BMI ≥ 28kg/m^2。⑤吸烟。

降脂治疗的具体策略包括以下几个方面。

（1）生活方式干预是降脂治疗的基础。

（2）中等强度他汀类药物治疗 LDL-C 不能达标者，联合胆固醇吸收抑制剂治疗。

（3）中等强度他汀类药物联合胆固醇吸收抑制剂 LDL-C 仍不能达标者，联合 PCSK9 抑制剂。

（4）基线 LDL-C 水平较高（服用他汀类药物者 LDL-C ≥ 2.6mmol/L，未服用他汀类药物者 LDL-C ≥ 4.9mmol/L）且预计他汀类药物联合胆固醇吸收抑制剂难以达标的超高危患者可直接启动他汀类药物联合 PCSK9 抑制剂治疗。

（5）不能耐受他汀类药物的患者应考虑使用胆固醇吸收抑制剂或 PCSK9 抑制剂。

不同个体对同一治疗措施或药物的疗效和副作用差异很大，应严密监测血脂水平及其他相关指标。非药物治疗者，开始 3～6 个月应复查血脂，如达标则继续非药物治疗，但仍需每 6～12 个月复查 1 次。首次服用调脂药物者，应于用药 6 周内复查血脂、氨基转移酶和肌酸激酶；如血脂达标且无不良反应，逐步减为每 6～12 个月复查 1 次；如血脂未达标且无不良反应，每 3 个月复查 1 次。如治疗 3～6 个月血脂仍未达标，应调整药物剂量或种类，或联合应用不同作用机制的调脂药物。每次调整药物种类或剂量均需在 6 周内复查血脂、氨基转移酶和肌酸激酶。

（李　俐　杨　贤）

第四节　冠状动脉粥样硬化性心脏病

一、定义与流行病学

（一）定义

冠状动脉粥样硬化性心脏病（coronary atherosclerotic heart disease，CAHD）指冠状动脉（冠脉）发生粥样硬化引起管腔狭窄或闭塞，导致心肌缺血缺氧或坏死而引起的心脏病，简称冠心病（coronary artery heart disease，CHD），也称缺血性心脏病（ischemic heart disease，IHD）。

（二）流行病学

冠心病是动脉粥样硬化导致器官病变的最常见类型。本病多发于中老年人群，男性发病早于女性。根据《中国卫生健康统计年鉴 2019》，2018 年中国城市居民冠心病死亡率为 120.18/10 万，农村居民冠心病死亡率为 128.4/10 万，农村地区高于城市地区。且无论是城市地区还是农村地区，男性冠心病死亡率均高于女性。本病发病率与死亡率逐年上升，发病也呈年轻化趋势，严重威胁人类生命健康。

二、分 型

近年趋向于根据发病特点和治疗原则不同将冠心病分为慢性冠脉综合征（chronic coronary syndrome，CCS）和急性冠脉综合征（acute coronary syndrome，ACS）两大类。

其中前者主要指的是稳定性冠心病（stable coronary artery disease，SCAD）。后者又包括三种情况，即不稳定型心绞痛（unstable angina，UA）、非 ST 段抬高急性心肌梗死（non-ST-segment elevation myocardial infraction，NSTEMI）和 ST 段抬高心肌梗死（ST-segment elevation myocardial infraction，STEMI）。

由于不稳定型心绞痛和非 ST 段抬高急性心肌梗死在发病机制和治疗方案上较为接近，因此又统称为非 ST 段抬高 - 急性冠脉综合征（NSTE-ACS）。

三、发病机制

稳定性冠心病的发病机制主要是冠状动脉存在固定狭窄或闭塞的基础上发生心肌需氧量增加。而冠状动脉的供血却不能相应增加以满足心肌对血液的需求时，即可引起心绞痛。NSTE-ACS 的病理生理基础主要为冠状动脉严重狭窄和（或）易损斑块破裂或糜烂所致的急性血栓形成，伴或不伴有血管收缩、微血管栓塞，引起冠状动脉血流减少和心肌缺血。STEMI 的基本病因是冠状动脉不稳定斑块的纤维帽发生破裂，继发血栓形成，导致冠状动脉管腔持续、完全闭塞，使心肌发生严重而持久的急性缺血。

四、诊 断

临床表现：稳定型心绞痛以发作性胸痛为主，发作常由体力劳动或情绪激动所诱发。胸痛通常持续数分钟至 10 余分钟，大多数情况下 3～5 分钟，很少超过 15 分钟。含服硝酸酯类药物常可在 1～3 分钟缓解。NSTE-ACS 患者胸部不适的性质与典型的稳定型心绞痛相似，但通常程度更重，持续时间更长，可达数十分钟，胸痛在休息时也可发生。常规休息或舌下含服硝酸甘油只能暂时甚至不能完全缓解症状。STEMI 的典型症状为胸骨后或心前区剧烈的压榨性疼痛，诱因多不明显，且常发生于安静时，程度较重，持续时间较长，可达数小时或更长，休息和含服硝酸甘油后症状不能完全缓解。

心电图：每种类型冠心病的心电图特点不尽相同。其中大多数 NSTE-ACS 患者胸痛发作时，有一过性 ST 段（抬高或压低）和 T 波（低平或倒置）改变。而对于 STEMI 患者，心电图根据病程不同时期呈现动态演变过程，超急性期出现 T 波高尖，急性期演变成 ST 段弓背向上抬高，之后 ST 段回落，出现宽而深的 Q 波及 T 波倒置。

血清心肌损伤标志物：心肌肌钙蛋白（cardiac troponin，cTn）是诊断心肌梗死最敏感和最特异的心肌损伤生物标志物；心肌酶学中 CK-MB 升高特异性最高。

冠状动脉造影：目前是诊断冠心病的“金标准”。冠状动脉造影检查发现心外膜下冠状动脉直径狭窄＞ 50%，且患者有典型心绞痛症状或无创性检查显示患者有心肌缺血证据，可诊断为冠心病。

五、治 疗

（一）抗心肌缺血药物治疗

目前缓解症状及改善缺血的药物主要包括硝酸酯类药物、β 受体阻滞剂、钙通道阻滞剂、尼可地尔、依伐布雷定和曲美他嗪。

1. 硝酸酯类 进入血管平滑肌细胞，通过释放一氧化氮舒张血管平滑肌，扩张冠状动脉侧支循环，从而改善心绞痛症状。心绞痛发作时，可舌下含服硝酸甘油 0.3～0.6mg，每 5 分钟含服 1 次直至症状缓解，15 分钟内含服最大剂量不超过 1.2mg。口服长效硝酸酯类用于降低心绞痛发作的频率和程度，并可能增加运动耐量。目前常用的长效口服硝酸酯类药物为单硝酸异山梨酯缓释片 30～60mg qd。每天用药时应注意给予足够的无药间期（8～10 小时），以减少耐药性发生。主要不良反应有头胀痛、面红、心率加快，偶有血压下降。

2. β 受体阻滞剂 只要无禁忌证，β 受体阻滞剂应作为冠心病患者的初始治疗药物。冠心病患者心率目标为静息状态 55～60 次 / 分。

3. 钙通道阻滞剂 通过改善冠状动脉血流和减少心肌耗氧量发挥缓解心绞痛作用，该类药物对各类心绞痛均适用，变异型心绞痛优先选用。

4. 尼可地尔 为烟酰胺的硝酸盐衍生物，可扩张冠状动脉血管，刺激血管平滑肌上 ATP 敏感性钾离子通道。当使用β受体阻滞剂禁忌、效果不佳或出现不良反应时，可使用尼可地尔缓解症状。口服剂量为 5mg tid；症状改善不明显者每次可增至 10～20mg，一般每天不宜超过 60mg。

5. 伊伐布雷定 通过选择性抑制窦房结起搏电流达到减慢心率的作用，从而延长心脏舒张期，改善冠状动脉灌注、降低心肌氧耗。如患者不能耐受β受体阻滞剂或β受体阻滞剂效果不佳时，窦性心律且心率＞60 次 / 分的患者可选用此药物。口服片剂推荐的起始剂量为 5mg bid，早、晚进餐时服用。治疗 2 周后，可将剂量增加至 7.5mg bid。

6. 曲美他嗪 通过调节心肌能量底物，提高葡萄糖有氧氧化比例，能改善心肌对缺血的耐受性及左心功能，缓解心绞痛。可与β受体阻滞剂等抗心肌缺血药物联用。常用剂量为普通片 20mg tid，缓释片 35mg bid。

（二）改善预后的药物治疗

此类药物可改善冠心病患者的预后，预防心肌梗死、死亡等不良心血管事件的发生。改善预后的药物主要包括溶栓药物、抗血小板药物、他汀类等降胆固醇药物、β受体阻滞剂和 ACEI 或 ARB。

1. 溶栓药物 溶栓治疗就是应用外源性纤溶酶原激活剂促使纤溶酶原转变为有活性的纤溶酶，溶解血栓，从而开通闭塞的冠状动脉，恢复心肌血流灌注。按照对纤溶酶激活的方式分类，可以分为非特异性纤溶酶原激活剂和特异性纤溶酶原激活剂。特异性纤溶酶原激活剂可选择性激活血栓中与纤维蛋白结合的纤溶酶原，其溶栓治疗的血管再通率高，对全身性纤溶活性影响较小，且出血风险低，因此溶栓效果优于非特异性纤溶酶原激活剂。STEMI 患者应该选择特异性纤溶酶原激活剂，任何一种均可，只有在无特异性纤溶酶原激活剂时选择非特异性纤溶酶原激活剂。

2. 抗血小板治疗

（1）阿司匹林　是抗血小板治疗的基石，如无禁忌证，所有患者均应长期口服阿司匹林，首剂负荷剂量 150～300mg，维持剂量 75～100mg/d。

（2）嘌呤能受体 $P2Y_{12}$ 重组蛋白（purinergic receptor P2Y，G protein coupled 12，$P2Y_{12}$）受体抑制剂　一旦诊断 ACS，均应尽快给予 $P2Y_{12}$ 受体抑制剂，除非有极高出血风险等禁忌证，应在阿司匹林基础上联合应用 1 种 $P2Y_{12}$ 受体抑制剂，并维持至少 12 个月。目前可供选择的药物包括氯吡格雷（负荷剂量 300～600mg，维持剂量 75mg/d）或替格瑞洛（负荷剂量 180mg，维持剂量 90mg bid）。氯吡格雷为无活性的前体药物，须经 CYP450 酶系代谢转化成活性代谢物后才能发挥作用，替格瑞洛是新型的 $P2Y_{12}$ 受体抑制剂，可逆性抑制 $P2Y_{12}$ 受体，相比于氯吡格雷，能够更快、更强地抑制血小板聚集。*CYP2C19* 基因多态性可对氯吡格雷的疗效产生显著影响，*CYP2C19*2* 和 *CYP2C19*3* 突变会导致酶活性丧失，使得氯吡格雷代谢速度减慢，氯吡格雷活性产物减少，血小板抑制作用减弱。*CYP2C19*17* 突变则导致血小板抑制作用增强。

（3）双联抗血小板治疗时间　对于所有 ACS 患者，不论是接受药物保守治疗，还是置入支架治疗，均应接受 $P2Y_{12}$ 受体抑制剂治疗至少持续 12 个月。根据缺血或出血风险的不同，可以选择缩短或延长双联抗血小板药物治疗时间。对于伴有出血高风险（如需要口服抗凝治疗）、严重出血并发症高风险（如重大颅内手术）或伴有明显出血的患者，可以考虑双联抗血小板药物治疗时间缩短至 6 个月。近期置入支架的患者，非心脏术前停用 $P2Y_{12}$ 受体抑制剂后，使用血小板糖蛋白

Ⅱb/Ⅲa受体拮抗剂（platelet glycoprotein Ⅱb/Ⅲa receptor inhibitor，GPI）作为桥接治疗可能获益。

（4）血小板糖蛋白Ⅱb/Ⅲa受体拮抗剂　替罗非班等作为静脉及冠状动脉用药，其药效相对稳定，可作用于血小板聚集的终末环节，是强效抗血小板药物之一。可选择性用于有证据提示无复流或血栓负荷重的患者。

3. 抗凝治疗　是为了抑制凝血酶的生成和（或）活化，减少血栓相关的事件发生，抗凝治疗联合抗血小板治疗比任何单一治疗更有效。目前在临床上使用的抗凝血药包括普通肝素、低分子肝素、磺达肝癸钠，其中普通肝素、低分子肝素临床常用。

（1）普通肝素　应根据活化凝血时间（activated clotting time，ACT）调整经皮冠状动脉介入治疗（percutaneous coronary intervention，PCI）术中静脉推注普通肝素的剂量，或根据体重调整剂量。对于拟行PCI治疗且未接受任何抗凝治疗的患者使用普通肝素70～100U/kg；如果联合应用GPI，则给予50～70U/kg剂量。初始普通肝素治疗后，PCI术中可在活化凝血时间指导下追加普通肝素。

（2）低分子肝素　比普通肝素的剂量效应相关性更好，且肝素诱导血小板减少症的发生率更低。NSTE-ACS患者中常用的低分子肝素为依诺肝素，每次1mg/kg bid皮下注射。PCI术后即可停用，除非有其他治疗指征。

（3）磺达肝癸钠　非口服的选择性Ⅹa因子抑制剂磺达肝癸钠是一种人工合成的戊多糖，可与抗凝血酶高亲和力并可逆地共价结合，进而抑制抗凝血酶生成。无论采用何种治疗策略，均可使用磺达肝癸钠治疗（2.5mg/d，皮下注射）。估算肾小球滤过率＜20ml/min时，禁用磺达肝癸钠。

（4）比伐卢定　能够与凝血酶直接结合，抑制凝血酶介导的纤维蛋白原向纤维蛋白的转化。比伐卢定可灭活和纤维蛋白结合的凝血酶及游离的凝血酶。由于不与血浆蛋白结合，其抗凝效果的可预测性比普通肝素更好。对于肝素诱导的血小板减少症患者，可使用比伐卢定。PCI时比伐卢定[静脉推注0.75mg/kg，然后以1.75mg/（kg·h）术后静脉滴注维持3～4小时]可作为普通肝素联合GPI的替代治疗。

4. 调脂类药物　目前降低LDL-C的药物主要包括他汀类药物、依折麦布、PCSK9抑制剂等。对于心肌梗死患者，如无禁忌证，应尽早启动强化他汀类药物治疗，并长期维持。

5. 肾素-血管紧张素-醛固酮系统抑制剂　心肌梗死患者，无明确禁忌证，应尽早口服ACEI并长期治疗。如患者不能耐受ACEI，可考虑给予ARB。已接受ACEI和（或）β受体阻滞剂治疗，但仍存在左室射血分数（left ventricular ejection fraction，LVEF）≤40%、心力衰竭或糖尿病，且无明显肾功能不全的患者，应给予醛固酮受体拮抗剂治疗。

案例9-4-1　患者，男，61岁，体重60kg，身高160cm，因“反复胸闷半年余，加重4天”入院。患者12年前无明显诱因出现胸闷，呈压榨样，伴有咽喉部疼痛不适、大汗，无肩部、上肢的放射痛，无恶心呕吐，无头痛、头晕，于当地就诊，急查心电图“急性下壁心肌梗死”，行冠脉介入治疗，于回旋支中段及右冠状动脉各植入支架一枚，术后规律服用阿司匹林肠溶片、硫酸氢氯吡格雷片、阿托伐他汀钙片、美托洛尔缓释片等药物治疗。胸闷、胸痛症状稍好转，但仍有间断不适。近4天患者发作频繁，休息状态即可发作，持续4～5分钟缓解，为进一步治疗来我院就诊。自发病以来，患者精神状态差，体力情况差，食欲食量一般，睡眠情况一般，体重无明显变化，大便正常，小便正常。

入院诊断：1. 冠状动脉粥样硬化性心脏病（1）不稳定型心绞痛（2）陈旧性下壁心肌梗死（3）冠脉支架植入术后；2. 高血压3级（很高危组）；3. 2型糖尿病

辅助检查：心电图示①窦性心律；②偶发室性早搏。肌红蛋白30.36ng/ml，CK 78U/L，CK-MB 16U/L，超敏肌钙蛋白I 0.010ng/ml。空腹血糖8.68mmol/L，HbA1c 9.5%。TG 1.70mmol/L，TC 4.11mmol/L，LDL-C 2.39mmol/L，HDL-C 0.93mmol/L。ALT 32U/L，AST 18U/L；尿素7.5mmol/L，CREA 91μmol/L。*CYP2C19*基因型检测结果为*CYP2C19 *2/*3*。

问题 9-4-1-1 患者入院在局麻下行冠脉造影术，术中予前降支植入支架 1 枚。术后药师应如何建议，以优化治疗方案？

解析 9-4-1-1 患者入院查 *CYP2C19 *2/*3* 为慢代谢型，提示氯吡格雷抗血小板效果可能会显著减弱，进而增加发生心血管事件的风险。因此如患者无禁忌证，应该使用替格瑞洛 90mg bid po 联合阿司匹林双联抗血小板一年。

问题 9-4-1-2 药师可以建议哪些人群进行 *CYP2C19* 基因型的测定？

解析 9-4-1-2 当前，药品说明书和临床指南尚未就“基因检测能否用于指导 $P2Y_{12}$ 受体拮抗药个体化治疗”做出明确回答，是否检测 *CYP2C19* 基因型需要结合患者的临床情况进行综合判断。对于高危缺血风险或者预后较差的动脉粥样硬化性心血管疾病患者，可行氯吡格雷基因多态性检测，以作为 $P2Y_{12}$ 受体抑制剂的选择参考。该患者有心肌梗死病史数年，规律用药多年。此次因胸痛再发入院，造影提示前降支病变。因此可以考虑行 *CYP2C19* 基因型测定。

案例 9-4-2 患者，男，65 岁，体重 60kg，身高 170cm，因“发作性胸闷 2 天，加重伴胸痛 2 小时”入院。患者昨日 20：00 无明显诱因下出现胸闷，无胸痛、无放射痛，无黑曚晕厥，持续约 10 分钟好转，患者未予重视，未处理。今日 19：00，患者再次于休息时出现胸闷，伴胸痛，呈隐痛，位于心前区，无放射痛，持续 10 分钟左右后好转。21：20，患者睡觉时再次出现胸闷、胸痛症状，性质较前剧烈，伴后背部放射痛，无大汗，无恶心呕吐，持续约半小时症状不缓解，遂于 23：20 至急诊就诊。急诊科心电图提示：V_2～V_6 导联 ST 段弓背向上抬高。考虑为急性广泛前壁心肌梗死，立即经急诊行冠脉造影 + PCI 术，术后收住冠心病监护病房（CCU）继续治疗。

入院诊断：1. 前壁心肌梗死；2. 心功能Ⅰ级（Killip 分级）；3. 原发性高血压 3 级（极高危）；4. 2 型糖尿病；5. 胆囊切除术后状态

辅助检查：心电图示窦性心律，Ⅰ、AVL、V_2～V_6 导联 ST 段抬高 0.1～0.2mV，V_1～V_3 导联可见 q 波，HR 86 次 / 分。肌钙蛋白 T（TNT）0.738ug/L，CK-MB 26U/L。血常规：中性粒细胞百分率 80.2%，中性粒细胞计数 7.5×10^9/L，生化全套：血糖 9.6mmol/L，K 3.44mmol/L，LDL-C 2.2mmol/L，CREA 60.3μmol/L，UA 325μmol/L。ALT 48U/L，AST 100.5U/L。心脏彩超：节段性室壁运动异常，LVEF 45%。HbA1c 11.8%。

术后治疗方案：

阿司匹林肠溶片 100mg qd po

替格瑞洛片 90mg bid po

兰索拉唑肠溶片 30mg qd po

阿托伐他汀钙片 20mg qd po

琥珀酸美托洛尔缓释片 11.875mg qd po

阿卡波糖胶囊 50mg tid po

问题 9-4-2-1 术后第一天，患者无胸闷胸痛，无头晕乏力、心慌气促，心电监护示窦性节律，心率 70～107 次 / 分，血压 125～159/68～98mmHg。针对该患者心肌梗死的药物治疗，药师应如何优化给药方案？

解析 9-4-2-1 ①患者前壁心肌梗死诊断明确，且无肾功能不全、低血压等禁忌证，因此建议尽快加用 ACEI。② STEMI 患者为 ASCVD 超高危人群，应尽快使血脂水平 LDL-C 达标（＜ 1.4mmol/L），对适合国人建议起始中等强度他汀类药物，可与依折麦布联合治疗，若使用他汀联合依折麦布治疗 LDL-C 仍≥ 1.4mmol/L，建议加用 PCSK9 抑制剂。

问题 9-4-2-2　患者入院第二日测血糖早餐前 4.6mmol/L，早餐后 2 小时 6.5mmol/L，午餐后 2 小时 10.2mmol/L，晚餐后 9.6mmol/L。药师应如何建议调整降糖方案？

解析 9-4-2-2　①2 型糖尿病合并心血管疾病的患者，建议选择二甲双胍作为一线降糖药物。②但由于二甲双胍上市较早，故未被要求进行心血管结局试验（CVOT）。因此，建议在二甲双胍基础上联合具有心血管获益证据的降糖药物，如胰高血糖素样肽 -1 受体激动剂（GLP-1RA）或钠 - 葡萄糖共转动蛋白 2 抑制剂（SGLT2i），以减少心血管事件。③该患者使用阿卡波糖胶囊，血糖控制不佳。可考虑在此基础上，加用二甲双胍片联合利拉鲁肽、度拉糖肽或恩格列净、卡格列净。④血糖控制目标：HbA1c < 7%。

问题 9-4-2-3　患者术后未诉胸闷胸痛，无心慌气喘，心电监护示：窦性节律，频发室性期前收缩。拟近日出院。出院带药包含硝酸甘油片。试问临床药师应如何对患者进行用药教育？

解析 9-4-2-3　①如胸痛急性发作时，立即舌下含服 1 片，5 分钟后可重复 1 片，总量不超过 3 片。如使用 3 片后症状仍未缓解，应立即就医。②该片剂需舌下含服才能发挥疗效，口服无效果。③含服时应尽可能取坐位，以免因低血压而摔倒。④如感觉胸痛发作频繁，可在用力大便或劳动前 5～10 分钟预防性含服。⑤该药须避光保存于密闭的棕色小玻璃瓶中。⑥硝酸甘油片有效期较短，应注意及时检查并更换新药。

六、冠心病的治疗管理

以心脏康复干预为目标的冠心病管理重点是改变患者生活方式和控制冠心病危险因素。通过综合干预帮助患者接受健康饮食和运动习惯，教育患者正确认识冠心病发病机制，强调二级预防用药，帮助患者建立积极面对生活的心理状态，预防再次心血管事件发生。

（一）心血管危险因素控制目标和二级预防用药

严格将高血压、血脂异常、糖尿病、肥胖和吸烟等各项危险因素控制在目标范围以内，积极倡导心血管全生命周期的健康管理。药师需掌握心血管疾病药物治疗原则，评估患者对心血管保护药物的知晓程度，教育患者长期应用有循证证据的二级预防用药，包括抗血小板药物、β 受体阻滞剂、ACEI/ARB、他汀类药物等，提高患者二级预防药物治疗的依从性。

（二）精神心理管理

心血管病患者精神心理问题是公认的心血管疾病危险因素，也是导致患者症状频发、生命质量下降和预后不良的重要原因。通过精神心理状态评估，针对其精神心理问题进行非药物治疗和药物治疗。非药物治疗包括健康教育、认知行为治疗、运动训练、减压正念冥想、生物反馈治疗等手段，运动训练可稳定患者情绪，改善患者生命质量，提高患者回归生活和工作的自信心。对患者进行焦虑和抑郁自评量表评估后发现有中度以上焦虑和或抑郁情绪的患者，积极给予抗抑郁药物治疗，必要时请精神心理科医生协助治疗。对于睡眠质量差的患者，考虑短期使用非苯二氮䓬类药物或有镇静安神作用的中药。

（三）营养管理

总热量和胆固醇摄入过多、蔬菜水果摄入不足等不平衡膳食会增加心血管病发生的风险，合理科学膳食可降低心血管疾病风险，积极有效的医学营养治疗能降低冠心病发病率和死亡率。具体建议如下：每餐 8 分饱，食物多样化，每餐中食物成分比例为蔬菜水果占 50%，蛋白占 25%，主食占 25%。同时建议患者坚持适量运动，调节精神心理状态，避免暴饮暴食，改变饮食时间，避免睡前 3 小时内进食。

（四）健康教育

出院后应持续开展冠心病健康教育，结合冠心病诊疗指南 2024 版进行戒烟、药物、运动、饮食、睡眠、心理全面指导，既要强调控制冠心病危险因素，又要强调冠心病运动康复，并对患者及家属普及急救知识。①教育冠心病患者坚持服用有临床研究证据、能改善预后药物。②让患者掌握冠心病防治的相关知识，包括冠心病危险因素控制、生命质量评估、运动指导、饮食及体重控制、出院用药和随访计划、心电监测知识等。③改变患者生活方式，如戒烟、平衡膳食、改变不运动的习惯。④对冠心病患者及家属进行生存教育，包括患者出现胸痛或心悸等症状的应对措施和心力衰竭的家庭护理等。⑤急救措施培训，包括紧急情况下呼叫120，急救设备自动复律除颤器的使用，家庭成员进行心肺复苏训练。

（五）随访

对于急性心肌梗死患者完成3～6个月的心脏康复程序后应长期坚持适当强度的有氧运动，对心脏康复患者初始评估、康复治疗30天、60天和90天评估和制订处方后，视为完成整个心脏康复计划。此后每3个月进行1次运动能力评估随访，1年后每12个月进行心血管综合评估。在冠心病二级预防用药的基础上进行长期、安全、有效的生活方式医学治疗和随访，进一步提高患者生活方式治疗的依存性和自我管理冠心病的能力。

（李　俐　杨　贤）

第五节　心力衰竭

一、定义和流行病学

心力衰竭（heart failure，HF），简称心衰，是各种心脏结构或功能性疾病导致心室充盈和（或）射血功能受损，心输出量不能满足机体组织代谢需要，以肺循环和（或）体循环淤血，器官、组织血液灌注不足为临床表现的一组综合征，主要表现为呼吸困难、体力活动受限和体液潴留。根据《中国心血管病健康与疾病报告2021》，对我国15 518名35～74岁城乡居民随机抽样调查结果显示，约有400万心衰患者，患病率为0.9%，其中男性为0.7%，女性为1.0%，女性高于男性。不同于西方男性高于女性。随着年龄增高，心衰的患病率显著上升。

二、病因和发病机制

（一）病因

能引起心脏舒缩功能障碍的因素均可导致心力衰竭。

1. 心肌病变　分为原发性和继发性心肌损害。原发性心肌损害包括冠状动脉疾病如心肌梗死、慢性心肌缺血；炎症；各种心肌病如扩张型心肌病、肥厚型心肌病、心肌致密化不全等。继发性心肌损害包括心肌代谢性障碍疾病，如糖尿病；结缔组织病、系统性浸润性疾病，如心肌淀粉样变性；酒精性心肌病和围产期心肌病也是常见病因。

2. 心脏负荷过重　包括压力负荷过重，即心脏收缩时承受的阻力负荷（后负荷）增加；容量负荷过重，即心脏舒张时承受的容量负荷（前负荷）过重；以及心脏舒张受限。

（二）发病机制

1. Frank-Starling 机制　心肌发生病变导致心脏前负荷增加时，回心血量增加，心室舒张末期容积增加，从而增加心输出量及心脏做功，心室舒张末压力也相应增高，心房压、静脉压随之升高，达到一定程度时即可出现肺循环和（或）体循环静脉淤血。

2. 神经体液机制　当心脏输出量不足、心腔压力升高时，机体出现交感神经兴奋性增强、肾素-血管紧张素-醛固酮系统激活和多个体液调节因子改变如精氨酸加压素、利尿钠肽系统、内皮素、一氧化氮及细胞因子、炎症介质等神经体液机制代偿。

3. 心室重塑 是心力衰竭发生发展的基本病理机制。长期心肌损害时，心肌细胞发生病理性改变，出现心肌细胞肥大、凋亡，心肌细胞外基质堆积，组织纤维化等，从而影响心肌收缩力和顺应性，形成恶性循环，最终导致不可逆转的终末阶段。

三、诊 断

（一）临床表现

心衰的临床表现主要为体循环、肺循环淤血和心输出量降低引起的症状和体征。

1. 左心衰竭 主要表现为肺循环淤血和心输出量降低所致的临床综合征。表现为劳力性呼吸困难、干咳，严重时可出现端坐呼吸、咳粉红色泡沫痰。同时伴有体力下降、乏力、心慌、少尿等症状；体查可发现肺部湿啰音，可伴哮鸣音及干啰音。心脏体征可见左心室扩大，伴心率加快、舒张早期奔马律、肺动脉瓣区第二心音亢进、二尖瓣区收缩期杂音及交替脉等。

2. 右心衰竭 主要表现为体循环淤血为主的临床综合征。表现为长期胃肠道淤血引起食欲减退、腹胀、恶心、呕吐等消化道症状；肾脏淤血可导致肾功能减退，日间少尿、夜间多尿，伴尿素氮和肌酐水平升高；肝脏可出现淤血性肿大和压痛；还表现为颈静脉充盈和怒张，奇脉、水肿、胸腹水等。心脏体征可见剑突下搏动，提示右心扩大，三尖瓣听诊区可闻及收缩期杂音相对性三尖瓣关闭不全。

3. 全心衰竭 同时具有左、右心衰的临床表现，提示心衰进入终末阶段。

（二）检查

心衰时循环中B型利尿钠肽（B-type natriuretic peptide，BNP）和N端B型利尿钠肽原（N-terminal pro-brain natriuretic peptide，NT-proBNP）的浓度增高，是诊断心衰的客观指标。超声心动图是诊断心衰最重要的检查，可了解心脏的结构和功能、心脏瓣膜状况、是否存在心包病变、评估心肌功能；心电图、胸片、血气分析、心肌坏死标志物如心肌肌钙蛋白（cardiac troponin，cTn）等临床上可以帮助诊断心衰及寻找心衰的病因。

四、分期和分级

（一）分期

慢性心功能不全分期如下：A期：尚无器质性心脏（心肌）病或心衰症状，但存在发展为心脏病的高危因素，如高血压、心绞痛、代谢综合征、使用心肌毒性药物等；B期：已有器质性心脏病变，如左心室肥厚，但无心衰症状；C期：器质性心脏病，既往或目前有心衰症状；D期：需要特殊干预治疗的难治性心功能不全。

（二）分级

按诱发心功能不全症状的活动程度将心功能分为四级（NYHA分级），Ⅰ级：患有心脏病，但日常活动量不受限制，一般活动不引起疲乏、心悸、呼吸困难或心绞痛；Ⅱ级：体力活动受到轻度限制，休息时无自觉症状，但平时一般活动可现疲乏、心悸、呼吸困难或心绞痛；Ⅲ级：体力活动明显受限，小于平时一般活动即引起上述症状；Ⅳ级：患者不能从事任何体力活动，休息状态下也出现心衰的症状、体力活动后加重。

对急性心肌梗死患者，则采用心功能Killip分级，Ⅰ级：肺部听诊没有湿啰音，也没有心衰症状；Ⅱ级：肺部听诊有湿啰音，但啰音不超过肺野的1/2；Ⅲ级：肺部听诊湿啰音超过肺野的1/2，甚至可以布满整个肺野；Ⅳ级：心源性休克。

五、治 疗

心衰的治疗目标是降低发病率和死亡率，改善患者的预后。对有症状的患者应当缓解心衰的症状和体征，改善生活质量和延长寿命，减少心衰住院次数；对无症状的患者应当预防心肌损伤的发生和发展，延缓心脏疾病进展。

（一）慢性心衰的治疗

1. 病因和诱因治疗 积极进行病因治疗，冠心病通过经皮冠状动脉介入治疗或旁路手术血运重建改善心肌缺血；心脏瓣膜病行瓣膜置换手术等。同时积极针对常见心衰诱因如感染、心律失常、药物中毒、贫血和电解质紊乱等进行治疗。

2. 非药物治疗 心衰患者需限钠限水饮食，低脂饮食，肥胖者应减轻体重，戒烟戒酒，严重心衰伴明显消瘦（心脏恶病质）的患者应给予营养支持；合理休息，适度运动，卧床休息，但需预防深部静脉血栓形成；同时对患者及家属进行有关疾病知识普及和管理指导，规范随诊。

3. 药物治疗

（1）改善血流动力学的药物治疗

1）利尿剂：有液体潴留的心衰患者均应早期给予利尿剂治疗；无液体潴留的心衰患者，不需应用利尿剂。轻、中度心衰可选噻嗪类利尿剂，如氢氯噻嗪；重度心衰选用袢利尿剂，如呋塞米、托拉塞米；伴低钠血症心衰患者可选用血管升压素拮抗剂托伐普坦。利尿剂通常从小剂量开始（氢氯噻嗪 25mg/d、呋塞米 20mg/d 或托拉塞米 10mg/d），口服逐渐增加剂量直至尿量增加、体重每天减轻 0.5～1.0kg；使用过程中注意纠正水、电解质失衡及避免出现低血容量。利尿剂抵抗指心衰进展恶化时常需加大利尿剂用量，最终增加剂量也无反应。当出现利尿剂抵抗时，可通过加大原利尿剂剂量（如呋塞米、托拉塞米）静脉维持滴注（10～40mg/h），或更换利尿剂种类（如更换为托伐普坦 7.5～15mg/d）、2 种及 2 种以上的利尿剂联合使用、短期应用小剂量多巴胺 [＜ 2μg/（kg · min）] 扩张肾血管增加肾血流量，以克服药物抵抗。

2）正性肌力药物：可通过增加心肌收缩力而增加心输出量，适用于急性失代偿期的严重慢性心衰患者，包括洋地黄类和非洋地黄类药物。

洋地黄类适用于有症状的慢性收缩性心衰患者，尤其伴有快速心室率的房颤患者。代表药物有地高辛（口服：快速洋地黄化，总量 0.75～1.25mg，每 6～8 小时给予 0.25mg；缓慢洋地黄化时，0.125～0.5mg qd，共 7 日；维持量，0.125～0.5mg qd；静脉注射：洋地黄化，0.25～0.5mg，用 5% 葡萄糖注射液稀释后缓慢注射，以后可用 0.25mg，每隔 4～6 小时按需注射，但每日不超过 1mg；维持量 0.125～0.5mg qd），毛花苷丙（西地兰：用 5% 葡萄糖注射液稀释后缓慢注射，首剂 0.4～0.6mg，以后每 2～4 小时可再给予 0.2～0.4mg，总量 1～1.6mg），禁用于窦房结传导阻滞、二度或高度房室传导阻滞、梗阻性肥厚型心肌病、主动脉瓣狭窄和急性心肌梗死患者，与抑制窦房结或房室结功能的药物（如胺碘酮、β 受体阻滞剂）合用时必须谨慎。使用过程中需警惕洋地黄中毒的发生，高龄、肾功能损害或低体重患者需酌情减量。

常用非洋地黄类正性肌力药物有 β 受体激动剂、磷酸二酯酶抑制剂和钙增敏剂。多巴胺和多巴酚丁胺为常用的 β 受体激动剂。多巴胺是去甲肾上腺素前体，小剂量 [＜ 2μg/（kg · min）] 激动多巴胺受体，降低外周阻力，扩张肾血管；中剂量 [2～10μg/（kg · min）] 激动心脏 β_1 受体，产生正性肌力作用；而大剂量 [＞ 10μg/（kg · min）] 则兴奋 α 受体，收缩血管，反而加重心室后负荷和增加脏器缺血风险。多巴酚丁胺为多巴胺的衍生物，增加心率和收缩外周血管作用较弱，常用剂量 2.5～10μg/（kg · min），静脉滴注；两者均短期静脉使用，长期使用增加死亡率。磷酸二酯酶抑制剂包括米力农（静脉负荷剂量 50μg/kg，0.375～0.75μg/kg 维持，每人总量不应超过 1.13mg/kg）、氨力农 [口服：0.1～0.2g tid，最大剂量每天 0.6g；静脉滴注：首次剂量 0.75mg/kg，于 2～3 分钟内缓慢静脉注射，以后每次 0.5～3mg/kg，稀释后 5～10μg/（kg·min），持续 24 小时，总量不超过每天 10mg/kg] 等，通过抑制磷酸二酯酶活性而阻止环磷酸腺苷（cAMP）分解，从而增加心肌细胞内 cAMP 的浓度，进而激活蛋白激酶 A，促进心肌细胞丝滑行，增加心肌收缩力，发挥正性肌力作用；长期使用有增加死亡率的风险，故亦推荐短期使用。钙增敏剂可增强心肌收缩力，产生正性肌力作用，同时对血管具有一定的舒张作用，代表药物为左西孟旦[静脉负荷剂量为6～12μg/kg，＞10分钟；后0.1μg/（kg·min）维持24小时]。

3）血管扩张剂：不主张用于慢性心衰的患者，仅在伴有心绞痛或高血压的患者中可考虑联合使用。

（2）改善心肌重构的治疗　心室重构是心力衰竭的基本病理机制，是慢性心衰长期治疗的基本方法。心肌损害后，室壁应激、神经体液-细胞因子和氧化应激等刺激因子均参与心室重构的发生发展。神经内分泌拮抗剂能延缓心室重构，降低心衰患者的死亡率，改善预后。

1）ACEI/ARB：ACEI能够缓解慢性心衰症状，降低患者死亡率，是心力衰竭的首选药物和基本药物之一。所有慢性收缩性心衰患者，只要没有禁忌证或不能耐受，均需应用ACEI。ACEI宜尽早使用，从小剂量开始，逐渐增加至最大耐受量；用药过程中注意监测血钾和肾功能。常用的药物有贝那普利、卡托普利、培哚普利等。当ACEI不能耐受时，可选用ARB，但两者不能同时使用，注意事项与ACEI相同，小剂量起用，逐步增加剂量至推荐的最大剂量。常用的药物有厄贝沙坦、缬沙坦、奥美沙坦等（用法用量详见高血压药物章节）。

2）血管紧张素受体脑啡肽酶抑制剂（angiotensin receptor enkephalinase inhibitor，ARNI）：沙库巴曲缬沙坦通过沙库巴曲的代谢产物LBQ657抑制脑啡肽酶的活性，同时通过缬沙坦阻断AT_1受体，从而舒张血管，改善心肌重构，降低心衰患者的住院率和心血管死亡风险，改善心衰症状和生活质量。目前临床推荐可代替ACEI或ARB与其他抗心衰治疗联用。起始剂量为100mg bid，未服用过或低剂量服用ACEI或ARB患者可酌情予以50mg bid起始，根据患者耐受情况逐渐加量至200mg bid。若从ACEI换成ARNI，必须在停用ACEI至少36小时后开始使用，避免加重血管性水肿的风险。

3）β受体阻滞剂：长期应用β受体阻滞剂具有改善内源性心肌功能的作用，可抑制交感神经激活对心力衰竭代偿的不利影响，降低心衰患者死亡率和住院率，改善预后。所有慢性收缩性心衰NYHA Ⅱ、Ⅲ级且病情稳定患者应尽早开始应用β受体阻滞剂，小剂量起始，逐渐加量至最大耐受剂量，需终身使用，有禁忌证或不能耐受者除外；禁忌证包括支气管痉挛性疾病、严重心动过缓、二度及二度以上房室传导阻滞（已安装起搏器者除外）；NYHA Ⅳ级心衰急性加重期需待病情稳定后，在严密监护下使用。常用药物有美托洛尔、比索洛尔等。若β受体阻滞剂禁忌不耐受或使用已达最大耐受剂量，窦性心律仍未达标，可予以特异性窦房结If通道阻滞剂伊伐布雷定减慢心率。

4）醛固酮受体拮抗剂：心衰时，RAAS系统激活使醛固酮合成增加。醛固酮增加可增加水钠潴留，引起血容量增加，同时可促进心肌纤维化，加重心衰。在心衰患者中使用醛固酮受体拮抗剂可以降低全因死亡率、心源性猝死和心衰住院率。适用于中、重度心衰，NYHA Ⅱ～Ⅳ级患者；急性心肌梗死后并发心衰，且LVEF＜40%的患者亦可用。高钾血症和肾功能异常患者禁用，有发生这两种状况的潜在危险时应慎用。常用药物有螺内酯、依普利酮。

5）钠-葡萄糖协同转运蛋白2抑制剂（sodium glucose cotransporter 2 inhibitor，SGLT2i）：为近年上市的新型口服降糖药物，通过抑制肾脏近曲小管对葡萄糖的重吸收，促进尿糖排泄。除了降糖作用外，还具有降低体重、降压、降脂、降尿酸、降尿蛋白作用，尤其对糖尿病患者心、肾等靶器官具有确切的保护作用。代表药物有达格列净、恩格列净、卡格列净等。其主要不良反应包括增加泌尿系感染和酮症酸中毒的风险，严重肾功能不全禁用。

（二）急性心力衰竭的治疗

1. 治疗原则　迅速缓解症状、消除诱因，稳定血流动力学，尽早针对病因治疗，最大限度挽救生命，降低死亡率。

2. 非药物治疗　半卧位或端坐位，双腿下垂，减少静脉回心血量，减轻心脏前负荷；急性左心衰肺淤血时常伴有氧饱和度下降，可予以鼻导管高流量吸氧，必要时予以面罩加压给氧或机械辅助通气；开放静脉通路，心电监护，留置导尿管等。

3. 药物治疗

（1）镇静药 吗啡是治疗急性肺水肿的有效药物。吗啡中枢镇静作用可减轻患者焦虑紧张情绪，还可通过抑制交感神经中枢，反射性降低外周静脉和小动脉张力，减轻心脏前负荷；同时降低呼吸中枢和咳嗽中枢的兴奋性，松弛支气管平滑肌，改善通气功能。临床用药时，吗啡3～5mg静脉注射或5～10mg皮下注射，必要时每隔15分钟重复1次，共2～3次，老年人注意呼吸抑制作用，酌情减量或选用皮下注射或肌内注射。低血压或休克、慢性阻塞性肺部疾病、支气管哮喘、神志障碍及伴有呼吸抑制危重患者禁用吗啡。

（2）利尿药 急性心衰发作时应静脉使用袢利尿剂，可较快缓解肺淤血症状。用法为：呋塞米20～40mg或托拉塞米10～20mg静脉注射，根据反应调整剂量，必要时4小时后可重复1次。使用过程中应观察和记录每天出入量：对肺淤血水肿明显和体循环淤血水肿明显者应保持出入量负平衡，约500ml/24h，严重肺水肿者可负平衡1000～2000ml/24h。

（3）血管扩张药 临床上常用硝普钠、硝酸甘油或重组人脑钠肽。硝普钠可同时扩张动静脉，适用于严重心衰患者和后负荷增加患者（如高血压心衰），推荐硝普钠从0.3μg/（kg · min）静脉缓慢滴注，根据血压逐渐增加剂量，最大可至5μg/（kg · min）。起效较快，2～5分钟起效，故静脉滴注过程中需要密切监测血压。长期应用可引起氰化物中毒，适宜短期使用，高龄或肾功能不全者慎用。硝酸甘油可扩张小静脉，减少回心血量，降低肺动脉压。静脉滴注给予起始剂量为5μg/min，密切监测血压，保持平均动脉血压降低10mmHg。连续使用易出现硝酸甘油耐受，注意间断使用。重组人脑钠肽为重组的人BNP，可扩张静脉和动脉，降低心脏前、后负荷，并具有排钠利尿、抑制RAAS和交感神经兴奋等作用。用法：负荷剂量1.5mg/kg静脉注射，维持剂量0.075mg/（kg · min），静脉滴注24小时。不良反应注意低血压。

（4）正性肌力药物 适用于低心输出量的患者，可减轻低灌注所致的症状，保证重要脏器的血供。常用的药物有β受体激动剂（多巴胺、多巴酚丁胺）、磷酸二酯酶抑制剂（米力农、氨力农）、洋地黄类、左西孟旦等。

案例9-5-1 患者，女，75岁，于15年前活动时出现胸闷、胸痛，为阵发性闷痛，持续约5分钟，经休息可缓解，曾于当地医院诊断为“冠心病、不稳定型心绞痛；高血压”，平日未规律服药。近10年出现活动后心悸、气短，偶伴胸闷、胸痛，近3年间断出现双下肢水肿，经口服“呋塞米”症状可缓解。10日前于受凉后再发呼吸困难，以活动时及夜间平卧时为著，伴咳嗽咳痰，为白色泡沫状痰并伴有双下肢水肿入院。入院查体：T 36.8℃，P100次/分，R 28次/分，BP 180/90mmHg，端坐位，口唇发绀，颈静脉怒张，双肺底可闻及湿啰音，心尖搏动位于第6肋间左锁骨中线外0.5cm处，心率100次/分，律齐，二、三尖瓣区可闻及收缩期3/6吹风样杂音。肝脏位于肋下2指，双下肢水肿。辅助检查：WBC 11×10^9/L，BNP 1900pg/ml；胸片提示右下肺动脉增宽，右下肺感染；心脏彩超示左室舒张末内径68mm，射血分数40%；心电图ST-T改变。临床诊断：冠心病（缺血性心肌病）心脏扩大 心功能Ⅳ级；高血压3级极高危；肺部感染。

问题 该患者应该如何选择药物治疗？

解析 患者考虑冠心病导致慢性缺血，致慢性心功能不全，此次受凉感染为诱因，致心衰急性加重，治疗：①积极抗感染治疗消除诱因；②积极治疗冠心病改善缺血；③限钠限水，适当镇静；④急性心衰治疗：呋塞米利尿，毛花苷C强心，硝普钠扩血管；⑤改善心肌重构：ARNI、螺内酯、美托洛尔、SGLT2i；⑥维持水、电解质平衡。

案例 9-5-2　患者，男，58 岁，突发胸痛 5 小时入院，伴呼吸困难，咳粉红色泡沫痰。入院查体：T 36.8℃，P120 次 / 分，R 28 次 / 分，BP 90/60mmHg，端坐位，口唇发绀，双肺底可闻及大量干湿啰音，心尖搏动位于第 6 肋间左锁骨中线内 0.5cm 处，心率 120 次 / 分，奔马律。辅助检查：TnI 4.3ng/ml，BNP 5000pg/ml；心电图：V_1～V_6 ST 段抬高。临床诊断：冠心病；急性广泛前壁心肌梗死；Killip IV 级。

问题　该患者下一步如何治疗？

解析　患者考虑冠心病急性心肌梗死至急性左心衰发作。治疗：①积极行急诊冠脉支架植入术开通血管；②吗啡镇静，吸氧，必要时呼吸机辅助通气；③急性心衰治疗：利尿改善肺水肿，容量充足情况下酌情予以扩血管治疗，起病 24 小时内禁用洋地黄类药物；④双联抗血小板治疗：负荷剂量阿司匹林 300mg 嚼服，氯吡格雷 150mg 或替格瑞洛 180mg 口服，维持剂量阿司匹林 100mg/d，氯吡格雷 75mg/d 或替格瑞洛 90mg bid；⑤必要时予以心脏机械辅助装置。

第六节　心 律 失 常

一、定　　义

心律失常（cardiac arrhythmia）是指心脏冲动的频率、节律、起源部位、传导速度或激动次序的异常。

二、病因和发病机制

（一）病因与诱因

1. 生理性因素　某些生理因素如运动、情绪变化等可引起交感神经兴奋而产生快速型心律失常如窦性心动过速；运动员或长期体力劳动者常伴有明显的窦性心动过缓，睡眠等迷走神经兴奋状态时可发生缓慢型心律失常。生理性因素引起的心律失常一般不会导致明显的血流动力学改变，故对机体不会造成危害。

2. 心源性因素　各种器质性心脏病，包括冠心病、高血压心脏病、风湿性心脏病、瓣膜病、心肌病、心肌炎和先天性心脏病等，均可引起各种心律失常；病情严重时如充血性心力衰竭、急性心肌梗死和心源性休克等可引起恶性心律失常，导致严重的血流动力学障碍，危及生命。

3. 非心源性因素　心脏以外的其他器官在发生功能性或结构性改变时，亦可诱发心律失常，如甲状腺功能亢进、贫血、重度感染等；各种原因引起的酸碱平衡及电解质紊乱、神经与体液调节功能失调；电（雷）击伤、化学毒物（如有机溶剂）、农药或动植物毒素中毒也可引起心律失常，严重者直接导致患者死亡。另外医源性因素，如胸部手术（尤其是心脏手术）、麻醉过程、心导管检查、各种心脏介入性治疗及药物等均可诱发心律失常。

4. 遗传因素　多为基因突变导致的离子通道异常，使得心肌细胞离子流发生异常。目前已经明确的遗传性心律失常包括长 Q-T 间期综合征、短 Q-T 间期综合征、Brugada 综合征、儿茶酚胺敏感性室性心动过速、早期复极综合征等。

（二）发病机制

心律失常的发生机制包括冲动形成异常和（或）冲动传导异常。

1. 冲动形成异常　包括自律性异常和触发活动。

（1）自律性异常　正常情况下窦房结自律性最高，规律地发放冲动，其他组织的自律性均被抑制，形成正常窦性心律。当窦房结自律性过高、过低或冲动发放不规律时，则形成窦性心动过速、过缓、不齐，甚至窦性停搏等窦性心律失常。若其他心肌细胞自律性超过窦房结，则形成异位心律失常，如期前收缩、室上性或室性心动过速、心房扑动或颤动等。

（2）触发活动　指心房、心室与希氏束 - 浦肯野纤维在动作电位后产生除极活动，又称为后除极；后除极若发生于动作电位第 2 相或第 3 相时，称为早期后除极，是由于 Ca^{2+} 内流所触发；若发生于动作电位第 4 相时，称为延迟后除极，是细胞内 Ca^{2+} 过多诱发 Na^{+} 内流所引起。后除极所致的触发活动是形成快速型心律失常的常见机制，常见于低血钾、高血钙、洋地黄中毒及儿茶酚胺浓度增高时。

2. 冲动传导异常　包括折返激动、传导阻滞和传导异常。

（1）折返激动　折返是快速心律失常的最常见发生机制。产生折返的基本条件包括折返环路、单向传导阻滞和缓慢传导。冲动在环内反复循环，产生持续而快速的心律失常。

（2）传导阻滞　当冲动下传适逢心肌的相对不应期或绝对不应期时，则冲动传导延缓或中断，此为不完全或完全性传导阻滞；此不应期若为生理性不应期，则为生理性传导阻滞；若为病理性延长的不应期，则为病理性传导阻滞。

（3）传导异常　主要是传导途径异常，房室旁道是最常见的异常途径。

三、诊　断

心律失常的诊断应依据患者的病史、体格检查和必要的心脏电生理检查。

（一）病史

心律失常的诊断应从详尽采集病史开始，包括：①发作诱因和频率、起止方式、发作时症状和体征；②既往是否有类似心律失常发作史，以及家族史；③是否有已知心脏疾病病史；④是否有引起心脏病变的全身性疾病，如甲亢；⑤是否有服药史，尤其是抗心律失常药物、洋地黄和影响电解质的药物；⑥是否有植入人工心脏起搏器史等。

（二）体格检查

除检查心率与节律外，某些心脏体征有助于心律失常的诊断。例如，完全性房室阻滞或房室分离时心律规则，因 PR 间期不同，第一心音强度亦随之变化。若心房收缩与房室瓣关闭同时发生，颈静脉可见巨大 a 波（cannon wave）。左束支阻滞可伴随第二心音反常分裂。

（三）心脏电生理及检查

心脏电生理检查是诊断心律失常的重要手段，主要包括常规心电图、动态心电图、食管电生理检查、心腔电生理检查。心电图检查适合于心律失常发作期的诊断。电生理检查可主动诱发心律失常，以协助诊断并能明确其发生机制和起源部位。

四、分　类

心律失常按发生部位分为室上性（包括窦性、房性、房室交界性）和室性心律失常两大类；按发生时心率的快慢，分为快速型与缓慢型心律失常两大类；按发生机制可分为冲动形成异常和冲动传导异常两大类。

五、治　疗

（一）治疗原则

1. 治疗诱因和病因　消除或避免一些诱因如焦虑、紧张、失眠、刺激性食物或饮料，同时积极针对病因治疗有利于心律失常的转复和避免及减少心律失常的复发。

2. 控制心率和恢复节律　是心律失常发作的重要治疗原则。对部分心动过速或心脏期前收缩的患者，终止心动过速或恢复正常的窦性心律，不仅可有效地消除患者的症状，而且可避免诱发或加重心功能不全或恶化为更严重的心律失常。严重的心律失常影响血流动力学改变如严重心动过缓或心脏停搏、严重室性心律失常如尖端扭转型室性心动过速、心室颤动等，迅速有效地终止心律失常，恢复窦性节律是治疗的关键。对于一些难以终止的快速型心律失常如心房颤动，可以通过控制心室率以缓解患者的症状和改善心功能。

3. 预防复发 一些阵发性心动过速由于病因不能有效治愈，或心脏存在病理性机制如室壁瘤、房室旁道等，心律失常可反复发作。适当的药物治疗可减少发作，预防猝死，如β受体阻滞剂。而非药物治疗可根治阵发性心动过速（如：导管射频消融）或预防心源性猝死 [如：植入型心律转复除颤器（implantable cardioverter defibrillator，ICD）]。

（二）药物治疗

按照心律失常的分类，可分为快速型心律失常药物和缓慢型心律失常药物两大类。

1. 快速型心律失常的药物治疗 该类药物主要用于期前收缩、心动过速和心脏扑动或颤动的治疗。常见抗心律失常药物用法用量及注意事项见表 9-6-1。按照改良的 Vaughan Williams 分类，该类药物又分为以下几类。

（1）Ⅰ类钠通道阻滞剂 根据对动作电位时程和 Q-T 间期的不同影响分为 3 个亚类：Ⅰa 类，减慢动作点位 0 相上升速度（V_{max}），明显延长动作电位时程和 Q-T 间期，代表药物有普鲁卡因胺、奎尼丁和丙吡胺，对室性和室上性心律失常均有一定的疗效，长期使用有致心律失常作用，不提高生存率。Ⅰb 类，不减慢 V_{max}，缩短动作电位时程，不延长 Q-T 间期，代表药物有美西律、利多卡因和苯妥英钠，对室性心律失常有较好的疗效，尤其是与急性心肌缺血相关的室性心律失常疗效显著。Ⅰc 类，减慢 V_{max}，延长动作电位时程，不明显延长 Q-T 间期，代表药物有普罗帕酮、氟卡尼、恩卡尼，对室性和室上性心律失常均有良好的疗效。

（2）Ⅱ类β受体阻滞剂 美托洛尔、阿替洛尔和艾司洛尔等为选择性β受体阻滞剂。普萘洛尔等为非选择性β受体阻滞剂，该类药物主要针对室上性心律失常。β受体阻滞剂可有效地治疗室性心律失常，是目前明确地可改善患者预后的抗心律失常药物。

（3）Ⅲ类钾通道阻滞剂 阻滞钾通道，明显延长动作电位时程和 Q-T 间期。代表药物有胺碘酮、决奈达隆、索他洛尔、多非利特、伊布利特等。对室性和室上性心律失常均有一定疗效。

（4）Ⅳ类钙通道阻滞剂 阻滞钙通道，对窦房结功能和房室传导功能有明显抑制作用。代表药物有维拉帕米和地尔硫䓬，主要治疗室上性心律失常，对左室特发性室性心动过速有良好的治疗作用。

（5）其他药物 腺苷经快速静脉注射可作用于腺苷受体产生短暂且较强的拟迷走神经效应，抑制房室结传导功能，可快速有效终止室上性心动过速。洋地黄类药物对房室结也有较强的抑制作用，适用于伴有心功能不全的室上性心动过速的治疗。由于 ACEI 和 ARB 等非抗心律失常药物具有逆转心室重塑和改善心功能的作用，故适用于心衰患者发生的室性心律失常。另外传统中成药物亦对心律失常有积极治疗作用，如稳心颗粒和参松养心胶囊。

2. 缓慢型心律失常的药物治疗 该类药物主要通过增强或兴奋窦房结、房室交界区和心室的次级节律点的自律性，改善房室传导功能，提高心室率，从而达到治疗缓慢型心律失常的目的。

（1）M 胆碱受体阻滞剂 通过阻断 M 受体，消除迷走神经对窦房结起搏功能和房室传导功能的抑制。代表药物有阿托品等，适用于窦性心动过缓、窦性停搏、窦房传导阻滞及部分房室传导阻滞的患者。

（2）β受体激动剂 兴奋α受体和β受体，有强烈兴奋心脏起搏与传导系统的作用，并有增强心肌收缩力和扩张支气管平滑肌等作用。代表药物有肾上腺素、异丙肾上腺素等。对严重窦性缓慢型心律失常、高度或完全性房室传导阻滞有提高心室率的作用，该类药物也是心搏骤停复苏的重要药物。

（3）其他 包括糖皮质激素、烟酰胺、氨茶碱、硝苯地平、甲状腺素等，非特异性兴奋窦房结和改善房室传导功能。

表 9-6-1　常用抗心律失常药物、适应证及不良反应

分类	药物	适应证	不良反应	常用剂量
Ⅰa	奎尼丁	房性与室性期前收缩；心房扑动/颤动，房室结内折返性心动过速，预激综合征；室性心动过速	心脏方面：窦性停搏、房室传导阻滞、Q-T 间期延长与尖端扭转型室性心动过速、晕厥、低血压；非心脏方面：恶心、呕吐等消化道症状；视觉、听觉障碍；皮疹、发热、血小板减少、溶血性贫血	口服：负荷 200mg q2h，维持 200mg q6～8h 静脉：600～1000mg
Ⅰb	利多卡因	血流动力学稳定的室性心动过速	眩晕及不同程度意识障碍；窦房结抑制、房室传导阻滞	静脉：负荷 1～3mg/kg，2～3 分钟缓慢静注维持 1～4mg/kg
	美西律	急、慢性室性快速型心律失常（特别是 Q-T 间期延长者）	恶心、呕吐、运动失调、震颤、步态障碍、皮疹；低血压（静脉注射）、心动过缓	口服：150～200mg q6～8h
Ⅰc	普罗帕酮	各种类型室上性心动过速；室性期前收缩，难治性、致命性室速	心脏方面：窦房结抑制、房室阻滞、加重心力衰竭；非心脏方面：眩晕、味觉障碍、视物模糊；胃肠道不适；支气管痉挛	口服：负荷 600～900mg，维持 150～200mg q8～12h 静脉：1～1.5mg/kg，维持 10 分钟
Ⅱ	β 受体阻滞剂	需要治疗的窦性心动过速、症状性期前收缩；心房扑动/颤动；多形性及反复发作单形性室性心动过速	心脏方面：低血压、心动过缓、充血性心力衰竭 非心脏方面：加剧哮喘与慢性阻塞性肺疾病（COPD）；间歇性跛行、雷诺现象、精神抑郁；糖尿病患者可能诱发低血糖、乏力；避免突然停药	比索洛尔：口服 2.5～10mg qd 艾司洛尔：静脉负荷 0.5mg/kg，1 分钟；维持 50～300μg/（kg · min）
Ⅲ	胺碘酮	室上性（包括心房扑动与颤动）与室性快速型心律失常（不用于 Q-T 间期延长的多形性室速）；心肌梗死后室性心律失常、复苏后预防室性心律失常复发；尤其适用于合并器质性心脏病和心功能不全的心律失常	心脏方面：心动过缓，致心律失常很少发生，偶尔发生尖端扭转型室性心动过速。非心脏方面：氨基转移酶升高；光过敏，角膜色素沉着；胃肠道反应；甲亢或甲减	口服：200mg tid 8～10 天，维持 100～400mg/d 静脉：（室性心动过速）负荷 150mg 持续 10 分钟，维持 1mg/min，6 小时后改为 0.5mg/min （心室颤动）300mg 静脉推注，无须维持
	维拉帕米	各种折返性室上性心动过速，预激综合征利用房室结作为通道的房室折返性心动过速；心房扑动/颤动；某些特殊类型室性心动过速。禁用于严重心力衰竭，Ⅱ、Ⅲ度房室传导阻滞	心脏方面：已应用 β 受体阻滞剂或有血流动力学障碍者易引起低血压、心动过缓、房室传导阻滞、心搏停顿。心房颤动经房室旁路作前向传导，严重心房结病变，室性心动过速，心源性休克及其他低血压状态	口服：80～120mg q6～8h 静脉：负荷 5mg，2 分钟以上 口服：80～120mg q6～8h
其他	腺苷	房室结折返性心动过速	潮红，呼吸困难，胸部压迫感，可有短暂的窦性停搏、室性期前收缩或短阵室性心动过速	静脉：6～12mg（快速注射）
	毛花苷丙（西地兰）	控制心房扑动或心房颤动心室率，尤其适合心功能不全合并快速型心房扑动或心房颤动的控制	房室传导阻滞、室性心律失常；恶心、呕吐等消化道症状；视物模糊、黄视、绿视等视神经系统症状	静脉：0.2～0.4mg 缓慢静脉注射，必要时 2 小时可重复，24 小时最大剂量为 1.2mg
	伊伐布雷定	用于不能耐受或禁用 β 受体阻滞剂的窦性心动过速患者	心动过缓或者Ⅰ度房室传导阻滞，与心动过缓相关的头晕、头痛；闪光现象（光幻觉）和复视等眼部疾病	

（三）非药物治疗

非药物治疗可安全、有效地控制、预防或根治某些心律失常，主要适用于严重的缓慢型和快速型心律失常，是抗心律失常药物治疗的重要补充，有些治疗作用是药物治疗无法获得或难以替

代的，心脏起搏、心脏电复律、导管射频消融和外科手术是主要的非药物治疗方法。

案例 9-6-1　患者，女，25 岁。2 年前无明显诱因出现心悸，持续 10 余分钟，自行缓解。此后上述症状无明显诱因反复发作，突发突止，偶伴头晕，无黑矇、晕厥，无胸闷、胸痛，无易饥、多汗。3 小时前上述症状再发入院。入院查体：T 36.8℃，P 170 次 / 分，RR 28 次 / 分，BP 120/80mmHg，神清自主体位，颈软，甲状腺未触及肿大，双肺呼吸音清，未闻及啰音，心率 170 次 / 分，律齐，腹软，肝脾未触及，双下肢不肿。辅助检查：心电图提示室上性心动过速。甲状腺功能五项无异常，心脏彩超无异常，心肌酶无异常。诊断：心律失常，室上性心动过速。

问题　该患者需采取何种治疗措施？

解析　患者为阵发性室上性心动过速，可选用普罗帕酮 70mg 静脉注射复律；后续建议行射频消融术根治。

第七节　休　　克

一、定　　义

休克（shock）是由严重失血、失液、感染、创伤等各种强烈致病因素引起人体循环功能障碍，有效循环血量锐减，导致全身组织、器官灌注不足和缺氧，最终引起多器官功能衰竭的临床综合征。休克发生时，灌注不足导致组织缺氧和营养物质供应障碍，从而细胞功能受损，继而诱发炎症因子的产生和释放，引起微循环的结构异常和功能障碍，进一步加重灌注不足，形成恶性循环，最终导致器官功能衰竭。

二、病因和发病机制

（一）低血容量性休克

低血容量性休克（hypovolemic shock）为血容量减少，引起心室充盈不足和心搏量减少，若增加心率仍不能代偿，可引起心输出量下降。

1. 失血性休克（hemorrhagic shock）　指因大量失血，有效循环血量锐减而引起周围循环衰竭。一般 15 分钟内失血少于全血量的 10% 时，机体可代偿。若快速失血量超过全血量的 20% 左右，即可引起休克。常见于外伤、消化道溃疡出血、主动脉瘤破裂、产后大出血等。

2. 烧伤性休克（burn shock）　大面积烧伤时伴有血浆大量渗出丢失，可引起烧伤性休克。早期与疼痛和低血容量有关，晚期可继发感染，发展为感染性休克。

3. 创伤性休克（traumatic shock）　由严重创伤导致，其发生与疼痛和失血有关。

（二）分布性休克

分布性休克（distributive shock）又称为血管源性休克（vasogenic shock）和梗阻性休克（obstructive shock）。通常是由于血管张力下降、外周血管扩张所致的大量血液淤滞在扩张的小血管内，从而使有效循环血量减少，引起组织灌注不足。

1. 感染性休克（infectious shock）　是临床上最常见的休克类型之一，由严重感染引起，临床上以 G^- 杆菌感染最常见。细菌内毒素是产生休克的重要因素，因此又称为内毒素性休克（endotoxin shock）。重度感染性休克常伴有败血症，也称为败血性休克（septic shock）。

2. 过敏性休克　机体接触到某些抗原物质时，可发生强烈的变态反应，使容量血管扩张，毛细血管通透性增加并出现弥散性非纤维蛋白血栓，出现血压下降、组织灌注不足。

3. 神经源性休克　交感神经系统急性损伤或被药物阻滞可引起受影响的神经所支配的小动脉

扩张，血容量增加，出现相对血容量不足和血压下降。这种类型的休克预后好，常可自愈。

（三）心源性休克

心源性休克（cardiogenic shock）指当心脏泵血功能严重受损时，心输出量急剧减少，而代偿性血管快速收缩不足，从而有效循环血量不足和组织灌注严重下降。常见于大面积急性心肌梗死、暴发性心肌炎、心脏压塞等。

三、分期和表现

按照休克的病理发展可分为三个阶段。不同阶段机体会启用不同的代偿机制以维持器官组织灌注。

1. 休克早期（微循环缺氧期） 除原发病症外可出现轻度兴奋征象，如精神紧张、烦躁焦虑，但意识尚清，同时面色苍白，口唇甲床轻度发绀，出冷汗，心率、呼吸加快，脉搏细速，血压可骤降或略降，脉压缩小，尿量减少。

2. 休克进展期（微循环淤血缺氧期） 患者血压进行性下降，心、脑血管失去自身调节功能，出现烦躁，意识不清，呼吸表浅，脉细数而弱，血压进行性降低，甚至测不出，皮肤湿冷、花斑，尿少或无尿。

3. 休克晚期（微循环衰竭期） 表现为弥散性血管内凝血（disseminated intravascular coagulation，DIC）和多器官功能衰竭。

（1）DIC 表现 顽固性低血压，全身微循环灌注不足，皮肤发绀或广泛出血，甲床微循环淤血，血管活性药物疗效不佳，常与器官衰竭并存。

（2）多器官功能衰竭表现 重要生命器官心、脑、肺、肾等脏器出现功能障碍。主要为进行性呼吸困难和低氧血症，吸氧难以纠正，发绀，严重肺水肿、心功能不全、少尿或无尿，同时伴有严重水、电解质和酸碱平衡紊乱；亦可出现意识障碍、肝衰竭、胃肠道功能紊乱等表现。

四、诊断和评估

有典型临床表现时，休克的诊断并不难，重要的是要在早期能及时发现并处理。

（一）早期诊断

当有交感神经 - 肾上腺功能亢进征象时，即应考虑休克的可能。早期症状诊断包括：①血压升高而脉压减少；②心率增快；③口渴；④皮肤潮湿、黏膜发白、肢端发凉；⑤皮肤静脉萎陷；⑥尿量减少（25～30ml/h）。

（二）诊断标准

符合下述第①项及第②、③、④项中的两项和第⑤、⑥、⑦项中的一项者，可诊断为休克：①有诱发原因；②意识障碍；③脉搏细速，超过 10 次 / 分或不能触知；④四肢湿冷，胸骨部位皮肤指压阳性（压迫后再充盈时间超过 2 秒），皮肤有花纹，黏膜苍白或发绀，尿量少于 30ml/h 或尿闭；⑤收缩血压低于 80mmHg；⑥脉压小于 20mmHg；⑦原有高血压者，收缩血压较原水平下降 30% 以上。

五、治 疗

（一）治疗原则

休克是临床上常见的紧急情况，应在休克早期积极有效干预，积极防治原发病，根据不同病因和不同阶段采取不同措施。通过改善微循环，提高组织灌流量；改善细胞代谢，防治细胞损害；治疗器官功能衰竭，从而改善患者的预后。

（二）治疗方法

1. 一般紧急治疗 保持患者安静，适当镇痛或镇静，以免加重血流动力学不稳定和增加机体耗氧量；采取平卧位，避免不必要的搬运，必要时将头和躯干抬高20°～30°、下肢抬高15°～20°，以利于静脉回流；维持体温，根据不同季节分别采用保温或降温措施；保持呼吸道通畅，可用鼻导管、面罩或高流量吸氧，使动脉血氧饱和度达 90% 以上，必要时建立人工气道，机械辅助通气。

2. 病因治疗 早期积极纠正病因是治疗休克的关键，根据不同的病因采取不同的治疗方案。低血容量休克时，快速补充血容量，若活动性出血未控制，应尽早手术止血；感染性休克应努力寻找感染病灶，早期使用有效的抗生素，积极抗休克同时，尽早手术清除或引流感染病灶；心源性休克，予以正性肌力药物积极改善心脏泵血功能，扩张冠状血管，增加冠脉血流量和减轻心脏的负荷；过敏性休克应立即皮下注射肾上腺素 0.3～0.5mg，静脉注射激素，减轻炎症介质的释放。

3. 药物治疗

（1）液体复苏 大部分休克治疗的共同目标是尽快补足有效循环血容量，恢复组织灌注和氧供是休克治疗的基础和关键。不仅要补充失去的血容量，还要补充因毛细血管床扩大引起的相对血容量不足。因此补液过程中应根据病史、临床表现、各种监测数据如动脉血压、中心静脉压、肺毛细血管楔压等情况及对补液的反应进行评估。液体类型的选择应根据休克的严重程度、血容量丢失的多少、血液成分丢失的情况及各种液体的药理作用特点综合考虑。遵循按需补充，兼顾晶体和胶体的需求比例。补液量 = 体重（kg）× 血容量缺损百分比（%）× 血容量（L/kg）。常用的晶体包括盐溶液（0.9% 氯化钠溶液）或平衡盐溶液（林格液）；胶体包括蛋白质（白蛋白）、糖类（右旋糖酐和淀粉）和动物胶原（凝胶）。

（2）血管活性药物的应用 包括缩血管药物和扩血管药物。

1）缩血管药物：主要用于部分早期休克的患者，短期维持重要脏器灌注，为休克治疗的早期应急措施。常用的药物有间羟胺（静脉注射：初量 0.5～5mg，继而静脉滴注，用于重症休克；静脉滴注：将间羟胺 15～100mg 加入 5% 葡萄糖溶液或生理盐水中滴注，调节滴速以维持合适的血压）、多巴胺 [小剂量 0.5～2μg/（kg · min）主要兴奋多巴胺受体，扩张肾、肠系膜血管，使肾血流量和肾小管滤过率增加，尿量增多；中剂量 2～10μg/（kg · min）主要兴奋 β_1 受体，发挥正性肌力作用，使心输出量增多，主要升高收缩压。大剂量＞ 10μg/（kg · min）激动 α 受体，导致外周血管阻力增加，肾血管收缩、肾血流及尿量减少，心输出量和外周阻力增加，使得收缩压与舒张压均增加]、多巴酚丁胺 [2.5～10μg/（kg·min）静脉泵入]、去甲肾上腺素（1～2mg 加入 5% 葡萄糖注射液或葡萄糖氯化钠注射液，临用前稀释，开始以 8～12μg/min 滴注，调整滴速以达到血压升至理想水平；维持量为 2～4μg/min）。注意小剂量低浓度短期使用。

2）扩血管药物：扩张毛细血管，改善组织灌流，适用于扩容后中心静脉压明显升高、心输出量明显下降、心功能不全表现的患者，常用药物有硝普钠、硝酸甘油等。注意使用前需充分扩容，用量和浓度宜小剂量进行，避免血压明显下降。

（3）正性肌力药物 积极提高心脏泵血功能，改善组织灌注，特别是心源性休克的患者。主要为非洋地黄类药物，一般在休克治疗中，洋地黄类不适宜作为增强心肌收缩力的药物（心源性休克除外），因为这类药物的疗效 - 毒性比值很小，很难掌握用量。常用的有多巴胺、多巴酚丁胺、左西孟旦、磷酸二酯酶抑制剂（米力农和氨力农）（用法用量参照第九章第五节心力衰竭）。

（4）纠正酸中毒 休克状态下，由于组织灌注不足和细胞缺氧常存在不同程度的代谢性酸中毒。纠正酸中毒的最根本方法在于改善微循环的灌注，纠正组织缺氧。轻度酸中毒可在机体获得充足血容量和微循环改善后得到纠正，而不需使用碱性药物。但重度休克经扩容治疗后仍有严重酸中毒时则需使用碱性药物。5% $NaHCO_3$ 可直接中和血液中的氢离子，碳酸氢钠用量（mmol/L）= 0.3× 体重（kg）×[正常 HCO_3^-（mmol/L）– 测得 HCO_3^-（mmol/L）]，可先按计算量的一半给予，然后根据血气分析结果调整用量。对有急性肾功不全、不宜输入过多钠的患者，可选用 7.28% 三羟甲基氨基甲烷 40～80ml，注意呼吸抑制、低血糖、恶心、呕吐等副作用。

（5）糖皮质激素　可以舒张血管，稳定细胞膜，减少心肌抑制因子释放，抑制血小板聚集，提高对内毒素的耐受力。研究发现，败血症休克患者连续使用糖皮质激素，可明显降低死亡率。对于脓毒性休克患者，在经过充分的液体复苏及血管活性药物治疗后，如果血流动力学仍不稳定，可静脉使用氢化可的松 200mg/d。

案例 9-7-1　患者，男，70 岁。身高 165cm，体重 80kg。因“反复胸闷胸痛 5 年，再发加重 3 小时”入院。5 年来反复活动后胸闷、胸痛并心悸，休息后缓解；3 小时前再发胸痛加重。入我院急诊，心电图未见 ST 段抬高，入院心电图示：窦性心律，V_2～V_4 ST 段下移；诊断为不稳定型心绞痛，第二天 6：30 晨起上厕所时突然出现抽搐、意识不清，双眼凝视，听诊无心音，血压测不出。立即给予胸外按压，吸氧，300 J 非同步电除颤 2 次转复窦律意识恢复，伴大汗、周身湿冷。查体：T 37.9℃，HR 103 次 / 分，RR 30 次 / 分，BP 80/52mmHg，烦躁不安，四肢湿冷，双肺可闻及满肺湿啰音。心音低钝。患者心电图改变：V_1～V_6 导联 ST 段抬高，考虑为急性广泛前壁心梗。

问题　该患者出现休克的可能病因及下一步治疗方案是什么？

解析　患者可能病因为急性心肌梗死导致心源性休克。治疗方案包括一般处理：镇静，选用吗啡 10mg；监测血氧、血压、呼吸频率、血氧饱和度等。积极血运重建；机械循环辅助治疗：主动脉内球囊反搏、体外膜肺氧合（extracorporeal membrane oxygenation）等；药物治疗：尽快使用血管活性药物维持血流动力学稳定，如：多巴胺（大剂量）、去甲肾上腺素，加用正性肌力药物，如中等剂量多巴胺、左西孟旦等，急性心肌梗死 24 小时内禁用洋地黄；若血压进一步下降（收缩压＜ 80mmHg），提高心排同时，进一步收缩血管提升血压，可首选去甲肾上腺素，或必要时多巴胺联用去甲肾上腺素维持血压。

（陈小平　彭礼明）

思　考　题

1. 治疗心血管疾病的常用药物有哪些？
2. 简述高血压治疗原则及治疗方案。
3. 降低 LDL-C 水平的药物治疗具体策略包括哪些？
4. 药师应如何对患者进行硝酸甘油片的用药指导？
5. 简述急性心力衰竭的药物治疗。
6. 试述心律失常的药物治疗原则。
7. 不同类型休克如何进行药物选择？

第十章 血液系统常见疾病的药物治疗

学习要求

了解：血液成分及造血过程；血常规、骨髓象及其他特点。

记忆：常见凝血功能障碍及出血疾病、贫血、白血病的定义与诊断；常见血液系统疾病治疗药物的药理学和临床应用。

理解：常见凝血功能障碍及出血疾病、贫血、白血病的病因与发病机制；造血干细胞移植的治疗方案。

运用：常见血液系统疾病的药物治疗及患者监护方案。

第一节 总 论

血液系统疾病是指原发或主要累及血液和造血系统的疾病。血液以液体形式存在，不停地在体内循环，灌注着每一个器官，因此血液病的表现多为全身性。血液病的症状与体征复杂多变，缺乏特异性。血液病主要分为红细胞疾病、白细胞疾病、出血及凝血功能障碍性疾病、骨髓增生性疾病等。其中凝血功能障碍及出血性疾病常见的有血友病、凝血因子缺乏症、弥散性血管内凝血、血小板减少症等，实验室检查是重要的诊断手段，如血常规、凝血功能、血小板计数及骨髓穿刺涂片等。血液系统疾病的治疗主要包括一般治疗、去除病因、保持正常血液成分及其功能、去除异常血液成分和抑制异常功能、靶向治疗、表观遗传学抑制、造血干细胞移植和细胞免疫治疗等。

第二节 出血和凝血功能障碍性疾病

一、定义及流行病学

（一）定义

凝血功能障碍是因血液凝固能力下降导致的具有出血倾向的病理生理状态，可分为遗传性和获得性两大类。

（二）流行病学

重症患者入住重症监护病房时，血小板减少的发生率可达40.0%～67.6%，国际标准化比值（international normalized ratio，INR）≥1.5的发生率可超过66%。此外，口服抗凝血药是导致凝血功能障碍的一个重要原因，使用华法林预防心房颤动血栓形成的出血风险为1.0%～3.8%/（人·年），直接口服抗凝血药（DOAC）治疗深静脉血栓栓塞症的大出血风险为1.2%～2.2%/（人·年）。在遗传性凝血障碍性疾病中，男性人群的血友病A的发病率约为1/5000，血友病B的发病率约为1/25 000，女性血友病患者极为罕见，我国血友病的患病率约为2.73/10万人。不同研究关于血管性血友病（von Willebrand disease，vWD）发病率不尽相同，有研究显示，因出血症状就诊的患者中vWD的发病率为0.0023%～0.01%，儿童有临床症状的发病率约为1/1000。发生凝血功能障碍的重症患者不仅出血事件及输血量显著增加，而且更容易发展为多器官衰竭，其死亡率也比凝血功能正常的患者升高4倍以上。早期识别凝血功能障碍并准确评估凝血功能，是尽快纠正凝血功能障碍的前提及保障。

二、常见病因和发病机制

（一）病因

凝血功能障碍是指血液凝结能力受到损害的病理生理状态，出血是其最常见的临床表现，也可仅表现为凝血指标异常而无出血。

目前普遍认为，凝血功能障碍的病因包括遗传因素和其他获得性因素两个方面。

1. 遗传因素 部分凝血异常与基因遗传相关，具有明显家族聚集现象。例如，血友病 A/B、先天性血小板减少症、先天性血小板功能缺陷病等。

2. 获得性因素 部分凝血异常与后天获得性因素相关，例如疾病因素（肝功能损害、严重创伤、脓毒症等）和药物因素（抗血小板药物、抗凝血药等）都可能诱发哮喘，此外手术、月经、分娩、腹压增高、感冒、久坐、长途跋涉等因素，也可能导致凝血异常甚至出血。

（二）发病机制

1. 血友病 A/B 血友病 A[凝血因子Ⅷ（FⅧ）缺乏] 和血友病 B[凝血因子Ⅸ（FⅨ）缺乏] 是两种常见的 X 染色体连锁的先天性凝血功能障碍的出血性疾病，由于 F8 基因（或者 F9 基因）变异导致编码的凝血因子Ⅷ（或者凝血因子Ⅸ）蛋白的结构和功能发生变化，影响凝血途径的级联反应过程，进而导致凝血功能障碍，从而引发出血。

2. 遗传性凝血因子缺乏症 在凝血异常患者中，3%～5% 的患者是由罕见出血性疾病所致，包括凝血因子Ⅱ（凝血酶原）、Ⅴ、Ⅹ、Ⅺ缺乏，凝血因子Ⅴ / Ⅷ联合缺乏，以及纤维蛋白原缺乏等非血友病型遗传性凝血因子缺乏。其通常呈常染色体隐性遗传，可导致不同严重程度的出血，出血程度常与个别凝血因子活性的降低程度相关。通常只有纯合子和复合杂合子患者具有出血症状，偶尔杂合子携带者也具有出血倾向。

3. vWD 是由于因子Ⅷ复合物中的血管性血友病因子（von Willebrand factor，vWF）基因的合成与表达缺陷而导致它的质和量异常所引起的出血性疾病。根据遗传方式和临床表现主要可分为三型。1 型：主要是由 vWF 量的合成减少所致，本型患者为常染色体显性遗传。2 型：主要是由 vWF 的结构与功能缺陷所致。进一步可分为 4 种亚型：血浆中大和中等大小多聚体缺乏者为 2A 型，缺乏大多聚体且与血小板 GPⅠb 亲和性增加为 2B 型，vWF 与血小板 GPⅠb 结合力降低为 2M 型，与因子Ⅷ结合力降低者为 2N 型。3 型：主要是由 vWF 的抗原和活性均极度减低或缺如所致，本型患者为常染色体隐性遗传，血小板黏附与凝血功能均出现障碍，临床出血严重。

4. 肝功能损害导致的凝血功能障碍 肝功能损害患者常伴有一种或多种凝血功能障碍。包括凝血因子缺乏，肝功能损害患者凝血因子的合成和转译后修饰均可能受损，影响凝血因子的血浆浓度和功能；血小板减少和血小板功能障碍，肝脏合成的血小板生成素减少、门静脉高压和脾功能亢进时血小板的脾隔离增多；纤溶亢进，组织型纤溶酶原激活物（tissue-type plasminogen activator，t-PA）水平升高导致纤溶酶生成增强、α2- 抗纤溶酶和凝血因子ⅩⅢ及凝血酶激活的纤溶抑制物水平下降、纤维蛋白降解产物升高，干扰正常止血等。

5. 弥散性血管内凝血（DIC） 是多种疾病复杂病理生理过程的中间环节，其常见的基础疾病或诱因包括脓毒症、恶性肿瘤、创伤、手术、羊水栓塞、血管内溶血等，可导致大量促凝物质在短时间内出现于循环血液中，引起血管内广泛血栓形成，继而造成凝血因子消耗和纤溶系统被大规模激活，干扰纤维蛋白凝块形成和血小板聚集，造成继发的出血倾向。

6. 口服抗凝药物导致的凝血功能障碍 口服抗凝药物是急性凝血功能障碍的常见原因。随着血栓栓塞性疾病发生率逐渐增高，口服抗凝药物的应用越来越广泛。维生素 K 抑制剂（如华法林）通过抑制维生素 K 依赖的凝血因子Ⅱ、Ⅶ、Ⅸ、Ⅹ的合成发挥抗凝血作用；DOAC 主要包括Ⅱa 因子抑制剂（如达比加群）和Ⅹa 因子抑制剂（利伐沙班、阿哌沙班、艾多沙班），通过直接抑制对应凝血因子活性发挥抗凝血作用。口服抗凝药物的过量服用或过度抗凝治疗均有导致凝血功能障碍的风险。

三、诊 断

凝血功能障碍的诊断可以通过详细的临床病史、体格检查和实验室检查结果来确定。

（一）症状和体征

1. 血友病 A/B 以体内多种组织过度出血为特征，包括软组织血肿和关节内出血，导致严重的破坏性血友病性关节病。周期性关节内出血是该疾病的一个特征。

2. 遗传性凝血因子缺乏症 患者常表现为出血，但是严重程度不尽相同。患者最典型、最常见的症状是侵入性检查后黏膜大片出血，而危及生命和肢体的症状，如脐带与中枢神经系统的出血、复发性关节血肿和软组织血肿等，仅在一些严重缺陷的患者中出现。

3. vWD 1 型最常见的症状是皮肤黏膜出血，约 60% 易发生鼻出血，40% 容易出现发绀和血肿，35% 有月经过多，35% 有牙龈出血，约 10% 的患者会发生胃肠道出血；2 型主要表现均为中至重度出血，4 个亚型均以皮肤黏膜出血为主，其中 2M 和 2N 型症状更多变，2N 型也可表现为关节和肌肉出血；3 型可能会有严重的临床出血症状，常在婴儿期 / 儿童期发病，以及类似于重型血友病 A 患者的关节积血和肌肉血肿。

4. 肝功能损害导致的凝血功能障碍 肝病患者最严重的出血是食管静脉曲张破裂出血，其原因主要是局部的血管畸形和内脏血压升高，而不一定是凝血功能紊乱。受损的凝血系统偶尔可引起挫伤、紫癜、鼻出血、牙龈出血、月经过多和胃肠道出血。

5. DIC 急性 DIC 常可由皮肤多位点出血预知。瘀点、瘀斑及静脉穿刺针、动脉留置针、导管与受伤组织的渗血均常见。皮肤黏膜表面也可出血。出血可能是威胁生命的，常伴有消化道、肺、中枢神经系统或眼眶的大出血。慢性 DIC 患者常仅表现为轻度的皮肤黏膜出血。

6. 口服抗凝药物导致的凝血功能障碍 出血常见于小型出血事件，如牙龈出血、鼻出血、皮肤瘀斑和月经增多，事件的发生常与口服抗凝药物的服用和剂量调整具有时间相关性。

（二）检查

最常见的实验室检查包括凝血酶原时间（PT）、活化部分凝血活酶时间（APTT）、凝血酶时间（TT）和血小板计数。上述检查可以区分由内源性、外源性和共同凝血途径缺陷或功能性血小板数量的改变所导致的出血障碍。常见凝血功能障碍的检查项目详见附表 10-2-1。

（三）凝血功能障碍的诊断

目前凝血功能障碍没有明确统一的诊断标准，病史、体格检查、诱因和实验室检查异常是主要的诊断依据，其中实验室检查可分为初始实验室检查和特定病种的专业检测。诊断思路如下，按照先常见病、后少见病及罕见病、先易后难、先普通后特殊的原则，逐层深入进行程序性诊断：①确定是否属出血性疾病范畴；②判断是数量异常或质量缺陷；③通过病史、家系调查及某些特殊检查，初步确定为先天性、遗传性或获得性；④如为先天或遗传性疾病，应进行基因及其他分子生物学检测，以确定其病因的准确性质及发病机制。

四、分 级

可以根据出血严重程度简单分为大出血和非大出血两大类。满足下列 1 个以上危险因素的出血定义为大出血，①关键部位出血：颅内和其他中枢神经系统（眼内、脊柱内）出血，胸腔、气道、心包、腹腔内、腹膜后、关节内、肌肉内出血。②血流动力学不稳定：心率增快；收缩压＜ 90mmHg 或下降＞ 40mmHg 或体位性血压变化（站立时收缩压下降≥ 20mmHg 或舒张压下降≥ 10mmHg），或平均动脉压＜ 65mmHg；器官灌注不足 [如尿量＜ 0.5ml/（kg · h）]。③明显出血：血红蛋白下降≥ 2g/dl 或需要输≥ 2 个单位浓缩红细胞。非大出血主要包括显性出血和隐匿性出血，前者指看到有出血的情况但不伴有明显的循环衰竭症状，后者是指无肉眼可见出血而需化学检查方法判断的出血。

五、治　疗

（一）治疗目标和治疗原则

凝血功能障碍性疾病确诊后，其治疗的基础是尽早消除或控制引起凝血功能障碍的病因，恰当地处理病因后，多数患者的凝血功能障碍能够好转或暂时控制。同时，应尽快完成病情严重程度的评估，同时给予足够的生命支持。根据治疗的手段与目标，可分为病因治疗、止血治疗和其他治疗。①病因治疗：主要适用于获得性凝血障碍疾病，一方面是防治基础疾病，如控制感染，积极治疗肝病、抑制异常免疫反应等。另一方面是避免接触、使用可加重出血的物质及药物，如血管性血友病应避免使用阿司匹林、吲哚美辛、噻氯匹定等抗血小板药物。凝血障碍所致如血友病应慎用抗凝药物，如华法林、肝素等。②止血治疗：主要包括补充血小板和（或）相关凝血因子，应用止血药物、促血小板生成药物和局部处理。③其他治疗：主要包括免疫治疗、血浆置换、手术治疗、中医中药治疗和基因治疗。

（二）药物治疗

1. 血友病 A/B

（1）替代疗法　目前血友病的治疗以替代疗法为主，即补充缺失的凝血因子，它是防治血友病出血最重要的措施。主要制剂有基因重组的纯化 F Ⅷ /F Ⅸ、F Ⅷ浓缩制剂、新鲜冷冻血浆、冷沉淀物（F Ⅷ浓度较血浆高 5～10 倍）及凝血酶原复合物等。每千克体重输注 1U F Ⅷ能使体内 F Ⅷ: C 水平提高 2%，每千克体重输注 1U F Ⅸ能使体内 F Ⅸ: C 水平提高 1%。F Ⅷ及 F Ⅸ的半衰期分别为 8～12 小时及 18～24 小时，故补充 F Ⅷ需每日 2～3 次，F Ⅸ每日 1 次。

最低止血要求为 F Ⅷ: C 或 F Ⅸ水平达 20% 以上，出血严重或欲行中型以上手术者，应使 F Ⅷ或 F Ⅸ活性水平达 40% 以上。凝血因子的补充可采取下列公式计算：

F Ⅷ剂量（IU）= 体重（kg）× 所需提高的活性水平（%）/2

F Ⅹ剂量（IU）= 体重（kg）× 所需提高的活性水平（%）

血友病患者反复输注血液制品后会产生 F Ⅷ或 F Ⅸ抑制物，其发生率约为 10%。通过检测病人血浆 F Ⅷ或 F Ⅹ抑制物滴度可确定是否存在相关抑制物，主要通过免疫抑制治疗（包括糖皮质激素、静脉注射人免疫球蛋白等）及旁路治疗来改善出血，后者包括使用凝血酶原复合物及重组人活化因子Ⅵ（rhF Ⅵ a）。rhF Ⅵ a 具有很好的安全性，常用剂量是 90μg/kg，每 2～3 小时静脉注射，直至出血停止。

（2）去氨加压素　为一种半合成的抗利尿激素，可促进内皮细胞释放储存的 vWF 和 F Ⅷ。可用于治疗轻度 A 型血友病患者的轻微出血发作，对基线因子Ⅷ水平较高（0.1～0.15IU/ml）的患者最有效。推荐剂量为 0.3μg/kg，用 30～50ml 生理盐水稀释，每 12 小时 1 次。可能发生水肿、心衰、持续低钠血症和抽搐等不良反应。妊娠患者及 2 岁以下儿童禁用。老年患者多伴有心血管疾病，应用时须谨慎。

（3）抗纤溶治疗　通过保护已形成的纤维蛋白凝块不被溶解而发挥止血作用。泌尿系统出血时禁用，避免与凝血酶原复合物同时使用。常用的有氨基己酸和氨甲环酸等，氨基己酸每 6 小时给予一次，剂量为 100mg/kg（最大 6g），可口服或静脉注射。氨甲环酸的剂量为每 8 小时口服 25mg/kg（最大 1.5g）或每 8 小时静脉注射 10mg/kg（最大 1g）。

2. 遗传性凝血因子缺乏　遗传性凝血因子缺乏主要可分为遗传性凝血因子Ⅱ、Ⅴ、Ⅴ + Ⅷ、Ⅶ、Ⅹ、Ⅺ和ⅩⅢ缺乏症，治疗的剂量和频率取决于所缺乏因子的最小止血水平、其血浆半衰期（详见表 10-2-1）和出血发作的类型。不同于血友病 A/B 已有较安全有效的治疗药物，遗传性凝血因子缺乏最主要的治疗是缺陷凝血因子的替代治疗。

表 10-2-1　遗传性凝血因子缺乏的治疗方案

缺陷因子	血浆半衰期	推荐最低浓度	需求剂量	维持无症状的推荐浓度
纤维蛋白原	2～4 天	0.5～1.0g/L	冷沉淀（5～10 包） SD- 处理血浆（15～30ml/kg） 凝血酶原浓缩物（50～100mg/kg）	1g/L
凝血酶原	3～4 天	20%～30%	SD- 处理血浆（15～20ml/kg） PCC（20～30U/kg）根据所包含的因子 IX 的单位	＞ 10%
因子Ⅴ	36 小时	10%～20%	SD- 处理血浆（15～20ml/kg）	10%
因子Ⅴ和Ⅷ	因子Ⅴ 36 小时；因子Ⅷ 10～14 小时	10%～15%	同因子Ⅴ	40%
因子Ⅶ	4～6 小时	10%～15%	因子Ⅶ浓缩物（30～40ml/kg） PCC（20～30U/kg） rhFⅦa（15～30μg/kg 每 4～6 小时）	＞ 20%
因子Ⅹ	40～60 小时	10%～20%	SD- 处理血浆（10～20ml/kg） PCC（20～30U/kg） 因子Ⅹ / 因子Ⅸ浓缩物（10～20U/kg）	＞ 40%
因子Ⅺ	50 小时	15%～20%	SD- 处理血浆（15～20ml/kg） 因子Ⅺ浓缩物（15～20U/kg）	15%～20%
因子ⅩⅢ	9～12 天	2%～5%	冷沉淀（2～3 包） SD- 处理血浆（3ml/kg） 因子ⅩⅢ浓缩物（50U/kg 针对出血高风险）	30%

【注】PCC. 凝血酶原复合物浓缩物；rhFⅦa. 重组因子Ⅶa；SD. solvent-detergent，洗涤溶剂

3. vWD

（1）替代治疗　适用于出血发作或围术期的各型 vWD 患者，以及醋酸去氨加压素（desmopressin acetate，DDAVP）治疗无效患者。选用血源性含 vWF 的 FⅧ浓缩制剂或血源性 / 重组 vWF 制剂，如条件限制可使用冷沉淀物或新鲜血浆，但存在输血相关疾病传播风险。使用剂量以 vWD 类型和出血发作特征而定。剂量标定以制剂的 vWF：RCo 单位数或 FVⅢ：C 单位数为准。

（2）去氨加压素　通过刺激血管内皮细胞释放储备的 vWF，提升血浆 vWF 水平。适用于 1 型 vWD，对 2A、2M、2N 型 vWD 部分有效，对 3 型 vWD 无效，对 2B 型 vWD 慎用。推荐剂量及用法同前。DDAVP 副作用有面部潮红、头痛、心率加快等，反复使用可发生水潴留和低钠血症，需限制液体摄入，对有心、脑血管疾病的老年患者慎用。妊娠期患者及 2 岁以下儿童禁用。

（3）抗纤溶治疗　氨基己酸，首剂 4～5g，静脉滴注；后每小时 1g 至出血控制；24 小时总量不超过 24g；氨甲环酸 25mg/kg 口服或 15mg/kg 静脉滴注，每 8 小时一次。抗纤溶药物偶有血栓形成危险，血尿时禁用，牙龈出血时可局部使用。此外，局部使用凝血酶或纤维蛋白凝胶对皮肤、黏膜出血治疗有辅助作用。

4. 肝功能损害导致的凝血功能障碍　对显著凝血功能障碍者，可在全血功能检测设备指导下补充新鲜血浆、凝血酶原复合物和纤维蛋白原等凝血因子，血小板显著减少者可输注血小板。肝衰竭合并出血或需进行有创操作（如颅内压监测）时需维持血小板计数＞（50～60）$\times 10^9$/L，纤维蛋白原＞ 1.5g/L，血红蛋白目标为 7g/dl，必要时也可考虑使用重组凝血因子Ⅶ（40μg/kg）。对 DIC 者可酌情给予小剂量低分子肝素或普通肝素，对有纤溶亢进证据者，如血栓弹力图（TEG）检测的血凝块溶解速率（LY30）＞ 8% 时，可应用氨甲环酸等止血药物。肝衰竭常合并维生素 K 缺乏，故推荐常规使用维生素 K（5～10mg）。

5. DIC

（1）治疗基础疾病及消除诱因　如控制感染，治疗肿瘤、积极处理病理产科及外伤，纠正缺氧、缺血及酸中毒等，是终止 DIC 病理过程的最为关键和根本的治疗措施。

（2）抗凝治疗　是终止 DIC 病理过程、减轻器官损伤、重建凝血 - 抗凝平衡的重要措施。一般认为，DIC 的抗凝治疗应在处理基础疾病的前提下，与凝血因子补充同步进行。临床上常用的抗凝药物为肝素，主要包括普通肝素和低分子肝素。

1）普通肝素：急性 DIC 10 000～30 000U/d，一般 12 500U/d 左右，每 6 小时用量不超过 5000U，静脉滴注，根据病情可连续使用 3～5 天。

2）低分子肝素：常用剂量为 75～150IUA Ⅹa（抗活化因子Ⅹ国际单位）/（kg · d），一次或分两次皮下注射，连用 3～5 天。适应证包括：① DIC 早期（高凝期）；②血小板及凝血因子呈进行性下降，微血管栓塞表现（如器官功能衰竭）明显的患者；③消耗性低凝期但病因短期内不能去除者，在补充凝血因子情况下使用。禁忌证包括：①手术后或损伤创面未经良好止血者；②近期有大咯血或有大量出血的活动性消化性溃疡；③蛇毒所致 DIC；④ DIC 晚期，患者有多种凝血因子缺乏及明显纤溶亢进。

（3）替代治疗　适用于有明显血小板或凝血因子减少证据，已进行病因及抗凝治疗，DIC 未能得到良好控制，有明显出血表现者。①新鲜冷冻血浆等血液制品，每次 10～15ml/kg。②血小板悬液，对于未出血的患者血小板计数低于 20×10^9/L，或存在活动性出血且血小板计数低于 50×10^9/L 的 DIC 患者，需紧急输入血小板悬液。③纤维蛋白原，首次剂量 2.0～4.0g，静脉滴注。24 小时内给予 8.0～12.0g，可使血浆纤维蛋白原升至 1.0g/L。由于纤维蛋白原半衰期较长，故每 3 天用药一次。④ FⅧ及凝血酶原复合物，在严重肝病合并 DIC 时考虑应用。

6. 口服抗凝药物导致的凝血功能障碍

（1）DOAC　DOAC 的特异性逆转药物包括依达赛珠单抗和 Andexanet α。依达赛珠单抗用于特异性逆转直接Ⅱa 因子拮抗剂（达比加群），依达赛珠单抗 5g 给药后 15 分钟内，几乎所有患者体内的抗凝效应均被完全逆转，逆转作用可维持 24 小时。因此，依达赛珠单抗仅用于确信体内仍有大量达比加群的患者，不适用于 TT 正常的患者，仅在保守的出血控制措施无效且危及生命或需急诊手术时使用该药。Andexanet α 用于特异性逆转Ⅹa 因子拮抗剂（利伐沙班、阿哌沙班），可使服用阿哌沙班或利伐沙班患者的抗Ⅹa 因子活性分别下降 94% 和 92%，在 2～5 分钟内，100% 的患者凝血酶活性生成。Andexanet α 的使用剂量应取决于Ⅹa 因子抑制剂的种类、剂量，以及最后一次用药的时间，若患者 8 小时以内服用利伐沙班＞ 10mg 或阿哌沙班＞ 5mg 则选用高剂量方案，若患者 8 小时以内服用利伐沙班≤ 10mg 或阿哌沙班≤ 5mg，或距离最近一次服用利伐沙班 / 阿哌沙班已超过 8 小时，则选用低剂量方案。低剂量方案：静脉注射 400mg（目标速率为 30mg/min），随后以 4mg/min 的速度输注 2 小时。高剂量方案：静脉注射 800mg（目标速率为 30mg/min），随后以 8mg/min 的速度输注 2 小时。

（2）维生素 K　是合成Ⅱ、Ⅶ、Ⅸ和Ⅹ因子不可缺少的辅酶，谷氨酸残基转变为 γ- 羧基谷氨酸的过程中，需要维生素 K 依赖的 γ- 谷氨酰羧化酶，因此这些凝血因子称为维生素 K 依赖性促凝物。华法林是维生素 K 拮抗剂，相关出血可用维生素 K 拮抗。当严重出血（无论 INR 水平如何），停用华法林，肌内注射维生素 K（5mg），输注新鲜冰冻血浆、凝血酶原浓缩物或重组凝血因子Ⅶa。当 INR ＞ 10 但无出血时，停用华法林，肌内注射维生素 K（5mg），6～12 小时后复查 INR。当 INR 介于 4.5～10 但无出血，停用华法林，同时肌内注射维生素 K（1～2.5mg），6～12 小时后复查 INR。当 INR ＜ 4.5 且无出血，停用华法林或稍微减低维持剂量，密切监测 INR。

案例 10-2-1　患者，女，91 岁，身高 155cm，体重 58kg，BMI 24.14kg/m²。主诉：因“反复跌倒半年”入院。半年前，患者反复无明显诱因跌倒，自诉跌倒时意识清晰，伴肢体力弱，可自行恢复。4 天前再次跌倒，伴吐字不清，口角流涎，持续时间短，可自行恢复。既往有高血压病史 7 年余，服用福辛普利 5mg qd，血压可控制在 120/60mmHg。持续房颤 2 年余，24 小时动态心电图（ambulatory electrocardiogram）示全天房颤，心率 40～130 次 / 分，伴多次长间歇，最长达2.7秒，未行抗凝治疗。2年前诊断为梗阻性黄疸，引流后明显好转，未再行规律诊治。否认传染病史，预防接种史不详。24小时动态心电图示：心房颤动，心率42～108次/分；血清肌酐：153.10μmol/L；24小时肌酐清除率（creatinine clearance rate，CCR）16.49ml/min；ALT 51IU/L，AST 99IU/L，ALP 805IU/L，GGT 696IU/L，总胆红素132.4μmol/L，直接胆红素109.6μmol/L，总胆汁酸87.41μmol/L。入院查体无腹水，其余略。入院诊断：持续性心房颤动、高血压2级（很高危）、梗阻性黄疸、短暂性脑缺血发作可能性大、肾功能不全。入院当天给予华法林钠片1.5mg qd抗凝治疗，其余治疗略。凝血功能：PT 14.3秒，APTT 32.0秒，INR1.13，D-二聚体定量1.62mg/L，纤维蛋白原降解产物（FDP）4.26μg/ml，纤维蛋白原定量测定（Fib）2.65g/L。入院第4日，6：30采血查凝血功能INR 6.57，问诊并查体未发现出血情况，停用华法林，予维生素K注射液5mg st肌内注射，复查INR 2.96（11：30），INR 2.21（17：30）。入院第5天，INR 1.63，肝肾功能检查结果较前无明显变化。入院第6天，INR 1.31，加用艾多沙班30mg qd。

问题10-2-1-1　该患者服用华法林1.5mg qd后INR异常升高的原因主要包括哪些？

解析10-2-1-1　该患者服用小剂量华法林后仍出现INR异常升高，其原因可能包括：①高龄；②肾功能不全；③肝功能不全；④遗传因素，如基因*CYP2C9*和*VKORCl*的多态性；⑤药物相互作用。

问题10-2-1-2　换用艾多沙班30mg qd抗凝治疗，分析该患者治疗方案。

解析10-2-1-2　根据CHA2DS2-VASc评分，该患者具有抗凝治疗指征。根据该患者肾功能和肝功能水平，可选择的新型口服抗凝药（novel oral anticoagulants，NOACs）有利伐沙班、艾多沙班和阿哌沙班。基于目前临床研究证据，艾多沙班对于亚洲、高龄老年人的安全性更好，故选择艾多沙班合理。根据该患者肝功能水平（Child-Pugh分级为A级），无须调整艾多沙班剂量，但结合该患者肾功能水平等风险因素，故将艾多沙班的剂量减低为30mg qd。规律服药5～7天后可通过检查抗Ⅹa因子浓度判断其抗凝效果。

第三节　血栓性疾病与抗栓治疗

一、定义及流行病学

（一）定义

血栓性疾病是由血液的有形成分在血管壁聚集形成斑块，造成血管管腔部分或全部阻塞，或血栓由形成部位脱落，在随血液流动过程中，部分或全部堵塞流经的血管，导致相应脏器部位血液供应障碍，引起器官缺血、缺氧、坏死、水肿等。

（二）流行病学

血栓性疾病的发病率逐年增加，已占据全球疾病总死亡率的第一位。据世界卫生组织统计，全球每年有150万人死于血栓栓塞性疾病，我国每年的发病人数约有10万，其病死率及致残率均较高。

二、常见病因和发病机制

（一）病因

血栓形成是指在一定条件下，血液有形成分在血管内形成栓子，造成血管部分或完全堵塞、相应部位血供或血液回流障碍的生理或病理过程。血栓栓塞是血栓由形成部位脱落，在随血流移动的过程中部分或全部堵塞某些血管，引起相应组织和（或）器官缺血、缺氧、坏死（动脉血栓）

及淤血、水肿（静脉血栓）的病理过程。以上两种病理过程所引起的疾病，临床上统称为血栓性疾病。常见分类为静脉血栓、动脉血栓及微血管血栓。

动脉血栓多见于冠状动脉、脑动脉、肠系膜及肢体动脉，表现为受累血管支配的相应器官缺血，甚至坏死，及时的血管再灌注治疗可以挽救相应器官，也直接影响患者的预后。常见疾病主要包括急性冠脉综合征（ACS）、缺血性脑卒中（IS）和外周动脉缺血（PAD）。

静脉血栓常见于深静脉如腘静脉和股静脉等，静脉血栓栓塞是指因静脉血流缓慢、静脉血管损伤、血液的凝固性增高等原因使血液在静脉内异常凝结，静脉血管完全或部分阻塞，甚至导致血栓的形成。包括肺栓塞（pulmonary embolism，PE）和深静脉血栓（deep vein thrombosis，DVT）等。

微血管血栓常见于DIC、血栓性血小板减少性紫癜（TTP）等，但临床往往缺乏特异性。临床常表现为皮肤黏膜栓塞性坏死，微循环障碍及器官功能障碍等。

（二）发病机制

血栓性栓塞的病理机制十分复杂，至今尚未完全阐明，Virchow 提出的血栓形成的基本条件及机制至今仍被普遍认可，即血栓形成“三要素”包括血管壁异常、血液成分改变和血流异常。

三、诊　断

（一）症状和体征

动脉血栓产生的常见临床表现有：局部剧痛，如腹痛、心绞痛、肢体痛等；血栓脱落导致脑栓塞、肾栓塞、脾栓塞等；有关供血部位组织缺血、缺氧导致的器官、组织构造及功能异样，如心力衰竭、心肌梗死、心源性休克、意识障碍及偏瘫等。

静脉血栓产生的常见临床表现有：血栓产生的局部疼痛、肿胀；远端水肿、胀痛、腹水等血栓远端血液回流阻滞；血栓栓塞血管导致有关脏器功能障碍，如肺梗死的症状、体征等。

（二）检查

血栓性疾病的实验检测广泛应用于血栓风险筛查和分层、排除诊断、易栓疾病的辅助诊断和抗栓药物效果监测等领域。实验室检查主要为凝血功能相关项目，主要包括凝血酶原时间（PT）、活化部分凝血活酶时间（APTT）、凝血酶时间（TT）、纤维蛋白原（FIB）、国际标准化比值（INR）、D-二聚体、血浆凝血因子、狼疮抗凝物、抗凝血蛋白、HIT 抗体、血管性血友病因子（vWF）、抗 FXa 活性、血小板计数及血小板聚集率。可用于血栓检测的影像学检查包括多普勒超声检查、超声心动图（用于心内血栓）或计算机断层扫描检查腹部血栓。

（三）诊断

血栓性疾病的诊断要点如下，①存在血栓形成的高危因素：如动脉粥样硬化、糖尿病、肾病、恶性肿瘤、妊娠、肥胖、易栓症、近期手术及创伤、长期使用避孕药等；②各种血栓形成及栓塞的症状和体征；③影像学检查：主要包括彩色多普勒血流成像、血管造影术、CT 血管成像（CTA）、MR 血管成像（MRA）及放射性核素显像；④血液学检查：根据血栓形成机制的三大要素逐项进行检查，对于反复及多发血栓形成的患者，还应进行家系调查，考虑做易栓症筛查和分子诊断。

四、风险评估

血栓性疾病的风险评估有助于及时发现血栓风险并进行有针对性的抗血栓治疗。对于静脉血栓栓塞性疾病，重症患者、骨科手术患者、肿瘤手术患者、因急性内科疾病而住院的患者、易栓症患者、妇科和产科患者、住院时间较长或年龄较大患者尤其需要有针对性的静脉血栓风险评估。根据《医院内静脉血栓栓塞症防治质量评价与管理指南（2022 版）》，手术患者建议采用 2005 年版的Caprini评分量表，按照不同Caprini评估分值，将VTE风险分为：低危（0～2分）、中危（3～4

分）、高危（≥5分）。非手术患者建议采用Padua评分量表，按照不同Padua评估分值，将静脉血栓栓塞（venous thromboembolism，VTE）风险分为：低危（0～3分）、高危（≥4分）。肿瘤患者主要采用Caprini和Khorana评估量表，Caprini评估量表倾向适用于需外科手术治疗的肿瘤患者，Khorana评估量表倾向适用于进行放化疗的内科和门诊肿瘤患者。其他专科的住院患者（如儿科、精神科等），目前暂无成熟适用的专科评估量表，可以考虑采用Caprini和Padua评估量表。根据血栓风险评估后，若需要抗血栓治疗，仍需进一步评估并权衡出血风险。CRUSADE评分常用于急性冠脉综合征的出血风险评估，PRECISE-DAPT评分可用于预测双联抗血小板治疗（DAPT）期间（PCI术后12个月）的出血风险，PARIS评分可用于预测支架置入术后24个月内的院外血栓和出血风险，CHA2DS2-VASc评分适用于心房颤动（atrial fibrillation，AF）相关卒中风险的评估。

五、治　　疗

（一）治疗目标

临床上血栓栓塞性疾病的治疗方法主要包括溶栓、抗栓、介入疗法及手术治疗实现血管再通与血流灌注。按照机体的凝血机制，抗血栓药物治疗主要包括针对动脉血栓的抗血小板治疗和针对静脉血栓的抗凝血治疗。

血液凝固是多种凝血因子参与的复杂过程，可分为内源性和外源性两个凝血途径发挥作用。抗凝血治疗药物通过影响凝血因子及其内、外源性凝血途径的不同环节来阻碍凝血过程，从而发挥抗凝作用。治疗药物主要包括普通肝素、低分子肝素、阿加曲班、磺达肝癸钠、华法林及达比加群、利伐沙班、艾多沙班和阿哌沙班等新型口服抗凝药物。

血小板在参与机体凝血过程中具有重大作用，抗血小板治疗药物具有抑制血小板黏附、聚集和释放的作用。这类药物可通过不同的途径发挥作用，如抑制血小板的前列腺素环氧酶、拮抗二磷酸腺苷受体、阻断血小板膜糖蛋白Ⅱb/Ⅲa受体、抑制磷酸二酯酶等。通过抗血小板治疗可明显降低患者高凝状态和血栓前状态的风险，避免血栓栓塞形成。治疗药物主要包括阿司匹林、氯吡格雷、替格瑞洛、西洛他唑和替罗非班等。

去除血栓形成诱因包括治疗基础疾病，如防止动脉粥样硬化，控制糖尿病、感染等。

（二）药物治疗

冠心病、缺血性脑卒中等疾病已在其他章节进行讲述，本章将重点讲述静脉血栓栓塞（VTE）的药物治疗选择与方案。

1. DVT的药物治疗

（1）DVT抗凝治疗时机　抗凝开始时间主要基于血栓形成风险、出血风险及影像学检查结果的综合评估。临床高度怀疑急性DVT时，无须等待检查结果，立即开始抗凝治疗；临床低度怀疑急性DVT时，如获得辅助检查结果的时间在24小时内，建议根据辅助检查结果确定是否开始抗凝治疗；急性DVT一旦确诊，如无抗凝禁忌，应立即开始抗凝治疗；急性孤立性下肢远端DVT患者：若无严重症状或进展风险，则连续2周深静脉影像检查，无须立即开始抗凝治疗（监测过程中，若血栓无进展，则不进行抗凝治疗；若血栓进展、仍局限于远端静脉，则建议抗凝治疗；若血栓延伸至近端静脉，推荐抗凝治疗），若有严重症状或进展风险，则立即开始抗凝治疗。

（2）DVT抗凝治疗疗程　抗凝是DVT治疗的关键，据DVT复发率的不同，从最初诊断DVT开始，抗凝治疗可分为3期：初始期抗凝（一般指≤7天）、长期抗凝（7天到最初3个月）、延展期抗凝（>3个月且无明确终止时间点）。

无禁忌证的急性VTE患者，建议进行为期3个月的抗凝治疗；特发性DVT，无论是周围型还是中心型推荐抗凝治疗≥3个月；初发、无明显诱因的中心型DVT，评估出血风险，如为中低危建议延长抗凝治疗（>3个月）；如为高危，推荐抗凝治疗3个月；复发性DVT，如出血风险低危和中危，推荐延展抗凝治疗，如出血风险高危，建议3个月抗凝；如诱发DVT的危险因素持续存在或不能去除，推荐在充分评估出血风险的前提下，延长抗凝时间，直到DVT的危险因素去除；恶性肿瘤相关的DVT，抗凝治疗≥3个月，肿瘤处于活动期或正在接受治疗，建议长期抗凝。

（3）DVT初始抗凝药物选择　不合并肿瘤的急性DVT的初始抗凝，推荐应用利伐沙班（前三周15mg bid，三周后维持剂量20mg qd）、达比加群酯（150mg bid）、阿哌沙班（第一周10mg bid，第二周开始5mg bid）、艾多沙班（胃肠外抗凝至少5天，60mg qd）或低分子肝素（100IU/kg，q12h，皮下注射）；合并肿瘤的急性DVT的初始抗凝，推荐应用低分子肝素。

（4）DVT长期抗凝药物选择　不合并肿瘤的DVT，可选择DOAC，如利伐沙班（20mg qd）、达比加群（150mg bid）、阿哌沙班（5mg bid）、艾多沙班（60mg qd）等长期抗凝治疗，优于维生素K抑制剂（VKA）；如不愿意或不能应用DOAC进行长期抗凝治疗时，建议应用VKA，优于低分子肝素；合并肿瘤的DVT，推荐口服Ⅹa抑制剂（阿哌沙班、艾多沙班、利伐沙班）、优于低分子肝素。

（5）DVT延展期抗凝药物选择　缺乏一过性诱因（无诱因VTE或有持续性危险因素，如癌症、抗磷脂综合征等）的VTE患者，建议使用DOAC进行延展期抗凝治疗，建议使用减量的阿哌沙班（2.5mg bid）或利伐沙班（10mg qd），优于足量DOAC和阿司匹林。

（6）DVT抗凝疗程结束后的替代治疗　特发性中心型DVT，抗凝疗程结束（无须延展期抗凝或不愿继续抗凝治疗）后，如无禁忌，建议口服阿司匹林预防复发；特发性中心型DVT抗凝疗程结束后，建议应用舒洛地特降低复发风险；抗凝治疗终止后1个月，根据D-二聚体水平和患者性别，确定是否需进行延展期抗凝治疗。

2. 肺栓塞治疗　对高度疑诊或确诊急性肺栓塞的患者，在一般支持治疗的基础上，抗凝治疗是肺栓塞的基础治疗手段，可以有效地防止血栓再形成和复发，同时可促进机体自身纤溶机制溶解已形成的血栓。一旦确诊急性肺栓塞，宜尽早启动抗凝治疗。

（1）急性期抗凝治疗　临床高度可疑急性肺栓塞，在等待诊断结果过程中，建议应用胃肠外抗凝治疗，如普通肝素（UFH）、低分子肝素（LMWH）、磺达肝癸钠等；对于急性高危肺栓塞患者（体循环收缩压＜90mmHg，或较基础值下降幅度≥40mmHg，持续15分钟以上），首选UFH进行初始抗凝治疗，以便于及时转换到溶栓治疗；急性肺栓塞的初始抗凝治疗可选用LMWH，皮下注射，根据体重给药（100IU/kg q12h或1.0mg/kg q12h，单日总量少于180mg）；UFH首选静脉给药，先给予2000～5000U或按80IU/kg静脉注射，继之以18IU/（kg · h）持续静脉泵入。在开始治疗后的最初的24小时内每4～6小时监测APTT，根据APTT调整剂量，使APTT在24小时之内达到并维持于正常值的1.5～2.5倍；磺达肝癸钠，皮下注射，1次/天，根据体重给药：5.0mg（体重＜50kg）、7.5mg（体重50～100kg）、10.0mg（体重＞100kg）；或负荷量的利伐沙班：15mg bid×3周，后改为20mg qd；负荷剂量的阿哌沙班：10mg bid×7天，后改为5mg bid；达比加群酯：胃肠外抗凝至少5天，150mg bid；艾多沙班：胃肠外抗凝至少5天，60mg qd。

（2）抗凝治疗的疗程　抗凝治疗的标准疗程为至少3个月。对于有明确可逆性危险因素的急性肺栓塞，在3个月抗凝治疗后，如危险因素去除建议停止抗凝。危险因素持续存在的肺栓塞，在3个月抗凝治疗后建议继续抗凝。特发性肺栓塞治疗3个月后，如果仍未发现确切危险因素，同时出血风险较低，推荐延长抗凝治疗时间甚至终身抗凝，如出血风险高，建议根据临床情况，动态评估血栓复发与出血风险，以决定是否继续抗凝治疗。

（3）急性期的溶栓治疗　溶栓的时间窗一般定为14天以内，若无禁忌证可考虑溶栓，溶栓治疗的主要并发症为出血，用药前应充分评估出血风险。对于急性高危肺栓塞，如无溶栓禁忌，推荐溶栓治疗。急性非高危肺栓塞患者，则不推荐常规溶栓治疗；急性中高危肺栓塞，建议先给予抗凝治疗，并密切观察病情变化，一旦出现临床恶化，且无溶栓禁忌，建议给予溶栓治疗；急性肺栓塞伴低血压（收缩压＜90mmHg）且出血风险不高的患者，建议全身溶栓治疗，不伴低血压的大多数急性肺栓塞患者，则无须全身溶栓治疗；若急性肺栓塞患者开始抗凝治疗后病情恶化，尚未发生低血压且出血风险可接受，则建议进行全身溶栓治疗；溶栓治疗的急性肺栓塞患者，建议经外周静脉进行全身溶栓治疗，优于导管直接溶栓（CDT）；溶栓药物可选用 rt-PA 50mg、尿激酶 2 万 U/kg 或重组链激酶 150 万 U，2 小时持续静脉滴注给药。

六、血栓栓塞性疾病的治疗管理

对易于发生血栓栓塞的高危患者，应按照相关疾病的防治指南进行必要的干预性治疗。在制订不同的抗栓治疗方案时，要充分评估由于抗栓治疗可能导致出血的风险，以及患者同时应用的其他药物对患者的风险。

1. 治疗方案与疗程　对于确定需要抗凝治疗的患者，除有禁忌证外，都应立即开始治疗，以预防血栓的形成和扩散为治疗目标。无论是抗凝治疗还是抗血小板治疗，都是一把双刃剑，疗程不足可导致血栓形成，疗程延长又会增加出血风险，因此需参考临床指南与证据个体化制定治疗方案。

2. 抗血栓药物选择与监测　根据不同的疾病状态可能引起的血栓栓塞，选择合适的药物进行抗栓治疗，有针对性地确定和调整用药剂量。应用 UFH 的患者，应密切监测 APTT，同时警惕肝素诱导的血小板减少症（HIT）的发生，必要时定时监测血小板计数。应用 LMWH 的患者，可通过监测血浆抗Ⅹa 因子活性评估抗凝的强度，2 次 / 天应用的控制目标范围为 0.6～1.0U/ml。此外，应用 LMWH 的疗程＞ 7 天时，应注意监测血小板计数。华法林可采用 INR 值作为调整剂量的依据，其目标范围通常为 2.0～3.0，达标之后可每 1～2 周监测 1 次，稳定后可每 4～12 周检测 1 次。NOAC 一般无须进行常规检测，特殊情况下如肾功能不全患者，应用 Cockcroft-Gault 方程计算肌酐清除率变化，以监测肾功能损害并相应调整 DOAC 剂量。

3. 疗效与风险评估　抗凝治疗的疗效以是否达到预期目标进行评估，包括高危状态的解除。口服抗凝药物需持续的时间根据疗效确定。取得满意疗效后是否继续服用抗凝药物，则取决于栓塞危险因素的存在情况及继续抗凝治疗的危险性来权衡。抗凝治疗的主要风险为出血风险，严重者将危及生命。危险程度主要与抗凝强度有关，还取决于患者疾病因素和生理因素，需动态评估。

4. 长期治疗的监护　抗血栓治疗是个长期过程，有些患者甚至需要终身服药。住院治疗结束后，需继续用药并定期随访，因此后续药学监护是抗栓治疗工作不可或缺的组成部分。后续监护从对患者出院带药的用药教育开始，并延伸到社区用药教育、开设抗凝药物咨询门诊等方式。监护的主要内容包括：提高患者用药依从性、正确掌握药物用法用量、用药注意事项、药效和不良反应的症状识别等。要告知患者定期复查的重要性，以评估疗效、进行必要的用药调整从而稳定疾病状态。要教育患者发生紧急情况应及时到医院就诊，以采取针对性措施。教育患者家属加强对患者的监督及护理，提醒患者按时用药。后续监护的目的十分明确，就是要确保后续药物治疗的安全有效。

案例 10-3-1　患者，男，63 岁。因“反复心悸 2 年余”入院，完善相关检查，入院主要诊断：阵发性心房颤动、原发性高血压 3 级（极高危）、冠状动脉粥样硬化性心脏病、PCI 术后、心功能Ⅱ级、陈旧性脑梗死。初始治疗方案：华法林钠片 3.75mg po qd、硫酸氢氯吡格雷片 75mg po qd、氯沙坦钾片 50mg po qd、苯磺酸氨氯地平片 5mg po qd、琥珀酸美托洛尔缓释片 47.5mg po qd、瑞舒伐他汀钙片 10mg po qn。入院第 4 天查凝血功能 INR 3.58，停用华法林钠片和硫酸氢氯吡格雷片。入院第 6 天加用华法林钠片 3mg po qd。入院第 8 天患者诉昨夜和今晨腹泻 4 次，查凝血功能 INR 2.89，大便潜血阴性，华法林钠剂量调整为 1.5mg po qd。同时，患者转为窦性心律，加用胺碘酮 200mg tid。入院第 11 天，患者诉腹泻症状较前减轻，查凝血功能 INR 3.89，再次停用华法林。入院第 13 天，查凝血功能 INR 2.58，加用达比加群酯胶囊 110mg po bid。

问题 10-3-1-1　患者华法林剂量降低，但第 11 日 INR 值继续升高至 3.89，试分析其原因。如何进行处理？

解析 10-3-1-1 该患者INR值升高很可能与合并药物有关。患者合用了胺碘酮，胺碘酮是CYP2C9的强抑制剂，可抑制华法林在体内的代谢，导致华法林血药浓度显著升高，增加抗凝强度。二者合用时应降低华法林剂量，密切监测INR值变化。同时，该患者出现腹泻症状，腹泻可以减少食物中的维生素K在胃肠道的吸收，降低了体内维生素K的含量，从而增加了华法林的抗凝强度。根据2013年《华法林抗凝治疗的中国专家共识》，INR 3.0～4.5无出血并发症时，建议降低药物剂量或停用1次，1～2天后复查INR，INR降至目标范围后调整药物剂量并重新开始治疗。该患者INR达3.89，虽有局部穿刺处瘀斑，并无严重出血症状，可暂停1～2次华法林后检测凝血功能变化。

问题 10-3-1-2 该患者抗凝药物从华法林钠换为达比加群酯，试评价该患者桥接方案。

解析 10-3-1-2 华法林的半衰期较长，为36～42小时，其抗凝作用活性在停药后5～7天后才可消失，而达比加群酯在患者体内起效迅速，为0.5～2小时，因此从华法林换为达比加群酯时无须叠加使用。根据2017年EHRA《非瓣膜病心房颤动患者NOAC临床实践指南》和达比加群酯说明书推荐，当患者需要从华法林转化为达比加群酯时，应在INR＜2.0时进行，而患者当日的INR为2.58，加用达比加群酯过早，且患者肌酐清除率＜50ml/min，药物排泄速度降低，加用达比加群酯过早，可能增加患者出血风险。应继续停用华法林并次日复查患者凝血检查，待INR＜2.0时，再开始服用达比加群酯。

（周 颖 周 双）

第四节 贫 血

贫血（anemia）是指人体外周血红细胞容量减少，低于正常范围下限，不能运输足够的氧至组织而产生的临床综合征。临床上常以血红蛋白（hemoglobin，Hb）为主要指标，通常认为在我国海平面地区，成年男性Hb低于120g/L，成年女性（非妊娠）Hb低于110g/L，孕妇低于100g/L即可诊断为贫血。常见贫血疾病包括缺铁性贫血、巨幼细胞贫血和再生障碍性贫血等。

缺铁性贫血

一、定义与流行病学

（一）定义

缺铁性贫血（iron deficiency anemia，IDA）是指由于体内贮存铁消耗殆尽，不能满足正常红细胞生成的需要时发生的贫血，是临床上最常见的贫血。铁是人体必需的微量元素，在体内主要参与血红蛋白的合成及氧气的运输，同时还参与一些生物化学过程，一旦机体缺铁将会影响细胞及组织的氧化还原功能，造成人体多方面的功能紊乱。

（二）流行病学

缺铁性贫血是广泛影响世界各国的重要健康问题，是发达国家唯一常见的营养缺乏病及发展中国家最常见的贫血类型。全球约有50%的贫血为缺铁性贫血，缺铁性贫血导致全球每年约有81.4万人死亡，其中非洲和亚洲部分地区承载了全球71%的缺铁相关死亡，北美只占1.4%。

二、病因和发病机制

（一）病因

造成缺铁性贫血的病因一般包括，①铁摄入不足且需求增加：生育年龄的妇女、生长发育期的婴幼儿和青少年，由于需求量增加，较易发生缺铁性贫血；②铁吸收障碍：常见于胃大部切除术后及某些原因造成的胃肠功能紊乱，如慢性腹泻、慢性萎缩性胃炎等；③铁丢失过多：临床上铁丢失过多在男性常是由于胃肠道出血，而女性则常是由于月经过多。常见的与缺铁性贫血相关的疾病 / 非疾病因素详见附表 10-4-1。

（二）发病机制

组织缺氧、代谢障碍、红细胞紊乱及血红素合成障碍是缺铁性贫血主要的发病机制。

三、诊　断

（一）症状和体征

1. 症状　常见的临床症状包括头晕、头痛、乏力、易倦、心悸、活动后气短、眼花、耳鸣等。儿童病例可有生长发育迟缓、注意力不集中、性格或行为异常等症状，此外还可出现某些特殊的神经系统症状，如容易兴奋、激动、烦躁等。缺铁的特殊临床症状主要为上皮细胞组织异常所产生的症状，如口角炎、舌乳头萎缩、舌炎；毛发干枯、脱落；皮肤干燥无光泽；严重的缺铁可有匙状指甲（反甲）。异食癖是缺铁的特殊表现，也可能是缺铁的原因，其发生的机制尚不清楚。

2. 体征　常见皮肤黏膜苍白、毛发干枯、口唇角化、指甲扁平、无光泽、易碎裂，约 18% 的患者有反甲，少数患者脾轻度肿大，其原因不清楚，患者脾内未发现特殊的病理改变，在缺铁纠正后可消退。少数严重贫血患者可见视网膜出血及渗出。

（二）实验室检查

1. 血常规　随着缺铁性贫血病程进展，出现典型的小细胞低色素性贫血，平均红细胞体积（mean corpuscular volume，MCV）小于 80fl，平均红细胞血红蛋白含量（mean corpuscular hemoglobin，MCH）小于 27pg，平均红细胞血红蛋白浓度（mean corpuscular hemoglobin concentration，MCHC）小于 320g/L，血红蛋白浓度低于正常值下限。白细胞计数正常或轻度减少，分类可正常。

2. 骨髓铁染色　细胞内外铁均减少，铁粒幼细胞少于 15%，是诊断缺铁性贫血的可靠指标。

3. 骨髓象　骨髓增生活跃，主要以红系增生为主，粒红比例降低。中幼红细胞比例增大，体积较正常细胞减小，外形不规则。

4. 血清转铁蛋白受体测定　一般血清可溶性转铁蛋白受体（soluble transferrin receptor，sTfR）浓度＞ 26.5nmol/L 时可诊断缺铁。

5. 其他指标　参考如下（符合以下 1 项即可）：①血清铁＜ 8.95μmol/L，总铁结合力＞ 64.44μmol/L；②运铁蛋白饱和度＜ 0.15；③红细胞游离原卟啉＞ 0.9μmol/L；④血清铁蛋白＜ 15μg/L 等。

四、治　疗

（一）治疗目标

缺铁性贫血的治疗目标是使患者相关临床症状得到缓解或消除，实验室指标恢复正常。应尽可能地去除导致缺铁的病因，在有效治疗原发病因的同时，给予铁剂治疗。缺铁性贫血的严重程度和病因决定了治疗方式，如有症状的严重缺铁性贫血和心血管疾病的老年患者需要输注红细胞。代偿良好的年轻患者可以采取铁替代治疗，而年轻患者最重要的问题是仔细鉴别缺铁的原因。

（二）药物治疗

铁替代治疗是缺铁性贫血的主要药物治疗方式，其用药包括口服铁剂和静脉铁剂。

1. 口服铁剂　治疗缺铁性贫血优先选择口服铁剂，常用的口服铁剂有：①硫酸亚铁片：最早应用的口服铁剂，每次 0.3g，每日 3 次；②硫酸亚铁缓释片：胃肠道反应较硫酸亚铁常释剂型轻，每次 0.45g，每日 2 次；③富马酸亚铁：胃肠道刺激作用明显，每次 0.1～0.2g，每日 3 次；④琥珀酸亚铁：每次 0.1～0.2g，每日 2 次；⑤多糖铁复合物：胃肠道反应较弱，每次 0.15～0.30g，每日 1 次。

口服铁剂最常见的不良反应是胃肠道不适，会出现于 15%～20% 的患者，腹痛、恶心、呕吐或便秘常导致依从性不好，进而影响治疗效果。使用时可从小剂量开始，缓慢增加至全剂量，在进餐时或餐后服用可减轻其副作用。

2. 静脉铁剂 如果患者不能耐受口服铁剂、胃肠道吸收障碍或者失血速度快，可改用静脉铁剂。临床常用的静脉铁剂包括，①右旋糖酐铁：为氢氧化铁与右旋糖酐的复合物。推荐根据血红蛋白水平，每次 100～200mg 铁，每周注射 2～3 次。可采用静脉滴注或缓慢静脉注射方式给药。静脉滴注时，应先缓慢滴注 25mg 铁至少 15 分钟，如无不良反应可将剩余剂量以最高 100ml/30 分钟的速度滴完。静脉注射时，先缓慢注射 25mg 铁（1～2 分钟），如 15 分钟内无不良反应发生，再给予剩余的剂量；②蔗糖铁：也称为蔗糖酸铁，通常分多次输注，根据血红蛋白水平每周用药 2～3 次，每次 5～10ml（100～200mg 铁），给药频率应不超过每周 3 次。对于有药物过敏史的患者推荐给予试验剂量 [1.25ml（25mg）]，缓慢静脉推注。该制剂不能肌内注射或者按患者需要铁的总量 1 次全剂量给药。

静脉铁剂有可能引起过敏反应，包括可能危及生命的全身性过敏反应，但较罕见。胃肠道反应较口服制剂低，此外，静脉铁剂还可能引起一些非过敏性输注反应，包括自限性荨麻疹、心悸、头晕及颈背痉挛，偶尔会有无症状性低血压。部分患者会出现肌痛或关节痛，但通常为自限性，不需要抗组胺药或者肾上腺素治疗。

五、缺铁性贫血的治疗管理

（一）管理目标

对缺铁性贫血患者适当的治疗管理可以提高生活质量，缓解缺铁症状，减少输血需求。铁剂治疗是缺铁性贫血的主要治疗药物，治疗期间需密切进行随访，持续进行疗效、安全性及用药依从性监测，以便及时调整治疗方案。同时合理的饮食习惯和膳食结构对缺铁性贫血的治疗也至关重要。

（二）对治疗有效性的管理

1. 症状改善 通常患者口服铁剂后，1 周左右自觉症状可以恢复。

2. 实验室指标改善

（1）网织红细胞计数应该在治疗开始后的 4～7 天内升高，1～2 周达到高峰。

（2）血红蛋白是门诊判断疗效最方便的指标，治疗 2 周后明显上升，通常第 3 周可以判断疗效，血红蛋白上升 20g/L，血细胞比容上升 6%，可以预测能否在 1～2 个月后达正常水平。

3. 停药指征 在血红蛋白恢复正常后，仍需继续服用铁剂以补充贮备铁，待血清铁蛋白恢复到 50μg/L 再停药（女性患者至少达到 30μg/L），或在血红蛋白恢复正常后，继续服用铁剂 3～6 个月，以补充体内应有的贮存铁量。随着治疗时间的延长，每天可以吸收的铁量逐渐减少。对于静脉铁剂的治疗，通常在 4～8 周时评估患者，其治疗一般要持续到铁蛋白和转铁蛋白饱和度恢复正常为止。

4. 疗效不佳的原因 可能是由于吸收较差、依从性不佳或诊断不合理。

（三）对治疗安全性及用药依从性的管理

在口服补铁治疗的并发症中，胃肠道不适是最突出的，会出现于 15%～20% 的患者。腹痛、恶心、呕吐或便秘会影响患者的用药依从性。小剂量或缓释铁剂虽然可以有些帮助，但胃肠道不良反应仍然是部分患者获得良好疗效的主要障碍。因此，对患者口服铁剂依从性的监测、评估、干预，有利于获得最佳的治疗效果。药师需加强口服铁剂的宣教，提高患者遵医嘱的行为，增强其用药的依从性。

巨幼细胞贫血

一、定义与流行病学

（一）定义

巨幼细胞贫血（megaloblastic anemia，MA）多为叶酸和（或）维生素 B_{12} 缺乏，造血细胞 DNA 合成障碍而导致的骨髓和外周血细胞“巨幼样变”的一种大细胞性贫血，以外周血中的 MCV 和 MCH 含量高于正常，骨髓中出现大量形态与功能异常的巨幼红细胞和巨幼粒细胞为特点。

（二）流行病学

在中国由叶酸缺乏所致的巨幼细胞贫血散发在各地，多与膳食质量不佳、偏食或烹调时间过长有关，也可由酗酒及药物所致。维生素 B_{12} 缺乏者较少，多见于素食者、老年人及萎缩性胃炎，由内因子缺乏所致的恶性贫血在我国极为罕见。

二、病因和发病机制

（一）病因

巨幼细胞贫血的发病原因主要是叶酸和（或）维生素 B_{12} 缺乏，详见附表 10-4-2。

（二）发病机制

叶酸和维生素 B_{12} 都是 DNA 合成过程中的重要辅酶。叶酸主要在人体内一碳基团转运中起重要作用，当叶酸缺乏时，会影响 DNA 的合成，促使染色体断裂、细胞染色质出现疏松、断裂等改变。细胞核的发育停滞，而胞质仍在继续发育成熟。细胞呈现核浆发育不平衡、细胞体积较正常为大的巨幼型改变，称为巨幼细胞。维生素 B_{12} 是多种细胞代谢过程中的辅酶成分，缺乏可影响叶酸进入细胞内并影响一系列生化反应的发生。

三、诊　断

（一）症状和体征

巨幼细胞贫血的常见症状和体征包括贫血、各种消化系统症状及神经系统症状。当维生素 B_{12} 缺乏时，患者可有抑郁、失眠、记忆力下降、谵妄、幻觉、妄想等。叶酸缺乏者有易怒、妄想等精神症状。

（二）实验室检查

1. 血常规　呈大细胞正色素性贫血，红细胞呈卵圆形，大小不均，以大细胞为主，椭圆形和异形红细胞增多，可见幼红细胞及 H-J 小体。白细胞计数正常或偏低，粒细胞出现巨型杆状核和核分叶过多，中性粒细胞核分叶过多（5 叶核＞5% 或 6 叶核＞1%）。

2. 骨髓象　主要表现三系细胞巨幼样变，尤其是红细胞系列出现早、中、晚巨幼红细胞常＞10%，粒细胞和巨核细胞系统亦有巨幼样变。

3. 生化检查　①血清维生素 B_{12} 测定（放射免疫法）＜74～103pmol/L（＜100～140pg/ml）；②血清叶酸测定（放射免疫法）＜6.91nmol/L（＜3ng/ml）。

四、治　疗

（一）治疗目标

巨幼细胞贫血的治疗首先应明确原发病并采取相应的治疗措施，营养缺乏者应补充相应的维生素，改善患者的营养状态，纠正不良的偏食及烹饪习惯；吸收不良者应寻找并去除病因。如不能确定是何种物质缺乏，不可单用叶酸，因为会加重神经系统症状。如患者同时伴有缺铁，应联合补充铁剂。其治疗的最终目标是使疾病得到良好的缓解甚至治愈。

（二）药物治疗

巨幼细胞贫血治疗应根据缺乏的相应物质补充叶酸或维生素 B_{12}。

1. 叶酸 口服叶酸 5～10mg，每日 3 次，通常可获得满意的疗效。疗程的长短取决于基础疾病，一般会持续治疗 4 个月，当基础疾病不能纠正，如长期透析或慢性溶血性贫血，叶酸缺乏会复发时，就需要长期治疗。在开始大剂量叶酸治疗前，必须排除或纠正维生素 B_{12} 缺乏，否则可导致维生素 B_{12} 的含量进一步降低，产生或加重神经系统症状。胃肠道吸收障碍者可肌内注射甲酰四氢叶酸钙 3～6mg，每日 1 次，应用至贫血和病因被纠正。因严重肝病或抗叶酸制剂如甲氨蝶呤所致的营养性贫血可直接应用四氢叶酸治疗。

2. 维生素 B_{12} 维生素 B_{12} 缺乏患者，可使用维生素 B_{12} 肌内注射，每次 100μg，每日 1 次，2 周后可改为每周 1 次，直至血常规完全恢复正常。开始治疗的指征包括明确的巨幼细胞贫血或因维生素 B_{12} 缺乏导致的血液异常和神经病变。有神经系统受累者可给予每日 500～1000μg 的较大剂量长时间（半年以上）治疗。对全胃切除或恶性贫血患者，可给予维生素 B_{12} 100μg，每月 1 次肌内注射，终生维持治疗。由于维生素 B_{12} 口服制剂效果较差，一般不宜采用口服给药方式，但对于拒绝注射给药、或有出血倾向不可注射给药者，可口服大剂量维生素 B_{12}。

3. 其他辅助治疗 补充叶酸和（或）维生素 B_{12} 治疗后如贫血改善不明显，要注意是否合并缺铁，重症病例因大量红细胞新生，可出现相对性缺铁，需及时补充铁剂。维生素 C 可促进叶酸转变为有生理活性的四氢叶酸，并提高四氢叶酸及其衍生物的稳定性。故在叶酸治疗过程中可加用维生素 C，每次 0.2g，每日 3 次，某些叶酸缺乏患者单用维生素 C 亦可改善贫血，但恶性贫血不需要加用维生素 C。

五、巨幼细胞贫血的治疗管理

巨幼细胞贫血应按医生建议进行足剂量、足疗程用药。对于叶酸或维生素 B_{12} 缺乏者，在使用叶酸和（或）维生素 B_{12} 24～48 小时后，骨髓幼红细胞的形态就可恢复正常，3 天后网织红细胞开始上升，7 天左右达高峰。同时血小板和白细胞计数也开始恢复正常，患者食欲恢复。血红蛋白往往在 3～6 周后恢复正常。如果血液学表现不能完全被纠正，应寻找是否同时存在缺铁或其他基础疾病。

通常血红蛋白恢复正常后，需复查叶酸、维生素 B_{12} 水平是否达到正常。一般营养性巨幼细胞贫血患者在进行适当的治疗后可得到很快的恢复，贫血症状迅速改善，神经系统症状恢复较慢或不恢复。由于胃肠道等其他疾病引起的贫血患者，治疗原发病后贫血也可很快缓解及治愈。

再生障碍性贫血

一、定义与流行病学

（一）定义

再生障碍性贫血（aplastic anemia，AA）简称再障，是一种由于物理、化学、生物或不明原因引起的骨髓造血干细胞及骨髓微环境受损的骨髓衰竭综合征，以全血细胞减少及其所致的贫血、感染和出血为特征。根据患者的病情、血常规、骨髓象和预后，通常将再障分为重型再障和非重型再障，根据有无明确病因分为原发性再障和继发性再障。

（二）流行病学

在欧洲及以色列，再障的年发病率为 $2/10^6$，在我国年发病率为 $7.4/10^6$，其中急性再障发病率为 $1.4/10^6$，慢性再障为 $6.0/10^6$，男、女发病率无明显差异。

二、病因和发病机制

（一）病因

继发性再障通常由化学、物理、生物、免疫等因素引起。此外，再障亦见于遗传、妊娠、慢性肾衰竭、严重的甲状腺或腺垂体功能减退症。常见与再障相关的药物详见附表 10-4-3。

（二）发病机制

1. 造血干细胞缺陷　再障患者存在造血干细胞质和量的异常，干细胞数量的减少部分与干细胞的凋亡异常有关。

2. 骨髓微环境的改变　再障患者的骨髓活检发现除造血细胞减少外，还有骨髓“脂肪化”、静脉窦壁水肿、出血、毛细血管坏死；部分再障骨髓基质细胞体外培养生长情况差，其分泌的各类造血调控因子明显不同于正常人。

3. 免疫功能紊乱　再障患者存在细胞免疫及体液免疫功能异常情况。

三、诊　断

（一）症状和体征

1. 急性再障　多见于儿童和青壮年，男性多于女性。起病急，病程短，病情重，进展迅速，早期突出的症状常为出血和感染。皮肤瘀斑、牙龈渗血、鼻出血、月经量增多等出血症状均较为常见。感染的危险程度与粒细胞减少的程度相关，常见口腔、呼吸道、胃肠道和皮肤软组织感染，严重者可发生深部感染如肺炎和败血症。

2. 慢性再障　成人多于儿童，男性多于女性。起病多缓慢，常以贫血发病，首先出现的症状常是面色苍白、疲乏、心悸、气急、头晕、头痛等。出血症状轻微，多表现为皮肤出血点、牙龈出血等，出血较易控制，久治无效者可发生颅内出血。感染发热症状较轻微，较易控制，很少持续 1 周以上，主要以呼吸道感染为主。如感染重并持续高热，往往是骨髓衰竭加重而转变为重型再障。慢性再障病程较长，若治疗合理，不少患者病情可好转，甚至长期缓解。但少数慢性再障患者到疾病后期可出现急性再障的临床表现，称为再障急变型。

（二）实验室检查

1. 诊断标准

（1）血常规检查　全血细胞（包括网织红细胞）减少，淋巴细胞比例增高。至少符合以下三项中两项：血红蛋白＜ 100g/L；血小板计数＜ 50×10^9/L；中性粒细胞计数＜ 1.5×10^9/L。

（2）骨髓穿刺　多部位（不同平面）骨髓增生减低或重度减低；小粒空虚，非造血细胞（淋巴细胞、网状细胞、浆细胞、肥大细胞等）比例增高；巨核细胞明显减少或缺如；红系、粒系细胞均明显减少。

（3）骨髓活检（髂骨）　全切片增生减低，造血组织减少，非造血细胞增多，网硬蛋白不增加，无异常细胞。

2. 再障严重程度确定标准（Camitta 标准）

（1）重型再障诊断标准　①骨髓细胞增生程度＜正常的 25%；如≥正常的 25% 但＜ 50%，则残存的造血细胞应＜ 30%；②血常规：需具备下列三项中的两项：中性粒细胞计数＜ 0.5×10^9/L；网织红细胞绝对值＜ 20×10^9/L；血小板计数＜ 20×10^9/L；③若中性粒细胞计数＜ 0.2×10^9/L 为极重型再障。

（2）非重型再障诊断标准　未达到重型标准的再障。

四、治　　疗

（一）治疗目标

再生障碍性贫血的治疗目标即通过及时和正规的治疗，降低重型再障患者的病死率，运用综合疗法，提高非重型再障患者生存质量，改善患者预后。其治疗疗效标准如下，①基本治愈：贫血和出血症状消失；Hb（男）> 120g/L，Hb（女）> 110g/L；中性粒细胞 > 1.5×10^9/L，血小板 > 100×10^9/L；随访 1 年无复发。②缓解：贫血和出血症状消失；Hb（男）> 120g/L，Hb（女）> 100g/L；白细胞 > 3.5×10^9/L，血小板有一定程度增加；稳定 3 个月或继续进步。③明显进步：贫血和出血症状明显好转，不输血；Hb 较治疗前 1 个月内常见值增加 ≥ 30g/L，并能维持 3 个月。④无效：经充分治疗后，症状、血常规未达明显进步。

（二）药物治疗

1. 抗淋巴 / 胸腺细胞球蛋白（ALG/ATG）　ATG 或 ALG 是以人胸腺细胞或胸导管淋巴细胞使马、猪、兔等免疫后所得的抗血清经纯化而获得，主要是 IgG。兔源 ATG（法国产）剂量为 2.5～3.5mg/（kg · d），猪源 ALG（中国产）剂量为 20～30mg/（kg · d）。ATG/ALG 联合环孢素主要用于重型再障、输血依赖型的非重型再障及环孢素联合促造血治疗 6 个月无效者。ATG/ALG 需连用 5 天，每日静脉输注 12～18 小时。急性期不良反应包括超敏反应、发热、僵直、皮疹、高血压或低血压及液体潴留。血清病反应（关节痛、肌痛、皮疹、轻度蛋白尿和血小板减少）一般出现在 ATG/ALG 治疗后 1 周左右，出现血清病反应者则静脉应用肾上腺糖皮质激素冲击治疗。

2. 环孢素（CsA）　联合 ATG/ALG 用于重型再障时，CsA 口服剂量为 3～5mg/（kg · d），可以与 ATG/ALG 同时应用，或在停用糖皮质激素后，即 ATG/ALG 开始后 4 周始用。CsA 可用于非重型再障的治疗。CsA 的主要不良反应是消化道反应、齿龈增生、色素沉着、肌肉震颤、肝肾功能损害，极少数出现头痛和血压变化，多数患者症状轻微或经对症处理减轻，必要时减量甚至停药。CsA 减量过快会增加复发风险，一般建议逐渐缓慢减量，疗效达平台期后持续服药至少 12 个月。服用 CsA 期间应定期监测血压、肝肾功能。

3. 促造血治疗　雄激素可以刺激骨髓红系造血，减轻女性再障患者月经期出血过多，是再障治疗的基础促造血用药。其与 CsA 配伍，治疗非重型再障有一定疗效。一般应用十一酸睾酮 40～80mg，每日 3 次；达那唑 0.2g，每日 3 次；司坦唑醇 2mg，每日 3 次。疗程及剂量应视药物的作用效果和不良反应（如男性化、肝功能损害等）调整。一般连用 3～6 个月显效，雄激素单用治疗重型再障无明显疗效。此外，造血生长因子联合免疫抑制剂可发挥促造血作用，常用的有促红细胞生成素（erythropoietin，EPO）、粒细胞集落刺激因子（granulocyte colony-stimulating factor，G-CSF）、粒 - 巨噬细胞集落刺激因子（granulocyte-macrophage colony-stimulating factor，GM-CSF）、血小板生成素（thrombopoietin，TPO）和白细胞介素 11（interleukin-11，IL-11）。

五、再生障碍性贫血的治疗管理

再障的治疗方案确定后应坚持治疗，但治疗反应慢易造成患者及家属压力大，几个月内病情未明显缓解，会导致患者失去坚持治疗的信心。因此详细的用药教育及心理支持尤为重要，需要医护人员、家人、朋友及患者本人的共同努力。应详细告知患者该疾病早期规范化治疗的重要性，以及治疗周期长、反应慢的特点。用药期间应按照医生及药师指导定时服药，定期监测血常规、肝肾功能、环孢素血药浓度等指标。同时需提醒患者不宜因治疗有效而过早停药，避免疾病复发。

案例 10-4-1 患者，女，26 岁。因“面色苍白、乏力半年余，伴心慌 1 个月”于门诊就诊。患者半年前无明显诱因出现头晕、乏力、面色苍白，近 1 个月症状加重且伴活动后心慌，无发热、无恶心呕吐、无腹痛腹泻，近 3 个月体重下降约 5kg。患者自述平日饮食清淡，常年食素。既往体健，无慢性病及传染病史，无药物食物过敏史，家族史无特殊。查体：T 36.8℃，HR 101 次 / 分，RR 20 次 / 分，BP 98/73mmHg。一般情况较弱，消瘦，贫血貌，浅表淋巴结未及，其余未见特殊。辅助检查：血常规示 WBC 7.3×10^9/L，PLT 213×10^9/L，RBC 3.1×10^9/L，Hb 75g/L，MCV 59.8fl，MCH 14.3pg，MCHC 211g/L；尿蛋白（+/–）；肝肾功能正常；大便隐血（–），血沉 48mm/h，寄生虫检查（–）。红细胞游离原卟啉 1.2μmol/L，血清铁 6.78μmol/L，总铁结合力 80μmol/L，转铁蛋白饱和度 12%，血清铁蛋白 8ng/ml。骨穿刺提示增生活跃，红细胞体积较小，中心淡染区扩大；粒系细胞比例形态正常，淋巴细胞及单核细胞比例形态正常；巨核细胞形态正常，未见其他异常细胞及寄生虫。骨髓铁染色：外铁（+）。入院诊断：缺铁性贫血。

问题 10-4-1-1 患者李某治疗方案如何选择？

解析 10-4-1-1 患者因头晕、乏力、心慌入院，临床症状结合辅助检查结果诊断为缺铁性贫血。综合患者饮食习惯，考虑摄入不足为主要病因。由于患者已出现明显的临床症状，血红蛋白仅 75g/L，入院后可首先选择静脉铁剂。蔗糖铁是常用的静脉制剂，其剂量的确定需根据补铁量的公式，即患者所需总剂量（mg）=[150–Hb 实际值（g/L）]× 体重（kg）×0.24+贮备铁量。在给药时需将蔗糖铁注射液稀释于 100ml 生理盐水中，静脉滴注时间大于 30 分钟。第一次给药时 50mg（2.5ml）用 20ml 生理盐水稀释后静脉滴注 10 分钟，观察 15 分钟，无过敏反应则输入剩余剂量。

问题 10-4-1-2 患者出院后的治疗药物如何选择？

解析 10-4-1-2 患者出院后可给予口服铁剂作为维持治疗。由于胃肠道反应是口服铁剂的主要副作用，可影响患者的用药依从性，因此宜选择对胃黏膜刺激小、易于吸收的药物。琥珀酸亚铁为二价铁，吸收效率更高，多糖铁复合物对胃黏膜刺激小，而硫酸亚铁缓释片的铁含量较高，可结合患者病情、经济情况及个人意愿选择上述药物。

第五节 白 血 病

一、定义与流行病学

（一）定义

白血病（leukemia）是起源于造血干、祖细胞的造血系统恶性肿瘤。具有增殖和生存优势的白血病细胞在体内无控性增生和积聚，逐渐取代了正常造血，并侵袭其他器官和系统，使患者出现贫血、出血、感染和浸润征象，最终导致死亡。

根据白血病细胞的分化程度和自然病程，一般分为急性白血病（acute leukemia，AL）和慢性白血病（chronic leukemia，CL）。根据受累细胞系，AL 分为急性髓细胞性白血病（acute myelogenous leukemia，AML）和急性淋巴细胞白血病（acute lymphoblastic leukemia，ALL）两类，而 CL 则主要分为慢性髓细胞性白血病（chronic myelogenous leukemia，CML）和慢性淋巴细胞白血病（chronic lymphocytic leukemia，CLL）等。

（二）流行病学

我国白血病发病率为（3～4）/10 万，AL 多于 CL，成人 AL 以 AML 多见，儿童 AL 以 ALL 多见。CML 约占成人白血病病例的 15%～20%，全球的年发病率为（1～2）/10 万，中位诊断年龄在亚洲国家偏年轻（40～50 岁），欧美国家年长（55～65 岁）。CLL 多为老年发病，且男性发病率略高于女性。

二、病因和发病机制

（一）病因

人类白血病的病因尚不完全清楚，目前研究表明可能与物理因素、化学因素、生物因素、遗传因素和其他血液病有关。

（二）发病机制

白血病的发病机制目前仍未完全明确，可能涉及多个基因突变。目前认为至少两类分子事件共同参与发病。其一，各种原因所致的造血细胞内一些基因的决定性突变，如 *ras*、*myc*、*NPM1* 等，激活某种信号通路，导致克隆异常的造血细胞生成，此类细胞获得增殖和（或）生存优势，多有凋亡受阻；其二，一些遗传学改变，如 *PML/RARα* 等融合基因的形成，可能会涉及某些转录因子，导致造血细胞分化受阻或分化紊乱。

三、分类和分型

（一）急性白血病

目前常用的分型方法为法美英 FAB 分型和 WHO 分型。

1. FAB 分型 AML 分类包括 M0（急性髓细胞性白血病微分化型）、M1（急性粒细胞白血病未分化型）、M2（急性粒细胞白血病部分分化型）、M3（急性早幼粒细胞白血病）、M4（急性粒 - 单核细胞白血病）、M5（急性单核细胞白血病）、M6（红白血病）、M7（急性巨核细胞白血病）；ALL 分型包括 L1、L2 和 L3。

2. WHO 分型 WHO 分型是基于 FAB 分型，结合形态学（morphology）、免疫学（immunology）、细胞遗传学（cytogenetics）和分子生物学（molecular biology）制定而成的，即 MICM 分型，其更能适合现代慢性白血病治疗策略的制定。急性白血病 WHO 分型详见附表 10-5-1。

（二）慢性白血病

根据主要受累的细胞类型可将慢性白血病分为 CML、CLL 及少见类型的白血病，如毛细胞白血病、幼淋巴细胞白血病等。CML 是慢性白血病的主要患者群体，约占慢性白血病的 95%。

四、诊　断

（一）症状和体征

1. 急性白血病 临床表现主要与白血病细胞无控性增殖引起骨髓正常造血功能受抑制和髓外组织器官浸润有关。急性起病的患者往往以感染、出血或骨痛等为首要表现，而起病慢时则以贫血为主，呈进行性加重趋势。

2. 慢性白血病 一般起病缓慢，早期多无明显症状，除疲乏、低热等常见症状外，可见，①淋巴结肿大：以颈部淋巴结肿大最常见，其次是腋窝、腹股沟淋巴结肿大，一般呈中等硬度，表面光滑，无压痛，表皮无红肿，无粘连。②肝脾肿大：脾大是慢性白血病最突出的特征，脾大的程度常与白血病细胞数有关；肝大一般较轻。③皮肤损害：皮肤增厚、结节，可引起全身性红皮病等。

（二）实验室检查

1. 急性髓细胞性白血病 诊断标准参照 WHO 发布的《造血和淋巴组织肿瘤分类》（第 5 版），诊断 AML 的外周血或骨髓原始细胞比例下限为 20%。当患者被证实有克隆性重现性细胞遗传学异常 t（8；21）（q22；q22）、inv（16）（p13；q22）或 t（16；16）（p13；q22）及 t（15；17）（q22；q12）时，即使原始细胞＜ 20%，也应诊断为 AML。

2. 急性淋巴细胞白血病 诊断应采用 MICM 诊断模式，诊断分型采用 WHO 2022 标准。最基本的检查应包括细胞形态学、免疫表型；骨髓中原始 / 幼稚淋巴细胞比例≥ 20% 才可以诊断为 ALL。

3. 慢性髓细胞性白血病 符合 CML 典型的临床表现，合并 Ph 染色体和（或）*BCR-ABL* 融合基因阳性即可确定诊断。CML 分期的诊断标准包括，①慢性期：没有达到诊断加速期或急变期的标准。②加速期：外周血和（或）骨髓有核细胞中原始细胞占 10%～19%；外周血中嗜碱性粒细胞≥ 20%；与治疗无关的血小板减少（＜ 100×10^9/L）或治疗无法控制的持续血小板增高（＞ 1000×10^9/L）；治疗过程中出现 Ph 染色体外的细胞遗传学克隆演变；治疗无法控制的进行性脾脏增大和 WBC 增高。③急变期（至少符合以下 1 项）：外周血白细胞或骨髓有核细胞中原始细胞≥ 20%；骨髓活检出现大片状或灶状原始细胞；髓外原始细胞浸润。

4. 慢性淋巴细胞白血病 诊断标准如下，①血常规：外周血单克隆 B 淋巴细胞绝对值≥ 5×10^9/L。单克隆 B 淋巴细胞绝对值＜ 5×10^9/L 时，存在淋巴细胞浸润骨髓所致的血细胞减少，也可诊断；②细胞形态：外周血白血病细胞形态呈正常成熟小淋巴细胞，幼淋巴细胞＜ 55%；③典型的免疫表型：淋巴细胞源于 B 系，CD20+、CD5+、CD19+、CD23+。表面免疫球蛋白、CD20、CD22、CD79b 弱表达。白血病细胞限制性表达 κ 或 λ 轻链（κ ∶ λ ＞ 3 ∶ 1 或＜ 0.3 ∶ 1），或＞ 25% 的 B 淋巴细胞 sIg 不表达。

五、治　疗

（一）治疗目标

化学治疗是白血病治疗的重要手段，实施的目的在于减少并最终彻底杀灭体内异常增殖的白血病细胞，以恢复骨髓造血功能，达到病情完全缓解，甚至获得治愈或者长期的稳定。对于某些高危类型或复发难治的白血病，异基因造血干细胞移植（allogeneic hematopoietic stem cell transplantation，allo-HSCT）仍是目前重要的治疗手段。白血病化疗实施的原则为早治、联合、充分、间歇和分阶段。要争取早期诊断，创造条件早期治疗。因为白血病克隆越小，浸润程度越轻，化疗效果越明显，预后也越好。

（二）治疗方案

白血病化疗通常可分为两个阶段，第一阶段为诱导缓解治疗阶段，主要是联合化疗使患者迅速获得完全缓解（complete remission，CR）。第二阶段是缓解后治疗阶段，即达到 CR 后进入的抗白血病治疗阶段，目的是争取患者的长期无病生存（disease free survival，DFS）和痊愈。常用白血病化疗方案如下所述。

1. 急性髓细胞性白血病（非 M3） AML 治疗方案的选择主要根据患者对治疗的耐受性、遗传学危险度分层及治疗后的可检测残留病（measurable residual disease，MRD）进行动态调整。初诊不能耐受强烈治疗的患者经过低强度诱导治疗达完全缓解后，如果可以耐受强化疗，应按照可以耐受强化疗的患者进行治疗方案的选择。

（1）诱导缓解治疗 AML 的诱导治疗方案主要根据患者年龄、是否具有预后不良因素及对治疗的耐受程度进行选择。AML（非 M3）患者常用诱导治疗方案详见附表 10-5-2。

（2）缓解后的治疗 对于 60 岁以下的 AML 患者，诱导治疗完全缓解后的方案选择主要按遗传学预后危险度进行分层治疗。对于预后良好组推荐如下：①多疗程的大剂量阿糖胞苷；②其他缓解后的治疗方案包括中大剂量阿糖胞苷为基础的方案、2～3 个疗程中大剂量阿糖胞苷为基础的方案巩固，继而行自体造血干细胞移植、标准剂量化疗后行自体造血干细胞移植。预后中等组：①异基因造血干细胞移植；②多疗程的中大剂量阿糖胞苷；③ 2～3 个疗程中大剂量阿糖胞苷为基础的方案巩固后行自体造血干细胞移植；④其他方案包括2～3个疗程中大剂量阿糖胞苷为基础的方案后行标准剂量化疗、标准剂量化疗后行自体造血干细胞移植。预后不良组建议尽早行异基因造血干细胞移植，无条件移植者给予中大剂量阿糖胞苷3～4个疗程单药应用或2～3个疗程中大剂量阿糖胞苷为基础的方案后行标准剂量化疗、标准剂量化疗后行自体造血干细胞移植。

2. 急性早幼粒细胞白血病（M3）

（1）诱导缓解治疗 目前，全反式维A酸（ATRA）联合以蒽环类药物（加或不加砷剂）为主的化疗已经成为新诊断M3患者的标准诱导方案，使M3的CR率提高达到90%。M3患者常用诱导化疗方案详见网络平台补充材料附表10-5-3。

（2）缓解后治疗 ATRA诱导缓解后除非使用巩固强化治疗，否则数周至数月内就会出现复发，而接受2～3个疗程的以蒽环类药物为基础的强化治疗可使90%～99%的患者PCR转阴。M3患者常用巩固治疗和维持治疗方案详见附表10-5-3。

3. 急性淋巴细胞白血病

（1）诱导缓解治疗 目前ALL标准的诱导治疗方案至少应予以长春新碱或长春地辛、蒽环/蒽醌类药物（如柔红霉素、去甲氧柔红霉素、多柔比星、米托蒽醌等）、糖皮质激素（如泼尼松、地塞米松等）为基础的方案。对于儿童高危ALL和几乎所有成人ALL更多地应用四种或更多种药物组合的诱导治疗方案，约98%的儿童ALL和90%的成人ALL可取得完全缓解。对于Ph染色体阳性的患者，可选择加用酪氨酸激酶抑制剂（TKI），具体如下，①伊马替尼（imatinib）：400～800mg/d，口服；②达沙替尼（dasatinib）：100～140mg/d，口服。

（2）巩固强化及维持治疗 缓解后强烈的巩固治疗可清除残存的白血病细胞，提高疗效，一般应给予多疗程的治疗，药物组合包括诱导治疗使用的药物（如长春碱类、蒽环类、糖皮质激素等）、大剂量甲氨蝶呤（HD-MTX）、阿糖胞苷（cytarabine，Ara-C）、6-巯基嘌呤（6-mercaptopurine，6-MP）、左旋门冬酰胺酶（L-asparaginase，L-ASP）等。缓解后治疗可以包括1～2个疗程再诱导方案，MTX和Ara-C为基础的方案各2～4个疗程。ALL患者应注意维持治疗，其基本方案为：6-MP 60～75mg/m^2，每日1次，MTX 15～20mg/m^2，每周1次。ALL患者常用的化疗方案详见附表10-5-4。

4. 慢性髓细胞性白血病 对于低危慢性期、老年人或有基础疾病的患者，伊马替尼是首选药物；对于中高危或有停药追求的慢性期患者及进展期患者，二代TKI是更好的选择。CML患者常用TKI如下，①伊马替尼：适用于各期患者，推荐用量为慢性期400mg/d，加速期400～600mg/d，急变期600～800mg/d。②尼洛替尼：适用于有停药追求的年轻慢性期患者、中高危慢性期和加速期患者的一线治疗，以及伊马替尼不耐受或治疗失败的慢性期或进展期患者。推荐剂量：新诊断患者600mg/d，分2次；因治疗失败而转换治疗患者600～800mg/d，分2次。对于老年人、有心脑血管病史、糖代谢、脂代谢或肝功能异常，可在有效管理基础疾病和严密监测下使用≤600mg/d，上述情况及血细胞严重减少的患者也可考虑减量用药（如300～450mg/d）。③达沙替尼：适用于伊马替尼不耐受或治疗失败的各期患者。推荐用量：慢性期100mg/d，加速期和急变期100～140mg/d，对于老年人、血细胞严重减少或具有某些基础疾病的患者，也可考虑初始减低剂量（如50～80mg/d），待血常规改善或可以耐受后提高剂量。

5. 慢性淋巴细胞白血病 不是所有的CLL都需要治疗，只有具备以下至少1项时方可开始治疗，包括进行性骨髓衰竭、巨脾或进行性或有症状的脾大、巨块型淋巴结肿大或进行性或有症状的淋巴结肿大、初始淋巴细胞≥30×10^9/L并发生进行性淋巴细胞增多或淋巴细胞倍增时间＜6个月、自身免疫性溶血性贫血和（或）免疫性血小板减少症对皮质类固醇或其他标准治疗反应不佳、有症状或影响功能的结外病灶（尤其对症治疗不能缓解时）、无明显原因的体重下降≥10%、严重疲乏或无感染证据情况下的发热/盗汗等，CLL患者常用药物如下。

（1）苯丁酸氮芥 治疗CLL的经典药物。每日剂量为0.1～0.3mg/kg，口服，4～8周为1个疗程。多数患者对本药耐受性较好，恶心和呕吐较轻微。骨髓抑制为剂量限制性毒性，因而长期服药患者应定期复查血常规。轻度脱发及皮疹较为常见。闭经、无精症（特别是累积剂量400mg以上者）为其潜在副作用。

（2）环磷酰胺　体外无活性，须经肝脏微粒体酶氧化为磷酰胺氮芥才可发挥作用。常用剂量为50～100mg/d，口服。骨髓抑制是主要副作用，出血性膀胱炎为较为严重的并发症，但少见，主要见于大剂量治疗时，可通过水化尿液并加用美司钠来预防。其他副作用还包括恶心、呕吐、脱发和肝功能损害。

（3）氟达拉滨　是临床常用的治疗CLL的嘌呤类似物，常用剂量为25mg/（m^2·d）×5天，每4周1个疗程。小剂量治疗时副作用轻微，大剂量治疗时可出现不可逆神经损伤，包括皮质盲、坏死性脑白质病及死亡。骨髓抑制为剂量限制性毒性，但免疫抑制，特别是T细胞免疫抑制较为常见，故部分患者易发生机会致病菌感染，应注意预防。

（4）新型抗肿瘤药物　主要包括生物制剂和小分子靶向药。①生物制剂：利妥昔单抗（rituximab）是第一个获得美国FDA批准用于临床治疗的抗CD20单克隆抗体，通过抗体依赖的细胞毒作用及激活补体诱导细胞凋亡发挥细胞毒作用，该药联合化疗或其他药物常用于复发难治性CLL患者的治疗。常见的副作用较多但轻微，包括周身不适、发热、寒战、皮疹和腹泻等，偶可发生严重输注反应，表现为支气管痉挛、呼吸窘迫、低血压及休克等。②小分子靶向药：伊布替尼是第一个针对布鲁顿酪氨酸激酶（Bruton' s tyrosine kinase，BTK）的共价激酶抑制剂，通过与靶蛋白BTK活性位点结合形成共价键，高效、高选择性、不可逆地抑制BTK激酶及其下游的信号通路，从而抑制CLL肿瘤细胞活化、增殖和迁移。该药用于CLL的常用剂量为420mg，每日一次，口服。最常见的不良反应是中性粒细胞减少症、血小板减少症、贫血、腹泻、骨骼肌肉疼痛、恶心、皮疹、青肿、疲乏、发热和出血。

六、白血病的治疗管理

白血病在治疗过程中需要密切监测各项疗效评价指标，了解疾病的动态变化，以便及时调整治疗方案或治疗策略。

1. 急性白血病治疗的疗效管理

（1）诱导治疗阶段　AML（非M3）一般在诱导治疗后恢复期（停化疗后第21～28天）复查骨髓以评价疗效，对于接受标准剂量，尤其是接受低强度诱导治疗的患者，可以在骨髓抑制期（停化疗后第7～14天）复查骨髓，根据骨髓原始细胞残留情况调整治疗方案。若患者诱导治疗达缓解，应行腰穿检查明确有无中枢神经系统白血病（central nervous system leukemia，CNSL）并进行鞘内注射加以预防。对于M3患者，此阶段骨髓评价一般在第4～6周、血细胞计数恢复后进行。

（2）巩固治疗及维持治疗阶段　对于非M3患者，在每次巩固化疗之前进行骨腰穿检查了解本病状态，如对微小残留病灶的监测。若化疗间期患者出现有意义的血常规异常，或化疗后5周内如患者血常规仍未恢复，则须复查骨穿明确缓解状态。对于M3患者，巩固治疗结束后进行患者骨髓融合基因（*PML/RARα*）的定性或定量PCR检测。融合基因阴性者进入维持治疗；融合基因阳性者4周内复查，复查阴性者进入维持治疗；阳性者按复发处理。维持治疗的2年内每3个月检测融合基因，持续阴性者继续维持治疗；阳性者4周内复查，复查阴性者继续维持治疗，阳性者按复发处理。

（3）治疗结束后的随访　对于AML（非M3）而言，结束后2年内需每1～3个月复查血常规，之后每3～6个月复查1次直至5年。在血常规出现有意义的异常时需进行骨髓检查。对于M3患者，完成维持治疗后的患者第1年建议每3～6个月进行1次融合基因检测，持续阴性者，继续观察；阳性者4周内复查，阴性者进入维持治疗阶段，确认阳性者按复发处理。针对ALL患者，治疗结束后第1年内每个月都需监测血常规，并定期复查骨腰穿；第2年开始每3个月进行体检和血常规检查；第3年开始每6个月进行1次体检和血常规检查，根据具体情况复查骨穿。

2. 慢性白血病治疗的疗效管理 CML 患者接受 TKI 治疗过程中疾病的疗效评价应包括血液学、细胞及分子遗传学反应分析，及时评价治疗反应及检测早期复发对于优化 CML 治疗具有重要而积极的意义。定期对治疗反应评估，可随时调整治疗方案。频繁、长期的 TKI 治疗中断及患者服药依从性差可能导致药物疗效不佳，因此，在 TKI 治疗前临床药师应对患者进行用药教育，包括 TKI 的不良反应及对症治疗措施、治疗过程中定期监测各项药效学指标的重要性等。在 TKI 的治疗过程中，应定期对患者进行随访，了解患者的用药情况、对药物的耐受情况及是否自行停药等。如发现患者对伊马替尼的副作用无法耐受时，应建议其及时更换第二代 TKI。

案例 10-5-1 患者，女，29 岁。因“牙龈肿痛 1 周”于门诊就诊。患者 1 周前无明显诱因出现右侧牙龈肿痛，就诊于当地口腔医院，血常规显示白细胞计数 2.0×10^9/L、中性粒细胞计数 0.2×10^9/L、血小板计数 110×10^9/L、血红蛋白 104g/L，予地塞米松 5mg 治疗后牙痛稍缓解。后患者就诊于血液科门诊，血涂片示：原始细胞 47.9%，考虑急性白血病可能，遂拟“急性白血病”收住入院。患者既往体健，无慢性病及传染病史，无药物过敏史，家族史无特殊。查体：T 37.8℃，HR98 次 / 分，RR 17 次 / 分，BP 105/71mmHg。神志清楚，精神可，轻度贫血貌，全身皮肤黏膜无瘀点瘀斑，巩膜无黄染，全身浅表淋巴结未及肿大。其余未见特殊。辅助检查：血常规示白细胞计数 1.5×10^9/L、中性粒细胞计数 0.13×10^9/L、血小板计数 98×10^9/L、血红蛋白 101g/L。血生化：血清 LDH 458U/L，余正常。血凝功能正常。骨髓形态：急性髓细胞性白血病（M2 可能）。骨髓活检：骨髓原始 / 幼稚单核细胞大量增生，符合急性白血病。白血病免疫分型：66.7% 幼稚细胞群体（CD19±），WT1 58.38%，正常核型、RNA-seq：MLL-PTD；二代测序：WT1 27%/9.9%；胚系可能（ARID1A，ASXL3，CARD11，KLF2，ZBTB7A）。入院诊断：急性髓细胞性白血病。

问题 10-5-1-1 患者治疗方案如何选择？

解析 10-5-1-1 患者为新确诊的急性髓细胞性白血病，治疗通常分为两个阶段：诱导缓解和缓解后治疗阶段，主要方法均为化学治疗，诱导治疗的目的是使患者尽快获得完全缓解。一旦达到完全缓解，进一步的巩固治疗可延长生存。对于本案例中的年轻 AML 患者（＜60 岁），最常用的诱导缓解方案是由阿糖胞苷和蒽环类药物组成的两药联合方案，其中阿糖胞苷的应用主要以标准剂量为主，即 100～200mg/（$m^2 \cdot d$）连续使用 7 天，蒽环类药物可选伊达比星或柔红霉素连续使用 3 天，剂量分别为 10～12mg/（$m^2 \cdot d$）和 45～90mg/（$m^2 \cdot d$）。

问题 10-5-1-2 患者上述诱导缓解方案的安全性监护要点有哪些？

解析 10-5-1-2 阿糖胞苷联合蒽环类方案常见不良反应及监护要点如下所述。①骨髓抑制：蒽环类药物和阿糖胞苷均可引起严重的骨髓抑制，主要是白细胞和血小板的抑制，血常规最低点一般出现在用药后 10～14 天。因此，用药期间应仔细监测患者血常规，包括粒细胞、血红蛋白和血小板，必要时给予造血生长因子支持治疗，同时应积极预防感染。②心功能监测：蒽环类药物主要的不良反应为心脏毒性，首次使用时就有可能对心脏造成损害，因此在化疗前仍应充分评估患者心脏功能，化疗期间密切监测左室射血分数、心电图及患者的临床表现，一旦出现心脏功能损害的表现应立即停用。同时在用药前使用右丙亚胺以预防蒽环类药物的心脏毒性。③肝肾功能监测：肝或肾功能不全可影响蒽环类药物和阿糖胞苷的代谢和排泄，因此化疗前后应常规监测相关指标。相比大剂量阿糖胞苷，标准剂量阿糖胞苷对肾脏及肝脏的影响较小，但仍应重视化疗期间水化、碱化尿液的重要性，同时需密切监测患者尿酸指标，以防止血尿酸增高及尿酸性肾病的出现。

第六节 造血干细胞移植

一、定义和应用现状

（一）定义

骨髓是人出生后的主要造血器官，存在其中的造血干细胞（hematopoietic stem cell，HSC）具有自我更新、增殖、分化的功能，从而维持正常成熟血液细胞数量及功能的稳定。造血干细胞移植（hematopoietic stem cell transplantation，HSCT）是将他人或自己的造血干细胞移植到体内，起到重建患者造血及免疫系统的作用，是一种用来治疗疾病的方式。

（二）应用现状

在 20 世纪 60 年代晚期，随着输血医学和感染治疗的进步，尤其对人类白细胞抗原系统（human leukocyte antigen system，HLA system）配型重要性的进一步认识，研究者逐步开始了 HSCT 临床应用的尝试，目前估计全球每年的造血干细胞移植数量为 55 000～60 000 例。

1996 年，我国成功开展了首例外周血 HSCT 及首例非血缘 HSCT，自此，全国每年移植数量逐年上升，近年来每年约完成 2000 例 HSCT，可开展 HSCT 的医院已超过 120 家。

二、分类和适应证

（一）分类

按照造血干细胞采集途径的不同，HSCT 可分为骨髓移植、外周血造血干细胞移植和脐带血移植。而按移植供者、受者的关系，HSCT 则可分为异体移植和自体移植。临床上常用的另一种 HSCT 分类，则是以预处理方案的强度来划分，即传统的清髓性 HSCT、非清髓性 HSCT 及降低预处理强度的 HSCT。

（二）适应证

1. 非恶性疾病 重型再生障碍性贫血、阵发性睡眠性血红蛋白尿症、先天性造血系统疾病，以及酶缺乏所致的代谢性疾病，如 Fanconi 贫血、镰状细胞贫血、重型地中海贫血、重症联合免疫缺陷病、戈谢病等，均采用异体移植，部分严重的获得性自身免疫性疾病也可接受自体移植治疗。

2. 恶性疾病 恶性血液系统疾病，如急性髓细胞性白血病（M3 除外）、急性淋巴细胞白血病（儿童标危组除外）、慢性粒细胞白血病、骨髓增生异常综合征等，主要采用异体移植；淋巴瘤、骨髓瘤多选择自体移植，也可进行异体移植。其他对放疗、化疗敏感的实体肿瘤也可考虑自体移植，如乳腺癌、卵巢癌、肺癌、神经母细胞瘤、生殖细胞肿瘤、脑胶质瘤、软组织肉瘤等。

三、预处理分类及方案

（一）预处理方案分类

预处理是 HSCT 的重要环节之一，目的是最大限度地清除受体的基础疾病，并充分抑制受体的免疫功能，以避免移植物被排斥。预处理方案的设计应充分考虑放疗和药物药效学及药动学的特点，选择作用机制有协同作用而不良反应相互重叠小的药物，能够保障穿透组织屏障，覆盖可能隐藏肿瘤细胞的特殊器官，此外也需要同时注意药物的活性半衰期以避免对回输干细胞的细胞毒作用。预处理方案的选择主要受患者的疾病类型、身体状况、具体移植方法等因素的影响。

传统上，将预处理分为含全身照射（total body irradiation，TBI）和不含 TBI 的方案。TBI 是应用钴源或直接加速器等放射源产生的射线或其他电离辐射杀灭肿瘤细胞和骨髓造血细胞。TBI 的作用取决于总剂量、剂量率和照射的次数。剂量率越大，辐射效应越强；分次照射的辐射损伤比单次大剂量照射小。TBI 的早期毒副作用主要有脱发、恶心、呕吐、腹泻、黏膜炎、腮腺肿胀，部分患者可有发热。远期并发症有白内障、肺间质性病变、不孕不育、甲状腺功能不全等。

为避免了 TBI 的毒副作用，更多的移植中心会关注不含 TBI 的预处理方案，尤其是儿童或既往接受过颅脑 / 全脊髓照射、纵隔照射治疗者更适合该类方案。不含 TBI 的预处理方案一般是几种细胞毒性药物（细胞周期非特异性药物为主）的联合，最常用的仍然是经典的 BU/CY 方案（表 10-6-1）。

（二）常用预处理方案

无论采用哪种预处理方式，患者都有可能因复发、病情进展或感染、移植物抗宿主病（graft versus host disease，GVHD）等原因导致移植失败，因此临床应用中应全面、充分评估移植方式、供体因素和患者因素。代表性的预处理方案见表 10-6-1。

表 10-6-1　代表性的预处理方案

方案	总剂量	日剂量	用法	干细胞回输前第 x 天
1. 清髓性预处理方案（MAC）				
TBI-Cy				
Cy	120mg/kg	60mg/kg	静脉滴注 1 小时	6，5
TBI	12～14Gy	分次 TBI		3，2，1
Bu/Cy				
Bu	12.8mg/kg*	3.2mg/kg*	0.8mg/kg*，静脉滴注 q6h	7，6，5，
Cy	120mg/kg	60mg/kg	静脉滴注 1 小时	4，3，2
2. 非清髓性预处理方案（NMC）				
TBI/Flu				
TBI	2Gy	2Gy		0，
Flu	90～120mg/m²	30mg/m²	静脉滴注 30 分钟	5，4，3，2
3. 降低剂量预处理方案（RIC）				
Flu/Bu				
Flu	150mg/m²	30mg/m²	静脉滴注 30 分钟 0.8mg/kg*	9，8，7，6，5
Bu	6.4～9.6mg/kg*	3.2mg/kg*	静脉滴注，q6h	4，3，2

【注】*. 口服制剂为 2mg/ 粒，每次 1mg/kg，每天总剂量 4mg/kg；TBI. 全身照射；Cy. 环磷酰胺；Bu. 白消安；Flu. 氟达拉滨

四、移植物抗宿主病及药物治疗

HSCT 相关的并发症种类繁多，近期并发症包括植入失败或复发，移植合并感染，肝脏静脉闭塞病，GVHD，出血性膀胱炎，神经系统、肌肉及骨骼肌并发症，移植相关肺部并发症、出凝血异常等。远期包括生长发育迟滞，甲状腺功能低下，不孕不育，白内障，第二肿瘤，淋巴细胞增殖性疾病等。这里主要介绍 GVHD 的药物治疗。

GVHD 是指异基因造血干细胞移植的患者，在重建供者免疫的过程中，来源于供者的淋巴细胞攻击受者脏器产生的临床病理综合征，分为急性 GVHD（acute GVHD，aGVHD，移植后 100 天内发生）和慢性 GVHD（chronic GVDH，cGVHD，移植后 100 天后发生）两种。aGVHD 的临床表现包括经典的斑丘疹、腹部绞痛与腹泻，血清胆红素浓度上升，cGVHD 通常表现出类似扁平苔藓或硬皮病的皮肤表现，口腔黏膜干燥伴溃疡与胃肠道硬化、血清胆红素浓度上升。

aGVHD 的一线药物治疗首选糖皮质激素，以甲泼尼龙为首选，推荐起始剂量 1mg/（kg · d）或 2mg/（kg · d）。如治疗有效，达完全缓解后缓慢减少糖皮质激素用量，成年患者一般每 5～7 天减量 10～20mg/d（或等效剂量其他糖皮质激素），4 周减至初始量的 10%。儿童患者参照成人按比例缓慢减量。若判断为糖皮质激素耐药，需加用二线药物，并减停糖皮质激素；如判断为糖皮质激素依赖，二线药物起效后减停糖皮质激素。常用的二线药物包括巴利昔单抗、甲氨蝶呤、

芦可替尼、霉酚酸类等。长期应用糖皮质激素应注意其并发症及副作用，如类库欣综合征、诱发或加重感染、精神异常、骨关节并发症、胃肠道不良反应等。临床常用防治 aGVHD 的药物详见附表 10-6-1。

五、移植的治疗管理

造血干细胞移植的治疗管理是一个全程化管理的过程，包括预处理方案的选择和制定、GVHD 的防治、移植后疾病复发的防治等，其特点是分层治疗和个体化治疗。分层治疗指根据精确诊断和预后风险将患者分为不同亚群，根据亚群特点结合循证学依据和临床试验进展选择最优的治疗策略。而个体化治疗是分层治疗的进一步拓展，即在分层基础上根据每个患者病情的动态变化和自身特点选择最优治疗策略。以分层治疗及个性化治疗为基础的全程化的治疗管理是造血干细胞移植规范化发展的必然趋势。

案例 10-6-1　患者，女，28 岁。因“确诊急性髓细胞性白血病 3 个月”入院。患者 3 个月前因受凉后出现咳嗽咳痰，伴反复发热（热峰 38.5℃）于当地医院就诊。血常规：白细胞计数 87.15×10^9/L、中性粒细胞计数 18.20×10^9/L、血小板计数 162×10^9/L、血红蛋白 149g/L。骨穿形态示原始细胞占 94%；骨髓活检符合急性髓细胞性白血病；白血病免疫分型符合 AML 表型；融合基因及染色体无异常。明确诊断排除化疗禁忌后给予患者 1 个疗程阿糖胞苷联合伊达比星方案（ⅠA 方案）诱导治疗，后复查骨穿示完全缓解。再次给予患者 2 周期ⅠA 方案巩固治疗，骨穿示完全缓解，现患者为行造血干细胞移植入院，于中华骨髓库配得全相合供者一名。患者既往体健，无慢性病及传染病史，无药物过敏史，家族史无特殊。查体：T 36.5℃，HR 99 次 / 分，RR 20 次 / 分，BP 102/78mmHg。神志清楚，精神可，轻度贫血貌，全身皮肤黏膜无瘀点瘀斑，巩膜无黄染，全身浅表淋巴结未及肿大。其余无特殊。辅助检查：无。入院诊断：急性髓细胞性白血病。

问题 10-6-1-1　患者移植前预处理方案如何选择?

解析 10-6-1-1　患者系青年女性，明确诊断为急性髓细胞性白血病，预后不佳，长期存活率较低。患者经标准 AML 诱导化疗方案 2 疗程获得完全缓解，为延长生存及治愈疾病，选择造血干细胞移植符合治疗需求。患者行异基因造血干细胞移植，因此可选择经典的清髓预处理方案 TBI-Cy 或 Bu/Cy，具体如下，① TBI-Cy：TBI 总照射量 12～14Gy，分次照射，实施时间为 d-3、d-2、d-1；环磷酰胺总剂量 120mg/kg（分 2 日），静脉滴注 1 小时，实施时间为 d-6、d-5；② Bu/Cy：白消安总剂量 12.8mg/kg（分 4 日），静脉滴注 1 小时，实施时间为 d-7、d-6、d-5、d-4；环磷酰胺总剂量 120mg/kg（分 2 日），静脉滴注 1 小时，实施时间为 d-3、d-2。

问题 10-6-1-2　患者上述预处理方案实施后的监护要点有哪些?

解析 10-6-1-2　患者在预处理方案实施后一般都会出现不同程度的毒副作用，包括①骨髓抑制：尤其是粒细胞缺乏和血小板减少，可予粒细胞集落刺激因子、输注红细胞和血小板等对症治疗。②口腔黏膜炎及胃肠道损伤：主要表现为口腔局部红斑、触痛、感染，严重时表皮脱落结痂和渗出物形成假膜及溃疡或消化道黏膜炎、恶心、呕吐和腹泻，移植前后需要进行全面的口腔检查及护理、必要的营养能量支持及止吐、止泻、黏膜保护剂等药物的使用。③心脏毒性：环磷酰胺是造成心脏毒性的主要原因，且呈剂量依赖性，多数可逆。可常规使用保护心脏的药物，监测心电图、中心静脉压及每日体重、出入量变化等。④肺部毒性：TBI 及白消安与肺损伤密切相关，通常症状出现在移植后 30 天，表现为急性肺损伤、慢性间质性肺纤维化和肺泡出血。主要的治疗方法有支持治疗、氧疗、预防流感等。

（缪丽燕　夏　凡）

思 考 题

1. 简述 DIC 抗凝治疗的原则。

2. 简述个体化抗血栓治疗的依据与策略。

3. 请简述常用口服铁剂的用法用量和不良反应。

4. 请简述慢性髓细胞性白血病的治疗药物及其使用注意事项。

5. 请简述造血干细胞移植患者的治疗管理要点。

第十一章 呼吸系统常见疾病的药物治疗

学习要求

记忆：常见呼吸疾病治疗药物选择、用法用量、不良反应等。

理解：常见呼吸疾病的病因及发病机制、临床表现及诊断。

运用：慢性阻塞性肺疾病、哮喘患者的评估、治疗方案制定与调整，以及药物治疗管理。

第一节 总　论

一、解剖学与生理学

呼吸是机体与外部环境进行气体交换的过程，包括外呼吸、气体运输及内呼吸三个环节。外呼吸指肺部毛细血管血液与外界环境之间气体交换，包括肺通气和肺换气。内呼吸是指组织细胞与组织毛细血管之间气体交换，以及组织细胞内氧化代谢的过程。气体交换包括肺换气和组织换气，气体分压差、扩散面积、扩散距离、温度和扩散系数等因素均可影响气体的扩散速率。参与肺通气的器官包括呼吸道、肺泡、胸膜腔、膈和胸廓等，呼吸道由鼻、咽、喉、气管、支气管组成。

二、呼吸疾病常见症状

（一）咳嗽与咳痰

咳嗽是机体的防御性神经反射，有利于清除呼吸道分泌物或异物，但频繁咳嗽影响工作与休息，则为病理状态。呼吸道、消化系统、神经肌肉系统等病变均能引发咳嗽。

痰是气管、支气管腔内的分泌物或肺泡腔内的渗出物，当感染、异物刺激、过敏等导致呼吸道发生炎症时，黏液分泌异常增多，与炎症渗出物等混合而成痰。黏液性痰常见于急性支气管炎、支气管哮喘及大叶性肺炎的初期，以及慢性支气管炎、肺结核等。浆液性痰多见于肺水肿、肺泡细胞癌等。脓性痰常见于化脓性细菌性下呼吸道感染，如肺炎、支气管扩张、肺脓肿等。

（二）咯血

喉及喉部以下的呼吸道部位出血经口腔咯出，称为咯血。心血管系统、循环系统、血液系统及全身性疾病均可引起咯血。一般认为，24 小时内咯血量在 100ml 以内为小量，100～500ml 为中等量，500ml 以上或一次咯血 100ml 为大量。咯血的颜色和性状与病因相关：肺结核、支气管扩张症、肺脓肿和出血性疾病所致咯血多为鲜红色；砖红色胶冻样痰可见于肺炎克雷伯菌感染所致肺炎；左心衰竭所致咯血为浆液粉红色泡沫痰。

（三）胸痛

胸腔及其邻近器官的病变均可引起胸痛，包括胸壁疾病（如带状疱疹、肋间神经炎等）、心血管疾病（如心肌梗死、主动脉夹层动脉瘤等）、呼吸系统疾病（如胸膜炎、自发性气胸等）。带状疱疹呈刀割样或灼热样剧痛；肋间神经痛为阵发性灼痛或刺痛；气胸在发病初期有撕裂样疼痛等。

（四）呼吸困难

呼吸困难指患者感觉呼吸不畅、呼吸费力或窒息等呼吸不适感的主观体验。张口呼吸、鼻翼扇动、呼吸机辅助呼吸时可能伴呼吸费力表现，也可伴有呼吸频率、深度与节律的改变。呼吸道疾病、循环系统疾病、中毒及一些血液疾病如重度贫血、高铁血红蛋白血症，均可出现呼吸困难症状。

三、呼吸系统疾病辅助检查

（一）肺功能检查

肺功能检查是呼吸系统疾病及外科术前的常规检查项目。其中，通气功能检查是临床最常用的肺功能检查项目。肺活量是指尽力吸气后缓慢而又完全呼出的最大气量，肺活量减低提示有限制性通气障碍，或有严重阻塞性通气功能障碍，如胸廓畸形、广泛胸膜增厚、大量胸腔积液、肺不张、重症肌无力、严重慢性阻塞性肺疾病及支气管哮喘等。

（二）影像学检查

1. 胸部X线检查 是呼吸系统疾病最基本的影像学检查，对大多数疾病能做出初步定位和诊断，是病变随诊复查的主要影像方法。

2. 胸部CT检查 有助于发现气管壁增厚、气管壁钙化、气管狭窄、支气管扩张等。与常规X线相比，可更敏感地发现肺内细微病变、纵隔、胸膜和隐蔽区域病变，对隐匿性肺癌和肺癌分期尤具价值。高分辨CT有助于肺间质病变和支气管扩张的诊断和鉴别诊断。

3. 胸部磁共振成像 具有良好的软组织分辨率，如脂肪、肺组织、血液、肌肉、纤维等均显示不同信号强度，对纵隔、心脏、胸壁病变诊断有独特优点。

4. 胸部核素检查 对肺栓塞和血管病变有很高的诊断价值。PET对于肺癌的诊断和鉴别诊断及分期也发挥着越来越重要的作用。

5. 胸部超声检查 对于胸腔积液的诊断和定位，以及贴近胸壁的胸膜肿瘤、纵隔肿瘤（含囊肿）的定位穿刺有指导意义，也用于肺动脉高压的无创评估。

（三）细胞学检查

痰和胸液细胞学检查是肺癌和恶性胸腔积液患者的常规检查，是慢性咳嗽病因诊断和气道炎症评估重要的无创检查方法，有助于慢性咳嗽的病因诊断与指导慢性咳嗽患者药物治疗。慢性支气管炎继发细菌感染时，炎症细胞总数、中性粒细胞数及其比率增加，组织细胞和支气管上皮细胞与细胞总数比率通常降低；如果上述细胞数量和比率无改变，则属细菌定植；病毒感染时除中性粒细胞增加外，支气管上皮细胞数量和比率亦增高。

（四）呼出一氧化氮检测

呼出一氧化氮（NO）检测是临床上广泛应用的一种无创气道炎症检测技术，口呼气NO（FeNO）测定气管、支气管大气道炎症，可以作为评估气道炎症类型和哮喘控制水平的指标，可以用来预判和评估吸入激素治疗的反应，但其测定结果受多种因素影响，不同研究显示敏感度和特异度差别较大。因此，连续测定、动态观察FeNO变化临床价值更大，尽可能在开始抗炎治疗前或调整治疗方案前获得基线FeNO水平。

（五）分子生物学检测

近年来，核酸分子扩增、生物芯片、基因测序和宏基因组测序等新的病原学检测技术和方法，大大提高了呼吸系统感染性疾病致病原检出率。高通量测序（high-throughput sequencing，HTS），又称下一代测序（next generation sequencing，NGS），与传统测序技术相比，具有低成本、高效率、一次可检测大量靶基因的优势，因此被广泛应用于肿瘤靶向治疗基因突变检测、病原微生物及宏基因组检测等领域。

（六）血气分析

动脉血气分析测定动脉血中氧分压、二氧化碳分压、酸碱平衡及代谢状态，用以判断机体的氧合状态，是否存在低氧血症及其程度，并结合氧疗效果初步分析低氧血症发生的病理生理机制，判断酸碱失衡类型。低氧血症程度评价最准确的指标是动脉血氧分压（PaO_2），PaO_2 正常参考值随年龄变化，青年 $PaO_2 > 90$mmHg，老年人（年龄＞60岁）约 80mmHg，并随年龄增加而下降，但不能低于 70mmHg。酸碱失衡提示危重症患者存在内环境紊乱。pH＜7.35 为酸血症；pH＞7.45 为碱血症；pH 在 7.35～7.45 可能为无酸碱失衡、代偿性酸碱失衡或混合性酸碱失衡，需要结合病情、血气分析的参数共同判断。

（七）胸膜腔穿刺与胸膜活检

胸膜腔穿刺术，简称胸穿，是指对有胸腔积液（或气胸）的患者，为了诊断和治疗疾病而通过胸腔穿刺抽取积液或气体的一种技术，常用于检查胸腔积液的性质、抽液减压以缓解呼吸困难症状，或通过穿刺胸膜腔内给药。研究表明，胸部穿刺活检诊断肺癌的总敏感度可高达 90%。

（八）内镜检查

呼吸内镜技术包括支气管镜和内科胸腔镜技术，是应用内镜进入气管、支气管及胸腔内进行诊断和治疗的技术。内科胸腔镜技术是由内科医生操作专用的内科胸腔镜设备进行以胸膜病变诊断为主要目的的内镜技术，主要用来诊断胸腔疾病，辅以应用简单的治疗措施。

四、特殊治疗方法

（一）氧疗

氧疗通过提高吸入气中氧浓度，以纠正或缓解缺氧状态，改善低氧血症，但氧疗不能代替病因治疗。对于无通气障碍的患者，临床通常使用无控制性氧疗，常见方法包括鼻管给氧法、鼻咽导管给氧法、面罩给氧法等。对慢性肺部疾病、呼吸衰竭的患者，患者依赖低氧的刺激来维持其通气量，若无控制地吸入高浓度氧，低氧血症虽可暂时缓解，但通气量会进一步降低，甚至有 CO_2 麻醉的危险。

（二）机械通气

常规机械通气包括无创机械通气（non-invasive mechanical ventilation，NIV）和有创机械通气（invasive mechanical ventilation，IMV）。无创机械通气是指无须建立人工气道（气管插管等）的机械通气方法，包括气道内正压通气和胸外负压通气等。

（三）呼吸康复治疗

呼吸康复是慢性呼吸道疾病长期管理的核心，通过量表分析、影像学检查、肺功能检查等方式对患者进行呼吸康复评估。呼吸康复技术包括以下几种。

1. 有氧运动训练　推荐每天 20～60 分钟持续或间歇运动，持续 4～12 周。推荐步行或者恒定功率自行车训练。当患者运动中 $SpO_2 < 88\%$ 或下降超过 4%，应停止训练，进行氧疗。

2. 阻抗训练　推荐每周至少运动 2～3 次，或隔日 1 次，每日 1～3 组，每组 8～10 次。推荐运动方式为哑铃或弹力带，训练时避免屏气。

3. 体位引流　可通过使患者处于特定的体位，利用重力来帮助支气管分泌物从气道排出。由于增加胃食管反流风险，建议进食 2 小时后再进行。

4. 吸气肌训练　提高吸气肌收缩力、耐力和速度。推荐运动频率为每周至少 4～5 次，每天 30 分钟间歇训练。

此外，主动循环呼吸技术、呼气正压 / 振荡呼气正压治疗、高频胸壁振荡治疗、经鼻高流量氧疗等技术也应用于呼吸康复治疗中。

五、呼吸系统疾病常用治疗药物分类概述

按照治疗用途，呼吸系统疾病常用治疗药物包括平喘药、镇咳药、祛痰药，其他药物如抗感

染药、抗肿瘤药、抗胃酸药物、抗过敏药等。

（一）平喘药

临床上常见平喘药物包括支气管扩张药、抗炎平喘药及生物靶向药。

1. 支气管扩张药 通过松弛气道平滑肌扩张支气管，改善气流受限，与口服药物相比，吸入制剂的疗效和安全性更优，常见吸入制剂主要分为以下两类。

（1）β_2 肾上腺素受体激动剂 按作用持续时间，分为短效 β_2 受体激动剂（short-acting β_2-agonists，SABA），如沙丁胺醇、特布他林，此类药物常在几分钟内起效，迅速缓解支气管痉挛，作用持续时间 3～6 小时。常见不良反应如震颤、神经紧张、头痛、肌肉痉挛、心悸等，通常发生在治疗早期，可随治疗时间延长而消失，对低体重患者和抑郁症状患者慎用；长效 β_2 受体激动剂（long-acting β_2-agonists，LABA），如福莫特罗、沙美特罗、茚达特罗，福莫特罗作用时间持续 12 小时以上，茚达特罗持续时间可达 24 小时。LABA 较 SABA 更好地持续扩张小气道，改善肺功能和呼吸困难症状，可作为有明显气流受限患者的长期维持治疗药物。

（2）M 胆碱受体阻滞剂 按作用持续时间，分为短效抗胆碱药物（short-acting muscarinic antagonists，SAMA），如异丙托溴铵，作用持续时间 4～6 小时，青光眼、前列腺增生或膀胱癌颈部梗阻患者慎用；长效抗胆碱药物（long-acting muscarinic antagonists，LAMA），如格隆溴铵、乌美溴铵，作用持续时间 24 小时以上。

此外，全身用支气管扩张药还包括另外两类：

（3）磷酸二酯酶（phosphodiesterase，PDEs）抑制剂 通过抑制细胞内环腺苷酸降解来减轻炎症，目前应用于临床的选择性 PDE-4 抑制剂罗氟司特耐受性良好，常见不良反应包括恶心、食欲下降、体重减轻。

（4）甲基黄嘌呤类 代表药物有茶碱、氨茶碱、多索茶碱等。茶碱治疗窗窄，卡马西平、苯妥英钠、利福平等多种药物可影响茶碱清除率，从而影响茶碱的血药浓度，建议在使用时进行治疗药物监测，血药浓度超过 20mg/L 时，易发生不良反应。氨茶碱为茶碱和乙二胺的复合物，多索茶碱松弛支气管平滑肌痉挛的作用较氨茶碱强 10～15 倍，无腺苷受体阻断作用，与茶碱相比，较少引起中枢、胃肠道及心血管等肺外系统的不良反应。目前尚无明确证据表明茶碱类药物可降低慢性阻塞性肺疾病（COPD）急性加重发生率，因此不推荐静脉使用茶碱类药物作为一线支气管扩张剂。

2. 抗炎平喘药 抑制气道炎症反应，主要包括以下几类。

（1）糖皮质激素 目前临床上使用广泛而有效的抗炎制剂，在哮喘、慢性阻塞性肺疾病等疾病治疗中具有重要作用。按照剂型可分为局部给药制剂（吸入、外用）和全身给药制剂（口服、注射）。吸入性糖皮质激素（inhaled corticosteroid，ICS）代表药物包括二丙酸倍氯米松、布地奈德、糠酸氟替卡松等。ICS 因其局部浓度高，故较全身糖皮质激素不良反应发生率低，但有增加肺炎发病率的风险；全身糖皮质激素按生物半衰期的不同可分为短效（可的松、氢化可的松）、中效（泼尼松、泼尼松龙、甲泼尼龙）和长效（地塞米松、倍他米松），中疗程、长疗程用药可能导致肾上腺皮质功能亢进，表现为多种代谢异常和病理性特征，如骨质疏松症、高血压、高血糖等，还可诱发真菌、结核杆菌等感染，骨质疏松、青光眼、严重精神病史或消化性溃疡患者应慎重使用。

（2）白三烯抑制剂 / 白三烯受体拮抗剂 如孟鲁司特，选择性抑制气道平滑肌中白三烯多肽的活性，有效预防和抑制白三烯所导致的血管通透性增加、气道嗜酸性粒细胞浸润及支气管痉挛，主要用于预防支气管哮喘和支气管哮喘的长期治疗。

（3）过敏介质阻释剂 色甘酸钠主要用于预防季节性哮喘发作，但通常需要数日甚至数周才能达到防治效果，因此对症状发作的哮喘患者无效，且口服无效，只能喷雾吸入。

3. 生物靶向药 目前国内使用的主要有重组人源化抗 IgE 单克隆抗体奥马珠单抗，其作用机制是通过与 IgE 的 Cε3 区域特异性结合，剂量依赖性降低游离 IgE 水平，抑制 IgE 与效应细胞（肥大细胞、嗜碱性粒细胞）表面的高亲和力受体FcεRⅠ结合，减少炎性细胞的激活和炎症介质释放。对中重度哮喘患者已接受ICS治疗基础上使用奥马珠单抗治疗，可减少急性发作频率，改善哮喘症状，降低急诊就诊和住院率，同时减少口服激素和急救药物使用。但不适用于哮喘急性加重、急性支气管痉挛或哮喘持续状态患者的治疗。肝、肾功能损害，蠕虫感染高风险，自身免疫性疾病患者慎用。

（二）镇咳药

按照药理作用机制，临床常用镇咳药物分为中枢性镇咳药和外周性镇咳药。

1. 中枢性镇咳药　作用于延髓咳嗽中枢的一个或多个位点而起到镇咳作用，根据成瘾性分为依赖性和非依赖性镇咳药。

（1）依赖性镇咳药物　吗啡类生物碱及其衍生物，具有明显的镇咳作用，但由于其成瘾性，因此只在其他药物治疗无效时短暂使用。可待因是吗啡前体药物，可被肝脏中细胞色素P4502D6（CYP2D6）激活，在体内去甲基化后转化为吗啡，镇咳作用强而迅速，CYP2D6的基因多态性导致可待因个体间代谢差异较大。可待因用于病因不明、治疗效果不佳且剧烈干咳和刺激性咳嗽，尤其是伴有胸痛的干咳。福尔可定与可待因相似，但成瘾性较弱，可用于新生儿和儿童，呼吸抑制作用弱，不易引起便秘。

（2）非依赖性镇咳药　多为人工合成药。右美沙芬是目前临床上应用最广的镇咳药，作用与可待因相似，但无镇痛和催眠作用，治疗剂量对呼吸中枢无抑制。喷托维林作用强度为可待因1/3，还具有抗惊厥和解痉作用，青光眼及心功能不全患者慎用。

2. 外周性镇咳药　作用于咳嗽反射弧的传入神经、传出神经或感受器中一个或多个位点，常用药物包括那可丁、苯丙哌林等。那可丁为阿片所含的异喹啉生物碱，对呼吸中枢无抑制作用，镇咳机制与抑制ACEI有关，也可抑制肺牵张反射引起的咳嗽；苯丙哌林可阻断肺、胸膜的牵张感受器产生的肺迷走神经反射，也可直接对咳嗽中枢产生抑制。

（三）祛痰药

在炎症、氧化应激等多种因素下，腺体和杯状细胞产生、分泌过多黏液，与慢性气道炎症疾病发病和临床转归密切相关。目前临床应用祛痰药主要通过增加黏液排出或减少黏液分泌产生作用。

1. 清除呼吸道痰液　以高渗盐水、愈创甘油醚为代表，通过刺激咳嗽，诱导痰液从肺部或下呼吸道排出。高渗盐水雾化后可通过高渗透压从上皮细胞中“吸水”，使纤毛周围水样层再水化，并引起咳嗽，便于痰液排出。愈创甘油醚可刺激胃黏膜，反射性引起气道分泌物增多，达到增强黏液排出的效果，宜餐后服用。常与抗组胺药物、镇咳药物、减充血剂配伍使用。

2. 调节黏液分泌　以羧甲司坦为代表，主要作用于支气管腺体分泌，增加低黏度唾液黏蛋白分泌，减少高黏度岩藻黏蛋白生成，降低痰液黏稠性，利于痰液咳出。消化性溃疡活动期患者禁用，有消化性溃疡史、出血倾向胃溃疡或十二指肠溃疡患者慎用。

3. 促进黏痰稀释　以乙酰半胱氨酸、溴己新等为代表，主要通过使痰液中化学键断裂或成分裂解，降低痰液中黏蛋白黏性，提高痰液清除效率。如乙酰半胱氨酸可使痰中糖蛋白多肽链中的二硫键断裂，降低痰液黏度，用于黏液高分泌痰多的慢性咳嗽患者；厄多司坦通过体内肝脏生物转化，形成含有游离巯基的活性产物，使支气管分泌物黏蛋白二硫键断裂，降低痰液黏度，促进排出；溴己新可使痰中的多糖纤维裂解，稀释痰液，由于对胃肠道黏膜有刺激性，因此胃炎或胃溃疡患者慎用。

4. 促进黏液动力　通过增加黏液“运动性”，促进肺表面活性物质分泌，增加支气管纤毛运动，提高痰液清除率。代表药物有氨溴索、桃金娘油、桉柠蒎等。后两种药物宜餐前半小时整粒吞服，不可打开或咀嚼，桉柠蒎肠溶胶囊应用凉水送服。

（黄怡菲）

第二节 慢性阻塞性肺疾病

一、定义与流行病学

（一）定义

慢性阻塞性肺疾病（chronic obstructive pulmonary disease，COPD），简称慢阻肺，是一种慢性的、进展性的、可预防和治疗的气道疾病，其特点是持续存在不完全可逆的气流受限。

（二）流行病学

COPD 是一种严重危害人类健康的常见病，是全球三大死因之一。2018 年《柳叶刀》发布的一项对我国 20 岁及以上 57 779 名成人开展的“中国成人肺部健康研究”（CPH Study）调查表明，我国 20 岁及以上成人 COPD 患病率为 8.6%，40 岁以上人群患病率高达 13.7%，估算我国患者数近 1 亿，提示我国 COPD 发病仍然呈现高态势。

二、病因和发病机制

（一）病因

COPD 的病因多样，宏观概括为宿主因素和环境因素两个方面。宿主因素方面，COPD 具有遗传易感性，α_1- 抗胰蛋白酶、基质金属蛋白酶 12 等与肺功能下降和 COPD 风险有关；衰老和女性会增加 COPD 的风险；出生时体重过低、早产或儿童疾病引起肺的生长发育不良是 COPD 的危险因素；哮喘和气道高反应性也是 COPD 的危险因素。环境因素方面，吸烟与被动吸烟、吸入燃料烟雾、空气污染物中环境颗粒水平、职业性粉尘和化学制剂暴露等均与 COPD 发病相关。

（二）发病机制和病理生理改变

1. 发病机制 COPD 可导致实质组织改变和气流限制的慢性炎症改变。暴露于有毒气体和颗粒物会激活炎症细胞，使其释放多种炎性介质，这些介质对气道上皮细胞产生作用，进而诱导上皮细胞发生杯状化和气道黏液高分泌。此外，上皮内液氧化剂增加、蛋白酶 - 抗蛋白酶失衡造成细胞和组织损伤，进一步破坏肺实质的弹性蛋白。

2. 病理生理改变 COPD 病理生理学改变包括气流受限、气体陷闭和气体交换异常，可伴有黏液高分泌、气道上皮纤毛功能障碍、全身的不良效应等，严重者可合并肺动脉高压、慢性肺源性心脏病和呼吸衰竭。

三、临床表现和诊断

（一）临床表现

COPD 的主要症状是慢性咳嗽、咳痰和呼吸困难。早期体征可不明显，随着疾病进展，胸部触诊可有剑突下心脏抬举感等；叩诊可呈过清音，心浊音界缩小，肺肝界降低；听诊双肺呼吸音减低，呼气延长，可闻及干啰音或哮鸣音和（或）湿啰音。

（二）诊断

COPD 的诊断主要依据危险因素暴露史、症状、体征及肺功能检查等临床资料，排除可引起类似症状和持续气流受限的其他疾病，综合分析确定。肺功能检查吸入支气管扩张剂后 $FEV_1/FVC < 70\%$，明确存在持续的气流受限为 COPD 诊断必备条件。应注意当哮喘发生气道重塑时，也可导致气流受限的可逆性减少，需全面分析患者的临床资料才能作出正确的判断。

四、综合评估

（一）分期

根据临床表现，COPD 可分为稳定期和急性加重期。稳定期患者咳嗽、咳痰、气短等症状轻微或者稳定。急性加重期患者短期内咳嗽、咳痰、气短加重，痰量增多，呈脓性，可伴随发热等炎症表现。

（二）稳定期综合评估

依据肺功能分级、症状评估，结合急性加重风险，可对稳定期 COPD 患者的病情严重程度进行综合性评估（图 11-2-1），该评估结果可作为稳定期的治疗方案选择依据。综合评估系统中，根据患者气流受限程度分为 1～4 级；根据症状水平和过去 1 年的中 / 重度急性加重史将患者分为 A、B、C、D 4 个组。

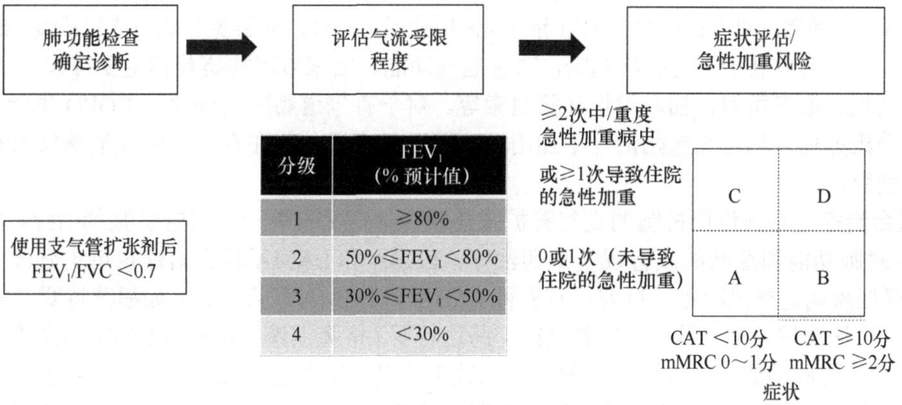

分级	FEV_1（% 预计值）
1	≥80%
2	50%≤FEV_1<80%
3	30%≤FEV_1<50%
4	<30%

图 11-2-1　慢阻肺稳定期综合评估示意图

COPD 患者症状评估常用临床评分有两种：COPD 患者自我评估测试（COPD assessment test，CAT），通过包括呼吸困难、咳嗽咳痰症状出现频次等多维度在内的综合症状评分，评估患者健康状况（见附表 11-2-1）。改良版英国医学研究委员会（Modified British Medical Research Council，mMRC）内容更为简单，仅评估患者呼吸困难症状（见附表 11-2-2）。肺功能可使用 GOLD 分级，按照气流受限严重程度进行评估（见附表 11-2-3）。急性加重风险是根据过去一年的急性加重次数评估，若过去一年发生 2 次及以上中 / 重度急性加重或者 1 次及以上因急性加重住院，评估为急性加重的高风险人群。

五、稳定期管理

（一）管理目标

COPD 稳定期管理目标主要包括减轻当前症状和降低未来风险，即缓解呼吸系统症状、改善运动耐量和健康状况，防止疾病进展、防治急性加重，减少病死率。

（二）疾病教育

医务人员通过对患者及其家属进行疾病教育，提高他们对 COPD 的认识和处理疾病的能力，维持病情稳定，减少急性加重，提高生活质量。教育的主要内容包括戒烟宣教，COPD 疾病科普，服药依从性教育，吸入药物和吸入装置的正确使用，缓解呼吸困难的技巧及急性加重的处理，呼吸康复相关知识等。

（三）药物治疗

1. 治疗用药　支气管扩张药是 COPD 的基础一线治疗药物，可改善气流受限，减轻 COPD 的症状，改善肺功能，降低急性加重风险。COPD稳定期患者在使用1种或2种长效支气管扩张药的基础上可以考虑联合吸入糖皮质激素（ICS）治疗，但COPD对ICS复合制剂长期吸入治疗的反应存在差异。对于稳定期患者是否需要在使用支气管扩张剂基础上加用ICS，要综合考虑症状和临床特征、急性加重风险、外周血嗜酸性粒细胞数值和合并症及并发症等因素。对于符合以下条件之一的患者：①有COPD急性加重住院史和（或）≥2次/年中度急性加重。②外周血嗜酸性粒细胞计数≥300个/μl。③合并支气管哮喘或具备哮喘特征；推荐在使用1种或2种长效支气管扩张剂的基础上联合ICS治疗。不推荐对肺炎反复发作、合并分枝杆菌感染及外周嗜酸性粒细胞计数＜100个/μl的患者联合ICS治疗。茶碱类药物可以解除气道平滑肌痉挛，广泛应用于我国COPD的治疗。缓释型或控释型茶碱口服1～2次/天可以达到稳定的血浆药物浓度，对治疗稳定期COPD有一定效果。关于低剂量茶碱在减少急性加重方面尚存在争议。

口服罗氟司特1次/天可进一步改善常规使用支气管扩张药，或固定剂量ICS+LABA症状控制不佳患者的肺功能。在罗氟司特治疗期间会出现不明原因的体重下降，因此建议在治疗期间监测体重，低体重患者避免使用。对有抑郁症状的患者也应谨慎使用。此外，应避免罗氟司特与茶碱同时应用。

此外，祛痰药有利于气道引流通畅，改善通气功能。临床常用祛痰药物主要有*N*-乙酰半胱氨酸、羧甲司坦、厄多司坦、福多司坦和氨溴索等。对于有气道黏液高分泌的COPD患者，无论稳定期评估分组如何，均可在起始治疗中加用祛痰剂。免疫调节剂在有反复呼吸道感染的COPD患者中建议使用。

2. 联合治疗 不同作用机制的支气管扩张药联合治疗优于单一支气管扩张剂治疗。SABA联合SAMA对肺功能和症状的改善优于单药治疗。LABA和LAMA联合治疗也可更好改善肺功能和症状，降低疾病进展风险等。目前已有多种LABA和LAMA联合制剂，如福莫特罗/格隆溴铵、奥达特罗/噻托溴铵、维兰特罗/乌美溴铵、茚达特罗/格隆溴铵。ICS和LABA联合较单用ICS或单用LABA在肺功能、临床症状和健康状态改善，以及降低急性加重风险方面获益更佳。目前已有布地奈德/福莫特罗、氟替卡松/沙美特罗、倍氯米松/福莫特罗、糠酸氟替卡松/维兰特罗等多种联合制剂。在ICS+LABA治疗后仍然有症状的患者中，增加LAMA的三联治疗能显著改善肺功能及健康状态，减轻症状，并能减少急性加重。若患者血嗜酸性粒细胞计数≥300个/μl同时症状较为严重（CAT＞20分），可考虑使用ICS+LAMA+LABA治疗，其较ICS+LABA有更好的临床疗效。目前国内有布地奈德/富马酸福莫特罗/格隆溴铵和糠酸氟替卡松/维兰特罗/乌美溴铵2种三联制剂。常见吸入制剂用法用量及作用特点见表11-2-1。

表11-2-1 常见吸入制剂的用法用量及作用特点

分类	药物	起效时间（分钟）	维持时间（小时）	用法用量
SABA	沙丁胺醇	1～3	4～6	pMDI 1～2撤/次，日最大剂量：2撤/次，4次/天
	特布他林	1～3	4～6	pMDI 1～2撤/次，3～4次/天；日最大剂量：6撤/次，4次/天
LABA	茚达特罗	＜5	24	DPI 1吸/次，1次/天
SAMA	异丙托溴铵	5	6～8	pMDI 20～40μg/次，3～4次/天
LAMA	噻托溴铵	＜30	24	DPI 18μg（1粒）/次，1次/天；SMI 5μg（2撤）/次，1次/天
	格隆溴铵	＜5	24	DPI 50μg（1粒）/次，1次/天
LABA+LAMA	福莫特罗/格隆溴铵	＜5	12	pMDI 2撤/次，2次/天
	茚达特罗/格隆溴铵	＜5	24	DPI 1吸/次，1次/天
	维兰特罗/乌美溴铵	5～15	24	DPI 1吸/次，1次/天
	奥达特罗/噻托溴铵	＜5	24	SMI 2撤/次，1次/天

续表

分类	药物	起效时间（分钟）	维持时间（小时）	用法用量
LABA+ICS	福莫特罗 / 布地奈德	1～3	12	DPI（160/4.5μg）2 吸 / 次，2 次 / 天；（320/9.0μg）1 吸 / 次，2 次 / 天
	福莫特罗 / 倍氯米松	1～3	12	pMDI 1～2 揿 / 次，2 次 / 天
	沙美特罗 / 氟替卡松	15～30	12	pMDI 2 揿 / 次，2 次 / 天；DPI 1 吸 / 次，2 次 / 天
	维兰特罗 / 糠酸氟替卡松	16～17	24	DPI 1 吸 / 次，1 次 / 天
ICS+LABA+LAMA	布地奈德 / 富马酸福莫特罗 / 格隆溴铵	＜5	12	pMDI 2 吸 / 次，2 次 / 天
	糠酸氟替卡松 / 维兰特罗 / 乌美溴铵	6～10	24	DPI 1 吸 / 次，1 次 / 天

【注】pMDI，压力定量气雾剂；DPI，干粉吸入剂；SMI，软雾吸入

3. 初始治疗方案　稳定期 COPD 患者初始治疗方案如图 11-2-2 所示。A 组：1 种支气管扩张剂（短效或长效）；B 组：1 种长效支气管扩张剂。若患者 CAT ＞ 20 分，可考虑使用 LAMA+LABA 联合治疗；C 组：LAMA 或 ICS+LABA；D 组：根据患者的情况选择 LAMA 或 LAMA+LABA 或 ICS+LABA 或 ICS+LAMA+LABA。若 CAT ＞ 20 分，推荐首选双支气管扩张剂联合治疗。对于血嗜酸性粒细胞计数≥ 300 个 /μl 或合并哮喘的患者首先推荐含 ICS 的联合治疗。

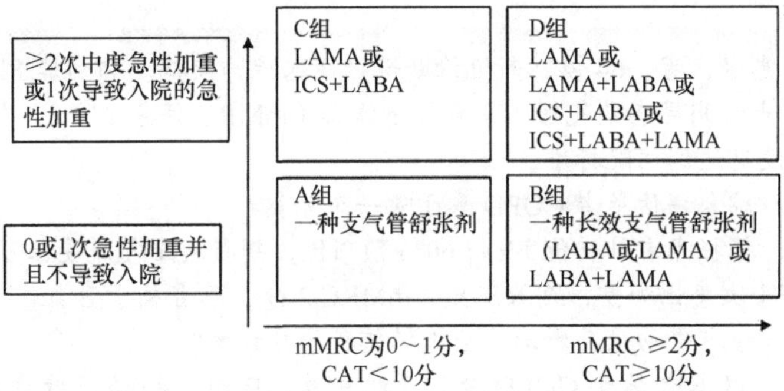

图 11-2-2　COPD 稳定期初始治疗推荐

【注】A 组患者，条件允许可推荐使用 LAMA；B 组患者，若 CAT ＞ 20 分，推荐起始使用 LAMA+LABA 联合治疗；D 组患者，若 CAT ＞ 20 分和血 EOS ≥ 300 个 /μl，可考虑 ICS+LABA+LAMA 三联治疗，尤其是重度或以上气流受限者

4. 稳定期药物治疗的随访及流程　对所有 COPD 患者，都应建立"评估—回顾—调整"长期随访的管理流程。给予初始治疗后，应注意观察患者对治疗的反应，重点评估呼吸困难和急性加重发生情况是否改善，然后根据情况调整治疗方案（图 11-2-3）。

（四）非药物治疗

非药物干预是稳定期 COPD 治疗的重要组成部分，与药物治疗起到协同作用。呼吸康复可减轻患者呼吸困难症状、提高运动耐力、改善生活质量、减轻焦虑和抑郁症状、减少急性加重后 4 周内的再住院风险。对于有呼吸困难症状的患者，呼吸康复应作为常规推荐。对于存在严重二氧化碳潴留（$PaCO_2$ ≥ 52mmHg，pH ＞ 7.30）的重度或极重度 COPD 患者，家庭无创正压通气可以改善症状、降低住院需求和病死率。此外，对于年龄＞ 65 岁的患者，推荐每年接种流感疫苗和每 5 年接种肺炎球菌疫苗，预防相应病原体感染，降低 COPD 患者的严重程度和病死率。

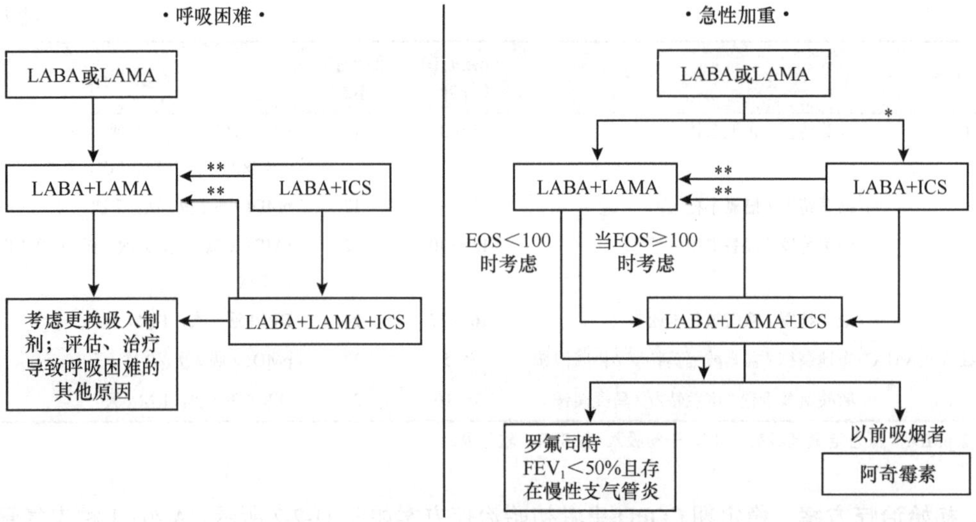

图 11-2-3　COPD 稳定期药物治疗的随访及流程

【注】如果初始治疗理想，维持原方案；如果不理想：①考虑达成治疗目标的最主要"可治疗特征"（呼吸困难 / 急性加重）；②如果都需要治疗，选择急性加重路径；③将患者对应于目前治疗方案的方框内，遵循治疗路径；④评估治疗、调整和回顾；⑤这一治疗方案维持不基于 ABCD 分组；EOS：血嗜酸性粒细胞计数（个 /μl）；* 若 EOS ≥ 300 个 /μl 或≥ 100 并且≥ 2 次中度急性加重或 1 次住院；** 若发生肺炎、存在初始禁忌证或对 ICS 无有效应答，应降级减少或更换 ICS

案例 11-2-1　患者，男，64 岁，新近诊断慢性阻塞性肺疾病。肺功能 FEV_1 60% 预测值，患者自诉在平路行走时明显感觉气短，需要停下休息（mMRC 评分 2 分）。在过去一年内有过 1 次急性加重，但没有达到住院标准。

问题 11-2-1-1　综合评估患者 COPD 属于哪一个分类？

解析 11-2-1-1　根据患者肺功能 FEV_1 60% 预测值，判断患者气流受限程度为 GOLD 2 级中度，患者既往有 1 次急性加重，无入院史，mMRC 2 分，患者属于 B 组。

问题 11-2-1-2　该患者初始药物治疗应选择何种治疗方案？

解析 11-2-1-2　该患者属于 GOLD 分级 2 级中度，B 组，初始治疗方案建议常规使用 LABA 或 LAMA 制剂。

六、急性加重期管理

（一）急性加重诱因

COPD 急性加重可由多种因素引起，其中气道黏液高分泌和痰液清除障碍均可增加急性加重风险。常见的是上呼吸道和气管、支气管感染。吸烟、空气污染、吸入变应原、气温变化等理化因素及稳定期治疗不规范或中断均可导致急性加重。误吸是部分患者反复急性加重的原因，应注意甄别。

（二）急性加重评估

COPD 急性加重通常分为：轻度（仅需要短效支气管扩张剂治疗）、中度（使用短效支气管扩张剂和抗菌药物，加用或不加用口服糖皮质激素治疗）和重度（需要住院或急诊、ICU 治疗）。

（三）急性加重的治疗

1. 分级治疗原则　根据 COPD 急性加重和合并症的严重程度，可选择在门诊或住院治疗。多数急性加重患者可在门诊接受支气管扩张剂、糖皮质激素及抗菌药物等治疗；对于出现以下任意

1 条的患者，考虑住院治疗：①出现严重的症状，如突发或加重的静息呼吸困难、呼吸频率增快、氧合下降、意识改变、嗜睡；②出现急性呼吸衰竭；③新出现体征或原有体征加重，如发绀、外周水肿；④初始治疗失败；⑤存在严重并发症，如心力衰竭、新发心律失常等；⑥重度慢阻肺；⑦频繁急性加重史；⑧高龄；⑨家庭或社区支持不足。

2. 药物治疗　支气管扩张剂是 COPD 急性加重的一线基础治疗，推荐优先选择单用 SABA 或联合 SAMA 吸入治疗。茶碱类药物在 β_2 受体激动剂、抗胆碱能药物治疗 12～24 小时后，病情改善不佳时可考虑联合应用，但需要监测和避免不良反应。

在中重度 COPD 急性加重患者中，全身使用糖皮质激素可改善第 1 秒用力呼气容积（forced expiratory volume in one second，FEV_1）、氧合状态和缩短康复及住院时间，推荐剂量为甲泼尼龙 40mg/d，治疗 5 天，静脉应用与口服疗效相当。长时间使用糖皮质激素可导致患者罹患肺炎及死亡的风险增加。与全身糖皮质激素相比，雾化 ICS 不良反应较小，可以替代或部分替代全身糖皮质激素。雾化吸入布地奈德（4～8mg/d）与静脉应用甲泼尼龙（40mg/d）在治疗 COPD 急性加重中的疗效相当，可作为 COPD 急性加重住院患者的起始治疗。因此，推荐在非危重患者中应用雾化 ICS，建议在应用短效支气管扩张剂雾化治疗的基础上联合雾化 ICS 治疗。

下呼吸道细菌感染是 COPD 急性加重最常见的原因，占 1/3～1/2。COPD 急性加重抗菌治疗的临床指征为：①同时具备呼吸困难加重、痰量增加和脓性痰这 3 个主要症状；②具备脓性痰和另一个主要症状；③需要有创或无创机械通气治疗。脓性痰是判断下呼吸道细菌负荷升高最敏感的指标；无论门诊还是住院患者，C 反应蛋白均有助于安全地降低抗菌药物的使用率，可作为是否启动抗菌治疗的参考；降钙素原对于疑似细菌感染或并发脓毒症的患者具有辅助诊断价值，用于辅助判断是否启动 COPD 急性加重的抗菌治疗尚需更多研究。不同的病程、肺功能损害严重程度、特定病原体感染的危险因素、既往抗菌药物应用史、稳定期痰细菌定植种类等因素均可影响致病菌谱。COPD 急性加重的常见致病菌包括流感嗜血杆菌、卡他莫拉菌、肺炎链球菌、铜绿假单胞菌和肠杆菌科细菌；相对少见的病原体包括肺炎衣原体、肺炎支原体、军团菌、金黄色葡萄球菌等。初始经验性抗菌治疗应对患者进行分组和覆盖常见的致病原，存在铜绿假单胞菌危险因素和预后不良危险因素的患者推荐使用更广谱的抗菌药物方案。病情较轻和可以接受口服药物治疗的患者，推荐口服抗菌药物作为一线治疗。静脉使用抗菌药物病情好转后，应考虑转换为口服治疗。抗菌药物治疗 2～3 天后需要评估疗效。若呼吸困难改善和脓性痰减少则提示治疗反应好，推荐抗菌疗程为 5～7 天；若初始治疗反应不佳，需重新评估并调整抗感染药物方案。

需住院治疗的患者如果有流感的流行病学、临床和实验室依据，推荐使用抗流感病毒药物奥司他韦、帕拉米韦或扎那米韦等。对于鼻病毒等其他呼吸道病毒感染，目前缺乏应用抗病毒药物治疗的依据。此外，COPD 急性加重病情反复与痰液分泌增多有关，可通过全身或雾化吸入药物、吸痰、物理排痰等方式辅助气道痰液清除。COPD 患者急性加重的初始经验性抗菌治疗详见附表 11-2-4。

3. 呼吸支持　控制性氧疗是 COPD 急性加重伴呼吸衰竭患者的基础治疗，氧流量调节应以改善患者的低氧血症、保证 SpO_2 88%～92% 为目标。与传统氧疗相比，经鼻高流量湿化氧疗供氧浓度更精确，加温湿化效果更好。无创机械通气是目前 COPD 急性加重合并Ⅱ型呼吸衰竭患者首选的呼吸支持方式。在积极的药物和无创通气治疗后，若患者的呼吸衰竭仍进行性恶化，出现危及生命的酸碱失衡和（或）意识改变时，宜启动有创机械通气治疗。

（四）出院、访视及预防

COPD 急性加重患者治疗后出院可参考的指标包括：①导致急性加重的诱发因素达到有效控制；②急性加重相关的病情明显改善，临床稳定 12～24 小时；③临床评估适合家庭医疗，吸入短效 β_2 受体激动剂应少于 1 次 /4 小时；④治疗方案转变为长期维持治疗方案。

COPD 急性加重患者出院时，需要全面评估临床表现和实验室指标；安排出院后的治疗，如是否需要长期氧疗、急性加重时所用的抗菌药物和糖皮质激素的撤停；制定稳定期药物治疗方案，并进行吸入技术等宣教；评价合并症并优化治疗；制定随访计划等。

患者出院后1～4周随访时，应评价患者对家庭日常生活环境的适应能力，评估患者对治疗方案的理解程度，再次评价药物吸入技术及是否需要长期家庭氧疗，考查患者体力活动和日常活动的能力，了解患者的症状（如mMRC或CAT问卷）及合并症的情况。12～16周应进行再次随访。对反复发生的急性加重需要经胸部CT判断是否存在支气管扩张或肺气肿，再次评价患者是否存在合并症，并给予相应治疗。

减少急性加重频率的预防措施包括戒烟、流感疫苗接种和肺炎球菌疫苗接种、长效支气管扩张剂吸入或联合ICS吸入、祛痰抗氧化剂等。减少COPD患者急性加重发生频率和住院次数的预防措施详见附表11-2-5。

案例 11-2-2 患者，女，61岁。因"反复咳嗽咳痰20余年，伴气促3年，再发加重半个月"入院。近1年来间断出现双下肢水肿，院外反复住院治疗。近半个月来再次出现咳嗽、咳痰，咳少许灰色脓痰，伴活动后气促，以上楼梯及快速活动后明显。使用沙丁胺醇、布地奈德雾化治疗效果不佳。行肺部CT提示：①右下肺感染性病变；②肺气肿。肺功能提示重度混合型肺通气功能障碍、最大通气量重度下降，支气管扩张试验阳性。有青霉素、头孢类过敏史。初步诊断：慢性阻塞性肺疾病急性加重期（重度）、慢性肺源性心脏病。

问题 11-2-2-1 患者入院后平喘药物可以选择哪些？

解析 11-2-2-1 患者诊断COPD急性加重期（重度），活动后喘息气促明显，使用沙丁胺醇、布地奈德雾化治疗效果不佳，可考虑予以静脉甲泼尼龙40mg/d，同时加用SAMA吸入治疗，如症状仍然存在，可考虑加用全身用茶碱，进一步缓解喘息症状。

问题 11-2-2-2 针对患者肺部感染情况，可考虑选用的药物有哪些？

解析 11-2-2-2 考虑患者近期有住院史及抗菌药物使用史，具有铜绿假单胞菌（*Pseudomonas aeruginosa*，PA）感染危险因素［感染的危险因素包括：①既往痰培养PA阳性；②90天内住院并有抗菌药物静脉应用史；③极重度COPD（FEV_1占预计值% < 30%）；④近2周全身性应用糖皮质激素，如泼尼松 > 10mg/d］，患者对青霉素和头孢类抗生素都过敏，在未取得痰培养及药敏试验结果前，经验性选择对铜绿假单胞菌敏感的喹诺酮类药物治疗。

（郭　维　黄怡菲）

第三节　慢性咳嗽

一、定义与流行病学

咳嗽是机体的防御性神经反射，有利于清除呼吸道分泌物和有害因子。按照时间分类，成人咳嗽可分为急性咳嗽（< 3周）、亚急性咳嗽（3～8周）和慢性咳嗽（> 8周）。慢性咳嗽在不同国家和地区的发病率存在差异，目前我国尚无全国性流行病学调查数据，2022年一篇综述发表了对我国36个流行病学调查结果，结果显示我国成人慢性咳嗽患病率为1.55%～24.04%，以30～40岁年龄段最多，男女比例接近。

二、病因和发病机制

慢性疾病的病因多种多样，其中最常见的包括咳嗽变异性哮喘（cough variant asthma，CVA）、鼻后滴流综合征（postnasal drip syndrome，PNDS/UACS）、嗜酸性粒细胞性支气管炎（eosinophilic bronchitis，EB）、变应性咳嗽（atopic cough，AC）及胃食管反流性咳嗽（gastroesophageal reflux cough，GERC），这些疾病占慢性咳嗽病因的70%～95%。此外还应注意药物如ACEI引起的咳嗽，其他慢性咳嗽少见病因还包括咽喉、气管、肺部、纵隔、心血管等方面疾病。各种常见引起慢性咳嗽的疾病表现及特征见表 11-3-1。

表 11-3-1　常见引起慢性咳嗽的临床表现与特征

疾病	临床表现	特征
CVA	咳嗽是唯一主要临床表现，主要为刺激性干咳	PEF 平均昼夜变异率＞10%；通常情况下支气管扩张剂治疗有效
PNDS/UACS	除咳嗽咳痰外，还可有鼻塞、鼻腔分泌物增加、频繁清嗓及咽后黏液附着、鼻后滴流感	基础疾病以鼻炎、鼻窦炎为主，需针对性治疗或经验性治疗有效后确认；也可能与慢性咽喉炎、慢性扁桃体炎等咽喉部疾病相关
EB	咳嗽但无气道高反应性，无喘息、呼吸困难等气流受限症状	肺通气功能和 PEF 变异率正常；气道嗜酸性粒细胞浸润，痰嗜酸性粒细胞增高，约 1/3 合并变应性鼻炎；对糖皮质激素反应良好
AC	刺激性干咳，通气功能正常，无气道高反应	痰嗜酸性粒细胞比例正常；支气管激发试验阴性；具有特应质，糖皮质激素及抗组胺药物治疗有效
GERC	咳嗽，伴反酸、胸骨后灼烧感及嗳气，进食酸性、油腻食物易诱发、加重咳嗽	食管反流监测 AET＞6% 和 SAP≥95%；采用抑酸、促胃动力药抗反流治疗后咳嗽明显减轻或消失

【注】PEF 即 peak expiratory flow，呼气流量峰值，AET 即 acid exposure time，酸暴露时间，SAP 即 symptom association probability，症状相关概率

咳嗽反射弧由咳嗽外周感受器、迷走传入神经、咳嗽高级中枢、传出神经及效应器组成。刺激支配气管、肺的 C 纤维及有髓机械受体（Aδ 纤维），可直接诱发咳嗽。此外，分布于上气道、咽喉、食管及外耳道的迷走神经及其分支受到刺激也能诱导咳嗽发生。咳嗽受延髓咳嗽中枢控制，大脑皮质对此有调节作用。咳嗽高敏感性与瞬时受体电位（transient receptor potential，TRP）通路激活、气道炎症、神经通路及咳嗽中枢易化相关。

三、诊断原则

对于慢性咳嗽患者应详细询问病史，包括诱发因素、临床表现、患者吸烟史、用药史及可能的职业暴露情况，根据病史选择相关检查。主要诊断检查包括影像学检查、诱导痰细胞学检查、肺通气功能和气道反应性检查、FeNO 检测、食管反流监测、变应原检测等。

对于慢性咳嗽的诊断，考虑到在我国 EB、CVA 是常见病因，建议一线检查包括肺通气功能检查、支气管激发试验和诱导痰细胞学检查，采用 FeNO 进行气道炎症检查初筛。食管反流监测、支气管镜、鼻咽镜等，作为二线检查。对于伴随有咯血、呼吸困难、吞咽困难、发音困难、体重减轻、发热、下肢水肿等症状的患者，应警惕可能有严重疾病如心衰或肿瘤，建议进一步排查。诊断流程按照先考虑常见病，后考虑少见病的原则，诊治同步或顺序进行。

四、治疗用药

（一）经验性治疗

病因诊断是慢性咳嗽诊治成功的关键，但在客观条件有限时，在病因诊断不明确情况下，可以根据病情和可能的诊断给予相应治疗方案，通过治疗效果确立或排除诊断。通常情况下，经验性诊断根据常见病因，结合病史确定相应治疗措施。根据临床特征，可将主要常见病因分为激素敏感性咳嗽（CVA、EB、AC）、UACS 和 GERC 进行经验性治疗。PNDS/UACS 患者通常伴有鼻炎、鼻窦炎等基础疾病，治疗方案根据基础疾病也有所区别，其治疗方案可参照本章“急慢性鼻炎”一节，GERC 治疗方案可以参照消化系统疾病药物治疗相关章节，这里不再赘述。

1. CVA 的治疗推荐　推荐吸入 ICS 治疗。此外，联合支气管扩张剂，如 LABA 能更快速缓解咳嗽症状，治疗疗程≥8 周，可参考哮喘治疗模式，在治疗过程中及时评估和调整治疗方案。对于症状、气道炎症较 ICS 治疗不佳患者，可考虑短期口服糖皮质激素治疗，如泼尼松 10～20mg/d，持续 3～5 天。白三烯受体拮抗剂、苏黄止咳胶囊也有一定疗效。对于 ICS 治疗 4 周以上无效患者，

应重新评估是否存在其他疾病可能。

2. EB 的治疗推荐 首选 ICS 治疗，疗程≥ 8 周，初始可联合泼尼松 10～20mg/d 口服，连续 3～5 天。

3. AC 的治疗推荐 吸入 ICS 和（或）口服抗组胺药物，如氯雷他定，10mg/ 次，口服，1 次 / 天；西替利嗪，10mg/ 次，口服，1 次 / 天。服用疗程≥ 4 周，初期可加用小剂量糖皮质激素口服，3～5 天。

（二）对症治疗

对于严重咳嗽，如剧烈干咳或频繁咳嗽导致睡眠受到影响，可适当予以镇咳治疗。常见镇咳药物的种类及使用方法见表 11-3-2。对于痰多不易咳出患者，可考虑使用祛痰药物治疗，常见用法用量见表 11-3-3。

表 11-3-2 常见镇咳药物的种类及使用方法

种类	药物	用法用量（成人）	注意事项
中枢性镇咳（依赖性）	可待因	15～30mg/ 次，30～90mg/d；极量：片剂为 90mg/ 次，240mg/d；糖浆为 100mg/ 次，250mg/d	妊娠期和哺乳期妇女禁用；18 岁以下人群禁用；CYP2D6 超快代谢者禁用
中枢性镇咳（非依赖性）	右美沙芬	片剂、糖浆剂、颗粒剂：15～30mg/ 次，3～4 次 / 天；缓释片剂：30mg/ 次，2 次 / 天	妊娠 3 个月内和哺乳期妇女禁用；使用单胺氧化酶抑制剂停药未满 2 周患者不得使用；不与抗抑郁药合用；缓释片不可掰碎
	喷托维林	25mg/ 次，3～4 次 / 天	偶有便秘、轻度头晕头痛、嗜睡、口干不良反应
外周性镇咳	那可丁	片剂：10～20mg/ 次，3 次 / 天；糖浆：4～10ml/ 次，3～4 次 / 天（300mg/ml）	偶有轻微头痛、嗜睡、恶心
	苯丙哌林	片剂、胶囊、口服液：20～40mg/ 次，3 次 / 天；缓释片：40mg/ 次，2 次 / 天	建议正片吞服，勿嚼，以免引起口腔麻木

表 11-3-3 常见口服祛痰药的种类及使用方法

药物	用法用量（成人）	注意事项
氨溴索	片剂、分散片、泡腾片、咀嚼片：30～60mg/ 次，3 次 / 天；口腔崩解片：30mg/ 次，3 次 / 天。颗粒：治疗初 2～3 日，30mg/ 次，3 次 / 天。随后 30mg/ 次，2 次 / 天。胶囊：① 30mg 规格：30mg/ 次，3 次 / 天，长期服用减为 2 次 / 天；② 60mg 规格：60mg/ 次，2 次 / 天；缓释片、缓释胶囊：75mg/ 次，1 次 / 天。口服溶液：① 0.3% 规格：在治疗初 2～3 日，10ml/ 次，3 次 / 天。随后 10ml/ 次，2 次 / 天；② 0.6% 规格：有两种用法。A. 在治疗的最初 2～3 日，5ml/ 次，3 次 / 天。随后 5ml/ 次，2 次 / 天。B.10ml/ 次，2 次 / 天。糖浆：10ml/ 次，2 次 / 天。滴剂：在治疗初 2～3 日，2ml/ 次，3 次 / 天；随后 2ml/ 次，2 次 / 天	妊娠 3 个月内妇女禁用
乙酰半胱氨酸	片剂：0.2g/ 次，2～3 次 / 天；泡腾片：0.6g/ 次，1～2 次 / 天，温开水溶解后服用	支气管哮喘或支气管痉挛史患者慎用，胃溃疡或胃溃疡病史患者慎用
溴己新	8～16mg/ 次，3 次 / 天，推荐饭后服用	胃溃疡或胃溃疡病史患者慎用；偶有氨基转移酶升高，通常为一过性
桉柠蒎	0.3g/ 次，2 次 / 天，餐前半小时服用	凉开水送服，禁用热开水；不可打开或嚼破后服用
羧甲司坦	片剂：0.25～0.50g/ 次，3 次 / 天；口服溶液：0.25～0.50g（10ml）/ 次，3 次 / 天；泡腾片：0.50g/ 次，1～2 次 / 天	妊娠、哺乳期妇女慎用；消化道溃疡者慎用
愈创木酚甘油醚	片剂：0.2g/ 次，3～4 次 / 天；颗粒剂：0.2g/ 次，4 次 / 天；糖浆：5～10ml/ 次，3 次 / 天	肺出血、肾炎、急性肠胃炎患者禁用；妊娠 3 个月内妇女禁用

案例 11-3-1　患者，男，48 岁，因“反复咳嗽 2 年余，再发加重半个月”入院。咳嗽伴少量黏痰，咳嗽程度早晨较重，无呼吸困难或喘息，也无鼻炎或胃食管反流，也没有接触任何已知的致敏物质。肺通气功能和 PEF 变异率正常，血清总免疫球蛋白 IgE 正常，高渗痰标本显示明显的嗜酸性粒细胞增多（33%；正常范围 0±1%），在使用布地奈德吸入剂 200mg 后，症状有所缓解。

问题 11-3-1-1　患者最可能的咳嗽原因是什么？

解析 11-3-1-1　患者肺通气功能和 PEF 变异率正常；无鼻炎和胃食管反流病，也无过敏物质接触，但痰嗜酸性粒细胞增高，且对糖皮质激素布地奈德反应良好，患者最可能的咳嗽原因是嗜酸性粒细胞性支气管炎 EB 引起的咳嗽。

问题 11-3-1-2　针对该患者，应该如何用药治疗？

解析 11-3-1-2　EB 对糖皮质激素反应良好，治疗后咳嗽很快消失或明显减轻。建议首选 ICS（丙酸氟替卡松气雾剂等）治疗，持续应用 8 周以上。初始治疗可联合口服泼尼松 10～20mg/d，持续 3～5 天。半数以上的 EB 患者治疗缓解后会复发，合并鼻炎和持续性嗜酸性粒细胞炎症是复发的危险因素。

案例 11-3-2　患者，女，20 岁，因“无规律性咳嗽 2 年余”入院。患者有吸烟史，目前已戒烟，戒烟前每年抽 40 包烟，戒烟后咳嗽无好转。咳嗽类型主要为干咳，偶尔有缓解期，没有季节性规律，也无伴随症状如发热或喘息。患者无胃灼热或胸骨后疼痛。消化内镜显示存在糜烂性消化性食管炎，胃窦严重充血，考虑存在反流性食管炎。

问题 11-3-2-1　什么是反流性食管炎引起的咳嗽，如何进行药物治疗？

解析 11-3-2-1　反流性食管炎是因胃酸和其他胃内容物反流进入食管，导致以咳嗽为突出表现的临床综合征，属于胃食管反流病（GERD）的一种特殊类型，是慢性咳嗽的常见原因。药物治疗为，①抑酸药物：推荐抑酸药物，包括 PPI（奥美拉唑等）和钾离子竞争性酸拮抗剂（如伏诺拉生）作为 GERC 的首选治疗方法。PPI 的抑酸效果和症状缓解速度佳，但需餐前半小时或 1 小时服用。无 PPI 时也可选用 H_2 受体拮抗剂，如西咪替丁、法莫替丁等。②促胃动力药：促胃动力药（莫沙必利等）对缓解 GERD 相关症状可能有效，建议对于 GERC 患者，可在抑酸基础上联用促胃动力药。抗反流治疗疗程至少 8 周，逐步减量。

问题 11-3-2-2　针对 GERC 患者，生活上有何建议？

解析 11-3-2-2　针对 GERC 患者，可从生活习惯进行改善。患者应避免酸性食物和饮料、含碳酸饮料或辛辣食物、酒精和烟草，最好少吃多餐。此外，可以抬高床头，避免睡觉前喝水，减少反流的发生。

（周　轶　黄怡菲）

第四节　哮　喘

一、定义与流行病学

（一）定义

支气管哮喘（bronchial asthma），简称哮喘，是由多种细胞（如嗜酸性粒细胞、肥大细胞、T 淋巴细胞、中性粒细胞、气道上皮细胞等）和细胞组分参与的气道慢性炎症性疾病，导致气道高反应性增加，通常伴有广泛多变的可逆性气流受限，从而引起反复发作的喘息、气促、胸闷或咳嗽等症状，常在夜间和（或）清晨发作或加剧，多数可自行缓解或经药物治疗后好转。

（二）流行病学

哮喘是常见的呼吸系统慢性疾病之一，不同国家患病率为1%～18% 不等。根据 2015 年全球疾病负担研究结果显示，全球哮喘患者达 3.58 亿，患病率较 1990 年增加了 12.6%。2019 年《柳叶刀》发布的一项对我国 20 岁以上 57 779 名成人开展的“中国成人肺部健康研究”（CPH Study）调查表明，研究人群中哮喘患病率为 4.2%，其中，71.2% 的患者此前未得到过明确诊断，26.2% 的患者存在肺功能气流受限，我国人群哮喘控制水平仍有待提升。

二、病因和发病机制

（一）病因

目前普遍认为，哮喘的病因包括遗传因素和环境因素两个方面。

1. 遗传因素 哮喘与多基因遗传相关，具有明显家族聚集现象。哮喘遗传易感基因与气道高反应、IgE 调节和特应性相关。

2. 环境因素 变应原（如尘螨、花粉等），职业相关过敏原（如乳胶等），药物（如阿司匹林等），食物及添加成分（如牛奶、鸡蛋、海鲜及调味品等），烟草及空气污染（如二氧化硫、一氧化氮、甲醛等）都可能诱发哮喘发作，此外精神紧张、感染、剧烈运动等，也可能成为哮喘发作的诱因。

（二）发病机制

1. 气道炎症 - 免疫机制

（1）气道炎症形成机制 患者受到变应原刺激后，淋巴细胞合成 IgE，结合肥大细胞、嗜碱性细胞和嗜酸性细胞的特异性受体，使机体处于致敏状态，当变应原再次进入体内，与细胞表面的 IgE 交联，释放炎症介质。

（2）气道高反应性 目前认为气道高反应性是导致气道高反应的重要机制之一。气道对各种刺激因子如变应原、理化因素、运动、药物等呈现的高度敏感状态，表现为患者接触这些刺激因子时气道出现过强或过早的收缩反应。

（3）气道重构 表现为气道上皮细胞黏液化生、平滑肌肥大 / 增生、上皮下胶原沉积和纤维化、血管增生等，多出现在反复发作、长期未良好控制的哮喘患者，是哮喘的重要病理特征。

2. 神经调节机制 β 受体功能低下、迷走神经张力亢进、胆碱能神经乙酰胆碱释放增多都与哮喘发作有关。此外，非肾上腺素能非胆碱能神经系统释放的神经递质平衡失调也可引起支气管平滑肌收缩。

三、诊 断

（一）症状和体征

1. 症状 典型的症状为反复发作性喘息、气促，伴或不伴胸闷或咳嗽，夜间及晨间多发。此外临床上还存在无喘息症状、也无哮鸣音的不典型哮喘，患者仅表现为反复咳嗽、胸闷或其他呼吸道症状。

2. 体征 发作时典型的体征是双肺可闻及广泛的哮鸣音，呼吸音延长。

（二）检查

1. 支气管扩张试验阳性 吸入支气管扩张剂后，FEV_1 增加＞ 12%，且 FEV_1 绝对值增加＞ 200ml；或抗炎治疗 4 周后与基线值比较 FEV_1 增加＞ 12%，且 FEV_1 绝对值增加＞ 200ml（除外呼吸道感染）。

2. 支气管激发试验阳性 一般应用吸入激发剂为醋甲胆碱或组胺，通常以吸入激发剂后 FEV_1

下降≥ 20%，判断结果为阳性，提示存在气道高反应性。

3. 呼气流量峰值（peak expiratory flow，PEF） 平均每日昼夜变异率＞ 10%，或 PEF 周变异率＞ 20%。符合上述症状和体征，同时具备上述气流受限客观检查中的任一条，并除外其他疾病所引起的喘息、气促、胸闷及咳嗽，可以诊断为哮喘。

四、分期与分级

（一）分期

根据临床表现，哮喘可分为急性发作期、慢性持续期和临床控制期。

1. 急性发作期　喘息、气促、咳嗽、胸闷等症状突然发生，或原有症状加重，并以呼气流量降低为特征，接触变应原、刺激物或呼吸道感染为常见诱发因素。

2. 慢性持续期　每周不同频率和（或）不同程度地出现喘息、气促、胸闷、咳嗽等症状。

3. 临床控制期　无喘息、气促、胸闷、咳嗽等症状 4 周以上，1 年内无急性发作，肺功能正常。

（二）分级

1. 病情严重程度分级　指患者非急性发作期，用于初始治疗时对哮喘严重程度的判断，作为患者选择药物治疗方案的重要依据。根据临床特点，可将哮喘病情严重程度分为间歇状态、轻度持续、中度持续和重度持续 4 级，见附表 11-4-1。

2. 急性发作严重程度分级　哮喘急性发作程度轻重不一，可在数小时或数天内出现，偶尔也可在数分钟内即危及生命，故应对病情做出正确评估，以便给予及时有效的紧急治疗。哮喘急性发作时严重程度，可分为轻度、中度、重度和危重 4 级，见附表 11-4-2。

五、评　　估

哮喘评估主要包括两方面：症状控制评估和导致未来不良转归危险因素控制评估。这两方面应单独评估，患者即使哮喘控制良好，仍可能具有急性发作的高风险。

（一）症状控制评估

哮喘控制是指哮喘症状一定程度减轻或者消除，哮喘症状控制与否是患者遗传因素、疾病进展、治疗实施、环境及社会心理等多方因素作用的结果。根据患者症状、用药情况等可分为良好控制、部分控制、未控制 3 个水平，见附表 11-4-3。通过哮喘控制水平判断，可以确定治疗方案，调整控制药物。哮喘症状控制不佳，是未来急性发作的危险因素。

（二）急性发作风险评估

急性发作独立风险因素包括最近 1 年内急性发作次数≥ 1，依从性差，不正确使用吸入制剂，FEV_1 低（特别是＜ 60% 预测值），慢性鼻窦炎、吸烟和血嗜酸性粒细胞增多。此外，导致急性发作的风险因素还包括药物使用因素（如吸入性糖皮质激素用量不足），环境因素（吸烟、接触过敏原、空气污染）等。

六、治　　疗

（一）治疗目标

哮喘管理目标是使患者哮喘症状得以很好控制，并减少哮喘相关致死、急性发作、持续气流受限的风险因素，同时降低药物治疗的不良反应。哮喘急性发作期的治疗目的在于尽快缓解症状、解除气流受限和改善低氧血症，同时还需要制定长期治疗方案以预防再次急性发作。

（二）药物治疗

哮喘的治疗药物包括控制治疗药物、缓解药物，以及用于重度哮喘治疗的生物靶向药物。控制治疗药物是指通过抗炎作用维持哮喘临床控制，需要每日并长时间维持使用的药物。包括 ICS、全身性激素、白三烯调节剂、LABA、吸入性抗胆碱能药物、缓释茶碱、甲磺司特、色甘酸钠等。缓解治疗药物又称急救药物，当患者哮喘加重或急性发作时，可以按需使用，迅速缓解症状。这类药物也推荐用于短期预防运动导致的支气管狭窄。其中包括 SABA、短效茶碱和全身性激素等。此外，用于重症哮喘的治疗药物还包括生物靶向药物，如抗 IgE 单克隆抗体、抗 IL-5 单克隆抗体、抗 IL-5 受体单克隆抗体和抗 IL-4 受体单克隆抗体等。各部分药物介绍见本章第一节总论。

1. 治疗用药

（1）糖皮质激素　是最有效的控制哮喘气道炎症的药物。慢性持续期哮喘主要通过吸入和口服途径给药，其中，吸入为首选途径。目前，各种装置吸入药物已成为治疗慢性气道疾病的常用方法，常见装置吸入药物类型包括压力定量吸入剂（pressurized metered dose inhaler，pMDI）、干粉吸入剂（dry powder inhaler，DPI）、软雾吸入剂（soft mist inhaler，SMI）。常用的ICS每日低、中、高剂量见表 11-4-1。

表 11-4-1　常用 ICS 每日低、中、高剂量（成人及≥ 12 岁青少年）

药物	每日剂量（μg）		
	低剂量	中剂量	高剂量
丙酸倍氯米松（pMDI，标准颗粒）	200～500	＞500～1000	＞1000
丙酸倍氯米松（pMDI，超细颗粒）	100～200	＞200～400	＞400
布地奈德（DPI 或 pMDI，标准颗粒）	200～400	＞400～800	＞800
环索奈德（pMDI，超细颗粒）	80～160	＞160～320	＞320
丙酸氟替卡松（DPI）	100～250	＞250～500	＞500
丙酸氟替卡松（pMDI，标准颗粒）	100～250	＞250～500	＞500

对于大剂量 ICS+LABA 仍不能控制的慢性重度持续性哮喘，可以加用小剂量口服糖皮质激素（oral corticosteroids，OCS）维持治疗。一般使用半衰期较短的激素（如泼尼松等），推荐采用每天或隔天清晨顿服给药的方式，以减少外源性激素对下丘脑 - 垂体 - 肾上腺轴的抑制作用。泼尼松的维持剂量宜≤ 10mg/d 或等效剂量其他激素。关于 OCS 维持治疗的疗程目前尚缺乏临床研究的证据。患者在使用时应评估其肾上腺抑制风险，并监测相关不良反应，对于预计治疗≥ 3 个月患者可以考虑适当给予预防骨质疏松的药物。

（2）β_2 受体激动剂

1）长效 β_2 受体激动剂（LABA）舒张支气管平滑肌的作用可维持 12 小时以上。目前在我国临床使用的吸入型 LABA 主要有沙美特罗和福莫特罗，以及超长效（维持时间 24 小时）的茚达特罗、维兰特罗及奥达特罗等，可通过气雾剂、干粉剂等装置给药。福莫特罗起效最快，也可作为缓解药物按需使用。长期单独使用 LABA 有增加哮喘死亡的风险，不推荐长期单独使用 LABA 治疗。ICS+LABA 具有协同抗炎平喘作用，可增加患者依从性、减少大剂量 ICS 不良反应，尤其适合中至中度慢性持续哮喘患者长期治疗。

2）短效 β_2 受体激动剂（SABA）作用持续时间通常为 4～6 小时，常用药物有沙丁胺醇、特布他林、丙卡特罗、班布特罗等，前三种有可供吸入的气雾剂、干粉剂和雾化溶液。不良反应包括骨骼肌震颤、低血钾、心律失常等，口服途径不良反应发生更加明显。SABA 作为缓解药物，不宜长期、单一、过量使用（如一年使用超过 3 瓶的含 200 吸的药物，或者平均日剂量超量），可增加哮喘急性发作的风险。

（3）吸入性抗胆碱能药物　包括短效抗胆碱药物（SAMA）异丙托溴铵和长效抗胆碱药物（LAMA）噻托溴铵，具有一定的支气管扩张作用，但较 β_2 受体激动剂弱，起效也较慢。抗胆碱药物可通过气雾剂、干粉剂和雾化溶液给药。复方异丙托溴铵（异丙托溴铵与沙丁胺醇复合制剂）是治疗哮喘急性发作的常用药物。新近上市的ICS+LABA+LAMA三联复合制剂糠酸氟替卡松-维兰特罗-乌美溴铵干粉剂、布地奈德-福莫特罗-格隆溴铵气雾剂，都是在ICS+LABA复合制剂基础上再加上LAMA，重度哮喘患者使用吸入的三联复合制剂更为方便。

（4）白三烯调节剂 包括白三烯受体拮抗剂（leukotriene receptor antagonist，LTRA）和5-脂氧合酶抑制剂，是ICS之外可单独应用的长期控制性药物之一，可作为轻度哮喘的替代治疗药物和中重度哮喘的联合用药。在我国主要使用的LTRA，包括孟鲁司特钠、扎鲁司特、普仑司特。LTRA可减轻哮喘症状、改善肺功能、减少哮喘的恶化，但其抗炎作用不如ICS，尤其适用于伴有过敏性鼻炎、阿司匹林哮喘、运动性哮喘患者的治疗，该药物在我国临床应用已有20多年，总体是安全、有效的。但是近期美国FDA发出警示，使用白三烯受体拮抗剂时要注意出现精神症状的不良反应。

（5）茶碱 对于ICS或ICS+LABA治疗后哮喘仍未控制的患者，可加用缓释茶碱或缓释氨茶碱维持治疗。此外，茶碱类药物还可以用作急性发作缓解用药。研究结果显示，茶碱的代谢有种族差异性，中国人与美国人相比，血浆药物分布浓度高，总清除率低。因此，中国人给予较小剂量的茶碱即可起到治疗作用。茶碱的不良反应有恶心呕吐、心律失常、血压下降及多尿等，茶碱使用后血药浓度的个体差异大，建议开展治疗药物监测。常见茶碱类药物还包括氨茶碱、多索茶碱、二羟丙茶碱，其中多索茶碱较氨茶碱不良反应较轻，双羟丙茶碱作用较弱，不良反应较少。

（6）甲磺司特 选择性Th_2细胞因子抑制剂，可抑制IL-4、IL-5的产生和IgE的合成，减少嗜酸性粒细胞浸润，减轻气道高反应性。成人用量为每次100mg，一日3次。该药可抑制过敏原皮内反应，可能出现假阴性结果，过敏原皮试前应停用。

（7）色甘酸钠 稳定肥大细胞膜，抑制肥大细胞释放组胺等致敏介质，干粉喷雾剂、气雾剂适用于过敏性哮喘患者的治疗。

（8）抗IgE单克隆抗体 目前国内已批准上市的具有哮喘治疗适应证的生物靶向药物有奥马珠单抗（omalizumab），用于确诊为IgE介导的6岁及以上儿童及成人中至重度持续型过敏性哮喘患者。

2. 初始治疗方案 目前哮喘治疗方案中，缓解药物主要有ICS-福莫特罗和SABA两种。研究结果显示，与SABA作为缓解药物相比，ICS-福莫特罗作为缓解药物在哮喘控制方面效果相当，但可减少严重急性发作的风险。成人及≥12岁青少年哮喘患者初始药物治疗分为5级，见表11-4-2。

表11-4-2 青少年（≥12岁）及成人哮喘患者初始药物治疗选择

分级	第1级	第2级	第3级	第4级	第5级
症状出现频次	＜2次/月	≥2次/月，但＜4天/周	大多数时间都有症状	每日出现	第4级治疗仍控制不佳
夜间憋醒频次	—	—	≥1次/周	≥1次/周	
肺功能	正常	—	—	低	
治疗方案	①低剂量ICS-福莫特罗，按需使用；②SABA联合ICS缓解	①低剂量ICS-福莫特罗，按需使用；②低剂量ICS维持+SABA缓解	①低剂量ICS-福莫特罗维持和缓解；②低剂量ICS-LABA维持，SABA缓解	①中等剂量ICS-福莫特罗作维持，低剂量ICS-福莫特罗缓解；②中等-大剂量ICS-LABA维持，SABA缓解	①高剂量ICS-福莫特罗，加用LAMA；②根据表型，考虑是否予以抗IgE抗体，抗IL-5/IL-5受体抗体，或抗IL-4受体抗体治疗
其他治疗方案（ICS-福莫特罗或SABA作为缓解药物）		每日使用LTRA	①中等剂量ICS；②加用LTRA；③加用缓释茶碱；④加用甲磺司特	①加用LAMA或LTRA；②加用缓释茶碱；③加用甲磺司特；④严重未控制重症哮喘患者可考虑短期使用口服糖皮质激素	①加用阿奇霉素（成人，每周3次，超适应证）；②加入LTRA；③加入低剂量口服糖皮质激素

以ICS-福莫特罗为缓解药物的方案为优先推荐方案，与SABA作为缓解药物相比，ICS-福莫特罗在哮喘控制方面效果相当，但减少严重急性发作的风险。对于没有急性发作又不愿使用ICS-福莫特罗时，可考虑使用SABA作为缓解药物，在第1级时使用低剂量ICS和SABA作为缓解药物，在第2～5级，使用含ICS吸入制剂每日规律治疗，使用SABA作为缓解药物。在第4级中，对于使用低-中等剂量ICS-LABA仍有持续哮喘未控制患者，≥6岁患者可考虑加入噻托溴铵，≥18岁患者考虑使用三联吸入制剂。第5级中，对多数人群，增加ICS剂量可能获益不明显，而不良反应增加。因此，高剂量ICS-LABA仅推荐适用于3～6个月使用中等剂量ICS+LABA和（或）其他控制方案，如应用LTRA或缓释茶碱，哮喘控制仍不佳的患者。对于成人使用高剂量ICS-LABA有持续哮喘症状的患者，可考虑增加阿奇霉素（超适应证）。在加用阿奇霉素前，需要确认痰培养检查是否有非典型分枝杆菌，心电图检查是否有Q-T间期延长，另外使用阿奇霉素可能有增加细菌耐药的风险。

3. 治疗方案调整 整个哮喘治疗过程中需要连续对患者进行评估、调整并观察治疗反应。控制性药物的升降级应按照阶梯式方案选择。

（1）升级治疗

1）每日剂量调整：对于缓解吸入药物为联合制剂布地奈德-福莫特罗或倍氯米松-福莫特罗（采用或不采用ICS-福莫特罗维持治疗）的患者，根据症状，每日调整按需使用ICS-福莫特罗次数，可以降低3～4周内进展成需要口服糖皮质激素的严重急性发作风险。

2）短期升级（1～2周）：1～2周内增加维持ICS剂量，如病毒感染或季节性过敏。

3）维持升级（至少2～3个月）：如果哮喘症状控制不佳，可考虑升级治疗，2～3个月后再次评估，如果没有治疗效果，应降到之前水平，选择其他替代治疗方案。

（2）降级治疗 当患者持续3个月症状控制良好，肺功能稳定时，可考虑予以降阶梯治疗，以找到维持哮喘控制的最低有效治疗剂量。若患者存在急性发作危险因素时，降阶梯同时需加强监测。哮喘降级治疗方案见图11-4-1。

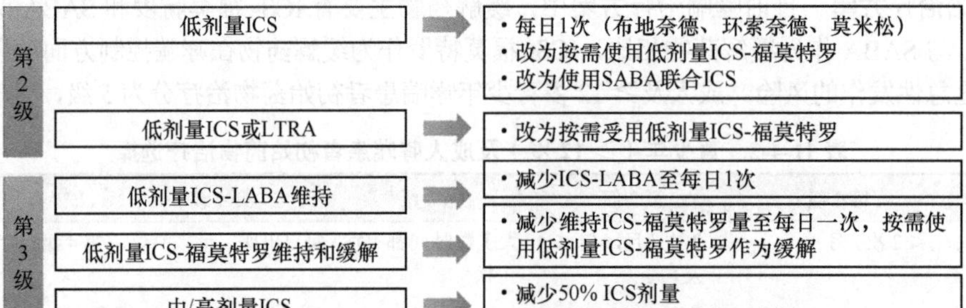

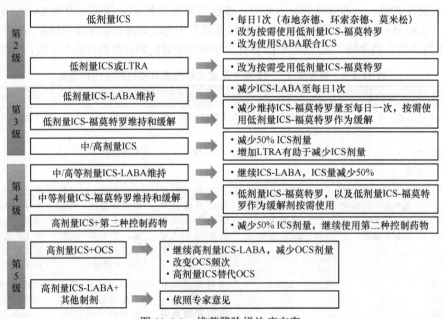

图11-4-1 推荐降阶梯治疗方案

4. 哮喘急性发作的治疗 哮喘急性发作是指患者喘息、气促、胸闷、咳嗽等症状短时间内出现或加重，肺功能恶化，需要予以额外的缓解药物治疗。如患者具有以下高危因素，急性发作时应尽早到医院就诊，包括：曾有过气管插管和机械通气濒于致死性哮喘病史；近1年因哮喘发作入院或急诊就诊；最近停用或正在使用口服激素；目前未使用 ICS；每月使用 SABA 超过 1 支；有心理疾病或社会心理问题，包括使用镇静剂；依从性差；有食物过敏史。

轻度和部分中度急性发作的哮喘患者可在家庭中自我处理。SABA 是缓解哮喘症状最有效的药物，患者可根据病情轻重每次使用 2～4 喷，一般间隔 3 小时重复使用，直到症状缓解。在使用 SABA 时应该同时增加控制治疗药物（如 ICS）的剂量，增加的 ICS 剂量至少是基础使用剂量的两倍。若初始治疗和增加控制治疗 2～3 天后患者症状未完全缓解；或者症状迅速加重；或既往有突发严重急性发作史，应口服激素（泼尼松 0.5～1.0mg/kg）治疗 5～7 天。必要时到医院就诊。中重度急性发作患者应该按照上述介绍的方法自我处理，同时尽快到医院就诊。

案例 11-4-1 患者，女，74 岁。身高 160cm，体重 65kg。因“反复咳嗽喘息 23 年，再发加重 5 天”入院。3 年前出现感冒后咳嗽喘息，对花粉、粉尘、烟雾敏感，伴咳白色稀薄痰，诊断为“支气管哮喘”，长期使用沙美特罗替卡松吸入粉雾剂，1 吸 / 次，2 次 / 天；近 1 年开始出现活动后体力下降，爬 4～5 楼后气喘，休息后缓解，因急性加重入院 2 次。5 天前，患者诉受凉后咽痛，剧烈咳嗽、喘息，伴明显胸闷，咳大量白痰，吸入沙美特罗替卡松吸入粉雾剂、吸氧后无明显好转，急诊就诊。无吸烟史。否认传染病史，否认食物、药物过敏史。查体：T 37.9℃，HR 128 次 / 分，RR 30 次 / 分，BP 107/85mmHg，神志清楚，端坐呼吸，说话不成句。双肺可闻及广泛呼气相哮鸣音，伴呼气相延长，未闻及湿啰音。实验室检查：血常规示 WBC 10.92×10^9/L，N% 84.3%，Hb 121g/L，PLT 309×10^9/L；CRP 10.81mg/L。肺部 CT 结果示双肺支气管炎、右肺中叶考虑感染性病变。初步诊断：支气管哮喘急性发作；肺部感染

问题 11-4-1-1 该患者应该如何用药缓解急性发作症状？

解析 11-4-1-1 患者临床表现提示中重度哮喘急性发作，应缓解症状，并针对诱因进一步治疗。首选吸入 SABA 联合激素平喘治疗：硫酸沙丁胺醇气雾剂 100μg，吸入，必要时；布地奈德混悬液 1mg，雾吸，每日 2 次；甲泼尼龙琥珀酸钠 40mg，静脉滴注，每日 1 次；同时针对肺部感染予以抗感染治疗：头孢哌酮舒巴坦（1 ∶ 1）4g，每 12h 1 次。

问题 11-4-1-2 患者治疗第 5 天，胸闷、喘息、咳嗽咳痰症状好转，追问患者既往用药情况，患者诉近 1 年气促、胸闷出现频繁，夜间憋醒次数频繁，现患者拟出院继续治疗，请根据患者情况拟定治疗方案和用药指导。

解析 11-4-1-2 患者规律使用沙美特罗替卡松吸入粉雾剂症状仍控制不佳，可考虑升级治疗，加用 LAMA 制剂。予以沙美特罗替卡松粉吸入剂 500μg/50μg，1 吸 / 次，吸入，每日 2 次；噻托溴铵粉吸入剂，1 粒 / 次，吸入，每日 1 次。

（三）非药物治疗

1. 戒烟和避免吸入二手烟 吸烟与被动吸烟会使哮喘控制不佳，增加住院的风险，加速肺功能降低速率，降低吸入和口服糖皮质激素效应。在患者每次随访时，强烈建议患者戒烟，建议哮喘患者家属不吸烟或不在家中吸烟。

2. 运动和锻炼 与普通人群类似，哮喘患者常规中等强度运动可以降低心血管风险，改善生活质量。建议患者每日使用 ICS，在运动前使用 SABA 预防运动诱导的支气管狭窄，或在运动前使用低剂量 ICS- 福莫特罗，并在运动前做好热身。

3. 避免使用加重哮喘的药物 阿司匹林和其他 NSAID 可能导致严重急性发作，β 受体阻滞剂，包括局部滴眼剂，也可能导致支气管痉挛。但阿司匹林和 NSAID 不是哮喘绝对禁忌，除非患者在之前使用该类药物时出现过相关反应。

4. 健康饮食与肥胖患者减重 有研究表明，增加水果和蔬菜摄入可以改善哮喘控制情况，降低急性发作风险。对于肥胖患者而言，哮喘控制更加困难，急性发作风险增加，对于 ICS 的应答降低。目前缺乏证据表明减重可以控制哮喘症状，仅增加运动对哮喘控制不明显。

5. 避免过敏原和职业性暴露 如果能够明确引起哮喘发作的过敏原或其他非特异刺激因素，采取环境控制措施，尽可能减少暴露，是防治哮喘最有效的方法。了解所有成年起病哮喘患者的职业情况，尽可能识别和去除职业相关的哮喘。

七、哮喘的治疗管理

哮喘的管理是评估—调整—再评估的一个闭环过程。评估包括明确患者症状控制和可改变的风险因素，合并症状，吸入制剂使用技能及依从性，患者的治疗偏好和治疗目标；调整是指针对风险因素和合并症制订并开展药物治疗和非药物治疗，开展患者教育和吸入制剂技能训练；再评估是指治疗一段时间后，对患者症状、急性发作次数、药物不良反应、肺功能及患者和家属对治疗满意度再次评估。

哮喘管理目标是使患者哮喘症状得以很好控制，减少哮喘相关致死、急性发作、持续气流受限的风险因素，同时降低治疗的不良反应。帮助患者建立正确的治疗预期，指导患者识别哮喘加重的表现及处理方法，正确认识和使用治疗药物。医护人员应针对患者使用装置能力及偏好，综合性价比，为患者个性化选择吸入装置，见图 11-4-2。提高患者用药依从性，鼓励哮喘患者开展自我管理，包括自我监测症状和气流峰值、拟定的哮喘管理计划，如怎样识别和处理哮喘加重；定期复诊，检查哮喘控制，哮喘治疗等。理想状态下，患者应该在治疗 1～3 个月复诊，并在其后每 3～12 个月复诊一次。如果有急性发作，应在发作 1 周内就诊。

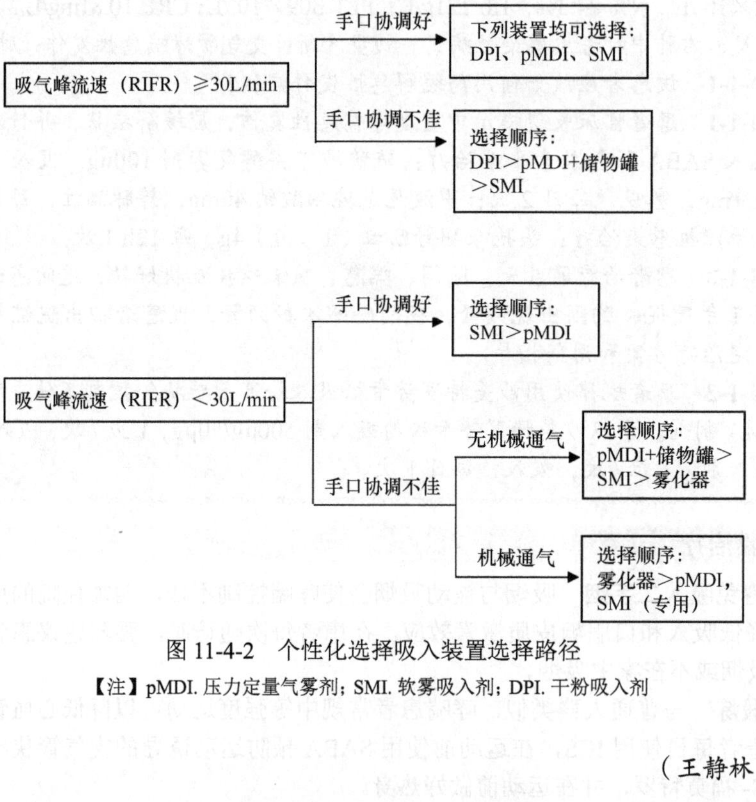

图 11-4-2 个性化选择吸入装置选择路径

【注】pMDI. 压力定量气雾剂；SMI. 软雾吸入剂；DPI. 干粉吸入剂

（王静林　黄怡菲）

第五节 急慢性鼻炎

一、定义与流行病学

（一）定义

鼻炎（rhinitis）是指由多种因素所致的、发生于鼻腔黏膜的一组炎性病变，临床上以鼻塞、流涕等症状为主要特征。

（二）流行病学

鼻炎发病率极高，理论上所有年龄段的男女人群在日常生活中都会或短期或长期受其侵扰，虽不危及生命，但可不同程度影响患者的生活质量，导致工作、学习效率下降，影响睡眠，重者可影响患者的心理及精神状态，导致焦虑、抑郁等。

二、分类和发病机制

（一）分类

根据病程的长短，鼻炎可分为急性及慢性两类。

1. 急性鼻炎　由病毒感染引起的鼻黏膜的急性炎性疾病，又称普通感冒。起病较急，一般5～7天痊愈，伴发并发症者可致病程延长。

2. 慢性鼻炎　根据黏膜炎症类型，又可分为变应性鼻炎、非感染非变异性鼻炎和感染性鼻炎。变应性鼻炎（allergic rhinitis，AR）是特应性个体暴露于变应原后主要由免疫球蛋白E（immunoglobulin E，IgE）介导的鼻黏膜非感染性慢性炎性疾病。非感染非变异性鼻炎可分为血管运动性鼻炎（vasomotor rhinitis，VMR）、非变应性鼻炎伴嗜酸性粒细胞增多综合征、药物性鼻炎、味觉性鼻炎、激素性鼻炎和老年性鼻炎等。

（二）发病机制

1. 感染性因素　由于病毒或细菌等的侵袭，人体的先天性和后天性免疫应答被激发，导致中性粒细胞聚集和T细胞活化，炎性细胞因子（如IFN-γ）和毒性蛋白合成释放，引起鼻塞、流涕等。70%～80%急性鼻炎是由病毒引起，包括鼻病毒、冠状病毒、腺病毒、流感和副流感病毒及呼吸道合胞病毒、埃可病毒和柯萨奇病毒等。另有20%～30%为细菌引起，可单纯发生或继发于病毒感染。

2. 变应性因素　反复吸入的尘螨、花粉等变应原，刺激鼻黏膜引起致敏（特异性IgE产生）和继发（变应原桥连特异性IgE）反应，导致肥大细胞、嗜碱性粒细胞等炎性细胞活化和脱颗粒，导致组胺、前列腺素和白三烯等炎性介质释放和多种2型辅助性T细胞类型细胞因子（IL-4、IL-5和IL-13等）合成，导致鼻痒、打喷嚏、鼻塞、流清水样涕等症状。

3. 神经性因素　鼻黏膜分布着丰富的感觉神经纤维，在外界各种刺激（环境温度变化、大气污染颗粒刺激等理化因素）作用下，受激惹的神经末梢快速表达瞬时受体电位通道，同时释放高浓度P物质、乙酰胆碱或神经激肽等神经递质，使得鼻黏膜反应性增高，出现鼻痒、打喷嚏等症状。

三、诊　　断

（一）病理和症状

1. 病理　各类鼻炎共同的病理特点为鼻黏膜充血、肿胀及血管渗出增加。急性鼻炎可有炎症因子参与发病，使鼻黏膜血管充血和分泌物增多、单核细胞浸润、浆液性及黏液性渗出，继发细菌感染者可有中性粒细胞浸润及脓性分泌物。变应性鼻炎是由过敏原特异性IgE介导的非感染性炎症，非IgE介导的机制及神经免疫失调也参与其中；该类患者鼻黏膜中可检测到嗜酸性粒细胞和肥大细胞增多、黏膜水肿、腺体增殖和毛细血管扩张。非感染非变应性鼻炎则表现为中性粒细胞和淋巴细胞等炎症细胞在鼻黏膜组织的浸润，导致黏膜充血、肿胀、渗出及增生等。

2. 症状　可分为鼻部症状和鼻外症状。鼻部症状主要表现为流涕、鼻塞、打喷嚏、鼻痒等。鼻塞可以是交替间歇性或持续性的，重者可导致张口呼吸和打鼾；流涕可为清水样或黏白色样鼻涕，可出现鼻涕倒流，继发感染时常有脓涕。鼻外症状可表现为眼部症状（眼痒、眼红、流泪等）、肺部症状（咳嗽、胸闷、气促、喘息等）及其他（咽喉痒、打鼾、味觉减退等）。全身不适一般见于急性患者。

（二）检查

实验室检查包括前鼻镜和（或）鼻内镜检查等。变应原检测包括皮肤点刺试验（skin prick test，SPT）、血清 IgE 检测、鼻腔黏膜激发试验（nasal provocation test，NPT）、嗜碱性粒细胞活化试验（cellular allergen stimulation test，CAST）、外周血嗜酸性粒细胞（eosinophils，EOS）计数等，可用于变应性鼻炎的检查和鉴别诊断。鼻分泌物细胞涂片、鼻腔通气功能评估、鼻窦 CT 等可作为辅助但非必需的检查项目。

四、治　　疗

（一）治疗原则

鼻腔局部用药（鼻用糖皮质激素、鼻用抗组胺药、鼻用肥大细胞膜稳定剂、鼻用减充血剂、鼻腔盐水冲洗等）是治疗急性和慢性鼻炎最主要的方法。全身用药可作为辅助治疗手段，以口服为主，根据病因病情使用口服抗组胺药、白三烯受体拮抗剂、肥大细胞膜稳定剂、抗病毒药及抗生素等。外科手术干预可作为慢性鼻炎的辅助治疗手段，但应该严格遵照适应证。

（二）药物治疗

1. 糖皮质激素　糖皮质激素具有显著的抗炎、抗过敏和抗水肿作用，其抗炎作用为非特异性，对各种炎性疾病均有效，包括基因效应（基因组机制）和快速效应（非基因组机制）。快速效应可在短时间内控制急性炎性反应，缓解症状；基因效应需数日至数周起效，可持续控制炎性反应状态。

（1）鼻用糖皮质激素　鼻用糖皮质激素是治疗变应性鼻炎的一线用药，也可用于治疗各种非感染非变应性鼻炎。鼻用激素分为第一代（如布地奈德、曲安奈德、丙酸倍氯米松）和第二代（如糠酸莫米松、丙酸氟替卡松、糠酸氟替卡松、倍他米松等），与第一代相比，第二代鼻用糖皮质激素具有高亲脂性、与受体结合力强、抗炎活性更强、生物利用度低等特点。

鼻用糖皮质激素的安全性和耐受性良好，不良反应较少，一般为轻度或中度的局部反应如局部刺激症状、鼻出血、鼻干燥、咽炎和咳嗽等。一般而言，使用鼻用糖皮质激素不会增加普通细菌感染或真菌感染的发病率，因此急性鼻炎和感染性鼻炎患者也可酌情使用。鼻用激素的全身不良反应较少见，其发生率可能与药物的全身生物利用度有关。应用鼻用激素长期治疗时，尤其是儿童患者，建议使用全身生物利用度低的制剂。严重高血压、糖尿病、胃十二指肠溃疡、骨质疏松症、有精神病史、癫痫病史及青光眼的鼻炎患者慎用鼻用糖皮质激素。

（2）全身用糖皮质激素　口服糖皮质激素是变异性鼻炎的二线治疗药物，临床需要慎重和酌情使用。对于症状严重难以控制的变应性鼻炎可考虑短期口服糖皮质激素，宜选择安全性和耐受性较好的剂型，剂量按患者体重计算。必须注意全身使用糖皮质激素的不良反应，避免用于儿童、老年人及有糖皮质激素使用禁忌证的患者。临床不推荐应用肌肉、静脉或鼻内注射糖皮质激素。

2. 抗组胺药　组胺是肥大细胞和嗜碱性粒细胞活化后脱颗粒释放的主要介质，能够刺激神经末梢引起瘙痒，刺激毛细血管扩张和腺体分泌，是引起变应性鼻炎患者鼻痒、打喷嚏、流涕等症状的主要炎性介质，在部分非感染非变应性鼻炎的发病过程中也发挥一定的作用。H_1 抗组胺药（简称抗组胺药）与组胺共有的乙胺基团可以直接阻断组胺与 H_1 受体的结合，发挥拮抗组胺作用。

（1）鼻用抗组胺药　是治疗变应性鼻炎的一线用药，也可用于治疗某些非感染非变应性鼻炎。鼻用比口服抗组胺药起效更快，通常用药后 15～30 分钟即起效。一般无中枢抑制作用或抗胆碱能活性等副作用，在鼻炎治疗上具有一定的优势。与鼻用激素相比，鼻用抗组胺药的整体抗炎活性稍弱，但在控制鼻痒、打喷嚏及流涕等鼻部症状的起效速度上优于糖皮质激素，二者具有一定的互补作用。目前临床上常用的鼻用抗组胺药有盐酸氮卓斯汀、奥洛他定和左卡巴斯汀等。鼻用抗组胺药安全性好，口苦为主要不良反应，发生率在1.4%～16.7%。其他不良反应少见，包括鼻腔烧灼感、鼻出血、头痛和嗜睡等。

（2）口服抗组胺药　第二代抗组胺药为变应性鼻炎的一线治疗药物。这类药物起效快速，作用持续时间较长，能明显缓解鼻部症状特别是鼻痒、打喷嚏和流涕，对合并眼部症状也有效，但对改善鼻塞的效果有限。第一代口服抗组胺药（氯苯那敏、苯海拉明、酮替芬等）由于明显的中枢抑制和抗胆碱能作用，以及对认知功能的潜在影响，不推荐用于儿童、老年人及从事危险性职业（如高空作业、职业驾驶员等）的特殊人群；第二代口服抗组胺药（西替利嗪、氯雷他定、卢帕他定等）具有良好的安全性，其血脑屏障的穿透性低，减少了对中枢神经系统的抑制作用，镇静和嗜睡不良反应较少见。

3. 抗白三烯药　临床上用于治疗变应性鼻炎或哮喘的抗白三烯药主要为白三烯受体拮抗剂（如扎鲁司特和孟鲁司特）和白三烯合成抑制剂。口服白三烯受体拮抗剂为治疗变应性鼻炎的一线药物，其对鼻塞症状的改善作用优于第二代口服抗组胺药，且能有效缓解打喷嚏和流涕症状，可用于伴或不伴哮喘的所有类型的变应性鼻炎患者。可单独应用，但更推荐与第二代抗组胺药和（或）鼻用激素联合使用。抗白三烯药的不良反应较轻微，主要为头痛、口干、咽炎等。

4. 肥大细胞膜稳定剂　为变应性鼻炎的二线治疗药物，主要包括色甘酸钠、色羟丙钠、酮替芬等，对缓解儿童和成人变应性鼻炎的打喷嚏、流涕和鼻痒症状有一定效果，但对鼻塞的改善不明显。由于起效较慢，作用维持时间短，通常需要每天用药3～4次，口服或鼻内给药。肥大细胞膜稳定剂的安全性和耐受性好，不良反应少，无嗜睡和口干等。

5. 减充血剂　是肾上腺素受体激动剂，局部应用于鼻腔时，可减轻鼻腔黏膜充血、肿胀状态，迅速缓解鼻塞。鼻用减充血剂可作为各种鼻炎的辅助治疗手段，但其本身并无抗炎作用，且存在作用短暂、失效迅速并有反跳效应和药物依赖性等缺点，长期不规范使用反而会出现增量减效现象，最终诱发药物性鼻炎。因此，鼻用减充血剂应严格限制使用频度和疗程，杜绝滥用。鼻用减充血剂适用于伴严重鼻塞的各种鼻炎患者，不推荐口服减充血剂（伪麻黄碱等）治疗变应性鼻炎。选择性受体激动的半拟交感胺类，包括羟甲唑啉、赛洛唑啉、萘甲唑啉等，是目前常用的鼻部减充血剂。鼻部减充血剂最常见副作用是药物性鼻炎。其他常见不良反应有鼻腔干燥、烧灼和针刺感。

6. 抗胆碱能药　鼻用抗胆碱能药为变应性鼻炎的二线治疗药物，目前主要有苯环喹溴铵和异丙托溴铵等。鼻用抗胆碱能药很少全身吸收，无明显全身性抗胆碱能作用，但对严重心血管系统疾病、闭角型青光眼、前列腺增生或膀胱颈梗阻的患者应慎用。

7. 鼻腔盐水冲洗　是治疗各类鼻炎的一种安全、有效的辅助手段，可有效改善鼻塞、流涕等鼻部症状，适用于成人和儿童鼻炎患者，但慎用于婴幼儿患者。目前在临床使用的鼻腔冲洗装置和方法主要有鼻腔灌洗、喷液和雾化等，冲洗液包括生理盐水、深海盐水和高渗盐水等。鼻腔盐水冲洗是一种耐受性很好的辅助治疗手段，一般无明显禁忌证。但急性鼻炎患者应配合使用抗炎药物，避免感染扩散。

案例 11-5-1　患者，女，9岁4个月。因“鼻塞、流涕、打喷嚏”到门诊就诊。患者无发热、头痛、乏力，无打鼾、张口呼吸。否认传染病史。查体：双鼻下甲苍白水肿，中鼻道通畅，咽无充血，双扁桃体不大。实验室检查：血常规示WBC $7.59\times10^9/L$，N% 49.5%，Hb 135g/L，PLT $359\times10^9/L$；CRP 0.71mg/L；EO（嗜酸性粒细胞）$610\times10^9/L$：过敏原粗筛：粉尘螨（+）、户尘螨（+）。初步诊断：变应性鼻炎。

问题 11-5-1-1　该患者是否符合变应性鼻炎的诊断？

解析 11-5-1-1　患者临床表现为流涕、打喷嚏和鼻塞，查体发现双鼻下甲苍白水肿，过敏原检测提示粉尘螨、户尘螨阳性，符合变应性鼻炎诊断。患者无发热、头痛、乏力等全身不适症状，血常规示白细胞、中性粒细胞、C反应蛋白等未见异常，故暂不考虑感染性鼻炎。

问题 11-5-1-2 该患者应该如何用药缓解症状？

解析 11-5-1-2 治疗变应性鼻炎的一线用药包括鼻用糖皮质激素、口服 / 鼻用第二代抗组胺药、口服白三烯受体拮抗剂。结合患者情况，予布地奈德鼻喷雾剂 64μg，1 吸 / 次，吸入，每日 2 次；地氯雷他定干混悬剂，2.5mg 睡前口服。

（三）非药物治疗

1. 环境控制 制订全面的环境控制计划是变应性鼻炎防治的重要措施。变应性鼻炎在确定了特定的过敏原后，就应该避免或尽可能减少接触相关过敏原。

2. 免疫治疗 是针对 IgE 介导的 I 型变态反应性疾病的对因治疗，是变应性鼻炎的一线治疗方法，即给予患者逐步增加剂量的过敏原提取物（治疗性疫苗），诱导机体免疫耐受，使患者再次接触相应过敏原时症状明显减轻，甚或不产生临床症状。目前临床常用的过敏原免疫治疗方法有皮下注射法（皮下免疫治疗）和舌下含服法（舌下免疫治疗），分为剂量累加和剂量维持两个阶段，总疗程为 3 年，推荐使用标准化过敏原疫苗。

3. 外科治疗 为慢性鼻炎的辅助治疗方法，主要有两种类型：以改善鼻腔通气功能为目的的下鼻甲成形术及鼻中隔矫正术和以降低鼻黏膜高反应性为目的的神经切断术。外科治疗应在个体化的前提下坚持以下原则：一是严格掌握手术适应证和禁忌证；二是进行充分的术前评估，包括疾病严重度和患者心理评估；三是微创操作。

五、慢性鼻炎的治疗管理

由于慢性鼻炎疾病发展过程的不确定性和长期性，治疗时应该与患者进行充分沟通。良好的健康教育、详细讲解规范化治疗及预后不仅可以缓解患者症状、减轻不适，还有利于防止疾病发展，并提高患者对疾病的认识。健康教育应具有针对性，如针对尘螨过敏患者，建议尽可能避免使用纺织沙发、地毯，定期使用防 / 除螨设备清理床垫、床单、被褥和枕头等。指导患者正确认识和使用治疗药物，帮助患者区分各类治疗药物并合理使用，告知患者潜在药物不良反应及自我监测方法，提高患者的药物依从性。

（王静林）

思 考 题

1. 请简述常见祛痰药的作用机制及代表药物。
2. 简述慢性阻塞性肺疾病患者稳定期初始治疗方案。
3. 简述慢性咳嗽的对症治疗药物分类，并列出各类常用的药物。
4. 简述哮喘治疗五阶梯方案及升降阶梯治疗原则。
5. 急慢性鼻炎的常用治疗药物类型有哪些？各有何特点？

第十二章　消化系统常见疾病的药物治疗

学习要求

记忆： 消化系统常见疾病的治疗药物选择。

理解： 消化系统常见疾病的病因及发病机制、临床表现及诊断，消化系统的解剖结构和生理生化特点。

运用： 消化系统常见疾病药物治疗方案的制定、评估、调整及治疗管理。

第一节　总　论

一、消化系统概述

（一）消化系统的结构

消化系统由消化道和消化腺组成。消化道是一条较长的肌性管道，常分为上、下消化道。口腔、咽、食管、胃和十二指肠称为上消化道。食管（esophagus）是连接咽和胃的空瘪管状通道。胃（stomach）分为贲门、胃底、胃体和幽门。贲门处连接食管下端括约肌（lower esophageal sphincter，LES），LES收缩可关闭食管与胃之间的通道。幽门是胃的出口，幽门括约肌收缩时关闭胃与小肠间的通道。小肠、大肠称为下消化道。小肠（small intestine）上段为十二指肠（duodenum），中段为空肠（jejunum），下段为回肠（ileum）。十二指肠分为球部、降部、横部和升部，降部的肝胰壶腹（法特壶腹）部是胆总管和胰管开口处；升部与空肠相连，是上、下消化道的分界。大肠（large intestine）包括盲肠（cecum）、阑尾（vermiform appendix）、结肠（colon）和直肠（rectum）。结肠包括升结肠、横结肠、降结肠、乙状结肠；直肠连接肛管，为消化道的出口。

消化腺包括小消化腺和大消化腺。小消化腺散在消化管各部的管壁内；大消化腺包括唾液腺、肝脏和胰腺，通过导管将分泌物排入消化管腔中。

（二）消化系统的生理作用

消化系统的基本功能是对食物进行消化和吸收，同时将残渣主要以粪便形式排出体外。唾液腺分泌唾液，将淀粉分解为麦芽糖；胃腺分泌胃液，将蛋白质分解为多肽；肝脏分泌胆汁，分解脂肪；胰腺分泌胰液，对糖、脂肪、蛋白质均有消化作用；肠腺分泌肠液，将麦芽糖分解为葡萄糖，将多肽分解为氨基酸，将小分子脂肪分解为甘油和脂肪酸。

胃腺分泌胃液（gastric juice），胃液主要含有盐酸、胃蛋白酶、黏液、HCO_3^-和内因子，可以将食物消化至较能吸收状态，并可杀灭随食物进入的大部分细菌。胃体黏膜包括壁细胞和主细胞。壁细胞可以分泌胃酸和内因子（维生素B_{12}吸收所必需），主细胞分泌胃蛋白酶原。胃蛋白酶原在胃内酸性环境下转化为胃蛋白酶，用以水解蛋白质。幽门含有G细胞，主要分泌胃泌素，通过反馈机制刺激壁细胞分泌胃酸。小肠是消化吸收的主要场所，消化和吸收来自胃的食糜和其中的营养素。小肠壁的肠腺分泌黏液、激素、电解质和酶类。激素分泌受神经和肠分泌物的调节，并控制小肠腺体的分泌率和胃肠道运动。食物残渣经回盲瓣缓慢进入结肠后，结肠内的微生物完成残余物质的降解，尤其是未消化或吸收的蛋白质和胆盐。腹部肌肉收缩产生腹内压力以促进结肠排空，直肠肌肉反射性收缩，同时肛门括约肌松弛，粪便排出。

二、消化系统常见疾病

按照解剖学分类，消化系统疾病包括食管、胃、肠、肝、胆、胰及腹膜、肠系膜、网膜等组织结构的疾病。

本章重点介绍临床常见消化内科疾病：①食管、胃和十二指肠常见疾病，多数与酸相关，如胃食管反流病、消化性溃疡；②胆道及胰腺疾病，如急性胰腺炎；③肠道炎症性疾病，如炎症性肠炎；④其他：腹痛及肠易激综合征。

三、消化系统疾病的诊断

（一）症状

1. 恶心呕吐 多为反射性呕吐，与呕吐时间、进食关系、症状特点及呕吐物的性质等有关。例如，晚上或夜间呕吐多见于幽门梗阻；进食过程中或餐后即刻呕吐，可能为幽门管溃疡或精神性呕吐；餐后 1 小时以上呕吐提示胃张力下降或胃排空延迟。

2. 腹痛 不同疾病腹痛特点不同，如急性阑尾炎疼痛在右下腹麦氏点；小肠疼痛多在脐部或脐周；突发的中上腹剧烈刀割样痛、烧灼样痛多为胃、十二指肠溃疡穿孔；反流性食管炎患者烧灼痛在躯体前屈时明显，直立位时减轻。

3. 腹泻 分为急性与慢性两种，超过两个月者属慢性腹泻。不同疾病的腹泻次数、粪便性质与腹痛的关系等均不同。

4. 便秘 一般每周少于 3 次，伴排便困难、粪便干结。可因饮食习惯、工作紧张、精神因素等致功能性便秘；可因肠肌松弛、肠梗阻等致器质性便秘。

5. 呕血 如出血量多、在胃内停留时间短、出血位于食管则血色鲜红或混有凝血块，或为暗红色；当出血量较少或在胃内停留时间长，则因血红蛋白与胃酸作用形成酸化正铁血红蛋白，呕吐物可呈咖啡渣样，为棕褐色。

6. 便血 便血颜色可呈鲜红、暗红或黑色。少量出血不造成粪便颜色改变，须经大便潜血试验才能确定，称为隐血。便血多为下消化道出血，可表现为急性大出血、慢性少量出血或间歇性出血。

此外，临床常见症状还有黄疸、厌食 / 食欲减退、烧心、嗳气、腹胀、瘙痒等。

（二）体格检查

体格检查是临床客观了解和评估患者身体状况的最基本检查方法。其包括视诊、触诊、叩诊、听诊和嗅诊五种方法。进行体格检查时既要重视腹部检查，还要注意全身系统检查。

（三）实验室检查

实验室检查包括血常规和血液生化检查；粪便常规检查；隐血试验；血沉；肝功能试验；凝血系列检查；血、尿胆红素检查；血清、胸腹水淀粉酶；甲胎蛋白；腹水常规检查；幽门螺杆菌检测；某些血清自身抗体测定等。还有胃酸分泌试验、血清胃泌素测定及胃肠动力学等其他检查。

（四）影像学检查

1. 超声（ultrasonic，US） 普遍用于腹腔内实体脏器检查，为首选的初筛检查。同时可监视或引导各种经皮穿刺，进行诊断和治疗。

2. X 线检查 普通 X 线检查是诊断胃肠道疾病的常用手段。腹部平片可判断腹腔内有无游离气体、钙化的结石或组织以及肠曲内气体和液体的情况。通过钡剂造影可观察全胃肠道。

3. CT 和 MRI CT 对腹腔内病变，尤其是实质性器官及胆道系统的病变有重要诊断价值。MRI 因能够显示组织的结构而不仅是密度的差异，因此在定性诊断占位性病变方面有显著优势。

4. 放射性核素检查 静脉注射 ^{99m}Tc 标记红细胞对不明原因消化道出血的诊断有特殊价值。放射性核素检查还可用于研究胃肠道运动如胃排空、肠转运时间等。^{13}C- 或 ^{14}C- 尿素呼气试验（Hp-urea breath test，*Hp*-UBT）可用于幽门螺杆菌检测。

5. PET-CT 反映生理功能而非解剖结构，根据示踪剂的摄取水平能将生理过程形象化和数量化，对于消化系统肿瘤的诊断、分级和鉴别诊断有重要价值，可与 CT 和 MRI 互补，提高诊断准确性。

（五）消化内镜检查

根据检查部位不同分为食管镜、胃镜、十二指肠镜、小肠镜、结肠镜、腹腔镜、胆道镜、胶囊内镜、胰管镜、直肠镜等，以胃镜和结肠镜最常用。十二指肠镜插至十二指肠降段可进行经内镜逆行胆胰管成像（endoscopic retrograde cholangiopancreatography，ERCP），是胆系、胰管疾病的重要诊断手段，并可同时进行内镜下治疗。

此外，还有活组织检查、脱落细胞检查、脏器功能检查、剖腹探查等检查手段。

四、消化系统疾病的防治原则

消化系统疾病的治疗可分为一般治疗、药物治疗、内镜、手术或介入治疗。

（一）一般治疗

1. 饮食营养与生活管理　消化系统病变影响食物摄取、转运、消化、吸收及代谢，而不当的饮食又会加重疾病过程，应教育患者规律饮食、科学搭配食谱、节制烟酒和辛辣食物、注意饮食卫生。患者的疾病状态加上饮食限制会导致营养障碍，以及水、电解质、酸碱平衡紊乱，因此疾病治疗中不能忽视营养支持。

2. 精神心理治疗　精神紧张或生活紊乱会诱发或加重器质性疾病，进而引起功能性症状。精神心理治疗非常重要，医生或药师应向患者耐心解释病情、消除紧张心理，必要时予心理治疗，适当使用镇静药等，同时教育患者劳逸结合、合理安排生活作息。

（二）药物治疗

药物治疗过程中应严格掌握用药指征，注意药物的禁忌证和不良反应，根据对因或对症治疗目的合理选择高效、安全、经济的药物。对因治疗强调综合治疗，不同时期治疗措施不同，有些疾病易复发，缓解期需维持治疗。对症治疗时，使用药物应权衡利弊，酌情使用，否则会影响基础治疗。此外，还应防止用药后掩盖症状，影响临床判断，延误治疗。例如，对病因未明的急腹症患者用强力镇痛药、或对结肠癌患者使用止泻药，可能会掩盖症状，从而导致漏诊。

（三）内镜、手术或介入治疗

临床上应根据实际情况慎重选择内镜、手术或介入治疗，适时选择恰当治疗可达到较理想效果。内镜治疗是介于药物治疗和手术治疗的一种简便、微创的抗反流治疗方式，对其适应的特定人群可替代药物治疗或手术治疗。例如，消化内镜下进行消化道息肉切除术、食管胃底静脉曲张止血、早期胃癌和早期食管癌黏膜切除术、胆道碎石和取石术、胆管内外引流术等。血管介入技术如经颈静脉肝内门体静脉分流术（transjugular intrahepatic portosystemic shunt，TIPS）治疗门脉高压、狭窄血管支架置入术治疗 Budd-Chiari 综合征及肝动脉栓塞（hepatic artery embolization，TAE）治疗肝癌等。

五、治疗消化系统疾病的常用药物

消化系统疾病的基本治疗药物主要包括抗酸药、抑酸药、胃黏膜保护药、胃肠解痉药、促胃肠动力药、止吐药和催吐药、泻药与止泻药、助消化药、微生态制剂、肠内 / 外营养药、利胆药等。

（一）酸相关疾病治疗药物

由于酸相关疾病治疗目的不同，对胃内最适 pH 所需的维持时间也不同：胃溃疡 pH ＞ 3 每日持续 12 小时以上；十二指肠溃疡 pH ＞ 3 每日持续 18 小时以上；反流性食管炎 pH ＞ 4 每日持续 18 小时以上；根除幽门螺杆菌 pH ＞ 5 每日持续 18 小时以上；上消化道出血 pH ＞ 6 每日持续 20 小时以上。治疗药物根据作用机制主要包括三类：抗酸药为无机弱碱性物质，用以中和胃酸，降低胃蛋白酶活性，减轻对胃黏膜的刺激和腐蚀。抑酸药主要抑制胃酸分泌，包括质子泵抑制剂、钾离子竞争性酸阻滞剂、H_2受体拮抗剂等；抗胆碱能药物，代表药物有哌仑西平（pirenzepine）；以及促胃液素受体阻断药，代表药物有丙谷胺（proglumide）。胃黏膜保护药通过促进胃黏液和碳酸氢钠盐分泌，刺激前列腺素合成，改善黏膜血流或在黏膜表面形成保护层增强黏膜抵抗力；常用药物有前列环素衍生物、硫糖铝（sucralfate）、铋剂等。

（二）胃肠解痉药

胃肠解痉药主要为M胆碱受体拮抗剂，能阻断胆碱能神经递质与受体结合，解除胃肠痉挛、松弛平滑肌、缓解疼痛。可用于胃酸过多、胃及十二指肠溃疡、胃肠痉挛、胃炎等的治疗，也可用于治疗胆道痉挛、胆石症、胰腺炎等。常用药物有阿托品（atropine）、山莨菪碱（anisodamine）和东莨菪碱（hyoscyamine）等。

（三）止吐及促胃肠动力药

止吐药通过不同环节抑制呕吐反应，包括吩噻嗪类药物，代表药物有氯丙嗪（chloropromazine）、异丙嗪（promethazine）等；抗组胺药，代表药物有苯海拉明（diphenhydramine）；抗胆碱药，代表药物有东莨菪碱等；5-羟色胺受体拮抗剂，代表药物有昂丹司琼（ondansetron）等。

促胃肠动力药能促进胃排空和增加胃黏膜血流量，增强幽门括约肌张力，阻止胆汁反流，适用于消化性溃疡合并十二指肠胃反流或腹胀症状明显者。常用药物有多巴胺受体拮抗剂、5-羟色胺受体激动剂、胃泌素受体激动剂。

（四）泻药和止泻药

泻药能通过增加肠内水分、促进蠕动、软化粪便或润滑肠道等方法促进排便。临床常分为刺激性泻药，也称接触性泻药，代表药物有比沙可啶（bisacodyl）；渗透性泻药，代表药物有乳果糖（fructose）；容积性泻药，代表药物有葡甘露聚糖（glucomannan）；以及润滑性泻药，代表药物有液体石蜡（liquid paraffin）。

止泻药通过减少肠道蠕动或保护肠道免受刺激而达到止泻作用，适用于剧烈腹泻或长期慢性腹泻，以防止机体过度脱水、水盐代谢失调、消化及营养障碍。常用止泻药分为阿片及其衍生制剂，代表药物有阿片酊（opium tincture）、复方樟脑酊（paregoric）、洛哌丁胺（loperamide）；吸附剂，代表药物有鞣酸蛋白（albumin tannate）、药用炭（medicinal charcoal）、蒙脱石散（montmorillonite powder）。

（五）微生态制剂

微生态制剂是利用正常微生物或促进微生物生长的物质制成的活的微生物制剂，包括双歧杆菌活菌（*live Bifidobacterium*）、嗜酸乳杆菌（*Lactobacillus acidophilus*）、酵母菌（yeast）、地衣芽孢杆菌（*Bacillus licheniformis*）等，可以直接补充人体正常菌群，调节胃肠道内的微生态环境，有助于胃肠道功能的恢复。

（六）利胆药

利胆药能促进胆汁分泌和排出。常用药物有促胆汁分泌药物，如熊去氧胆酸（ursodeoxycholic acid）、牛磺酸（taurine）等；还有促胆汁排空药，如硫酸镁等。常用于肝炎、胆囊炎、胆结石、胆囊切除术后综合征等肝胆系统疾病，禁用于阻塞性黄疸。

（侯锐钢　武　蓓）

第二节　胃食管反流病

一、定义与流行病学

（一）定义

胃食管反流病（gastroesophageal reflux disease，GERD）是指胃、十二指肠内容物反流入食管所致症状和并发症。GERD 可导致食管炎症，即反流性食管炎（reflux esophagitis，RE）；当炎症发展侵蚀至食管鳞状上皮时，称为糜烂性食管炎（erosive esophagitis，EE）；具有明显的反流症状，但内镜检查无炎症表现，称为非糜烂性反流疾病（nonerosive reflux disease，NERD）。GERD 也可引起咽喉、气道等食管邻近的组织损害，出现食管外症状。

（二）流行病学

GERD 患病率在不同地区和人群中存在差异。基于全球人群的调查研究显示，每周至少发作 1 次 GERD 症状的患病率为 13%，西方国家发病率较高，亚太地区有上升趋势。我国 GERD 的发病率为 2.77%～5.80%，反流性食管炎发病率为 1.92%，男性多于女性（2 ∶ 1～3 ∶ 1），且发病率随年龄增长而增加。

二、病因和发病机制

（一）病因

GERD 是由多种因素造成的上消化道动力障碍性疾病，是一种酸相关性疾病。直接损伤因素包括胃酸、胃蛋白酶、胆汁及胰酶等反流物，胃酸是引起症状和并发症的主要因素。免疫、肥胖和饮食习惯（吸烟、饮酒、高脂饮食、睡前进食）等因素可削弱食管抗反流功能，可能致 GERD。精神紧张焦虑、年龄、某些疾病状态、药物使用、社会因素和遗传因素等也是 GERD 发生的危险因素。例如，贲门失弛缓症手术后、食管裂孔疝、腹内压增高和胃内压增高（如胃扩张、胃排空延迟等）均可使 LES 结构受损；部分激素（胰高血糖素、血管活性肽等）和药物（钙通道阻滞剂、胆碱受体激动药和 β 肾上腺素受体激动药、α 肾上腺素受体拮抗药、多巴胺、吗啡及地西泮等）也可引起 LES 功能障碍或一过性 LES 松弛延长。妊娠期、口服含黄体酮避孕药期间和月经周期后期，血浆黄体酮水平增高，内容物反流的发生率也相应增加；胃排空延迟增加了胃内残留液的体积，这些残留液易反流；十二指肠胃反流含有胆汁酸和胰液及碱性反流也可导致食管炎发生。

（二）发病机制

GERD 的病理生理机制包括胃食管交界处功能与结构障碍，其发生与下食管和胃之间的压力梯度消失有关，是抗反流防御机制下降和反流物对食管黏膜攻击作用的结果。正常人群也会发生胃食管反流，如果 24 小时内反流总时间＜ 1 小时称为生理性胃食管反流。如果正常反流状态发生改变则为病理性胃食管反流。GERD 可能的机制包括以下几种。

1. 解剖及生理抗反流结构功能破坏　LES 位于食管贲门连接处，是预防胃食管反流的基本屏障。LES 松弛、功能受损或减退是引起 GERD 的最主要因素。此外，膈肌脚、膈食管韧带、食管与胃之间的锐角（His 角）也位于胃食管连接部位，其异常也可能破坏食管抗反流功能。

2. 食管相关因素　GERD 及其并发症发生的进展和程度取决于食管暴露于反流物的总时间，食管相关因素主要有三方面，即食管酸廓清功能减退、黏膜保护功能减退和敏感性增加。食管酸廓清功能在于减少食管黏膜浸泡于胃酸中的时限，包括食管排空和唾液中和。夜间睡眠时食管酸廓清明显延迟，故夜间 GERD 危害较严重。食管黏膜表面的上皮因素及组织内的基础酸状态、血液供应等共同组成食管黏膜防御屏障。当防御屏障受损时，即使在正常反流情况下亦可导致食管炎。GERD 患者的食管对酸敏感增加，易被破坏。

三、诊　　断

（一）临床表现

GERD 的临床表现多样，常见症状分为两种类型，即食管症状和食管外症状。

1. 食管症状　胃灼热感（或烧心）和反流是典型反流相关症状群的特征性表现。胃灼热感指胸骨后灼烧感，反流指胃内容物向咽部或口腔方向流动的感觉。常在餐后 1 小时出现；屈曲、弯腰、平卧时发生较多，咳嗽、妊娠、用力排便、腹腔积液等腹压增高时可诱发或加重；夜间发生可使患者出现睡眠障碍。胸痛和上腹部疼痛发生比例分别为37.6%和35.5%。胸痛酷似心绞痛，可放射到后背、胸部、肩部、颈部、耳后等，经饮水或牛奶和服抗酸药可缓解。上腹痛与胃灼热感相关，约69%NERD患者有上腹痛。此外，还有吞咽困难或吞咽阻塞感、咳嗽等症状。

2. 食管外症状 又称食管外综合征。GERD患者具有食管外表现者约占32.8%，可能出现咽炎、喉炎、鼻窦炎、复发性中耳炎、牙蚀症、咳嗽、哮喘和吸入性肺炎等。这些症状已确认与GERD存在关联，但GERD并非发生这些症状的唯一因素，须予以甄别。

3. 并发症 包括上消化道出血、食管狭窄和食管腺癌等。

（二）检查

1. 内镜检查 是目前GERD诊断和分级的主要方法，典型病史结合内镜检查对GERD的特异性可达97%。

2. 食管反流监测 包括食管pH监测和食管阻抗-pH监测。食管pH监测可检测酸反流，可作为NERD患者内镜或外科治疗前的评估方法。食管阻抗-pH监测可同时检测酸反流和非酸反流，可区分反流内容物性质（液体、气体或混合反流）。

3. 食管高分辨率测压 反映食管的动力状态，可了解发病机制，但诊断GERD价值有限，是内镜下或外科抗反流术前的基本评估手段，不作为常规诊断GERD的工具。

4. 食管钡剂造影检查 对诊断反流性食管炎的敏感性不高，不推荐作为胃食管反流常规检查，可用于食管裂孔疝的检查，也对排除食管癌等其他食管疾病有价值。

（三）诊断要点

GERD的诊断是基于：①有反流症状；②胃镜下发现RE；③食管过度酸反流的客观证据。根据患者的烧心和反流症状可拟诊GERD，相关反流问卷可作为辅助诊断工具。常用问卷有反流性疾病问卷量表（reflux disease questionnaire，RDQ）和胃食管反流病问卷量表（gastroesophageal reflux disease questionnaire，GerdQ）。质子泵抑制剂试验治疗是临床诊断NERD最实用的方法。胸痛患者需先排除心血管疾病。

四、分期与分级

常见的有两种分级系统。洛杉矶分类系统（Los Angeles scale，LA）是首选的分类方法，基于食管炎的黏膜破损的数量、大小和面积，将患者分为A至D级。A级和B级为轻度食管炎，C级和D级为重度食管炎（详见附表12-2-1）。Savary-Miller分类系统根据食管黏膜糜烂严重程度将患者分为0至5级（详见附表12-2-2）。这些分级系统既可指示GERD疾病的严重程度，也可预测治疗效果和临床预后。

五、治疗

（一）治疗原则

GERD治疗目的是缓解症状、治愈食管黏膜损伤、防治并发症及预防复发，提高生活质量。临床治疗应个体化，西药治疗是治疗GERD的主要方法，还有生活/心理调理、中医中药和针灸治疗、胃镜下腔内治疗等，相互补充、相辅相成。

（二）一般治疗

调整生活方式是GERD患者的基础治疗手段。例如，睡眠时抬高床头10～20cm，睡前3小时不进食，白天进餐后3小时内不卧床，可减少卧位及夜间反流；不系紧身腰带、不穿紧身衣服，保持大便通畅，心情舒畅；戒烟、禁酒，控制体重，减少腹壁脂肪堆积；调整饮食结构，以高蛋白、高纤维素、低脂饮食为宜；避免过多进食刺激胃酸分泌的食物，如巧克力、薄荷、含咖啡因的饮料等；避免使用抗胆碱能药物、三环类抗抑郁药、钙通道阻滞剂、茶碱、黄体酮类药物、麻醉药及多巴胺、$β_2$ 肾上腺素受体激动剂等降低下食管括约肌压力或影响食管动力的药物。嚼口香糖可促进唾液分泌，改善部分患者的胃灼热症状。

（三）药物治疗

1. 药物治疗原则　GERD 药物治疗以抑酸为中心，分为控制发作和维持治疗两个阶段。症状发作时，治疗药物应足量、足疗程，必要时多种药物联合使用，根据病情采用递增疗法和降阶疗法。维持治疗包括按需治疗和长期治疗，常以按需为主。

2. 常用药物　目前有效治疗药物主要包括抑酸药、抗酸药、促胃肠动力药和黏膜保护剂。

（1）抑酸药　抑酸是最重要的治疗措施，酸度下降有利于食管炎的愈合，并减少酸对食管黏膜的刺激，减轻或消除症状。常见的抑酸药物包括质子泵抑制剂、H_2 受体拮抗剂和钾离子竞争性酸拮抗剂。

1）质子泵抑制剂（proton pump inhibitor，PPI）：是治疗 GERD 的主要药物。通过抑制胃壁细胞的分泌小管膜上 H^+-K^+-ATP 酶活性，阻止 H^+-K^+-ATP 酶将 H^+ 从细胞内转移至胃腔，进而产生强大、持久的抑酸作用。待新生的 H^+-K^+-ATP 酶生成后，壁细胞才恢复泌酸功能。对于拟诊 GERD 患者可给予 1～2 周的 PPI 试验性治疗。对于确诊患者，可给予规范的 8 周初始 PPI 治疗。临床常用药物有奥美拉唑（omeprazole）20mg、兰索拉唑（lansoprazole）30mg、泮托拉唑（pantoprazole）40mg、艾司奥美拉唑（esomeprazole）40mg 或雷贝拉唑（rabeprazole）20mg 等，常规每日给药 1 次，餐前半小时服用。单剂量治疗无效可改用双倍剂量，一种无效可尝试换用另一种药物。PPI 双倍剂量治疗可使 24 小时内胃内 pH ＞ 4 的时间持续 15.6～20.4 小时，更高剂量的效果与双倍剂量相似。针对难治性患者，奥美拉唑的剂量可增至 60mg/d。PPI 不良反应较少，有腹泻、皮疹、头痛等，可引起高胃泌素血症，但不增加胃泌素瘤的发生风险。部分 PPI 代谢与肝脏 CYP450 酶系统相关，98% 的奥美拉唑经 CYP2C19 代谢；雷贝拉唑经非酶途径代谢，不受 CYP2C19 基因多态性变化影响。PPI 与多种药物间可产生相互作用。利福霉素类抗生素有诱导 CYP2C19 酶的作用，使 PPI 代谢加快，疗效降低；奥美拉唑减缓苯妥英钠、华法林和卡马西平等药物的清除；PPI 引起酸性减弱，使地高辛胃内吸收增加，易中毒；奥美拉唑可阻止氯吡格雷转变成活性形式，可能增加心肌梗死的复发风险等。PPI 长期应用的安全性值得关注，不良反应证据质量有限，报道多见于回顾性研究，显示可能导致萎缩性胃炎、十二指肠息肉、肾脏疾病、痴呆、骨折、心肌梗死、肺炎、腹膜炎及难辨梭状芽孢杆菌感染等。

2）钾离子竞争性酸拮抗剂（potassium competitive acid blocker，P-CAB）：通过竞争性阻断 H^+-K^+-ATP 酶中钾离子的活性，抑制胃酸分泌。多项临床研究显示 P-CAB 在食管炎黏膜愈合率和反流症状的缓解方面不劣于 PPI。伏诺拉生（vonoprazan）20mg，每日 1 次给药治疗 RE 8 周，其治愈率可达 92.4%，不次于兰索拉唑 30mg 每日给药 1 次的治愈率（91.3%）。在洛杉矶分级为 C 和 D 级的重度食管炎患者黏膜愈合率分别为 84.0% 和 80.6%。P-CAB 上市时间较短，短期研究仅提示可能出现与抑酸相关的高胃泌素血症。长期应用可能发生的不良反应目前尚无报道。

3）H_2 受体拮抗剂（H_2-receptor antagonist，H_2RA）：内源性及外源性组胺与胃壁细胞的 H_2 受体结合后，细胞内的 cAMP 水平增高，继而激活碳酸酐酶，使 H_2CO_3 分解为 H^+ 和 HCO_3^-。H_2RA 与组胺化学结构相似，通过阻断胃壁细胞 H_2 受体，可抑制食物、组胺及五肽胃泌素刺激壁细胞引起的胃酸分泌。常用 H_2RA 有西咪替丁（cimetidine）400mg、雷尼替丁（ranitidine）150mg、法莫替丁（famotidine）20mg、尼扎替丁（nizatidine）150mg，常规每日给药 2 次。对治疗无效或糜烂性食管炎的患者可提高剂量（如雷尼替丁可用至 900mg/d）或 1 天 4 次给药。H_2RA 耐受性较好，常见不良反应有头痛、嗜睡、倦怠、头晕、腹泻或便秘。西咪替丁可抑制茶碱、华法林、苯妥英钠、硝苯地平等的代谢。

（2）抗酸药　具有弱碱性，可快速中和胃酸，迅速缓解反流症状。可用于 GERD 的对症治疗，但不建议长期使用。常用药物有碳酸氢钠（sodium bicarbonate）、碳酸钙（calcium carbonate）、氢氧化铝（aluminium hydroxide）、氧化镁（magnesium oxide）、三硅酸镁（magnesium trisilicate）等。碳酸氢钠俗称小苏打，0.5～1g，每日 3 次，中和胃酸作用强，起效快且作用短暂。碳酸钙作用较强、快而持久，进入小肠的 Ca^{2+} 可促进胃泌素的分泌，引起反跳性的胃酸分泌增加。氢氧化铝 490～980mg，每日 3 次，抗酸作用较强；服用后产生的氧化铝具有收敛、止血和致便秘作用；长期服用可影响肠道对磷酸盐的吸收。三硅酸镁 210～420mg，每日 3 次，抗酸作用弱，慢而持久。

（3）促胃肠动力药　可增加下食管括约肌压力、改善食管蠕动、促进胃排空，从而减少胃内容物反流及反流物在食管的暴露时间。促胃肠动力药一般不单独用于治疗 GERD，仅仅作为辅助用药。当抑酸药治疗效果不好时，可与促胃肠动力药联合使用，特别适用于伴有胃肠排空延缓的患者。常用的促胃肠动力药有以下 4 种。

1）多巴胺受体拮抗剂：代表药物为甲氧氯普胺（metoclopramide，又名胃复安）和多潘立酮（domperidone）。甲氧氯普胺 5～10mg，每日 4 次，餐前半小时服用。但不良反应较多，如嗜睡、倦怠、头晕、抑郁、腹泻、皮疹等，较大剂量可出现锥体外系症状。多潘立酮为第二代促胃肠动力药，10mg，每日 3～4 次。不良反应较轻，有轻度腹泻、便秘、皮疹、嗜睡等。

2）5- 羟色胺（5-HT）受体激动剂：临床常用莫沙必利（mosapride）、西沙必利（cisapride）和伊托必利（itopride）等。西沙必利对消化道作用范围广，为全消化道促动力药。每天 15～30mg，分 2～3 次于餐前服用。可引起严重心律失常，作为二线药物使用。莫沙必利和伊托必利为新型促胃肠动力药，安全性较好。莫沙必利 5mg，每日 3 次，餐前服用，不良反应主要为腹痛、腹泻、口干、皮疹、倦怠、头晕等。伊托必利 50mg，每日 3 次，常见不良反应为皮疹、发热、腹痛、腹泻、便秘等。

3）胃泌素受体激动剂：大环内酯类抗菌药红霉素（erythromycin）与胃动素结构相似，可激动胃动素受体，促进内源性胃动素释放，并进一步激活胆碱能受体，促进胃和胆囊排空，提高食管下端括约肌张力，促进胃肠平滑肌收缩，被证明有一定促胃肠动力作用。空腹、进食服用均有效。

（4）黏膜保护剂　对 GERD 的疗效有限，不宜作为常规治疗用药。硫糖铝（sucralfate）1g，每日 2 次，可黏附于胃、十二指肠黏膜表面，增加黏膜表面不动层厚度和黏性、疏水性，形成保护屏障；还可以抑制幽门螺杆菌的繁殖；但不宜与碱性药物合用；且可降低布洛芬、吲哚美辛、氨茶碱、四环素和地高辛的生物利用度。替普瑞酮（teprenone）50mg，每日 3 次，可以增加胃黏液合成、分泌，使黏液层中的脂类含量增加，疏水性强，防止胃液中 H^+ 回渗作用于黏膜细胞。不良反应较轻。藻朊酸泡沫剂可与胃液作用形成浮游于胃液上的泡沫状物，隔绝胃内的酸性或碱性物与食管下端接触。铝碳酸镁等黏膜保护剂有一定的吸附作用，通过吸附并结合胃蛋白酶直接抑制其活性，还可通过结合胆汁酸、吸附溶血卵磷脂，避免或减少其对胃黏膜的损伤。此外，胶体果胶铋（colloidal bismuth pectin）、三硅酸镁等黏膜保护剂还具有抗酸剂样作用。

3. 治疗方案　GERD 有显著的异质性，个体差异大。应根据其症状特征、严重程度、反流特点、合并疾病、心理情况及社会因素进行充分检查和评估，选择个体化治疗方案。

症状轻微或偶发的个体可进行临床观察，调整饮食和生活方式可用于缓解症状，或根据需要采用低强度的按需治疗进行预防。症状轻、食管黏膜损害不严重的患者可选用常规剂量的 PPI 或 H_2 受体拮抗剂。

GERD 不适症状频繁发作（每周＞1 天）或存在并发症时需进行医疗干预。药物治疗是一线疗法。PPI 或 P-CAB 是治疗 GERD 的首选药物，可迅速缓解大部分患者的症状，逆转部分 GERD 并发症。单剂量治疗无效可改用双倍剂量，一种抑酸剂无效可尝试换用另一种。目前发作期的治疗方法主要有降阶疗法和递增疗法两大类，多以降阶疗法为主。降阶疗法（step down）又称递减疗法，即迅速控制症状，治愈炎症后再减量维持。适用于中、重度胃食管反流病患者，尤其是内镜检查有糜烂性食管炎者，需正规治疗 8～12 周。目前普遍认为，降阶疗法优于传统的递增疗法，控制胃食管反流病更有效、更经济。

GERD 具有慢性复发性，患者停用抑酸剂 6 个月复发率达 80%。有效的维持治疗能完全缓解症状，并防止食管炎复发和并发症发生。大部分 GERD 患者应按慢性疾病对其进行管理。维持治疗时间遵循个体化原则，一般应在正规治疗、复查胃镜食管炎已愈合后维持治疗 6～12 个月，重症患者时间应延长，甚至终身维持。维持治疗方法包括按需治疗和长期治疗。按需治疗是症状出现时服药，症状控制后停药，由患者自己调控，依从性较高。长期治疗可原剂量维持或剂量减半维持，均为每日 1 次；间歇维持是基于 PPI 的药动学，以隔日治疗为宜。非糜烂性反流病及无严重并发症的胃食管反流病患者通过按需治疗或间歇治疗能很好地控制症状。按需治疗不适用于 PPI 或 P-CAB 停药后症状复发、重度食管炎的患者，这部分患者通常需要长期维持治疗。按需治疗首选 PPI 制剂，抗酸药可用。奥美拉唑 10mg/d 维持优于标准剂量雷尼替丁或奥美拉唑隔日治疗或周末疗法（每周五、六各 1 次）。由 PPI 改用 H_2 受体拮抗剂维持治疗时常全量分次口服，若换药后症状复发，仍应再给予 PPI。

食管外症状用药仍首选 PPI，还可以选择 H_2RA、促胃肠动力药和胃黏膜保护剂等。与典型症状相比，通常需加大剂量和延长疗程，且疗效满意率相对较低。通过 3 个月或 6 个月的治疗，66% 的食管外症状缓解，患者可停止用药，而 25%～50% 的患者需要长期用药。

妊娠期的 GERD 管理必须个体化，抗酸药或硫糖铝被认为是一线治疗药物。如果症状持续存在，可以使用 H_2RA。大多数药物可经母乳排出，在全身用药时仅 H_2RA（尼扎替丁除外）可在哺乳期安全使用。

PPI 是治疗儿童 GERD 的首选药物，其在儿童体内的半衰期较成人短，需按体重计算用量。抗酸药尤其是含铝剂可能引起骨质减少、软骨病、小细胞性贫血和神经毒性，H_2RA 有导致肝脏疾病和男性乳房发育的风险，仅可短期用于儿童 GERD 患者。

（四）内镜或手术治疗

内镜治疗主要包括胃镜下射频消融术、局部注射治疗、经口无切口胃底折叠术、抗反流黏膜切除术等，适用于需要大剂量药物维持、药物治疗无效或不愿接受长期药物治疗的患者。手术治疗主要有腹腔镜胃底折叠术、肥胖症治疗手术及抗反流系统的辅助食管下端括约肌关闭，适用于正规药物治疗无效或反复出血、严重的反流伴食管裂孔疝、合并反复肺炎、Barrett 食管可疑恶性变者。

六、治疗管理

对患者进行科学管理，以实现治疗目标。通常可以从患者教育、治疗评估、用药监护、定期随访等方面进行管理。

（一）患者教育

药师应有针对性地对患者进行教育，帮助其正确认识 GERD 的特点和治疗，可从以下 5 个方面进行。

1. 加强生活习惯管理　GERD 为慢性反复性疾病，需要通过培养或调整良好的生活习惯，以改善病情、预防复发和并发症发生。生活习惯管理详见一般治疗。

2. 提高患者依从性　药物治疗基础在于体内有效血药浓度，只有按时、定量用药才能维持有效血药浓度，药物才能充分发挥治疗作用。例如，反流性食管炎患者遵医嘱使用抑酸剂可有效保持胃内 18 小时 pH ＞ 4 的治疗环境。

3. 提高患者药物服用正确率　正确服用药物可保证药效，减少不良反应。例如，奥美拉唑肠溶胶囊可在早、晚饭前 1 小时服用，服用时宜整粒吞服，不应嚼碎或压碎。因嚼碎服用破坏了药物的肠溶结构，使药物在胃内溶解；餐前或餐后立即服用时，食物提高了胃内 pH，也会使药物在胃内溶解，故错误的服药方法和服药时间均会影响药效。

4. 正确认识药物的一般不良反应　患者如果能正确认识所服药物的不良反应，则会减少顾虑。

如果患者进一步被告知如何处理不良反应时，治疗满意度会增加。例如，告知患者服用胃黏膜保护药枸橼酸铋钾后，口中会带有氨味，出现舌头和大便染成黑色等现象，停药后即可消失。

5. 定期复查 复查不仅是对一段时期内治疗效果的评估，同时也是对可能出现的不良反应的监测。教育患者应遵医嘱定期复查，方可提高疾病治疗质量且延缓疾病进展。

（二）治疗评估

目前我国 GERD 的诊断率较低，治疗率和规范化亦明显不足。因此临床应针对不同治疗方案的效果、患者疾病状态和进展、患者自我治疗管理等环节进行评估，及时调整方案或采取其他措施，以达到治疗目的，提高患者治疗满意度。

（三）用药监护

药物治疗是 GERD 患者的主要手段。治疗过程中进行用药监护可以有效提高药物治疗效率。用药监护包括药物的选择、使用和不良反应监测。例如，PPI 的给药剂量和频次选择。各种 PPI 在最大抑酸强度上相似，但抑酸效应和维持时间有差异。影响临床疗效的决定因素是抑酸持续时间，而不是瞬间抑酸强度，因此应延长单次给药的抑酸持续时间，并非片面追求增加剂量，适当增加给药频次可显著延长作用的维持时间。

在 PPI 的给药时间选择方面，进食刺激可使胃壁细胞中储备的质子泵进入分泌激活，如果 PPI 与激活的质子泵结合得越多则效果越好。目前市场上口服 PPI 制剂均为肠溶片或肠溶胶囊，通常服药后 1 小时左右可检测到血药浓度，达峰时间在 2 小时左右。由于 PPI 的半衰期短（0.5～1 小时），服用过早则大部分 PPI 已消除；服用过晚，不能及时抑制已激活的质子泵，疗效不佳，建议餐前 0.5 小时左右服用较为合适。在 PPI 的给药途径选择方面，PPI 注射剂为弱碱性药物，在酸性中不稳定，对光不稳定，其注射剂中均含有一定量的氢氧化钠作为 pH 调节剂，以增加 PPI 的稳定性，多采用棕色瓶包装。因此使用注射剂时，应尽量使用专用溶媒，单独使用，不宜接触其他药液，现配现用，滴注过程注意避光等。

药品不良反应监测，特别是特殊人群用药应重点监护。例如，PPI 有导致药源性间质性肾炎的可能，潜伏期一般为 1～3 周，使用时避免与肾毒性大的药物同时使用，定期监测肌酐、C 反应蛋白和血沉等指标，及时评估肾功能损害情况。长期使用 PPI 还会引起钙吸收降低导致的骨质疏松和脆性骨折、高胃泌素血症、维生素 B_{12} 和维生素 C 吸收障碍、低镁血症、肺炎、肿瘤等。对于长期治疗患者，结合个体化特征进行风险评估，发现问题及时采取措施，包括调整剂量和疗程、改换不良反应风险低的药物。此外，用药监护还应考虑患者基本情况，包括患者正在服用的药物与备选药物是否有相互作用。例如，使用 PPI 时，老年人原则上无须调整剂量，儿童用药临床经验有限，肝功能损害较重者应减少使用剂量，妊娠期和哺乳期妇女不推荐使用，部分 PPI 说明书中提示禁用。如必须使用，可选择奥美拉唑，其余 PPI 均应暂停哺乳。

（四）定期随访

治疗结束后，应定期随访评估患者疾病状态和缓解程度，进而判断用药方案的调整或停止。对于需要长期维持治疗的患者，定期随访可减少患者不良反应或避免过度用药。

案例 12-2-1 患者，男，67 岁。身高 178cm，体重 87kg。因“上腹及胸骨后疼痛 3 周，嗳气伴反酸、加重 2 天”入院。高血压史 12 年，日常服用氨氯地平片（10mg/ 次，1 次 / 日）降压，血压控制尚可。10 个月前因急性心肌梗死行冠状动脉支架植入 2 枚，后服用阿司匹林（100mg/ 次，1 次 / 日）、氯吡格雷（75mg/ 次，1 次 / 日）和瑞舒伐他汀（10mg/ 次，1 次 / 日）治疗。吸烟史 32 年，平均 4 支 / 日，戒烟 7 年。饮酒史 43 年，平均 200ml/ 次，4～5 次 / 周。否认传染病史，否认食物、药物过敏史。查体：体温 36.4℃，脉搏 68 次 / 分，呼吸 20 次 / 分，血压 139/92mmHg，一般情况可，皮肤巩膜无黄染，浅表淋巴结无肿大，腹部平软，上腹轻压痛，肝脾未及，肠鸣音可。实验室检查：血细胞分析正常，肌钙蛋白 0.3ng/ml。心电图提示：窦性心律，Ⅱ、Ⅲ、AVF 导联，病理性 Q 波，ST-T 异常。冠状动脉造影检查结果示：正常冠状动脉，心脏彩超提示射血分数 64%。胃镜提示：食管下端散在片状出血，胃窦部黏膜可见散在陈旧性出血。快速尿素酶试验：阴性。内镜诊断：反流性食管炎（LA-B 级）；糜烂性胃炎。初步诊断：胃食管反流病；糜烂性胃炎；高血压；陈旧性下壁心肌梗死。

问题 12-2-1-1　该患者的胸痛是否与 GERD 相关？

解析 12-2-1-1　GERD 可能有压榨性或灼烧感胸痛等食管外症状的表现，常位于胸骨后，伴随或不伴随上肢、背部、颈部或下颌的放射痛，疼痛可能与进食有关，或者夜间发作，影响患者睡眠。这种胸痛症状与心绞痛非常相似。但患者胃镜下检查显示食管下端和胃窦部黏膜有出血和陈旧性出血点，且心脏相关检查未见异常，因此该患者的胸痛可能与 GRED 相关。

问题 12-2-1-2　该患者主要的药物治疗方案如何进行优选？

解析 12-2-1-2　轻度至中度 GERD 患者通过抗酸药、黏膜保护剂和 H_2RA 治疗可有效缓解症状。该患者虽然为 LA-B 级反流性食管炎，但有胃炎和长期服用阿司匹林的危险因素，应首选口服 PPI 治疗，可配合使用黏膜保护剂，如替普瑞酮、瑞巴派特等。PPI 可以有效抑制胃酸分泌，减轻反流性食管炎的症状，在促进食管愈合及缓解症状方面优于其他药物。

问题 12-2-1-3　如何为该患者选择适合的 PPI 药物？

解析 12-2-1-3　PPI 常用药物包括奥美拉唑、兰索拉唑、泮托拉唑、艾司奥美拉唑、雷贝拉唑和艾普拉唑。其中多数药物经肝脏 CYP450 同工酶代谢，如奥美拉唑、艾司奥美拉唑、泮托拉唑和兰索拉唑主要通过 CYP2C19 代谢，艾普拉唑主要通过 CYP3A4 代谢，雷贝拉唑主要经非酶途径代谢。选择 PPI 时需考虑代谢酶的影响。该患者合并高血压和冠心病，长期服用氨氯地平、阿司匹林、氯吡格雷和瑞舒伐他汀。其中氯吡格雷属于前体药物，需要通过 CYP2C19 酶代谢发挥药效，而奥美拉唑、艾司奥美拉唑可以与其竞争 CYP2C19 酶并抑制其活性，使氯吡格雷活性代谢产物的血药浓度降低，药效降低，避免联合使用。阿司匹林不经过 CYP450 同工酶代谢；瑞舒伐他汀既非 CYP450 同工酶的抑制剂，也非酶诱导剂，仅为 CYP450 同工酶的弱底物，由 CYP450 同工酶介导的代谢所致的药物相互作用较小。氨氯地平为 CYP3A4 弱抑制剂，避免与艾普拉唑合用。因此，建议该患者选用雷贝拉唑。

（侯锐钢　武　蓓）

第三节　消化性溃疡

一、定义与流行病学

（一）定义

消化性溃疡（peptic ulcer，PU）是指在各种致病因子的作用下，黏膜发生炎性反应与坏死、脱落、形成溃疡，溃疡的黏膜坏死缺损穿透黏膜肌层，严重者可达固有肌层或更深。病变可发生于食管、胃或十二指肠，也可发生于胃 - 空肠吻合口附近或含有胃黏膜的麦克尔憩室内，其中以胃溃疡（gastric ulcer，GU）和十二指肠溃疡（duodenal ulcer，DU）最常见。

（二）流行病学

PU 在全世界均常见，据报道发达国家每年 PU 发生率 0.14%～0.19%，我国 PU 地理分布呈现由南向北发病率逐渐降低的特点，其中银川地区 18.12%、北京地区 16.04%。PU 及其并发症易在秋冬季节发生或复发，而较少见于夏季。本病可见于任何年龄，以 20～50 岁居多，男性多于女性，为（2～5）∶1，临床上DU多于GU，两者之比约为3∶1。

二、病因与发病机制

（一）病因

PU最常见的致病因素包括胃酸和胃蛋白酶分泌异常、幽门螺杆菌（*Helicobacter pylori*，*Hp*）感染、非甾体抗炎药（nonsteroidal anti-inflammatory drug，NSAID）的过度应用等，其中*Hp*和NSAID是引起PU的两个独立危险因素，其他因素还包括吸烟、饮食因素、急性应激状态、心理因素等。

（二）发病机制

PU是一种多因素疾病，主因是黏膜的损害与黏膜自身的防御修复因素之间失衡，最终使胃酸进入受损黏膜，导致溃疡发生，影响因素包括胃酸分泌过多、*Hp*感染和服用NSAID。

三、诊　断

（一）症状和体征

中上腹痛、反酸是PU的典型症状，DU的疼痛多出现在中上腹部、脐上方或脐上方偏右处，常发生在空腹时；GU疼痛的位置也多在中上腹，但在稍偏高处，或在剑突下和剑突下偏左处，常发生在餐后半小时。疼痛范围约数厘米直径大小，但空腔内脏疼痛在体表的定位不一定能准确反映溃疡所在的解剖位置。疼痛多呈钝痛、灼痛或饥饿样痛，一般较轻而能耐受，持续性剧痛提示溃疡穿孔，其他症状包括烧心、反酸、嗳气、恶心、呕吐等。

（二）检查

1. 内镜检查　电子胃镜是单纯PU的首选检查，比上消化道X线钡餐造影具有更高的特异性和敏感性，是确诊PU的主要方法。内镜诊断应包括溃疡部位、形态、大小、深度、数目及溃疡分期，分期包括活动期（A1、A2）、愈合期（H1、H2）、瘢痕期（S1、S2）。溃疡应常规取活体组织做病理检查。

2. X线钡餐检查　是目前诊断PU的常用方法，但禁用于消化道穿孔、有活动性出血、幽门梗阻的患者。GU的X线征象分为直接和间接两种，直接征象是龛影，多见于小弯，切线位呈乳头状、锥状或其他形状，边缘光滑整齐，密度均匀底部平整或稍不整。间接征象包括胃大弯侧痉挛性切迹、胃潴留、张力和蠕动紊乱等。DU直接征象表现为持续的球部激惹和球部畸形等，呈现山字形、三叶形或葫芦形。间接征象表现为激惹征、幽门痉挛、分泌增加、张力增高或降低、局部压痛。X线钡餐检查的直接征象具有确诊价值，间接征象仅提示有溃疡。

3. 幽门螺杆菌检查　对PU患者应常规做尿素酶试验、组织学检测或核素标记^{13}C或^{14}C呼气试验等，以明确是否存在*Hp*感染。

符合上述症状和体征一般可作出初步诊断，通过X线钡餐和（或）内镜检查可明确诊断。根据患者是否有*Hp*感染决定后续的治疗方案。

四、分期与分级

（一）分期

目前，PU分期广泛采用日本的畸田隆夫分期法。分为活动期（active stage，A期）、愈合期（healing stage，H期）、瘢痕期（scarring stage，S期）3期。每期又分为2个阶段。A1期：呈圆形或椭圆形，中心覆盖厚白苔，可伴有渗血或血痂，周围潮红，充血水肿明显；A2期：覆盖黄色或白色苔，无出血，周围充血水肿减轻。H1期：周围充血、水肿消失，溃疡苔变薄、消退，伴有新生毛细血管；H2期：溃疡继续变浅、变小，周围黏膜皱襞向溃疡集中。S1期（红色瘢痕期）：

溃疡白苔消失，呈现红色新生黏膜；S2 期（白色瘢痕期）：溃疡的新生黏膜由红色转为白色，有时不易与周围黏膜区别。

（二）分级

消化性溃疡出血内镜下一般采用Forrest分级方法评估溃疡的再出血风险：Ⅰa级，喷射样出血；Ⅰb 级，活动性渗血；Ⅱa 级，溃疡见裸露血管；Ⅱb 级，溃疡附着血凝块；Ⅱc 级，溃疡有黑色基底；Ⅲ级，溃疡基底洁净。Ⅰa、Ⅰb、Ⅱa、Ⅱb 接受内镜下止血治疗后，仍存在再出血高风险，称为高危溃疡。

五、评　　估

主要通过内镜下、组织学和功能成熟度来评估溃疡的愈合程度。通常使用色素内镜和超声内镜来检查。在色素内镜下，高愈合质量表现为平坦型，低愈合质量表现为结节型。在超声内镜下，高愈合质量表现为黏膜肌层深部无低回声区，低愈合质量表现为黏膜肌层深部有低回声区。对于组织学成熟度，通过黏膜层厚度、上皮细胞 / 结缔组织比值、上皮细胞 / 腺体宽度比值、腺体密度与形态及新生血管数量等方面进行评价。对于功能性成熟度，通过测定黏膜的微循环状况，黏膜的血流量测定、糖蛋白含量、前列腺素水平、黏膜产生黏液的功能检测、生长因子及其受体的表达情况等方面进行评估。

六、治　　疗

（一）治疗原则

PU 治疗的原则是去除危险因素，如 NSAID、*Hp*、吸烟和过量饮酒等。对于非 *Hp* 感染、NSAID 相关的溃疡，可以治疗其他促发因素，如内科共病、营养不良、缺血和胃酸分泌过多等，主要目标是去除病因、缓解症状、促进溃疡愈合、防止复发和减少并发症。

（二）药物治疗

PU 治疗的常用药物包括抑制胃酸分泌的药物、胃黏膜保护剂、促胃肠动力药物等，前面章节已有讲授，此处不再赘述。这里主要介绍抗 *Hp* 的治疗和 NSAID 相关溃疡的治疗。

1. 根除 *Hp* 的治疗方案　*Hp* 是一种革兰氏染色阴性螺旋状细菌，其分泌的毒素可引发宿主免疫应答介导的胃酸异常调节及胃黏膜损伤，刺激胃壁细胞分泌大量的胃酸，引起黏膜局部炎症反应。*Hp* 感染机体后很难自发清除，如不积极进行治疗，可能会造成终生感染。

根除 *Hp* 可以促进 PU 愈合，降低溃疡并发症发生率，预防溃疡复发。中华医学会消化病学分会发布的《2022 中国幽门螺杆菌感染治疗指南》中推荐在 *Hp* 感染初次和再次根除治疗中使用铋剂四联方案，推荐疗程为 14 天，具体见表 12-3-1。

表 12-3-1　抗 *Hp* 四联方案推荐的药物及给药剂量

方案	抗菌药物 1	抗菌药物 2	质子泵抑制剂	铋剂
1	阿莫西林 1000mg，2 次 / 天	克拉霉素 500mg，2 次 / 天	任意选择以下一种 PPI：奥美拉唑 20mg；艾司奥美拉唑 20mg；雷贝拉唑 10mg；兰索拉唑 30mg；泮托拉唑 40mg；艾普拉唑 5mg。服用频次均为 2 次 / 天	枸橼酸铋钾 220mg，2 次 / 天
2	四环素 500mg，3～4 次 / 天	甲硝唑 400mg，3～4 次 / 天		
3	阿莫西林 1000mg，2 次 / 天	甲硝唑 400mg，3～4 次 / 天		
4	阿莫西林 1000mg，2 次 / 天	四环素 500mg，3～4 次 / 天		
5	阿莫西林 1000mg，2 次 / 天	左氧氟沙星 500mg、1 次 / 天或 200mg、2 次 / 天		

【注】标准剂量（任意一种 PPI + 铋剂）（2 次 / 天，餐前半小时口服）+ 2 种抗菌药物（餐后口服）。铋剂：以枸橼酸铋钾为例

2. NSAID 相关溃疡的治疗　NSAID 通过抑制环氧合酶引起 PU 和消化道并发症，PPI 和 COX-2

或 P-CAB 等抑酸药能够预防药物所致 PU 的发生。根据 2020 年亚太地区胃肠病学协会联合亚太风湿病学联盟协会、亚太消化内镜学会、亚太肾脏病学会等多家学会组织共同发布的关于《高血压、心血管、肾脏或胃肠道合并症患者的 NSAID 治疗建议》中将 PU 患者分为高风险、中风险、低风险，具体定义见表 12-3-2。《消化性溃疡诊断与治疗共识意见（2022 年，上海）》中推荐对于高风险的患者应该换用选择性 COX-2 抑制剂并联合 PPI 或 P-CAB 等抑酸剂；对于中风险的患者应换用选择性 COX-2 抑制剂或联合使用 PPI 或 P-CAB 等抑酸剂，见表 12-3-2。

表 12-3-2　NSAIDs 诱发的风险及治疗措施

风险分级	危险因素	治疗措施
高风险	有 PU 并发症病史的患者	选择性 COX-2 抑制剂并联合 PPI 或 P-CAB 等抑酸剂
中风险	有 1 个或 2 个危险因素，包括年龄＞65 岁、有不伴并发症的 PU 病史、同时使用低剂量和高剂量阿司匹林、使用抗血小板药物、使用糖皮质激素或抗凝药	选择性 COX-2 抑制剂或联合使用 PPI 或 P-CAB 等抑酸剂
低风险	没有 PU 病史和心血管疾病的年轻患者	—

七、消化性溃疡的治疗管理

PU 的管理是评估—调整—再评估的一个闭环过程。评估包括明确患者症状严重程度和可干预的风险因素、用药依从性；调整是指针对风险因素和合并症制订并开展药物治疗和非药物治疗，开展患者教育；再评估是指治疗一段时间后，对患者症状、药物不良反应、内镜检查及患者和家属对治疗满意度再次评估。

（一）管理目标

PU 管理目标是使患者溃疡症状得到良好控制，避免溃疡出血、急性胃穿孔、胃和十二指肠溃疡瘢痕性幽门梗阻等严重并发症的发生，同时降低治疗相关不良反应。此外，尚需提高患者和家属对疾病的认识，使患者和家属参与治疗，从而避免溃疡复发。

（二）提高患者对消化性溃疡疾病的认知

1. 帮助患者建立正确的治疗预期　大多数 PU 在遵医嘱规律用药的情况下 8 周抑酸治疗后可以治愈，但是不良嗜好、饮食不规律是疾病复发的危险因素。如果合并 *Hp* 感染，家属筛查和同时治疗可以避免患者 *Hp* 感染的复发，进而消除 PU 复发的危险因素。

2. 指导患者正确认识治疗方案　PU 治疗药物除了抑制胃酸分泌药物、黏膜保护剂、促胃肠动力药，当合并 *Hp* 感染时应积极启动抗 *Hp* 治疗方案，正在使用的药物如果有 NSAID、抗栓药物、糖皮质激素时需要进行针对性调整，以规避 PU 复发的危险因素。

（三）加强患者用药教育

对于所有 PU 患者，规范用药对疾病的治疗尤为重要。其中 PU 合并 *Hp* 感染时治疗药物种类较多、治疗疗程较长，患者的依从性不佳、药物用法不合理、过早停药等都可能导致治疗失败。*Hp* 感染治疗目前推荐铋剂四联方案，具体为标准剂量 PPI 和铋剂餐前 30 分钟口服，两种抗菌药物餐后服用。对于药物相互作用的组合建议：PPI 改变胃内 pH 水平，影响四环素的吸收，建议 PPI 与四环素需间隔 2 小时服用；铋剂可能与四环素或者喹诺酮类形成络合物，建议抗菌药物选择四环素或者喹诺酮类时，与铋剂间隔 2 小时服用。铋剂四联方案治疗结束 1 个月后，需就诊评估 *Hp* 感染是否根除，根据检查结果由医师决定下一步治疗方案。

（四）鼓励消化性溃疡患者开展自我管理

PU 患者的自我管理包括症状和生活方式的自我管理，自我监测如出现上腹痛、恶心呕吐、食欲缺乏、体重减轻等症状及时纠正，可积极干预避免消化道出血、幽门梗阻等严重并发症的出现；生活方式管理包括注意休息，少食辛辣、酸冷等刺激性饮食。

（五）定期随访和评估

理想状态下，DU 疗程为 4～6 周，GU 疗程为 6～8 周，建议规范治疗后按时复诊，评估溃疡愈合质量和黏膜功能成熟度，如有急性症状，应在发作 1 周内尽快就诊。长期服用 NSAID 和阿司匹林、糖皮质激素是 PU 复发的主要原因，如因疾病治疗需加用上述药物时，应告知医师 PU 病史，以便调整治疗方案，避免疾病复发。合并 *Hp* 感染时，需检测感染根治情况。如初治失败，需选择一种补救方案再次根治，通常在停药后 4 周复查以评估疗效。

案例 12-3-1　患者，男，63 岁。因“间断上腹部不适，伴食欲减退 3 天，黑便 1 天”于急诊就诊。初步诊断：上消化道出血。查体：T 36.4℃，HR 78 次 / 分，RR 20 次 / 分，BP 107/75mmHg。实验室检查：胃镜提示胃溃疡（A1 期），胃大弯可见一大小约 0.4cm×0.5cm 黏膜缺损，覆盖血痂及白苔，周围黏膜充血水肿。幽门螺杆菌 ^{13}C 尿素呼气试验阳性。大便潜血试验阳性。血常规 WBC 7.26×10^9/L，RBC 2.98×10^{12}/L，Hb 79g/L，PLT 121×10^9/L。

问题 12-3-1-1　患者初始治疗方案如何选择?

解析 12-3-1-1　患者 1 天前出现黑便，目前 RBC 2.98×10^{12}/L，Hb 79g/L，胃镜提示胃溃疡合并出血，根据患者临床症状及胃溃疡病灶分期和消化道出血分级，目前首先需控制消化道出血，综上建议患者禁食，紧急处理首选“经验性联合用药”方案，即 PPI+ 生长抑素静脉应用，建议艾司奥美拉唑（首剂 80mg 静脉注射，8mg/h 连续输注 72 小时），生长抑素首剂 250μg 快速静脉滴注，继以 250μg/h 静脉泵入，同时给予补液和肠外营养支持治疗。

问题 12-3-1-2　患者出院时治疗方案如何制订?

解析 12-3-1-2　患者幽门螺杆菌 ^{13}C 尿素呼气试验阳性。*Hp* 是 PU 复发的危险因素，出院时在 PU 治疗给予标准剂量 PPI，同时给予二联抗 *Hp* 抗菌药物和铋剂四联根治性治疗。综上建议患者使用枸橼酸铋钾 0.22g bid+ 艾司奥美拉唑 40mg bid+ 阿莫西林 1000mg bid+ 克拉霉素 500mg bid 口服。

问题 12-3-1-3　患者查看枸橼酸铋钾、艾司奥美拉唑、阿莫西林和克拉霉素说明书，这些药物常见不良反应都有胃肠道不适，咨询药师服用这些药物会不会加重自己的胃部不适?

解析 12-3-1-3　患者目前因 *Hp* 感染，有反酸、烧心、嗳气、食欲下降等症状，在根治后症状会好转，枸橼酸铋钾和艾司奥美拉唑的胃肠道不良反应为偶见恶心，而阿莫西林和克拉霉素也有引起恶心呕吐的可能，且多在用药后会耐受，用药疗程 14 天后停药，停药后 1 个月进行 ^{13}C 检查评估治疗情况，建议患者无须过分担心，治疗后如有不适可随诊。

（王婧雯　陈苏宁）

第四节　急性胰腺炎

一、定义与流行病学

（一）定义

急性胰腺炎（acute pancreatitis，AP）指因胰酶异常激活对胰腺自身及周围器官产生消化作用而引起的、以胰腺局部炎症反应为主要特征，甚至可导致器官功能障碍的急腹症。临床上通常将 AP 分为轻症急性胰腺炎（mild acute pancreatitis，MAP）、中度重症急性胰腺炎（moderately severe acute pancreatitis，MSAP）和重症急性胰腺炎（severe acute pancreatitis，SAP）。

（二）流行病学

从世界范围看，AP 是常见的需要住院治疗的消化系统急症，其发病率存在一定的地区差异。流行病学统计发现，近年来 AP 的发病率呈现上升趋势，美国的年发病率为（13～45）/10 万。中国近 20 年发病率由 0.19% 上升至 0.71%，其中 80%～85% 为 MAP，病程具有自限性，病死率小于 1%～3%，约 20% 的患者发展为 MSAP 或 SAP，病死率可达 13%～35%。随着 AP 诊疗的日趋规范，与之相关的病死率和平均住院日均呈下降趋势。对 AP 的及时诊断或及早预测 SAP 的发生发展、并发症的出现并积极给予规范化处理对于疾病的治疗至关重要。

二、病因与发病机制

（一）病因

AP 的病因众多，最常见的是胆道疾病、高甘油三酯血症和过度饮酒。胆道疾病引发的 AP 以老年患者居多，同时也是 SAP 的主要病因。高甘油三酯血症胰腺炎（hypertriglyceridemic pancreatitis，HTGP）与甘油三酯（＞11.3mmol/L）水平显著升高密切相关，近年来发病率呈上升趋势，往往导致更为严重的临床过程。酒精性胰腺炎常发生于年轻男性患者。肥胖和吸烟是发生 AP 的独立危险因素。

其他致病因素还包括药物、胰腺囊性恶性肿瘤、病毒感染、代谢因素、血管炎性、自身免疫疾病、妊娠、创伤和医源性因素等，其中 ERCP 是 AP 最常见的医源性病因。

AP 中的 MAP 大多数情况下可以自愈。10%～20% 的 AP 会进展为 SAP，胰腺及周围组织出现坏死迹象或有全身炎症反应综合征（systemic inflammatory response syndrome，SIRS）均提示患者可能发展为 SAP，而肥胖及中心性脂肪分布是导致 AP 进展为 SAP 的另一危险因素。持续性 SIRS 是导致器官衰竭和病死率升高的主要因素。

（二）发病机制

各种胰酶原的不适时提前激活是 AP 形成的主要始动因素。通常，胰腺腺泡细胞内酶蛋白的形成与分泌过程处于与细胞质隔绝状态。由于压力差的存在，十二指肠液和胆汁不会反流进入胰腺激活胰酶，且正常胰管具有黏膜屏障作用，可以抵挡少量蛋白酶的消化作用。胰腺亦具有多种机制应对酶原的自体激活。

当各种致病因素导致胰管内高压，腺泡细胞内 Ca^{2+} 水平显著上升，溶酶体在腺泡细胞内提前激活胰酶，大量活化的胰酶消化胰腺自身：①损伤腺泡细胞，激活炎症反应的枢纽分子核因子 κB（NF-κB），它的下游系列炎症介质如肿瘤坏死因子 α（TNF-α）、白介素 -1（IL-1）、花生四烯酸代谢产物等均可增加血管通透性，导致大量炎性渗出。②胰腺微循环障碍使胰腺出血、坏死。炎症过程中的诸多因素以正反馈方式相互作用，使炎症逐级放大，一旦超过机体的抗炎能力时，炎症向全身扩展，即出现多器官炎性损伤及功能障碍。

三、诊　　断

（一）临床表现

AP 的典型症状为急性发作的持续性上腹部剧烈疼痛，30 分钟内疼痛达高峰，属钝痛或锐痛，持续而剧烈，以上腹为多，其次为左上腹，常向背部、胸部、左侧腹部放射，通常疼痛难以忍受，持续 24 小时以上不缓解，部分患者呈蜷曲体位或前倾位可有所缓解。伴随症状有恶心、呕吐、腹胀、黄疸、发热、神志改变，并发脓毒症、器官功能衰竭、腹腔内高压或腹腔间室综合征、胰性脑病等。体格检查中，体征轻者仅表现为不剧烈的上腹部深压痛及轻度肌紧张，重者可出现腹膜刺激征，偶见腰肋部皮下瘀斑征（Grey-Turner 征）和脐周皮下瘀斑征（Cullen 征），出现黄疸者多为胆源性胰腺炎。

（二）检查

1. 实验室检查　AP 的实验室检查中，血清淀粉酶和脂肪酶是诊断的重要标志物。在胰腺出现炎症时，淀粉酶、脂肪酶、弹性蛋白酶和胰蛋白酶均会释放到血液中，但清除率有所差异。血清淀粉酶通常于起病后 6～24 小时内升高，48 小时达到峰值，3～7 天内降至正常或接近正常水平。血清脂肪酶于起病后 4～8 小时内升高，24 小时达到峰值，8～14 天内降至正常或接近正常水平。胆石症、胆囊炎等急腹症时，淀粉酶和脂肪酶的血清水平也可升高，但只有血清淀粉酶和（或）血清脂肪酶浓度＞正常值上限 3 倍才可诊断为 AP。通常认为，血清脂肪酶升高对 AP 诊断的特异度优于血清淀粉酶，因为血清脂肪酶敏感度更高、时间窗更长，但两者的升高程度与疾病的严重程度无关。

2. 影像学检查　超声是 AP 的常规初筛影像学检查，除确定胰腺局部病变程度外，还可探查胆囊及胆管情况，是胰腺炎胆源性病因的初筛方法，同时也可以作为床旁 AP 严重度评分（bedside index for severity in acute pancreatitis，BISAP）中的一项指标，帮助确定是否存在胸腔积液。CT 是诊断 AP 的标准方法。当诊断存疑时，CT 可以提供很好的证据。首次增强 CT 评估的最佳时间为发病后的 72～96 小时。改良 CT 严重指数评分（modified CT severity index，MCTSI）有助于评估 AP 的严重程度。早期腹部 CT 检查典型表现为胰腺水肿、胰周渗出、胰腺和（或）胰周组织坏死等。

对于病因不明的患者，应考虑使用磁共振胆胰管成像（magnetic resonance cholangiopancreatography，MRCP）或内镜超声检查隐匿性胆总管结石。针对 AP 症状不典型患者、危重患者、怀疑合并感染患者、临床状态明显恶化的坏死性胰腺炎患者、4 周以上的胰腺或胰周积液患者出现胃肠道梗阻症状，应考虑腹部增强 CT 和腹部 MRI+MRCP 检查。

根据《中国急性胰腺炎诊治指南（2021）》，AP 的诊断标准为：①上腹部持续性疼痛；②血清淀粉酶和（或）脂肪酶浓度＞正常上限值 3 倍；③腹部影像学检查结果显示符合 AP 影像学改变。具有上述 3 项特征中的 2 项即可作出 AP 的诊断。

四、分期与分级

（一）分期

AP 的病程可分为早期（发病≤ 2 周）和后期（发病＞ 2 周）（见附表 12-4-1），分别对应 AP 病程中的两个死亡高峰，两个阶段的病情可能有相互重叠。持续存在的 SIRS 和器官功能障碍是病程后期病情严重程度的重要决定因素。局部并发症，特别是感染性并发症会影响患者预后。

（二）分级

临床常用的 AP 严重程度分级包括亚特兰大分类标准 2012 修订版（Revised Atlanta Classification，RAC）和基于决定因素的分级（determinant-based classification，DBC）。RAC 标准按照有无器官衰竭和并发症将病情严重程度分为 3 级。DBC 除考虑有无器官功能衰竭外，还根据有无胰腺组织坏死及其状态（无菌性或感染性坏死）将病情严重程度分为 4 级（详见附表 12-4-2）。目前，两种分类方法在 AP 的诊断和严重程度判断方面具有相似的效能，RAC 标准临床应用较多，DBC 需明确是否存在胰腺和（或）胰周感染，因此不适用于病程早期。

五、并 发 症

AP 可以引起全身或局部并发症。全身并发症主要包括 SIRS、脓毒症、多器官功能障碍综合征（multiple organ dysfunction syndrome，MODS）、腹腔间室综合征（abdominal compartment syndrome，ACS）。局部并发症主要与胰腺和胰周液体积聚、组织坏死有关，可分为无菌性和感染性两种，早期（＜ 4 周）有急性胰周液体积聚、急性坏死物积聚（acute necrotic collection，ANC），后期（＞ 4 周）可有胰腺假性囊肿（pancreatic pseudocyst，PP）、包裹性坏死（walled-off necrosis，WON）。其他并发症还包括消化道出血、腹腔出血、胆道梗阻、肠梗阻、肠瘘等。

六、治　疗

（一）治疗目标

AP具有病情进展快、并发症多、病死率高的特点。治疗分为早期治疗和后期治疗。早期治疗主要包括液体治疗、镇痛与营养支持、针对病因和早期并发症的治疗；后期治疗主要针对各种局部并发症，主要包括PP、WON、出血、消化道瘘等，无症状的PP及WON无须处理，而WON合并感染是外科处理的主要对象。

（二）药物治疗

AP药物治疗包括以晶体液为首选的液体治疗；应用阿片类及非甾体抗炎药进行镇痛治疗；肠内营养支持治疗；不推荐对于无感染证据的AP预防性使用抗菌药物，对于可疑或确诊的胰腺（胰周）或胰外感染，可经验性使用抗菌药物，并根据细菌培养及药物敏感性试验结果调整抗菌药物。中药有助于患者胃肠道功能恢复，减轻腹痛、腹胀症状，可选择性使用。现阶段仍缺乏针对AP的特异性药物。使用降血脂药物及其他辅助降脂手段控制血脂；合并ACS时使用镇痛、镇静、肌松药降低腹内压；有关蛋白酶抑制剂及胰酶抑制剂在AP中的治疗价值尚缺乏高质量的临床证据。

1. 治疗原则　轻症AP治疗重点是缓解症状、阻止病情加重，尽早恢复饮食。中度重症AP治疗原则：早期加强监护，注意重症AP的发生，控制SIRS，尽早肠内营养、预防感染。坏死组织感染首选介入、内镜等微创穿刺引流，并与外科等多学科密切沟通，必要时手术。重症AP治疗原则为液体复苏、去除病因、阻断SIRS、器官功能支持（包括循环、肺、肾、肠道等）、防治腹腔高压/腹腔间室综合征、合理使用抗菌药物。

2. 治疗用药

（1）液体治疗　在诊断AP后即刻进行早期液体治疗可改善组织灌注，前12～24小时积极静脉补液对于改善组织氧合和微循环灌注具有关键性作用，不仅有助于保护胰腺的灌注，而且可改善肾脏和心脏等脏器微循环，早期液体复苏伴有较低的胰腺坏死率、较小的MODS发生率和病死率。

乳酸林格液、生理盐水等晶体液可作为液体治疗的首选。推荐5～10ml/（kg·h）的速度进行液体治疗，过程中警惕液体负荷过重导致组织水肿及器官功能障碍。目前，液体治疗成功的指标尚未统一，可参考早期目标导向治疗的复苏目标，包括尿量大于0.5ml/（kg·h），平均动脉压大于65mmHg、中心静脉压8～12mmHg，中心静脉血氧饱和度≥70%。另外，动脉血乳酸、血清尿素氮水平及血细胞比容的下降亦提示复苏有效。

（2）镇痛治疗　疼痛是AP的主要症状，缓解疼痛是临床重要的治疗目标。一般通便之后腹部胀痛能缓解。明显疼痛的AP患者应在入院24小时内接受镇痛治疗，可考虑在严密监测下注射镇痛剂。阿片类和非甾体抗炎药等各种镇痛药物均曾用于AP患者的镇痛治疗，但有效性和安全性的证据有限，目前鲜见针对AP镇痛治疗的共识和指南，推荐对AP患者按照围手术期急性疼痛进行镇痛治疗（全身给药与局部给药联合，患者自控镇痛与多模式镇痛联合）。在SAP情况下，NSAID可作为基础镇痛治疗，对于中重度疼痛患者，阿片类药物镇痛效果优于NSAID。

（3）营养支持　在胃肠功能耐受的情况下，应尽早开展经口或肠内营养。对于不能经口进食的AP患者，肠内营养效果优于肠外营养。多项Meta分析结果支持AP发病24小时或48小时内启动肠内营养，表现在感染及器官功能障碍发生率和病死率更低等方面。有研究显示，相较于肠外营养，肠内营养对于不同严重程度的AP患者是安全、可耐受的，可降低感染性并发症、MODS和死亡的发生率。

（4）抗菌药物的使用　不推荐常规使用抗菌药物预防胰腺或胰周感染。AP的治疗中是否预防性使用抗菌药物一直存在争议，研究显示，预防性使用抗菌药物不能降低胰周或胰腺感染的发生率，反而可能增加多重耐药菌及真菌感染机会。

对于可疑或确诊的胰腺（胰周）或胰外感染（如胆道系统、肺部、泌尿系统、导管相关感染等）的患者，可在留取标本行细菌培养后，经验性使用抗菌药物，并根据细菌培养和药物敏感性试验结果调整抗菌药物。

（5）中医中药　大黄、芒硝及复方制剂，如清胰汤、大承气汤等有助于促进患者胃肠道功能恢复，减轻腹痛、腹胀症状，可选择性使用。可用单味中药（大黄、芒硝）、中药方剂（如清胰汤）。

（6）其他药物　现阶段仍缺乏针对AP的特异性药物。对于高甘油三酯血症胰腺炎，应在患者耐受情况下尽早实施规范化降脂治疗方案，贝特类药物能显著降低甘油三酯并提高高密度脂蛋白水平，可作为治疗首选。生长抑素可以广泛抑制包括胰腺在内的器官外分泌功能，改善胰腺炎早期由于胰酶激活导致的胰腺周围局部病变。奥曲肽是一种人工合成的长效生长抑素类似物，可以调节胰腺分泌，也可调节炎症反应，抑制促炎细胞因子的释放。

（三）非药物治疗

早期急诊ERCP治疗指征与时机：胆道系统结石是AP的常见病因。多年来，急诊ERCP治疗是否有助于缓解胆源性AP尚存争议。目前认为，急诊ERCP仅适用于胆源性胰腺炎合并胆管炎患者，且应在患者入院24小时内完成。不推荐对预测为轻症的AP患者行急诊ERCP治疗。对于存在持续性胆道梗阻的患者考虑ERCP治疗，手术时机可放宽至入院后72小时内。

后期并发症最主要的是感染性胰腺坏死，无症状的胰腺坏死或胰周坏死、胰腺假性囊肿均不需干预治疗；病情稳定的感染性胰腺坏死，干预最好延迟到发病4周后，使坏死组织液化并被纤维组织包裹（即形成包裹性坏死）；有症状的感染性胰腺坏死，先经皮（腹膜后）穿刺置管引流，或经胃内镜下透壁引流；如病情无改善在4周后行坏死组织清创术，内镜下经自然腔道（胃/十二指肠）坏死组织清创术、视频辅助腹膜后清创术等微创清创技术，在降低并发症发生率、病死率等预后方面优于开腹坏死组织清创术。

七、治疗管理

AP的管理涉及评估治疗—随访—预防整个流程。评估可以明确疾病严重程度，给予适当的治疗方案，多数患者可以康复出院。有研究者发现，21%的首发AP患者会发展为复发性急性胰腺炎（recurrent acute pancreatitis，RAP），因此所有轻症AP患者出院第一、第三和第六个月门诊随访，MSAP和SAP随访1年以上。当前全球AP的年发病率有升高趋势，AP的预防需要各级医疗人员共同努力实施。

（一）预后

轻症AP患者预后良好，一般1周可痊愈，但应注意防止复发，关键是寻找并去除病因。MSAP患者常因并发症（如急性胰周液体积聚或急性坏死性积聚）导致住院时间延长，但局部并发症无腹痛等症状或感染证据，因此不需要特殊治疗，大部分在数月内自行吸收，病死率较低。SAP患者预后较差，病死率可达30%，早期发生的器官功能衰竭和后期并发的感染性胰腺坏死是主要死因。MSAP和SAP患者远期可能继发糖尿病，胰腺外分泌功能不全，生命质量降低。

（二）评估与随访

RAP特征为具有2次或2次以上的AP发作史，且两次发病间隔至少3个月。研究结果表明，AP患者1年内发生胰腺外分泌功能不全的发生率为61%～85%，部分患者的外分泌功能不全会持续6～18个月；约1/3的患者会出现胰腺内分泌功能不全，约40%的患者会在AP后出现糖尿病或糖尿病前驱表现。MAP患者随访至出院后6个月，MSAP及SAP患者至少持续至出院后18个月。每6个月对胰腺功能进行评估，并注意是否出现远期并发症及病因（如胆结石、高甘油三酯血症）

是否去除。病因治疗是预防 AP 反复发作的主要手段。

1. 评估内容 行外周血常规、肝功能、血脂、血糖、血淀粉酶水平、粪便常规、腹部超声检查等，评估是否有全身并发症、局部并发症，病因（高甘油三酯血症、胆石症等）是否去除。

2. 评估频率 随访 2～3 次后如无并发症，且病因去除的患者无须随访评估。高甘油三酯血症患者应每月复查 1～2 次血脂水平。

（三）预防

1. 一级预防 针对没有患 AP 的一般人群，通过健康教育减少酗酒和吸烟，超重或肥胖者通过低脂肪饮食和体育锻炼减轻体重。定期健康体检，发现高脂血症和糖尿病后应积极控制血脂和血糖，有胆道疾病则及时通过内镜或手术干预，以降低 AP 发病率。

2. 二级预防 早期诊断 AP 患者，尽早给予有效治疗，阻止病情加重，降低并发症发生率。

3. 三级预防 定期复查发现胰腺炎后糖尿病、胰腺外分泌功能不全等后遗症，通过规范治疗，促进功能恢复。

（四）健康宣教

1. 饮食注意事项 在康复期进食仍需注意，如出现腹痛、腹胀或腹泻等消化道症状，说明胃肠对脂肪消化吸收还不能耐受，此时饮食中脂肪、蛋白质的摄入量需减少，甚至暂停。轻症急性胆源性胰腺炎患者、有胆囊结石的患者应在住院期间切除胆囊。中度重症以上患者出院后，在切除胆囊前不得进食油腻食物。高甘油三酯血症患者即使在胰腺炎痊愈后，也应长期低脂饮食、戒酒。酒精性胰腺炎绝对禁止饮用任何酒类或含酒精的饮料。

2. 预防复发注意事项 高甘油三酯血症患者低脂饮食、控制体重仍不能控制血脂水平时，需服用降血脂药物，定期复查血脂；酗酒者应进行心理干预，彻底戒酒；孕妇是发生 AP 的高危人群，高甘油三酯血症和胆石症是常见病因，产检时应检测血脂、肝功能和肝胆 B 超，不应过度补充营养；另外，还需谨慎用药，如氢氯噻嗪、硫唑嘌呤等可诱发胰腺炎，需要在医生指导下使用。

案例 12-4-1 患者，女，68 岁，8 天前因饱食油腻食物后出现上腹部疼痛，为持续性钝痛，并向腰背部放射，前倾位稍可缓解，伴腹胀、恶心、呕吐，非喷射样呕吐，为胃内容物或黄绿色胆汁，呕吐后无明显缓解，无反酸、胃灼热及腹泻，无发热、心悸、胸闷等。遂于当地医院给予山莨菪碱肌内注射，2 小时后症状缓解，之后患者腹痛间断发作，每次发作性质同上。1 天前患者上述症状再次发作，于当地医院给予山莨菪碱治疗无效，为进一步诊治就诊。查体：T 38.3℃，HR 86 次 / 分，RR 18 次 / 分，BP 130/90mmHg。急性面容，表情痛苦，被动卧位，神志清楚，精神状态差。实验室检查：血常规示 WBC 17.92×10^9/L，NEUT% 88.3%，Hb 121g/L，PLT 209×10^9/L；血淀粉酶 683IU/L，乳酸脱氢酶 544IU/L，ALT 297IU/L，AST 180IU/L；CT 示胰腺饱满，周围脂肪层密度增高，可见渗出影，双侧肾前筋膜增厚。胆囊壁增厚，符合胰腺炎、胆囊炎。初步诊断：急性胰腺炎。

问题 12-4-1-1 该患者应该如何用药缓解急性发作症状？

解析 12-4-1-1 根据患者临床表现及实验室检查急性胰腺炎诊断明确，应抑制胰腺分泌，补液，纠正水、电解质紊乱，控制感染，防治并发症。给予禁食水，胃肠减压，注射用奥美拉唑 40mg、静脉滴注、q12h，注射用头孢噻肟钠舒巴坦钠 3g、静脉滴注、q8h，复方氨基酸注射液 250ml、静脉滴注、qd，丙氨酰谷氨酰胺 10g、静脉滴注、qd，5% 葡萄糖氯化钠 500ml+ 注射用脂溶性维生素 2 瓶 + 注射用水溶性维生素 16ml+10% 葡萄糖 500ml+ 维生素 C 注射液 2.0g+ 维生素 B_6 注射液 200mg+10% 氯化钾注射液 10ml+ 胰岛素注射液 12U、静脉滴注、qd，复方甘草酸苷注射液 60ml+5% 葡萄糖 250ml、静脉滴注、qd。

问题 12-4-1-2 患者治疗第 5 天，未再发热，无恶心、呕吐、腹痛、腹胀，腹部仍有轻微压痛，有进食欲望。血常规：WBC 12.37×10^9/L，NEUT% 79.1%；血淀粉酶 236IU/L，乳酸脱氢酶 278IU/L；请根据患者病情调整治疗方案。

解析 12-4-1-2 患者体温已正常，但复查血常规 WBC 仍较高，NEUT 比例偏高，提示感染未完全控制，继续给予抗菌药物。患者有进食欲望，先给予少量清水，若无不适，可改清淡流质饮食。停奥美拉唑，逐步减少补液量，复查腹部 CT 评估病情恢复情况。

（王婧雯　陈苏宁）

第五节　炎症性肠病

一、定义与流行病学

炎症性肠病（inflammatory bowel disease，IBD）是一种发病机制尚不十分明确的慢性非特异性炎症性疾病，包括溃疡性结肠炎（ulcerative colitis，UC）和克罗恩病（Crohn disease，CD）。UC 是一种以病变主要局限于大肠黏膜和黏膜下层为特征的慢性非特异性肠道炎症性疾病，又称慢性非特异性结肠炎。CD 是一种胃肠道慢性肉芽肿性炎症，可发生于从口腔到肛周区域的消化道任意部位，但以末端回肠及其邻近结肠为主，呈阶段性或跳跃性分布，其特征是透壁性和反复发作。全球 IBD 的患病率在不断增加，患病人数从 1990 年的 370 万增长至 2017 年的 680 万，不同地区之间存在差异。IBD 年龄标化患病率在北美地区最高（422.0 例 /10 万人），而在加勒比地区最低（6.7 例 /10 万人）。

二、病因和发病机制

1. 吸烟　是 CD 的危险因素，但不是 UC 的危险因素。

2. 体力活动　已有研究表明，体力活动可以降低 CD 的风险，但对 UC 没有影响。

3. 膳食因素　流行病学研究的数据表明，膳食可能对 IBD 的发生风险有一定作用。研究表明，摄入大量膳食纤维（特别是从水果和十字花科蔬菜中）与 CD 的风险降低相关，但与 UC 的风险降低不相关；膳食中总脂肪、动物脂肪、多不饱和脂肪酸的摄入量增加与 IBD 的发病率增加相关，还与 UC 患者的复发风险增加相关。此外，摄取较多的 ω-3 脂肪酸和较少的 ω-6 脂肪酸可减少发生 CD 的风险；维生素 D 的摄入量与 CD 的风险呈负相关，维生素 D 缺乏症在 IBD 患者中较为常见。

4. 睡眠持续时间　有研究发现，睡眠剥夺与新发 UC 和 IBD 患者疾病复发的风险增加相关。

5. 感染和免疫应答　在 IBD 的发病机制中起一定作用。已有研究发现了宿主和微生物因素在 IBD 发病机制中的作用，最终导致机体对肠道微生物产生不适当的免疫应答。

6. 药物　目前研究发现，抗生素、非甾体抗炎药、口服避孕药和激素替代治疗可能与增加 IBD 发生风险相关。

7. 其他因素　对于确诊 IBD 的患者，应激可能对加重症状起着一定作用，作用途径可能是激活肠道神经系统和产生促炎症细胞因子，但评估心理因素与 IBD 发生风险之间关联性的研究结论并不一致。

三、诊　断

（一）症状和体征

1. 临床表现

（1）UC　最常发生于青壮年期，发病高峰在 20～49 岁，性别差异不明显。临床表现为持续或反复发作的腹泻、黏液脓血便伴腹痛、里急后重和不同程度的全身症状，病程多在 4～6 周以上。

可有皮肤、黏膜、关节、眼、肝胆等肠外表现。黏液脓血便是UC最常见的症状。不超过6周病程的腹泻需要与多数感染性肠炎相鉴别。

（2）CD 最常发生于青年期，发病高峰期为18～35岁，男性略多于女性。临床表现呈多样化，包括消化道表现、全身性表现、肠外表现和并发症。消化道表现主要有腹泻和腹痛，可有血便；全身性表现主要有体重减轻、发热、食欲不振、疲劳、贫血等，青少年患者可见生长发育迟缓；肠外表现与UC相似；并发症常见的有瘘管、腹腔脓肿、肠腔狭窄和肠梗阻、肛周病变（肛周脓肿、肛周瘘管、皮赘、肛裂等），较少见的有消化道大出血、肠穿孔，病程长者可发生癌变。肛周脓肿和肛周瘘管可为少部分CD患者的首诊表现。

2. 内镜下表现

（1）结肠镜检查并黏膜活组织检查（以下简称活检） 是UC和CD诊断的主要依据。内镜下黏膜染色技术能提高内镜对黏膜病变的识别能力，结合放大内镜技术通过对黏膜微细结构的观察和病变特征的判别，有助于UC诊断，有条件者还可以选用共聚焦内镜检查。

（2）小肠镜检查 可在直视下观察病变、取活检和进行内镜下治疗。小肠镜下CD病变特征与结肠镜下所见相同。

3. 影像学表现

（1）CT小肠成像（CT enterography，CTE）或磁共振小肠成像（magnetic resonance enterography，MRE） 是迄今评估小肠炎性病变的标准影像学检查。MRE与CTE对评估小肠炎性病变的精确性相似，MRE较费时，设备和技术要求较高，但放射线暴露风险低，推荐用于监测累及小肠患者的疾病活动度。

（2）UC患者无条件行结肠镜检查的单位可行钡剂灌肠检查 但目前基本已被结肠镜检查所代替，但对于肠腔狭窄，内镜检查无法通过时仍有诊断价值。

（3）经腹肠道超声检查 可显示肠壁病变的部位和范围、肠腔狭窄、肠瘘及脓肿等。超声造影对于经腹超声判断狭窄部位的炎症活动度有一定价值。

（二）诊断

1. UC的诊断 缺乏金标准，主要结合临床表现、实验室检查、影像学检查、内镜检查和组织病理学表现综合分析。其诊断要点在于：在排除其他疾病（感染性或其他非感染性结肠炎）的基础上，按照：①具有前述典型临床表现的考虑为临床疑诊，需进一步检查；②同时具备上述内镜和影像学特征者，可以考虑临床拟诊；③在此基础上，再具备黏膜活检或手术切除标本组织病理学特征者，可以确诊；④如初发患者的临床表现、内镜检查和病理组织特征不明显，可暂不确诊UC，密切随访观察，可在半年后再次进行肠镜和病理学筛查。

2. CD的诊断 世界胃肠病学组织（World Gastroenterology Organization，WGO）针对非连续性或阶段性改变、卵石样外观或纵行溃疡、全壁炎性改变、肉芽肿、瘘管及肛周病变6个方面，结合临床表现、影像学检查、内镜检查、组织活检等方面给出了诊断标准。具体诊断标准见附表12-5-1。

四、分期与分级

UC明确诊断后，应充分估计病情和预后。UC疾病分期分为活动期和缓解期，活动期UC按严重程度分为轻、中、重度。临床上通常采用改良Truelove和Witts疾病严重程度分型标准来进行评价，详见附表12-5-2。在实际临床工作中，通常采用克罗恩病活动指数（Crohn disease activity index，CDAI）评估CD患者的疾病严重程度，简化CDAI算法详见附表12-5-3。

五、治　　疗

（一）治疗目标

UC治疗最终目标是保证与健康相关的生活质量，避免残疾。因此，UC治疗是实现临床症状快速缓解和黏膜的愈合，改善长期获益。CD 主要治疗原则为通过短期诱导治疗缓解症状，并使病情维持在长期缓解状态。

（二）治疗药物

1. 氨基水杨酸制剂 包括传统的柳氮磺吡啶（sulfasalazine，SASP）和其他各种不同类型的 5-氨基水杨酸（5-aminosalicylic acid，5-ASA）制剂，如不同剂型的美沙拉嗪。

2. 糖皮质激素 轻中度活动性 UC 患者使用布地奈德，口服全身性糖皮质激素可以诱导中重度 UC 缓解，通常使用泼尼松（其他类型全身作用激素的剂量按泼尼松剂量换算），重度患者可考虑静脉使用。

3. 免疫抑制剂 常用于重度 UC 的治疗。

（1）环孢素 为 T 淋巴细胞功能调节药，含 11 个氨基酸的环形多肽，可选择性及可逆地改变淋巴细胞功能，抑制淋巴细胞在抗原或分裂原刺激下的分化、增殖、抑制其分泌细胞因子如 IL-2 及干扰素等，抑制自然杀伤细胞（NK 细胞）的杀伤活力。

（2）他克莫司 作用机制与环孢素类似，也属于钙调磷酸酶抑制剂。研究显示，他克莫司治疗重度 UC 的短期疗效基本与环孢素相同。

4. 生物制剂

（1）抗 TNF-α 制剂

1）英夫利西单克隆抗体（infliximab，IFX）：是抗 TNF-α 人鼠嵌合体免疫球蛋白（immunoglobulin，Ig）G1 单克隆抗体，可结合可溶性和跨膜性的 TNF-α，从而达到阻断炎症、改善 IBD 病情的作用。主要用于接受传统治疗效果不佳、不耐受或有禁忌的中至重度活动性成人 UC 患者，活动性 UC 伴突出肠外表现（如关节炎、坏疽性脓皮病、结节性红斑等）者。

2）阿达木单抗（adalimumab，ADA）：是全人源化抗 TNF-α 单克隆抗体，与 IFX 作用机制相似，通过阻断 TNF-α 单克隆抗体炎症通路治疗 IBD。

（2）维得利珠单抗（vedolizumab，VDZ） 是重组人源化 IgG1 单克隆抗体，特异性拮抗 α4β7 整合素，阻断 α4β7 整合素与肠道血管内皮细胞表达的黏膜地址素细胞黏附分子 1 的结合，从而阻止 T 淋巴细胞从血管中迁移至肠黏膜，减轻肠道局部炎症反应。

（3）乌司奴单抗（ustekinumab，UST） 是一种抗 IL-12 和 IL-23 全人源化 IgG1 单克隆抗体。

5. 沙利度胺 为谷氨酸衍生物，为免疫调节药，适用于难治性 UC 的治疗。

（三）治疗方案

1. UC UC 的治疗方案需要建立在对患者病情进行全面评估的基础上，根据疾病活动性的严重程度、病变累及范围、并发症、既往对治疗药物的反应及复发频率等情况进行制定，治疗方案分为活动期的诱导治疗和缓解期的维持治疗。

（1）诱导缓解方案

1）氨基水杨酸制剂：柳氮磺吡啶为 5-ASA 与磺胺吡啶的偶氮化合物，常用剂量为 3～4g/d，分 3～4 次口服。美沙拉秦常见剂型有口服的颗粒剂、片剂，常用剂量为 2～4g/d，分次口服或顿服，另外还有局部给药剂型如栓剂、灌肠剂、泡沫剂、凝胶剂。目前尚缺乏证据显示不同类型 5-ASA 制剂的疗效有差异。每天 1 次顿服美沙拉秦与分次服用等效。

2）糖皮质激素：对氨基水杨酸制剂治疗无效者，特别是病变较广泛者，中度及重度患者可改用口服全身作用激素，按泼尼松 0.75～1mg/（kg · d）（其他类型全身作用激素的剂量按相当于上述泼尼松剂量换算）给药。达到症状缓解后开始逐渐缓慢减量至停药，注意快速减量会导致早期复发。

3）硫嘌呤类药物：包括硫唑嘌呤（azathioprine，AZA）和 6- 巯基嘌呤（6-mercaptopurine，6-MP）。适用于激素无效或依赖者。欧美推荐硫唑嘌呤的目标剂量为 1.5～2.5mg/（kg · d）；我国相关文献数据显示，低剂量硫唑嘌呤（1.23±0.34）mg/（kg · d）对难治性 UC 患者有较好的疗效和安全性。另外对激素依赖的 UC 患者，低剂量 [1.3mg/（kg · d）] 硫唑嘌呤可有效维持疾病缓解。对于 6-MP，欧美共识意见推荐的目标剂量为 0.75～1.50mg/（kg · d）。

由于硫嘌呤类治疗会产生过多的 6- 硫鸟嘌呤（6-thioguanine，6-TG）代谢物，体内硫嘌呤甲基转移酶（thiopurine-*S*-methyltransferase，TPMT）活性较低或缺失的患者接受此类药物时会发生骨髓毒性，而 6- 甲基巯基嘌呤（6-methylmercaptopurine，6-MMP）水平升高会导致肝毒性，同时，核苷二磷酸连接的部分 X 型基序 15（nucleoside diphosphate-linked moiety X motif 15，NUDT15）是另一种代谢酶，目前已识别 NUDT15 编码基因的变异体会大幅影响 IBD 患者的硫嘌呤类耐受度。所以治疗前有条件的患者可进行 TPMT 和 NUDT15 基因检测以指导用药，可有效降低发生硫嘌呤类药物相关骨髓抑制的风险。同时，在治疗过程中应进行药物的血药浓度监测。

4）生物制剂：IFX 第 0、2、6 周 5mg/kg 静脉输注作为诱导缓解，以后每隔 8 周 1 次以相同剂量作为维持缓解，根据疗效及血清药物浓度调整使用间期和剂量。当出现 IFX 失应答时，可测定药物谷浓度及抗药抗体效价，并根据检测结果优化 IFX 剂量或调整治疗间隔。

ADA 首次治疗剂量为 160mg 皮下注射，2 周后改为 80mg 皮下注射，之后每 2 周 1 次 40mg 皮下注射，诱导缓解后每 2 周 1 次 40mg 皮下注射作为维持缓解。

VDZ 的建议剂量为 300mg，静脉输注给药，在第 0、2 和 6 周，以及随后每 8 周给药一次。如果第 14 周仍未观察到治疗获益，则应停止治疗。对于难治性 CD 患者，可考虑予以强化诱导治疗以提高应答。在诱导治疗第 10 周评估临床应答情况，如果无应答可在第 10 周增加 1 次给药以提高疗效，即采用 0、2、6、10 周的诱导给药方案，14 周开始后续以每 8 周一次给药维持治疗。CD 或 UC 患者维持治疗过程中如果出现疗效下降，可尝试缩短注射间隔至每 4 周给药 1 次以增强疗效。

UST 可作为经其他治疗 [美沙拉秦和（或）糖皮质激素和（或）免疫抑制剂] 无效的患者一线生物治疗方案。首次 UST 治疗需根据体重计算 UST 静脉输注剂量。体重≤ 55kg 者，UST 剂量为 260mg；体重在 55～85kg 者，剂量为 390mg；体重＞ 85kg 者，剂量为 520mg。首次给药后第 8 周 UST 90mg 皮下注射作为诱导缓解方案，之后每 12 周 90mg 皮下注射 1 次作为维持治疗方案。如果患者每 12 周给药 1 次期间失去应答，可缩短至每 8 周注射 1 次。

5）沙利度胺：适用于难治性 UC 的治疗。具体剂量和用药参见 CD 治疗部分。常规不作为首选治疗推荐。

（2）维持治疗方案　UC 维持治疗的目标是维持临床和内镜的无激素缓解，除轻度初发病例、很少复发且复发时为轻度易于控制者外，均应接受维持治疗。激素不能作为维持治疗药物。维持治疗药物的选择视诱导缓解时用药情况而定。

1）氨基水杨酸制剂：由氨基水杨酸制剂或激素诱导缓解后以氨基水杨酸制剂维持，用原诱导缓解剂量的全量或半量，如用 SASP 维持，剂量一般为 2～3g/d，并应补充叶酸。远段结肠炎以美沙拉秦局部用药为主（直肠炎用栓剂，每晚 1 次；直肠乙状结肠炎用灌肠剂，隔天至数天 1 次），联合口服氨基水杨酸制剂效果更好。

2）硫嘌呤类药物：用于激素依赖者、氨基水杨酸制剂无效或不耐受者、环孢素或他克莫司有效者。剂量与诱导缓解时相同。

3）生物制剂：缓解期治疗见前文诱导缓解方案中的“生物制剂”部分。

4）其他药物：肠道益生菌和中药治疗维持缓解的作用尚待进一步研究。

2. CD　根据患者的预后风险因素对其进行分层和个性化治疗是优化 CD 患者管理的关键步骤。许多因素影响药物治疗的选择，如患病部位、疾病活动和严重程度、既往对治疗的反应及并发症如肛周瘘管病的存在等。此外，还应考虑进展和并发症的个体风险因素、个体患者的特点及每种药物的成本和效益 / 风险比。

（1）诱导治疗

1）氨基水杨酸制剂：适用于结肠型、回肠型和回结肠型的轻度活动期 CD 的治疗。应用美沙拉秦时需及时评估疗效。病变局限在回肠末端、回盲部或升结肠的轻至中度患者，布地奈德疗效优于美沙拉秦。对上述治疗无效的轻度活动期 CD 患者视为中度活动期 CD，按中度活动期 CD 处理。

2）糖皮质激素：是中度活动期 CD 最常用的治疗药物。病变局限于回盲部者，为减少全身作用激素的相关不良反应，可考虑应用布地奈德，但该药对中度活动期 CD 的疗效不如全身作用糖皮质激素。糖皮质激素无效或激素依赖时加用硫嘌呤类药物或甲氨蝶呤。研究证明，这类药物对诱导活动期 CD 缓解与糖皮质激素有协同作用，但起效慢（硫唑嘌呤用药 12～16 周后才达到最大疗效）。通常泼尼松的给药剂量为 0.75～1mg/（kg · d）（其他类型全身作用糖皮质激素的剂量按相当于上述泼尼松剂量折算）。达到症状完全缓解开始逐步减量，每周减 5mg，减至 20mg/d 时每周减 2.5mg 至停用，快速减量会导致早期复发。布地奈德为口服 3mg/ 次，3 次 / 天，一般在 8～12 周临床缓解后改为 3mg/ 次，2 次 / 天。延长疗程可提高疗效，但超过 6～9 个月则再无维持作用。针对重度活动期CD的治疗，全身作用糖皮质激素口服或静脉给药，剂量相当于0.75～1mg/（kg·d）泼尼松。

3）硫唑嘌呤和 6- 巯基嘌呤：对于硫唑嘌呤，欧洲指南推荐的目标剂量为 1.5～2.5mg/（kg·d），部分研究认为中国患者剂量为 1.0～1.5mg/（kg · d）亦有效。硫唑嘌呤存在量效关系，剂量不足会影响疗效，但盲目增加剂量会增加药物不良反应风险，有条件者建议行 6- 巯基嘌呤核苷酸（6-thioguanine nucleotides，6-TGN）药物浓度测定指导调整剂量。对于 6- 巯基嘌呤，欧美共识意见推荐的目标剂量是 0.75～1.50mg/（kg · d）。国外推荐诱导治疗期的甲氨蝶呤剂量为 25mg/ 周，肌内或皮下注射。12 周达到临床缓解后，可改为 15mg/ 周，肌内或皮下注射，亦可改口服，但疗效可能降低。

4）生物制剂：详见“UC 药物治疗——生物制剂”部分。

5）沙利度胺：已有临床研究证实，沙利度胺对儿童及成人难治性 CD 有效。可用于无条件使用抗 TNF-α 单克隆抗体者。其起始剂量建议为 75mg/d 或以上，值得注意的是该药的治疗疗效及不良反应与剂量相关。

6）其他药物：环丙沙星和甲硝唑仅用于有合并感染者。其他免疫抑制剂、益生菌尚待进一步研究。对于有结肠远端病变者，必要时可考虑美沙拉秦局部治疗。

（2）维持治疗

1）氨基水杨酸制剂：适用氨基水杨酸制剂诱导缓解后仍以氨基水杨酸制剂作为缓解期的维持治疗。氨基水杨酸制剂对激素诱导缓解后维持缓解的疗效不确定。

2）硫嘌呤类药物或甲氨蝶呤：硫唑嘌呤是激素诱导缓解后用于维持缓解最常用的药物，能有效维持撤离激素的临床缓解或在维持症状缓解下减少激素用量。对于使用硫唑嘌呤维持撤离激素缓解有效的患者，疗程一般不少于 4 年。硫唑嘌呤不能耐受者可考虑换用 6- 巯基嘌呤。硫嘌呤类药物治疗无效或不能耐受者可考虑换用甲氨蝶呤。

3）生物制剂：详见“UC 药物治疗——生物制剂”部分。

六、IBD 的治疗管理

对于 IBD 患者，应考虑进行常规治疗监护，包括筛查和预防其他疾病，以及监测药物治疗的不良反应。

（一）免疫系统

由于基础疾病、营养不良、手术或免疫抑制药物使用，IBD 患者发生感染的风险增加。

（二）癌症筛查

研究显示，IBD 患者发生结直肠癌的风险增高，黑色素瘤和非黑色素瘤性皮肤恶性肿瘤发生风险上升，女性出现宫颈涂片（Pap 涂片）异常的概率较高，因此建议患者根据疾病分型和炎症部位定期进行结直肠癌的相关检查，并注意监测宫颈癌和皮肤肿瘤的相关症状和体征，如有必要再进行专科检查。

（三）骨质疏松

IBD 患者发生骨丢失的风险也增高。绝经后、正在接受皮质类固醇治疗、既往皮质类固醇使用累计超过 3 个月、低创伤性骨折病史，或者年龄超过 60 岁的都应在诊断 IBD 时及之后定期检测骨密度来筛查骨质疏松。

（四）贫血

大部分 IBD 患者会出现铁缺乏而导致贫血。故应该每 6～12 个月检查 1 次血细胞比容。对于贫血或平均红细胞体积低的患者，还应该检测铁蛋白、转铁蛋白饱和度和 CRP。

（五）药物不良反应

IBD 常用治疗药物的常见 ADR 及药学监护点见表 12-5-1。

表 12-5-1　IBD 常用治疗药物的常见 ADR 及药学监护点

药物	常见不良反应	药学监护
6-MP/AZA	肝功能损害	使用硫嘌呤类治疗的头 4 周内通常应每周进行 1 次实验室检查，包括全血细胞、血清氨基转移酶、总胆红素和淀粉酶，治疗期间也应持续监测，至少 3 个月检查 1 次
	骨髓抑制	血药浓度监测：通过测定血浆或血清样本的药物浓度进行治疗药物监测可确定最佳用法用量
5-ASA	肾功能损害	应在开始治疗后第 6 个月和第 12 个月时检测血清肌酐，之后每年检测 1 次
生物制剂	感染	在接受治疗之前，应对患者进行结核病、乙型肝炎和丙型肝炎筛查

（六）饮食调整

目前没有证据表明特定类型饮食有助于改善症状，但是部分患者食用某些食物后可能加重症状，因此建议停止摄入可疑食物一段时间，以观察症状是否好转。

案例 12-5-1　患者，女，28 岁，40kg。于 1 年前无明显诱因出现下腹部阵发性钝痛、恶心，并出现鲜红色不成形大便，每天 8～10 次，每次 10～20ml，以夜间为重，有里急后重，体温 36.8～37.4℃，无明显反酸、胃灼热感、腹胀，无头晕、心慌。至当地医院全腹 CT 平扫 + 增强可见乙状结肠及部分直肠肠壁增厚、水肿；电子肠镜及病理检查：升结肠、横结肠、降结肠、乙状结肠和直肠黏膜广泛连续性充血性水肿伴糜烂，40cm 脾曲附近见一 0.35cm×0.4cm 的无蒂息肉；脾曲黏膜慢性炎，降结肠黏膜慢性炎症糜烂，个体腺体上皮轻度异性增生。诊断为溃疡性结肠炎，经泼尼松 40mg/d，口服治疗 20 天后，症状缓解出院，出院后使用硫唑嘌呤。10 个月后，再次出现鲜红色血便，入院检查：血常规示白细胞 11.75×10^9/L，中性粒细胞百分比 66.6%，红细胞 3.6×10^{12}/L，血红蛋白 81g/L，血小板 389×10^9/L；肝功能、肾功能和凝血功能正常。诊断：溃疡性结肠炎（慢性复发型 全结肠活动期中度）。

问题 12-5-1-1　患者本次入院可采用的治疗方案有哪些？

解析 12-5-1-1　患者既往使用糖皮质激素治疗后，控制不佳，且存在生育需求，故考虑换用生物制剂，如第 0、2、6 周英夫利西单抗 5mg/kg 静脉输注作为诱导缓解，以后每隔 8 周 1 次以相同剂量作为维持缓解。

问题 12-5-1-2　请分析该患者入院前使用的激素治疗方案。

解析 12-5-1-2　本患者为中 - 重度的溃疡性结肠炎，口服糖皮质激素通常不作为首选的治疗药物进行使用，通常选用氨基水杨酸制剂或重度情况下考虑使用静脉糖皮质激素。结合案例中提供的信息，初始使用糖皮质激素有待商榷。

（何金汗　于　磊）

第六节　肠易激综合征

一、定义与流行病学

（一）定义

肠易激综合征（irritable bowel syndrome，IBS）是消化道的一种功能性疾病，以腹痛、腹胀或腹部不适和排便习惯改变为特征，通过临床常规检查，尚无法发现能解释这些症状的器质性疾病。

IBS 的类型主要依据罗马Ⅳ标准，根据 Bristol 粪便性状量表进行 IBS 亚型分类，即根据患者排便异常时的主要粪便性状，将 IBS 分为腹泻型肠易激综合征（irritable bowel syndrome with diarrhea，IBS-D）、便秘型肠易激综合征（irritable bowel syndrome with constipation，IBS-C）、混合型肠易激综合征（irritable bowel syndrome-mixed，IBS-M）和未定型肠易激综合征（irritable bowel syndrome-unsubtyped，IBS-U）4 种亚型。

1. 腹泻（diarrhea）　指患者排稀便或水样便，一般 24 小时至少排便 3 次。根据症状的持续时间提出了以下定义：急性腹泻——持续时间小于等于 14 日；迁延性腹泻——持续时间超过 14 日，但不到 2 个月；慢性腹泻——持续时间超过 2 个月。

2. 便秘（constipation）　指一种（组）临床症状，表现为排便困难和（或）排便次数减少、粪便干硬。排便困难包括排便费力、排出困难、肛门直肠堵塞感、排便不尽感、排便费时及需手法辅助排便。排便次数减少指每周排便＜ 3 次。

（二）流行病学

据人群研究估计，北美洲的 IBS 患病率为 10%～15%。中国目前已有数十项关于 IBS 的流行病学调查，显示我国普通人群 IBS 总体患病率为 1.4%～11.5%，女性 IBS 患病率略高于男性；IBS 在各年龄段人群中均有发病，但以中青年（年龄为 18～59 岁）更为常见，老年人（年龄≥ 60 岁）的 IBS 患病率有所下降。

二、病因和发病机制

IBS 的病理生理机制尚未被完全阐明，随着研究的深入，目前认为是多种因素共同作用引起的肠 - 脑互动异常，外周因素主要表现为内脏高敏感，动力异常，黏膜通透性增加，肠道免疫激活，肠道微生态紊乱，中枢神经系统对外周传入信号的处理存在异常，以及外周与中枢因素相互作用、相互联系。

内脏高敏感是 IBS 的核心发病机制，在 IBS 发生、发展中起重要作用。内脏高敏感即内脏组织对于刺激的感受性增强，包括痛觉过敏（由伤害性刺激导致）和痛觉异常（由生理性刺激导致）。内脏高敏感导致 IBS 患者发生腹痛、腹部不适症状，控制内脏高敏感可改善 IBS 的症状。

胃肠道动力异常是 IBS 发病的另一重要病理生理基础。IBS 患者的胃肠道动力异常主要表现在结肠，但食管和胃、小肠、肛门直肠等也存在一定程度的动力学异常。但胃肠道动力异常并不是 IBS 的特征性改变，IBS-C、IBS-D、IBS-M 和 IBS-U 各亚型间不尽相同。

此外，肠道轻度炎症可通过激活肠道免疫 - 神经系统参与部分 IBS 的发病；患者常伴有焦虑、抑郁等表现，急性和慢性应激均可诱发或加重 IBS 症状；肠道微生态失衡在 IBS 发病中也发挥重要作用。

三、诊　　断

IBS 的诊断主要基于症状，其并非排除性诊断，必要时应有针对性地选择辅助检查。所以对于存在慢性腹痛和排便习惯改变 [便秘和（或）腹泻] 的患者，应怀疑 IBS。由于该病没有生物标志物，目前推荐使用罗马Ⅳ标准进行诊断。

根据罗马Ⅳ标准，IBS的定义为在最近3个月内腹痛反复发作，平均每周至少1日，并至少符合以下2项标准：①症状与排便有关；②伴有排便频率改变；③伴有粪便性状（外观）改变。

考虑我国临床实际情况，中国指南建议的IBS诊断标准如下：反复发作的腹痛、腹胀、腹部不适，具备以下任意2项或2项以上：①与排便相关；②伴有排便频率改变；③伴有粪便性状或外观改变，诊断前症状出现至少6个月，近3个月相关症状符合上述诊断标准。

四、治　疗

（一）治疗目标

IBS的主要治疗目标是消除或缓解症状，防治并发症，改善生活质量，恢复社会功能。IBS的治疗主要是积极寻找并去除促发因素和对症治疗，强调综合治疗和个体化治疗，包括一般治疗、药物对症治疗及心理行为疗法。治疗方式的选择需要考虑患者疾病的严重程度和主要症状，进行个体化治疗。存在中度至重度症状且影响生活质量的IBS患者，采用药物治疗。由于IBS通常有复杂的症状表现，治疗应基于主要症状和分型。每2～4周逐渐调整治疗。

（二）非药物治疗

便秘的基础治疗主要通过生活方式、饮食结构调整的非药物方式进行改善。

1. 调整生活方式　包括合理膳食、多饮水、运动、建立良好的排便习惯。

（1）膳食　建议IBS患者增加纤维素（25～35g/d）和水分（1.5～2.0L/d）的摄入；避免摄入可加剧肠胃胀气的食物（如豆类、洋葱、芹菜、胡萝卜、葡萄干、香蕉、杏子、梅脯、抱子甘蓝、小麦胚芽、咸脆饼干）、酒精和咖啡因；已知乳糖不耐受的患者应采用限制乳糖膳食。对于那些不进食产气食物仍有持续性腹胀的患者，也可考虑经验性尝试无乳糖膳食；对于不摄入产气食物仍有腹胀或腹痛的IBS患者，可考虑采取低FODMAP膳食。FODMAP代表可发酵的（fermentable）寡糖（oligosaccharide）、二糖（disaccharide）、单糖（monosaccharide）和多元醇（polyol），简单来说即某些类型的碳水化合物——食物中的糖、淀粉和纤维。研究显示，IBS患者在开始低FODMAP饮食后症状一般可立即缓解。

（2）适度运动　尤其对久病卧床、运动少的老年患者更有益。

有证据显示，每周3～5次高负荷的体格锻炼，坚持12周后能够明显阻止IBS症状恶化。每周3～5天内进行20～60分钟的身体锻炼（跑步、有氧运动和骑自行车等），能显著改善IBS症状严重程度量表和心理症状评分。

（3）排便习惯　结肠活动在晨醒和餐后最为活跃，建议患者在晨起或餐后2小时内尝试排便，排便时集中注意力，减少外界因素的干扰；每次大便时间不宜过长（＜10分钟/次）。

2. 认知治疗　慢性便秘的危险因素包括高龄、女性、经济状况、文化程度、生活方式、饮食习惯和精神、心理因素等。加强患者的自身认知，对慢性便秘的治疗有重要帮助。有研究对难治性便秘患者进行认知治疗，结果显示71%患者的主观症状得以改善，特殊心理评分也显示出显著改善的结果。

（三）药物治疗

1. 解痉剂　可改善IBS症状，对腹痛的疗效明显，为改善IBS腹痛症状的一线用药。应按需给药和（或）在预计会出现能使疾病恶化的应激原时给药。解痉药可以短期缓解IBS患者的腹痛症状，但其远期疗效尚未确定。可选择的肠道平滑肌解痉剂有匹维溴铵、奥替溴铵、阿尔维林、曲美布汀。

匹维溴铵常用推荐剂量为每次50mg（1片），每日3次；或增至每次100mg（2片），每日2次。少数情况下，如有必要可增至每次100mg（2片），每日3次。在进餐时用水整片吞服，切勿咀嚼或掰碎或含化药片，以避免匹维溴铵与食管黏膜接触。不要在卧位时或临睡前服用。

奥替溴铵每天2～3次，每次1片。

曲美布汀成人口服，每次0.1～0.2g（1～2片），每日3次，根据年龄、症状适当增减剂量，或遵医嘱。

2. 止泻剂　IBS-D患者肠道传输加速和肠道分泌增加与腹泻症状相关。洛哌丁胺可作用于肠壁的阿片受体，减少乙酰胆碱释放，通过抑制肠蠕动促进肠道水、电解质吸收，通过增加肛门括约肌的张力缓解排便失禁。对于IBS-D患者，如无发热或仅有低热，且粪便不呈血型，可谨慎使用洛哌丁胺，初始剂量4mg，之后排一次不成型便就使用2mg，每日剂量不超过16mg，持续使用不超过2日，通常建议于餐前45分钟使用2mg洛哌丁胺。双八面体蒙脱石可吸附消化道内的气体、毒素，促进肠黏膜细胞的吸收功能，是临床常用的止泻剂。

3. 泻药　渗透性泻药可提高IBS-C患者的排便频率，改善粪便性状。渗透性泻药通过在肠腔形成高渗环境，促进肠道分泌，从而软化粪便、加快肠道传输。聚乙二醇可显著提高IBS-C患者的自主排便频率，降低粪便硬度，有效缓解便秘症状，聚乙二醇4000散适用于成人及≥8岁的儿童便秘的症状治疗。口服：10g/次、1～2次/天，或20g/次、顿服，每袋内容物溶于一杯水中后服用。可用于糖尿病或需要无糖饮食的患者。需注意的是，聚乙二醇不能改善腹痛、腹胀和总体症状，其安全性与安慰剂相似。乳果糖因可能加重IBS-C患者的腹痛、腹胀症状，较少被推荐用于IBS-C的治疗。

4. 促分泌剂　包括鸟苷酸环化酶-C激动剂和选择性氯离子通道激动剂，通过激活肠上皮细胞相关离子通道促进肠上皮细胞分泌，从而软化粪便，改善便秘症状。其中鸟苷酸环化酶-C激动剂同时对腹痛的疗效明显。利那洛肽是鸟氨酸环化酶-C受体的肽类激动剂，在胃肠道中代谢，极少吸收入血，安全性较好。用于治疗成人IBS-C的剂量为每次剂量290μg，1次/天，至少餐前30分钟服用。不建议18岁以下儿童应用。

鲁比前列酮是一种局部作用的选择性氯离子通道激活剂，可以增加富含氯离子的肠液分泌。对使用聚乙二醇后仍存在持续性便秘的IBS患者，可考虑使用鲁比前列酮。鲁比前列酮可用于18岁及以上的IBS-C患者。鲁比前列酮获美国FDA批准用于治疗成年女性IBS-C的推荐剂量为一天两次，每次8μg，在国内获批用于成人慢性特发性便秘的推荐剂量为一天两次，每次24μg。

5. 益生菌　现有证据显示益生菌可能对腹泻患者维持肠道正常菌群有帮助。慢性便秘患者存在肠道微生态失衡，补充含双歧杆菌、乳杆菌、枯草杆菌等益生菌的制剂，可通过调节肠道菌群失衡，促进肠道蠕动和胃肠动力恢复改善便秘症状。目前推荐其作为慢性便秘的长期辅助用药。

6. 神经递质调节药物　神经递质调节药物对IBS有效，可能的作用机制如下：①对中枢神经的直接作用；②中枢神经与胃肠神经的联系，包括对痛觉感受、内脏超敏反应和胃肠动力的调节作用。通常仅在以下2项适应证时，可考虑使用神经递质调节药物：①IBS合并存在精神心理障碍的临床表现（包括抑郁、焦虑和躯体化症状等），尽管此类患者以胃肠道症状为主，但是精神类药物对精神心理障碍表现和IBS症状可能均有帮助；②对于消化专科常规药物疗效不理想的难治性IBS，尝试使用神经递质调节药物可能会获益。

三环类抗抑郁药（tricyclic antidepressant，TCA）可延长口盲肠运输时间，而某些选择性5-羟色胺再摄取抑制药（selective serotonin reuptake inhibitor，SSRI）可缩短口盲肠运输时间，因此，TCA被推荐用于治疗IBS-D，SSRI被推荐用于治疗IBS-C。抗抑郁药用于治疗IBS腹痛时，应从小剂量开始。应根据耐受和反应情况调整初始剂量。由于抗抑郁药起效延迟，应经过3～4周的治疗尝试后才考虑增加剂量。

7. 抗菌药物　肠道不吸收的抗生素可改善非IBS-C患者的总体症状，以及腹胀、腹泻症状。IBS患者存在肠道菌群失调、小肠细菌过度生长（small intestinal bacterial overgrowth，SIBO）。研究显示，肠道不吸收的抗生素（主要是利福昔明）可改善肠道菌群失调，调节肠道炎症，增强肠黏膜屏障功能。故对于无便秘的中度至重度IBS患者，尤其是有腹胀症状的患者，如果其他治疗（如低FODMAP膳食、解痉药和TCA）无效，建议给予为期2周的利福昔明治疗。利福昔明获美国 FDA 批准用于 IBS-D 的推荐剂量为 550mg/ 次，3 次 / 天。

8. 中药 中医的辨证施治有可能对便秘的症状有所改善，既往报道中成药制剂、汤剂，以及手法按摩、推拿可以改善便秘的症状，但缺乏疗效的评估，仍需有进一步的循证医学证据支持。随着中医药治疗 IBS 的随机对照研究逐渐增多，近年来多个国外指南提及采用中药和针灸治疗 IBS，但尚需更多高质量研究。

9. 电解质补充剂 口服补液盐（ORS）含有在腹泻时通过大便丢失的人体重要盐分。新的低渗性的 ORS 减少了钠和葡萄糖的浓度，较标准 ORS 能减少呕吐的发生率，减少大便量、降低高钠血症的发生率。新的配方适合所有年龄段及霍乱在内的全部腹泻患者，可用于预防和治疗腹泻引起的轻、中度脱水，并可用于补充钠、钾、氯。

五、IBS 的治疗管理

IBS 的病程较长，容易出现反复发作，部分可持续数年甚至数十年，症状易迁延难愈，会严重降低患者生活质量，因此，需要对患者进行常规治疗监护，以及监测药物治疗的不良反应。

（一）沟通与交流

IBS 会影响患者生活质量，但不会对患者生命造成影响。因此建议首先与患者建立良好的医患 / 药患沟通和信任关系，使患者明确治疗目标和治疗要求。

（二）自我监测与管理

调整饮食和生活方式是 IBS 疾病管理流程的起点，因此需要向患者说明生活方式、饮食结构调整、适度运动的益处。

（三）定期随访和评估

IBS 的病程普遍较长，且容易反复，因此需要按疗程治疗后，定期复诊。如病情反复，出现症状加重，建议 1 周内就诊。

案例 12-6-1 患者，女，32 岁，银行职员，既往体健。主诉：腹痛、腹胀、腹泻反复发作 3 年，加重 1 周。现病史：患者于 3 年前，由于工作紧张，生活饮食不规律，导致腹痛、腹胀、腹泻发作，每日解黄稀便 2～5 次；伴有失眠、心悸、易激动，无发热、便血、黑粪。服用黄连素片、金双歧、补脾益肠丸及中药汤剂，均有一定效果，但症状却极易反复，平均每月发作一次。1 周前因饮食不规律、精神紧张、心情不佳，引起腹痛、腹胀、腹泻加重，自服黄连素片无效，故来就诊。起病后体重无明显变化。查体：无明显阳性体征。理化检查：大便常规、甲状腺功能检测、腹部 B 超、CT、电子肠镜、心电图结果均正常。

问题 12-6-1-1 该患者下一步治疗方案如何制订？

解析 12-6-1-1 患者慢性病程、反复腹泻腹痛 3 年，体重无明显变化，实验室及辅助检查均未见明显异常，符合腹泻型肠易激综合征表现。在治疗方案上，使用解痉剂匹维溴铵或曲美布汀改善腹痛症状，针对腹泻，可采用止泻剂洛哌丁胺来改善症状。

问题 12-6-1-2 患者用药后症状逐渐改善，但仍有反复，有明显精神紧张、失眠等症状。该如何调整治疗方案和用药指导？

解析 12-6-1-2 患者存在精神紧张、失眠，说明患者可能存在焦虑症状，并且患者在上述治疗方案效果仍有反复，可以加用三环类抗抑郁药进行治疗。同时向患者强调，调整饮食，避免摄入豆类、洋葱等可能加剧胃胀气的食物，减少酒精、咖啡的摄入；另外，加强体育锻炼，每周 3～5 次高负荷的体格锻炼。

（何金汗　于　磊）

思 考 题

1. 胃食管反流病的药物治疗目的及常用药物类型有哪些？

2. 简述消化性溃疡治疗中根除 *Hp* 的治疗方案包含哪些常用药物？

3. 简述炎性肠病的主要治疗目标。

4. IBS-C 主要治疗药物有哪些？

第十三章 泌尿系统常见疾病的药物治疗

学习要求

记忆： 常见泌尿系统疾病如肾小球肾炎、肾衰竭、肾病综合征、肾移植排斥反应、男性勃起功能障碍及良性前列腺增生的治疗药物选择、用法用量、不良反应等。

理解： 肾小球肾炎、肾衰竭、肾病综合征、肾移植排斥反应、男性勃起功能障碍及良性前列腺增生的病因及发病机制、临床表现及诊断。

运用： 肾小球肾炎、肾衰竭、肾病综合征、肾移植排斥反应、男性勃起功能障碍及良性前列腺增生患者的评估、治疗方案制订与调整和治疗管理。

第一节 总 论

泌尿系统由肾脏、输尿管、膀胱、尿道及有关血管和神经等组成。肾脏是产生尿液的器官，血浆经过肾脏、肾小球的毛细血管滤过，然后经过肾小管的重吸收，最后形成尿液。输尿管连接肾脏和膀胱，主要功能是将肾脏产生的尿液输送到膀胱进行储存。膀胱是储存尿液的肌性囊状器官，正常成年人膀胱的平均容量为300～500ml。当膀胱内尿液充盈的时候，会使膀胱内的压力增高，从而诱发排尿反射，使尿液从尿道排出体外。本部分主要介绍常见的泌尿系统疾病，如急性肾小球肾炎、急进性肾小球肾炎、IgA肾病、慢性肾脏病、肾移植排斥反应、男性勃起功能障碍及良性前列腺增生等，并讨论其相关药物及治疗方案等。

第二节 肾小球肾炎

一、急性肾小球肾炎

（一）定义与流行病学

急性肾小球肾炎（acute glomerulonephritis），简称急性肾炎，其临床特点为急性起病，表现为血尿、蛋白尿、水肿、高血压和一过性少尿、血肌酐及尿素氮轻度升高。急性链球菌感染后肾小球肾炎（acute poststreptococcal glomerulonephritis，APSGN）最为常见，本节着重介绍APSGN。

本病多于5～13岁发病，2～6岁为发病高峰年龄，男女均可发病，其比例约为2∶1。APSGN可能流行或散发出现，由于该病常呈自限性，因此其发病率很难确定。在链球菌流行性感染期间，APSGN临床发病率约为12%，而在感染的家族中其临床发病率高达33%～38%。尽管在发达国家中APSGN的发病率有所下降，但在欠发达国家发病仍较高。据估计，每年有超过470 000名APSGN新发病例，其中有97%的病例来自欠发达国家。

（二）病因和发病机制

1. 病原菌 APSGN多由β溶血性链球菌A族中的“致肾炎菌株”感染诱发，其中以12型和49型多见；β溶血性链球菌C族和G族感染导致的APSGN少见。

2. 致病抗原 目前已确定的致病抗原有肾炎相关纤溶酶受体和链球菌致热性外毒素B。

3. 宿主的易感性 链球菌感染是否出现急性肾小球肾炎与宿主易感性有关，已有研究发现HLA-DRW4、HLA-DPA*02-022、DPB1*05-01及DRB1*03011与APSGN存在相关性。

APSGN常发生于链球菌引起上呼吸道感染、猩红热及皮肤感染等之后，其发病机制仍不清楚，其机制可能是由感染所诱发的免疫反应引起。链球菌的致病抗原诱发免疫反应产生抗体，在循环中形成免疫复合物沉积于肾小球并激活补体而致病；另外，链球菌热原性外毒素B与肾小球结构相结合形成种植肾小球的抗原，后者与循环中的特异性抗体结合形成原位免疫复合物致病。补体旁路途径激活后引起一系列免疫病理改变是APSGN发病的中心环节，特别是上皮下免疫复合物激活补体后形成膜攻击复合物C5b～9。链球菌片段与肾脏结构之间通过抗原模拟诱导自身免疫反应以及正常肾脏抗原转变为自身抗原也参与了APSGN发病。

（三）诊断

1. 症状和体征　本病多有咽部或皮肤链球菌感染前驱史，其潜伏期一般为7～21天。APSGN患者急性期常有疲乏、厌食、恶心、呕吐、嗜睡、头晕、视物模糊及腰部钝痛等全身表现，其经典的临床表现为急性发作的血尿、蛋白尿、高血压、水肿、少尿及一过性肾损伤。APSGN还可出现一系列少见复杂的临床表现如呼吸窘迫、肺水肿和脑病等。

2. 检查

（1）尿液检查　绝大多数APSGN患者存在血尿、蛋白尿；尿液显微镜检查可见的红细胞主要为畸形红细胞，还可见红细胞管型、肾小管上皮细胞管型、白细胞管型、透明管型及颗粒管型等。

（2）血液化验　血常规中白细胞正常或稍高，有轻度贫血（表现为正色素、正细胞性贫血），红细胞沉降率常增快。血生化中肌酐及尿素氮轻度升高；免疫学检查中50%～80%的APSGN患者抗链球菌溶血素O抗体呈阳性；多数患者在急性期早期有低补体血症（如血清总补体活性CH50、补体C3、补体C5），而血浆中可溶性的膜攻击复合物C5b～9可有一过性升高。

（3）肾脏形态学检查　绝大多数APSGN患者的肾脏大小正常或轻度增大。

（4）肾脏病理　光镜检查的病变表现为系膜细胞和内皮细胞增生伴中性粒细胞、单核细胞、嗜酸性粒细胞等浸润；上皮下可见嗜复红蛋白沉积；少数患者细胞增生明显可引起毛细血管管腔狭窄并有不同程度阻塞；严重者还可形成上皮性新月体。免疫荧光可见肾小球毛细血管壁和（或）系膜区有IgG及C3为主的颗粒状沉积，有时也可见IgA和IgM。电镜的特征性病变为上皮下电子致密物形成驼峰。

（四）并发症

1. 心力衰竭　多见于有急性肾炎临床表现的成年及老年患者，常发生于起病1～2周内，其发生主要与水钠潴留引起的血容量增加有关，轻者仅表现为呼吸、心率增快等，重者表现为端坐呼吸、颈静脉怒张、奔马律、呼吸困难、肺充血症状、两肺底满布湿啰音，甚至出现肝大、心脏扩大、胸腔积液及腹水。

2. 脑病　多见于儿童，一般发生在起病后1～2周内，脑病的发生除严重高血压所致以外，还可能是中枢神经系统血管炎导致，常表现为剧烈头痛、恶心、呕吐、嗜睡、烦躁、神志不清等，处理不及时可引起阵发性惊厥、癫痫样抽搐、昏迷甚至死亡。

（五）治疗

本病常可在数月内临床自愈，一般不宜使用糖皮质激素、免疫抑制剂及细胞毒性药物治疗，大多预后良好，有极少部分患者也可进展为慢性肾脏病（chronic kidney disease，CKD）。APSGN的治疗是以对症支持治疗和防治并发症为主，主要包括一般治疗和药物治疗。

1. 一般治疗

（1）休息　急性起病后患者应卧床休息，待肉眼血尿消失、水肿消退及血压恢复正常后才可下床适当活动并逐渐增加活动量。

（2）饮食　发病初期，饮食控制尤为重要。一般情况下应给予富含维生素的低盐饮食，蛋白质摄入量为1g/（kg · d），同时限制水的摄入量。特殊情况下应根据患者不同的临床表现给予不同的饮食控制。

2. 药物治疗 本病治疗的核心是使用利尿药和（或）降压药预防和治疗水钠潴留及减少循环血容量，从而达到减轻水肿及降压等目的，预防心力衰竭、脑病、急性肾损伤等严重并发症发生；若出现上述严重并发症应给予针对并发症的药物治疗；除此之外还应避免各种加重肾脏损伤的因素，如肾毒性药物、有效血容量不足、肾脏局部血供急剧减少、严重高血压未能控制、泌尿道梗阻等。若有感染灶存在时，应积极应用敏感抗菌药物以控制感染灶及清除病灶。

（1）利尿药　在 APSGN 中常用的利尿药为噻嗪类利尿药，必要时可用袢利尿药，而选择性血管升压素 V2 受体拮抗剂近几年来也用于 APSGN 中的高容量性低钠血症的患者。APSGN 类患者基本不用碳酸酐酶抑制剂，且不宜使用保钾利尿药及渗透性利尿药。

噻嗪类利尿药口服吸收迅速而完全，代表药为氢氯噻嗪（hydrochlorothiazide），其剂量一般为 25mg bid 或 tid，最大剂量为 100mg/d，继续加量不会增加利尿效果；儿童每次用量 1～2mg/kg qd 或 bid。在 CKD4 期～5 期的患者中，该类药物利尿作用减弱，故不建议使用，但在顽固性水肿患者中，该类药物可与袢利尿药联用发挥协同作用。本类药物含有磺胺类结构，与磺胺类药物有交叉过敏反应。

袢利尿药是目前最强效的利尿药，代表药为呋塞米（furosemide）、托拉塞米（torasemide）。呋塞米的口服剂型生物利用度个体差异大（10%～90%），肠道淤血或水肿时吸收更差；轻度肾功能受损时，静脉用呋塞米 10mg 与口服呋塞米 20mg 利尿作用相当，肾小球滤过率（glomerular filtration rate，GFR）＜ 5～10ml/min 时，呋塞米仍有利尿作用，但需增大剂量。呋塞米剂量一般为 20～60mg/d 注射或口服；儿童每次用量 1～2mg/kg qd 或 bid。新一代高效袢利尿药托拉塞米利尿作用强大且利尿持续时间是呋塞米的 2 倍，该药除了具有呋塞米的作用外，还具有抑制醛固酮分泌的作用。托拉塞米口服用药的生物利用度较高（80%～100%），肠道淤血及水肿对其吸收的影响较小，口服剂型的药效与静脉注射相似。同时，与呋塞米相比，托拉塞米在应用期间不易产生利尿抵抗。

选择性血管升压素 V2 受体拮抗剂代表药为托伐普坦（tolvaptan），该类药物竞争性地与集合管上的血管升压素 V2 受体结合，从而导致水通道蛋白 2 从集合管顶端膜脱落，阻断水的重吸收，从而提高自由水的清除和尿液排泄。该类药物对伴顽固性水肿或低钠血症者疗效较好，主要用于常规利尿药治疗效果不佳、有低钠血症或有肾功能损害倾向患者，其剂量为 7.5～15mg，1 次 / 天，最大剂量为 30mg。托伐普坦主要经细胞色素 P4503A4 代谢，与抑制细胞色素 P4503A4 的药物合用时，可显著增加本药的血药浓度。托伐普坦可引起口渴和高钠血症及肝损伤，应监测电解质水平及肝功能。

（2）降压药　详见第九章“高血压”一节。

3. 治疗方案

（1）减轻水肿　对于轻、中度水肿一般无须使用利尿药治疗，通过控制钠盐及水的摄入，水肿即可消退。若经水、盐摄入控制后，仍少尿、水肿明显、血压高者均应给予利尿药，可口服噻嗪类利尿药，如氢氯噻嗪。使用噻嗪类利尿药效果不佳或重症患者（如少尿及有明显循环充血者）可用袢利尿药，如呋塞米。对于使用噻嗪类利尿药及袢利尿药治疗效果不佳、有低钠血症或有肾功能损害倾向的患者推荐使用托伐普坦。

（2）降压治疗　若经休息、水及盐摄入控制和利尿后，血压仍高者，均应予以降压药，可选用血管扩张剂、钙通道阻滞剂及 α 受体阻滞剂。由于 ACEI 和 ARB 具有导致 GFR 降低和引起高钾血症的潜在风险，在急性期一般不主张使用这两类药物。若在 APSGN 中，患者蛋白尿持续 6 个月大于 1g/d 时，应当考虑予以 ACEI 或 ARB 治疗，两类药物除降低血压外，还可通过降低肾小球内高压来减少蛋白尿，从而改善或延缓肾功能的进展。ACEI 及 ARB 类药物慎用于血清肌酐（serum creatinine，SCr）＞ 265μmol/L（3mg/dl）及高钾血症的患者。出现高血压引起的脑病征象则应快速给予降压、扩血管、镇静等内科治疗，可选择硝普钠（sodium nitroprusside），成人开始以 10～15μg/min 静脉滴注，最大剂量为 200μg/min；患儿开始以每分钟 1μg/kg 速度静脉滴注，密切监测血压，根据血压调节剂量及滴速，防止出现血压过低。硝普钠曝光后可分解为蓝色产物，宜现配现用，输液时输液瓶及输液管应避光。还可选择肼屈嗪（hydralazine），成人 20～40mg 肌肉或缓慢静脉注射；儿童每次 0.1～0.25mg/kg，肌肉或缓慢静脉注射，必要时 4～6 小时后可重复给药。此外，还可用乌拉地尔（urapidil）、拉贝洛尔（labetalol）、酚妥拉明（phentolamine）。若患者出现惊厥、抽搐或烦躁不安等可使用苯二氮䓬类镇静剂如地西泮（diazepam）等。

（3）充血性心力衰竭　患者出现充血性心力衰竭的主要诱发因素为水钠潴留，故采取的主要措施为利尿、降压，一般不主张使用洋地黄类药物。有明显肺水肿者可应用硝普钠或酚妥拉明，以扩张血管、降低心脏负荷和减轻肺水肿。若经内科治疗无效时，应尽早考虑使用短期血液净化治疗。

（4）急性肾损伤和肾病范围的蛋白尿　急性肾损伤（acute kidney injury，AKI）、急进性肾小球肾炎、顽固性的体液潴留、难以纠正的高钾血症，应及时予以短期的血液净化治疗，帮助患者度过急性期。APSGN 表现为肾病综合征或肾病范围的蛋白尿时，可给予糖皮质激素治疗。

（5）清除感染灶　对于无感染灶的患者是否需使用针对链球菌的药物目前暂无定论，但对于有感染灶者应积极进行抗感染治疗。APSGN 迁延两个月以上，或病情反复且扁桃体或牙齿病灶明确者应予以手术清除，但须在肾炎病情稳定后、无临床症状及体征且无急性炎症时进行。APSGN 与风湿热不同，不需要长期使用抗链球菌药物预防感染。

案例 13-2-1　患者，男，17 岁。身高 175cm，体重 60kg。因“水肿、肉眼血尿 8 天”入院。8 天前无明显诱因出现流涕及咽痛，同时伴有颜面及双下肢水肿，无发热，无咳嗽咳痰，无恶心呕吐。尿量较前减少，可见肉眼血尿，无尿频，尿急、尿痛，体重增加 4kg。无吸烟史。否认传染病史，否认食物、药物过敏史。查体：T 36.3℃，HR 76 次 / 分，RR 20 次 / 分，BP 154/102mmHg，神志清楚，咽稍红，扁桃体轻度肿大。实验室检查：血常规示 WBC 12.92×10^9/L，N% 74.3%，Hb 121g/L，PLT 302×10^9/L；CRP 5.81mg/L。尿常规：尿蛋白 +，红细胞 +++；血生化：尿素氮 5.5mmol/L，肌酐 67μmol/L，ALB 29.3g/L；C3 125mg/L，抗链球菌溶血素“O”（ASO）2290IU/L。初步诊断：急性（链球菌感染性）肾小球肾炎。予以注射用青霉素钠 160 万 U+ 生理盐水注射液 100ml ivgtt. q8h；缬沙坦胶囊 80mg po qd。

问题 13-2-1-1　试分析该患者的初始抗感染方案。

解析 13-2-1-1　该患者上呼吸道感染病史明确，有咽红、扁桃体轻度肿大、白细胞和中性粒细胞高等感染指征，同时还有 ASO 升高和 C3 降低，因此诊断急性链球菌感染性肾小球肾炎明确，对于有感染灶者应积极进行抗感染治疗。对于上呼吸道链球菌感染的患者首选青霉素类药物，因此予以注射用青霉素钠 160 万 U q8h。

问题 13-2-1-2　试分析患者降压治疗方案。

解析 13-2-1-2　该患者血压高，同时伴有颜面及双下肢水肿，急性肾小球肾炎高血压主要是由于水钠潴留、高血容量引起，若使用 ACEI/ARB 则有可能加重原有肾脏的损害，一般不作为 APSGN 降压的首选药物。因此，该患者应首选兼顾利尿、降压两方面的利尿药，故建议停用缬沙坦，加用呋塞米 20mg po qd。

二、急进性肾小球肾炎

（一）定义与流行病学

急进性肾小球肾炎（rapidly progressive glomerulonephritis，RPGN）是在急性肾炎综合征（血尿、蛋白尿、水肿和高血压）的基础上肾功能短期内出现急剧恶化，且常伴有少尿、无尿的一组临床综合征。RPGN 根据肾脏免疫病理可分为三种类型：抗肾小球基膜（glomerular basement membrane，GBM）抗体型（即Ⅰ型）、免疫复合物型（即Ⅱ型）、寡免疫沉积型（即Ⅲ型）。

1. Ⅰ型 RPGN 占 RPGN 的 10%～20%，其发病有两个年龄高峰：① 10～31 岁，该年龄段男性较多见，肺出血发生率高；② 50～70 岁，该年龄段女性较多见，多表现为肾脏局限受累。该型的患者中常有 25%～33.3% 同时合并抗中性粒细胞胞质抗体（anti-neutrophilic cytoplasmic antibody，ANCA）阳性，该类患者多见于中老年女性。

2. Ⅱ型 RPGN 占 RPGN 的 30%～50%，以青少年及中青年为主，多在原发性或继发性免疫复合物性肾小球疾病的基础上出现新月体形成。

3. Ⅲ型 RPGN 占 RPGN 的 30%～50%，以中老年多见。该型多为原发性系统性或肾脏局限的小血管炎所引起，药物（如青霉胺、肼屈嗪、别嘌醇、利福平及丙硫氧嘧啶等）等也可引起寡免疫沉积型 RPGN。

（二）病因和发病机制

RPGN 的病因多样，主要由原发性肾小球疾病（原发性弥漫性新月体肾小球肾炎、继发于其他原发性肾小球肾炎）、伴发于感染性疾病（如 APSGN、急性或亚急性感染性心内膜炎、乙型肝炎病毒感染、人类免疫缺陷病毒感染等）、继发于系统性疾病（如系统性红斑狼疮、过敏性紫癜性肾炎、冷球蛋白血症、恶性肿瘤等）、药物等引起。此外，遗传易感性及某些诱发因素（吸烟、吸毒）可能与本病相关。

各型原发性 RPGN 的发病机制各不相同。Ⅰ型主要是由于抗 -GBM 抗体靶向抗原决定簇基底膜Ⅳ型胶原 α3 链的非胶原区 1，从而激活补体反应和炎症反应，进而致病。Ⅱ型因肾小球内循环免疫复合物的沉积或原位免疫复合物形成，激活补体反应而致病。Ⅲ型主要由小血管炎所引起，其中 ANCA 在该型的发病中发挥了很重要的作用。

（三）诊断

1. 症状和体征 本病多为急性发病，在血尿、蛋白尿、水肿和高血压的基础上出现少尿或无尿，肾功能急剧恶化，数天或数月内达到尿毒症水平。Ⅰ型及Ⅲ型常有前驱感染症状，如发热、乏力及体重减轻等非特异性临床表现。部分Ⅰ型患者可表现为咯血、咳嗽、呼吸困难、胸痛等肺出血相关症状。2/3 的Ⅲ型患者可出现肾外其他脏器受累，常见的受累部位为肺、上呼吸道、胃肠道、皮肤、外周和中枢神经系统、关节等。

2. 检查

（1）尿液检查 RPGN 患者存在血尿，肉眼血尿多见于Ⅰ型和Ⅲ型，尿常规可见大量畸形红细胞；RPGN 的蛋白尿一般在 1～2g/d，部分Ⅱ患者可表现为肾病范围的蛋白尿或肾病综合征；尿液显微镜检查还可见肾小管上皮细胞、红细胞管型、透明管型及颗粒管型等。另外，在 RPGN 早期可出现尿比重降低。

（2）血液化验 血常规中常有血红蛋白低、红细胞沉降率增快。血生化中肌酐及尿素氮进行性升高、血浆白蛋白降低、血钾及血氯可轻度升高、血钠轻度降低。免疫学检查中Ⅰ型患者抗 -GBM 抗体阳性；Ⅱ型患者病因不同其免疫学检查的表现也不同（血清循环免疫复合物阳性、血清补体下降、血清冷球蛋白阳性）；Ⅲ型患者中有 50%～80% 可表现为 ANCA 阳性。

3. 肾脏形态学检查 RPGN 患者的 B 超常示肾脏增大；肾图则显示肾脏灌注和滤过减少。

4. 肾脏病理

（1）Ⅰ型 RPGN 光镜检查的病变表现为广泛的肾小球内有大新月体形成。小管间质的改变与肾小球损伤程度相关。肾小管上皮细胞变性、萎缩甚至部分坏死。免疫荧光可见 IgG 沿肾小球毛细血管壁呈线样沉积，常伴 C3 呈不连续的线样和细小颗粒样的毛细血管壁沉积。电镜下的病变表现与光镜下基本一致，同时肾小球内基本无电子致密物沉积。

（2）Ⅱ型 RPGN 该型病因不同，其病理表现区别较大。一般光镜检查的病变表现为广泛的肾小球内有大新月体形成。免疫荧光、电镜检查的特征取决于原发病。

（3）Ⅲ型 RPGN 光镜检查肾小球病变新旧不等，无嗜复红蛋白沉积，多数患者可见毛细血管袢节段性纤维素样坏死，严重受累的肾小球可见包曼囊破裂。免疫荧光未见免疫球蛋白沉积。电镜检查在系膜及毛细血管壁未见电子致密物沉积，但 GBM 破坏明显。

（四）治疗

1. 治疗目标 RPGN 病情凶险、预后差，及早明确诊断并根据不同的病因及时采取正确的治疗，是最大限度地挽救患者的肾功能和改善患者预后的关键。

2. 药物治疗 目前主要的治疗方案包括针对急性免疫介导性炎症病变的强化治疗（强化血浆置换或甲泼尼龙联合环磷酰胺冲击）及针对肾脏病变后果（如高血压、尿毒症及感染等）的对症治疗两个方面，尤其强调在早期作出病因诊断和免疫病理分型的基础上尽快进行强化治疗。血浆置换疗法适用于各型 RPGN，但主要适用于Ⅰ型和就诊时出现急性肾损伤及需要透析的Ⅲ型患者。此外，对于伴有威胁生命的肺出血患者，血浆置换疗效较为迅速、肯定，应首选。

（1）Ⅰ型 RPGN 是 RPGN 中总体预后最差的类型，若不及时使用免疫抑制剂治疗，多数患者可在短时间内进展为终末期肾病（end stage renal disease，ESRD）甚至死亡。目前认为Ⅰ型 RPGN 的标准治疗方案是强化血浆置换联合糖皮质激素和环磷酰胺，抑制抗 -GBM 抗体的生成及炎症反应。具体给药方案见表 13-2-1。

表 13-2-1 Ⅰ型 RPGN 的治疗方案

药物分类	用法	注意事项
糖皮质激素	甲泼尼龙（methylprednisolone）0.5～1.0g，每日或隔日静脉滴注 1 次，连续 3 次为一个疗程，必要时间隔 3～5 天可进行下一个疗程，一般为 1～3 个疗程。继以泼尼松（prednisone）1mg/（kg · d），最大剂量为 80mg/d，并于数周后逐渐减量，6 个月后或病情缓解后停药	应用甲泼尼龙冲击治疗时应注意其引起的水钠潴留、血糖及血压升高、消化道出血、感染及精神异常等不良反应
环磷酰胺（cyclophosphamide，CTX）*	方案一：口服 CTX 2mg/（kg · d）共 3 个月 方案二：CTX 静脉滴注，初始剂量 0.2g/m²，每月共用 0.6～1g，分次静脉滴注，共 6 个月或直至病情缓解 方案三：CTX 冲击疗法，每月 0.6～1g/m²，静脉滴注，共 6 个月或直至病情缓解	环磷酰胺可以口服也可以静脉注射，其累积剂量均为 6～8g，对于老年、肾功能不全或白细胞减少（白细胞低于 3.5×10^9/L 时应停用环磷酰胺）的患者，可酌情减少用量
血浆置换	使用人血白蛋白作为置换液，每次置换 50ml/kg（最多每次 4L），持续 14 天或直到抗 -GBM 抗体转阴。如果患者有肺出血或者近期有侵入性操作，应使用新鲜冷冻血浆改善置换液的凝血功能	对于血小板小于 70×10^9/L、纤维蛋白小于 1g/L 或者血红蛋白小于 9g/L 时，暂停血浆置换治疗，此外还应警惕血浆置换引起的凝血功能障碍、低钙及低钾血症

【注】* 肾功能受损时应调整 CTX 的剂量，GFR 10～50ml/（min · 1.73m²），CTX 的剂量调整为正常剂量的 75%；GFR ＜ 10ml/（min · 1.73m²），CTX 的剂量调整为正常剂量的 50%，需要透析的患者 CTX 冲击的剂量减为 0.5g/m²，并在血液透析之前 12 小时给药

在疾病早期采用强化血浆置换可以迅速地清除循环中的抗 -GBM 抗体，其对Ⅰ型 RPGN 伴有肺出血的患者疗效肯定且迅速。强化血浆置换的置换液可予以新鲜冷冻血浆或 4%～5% 的白蛋白，对于有肺出血的患者应优先选用新鲜冷冻血浆或在每次治疗结束后根据混凝实验，输入 300～600ml 新鲜冷冻血浆，来改善置换液的凝血功能。

Ⅰ型 RPGN 患者起病即依赖透析、血肌酐大于 600μmol/L、在足够的肾活检标本中 100% 肾小球形成大新月体是进展为 ESRD 的主要预后标志，对于这类患者即使予以标准治疗其肾功能也很少能恢复，考虑到强化血浆置换、糖皮质激素、环磷酰胺的毒副作用，对于该类患者若无肺出血则不建议予以标准治疗，一般主张长期肾脏替代治疗；若存在肺出血则建议予以标准治疗方案。Ⅰ型 RPGN 采用标准治疗 8 周后或环磷酰胺冲击治疗 6 个月后肾功能仍未恢复且无肺出血表现的患者应暂停使用免疫抑制治疗。Ⅰ型 RPGN 经过免疫抑制治疗缓解后很少出现复发，无须长期维持治疗；但对于抗 GBM 和 ANCA 两项均阳性的 RPGN 患者缓解后，应按 ANCA 相关性血管炎接受免疫抑制的维持治疗；对于难治性Ⅰ型 RPGN 或对环磷酰胺不耐受的可以尝试使用利妥昔单抗（rituximab）治疗，但目前循证医学证据较少。对于欲行肾移植的患者，其移植手术应推迟至

抗-GBM 抗体检测持续阴性 6 个月以上。

（2）Ⅱ型 RPGN　在不同的肾小球疾病基础上发生的 RPGN 治疗方法不尽相同，因此该型应根据基础肾小球疾病的种类制订治疗方案。虽然该型是在不同肾小球疾病的基础上发生的，但出现新月体肾炎时，早期常主张使用甲泼尼龙冲击（方案同Ⅰ型 RPGN）联合免疫抑制剂治疗，甲泼尼龙冲击治疗后改为口服泼尼松 1mg/（kg · d）并于数周后逐渐减量，其疗程与原发疾病有关；免疫抑制剂的选用及本病的治疗疗程均取决于基础肾小球疾病。

（3）Ⅲ型 RPGN　主要是 ANCA 血管炎引起的。ANCA 血管炎引起的 RPGN 基本治疗方案是糖皮质激素联合环磷酰胺、糖皮质激素联合环磷酰胺 + 利妥昔单抗，包括诱导缓解和维持缓解两个阶段。诱导缓解治疗目标是尽快控制病情及达到完全缓解，一般先用甲泼尼龙冲击疗法，接着应用口服泼尼松联合环磷酰胺和（或）利妥昔单抗，糖皮质激素与环磷酰胺给药方案同Ⅰ型 RPGN，利妥昔单抗的使用方法在国际上尚未统一，一般采用每周 $375mg/m^2×4$ 周的方案，或采用每次 $750mg/m^2$（最大剂量 1000mg），间隔 2 周 1 次，共 2 次，或"4+2"方案（每周 $375mg/m^2×4$ 周，末次利妥昔单抗后 1 个月和 2 个月时再各使用 1 剂 $375mg/m^2$）。对于起病就依赖透析或血清肌酐快速升高，以及存在肺出血的患者则应及时予以血浆置换。诱导缓解疾病得到控制后，可使用硫唑嘌呤联合糖皮质激素、利妥昔单抗、或霉酚酸联合糖皮质激素进行维持治疗，以防止疾病的复发，保护肾功能。药物相关性 ANCA 血管炎引起的 RPGN 患者在经诱导治疗达到缓解后可不进行维持治疗。

案例 13-2-2　患者，女，43 岁。身高 158cm，体重 54.2kg。因"肌酐升高，全身乏力"入院。患者 4 个月前因全身乏力于我院就诊，尿常规中尿蛋白 +，尿红细胞 1331 个 /μl，血肌酐 487.07μmol/L，抗 -GBM 抗体阳性（＞ 200.0U/ml），肾穿刺病理报告提示"新月体性肾小球肾炎，Ⅰ型"。胸部平片示双肺纹理增多，双下肺见网格状改变。考虑诊断"急进性肾炎、抗 GBM 肾小球肾炎"，予甲泼尼龙 500mg×3 天冲击治疗后，续以甲泼尼龙 40mg qd 逐渐减量 + 环磷酰胺 0.4g×2 天序贯冲击治疗，同时行 14 天血浆置换治疗。

问题　分析该患者中针对Ⅰ型新月体性肾小球肾炎的治疗方案。

解析　患者Ⅰ型新月体性肾小球肾炎的诊断明确，其标准治疗方案是强化血浆置换联合糖皮质激素和环磷酰胺，对于起病就依赖透析、血肌酐大于 600μmol/L 及肾小球 100% 形成大新月体的患者，若无肺出血则不建议予以标准治疗。该患者起病时血肌酐为 487.07μmol/L，胸部平片示双肺纹理增多，双下肺见网格状改变，56.25% 的肾小球形成细胞性大新月体，因此该患者应予以强化血浆置换联合糖皮质激素和环磷酰胺，即予以血浆置换及甲泼尼龙（methylprednisolone）0.5g 静脉滴注 qd，连续 3 次，后口服足量甲泼尼龙 40mg，并于数周后逐渐减量。

三、IgA 肾病

（一）定义与流行病学

IgA 肾病（IgA nephropathy）是一类肾小球系膜区以 IgA 为主的免疫复合物弥漫性沉积为特征的系膜增生性肾小球肾炎。IgA 肾病是世界上最为常见的肾小球肾炎，是导致 ESRD 的主要病因之一。IgA 肾病的发病率为 2～10 例 /10 万人口，我国 IgA 肾病约占原发性肾小球肾炎的 45.3%，占肾小球疾病总体的 33.2%。该病可发生在任何年龄段，16～35 岁的人群较多见，该年龄段占总发病人数的 80%；男性较女性更常见，其发病比例为 2 ∶ 1 至 6 ∶ 1.7。

（二）病因和发病机制

IgA 肾病的病因尚未明确，多种因素参与 IgA 肾病的发生发展，其可能的因素包括感染、饮食习惯、居住环境、黏膜免疫功能缺陷及遗传等。

IgA 肾病的发病机制尚未完全阐明。有学者提出了 IgA 肾病发病机制的“四重打击学说”：IgA 肾病患者的循环中存在高水平的半乳糖缺失的 IgA1，作为自身抗原诱发自身抗体的产生，进而形成循环免疫复合物沉积于肾脏，引起补体通过旁路途径激活补体级联反应，导致系膜细胞增生、释放促炎介质及促纤维化介质，最终导致 IgA 肾病的发病和进展。

（三）诊断

1. 症状和体征　本病的临床表现多样，可以出现各种肾小球疾病的临床综合征表现，如肾炎综合征、急进性肾炎综合征和肾病综合征等，最常表现为发作性肉眼血尿和无症状性肉眼血尿伴或不伴蛋白尿。IgA 肾病表现为单纯蛋白尿不伴血尿的患者很少见，多表现为轻度蛋白尿，只有 10%～24% 的患者出现肾病范围蛋白尿，甚至出现肾病综合征。

2. 检查　目前尚缺乏诊断 IgA 肾病的特异性血清学或尿液生物标志物。

（1）尿液检查　IgA 肾病患者常存在持续性镜下血尿和（或）蛋白尿，主要为畸形红细胞（＞50%），有些患者可有混合型血尿及红细胞管型；多数患者蛋白尿一般小于 1g/d，少部分患者可表现为肾病范围的蛋白尿或肾病综合征。

（2）血液化验　随着 IgA 肾病的疾病进展，血生化中肌酐及尿素氮逐渐升高，同时伴有不同程度的肾小管功能减退及血尿酸增高，还可合并脂质代谢紊乱。30%～70% 的患者可表现为血清 IgA 升高，但其并非是 IgA 肾病中的特异性指标。

3. 肾脏病理　光镜检查表现多样，可涉及增生性肾小球肾炎的所有病理类型，但主要累及肾小球，其基本病变类型为系膜增生。免疫荧光可见单纯 IgA或 IgA 为主的免疫球蛋白在肾小球系膜区和毛细血管袢弥漫沉积。多达 80% 患者有 C3 沉积，部位和形状与 IgA 沉积相似。电镜检查可见系膜细胞增生、系膜基质增多，同时在系膜区或毛细血管壁有高电子致密物沉积。表现为肾病范围蛋白尿或肾病综合征患者，可见足细胞足突融合弥漫。

（四）治疗

1. 治疗目标　IgA 肾病患者临床表现、病理表现和预后变异性较大，目前仍未有最佳的治疗方法，但治疗的总体目标为最大限度地延缓疾病进展，延长其进入 ESRD 的时间。

2. 治疗原则　IgA 肾病治疗原则包括，①去除诱因：感染可刺激和诱发 IgA 肾病，合并黏膜感染的患者应及时治疗并去除可能的病灶，如扁桃体炎、龋齿等；②生活方式管理：避免劳累、限盐、非高蛋白饮食、戒烟、适当运动、控制体重等；③控制蛋白尿：尽可能使蛋白尿控制在 0.3～0.5g/d；④控制血压：当蛋白尿大于 0.5g/d 时血压控制目标为小于 125/75mmHg，当蛋白尿大于 0.3g/d 时血压控制目标为小于 130/80mmHg；⑤纠正其他心血管危险因素，避免使用肾毒性药物。

3. 药物治疗

（1）单纯镜下血尿　若该类患者血压和（或）肾功能均正常，则无须特殊治疗，但需长期随访，定期评估尿沉渣、尿蛋白、血压及肾功能。

（2）复发性肉眼血尿　主要是由感染或过度劳累引起，此类患者只需进行适当的抗感染治疗及去除病灶（如扁桃体切除）或休息即可，一般无须特殊治疗。

（3）伴蛋白尿　蛋白尿是 IgA 肾病疾病进展的独立危险因素。《2021 KDIGO 临床实践指南：肾小球疾病的管理》中建议：对蛋白尿大于 0.5g/d 的患者，无论是否伴有高血压，均应给予 ACEI 或 ARB 治疗。ACEI 或 ARB 在用于降尿蛋白时，其剂量可在血压耐受的情况下增加至常规用量的 2 倍，但需注意监测患者的肾功能和血钾水平。对经 90 天的优化支持治疗，蛋白尿仍大于 0.75～1g/d 的 IgA 肾病进展高风险患者推荐在优化支持治疗的基础上进行 6 个月的糖皮质激素治疗，一般予以口服糖皮质激素即可，起始剂量通常为 1mg/（kg·d）（最大不超过 80mg），持续 8 周，然后每个月减少 0.2mg/（kg·d）。当患者 eGFR 小于 30ml/（min·1.73m^2）则应避免使用糖皮质激素，更不推荐使用免疫抑制剂，应考虑最大程度的支持治疗。糖皮质激素另一种给药方案为Pozzi方案即第1、3、5个月的最初3天予以1g/d甲泼尼龙静脉冲击治疗，后续予以隔日口服泼尼松0.5mg/kg，共治疗6个月，但国内糖皮质激素冲击的量一般为0.5g/d。其他免疫抑制剂一般不推荐用于IgA肾病的治疗，但国内研究显示霉酚酸可有效降低蛋白尿。

（4）肾病综合征　临床表现为肾病综合征且病理类型为轻微型，基本按微小病变型肾病综合征治疗（见“肾病综合征”节）。

（5）AKI　发生急性肾损伤的IgA患者，如果进行优化支持治疗效果不佳常需进行肾穿刺活检，以明确是急性肾小管坏死IgA肾病还是新月体性IgA肾病，前者仅予以对症支持治疗即可，后者则需予以糖皮质激素冲击联合环磷酰胺治疗（用药方案同Ⅰ型RPGN）。

案例 13-2-3　患者，男，24岁。身高173cm，体重62kg。因“发现尿泡沫增多6个月，血肌酐升高6个月”入院。6个月前患者出现尿泡沫增多，入住我院，当时血压116/76mmHg，尿常规示尿蛋白3+、尿隐血2+；生化：血肌酐78μmol/L，尿素氮7.3mmol/L，尿酸346μmol/L，血清白蛋白34.80g/L，尿蛋白-肌酐比值2333.55mg/gCr，尿白蛋白-肌酐比值1571.12mg/gCr，24小时尿白蛋白2559.1mg，肾穿刺活检病理示：IgA肾病，局灶增生硬化型（牛津分类：M1 E1 S1T0 C1）。当时予以缬沙坦胶囊160mg qd po治疗，3个月后患者复查血肌酐148μmol/L，尿素氮9.3mmol/L，尿酸544μmol/L，血清白蛋白32.80g/L，尿蛋白-肌酐比值2132.51mg/gCr，尿白蛋白-肌酐比值1372.48mg/gCr，24小时尿白蛋白2254.0mg。予以Pozzi方案（甲泼尼龙500mg，3天，后序贯泼尼松片30mg qod po）及缬沙坦胶囊160mg qd po对原发病进行治疗。

问题 13-2-3-1　请分析该患者IgA肾病的初始治疗方案。

解析 13-2-3-1　患者血肌酐78μmol/L，24小时尿白蛋白2559.1mg。《2021 KDIGO临床实践指南：肾小球疾病的管理》中建议：对蛋白尿大于0.5g/d的患者，无论是否伴有高血压，均应给予ACEI或ARB治疗。ACEI或ARB在用于降尿蛋白时，其剂量可在血压耐受的情况下增加至常规用量的2倍。综上，初始予以缬沙坦胶囊160mg qd po进行降尿蛋白治疗合理。

问题 13-2-3-2　试分析该患者IgA肾病确诊3个月后予以的调整治疗方案。

解析 13-2-3-2　患者规律使用缬沙坦胶囊160mg qd po治疗，3个月后复查血肌酐148μmol/L，肌酐清除率为59.40ml/min，24小时尿白蛋白2254.0mg。《2021 KDIGO临床实践指南：肾小球疾病的管理》中建议：对经90天的优化支持治疗，蛋白尿仍大于0.75～1g/d的IgA肾病进展高风险患者推荐在优化支持治疗的基础上进行6个月的糖皮质激素治疗。综上，IgA肾病确诊3个月后患者肌酐清除率大于50ml/min予以Pozzi方案治疗合理。患者体重为62kg，予以泼尼松片30mg qod po合理。

第三节　慢性肾脏病

一、定义与流行病学

（一）定义

慢性肾脏病（chronic kidney disease，CKD）是指各种原因引起的肾脏结构或功能异常超过3个月，包括出现肾脏损伤的指标，如尿成分异常、肾脏形态学、组织学检查异常、肾脏影像学检查异常或有肾移植病史，伴或不伴肾功能下降；或不明原因GFR＜60ml/（min · 1.73m^2）超过3个月，有或无肾损伤表现。KIDGO指南推荐CKD分期应按照病因（cause，C）、肾小球滤过率（GFR，G）、白蛋白尿（albuminuria，A）进行分期，称为CGA分期，详见附表13-3-1。

（二）流行病学

随着全球经济的高速发展和生活方式的改变，CKD 发病率逐年攀升，2017 全球疾病负担研究的数据显示 CKD 在全球的患病人数已达近 7 亿，因 CKD 导致的死亡也达到了 120 万人，预计在 2040 年因 CKD 的死亡人数将增至 220 万～400 万，将成为全球第五大死亡原因。在我国有超过 1.32 亿的 CKD 患者，已成为全球 CKD 第一大国。

二、病因和发病机制

（一）病因

导致 CKD 的病因可分为原发性和继发性两种。原发性肾脏病如慢性肾小球肾炎、肾盂肾炎、肾小管间质性肾炎、多囊肾炎、先天性和遗传性肾病等。继发性肾脏病多见于狼疮性肾炎、糖尿病肾病、高血压肾病、高尿酸血症肾病、结节性多动脉炎肾病、多发性骨髓瘤肾病，以及各种药物和重金属所致的肾脏病等；梗阻性肾病如尿路结石、前列腺肥大、尿道狭窄等也可导致 CKD。

（二）发病机制

目前对于 CKD 进展的机制尚未完全阐明，可能的机制如下：①健存肾单位代偿机制；②肾小管间质损伤；③肾组织上皮细胞表型转化；④细胞因子和生长因子的作用；⑤其他如生活方式、高血压、脂质代谢紊乱等。

三、临床表现与诊断

（一）临床表现

CKD 在不同的阶段，其临床表现各异，CKD 1～3 期的患者常无症状或仅表现为夜尿增多、腰痛、乏力、食欲减退等轻微症状，当进展至 CKD 3b～5 期以后上述症状表现更明显，且可出现全身各个系统的症状。常伴有水、电解质和酸碱平衡失调，内分泌失调，脂肪、蛋白质及维生素代谢紊乱，可累及心血管系统、呼吸系统、消化系统、血液系统、精神神经系统、肌肉系统、皮肤系统及骨骼等。

（二）诊断

CKD 患者原发病不同，可有原发病特异性实验室、影像学及病理学检查结果的异常。根据 CKD 的定义，初次符合 CKD 诊断指标异常的患者，应在 3 个月后复查，确认符合诊断。

晚期 CKD 患者可出现以下检验检查指标异常，①血常规：常表现为正细胞、正色素性贫血。②尿液：早期可出现夜尿增多，随着肾功能下降，尿量逐渐减少；尿蛋白则与基础疾病相关；若有肾小管功能异常，常表现为尿比重及渗透压降低，尿糖、氨基酸及尿 pH 异常。③血生化及其他检验：肌酐、尿酸及尿素氮、血磷、甲状旁腺激素、碱性磷酸酶、甘油三酯增加等，白蛋白、血钙、1, 25-$(OH)_2$- 维生素 D_3、血清铁、铁蛋白、转铁蛋白饱和度、二氧化碳结合力等降低。④检查：若为肾小球肾炎引起的 CKD，肾脏体积通常减小；若为多囊肾、淀粉样变、糖尿病肾病等引起的 CKD，肾脏体积通常正常或偏大。

四、治　　疗

（一）治疗目标

在 CKD 的治疗中主要强调一体化治疗原则，包括生活方式的干预、饮食和营养的治疗、原发病的治疗、去除疾病进展的可逆性危险因素、合并症及并发症的处理和肾脏替代治疗，其最终的目标是改善患者的预后、延缓肾功能的下降及减少其他合并症的出现，最终达到推迟肾脏替代治疗及提高 CKD 患者生活质量的目的。

（二）一般治疗

CKD 患者应注意休息，避免过度劳累。肥胖与肾功能进展有关，应将体重指数控制在 20～25kg/m^2，与此同时应对饮食进行评估和监督，以预防营养不良。去除疾病进展的可逆性危险因素是延缓 CKD 最有效的干预措施，其中常见可逆因素包括血压、血糖、血脂、血尿酸、尿蛋白定量等。此外，每年血肌酐上升幅度应控制在小于 50μmol/L、GFR 下降幅度也应控制在小于 4 ml/（min · 1.73m^2）。

（三）并发症的药物治疗

1. 纠正代谢性酸中毒的药物 纠正酸中毒时应考虑到原发病、酸中毒的起病缓急和严重程度等。若阴离子间隙正常或轻度升高，则治疗措施主要是补碱。对于慢性且 pH 大于 7.2 时，口服碳酸氢钠即可；中重度患者可口服碳酸氢钠，必要时静脉输入碳酸氢钠；对于急性患者或慢性代谢性酸中毒且 pH 小于 7.2 的患者，首选静脉补充碳酸氢钠。对于有明显心力衰竭的患者，不宜补充过多的碳酸氢钠，且滴注速度不宜过快，以免加重心脏负荷。碱性药物还有乳酸钠、氨丁三醇和枸橼酸钠（钾），均需经肝脏代谢生成 HCO_3^-，因此严重肝功能不全者禁用。此外，乳酸钠禁用于乳酸酸中毒的患者。终末期肾病、少尿不能耐受大量补液或经上述治疗措施纠正酸中毒无效时应考虑进行血液净化治疗。

2. 高钾血症的治疗药物 根据作用机制，将高钾血症治疗药物分为三大类：①拮抗高钾血症的心脏效应。对有心电图改变的应在心电监护下使用静脉注射用钙剂。10% 葡萄糖酸钙和 10% 氯化钙，1～3 分钟起效，持续时间为 30～60 分钟，前者对静脉刺激性较小，可使用外周静脉注射，而大剂量注射氯化钙时易引起组织坏死，需建立中心静脉通路。②钾离子重新分布转移至细胞内。5% 葡萄糖 + 胰岛素，15～30 分钟起效，持续时间为 2～4 小时。在胰岛素的基础上还可联用 β 肾上腺素受体激动剂，如沙丁胺醇，15～30 分钟起效，持续时间为 1～2 小时。对于有合并代谢性酸中毒且无容量超负荷时，还可予以 5% 碳酸氢钠 150～250ml 静脉滴注，5～10 分钟起效，持续时间为 1～2 小时。③清除体内钾离子。袢利尿药，5～10 分钟起效，持续时间为 4～6 小时，该法可能会引起血容量不足，对于血容量不足的患者反而可能加重高钾血症。聚苯乙烯磺酸钙（calcium polystyrene sulphonate），1 g 聚苯乙烯磺酸钙可置换 53～71mg 钾离子，如 5g 聚苯乙烯磺酸钙可降低血钾约 0.67mmol/L。注意该类药物可导致结肠坏死、粪便嵌顿、便秘等，与其他药物同服时应间隔 2～3 小时以上。环硅酸锆钠，起效时间为 1 小时，持续时间为 2.2 小时。注意严重便秘、肠梗阻或嵌顿者避免使用。透析治疗是处理严重高钾血症，尤其是有血管通路的 ESRD 患者的首选方案。

3. 改善贫血的治疗药物 CKD 患者多存在肾性贫血，其涉及的治疗药物主要包括三大类。

（1）铁剂 对非透析 CKD 或腹膜透析的贫血患者，若转铁蛋白饱和度（transferrin saturation，TSAT）≤ 20% 和（或）血清铁蛋白（serum ferritin，SF）≤ 100μg/L 时需要补铁，而对血液透析贫血患者，TSAT ≤ 20% 和（或）SF ≤ 200μg/L 时需要补铁，建议首选静脉铁剂治疗。常用口服铁剂包括多糖铁复合物、硫酸亚铁、富马酸亚铁、葡萄糖酸亚铁、琥珀酸亚铁等，一般予以 150～200mg/d 元素铁。上述药物应避免与碱性药物、质子泵抑制剂及富含磷（如牛奶）、鞣酸和钙的食物或药物等同时服用。静脉铁剂包括低分子量右旋糖酐铁、蔗糖铁、羧基麦芽糖铁及异麦芽糖酐铁 1000 等，该类药物可引起输液反应、过敏反应、低血压反应及肝损伤等，禁用于急慢性感染者及铁过载者。静脉铁剂的给药方案可分为两个阶段，①初始治疗阶段：每月予以 800～1000mg 一次或多次（如 100mg/ 次，每周 3 次）静脉滴注，一个疗程完成后，若 TAST ＜ 30% 和 SF ＜ 500μg/L，可以再重复治疗一个疗程；②维持治疗阶段：当铁状态达标后，一般每 1～2 周 100mg，原则上 SF ＞ 500μg/L 应暂停治疗。

（2）红细胞生成刺激剂（erythropoiesis stimulating agent，ESA） 为促红细胞生成素（erythropoietin，EPO）的类似物，包括第一代的 rHuEPO-α、rHuEPO-β，第二代的达依泊汀 α，第三代的甲氧聚乙

二醇重组人促红素，均为皮下或静脉注射。在 CKD 患者中若纠正铁缺乏后 Hb 仍小于 100g/L，应考虑予以 ESA 治疗肾性贫血。使用中应注意小剂量、逐步递增的原则，避免血红蛋白上升速度过快，以减少高血压、血管栓塞等并发症。有高血压病史、心血管疾病、血栓栓塞或癫痫者，初始剂量应减少。使用 ESA 治疗期间应根据患者 Hb 水平、Hb 变化速度、当前 ESA 使用量及患者临床状态等因素调整 ESA 的剂量。初始 ESA 治疗时 Hb 每月应增加 10～20g/L，若 Hb 增幅每月超过 20g/L，应将 ESA 的剂量减少 25%；若 Hb 增幅每月低于 10g/L，应将 ESA 的剂量增加 20U/(kg · 次)，每周 3 次，或 10 000U 每 2 周 3 次。当 Hb 升高至目标范围（110～120g/L）时，应减少 ESA 剂量；当 Hb 升高接近 130g/L 时，则应停用 ESA，同时监测 Hb 变化，当 Hb 开始下降时，则应将 ESA 剂量减少约 25% 后重新给药。

（3）低氧诱导因子脯氨酰羟化酶抑制剂（hypoxia-inducible factor prolyl hydroxylase inhibitors）包括罗沙司他、Daprodustat 及 Enarodustat，可促进机体内源性生理浓度的 EPO 生成及受体表达、促进与铁代谢相关蛋白的表达、降低铁调素水平，最终促进红细胞的生成，改善肾性贫血。罗沙司他的初始剂量应根据患者的体重，同时结合患者既往使用 ESA 剂量及基础 Hb 水平、铁代谢及营养状态等多种因素确定，一般推荐以小剂量起始。

4. 慢性肾脏病 - 矿物质和骨异常（chronic kidney disease-mineral and bone disorder，CKD-MBD）**的治疗药物** 治疗 CKD-MBD 的药物有三大类：即磷结合剂、维生素 D 及其类似物和钙敏感受体激动剂。①磷结合剂用于高磷血症的治疗，常用药物有碳酸钙、醋酸钙、碳酸镧、司维拉姆等。磷结合剂的选择应综合考虑患者的血钙及甲状旁腺激素（parathyroid hormone，PTH）水平，是否存在无动力型骨病和（或）血管钙化，药物的作用效果、患者耐受性及其不良反应等。血清钙在正常范围或更低时，可考虑使用含钙磷结合剂降磷；对于持续性高钙血症或反复性高钙血症的 CKD 患者，以及有血管钙化和（或）持续性 iPTH（intact parathyroid hormone）低和（或）无动力型骨病的高磷血症患者需要避免使用含钙磷结合剂，建议予以碳酸镧或司维拉姆。对于有肠梗阻或便秘的患者应避免使用司维拉姆。②维生素 D 及其类似物常用于继发性甲状旁腺功能亢进症（secondary hyperparathyroidism）的治疗，分为普通维生素 D（如维生素 D_2 和维生素 D_3）、活性维生素 D 及其类似物（骨化二醇、阿法骨化醇、骨化三醇、帕立骨化醇等），其中骨化二醇需要肾脏 1α 羟化酶活化后才具有生物学活性；阿法骨化醇需要肝脏 25- 羟化酶活化后才具有生物学活性。帕立骨化醇对甲状旁腺细胞的维生素 D 受体亲和力高，而对肠道黏膜细胞的维生素 D 受体亲和力低，故其对肠道吸收钙的影响较小，不易发生高钙血症。CKD 3 期患者建议选择维生素 D_3，亦可选择活性维生素 D；CKD 4～5 期患者则建议选用无须经肾脏 1α 羟化酶活化的活性维生素 D。③钙敏感受体激动剂，常用于经传统治疗方法无法将 iPTH 控制在目标范围的患者，代表药有盐酸西那卡塞和盐酸依特卡肽，对同时伴有高钙血症、高磷血症和高 iPTH 血症的患者，应首先使用西那卡塞治疗，并积极控制血钙和血磷，待血钙和血磷水平正常或接近正常范围后，再应用活性维生素 D 及其类似物治疗。由于该类药物引起的 PTH 减少可导致骨钙吸收减少和肾脏钙离子重吸收减少，从而引起血钙降低，故过量可出现低钙血症。

案例 13-3-1 患者，女，57 岁。身高 156cm，体重 45kg。因“维持性腹膜透析 8 年余”入院。患者于 2013 年因“颜面部水肿 1 个月，发热呼吸困难 3 天”于我院就诊，查血肌酐 1060μmol/L，当时诊断“慢性肾小球肾炎（CKD5 期）”，于 2013 年 3 月 14 日行腹膜透析置管术，开始行维持性腹膜透析，透析过程顺利，之后定期返院复诊。腹膜透析方案为 CAPD: 4/0/0（1.5% 低钙腹膜透析液 2000ml，夜间留腹），超滤量为 700～1050ml/d，每日尿量 200～400ml，血压控制在 110～160/70～98mmHg，现为评估腹膜透析充分性入院。入院查体：T 36.4℃，HR 73 次 / 分，RR 20 次 / 分，BP 157/109mmHg。专科检查：有腹透置管，术口无肿痛、无渗液，腹透管引流通畅，其余无特殊。实验室检查：血常规：WBC 6.02×10^9/L，

RBC 3.46×10^{12}/L，Hb 96g/L，PLT 256×10^9/L；生化：Glu 7.60mmol/L，BUN 15.32mmol/L，SCr 806.4μmol/L，UA 475.2μmol/L，钾 3.78mmol/L，钙 2.43mmol/L，ALB 38.40g/L，总胆红素 7.7μmol/L，ALT 12U/L，AST 16U/L；网织红细胞计数 0.013，网织红细胞绝对值 0.045×10^{12}/L；血清铁 6.77μmol/L，SF 71.4ng/ml，TSAT 17%；无机磷 1.42mmol/L，PTH 310.9pg/ml。入院诊断：慢性肾脏病 5 期；慢性肾炎综合征；腹膜透析；肾性高血压；肾性贫血；肾性骨病；继发性肾源性甲状旁腺功能亢进（甲状旁腺腺瘤样增生）；高磷酸盐血症；结节性甲状腺肿。入院后予以琥珀酸亚铁片，100mg tid po；重组人促红细胞生成素，3000U biw ih，培哚普利叔丁胺片，8mg qd po；呋塞米片，20mg tid po；骨化三醇软胶囊，0.5μg qn po；西那卡塞片，50mg qd po；碳酸镧咀嚼片，500mg qd，咀嚼口服。

问题 试分析该患者初始用药方案。

解析 针对患者此次入院病情，给予的药物治疗如下所述。

1. 纠正贫血 患者体重 45kg，血红蛋白 96g/L，血清铁 6.77μmol/L，SF 71.4ng/ml，TSAT 17%。对非透析 CKD 或腹膜透析的贫血患者，若 TSAT ≤ 20% 或（和）SF ≤ 100μg/L 时需要补铁。非血液透析患者的补铁途径初始治疗一般可优先考虑使用口服铁剂，一般为 150～200mg/d（元素铁），治疗 1～3 个月后再次评价铁状态，若铁状态、Hb 没有达到目标值或口服铁剂不能耐受的患者推荐改用静脉铁剂。在 CKD 患者中若纠正铁缺乏之后 Hb 仍小于 100g/L，应考虑予以 ESA 治疗肾性贫血。对于 CKD 透析和非透析患者 rHuEPO 的常用剂量范围为 50～150U/（kg · w），分 1～3 次给药。故患者予以琥珀酸亚铁片 100mg tid po 及重组人促红细胞生成素 3 000U biw ih。

2. 降压 对于 CKD 合并高血压的成人患者，如可耐受，以收缩压＜ 120mmHg 为血压控制目标。患者 BP 157/109mmHg，入院前予培哚普利叔丁胺片 8mg qd po，目前继续原降压方案，监测血压后再根据血压调整给药方案。

3. 利尿 对确诊高血压的维持性腹膜透析患者，首先应减轻其容量负荷，如限制水钠摄入，对有残余肾功能者，可使用袢利尿剂以提高尿量和钠的排泄。患者入院前每日尿量为 200～400ml。在血压控制方面，对于每日尿量＞ 100ml 的腹膜透析患者，应在首选 ACEI 或 ARB 降压后，加用袢利尿剂减轻水钠潴留。因此予呋塞米片 20mg tid po 利尿。

4. 治疗 CKD-MBD CKD5 期血清磷范围为 1.13～1.78mmol/L，血清钙（校正钙）正常范围为 2.10～2.50mmol/L，建议 CKD5 期患者的 iPTH 水平应维持在正常值上限的 2～9 倍或 150～300pg/ml。患者于 2022.4 甲状旁腺素 1219.0pg/ml，无机磷 1.84mmol/L，血清钙（校正钙）2.43mmol/L。故予骨化三醇软胶囊 0.5μg qn po 和西那卡塞片 50mg qd po 治疗继发性甲状旁腺功能亢进，碳酸镧咀嚼片 500mg qd，咀嚼口服降磷。

（左笑丛　汪江林）

第四节　肾病综合征

一、定义与流行病学

（一）定义

肾病综合征（nephrotic syndrome，NS）是由于肾小球滤过膜对血浆蛋白的通透性增高、大量血浆蛋白自尿中丢失而导致一系列病理生理变化的临床综合征。

（二）流行病学

截至 2010 年底，根据对透析患者进行登记的中国肾脏数据登记系统显示，原发性肾小球疾病是导致终末期肾脏病的最常见病因，约占 57.4%，其次为糖尿病肾病（diabetic nephropathy，DN），占 16.4%，高血压性肾损害占 10.5%，囊性肾脏病占 3.5%。其中肾病综合征在原发性肾小球疾病中占据重要地位，国外报道原发性肾小球疾病表现为肾病综合征者在 34%～49.5%，国内为 40%。

二、病因和病理类型

肾病综合征按病因可分为原发性和继发性，其中诊断为原发性肾病综合征的前提是已排除相关继发性因素（如糖尿病、乙型肝炎、狼疮、过敏性紫癜、肿瘤等）和遗传性因素。国内成人原发性肾病综合征中常见的病理类型，包括：微小病变肾病（minimal change disease，MCD）、局灶节段性肾小球硬化（focal segmental glomerulosclerosis，FSGS）、非 IgA 型系膜增生性肾小球肾炎（mesangial proliferative glomerulonephritis，MSPGN）、IgA 肾病、膜性肾病（membranous nephropathy，MN）和膜增生性肾小球肾炎（membrano-proliferative glomerulonephritis，MPGN）等。国内继发性肾病综合征的病因包括狼疮肾炎（lupus nephritis，LN）、糖尿病肾病（diabetic nephropathy，DN）、乙型肝炎病毒相关性肾炎（hepatitis B virus associated nephritis）、过敏性紫癜肾炎（Henoch-Schönlein purpura nephritis）、肾淀粉样变性（renal amyloidosis）等。

三、诊　　断

（一）确认病因

首先应排除继发性病因和遗传性疾病，如排除过敏性紫癜肾炎、系统性红斑狼疮肾炎、乙型肝炎病毒相关性肾炎、糖尿病肾病、肾淀粉样变性、骨髓瘤性肾病等，才能诊断为原发性肾病综合征，最好能行肾活检，行病理诊断。

（二）诊断标准

①大量蛋白尿（≥ 3.5g/d）；②低白蛋白血症（血清白蛋白≤ 30g/L）；③水肿；④高脂血症；前两项是诊断肾病综合征的必备条件。临床上只要满足该两项必备条件，肾病综合征的诊断即可成立。

（三）判定有无并发症

注意排查并发症如感染、急性肾损伤、血栓及栓塞、蛋白质及脂肪代谢紊乱营养不良、加速发展的心血管疾病（冠状动脉硬化、心肌梗死）等。

四、评　　估

（一）临床评估

对于临床符合以下 4 条中 2 条者，称为重症肾病综合征：① 24 小时尿蛋白＞ 5g；②血白蛋白＜ 20g/L；③血胆固醇升高超过正常上限 2 倍；④血肌酐升高＞ 178.4μmol/L。

（二）病理评估

肾穿刺活检有助于明确病理类型，指导治疗。

（三）疗效评估

根据患者对激素的反应，可将其分为“激素敏感型”（用药 8～12 周内肾病综合征缓解）、“激素依赖型”（激素减药至一定程度复发）和“激素抵抗型”（常规激素治疗无效）3 种类型。

五、治　　疗

（一）治疗目标

肾病综合征的治疗目标是诱导期尽早获得完全缓解或部分缓解，并密切监测免疫抑制剂的不良反应；维持期治疗目标是以最小的有效剂量维持疾病的稳定，减少复发和尽量避免不良反应，保护肾功能。

（二）治疗方案

1. 一般治疗 给予0.8～1.0g/（kg · d）优质蛋白（动物蛋白）饮食。热量要保证充分，每日每公斤体重应不少于126～147kJ（30～35kcal）。水肿时应低盐（＜3g/d）饮食。应减少富含饱和脂肪酸（动物油脂）的饮食，多吃富含多聚不饱和脂肪酸（如植物油、鱼油）及富含可溶性纤维（如燕麦、米糠及豆类）的饮食。

2. 对症治疗

（1）利尿消肿

1）噻嗪类利尿剂：常用氢氯噻嗪25mg，每日3次口服。长期服用应防止低钾、低钠血症等不良反应。

2）潴钾利尿剂：常用氨苯蝶啶50mg，每日3次，或醛固酮拮抗剂螺内酯20mg，每日3次。长期服用需防止高钾血症。

3）袢利尿剂：常用呋塞米20～120mg/d，或布美他尼1～5mg/d（同等剂量作用较呋塞米强40倍），分次口服或静脉注射。需谨防低钠血症及低钾、低氯血症性碱中毒发生。

4）渗透性利尿剂：常用右旋糖酐40（低分子右旋糖酐）或淀粉代血浆（706代血浆）（分子量均为2.5万～4.5万），250～500ml静脉点滴，隔日1次。随后加用袢利尿剂可增强利尿效果。但对少尿（尿量＜400ml/d）患者应慎用此类药物。

5）提高血浆胶体渗透压：血浆或白蛋白等静脉输注后继而将呋塞米60～120mg加入葡萄糖溶液中缓慢静脉滴注，可获得良好的利尿效果。应严格掌握适应证，对严重低蛋白血症、高度水肿而又少尿（尿量＜400ml/d）的肾病综合征患者，在必需利尿的情况下方可考虑使用。心力衰竭患者应慎用。

（2）减少尿蛋白 ACEI或ARB除有效控制高血压外，还可减少尿蛋白。所用剂量一般应比常规降压剂量大才能获得良好疗效，需要注意增加剂量出现的不良反应。

（3）免疫抑制治疗

1）糖皮质激素：使用糖皮质激素应遵循“足量、缓慢减量、长期维持”的原则。起始剂量要足：泼尼松[1.0mg/（kg · d）]顿服（最大剂量60mg/d）连用6～8周，可根据病理类型延长至12周。肝功能损害者可选用泼尼松龙或甲泼尼龙。缓慢减量：每1～2周减去原用量的10%；当减至20mg左右时病情易复发，需要注意观察。小剂量长期维持治疗：以最小有效剂量（10mg/d）维持半年左右。一般完全缓解后，至少维持治疗3～6个月。

2）细胞毒药物：可用于“激素依赖型”或“激素抵抗型”的患者，协同激素治疗。一般不作为首选或单独治疗用药。常用药物有环磷酰胺（cyclophosphamide，CTX），2mg/（kg · d），分1～2次口服；或200mg，隔日静脉注射。累积量达6～8g后停药。主要副作用为骨髓抑制及中毒性肝损害，并可出现性腺抑制（尤其是男性）、脱发、胃肠道反应及出血性膀胱炎。盐酸氮芥、苯丁酸氮芥、硫唑嘌呤等药物目前临床上较少应用。

3）免疫抑制剂：环孢素A、他克莫司（FK506）和吗替麦考酚酯（mycophenolate mofetil，MMF）。环孢素A作为二线药物用于治疗激素及细胞毒药物无效的难治性肾病综合征。常用量为3～5mg/（kg · d），分2次空腹口服，服药期间需监测并维持其血浓度谷值为100～200ng/ml。服药2～3个月后缓慢减量，疗程半年至1年。副作用有肝肾毒性、高血压、高尿酸血症、多毛及牙龈增生等。他克莫司常用量为0.05～0.10mg/（kg · d），他克莫司血药浓度目标（5～8ng/ml），有效后逐渐减量至低剂量维持。他克莫司的主要不良反应包括血糖升高、高血压、肾毒性等。MMF常用量为1.5～2g/d，分2次口服，共用3～6个月，减量维持半年。该药对部分难治性肾病综合征有效。

（4）中医药治疗　单纯中医、中药治疗肾病综合征疗效较缓慢，一般主张与激素及细胞毒药物联合应用。辨证施治，拮抗激素及细胞毒药物副作用。雷公藤总苷有降尿蛋白作用，可配合激素应用。主要副作用为性腺抑制、肝功能损害及外周血白细胞减少等，及时停药后可恢复。

（5）并发症防治　肾病综合征的并发症是影响患者长期预后的重要因素，应积极防治。

1）诱发二重感染：一旦发现感染，应及时选用对致病菌敏感、强效且无肾毒性的抗菌药物积极治疗。严重感染难控制时应考虑减少或停用激素。

2）血栓及栓塞并发症：当血浆白蛋白低于 20g/L 时，提示存在高凝状态，即应开始预防性抗凝治疗。可给予肝素钠 1875～3750U 皮下注射，每 6 小时 1 次或低分子肝素 4000～6000U 皮下注射，每日 1～2 次；也可服用华法林，维持 INR 值于 1.5～2.5。可辅以抗血小板药如双嘧达莫每日 300～400mg，分 3～4 次，阿司匹林每日 75～100mg 口服。对已发生血栓、栓塞者应尽早（6 小时内效果最佳，但 3 天内仍有效）给予全身或局部溶栓，同时配合抗凝治疗。

3）急性肾损伤：肾病综合征并发急性肾衰竭患者，如对袢利尿剂仍敏感，可使用较大剂量袢利尿剂，如利尿无效，并已达到透析指征者，应给血液透析以维持生命。

4）蛋白质及脂肪代谢紊乱：ACEI 及 ARB 可减少尿蛋白；降脂药物可选择他汀类药物、依折麦布等，也可考虑应用依洛尤单抗、阿利西尤单抗，或非诺贝特等。肾病综合征缓解后高脂血症可自然缓解，则无须再继续药物治疗。

案例 13-4-1　患者，男，19 岁，因“反复下肢水肿 7 月余，加重 1 月余”于 2022 年 6 月 5 日入院。患者 7 个月前无明显诱因下出现下肢水肿，解泡沫尿。生化：肌酐 86μmol/L，白蛋白 13.9g/L，低密度脂蛋白 7.56mmol/L，总胆固醇 11.45mmol/L，尿蛋白定量 11.18g。肾脏病理：考虑为微小病变性肾病，予甲泼尼龙 40mg qd po 等治疗。4 个月前，水肿加重，完善相关检查：尿蛋白定量 17.8g，肌酐 100μmol/L，白蛋白 12.6g/L。维持甲泼尼龙 20mg qd（2022 年 3 月 17 日）po 等治疗，水肿及泡沫尿症状反复。1 月余前，患者“突发头痛 1 天”再次就诊，完善头颅 MR：右侧横窦及乙状窦考虑血栓形成。生化：白蛋白 32g/L，总胆固醇 13.92mmol/L，低密度脂蛋白 7.51mmol/L，尿蛋白定量 27.8g。予抗凝、甲泼尼龙 40mg qd 联合他克莫司胶囊 1mg q12h po 控制病情，后患者尿量少，水肿逐渐加重，为求进一步系统诊治，拟“肾病综合征微小病变”收入院。起病以来，患者神清，精神可，少许乏力，下肢重度水肿，阴囊、阴茎水肿，腰骶部水肿，尿量少，约 600ml/d，四肢及腹部散在紫纹，右侧大腿局部水疱破裂渗液，无发热，无咽痛，无腹痛腹泻，无牙龈疼痛等不适，少许咳嗽，偶有少量黄痰，近 1 个月体重上升 6kg 左右。查体：T 36.5℃，P 102 次 / 分，R 20 次 / 分，BP 127/77mmHg，满月脸，心脏查体未见明显异常，双肺呼吸音稍粗，未闻及明显干湿啰音，腹部移动性浊音阳性，四肢及腹部散在紫纹，腰骶部中度水肿，下肢重度水肿，阴茎、阴囊中度水肿。病理诊断：肾小球轻度系膜增生性病变，结合临床，符合微小病变性肾病。电镜诊断：电镜下可见上皮细胞足突弥漫性融合，个别系膜区可见少量低密度电子致密物沉积，考虑为微小病变性肾病。辅助检查：尿蛋白定量 17.8g，血肌酐 100μmol/L，白蛋白 12.6g/L，钙 1.8mmol/L，PLA2R 阴性。心脏彩超、腹部及泌尿系统彩超、下肢血管彩超等未见异常。胸部 CT：左肺下叶感染性病变，左侧胸膜增厚，左侧胸腔少量积液，腹水，胆囊炎，胆囊窝积液，腹膜密度增高，考虑腹膜炎。头颅 MR：右侧横窦及乙状窦流空信号消失，结合 MRV，考虑血栓形成。生化：白蛋白 32g/L，总胆固醇 13.92mmol/L，低密度脂蛋白 7.51mmol/L，尿蛋白定量 27.8g。腹部 CT：大量腹水，右肾小结石。双侧少量胸腔积液。初步诊断：肾病综合征（微小病变性）；颅内静脉窦血栓形成；高脂血症；肾结石

问题 13-4-1-1　该患者入院后对症治疗方案有哪些？

解析 13-4-1-1 目前患者严重水肿，激素治疗效果不佳，低蛋白血症明显，尿量少，静脉补充白蛋白后予静脉注射用呋塞米 20mg 利尿消肿，监测尿量情况，必要时予血液透析单纯超滤模式减轻水肿；患者血脂较高，予阿托伐他汀 20mg qd，不能耐受大剂量他汀类药物者也可考虑依洛尤单抗注射液 420mg ih qd，改善血脂代谢；继续给予低分子肝素 0.6ml ih qd，抗凝治疗。

问题 13-4-1-2 该患者病理会诊结果提示 IgM 肾病，针对微小病变性肾病综合征主要的治疗方案有哪些？

解析 13-4-1-2 该患者病理会诊结果提示 IgM 肾病，根据相关治疗指南，治疗可参考微小病变性肾病，根据患者发病过程及治疗用药等，建议予激素联合免疫抑制剂治疗，如建议加用口服或静脉注射 CTX。与单用糖皮质激素相比，CTX 可更持久地维持疾病缓解状况，但应注意其相关的不良反应；也可建议联合钙调神经蛋白抑制剂（calcineurin inhibitor，CNI）的他克莫司或环孢素 A，并根据血药浓度调整剂量，他克莫司血药浓度范围（5～8ng/ml），环孢素 A 血药浓度范围（100～200ng/ml），待有效后，逐渐减量至低剂量维持。

第五节 肾移植排斥反应

一、定义与分类

（一）定义

移植排斥反应（transplant rejection）是指受者进行同种异体组织或器官移植后，外来的组织或器官等移植物作为一种“异己成分”被受者免疫系统识别，后者发起针对移植物的攻击、破坏和清除的免疫学反应。

（二）移植排斥反应的分类

临床上，根据排斥反应的发生机制、病理改变、发病时间与临床特点将其分为 4 种类型，即超急性排斥反应（hyperacute rejection，HAR）、急性加速性排斥反应（acute accelerated rejection，AAR）、急性排斥反应（acute rejection，AR）和慢性排斥反应（chronic rejection，CR）。为更好地指导临床治疗，又将排斥反应分为 T 细胞介导的排斥反应（T cell mediated rejection，TCMR）和抗体介导的排斥反应（antibody mediated rejection，AMR）。

二、发病机制

1. 超急性排斥反应 发病机制为受者血液循环中预存的供体特异性抗体（donor specific antibody，DSA）与移植物血管内皮细胞表面抗原结合，补体级联反应被激活，形成膜攻击复合体，导致内皮活化。此过程发生极快，称为Ⅰ型内皮细胞活化。

2. 急性加速性排斥反应 发病机制与移植物血管内皮细胞活化有关，此种内皮活化与 HAR 不同，其不需要补体的参与，发生较缓慢，有充分的时间允许内皮细胞新的基因转录和蛋白质合成，称为Ⅱ型内皮细胞活化，与 HAR 的Ⅰ型活化相对应。

3. 急性排斥反应 AR 分为急性 TCMR 和急性 AMR 两大类。急性 TCMR 发病机制是由细胞毒 T 淋巴细胞、活化的巨噬细胞以及 NK 细胞介导的细胞毒性免疫损伤。急性 AMR 由体内预存的 DSA 所介导，当受者因输血、妊娠及前次肾移植等原因导致对同种 HLA 和（或）非 HLA 抗原致敏，而预存 DSA 水平较低或淋巴毒作用很弱时，受者体内的抗原特异性记忆性 B 细胞可在接触相应供者抗原后被激活，迅速产生大量供者抗原诱导的新生 DSA，从而介导严重的体液性损伤。

4. 慢性排斥反应 大部分 CR 的发病机制包括免疫性和非免疫性的肾脏损伤机制，免疫性损伤机制包括急性排斥反应、组织相容性差、既往致敏史、DSA、免疫抑制剂剂量不足等；非免疫性损伤机制包括缺血-再灌注损伤、供者和受者肾脏大小不匹配、钙神经蛋白抑制剂肾毒性、高血压、高血脂及巨细胞病毒（CMV）感染等。

三、诊　　断

1. 超急性排斥反应　多发生在移植术后数分钟至数小时内，一般发生在24小时内。发生在术中，供肾恢复血供后，移植肾逐渐出现花斑、紫褐色并失去光泽，体积缩小，肾脏搏动消失，泌尿停止；发生在术后，可出现血尿、少尿或无尿，肾区疼痛，血压升高。

根据典型的临床表现，发生于术中HAR的诊断并不困难，在除外吻合口狭窄、血栓形成、血管扭曲外科因素后，确诊时可行移植肾活组织检查。发生于术后的HAR应与其他原因造成的术后早期无尿的情况相鉴别，首选彩色多普勒超声进行鉴别。

2. 急性加速性排斥反应　术后移植肾功能恢复过程中突然出现少尿或无尿，移植肾肿胀、疼痛，原已下降的血清肌酐水平又迅速回升，可伴有发热、血压升高、血尿，病情严重，进展迅速，甚至导致移植肾破裂。移植后2～5天内早期出现上述临床表现，应高度怀疑AAR的可能。彩色多普勒超声是首选的辅助检查手段，确诊需行移植肾穿刺活检，病理改变主要为血管病变。

3. 急性T细胞介导排斥反应　常发生于移植术后1个月内，临床表现为无诱因的尿量减少、已下降的血清肌酐又持续回升、移植肾肿胀和压痛、出现蛋白尿和血尿，突发的血压升高、发热（以低热为主）、乏力、心动过速、烦躁不安等。急性TCMR常常程度较轻且多被早期纠正，上述典型临床表现已很少出现。出现这些临床表现需要高度怀疑急性TCMR。确诊需行移植Banff病理学分级中将TCMR按轻重程度分为3级。对于有预致敏史受者应及时检测群体反应性抗体（panel reactive antibody，PRA）水平和DSA排除急性AMR的可能。

4. 急性抗体介导的排斥反应　临床表现为突然尿量显著减少并进行性加重；已经恢复正常或正在恢复中的血清肌酐水平快速回升；绝大多数发生在术后2周内，尤其是术后1周内，出现上述临床表现，尤其是有致敏史的受者应高度警惕急性AMR，诊断急性AMR三联征：急性组织损伤的形态学证据、抗体活性的免疫病理学证据、针对Ⅰ类和（或）Ⅱ类HLA抗原和（或）非HLA抗原的循环DSA。

5. 慢性排斥反应　CR是移植肾或组织功能逐渐而缓慢恶化的一种排斥反应，一般发生于移植手术3个月之后，持续6个月以上，并且有特征性组织学和影像学变化。诊断标准应包括以下4个方面：①移植肾的组织学变化符合Banff标准中的CR组织学表现，肾血管、肾小球和肾小管间质变化的性质和程度的诊断；②移植肾功能进行性减退，应当至少连续10次检测Scr水平，或以3个月为期限动态观察Scr的变化，并以Scr的倒数来评价移植肾功能的减退；③发生时间应在肾移植术后3个月以上；④排除其他原因造成的移植肾功能异常。

四、治　　疗

（一）肾移植常用的治疗药物及方案

1. 治疗药物

（1）钙调神经磷酸酶抑制剂（CNI）　主要包括环孢素A和他克莫司：①环孢素A联合用药时，环孢素A初始剂量为3～6mg/（kg · d），分2次服用。此后可根据血药浓度对药物剂量进行调整，环孢素A血药浓度测定一般以谷值为参考值，目标谷浓度参考值：术后1个月内150～300ng/ml，1～3个月150～250ng/ml，4～12个月120～250ng/ml，1年以上80～120ng/ml。②他克莫司。联合用药时，初始剂量一般为0.05～0.15mg/（kg · d），分2次服用。缓释胶囊每日1次。他克莫司可根据血药浓度对药物剂量进行调整，目标谷浓度参考值：术后1个月内8～12ng/ml，1～3个月6～10ng/ml，3～12个月4～10ng/ml，1年以上4～8ng/ml。

（2）淋巴细胞增殖抑制剂　主要包括霉酚酸类药物（mycophenolic acid，MPA），如吗替麦考酚酯（MMF）和麦考酚钠肠溶片（EC-MPS）。MMF 初始方案剂量为每次 0.5～1.0g，每日 2 次，EC-MPS 初始剂量每次 360～720mg，每日 2 次，此后可根据血药浓度对药物剂量进行调整，MPA 有效治疗范围 AUC（HPLC 法测定）：30～60（mg · h）/L；酶增强免疫法（EMIT）测定值高于 HPLC 法，故 AUC 目标范围相应提高。

（3）哺乳动物雷帕霉素靶蛋白抑制剂（mammalian target of rapamycin inhibitors，mTORi） 与 CNI 类药物相比，mTORi 最大的优势是没有肾毒性和神经毒性。mTORi 可以作为肾移植受者的初始治疗药物，也可以作为其他治疗方案的转换药物。成人一般无须监测血药浓度，儿童受者、肝功能受损及联合用药环孢素 A 剂量显著减少或停用者，需监测 mTORi 血药浓度，目标谷浓度参考值：4～8μg/L。

（4）糖皮质激素 主要包括甲泼尼龙和泼尼松，糖皮质激素常规用法为晨起服药，术后起始为 10～60mg/d，术后第 30 日逐渐递减为 10～15mg/d，术后 2～3 个月为 10mg/d，半年后可调整为 5～7.5mg/d 或更低剂量维持。服药期间注意监测血压、血脂和血糖，每年进行骨密度测定。

（5）咪唑立宾 当出现 MPA 类药物相关的严重腹泻、腹胀等消化道症状、骨髓抑制或丙型肝炎病毒（hepatitis C virus，HCV）复制活跃、巨细胞病毒（cytomegalovirus，CMV）、BK 病毒感染等情况时，可转换应用二线抗增殖类药物，如咪唑立宾等。咪唑立宾初始剂量为 2～3mg/（kg · d），每日早晨顿服或分两次服用，逐渐减量至 1～3mg/（kg · d）维持，此后可根据血药浓度（目标谷浓度参考值：1～3mg/L），对药物剂量进行调整。

2. 常见维持治疗方案 临床肾移植的常规免疫抑制方案主要包括围手术期的免疫抑制诱导方案及术后长期的免疫抑制维持治疗方案。其中术后长期的维持治疗方案常为多种药物的联合，联合用药可以增强免疫抑制效果，减少单一药物的使用剂量，从而降低不良反应的发生率。肾移植术后免疫抑制维持治疗的主要方案是以 CNI[他克莫司（tacrolimus，TAC）或环孢素（cyclosporine，CsA）] 为基础，联合抗细胞增殖类抑制剂（如 MPA 类药物等）及糖皮质激素的三联免疫抑制方案。由于不同免疫抑制剂在作用机制、免疫抑制强度及不良反应等方面存在差异，因此维持治疗方案的选择还是应该遵循科学、个体、合理化的用药原则。

（1）以 CNI 为基础的三联免疫抑制方案 改善全球肾脏病预后组织（Kidney Disease Improving Global Outcomes，KDIGO）指南及美国 FDA 均推荐他克莫司、MPA 类药物联合糖皮质激素为肾移植术后标准免疫抑制方案，国内指南及各移植中心基本上也采取他克莫司、MPA 类药物联合糖皮质激素三联方案。

（2）减量 CNI 免疫抑制维持方案 由于 CNI 类药物的肾毒性具有剂量依赖性，降低 CNI 用量而不完全撤除可能成为一种较好的选择。目前减量 CNI 免疫抑制方案包括两类：小剂量 CNI、SRL、MPA 联合糖皮质激素，或小剂量 CNI、MPA 联合糖皮质激素。

1）小剂量 CNI、SRL、MPA 联合糖皮质激素方案：CNI 作用在 T 细胞周期的较早阶段（G_0 期到 G_1 期），SRL 在 T 细胞增殖周期中 G_1 期向 S 期发挥阻断作用，因此两者具有良好的协同免疫抑制作用。SRL 几乎没有肾毒性，且具有独特的诱导耐受的免疫学优势，而 CNI 的毒性作用呈剂量相关性，减量 CNI 能显著减少其慢性肾毒性。与 CNI 联用时，SRL 的谷浓度不必过高，TAC 与 SRL 血药浓度相加总和达 8～12ng/ml 即可，有利于减轻 SRL 的不良反应。

2）小剂量 CNI、MPA 联合糖皮质激素：由于 MPA 的总体免疫抑制强度可能弱于 SRL，即使患者能够较好地耐受足量 MPA，CNI 的剂量也不宜减少过多（一般减 30% 以内）。由于考虑排斥反应的风险，建议仅用于长期稳定的免疫低危患者。

（3）CNI 类药物相互间转换方案 CNI 类药物主要包括 CsA 和 TAC，肾移植受者对两种药物的耐受情况往往不同。CNI 类药物之间的转换一般出现在对已用药物不耐受或者出现明显不良反应时。

1）国内外均提倡优先选择 TAC，但 BMI 高、糖尿病或胰岛功能异常的受者常选择 CsA。

2）CsA 转换为 TAC，转换的原因可能为使用 CsA 后免疫不足而导致血清肌酐升高，以及出现多毛、齿龈增生等不良反应。CsA 转换为 TAC 时，转换的剂量按 30～50mg ∶ 1mg，通常建议采用 50mg ∶ 1mg。两种药物转换时需要停服 1 次（12 小时）CNI 类药物；然后服用转换后的 CNI，并于转换后 3～7 天复查转换药物的血药浓度，以期尽快达到 CNI 目标浓度。环孢素末次给药后 12 小时给予首个剂量的他克莫司，若全血环孢素 C_0 > 300ng/ml，则应延缓他克莫司的给药时间，直至环孢素 C_0 < 300ng/ml。

3）TAC 转换为 CsA，转换的原因可能为使用 TAC 后血药浓度过低或服药量过大，以及出现药物性肾损伤、药物性糖尿病等不良反应。TAC 转换为 CsA 的方法同上。

（4）MPA 类药物转换方案　出现 MPA 类药物相关的严重腹泻、腹胀等消化道症状，骨髓抑制或 HCV 复制活跃、CMV、BK 病毒感染等情况时，可减量或停用 MPA 类药物或转换应用二线抗增殖类药物，如咪唑立宾等。

（二）肾排斥反应预防与治疗

1. 超急性排斥反应　一旦发生，则移植肾损伤极为严重且难于救治，关键是预防。迄今为止 HAR 尚无有效治疗方法，确诊后应尽早切除移植肾，防止其危及受者生命。对于肾移植高致敏受者，移植前给予脱敏治疗可减少或预防 HAR 的发生，包括：血浆置换或免疫吸附以清除抗 HLA 抗体；大剂量静脉注射用免疫球蛋白（intravenous immunoglobulin，IVIg）有助于降低抗体水平；清除 B 细胞，多采用利妥昔单抗或包括利妥昔单抗的联合方案。

2. 急性加速性排斥反应　治疗困难，应尽早应用兔抗人胸腺细胞免疫球蛋白（rabbit anti-human immunothymocyte globulin，ATG）治疗，一般疗程为 5～7 天，可联合应用血浆置换或免疫吸附和 IVIg 治疗；供体特异性抗体（DSA）阳性者尽早使用血浆置换，以清除抗体和免疫复合物，同时可行持续性肾脏替代治疗清除炎性因子。

3. 急性排斥反应　多发生在移植术后早期，强调及时诊断和恰当治疗。

（1）急性 TCMR　激素冲击疗法是一线治疗方案，对激素难治性 TCMR，应尽早给予 ATG 或抗人 T 细胞免疫球蛋白（anti-human T lymphocyte immunoglobulin，ALG）治疗。

（2）急性 AMR　可采用的治疗措施包括清除受者体内已有的抗体、血浆置换和免疫吸附等；阻断或延迟抗体介导的初级和次级组织损伤作用如 IVIg；抑制或清除体内抗体的继续产生，抗 B 细胞药物（CD20 单克隆抗体，如利妥昔单抗）、抗浆细胞活性制剂（如蛋白酶体抑制剂硼替佐米）、抗 C5 单抗（依库珠单抗）等。

4. 慢性排斥反应　治疗对于已经进展为慢性活动性排斥反应，目前尚缺乏有效的治疗手段。对于明确的 DSA 升高的 CR 受者，如尚处于病变的早期，可采用血浆置换联合 IVIg 等措施。对于肾移植术后代谢性疾病或 CNI 肾毒性等非免疫因素导致的移植肾功能下降，应加强血压、血糖、血脂、血尿酸等的管理，调整和优化免疫抑制剂治疗方案。

案例 13-5-1　患者，女，15 岁。因“反复水肿、泡沫尿，发现肌酐升高 2 年余”于门诊就诊。患者 2 年前无明显诱因反复出现晨起眼睑水肿，可自行缓解，伴解泡沫尿，无尿量减少，无洗肉水样尿或浓茶样尿，无尿频、尿急、尿痛，未重视，未予诊治。1 年余前外院住院查尿蛋白 3+，24 小时尿蛋白定量 3.946～5.082g；UREA 7.3mmol/L，CREA 111μmol/L，Ccr 51.44ml/（min·1.73m^2），诊断：“肾病综合征，慢性肾脏病 3 期”，为行肾移植入院。查体：神清、反应可，身高 151cm，体重 48.1kg，BMI 21kg/m^2，颜面部轻度水肿，双下肢轻度凹陷性水肿，皮肤黏膜苍白。辅助检查：血型 B 型，Na^+ 137mmol/L，K^+ 4.68mmol/L，CO_2 12mmol/L，UREA 49.6mmol/L，CREA 1180μmol/L，Ccr 6.53ml/（min·1.73m^2），ALB 29g/L，Ca^{2+} 1.2mmol/L，血 WBC 8.15×10^9/L，余无特殊，入院诊断“慢性肾脏病 5 期”。入院后完善相关检查后行“异体肾移植术”。

问题 13-5-1-1　患者肾移植术后免疫维持方案如何选择？

解析 13-5-1-1 肾移植术后免疫抑制维持治疗的主要方案是以 CNI（Tac 或 CsA）为基础，联合抗细胞增殖类抑制剂（如 MPA 类药物或咪唑立宾等）及糖皮质激素的三联免疫抑制方案。因此患者初始抗排斥方案可采用吗替麦考酚酯片胶囊 500mg q12h、他克莫司胶囊 3mg q12h、泼尼松 25mg qd 治疗。

问题 13-5-1-2 患者后期他克莫司血药浓度监测的目标浓度范围是什么？

解析 13-5-1-2 定期进行免疫抑制剂血药浓度监测，优化给药剂量，确保有效预防排斥反应，移植术后可监测他克莫司的血药谷浓度。术后 1 个月内的目标谷浓度为 8～12ng/ml，术后 1～3 个月的目标浓度为 6～10ng/ml，术后 4～12 个月的目标浓度为 4～10ng/ml，术后一年以上的目标浓度为 4～8ng/ml。

第六节 男性勃起功能障碍

一、定义与流行病学

（一）定义

勃起功能障碍（erectile dysfunction，ED）是指过去 3 个月中，男性不能持续获得和维持足够的阴茎勃起以完成满意的性生活。

（二）流行病学

ED 是成年男性的常见病和多发病。《中国人勃起功能指数问卷》显示北京、重庆及广州等地区成年男性 ED 总患病率为 26.1%，其中 40 岁及以上人群的患病率为 40.2%。

二、病因和危险因素

（一）病因

ED 的主要病因有血管源性因素（如心血管疾病等）、神经源性因素（如中枢系统疾病等）、解剖性或结构性因素（如尿道下裂等）、激素性因素（如性腺功能减退等）、药物相关因素（如使用降压药、抗精神病药等）及心理性因素等。

（二）危险因素

ED 相关的危险因素有受教育水平（如低教育程度）、性功能状况（如过去 6 个月曾有勃起困难、性唤醒较青春期减少、性幻想或性梦减少）、健康状况（如年龄、BMI、使用药物数量、心脏疾病、糖尿病、健康程度）。此外，老年男性的下尿路症状 / 良性前列腺增生与性功能障碍也有关。

三、诊　断

（一）病史采集

1. 性生活与性经历 需要采集性交时阴茎勃起状况及非性交时阴茎勃起状况，有无固定的性伴侣，性伴侣情况（如性伴侣性别、性伴侣对患者的求医态度如何）；患者性生活的频率，是同居规律的性生活，还是两地分居仅周末或月中或某个特定的时间过性生活。

2. 伴发疾病史 包括全身性疾病、神经系统疾病、生殖系统疾病、内分泌性疾病、心理性疾病等。

（二）检查

对于一般患者，建议行空腹血糖或者糖化血红蛋白、血脂、清晨总睾酮检查；必要时可行黄体生成素（luteinizing hormone，LH）、卵泡刺激素（follicle-stimulating hormone，FSH）、泌乳素

（prolactin，PRL）、游离睾酮及血常规、血生化、甲状腺功能等检查。对于 50 岁以上的或怀疑前列腺癌患者建议检查前列腺特异性抗原。此外，需要根据具体病情选择特殊检查，特殊检查包括阴茎勃起监测、阴茎海绵体血管功能检测、海绵体血管造影检查、早期血管功能评估、神经检查等。

四、治　疗

（一）治疗目标

ED 治疗目标：治疗原发疾病，纠正危险因素，改善勃起功能，获得满意的性生活。

（二）药物治疗

1. PDE5 抑制剂治疗　目前 5 型磷酸二酯酶（phosphodiesterase type 5，PDE5）已成为 ED 治疗的首选方式。目前国内常用的 PDE5 抑制剂包括西地那非、他达拉非和伐地那非，对 ED 患者总体有效率为 80% 左右。常见 PDE5 抑制剂用法用量、药动学特征及注意事项见表 13-6-1。

表 13-6-1　常见 PDE5 抑制剂用法用量、药动学特征及注意事项

药物	单次剂量	$t_{1/2}$	蛋白结合率	生物利用度	注意事项
西地那非	50mg 或 100mg	2.6～3.7 小时	96%	41%	与 α 受体阻滞剂及降压药合用可致低血压；与硝酸甘油等硝酸盐类合用可引起顽固性低血压；伐地那非对 Q-T 间期延长的患者或服用延长 Q-T 间期的药物应避免使用；除他达拉非外，其他可致眩光、蓝视等视觉异常
他达拉非	10mg 或 20mg	17.5 小时	94%	不明确	
伐地那非	10mg 或 20mg	3.9 小时	94%	15%	

PDE5 抑制剂按需治疗是常用的治疗方式，此外还可以选择规律治疗。小样本的临床研究显示每日服用 50mg 西地那非，且连用 4 周可改善海绵体动脉血流及血管内皮功能，且停药后血管内皮功能仍有改善。他达拉非小剂量每日服用（once a day，OAD）已广泛应用于临床。

2. 雄激素治疗　各种原因所致的原发性或继发性男性性腺功能减退症患者往往合并 ED，睾酮水平较低的 ED 患者，雄激素补充治疗能改善初次对 PDE5 抑制剂无反应患者的勃起功能，与 PDE5 抑制剂合用可能有增强效应。目前口服雄激素主要有十一酸睾酮胶囊，通常起始剂量每天 80mg，每日 2 次，餐后服用，也有十一酸睾酮贴剂，可以更方便的应用。不良反应主要有继发性性腺功能减退；精神疾病如敌意、攻击、精神障碍、躁狂等。睾酮治疗禁忌用于红细胞增多症、未治疗的严重睡眠呼吸暂停综合征患者，以及严重的肝功能衰竭、心力衰竭患者。可能发展为前列腺癌的高危患者是其相对禁忌证。

3. 其他药物　阿扑吗啡是一种多巴胺 D_2 受体激动剂，常用剂量为 2mg 舌下含化，目前已有部分研究证明其对 ED 患者的治疗是安全和有效的。抗氧化剂和改善微循环的药物如维生素 E、左卡尼汀、硫辛酸，胰激肽原酶在单用 PDE5 抑制剂效果欠佳时，可考虑与 PDE5 抑制剂联合应用，但需要更多的循证医学证据。其余药物如育亨宾、曲唑酮疗效及安全性有待进一步评估。

（三）基础治疗

1. 生活方式的调整　适量运动、合理膳食、良好睡眠、控制体重等可以改善血管功能和勃起功能，并可增加 PDE5 抑制剂的疗效。地中海饮食（以水果、蔬菜、坚果、五谷杂粮、鱼、橄榄油为主，少量红肉）有利于 ED 患者的心血管功能改善，减少患心脏病的风险。

2. 基础疾病的控制　ED 是可以治疗的疾病，而且部分患者是可以治愈的。对于有明确基础疾病的患者，应治疗明确的病因，如心血管疾病、糖尿病、内分泌异常、抑郁症等，并且应该与 ED 同时治疗或先于 ED 治疗。

3. 心理疏导　与正常人相比，ED 患者更容易出现幸福感降低，自信心和自尊心的下降等心理问题。应该进行心理疏导或治疗，部分患者可能需要辅助药物治疗。

4. 性生活指导　应该让 ED 患者理解性生活是生活质量的重要组成部分。适当调动患者及其伴侣对性生活的兴趣，并鼓励他们在心理治疗或药物等治疗下适当增加性生活频率。性生活频率则因人而异，如老年患者根据身体健康状况可以每月进行1～4次性生活，青壮年可根据自身和伴侣状况每周进行2～6次性生活。

案例 13-6-1 患者，男，35岁。因“阴茎勃起硬度不佳两年”于门诊就诊。患者2年前开始出现性欲低下，勃起反应慢，勃起硬度下降，能插入阴道但不能持续维持勃起，约一半机会无法完成正常性生活，排尿正常，睡眠质量差。10个多月前在外院行包皮环切术，术后3个月开始性生活但勃起功能障碍无好转。

查体：外生殖器发育正常，包皮术后改变，阴茎牵拉长度13cm，左侧睾丸容积14ml，右侧睾丸容积16ml。辅助检查：睾酮（T）、雌二醇（E2）、促黄体生成素（LH）、促卵泡刺激素（FSH）、泌乳素（PRL）正常，血甘油三酯，T_3/T_4、血糖、前列腺液常规检查均未见异常。国际勃起功能问卷-5（international index of erectile function 5，IIEF-5）9分和勃起硬度评分（erection hardness score，EHS）2级，RigiScan检查（AVSS+Sildenafil 100mg）：阴茎头部最大硬度45%；阴茎海绵体注射血管活性药物试验（intracavernosal injection，ICI）使用前列地尔5μg阴茎海绵体注射，并行海绵体多普勒超声检查（cavernous duplex Doppler ultrasound，CDDU）：注射8分钟后阴茎勃起硬度3度，左侧阴茎海绵体动脉收缩期峰值流速（peak systolic velocity，PSV）45cm/s，舒张末期流速（end diastolic velocity，EDV）12cm/s，阻力指数（resistance index，RI）0.73，右侧阴茎海绵体动脉PSV 35cm/s，EDV 11cm/s，RI 0.68；焦虑自评量表（SAS）评分自测得分52分，诊断为“勃起功能障碍”。

问题 13-6-1-1 该患者治疗方案如何选择？

解析 13-6-1-1 PDE5抑制剂（西地那非、伐地那非、他达拉非和阿伐那非）口服治疗被认为是ED男性的一线治疗方案。患者使用他达拉非10mg/d或西地那非100mg/d。

问题 13-6-1-2 针对该患者服用西地那非，药师应该如何进行用药教育？

解析 13-6-1-2 用药教育要点：

1. 警惕α受体阻滞剂或抗高血压药物合并用药时易发生低血压，若出现头晕、目眩、晕厥等症状，应及时就医。

2. 服药后若持续勃起超过4小时，患者应立即就诊。如异常勃起未得到即刻处理，阴茎组织将可能受到损害并可能导致永久性的勃起功能丧失。

3. 西地那非可增强硝酸酯的降压作用，故服用任何剂型的一氧化氮供体和硝酸酯的患者，禁服西地那非。

4. 健康老年志愿者（≥65岁）的西地那非清除率降低，起始剂量以25mg为宜。

5. 为患者讲解心血管风险，在性活动开始时如出现心绞痛、头晕、恶心等症状，须终止性活动。

6. 告知患者，若出现单眼或双眼突然视力丧失，或者突然发生听力减退或丧失、伴随耳鸣和头晕，应立即停止服用，并尽快就医。

第七节 良性前列腺增生

一、定义与流行病学

（一）定义

良性前列腺增生（benign prostatic hyperplasia，BPH）是引起中老年男性排尿障碍最为常见的一种良性疾病，主要表现为组织学上的前列腺间质和腺体成分的增生、解剖学上的良性前列腺增大（benign prostatic enlargement，BPE）、尿动力学上的膀胱出口梗阻（bladder outlet obstruction，BOO）和以下尿路症状为主的临床症状。

（二）流行病学

BPH 的发生率随年龄的增长而增加，一般发生 40 岁以后，60 岁男性人群中 BPH 的发生率大于 50%，80 岁时高达 83%。关于临床 BPH 发病率的研究结果差异很大，可能是受到诊断标准、人群选择及调查手段差异等因素影响。

二、病因及发病机制

BPH 的发生必须具备年龄的增长及有功能的睾丸两个条件。BPH 发生的具体机制尚不明确，可能是由于上皮与间质的细胞增殖和细胞凋亡的平衡性破坏。引起 BPH 发生的相关因素有：雄激素及其与雌激素的相互作用、前列腺间质与腺上皮细胞的相互作用、生长因子、炎症细胞、神经递质及遗传因素等。

三、诊　　断

（一）临床表现

BPH 患者主要表现为下尿路症状，包括储尿期症状、排尿期症状及排尿后症状。储尿期症状包括尿频、尿急、尿失禁及夜尿增多等；排尿期症状包括排尿踌躇、排尿困难及排尿间断等；排尿后症状包括尿不尽感、尿后滴沥等。

（二）诊断与评估

1. 强烈推荐的检查　病史问询、国际前列腺症状评分、体格检查、尿常规检查、血清前列腺特异性抗原检测、经直肠或经腹部超声检查。

2. 推荐的可选检查　尿流率及残余尿测定、生活质量评分、膀胱过度活动症症状评分等。

3. 特殊情况下建议做的检查

（1）肾功能检测　对于存在肾功能损害病史及相关危险因素的患者推荐进行肾功能检测。

（2）上尿路超声检查　对于伴有膀胱残余尿过多、血尿、泌尿系结石病史的患者，推荐行上尿路超声检查。

（3）尿道膀胱镜检查　对于合并有镜下或肉眼血尿史、尿道狭窄史或膀胱癌病史的患者，应行尿道膀胱镜检查。

（4）尿流动力学检查　主要目的是探索患者出现下尿路症状的功能机制，为制订临床决策提供更多依据。由于尿流动力学检查是一项侵入性检查，因此，仅在特定患者中推荐行此检查。

（5）影像尿动力学检查　可提供较常规尿动力学更多的解剖和功能信息。

（6）性功能问题的评估　对于较年轻患者或者对性功能有需求的患者，建议完善。

4. 国际勃起功能指数评分、血清睾酮测定、夜间阴茎勃起硬度检测　用于评估当前患者的勃起功能状态，可用于阴茎勃起功能障碍的筛查、严重程度评估及治疗后的随访。

四、治　　疗

（一）治疗目标

BPH 患者药物治疗的短期目标是缓解患者下尿路症状，长期目标为预防疾病的临床进展，预防并发症发生，在减少药物副作用的同时保持患者较高的生活质量。

（二）药物治疗

药物治疗是前列腺轻至中度增生最常见的治疗方法。观察药物疗效应长期随访，定期行尿流动力学检查，以免延误手术时机。

1. α 受体阻滞剂　适用于有中、重度下尿路症状的 BPH 患者。常见 α 受体阻滞剂包括坦索罗辛、多沙唑嗪、特拉唑嗪。常见用法用量及注意事项见表 13-7-1。

表 13-7-1　常见 α 受体阻滞剂用法用量及注意事项

药物	用法用量	注意事项
坦索罗辛	0.2mg qd	直立性低血压患者、肾功能不全、重度肝功能障碍患者慎用
多沙唑嗪	初始每次 1mg qd；根据患者的药动学和症状，可增至每次 2～4mg qd	首次用药注意直立性低血压。可出现嗜睡，避免从事驾驶或危险工作
特拉唑嗪	初始剂量 1mg，睡前服；维持量每次 2～10mg qd	首次用药注意直立性低血压，避免从事驾驶或危险工作

2. 5α- 还原酶抑制剂　非那雄胺推荐剂量为每天 1 片，每片 5mg，与或不与食物同服。度他雄胺推荐剂量为每天 1 片，每片 0.5mg。

3. M 受体拮抗剂　目前国内常用非选择性 M_3 受体拮抗剂为托特罗定、奥西布宁等，选择性 M_3 受体拮抗剂主要有索利那新。索利那新推荐剂量每次 5mg qd，必要时可增加至每次 10mg qd，整片用水送服。非选择性 M 受体拮抗剂托特罗定推荐剂量，每次 2mg bid；根据耐受性和应答，可降低剂量至每次 1mg。奥西布宁每次 5mg，每日 2～3 次，最大剂量每次 5mg qid。M 受体拮抗剂的不良反应包括口干、头晕、便秘、排尿困难和视物模糊等。

4. β_3 受体激动剂　米拉贝隆选择性激动膀胱 β_3 肾上腺素受体，使逼尿肌舒张，增加储尿容量和排尿间隔，不影响膀胱排空。米拉贝隆推荐剂量，每次 50mg qd，餐后服药。

5. PDE5 抑制剂　他达拉非用于男性 BPH 下尿路症状治疗，每次 5mg qd，可减少储尿和排尿期下尿路症状，改善生活质量。

6. 植物制剂及中药　锯叶棕果实提取物等适用于 BPH 及相关下尿路症状的治疗，锯叶棕果实提取物每次 1 粒，每日 1～2 次。治疗 BPH 的中药如复方雪参胶囊等，存在小腹针刺样疼痛、排尿困难、尿后滴沥等症状的 BPH 患者推荐使用复方雪参胶囊每日 3 次，一次 3 粒。

7. 联合治疗　BPH 轻度的下尿路症状可选择一种药物，而中 - 重度或复杂下尿路症状，则需要两种或更多药物联合治疗。

（1）α_1 受体阻滞剂联合 5α- 还原酶抑制剂　适用于有中 - 重度下尿路症状并且有前列腺增生进展风险的 BPH 患者。采用联合治疗前应充分考虑 BPH 患者临床进展的危险性、患者的意愿、经济状况、联合治疗的费用及不良反应等。

（2）α_1 受体阻滞剂联合 M 受体拮抗剂　对于 BPH 的下尿路症状，既改善排尿期症状，又缓解储尿期症状，从而提高治疗效果，特别适合以储尿期症状为主的中 - 重度下尿路症状。先应用 α_1 受体阻滞剂，如果储尿期症状改善不明显时再加用 M 受体拮抗剂，或者同时应用 α_1 受体阻滞剂和 M 受体拮抗剂。联合治疗前后必须监测残余尿量的变化。残余尿量＞ 150ml 的 BPH 患者，不推荐 α_1 受体阻滞剂与 M 受体拮抗剂联合治疗。

（3）α_1 受体阻滞剂联合 β_3 受体激动剂　α_1 受体阻滞剂单独应用有时不能完全缓解尿急、尿频等储尿期症状，可与 β_3 受体激动剂联合应用，以扩大膀胱容量，减轻尿急症状，减少排尿次数。尤其适用于以下尿路症状储尿期症状为主的 BPH 患者的治疗。

（4）α_1 受体阻滞剂联合 PDE5 抑制剂　适用于伴有阴茎勃起功能障碍和中 - 重度下尿路症状的 BPH 患者，可改善下尿路症状和勃起功能。但联合使用非高选择性 α_1 受体阻滞剂（多沙唑嗪或特拉唑嗪）时，需警惕直立性低血压的发生，注意不同药物服用间隔时间，并减少 PDE5 抑制剂的用量。

（5）5α- 还原酶抑制剂联合 PDE5 抑制剂　适用于伴有阴茎勃起功能障碍的中 - 重度下尿路症状的 BPH 患者，药物耐受性良好。

（三）非手术治疗

非手术治疗包括观察等待、行为改进及饮食调整两种主要方式。

1. 观察等待　是良性前列腺增生非手术治疗的主要方式，包括患者教育、生活方式指导、定期监测等。应该向接受观察等待的患者提供BPH疾病的相关知识，让患者了解观察等待的效果和预后。观察等待开始后第6个月进行第一次监测，以后每年进行一次。

2. 行为改进及饮食调整 ①自我管理是行为改进的主要内容，包括憋尿、二次排尿及尿道挤压等，通过体育锻炼、戒烟可以改善下尿路症状；肥胖患者减轻体重可以减轻尿失禁症状，避免过量饮水，并进行膀胱训练：伴有尿频症状的患者可以鼓励患者适当憋尿，以增加膀胱容量和排尿间歇时间，改善储尿期症状。②饮食调整：改变生活嗜好，避免或减少咖啡因、辛辣食物摄入，酒和咖啡具有利尿和刺激作用，可以引起尿量增多、尿频、尿急等症状，应避免或减少饮用，另外需要适当限制饮水以缓解尿频症状，注意液体摄入时间，如夜间和出席公共社交场合前限水。

（四）外科治疗

BPH是一种临床进展性疾病，部分患者最终需要外科治疗来解除下尿路症状及其对生活质量的影响和所致的并发症。具有中-重度下尿路症状并已明显影响生活质量的BPH患者可选择外科治疗，尤其是药物治疗效果不佳或拒绝接受药物治疗的患者。

案例 13-7-1 患者，男，62岁。因“进行性排尿困难2年，加重半月余”于门诊就诊。患者2年前无明显诱因出现排尿困难，伴有排尿踌躇、排尿费力、尿不尽感，尿线变细分叉，无尿痛、肉眼血尿、发热、腰痛。在外院行相关检查并口服药物治疗，治疗效果不明显，自行停药。半个多月前症状加重，白天排尿10余次，夜晚排尿5～6次，未予以治疗。检查：双肾区无肿块及隆起，压痛（–），叩击痛（–），阴茎发育正常，双侧阴囊未触及异常。直肠指诊：前列腺约5.0cm×5.0cm大小，质韧，中央沟消失，无触压痛，未触及结节状肿块，指套无血染，肛门括约肌张力正常。辅助检查：尿常规示尿白细胞+，余阴性，前列腺特异性抗原（prostate-specific antigen，PSA）正常；泌尿系超声示双肾形态正常，输尿管不扩张，膀胱充盈良好，前列腺轮廓清晰，形态饱满，余（–）；尿动力检查：最大尿流率7.1ml/s，排尿为高压低流模式，考虑膀胱出口梗阻。诊断为“前列腺增生”。

问题 该患者治疗方案如何选择？

解析 经保守治疗后，现患者临床症状加重，出现中-重度下尿路症状并有前列腺增生进展风险，建议使用α受体阻滞剂联合5α-还原酶抑制剂联合治疗。因此患者可服用非那雄胺5mg qd+坦索罗辛0.2mg qn治疗。

（陈 杰 申利贤）

思 考 题

1. 简述急性链球菌感染后肾小球肾炎药物治疗的基本要点。
2. 简述抗-GBM病伴有肺出血的标准治疗方案。
3. IgA肾病的总体治疗原则是什么？
4. 降磷药物有哪些类别，如何选择磷结合剂？
5. 成人肾病综合征的营养治疗方案有哪些？
6. 肾移植术后常用免疫抑制剂联合应用方案有哪些？
7. 男性勃起功能障碍常用药物有哪些？
8. 良性前列腺增生常用药物有哪些？

第十四章　内分泌及代谢性疾病的药物治疗

学习要求

记忆：甲状腺功能亢进、糖尿病、骨质疏松、痛风与高尿酸血症常见治疗药物的药理作用、用法用量和不良反应等。

理解：甲状腺功能亢进、糖尿病、骨质疏松、痛风与高尿酸血症等常见内分泌及代谢性疾病的病因及发病机制、临床表现及诊断。

运用：甲状腺功能亢进、糖尿病、骨质疏松、痛风与高尿酸血症等常见内分泌及代谢性疾病治疗方案的制订和调整，以及药物治疗管理。

第一节　总　论

内分泌系统（endocrine system）包括内分泌腺、内分泌组织（如胰岛）和散在于各系统或组织内的内分泌细胞。内分泌系统、神经系统与免疫系统共同调节机体的生长发育和代谢，维持体内平衡或稳定。由内分泌腺或内分泌细胞所分泌的高效能的生物活性物质，经组织液或血液转运而发挥其调节作用，称为激素（hormone）。激素的调节效应由专一性的激素受体介导。激素到达靶细胞后，与相应受体结合，形成激素 - 受体复合物，将激素信号转化为一系列细胞内的生化过程，从而实现其调节功能。内分泌系统的组织或细胞增生、肿瘤、炎症、血液循环障碍等病变，均有可能引起激素分泌的增多或减少，导致内分泌系统疾病。

第二节　甲状腺功能亢进

甲状腺是人体内十分重要的内分泌器官，可以产生甲状腺素（thyroxine，T_4）和三碘甲状腺原氨酸（triiodothyronine，T_3）。甲状腺激素（包括 T_3 和 T_4）参与调节糖、蛋白质和脂肪等物质的正常代谢，促进机体生长发育，维持机体内环境稳定。甲状腺激素分泌过少可引起甲状腺功能减退（甲减），需要补充甲状腺激素替代治疗，分泌过多引起甲状腺功能亢进。

一、定义与流行病学

甲状腺毒症（thyrotoxicosis）是指血液循环中甲状腺激素过多，引起以神经、消化、循环等多个系统兴奋性增高和代谢亢进为主要表现的一组临床综合征。甲状腺功能亢进（hyperthyroidism，简称甲亢）是指甲状腺呈高功能状态，持续产生和释放过多的甲状腺激素，从而引起的甲状腺毒症，包括弥漫性毒性甲状腺肿（Graves 病）、多发毒性结节性甲状腺肿和毒性甲状腺腺瘤（toxic thyroid adenoma）等。甲状腺毒症包括了甲状腺腺体本身功能亢进，主动分泌了大量的甲状腺激素进入血液循环，也包括甲状腺腺体功能正常，但由于结构破坏，存储在滤泡腔内的甲状腺激素进入血液循环。

甲亢是内分泌系统常见疾病，甲亢的患病率为 1%，以女性多见。临床上最常见的甲亢是 Graves 病，约占甲亢所有类型的 80%。Graves 病在女性中较为常见，男女患病比例为 1 ∶ 6～1 ∶ 4，任何年龄都可起病，发病高峰在 30～60 岁。本节重点介绍 Graves 病的常规治疗方案。

二、病因和发病机制

目前普遍认为，Graves 病为自身免疫性疾病。患者血清中存在具有能与甲状腺的促甲状腺激素（TSH）受体结合的抗体，称为 TSH 受体抗体（TSH receptor antibody，TRAb），90%～100% 未经治疗的 Graves 病患者 TRAb 阳性。TRAb 有两种类型，即 TSH 受体刺激性抗体（TSAb）和 TSH 受体刺激阻断性抗体（TSBAb）。其中 TSAb 与甲状腺滤泡细胞上的 TSH 受体结合，刺激甲状腺细胞的增生和甲状腺激素合成、分泌增多。产生 TRAb 的机制尚不完全清楚，目前认为与遗传及环境因素等有关。有易感基因（HLA Ⅱ类抗原基因）的人群，在受到一些环境因素如吸烟、碘摄入过量、糖皮质激素治疗的撤药、应激、分娩、精神压力等刺激下，可以诱发致病性抗体产生。

三、诊　　断

（一）症状和体征

患者症状和体征的严重程度与病史长短、激素升高的程度和患者年龄等因素相关。患者多起病缓慢，甲状腺毒症、弥漫性甲状腺肿和浸润性突眼三方面表现均较为明显，偶伴有浸润性皮肤病变。此外，甲状腺呈橡皮样，质地硬实、表面光滑，因血流加速可闻及杂音或扪及震颤。有些患者可能以突眼、恶病质或肌病等为主要表现。老人和儿童患者的表现常不典型。甲状腺毒症的主要症状有容易激动、烦躁多疑、怕热、多汗、心动过速、心悸、食欲亢进、大便次数增多或腹泻及月经减少等。

（二）检查

目前有多种实验室检查可用于诊断 Graves 病，常规检查结果异常通常是第一线索。

1. 甲状腺激素水平　Graves 病患者血清中总 T_3（total T_3，TT_3）、总 T_4（total T_4，TT_4）、游离 T_3（free T_3，FT_3）和游离 T_4（free T_4，FT_4）水平均增高，FT_3 和 FT_4 增高比 TT_3 和 TT_4 增高更为明显。

2. 血清反 T_3（reverse T_3，rT_3）　甲亢时明显升高。

3. 超敏促甲状腺激素（S-TSH）　Graves 病患者 TSH 水平低于正常值；若患者血清甲状腺激素正常，但 TSH 低，提示患者可能存在亚临床甲亢。

4. 甲状腺刺激免疫球蛋白（thyroid stimulating immunoglobulin，TSI）**或称促甲状腺受体抗体**（TSHAb 或 TRAb）　是诊断 Graves 病的重要依据，未缓解 Graves 病患者 TRAb 阳性率达 80%～90%。在治疗期间测定 TRAb 可作为甲亢是否缓解和停药的参考指标。

5. 抗甲状腺球蛋白抗体（anti-thyroglobulin antibody，anti-TGAb）**和抗甲状腺过氧化物酶抗体**（anti-thyroid peroxidase antibody，anti-TPOAb）　Graves 病 50%～80% 的患者 anti-TGAb 或 anti-TPOAb 轻度升高。若存在高浓度的 anti-TGAb 或 anti-TPOAb，很可能同时存在桥本甲状腺炎。

6. 超声检查　彩色多普勒超声检查，可见患者甲状腺腺体呈弥漫性或局灶性回声减低，回声减低处血流信号明显增加，呈现“火海征”。甲状腺上动脉和腺体内动脉流速明显增加，阻力降低。

四、治　　疗

（一）治疗目标

甲亢治疗的目的在于控制甲亢症状，使血清中甲状腺激素水平降到正常，促进免疫监护的正常化。

（二）治疗方法

甲亢主要有三种治疗方法：放射性 ^{131}I 治疗、外科手术治疗和药物治疗。

1. 放射性 ^{131}I 治疗　^{131}I 被甲状腺摄取后发射 β 射线，β 射线射程仅 2nm，导致甲状腺组织局灶性破坏，从而有效控制甲亢。该疗法主要用于长期药物治疗无效或者停药复发、药物治疗有严重不良反应、不愿意手术/不能手术或手术后复发的患者。^{131}I 治疗具有快速简便、不良反应少、治疗效果好等优点，已被美国等发达国家广为接受，成为大多数成年 Graves 甲亢患者的首选。

2. 外科手术治疗 在甲亢治疗中不作为首选，因为手术可能会损伤邻近的喉返神经和甲状旁腺。当其他治疗都受限的情况下，Graves 病患者可采取手术治疗。

3. 药物治疗 欧洲、日本和我国首选抗甲状腺药物（antithyroid drug，ATD）治疗甲亢。抗甲状腺药物以硫脲类药物为主，β 受体阻滞剂辅助对症治疗，起到迅速控制症状的作用。

（1）抗甲状腺药物 临床上常用的硫脲类抗甲状腺药物又分为咪唑类和硫氧嘧啶类。硫脲类抗甲状腺药物主要抑制甲状腺过氧化物酶，进而抑制甲状腺激素的合成，但对储存在腺体内已合成的甲状腺激素无效，待腺体内储存的甲状腺激素耗竭后，循环中的甲状腺激素水平才能下降，出现明显的临床疗效。

咪唑类药物主要代表药物为甲巯咪唑（methimazole，MMI）。轻到中度甲亢患者 MMI 的起始剂量为 10～40mg/d，可单次或分 2～3 次服用。患者临床症状显著减轻，高代谢症状消失，T_3 和 T_4 水平恢复正常即可减量。MMI 通常每 2～4 周减量一次，每次减量 5～10mg。在减量过程中，如出现症状反复，血清甲状腺激素水平升高，则暂缓减量或适当增加维持剂量，病情稳定后再继续减量。维持期 MMI 5～10mg/d，为期 1～2 年，维持期可同时使用左甲状腺素来维持正常的甲状腺功能。通常左甲状腺激素 25～50μg/d，或甲状腺激素 20～40mg/d。

硫氧嘧啶类代表药物有丙硫氧嘧啶（propylthiouracil，PTU）等。除了抑制甲状腺激素的合成外，丙硫氧嘧啶还可以抑制外周组织中脱碘酶，抑制 T_4 转化为 T_3，增加无活性的 rT_3 生成，因此常用于 T_3 增高为主的严重甲亢或甲亢危象的患者。丙硫氧嘧啶起始剂量 300～400mg/d，最大量 600mg/d，分 3 次服用；减量阶段每次减少 50～100mg；维持阶段 50～100mg/d。

生育期女性甲亢的发病率较高，90% 以上为 Graves 病。由于甲亢可导致自发性流产、早产、低体重儿等，故甲亢诊断明确后必须进行治疗，通常使用抗甲状腺药物治疗，常用 MMI 和 PTU。由于 MMI 有致畸风险，且 PTU 不易通过胎盘，故孕前及孕早期建议使用 PTU，孕中期及孕晚期建议使用 MMI。妊娠及哺乳期应使用最小的剂量控制病情，不建议联合甲状腺激素治疗 Graves 病，以免增加抗甲状腺激素的剂量，导致胎儿甲减。

粒细胞减少是硫脲类抗甲状腺药物最主要的毒性反应，少数患者会出现严重的粒细胞缺乏、贫血及血小板减少等症状。MMI 较 PTU 多见，大剂量时更为常见。粒细胞缺乏常见于初始用药的 3 个月内，因此用药前及用药初期建议每周监测血常规，外周白细胞 $< 3.0 \times 10^9/L$ 患者应停止用药。部分患者在服用抗甲状腺药物后可出现血清肝脏氨基转移酶升高或胆汁淤积性黄疸。PTU 肝损害为变态反应伴肝细胞损伤，主要表现为氨基转移酶升高，MMI 导致胆汁淤积更常见，主要表现为胆红素升高。轻度的肝功能异常（氨基转移酶高于正常上限的 3 倍以内）较常见，发生率约 30%，严重的肝功能异常（厌食、恶心、黄疸等，且肝功能持续加重），发生率 1%。建议患者在治疗初期前 3 个月，每月做一次肝功能检查。其余不良反应还包括皮疹、剥脱性皮炎、抗中性粒细胞胞质抗体相关性小血管炎、关节痛、肌肉痛等。

（2）β 受体拮抗剂 甲状腺激素有拟交感作用，β 受体拮抗剂可以缓解交感神经兴奋引起的心悸、震颤、焦虑、手抖等症状，可以与抗甲状腺药物联合使用，待症状控制后停用。伴有明显窦性心动过速或房颤的甲亢患者尤其需要使用 β 受体拮抗剂。常用的有普萘洛尔、阿替洛尔和美托洛尔，其中普萘洛尔还可以抑制脱碘酶，阻断外周组织 T_4 向 T_3 转化。常用 β 受体拮抗剂的剂量为普萘洛尔 10～40mg/d，每日 3～4 次；阿替洛尔 25～100mg/d，每日 1～2 次；美托洛尔 25～50mg/d，每日 2 次。β 受体拮抗剂慎用于既往有心力衰竭、阻塞性肺部疾病或雷诺现象病史的甲状腺毒症患者。β 受体拮抗剂可控制孕妇甲亢高代谢状态，但也可能对胎儿及新生儿产生不良影响，如引起小胎盘、宫内生长停滞、早产、新生儿低血糖的等症状，所以需要权衡利弊，避免长期使用。

（3）其他药物 主要包括碘剂、碳酸锂。碘化钾饱和溶液或卢戈氏碘液可暂时性抑制甲状腺内酪氨酸的碘化，抑制甲状腺激素的合成，还可以抑制甲状腺球蛋白的水解，从而抑制甲状腺激素释放。长期使用碘剂，这种抑制作用消失，出现“逃逸”现象，甲状腺激素合成不受影响。因此，碘剂仅用于甲状腺切除前的准备和甲亢危象。

锂可被甲状腺细胞浓缩，抑制碘化甲状腺酪氨酸的偶联、改变甲状腺球蛋白的结构，阻断TSH经cAMP途径对甲状腺细胞产生兴奋作用，影响甲状腺激素的合成与水解。患者由于严重不良反应不能使用抗甲状腺药物时可使用本药暂时控制甲亢症状。碳酸锂剂量为300～400mg，每日3次。

（三）甲状腺相关眼病的治疗

甲状腺相关眼病（thyroid-associated ophthalmopathy，TAO），或称为Graves眼病，是伴随甲状腺疾病出现的以突眼为主要特征的眼部病变。临床最常见的突眼是抗甲状腺药物剂量过大，甲状腺激素水平降低，又未能及时加用甲状腺激素类药物所导致。此外，甲减、少数桥本甲状腺炎患者和甲状腺功能正常者也会出现不同程度的眼病。TAO根据病情轻重又分为非浸润性突眼和浸润性突眼。非浸润性突眼临床症状较轻，随着甲亢的控制，症状会有所缓解，一般不需要特殊处理。浸润性突眼治疗可采用小剂量抗甲状腺药物逐步控制甲亢症状，同时可适量加用甲状腺素制剂，避免TSH水平升高。此外，在突眼早期，可采用大剂量甲泼尼龙静脉给药冲击治疗，给药方案主要有：①中重度，累积剂量4.5g，前6周每周1次静脉滴注500mg甲泼尼龙，后6周每周1次静脉滴注250mg甲泼尼龙；严重病例可给予更大剂量，如0.75g，每周1次，共6周，随后0.5g，每周1次，共6周（累积剂量7.5g）。②每天用甲泼尼龙0.5～1g，每周连续3天，视病情每月重复直至缓解。其他免疫抑制剂如环磷酰胺、环孢素、甲氨蝶呤等也可用于浸润性突眼的治疗。一些单抗类药物如利妥昔单抗和托珠单抗等也可用于浸润性突眼的治疗。

（四）甲亢危象的治疗

甲亢危象是甲亢极其严重、可能危及生命的并发症，多见于严重甲亢合并其他疾病时，如感染、创伤、精神应激和重大手术等。大量甲状腺激素释放至循环系统，患者可出现高热，伴心动过速（通常＞160次/分）、大汗、极度不安、兴奋、震颤，甚至出现精神症状、谵妄、昏迷等，部分患者出现腹痛、腹泻，伴血压下降的充血性心衰。治疗上要尽快减轻甲状腺素毒症并给予支持疗法。减轻甲状腺毒症首选大剂量丙硫氧嘧啶，首次给药600mg，也可以使用甲巯咪唑60mg，随后丙硫氧嘧啶200mg或甲巯咪唑20mg，每6～8小时一次。还可以考虑给予大剂量碘剂，理论上应在服用抗甲状腺药物1小时后使用碘剂，但是严重患者也可同时使用。卢戈氏碘液，4～8滴，随后每6～8小时服用一次；或者碘化钠1g静脉滴注。患者无心衰症状时，还可以口服普萘洛尔以降低外周组织对甲状腺激素的反应，剂量60～80mg，每4～6小时一次。不能使用β受体拮抗剂的患者，可使用钙通道阻滞药减慢心率。此外，还可使用糖皮质激素抗休克治疗。氢化可的松50～100mg静脉滴注，每6～8小时一次，也可静脉滴注地塞米松2mg，每6～8小时一次，治疗有效的患者可在一周内恢复，后续逐渐减量至停药。

五、Graves病患者的药物治疗管理

Graves病患者药物治疗的管理包括评估-调整的过程。评估环节包括治疗前患者甲状腺功能的检查、禁忌证及合并疾病，以选择合适的治疗方案；治疗中评估患者临床症状控制情况，甲状腺功能、合并疾病的改善情况及患者的依从性。调整环节是指针对甲状腺功能检查结果和治疗中出现的不良反应等及时调整药物治疗方案，直至患者痊愈并停药。

（一）管理目标

甲亢患者管理的目标是选择适当的治疗方案，短期内降低甲状腺激素水平，控制临床症状；长期治愈甲亢，减少复发。患者依从性在治疗中有着重要作用，充分沟通和指导可以帮助患者提

高治疗满意率，使患者获得更好的治疗效果。

（二）提高患者对 Graves 病的认知

1. 帮助患者了解疾病，重视甲亢的治疗 科普甲状腺疾病常识，规范的治疗可以治愈甲亢，而不规范的治疗或者不治疗可导致病情加重，出现并发症，严重时可危及生命。

2. 帮助患者理解治疗方案的选择及自我监护要点 介绍甲亢每种治疗方案的优缺点，并根据患者实际情况及意愿选择治疗方案。告知患者所选治疗方案的自我监护要点，如关注手术治疗后并发症及复发情况，放射性碘治疗后关注可能出现的甲减，药物治疗关注不良反应及剂量的调整等。

3. 指导患者改变生活方式 甲亢患者应选择“三高一低”的饮食，即高热量、高维生素、高蛋白、低碘的饮食，并适当增加钙、钾等电解质的摄入，以纠正因代谢亢进所引起的消耗增加，改善全身症状。适度运动，保持情绪稳定，生活规律、不熬夜，保证良好的睡眠。

（三）加强患者的用药教育，提高用药依从性

甲亢患者的依从性包括使用正确的抗甲状腺药物、服用正确的药物剂量、以正确的方法服用药物，还包括患者后续定期进行甲状腺功能、肝功能、血常规检查等。告知患者抗甲状腺药物治疗时，应遵医嘱调整药物剂量，不要擅自停药，坚持定期到门诊随访，如有咽痛、发热等症状，应及时就医。

（四）定期随访和评估

治疗期间应根据甲状腺功能检查结果及时调整药物剂量。初始治疗或调整剂量后 4～6 周，应复查甲状腺功能，检测指标主要为 FT_4 和 TSH。维持剂量阶段在患者甲状腺功能正常的情况下，可以 3～6 个月复查一次。需要注意的是，因血清 TSH 抑制状态的恢复滞后于 FT_4，因此在治疗早期不采用 TSH 水平作为疗效监测指标。一般患者甲状腺功能完全恢复正常后，在维持疗效阶段可将 TSH 作为监测指标。

案例 14-2-1 患者，男，65 岁。因“心慌手抖消瘦 1 年半，眼突 3 月余”入院。患者 1 年半前诊断为“甲状腺功能亢进”。给予甲巯咪唑片 10mg tid、普萘洛尔片 10mg tid 治疗，其间症状逐渐好转，但未复查甲状腺功能。4 个月前复查甲状腺功能：TSH 5.22μIU/ml、T_3 1.45nmol/L、T_4 118.56nmol/L、FT_3 4.93pmol/L、FT_4 10.08pmol/L，自行调整甲巯咪唑片 10mg bid，普萘洛尔片 10mg bid。3 个月前自觉双眼突出，胀痛流泪，复视，以右眼为主。诊断为 Graves 眼病。查体：T 37.1℃，P 68 次 / 分，R 18 次 / 分，BP 136/76mmHg，身高 171 cm、体重 70 kg。发育及营养良好，甲亢面容，眼睑轻度水肿，结膜轻微充血，巩膜无黄染，角膜正常，眼球突出，以右眼为甚，双眼球视活动轻度受限。甲状腺 I° 肿大。初步诊断：甲状腺功能亢进、浸润性突眼。入院后查甲状腺功能：TSH 11.5μIU/ml，TT_3 62.2nmol/L，FT_4 8.98pmo1/L，TRAb 2.28IU/L。

问题 14-2-1-1 该患者后续如何治疗甲亢？

解析 14-2-1-1 患者 1 年半前诊断为 Graves 甲亢，在治疗过程中，患者未规律复查甲状腺功能或及时调整抗甲状腺药物，目前出现药物性甲减，根据甲状腺功能检查结果，建议后续暂给予低剂量的甲巯咪唑 2.5mg/d 维持治疗，并联合左甲状腺素钠片 50μg/d，定期监测甲状腺功能，根据甲状腺功能调整后续的治疗方案。

问题 14-2-1-2 患者浸润性突眼应如何治理？

解析 14-2-1-2 患者完善治疗前的准备及禁忌证筛查后，可考虑激素冲击治疗，给予甲泼尼龙冲击治疗 500mg，1 次 / 周，持续 6 周，随后减至 250mg，1 次 / 周，持续 6 周，一个疗程共计 12 周，累积剂量 4.5g，可联合吗替麦考酚酯 250mg tid，口服。患者 2 周后复查甲状腺功能。

第三节　糖　尿　病

一、定义与流行病学

（一）定义

糖尿病（diabetes mellitus，DM）是一组常见的以葡萄糖和脂肪代谢紊乱、血中葡萄糖水平增高为特征的代谢性内分泌疾病，是由遗传和环境因素之间复杂的相互作用导致。高血糖主要是由于胰岛素分泌缺陷和（或）胰岛素作用缺陷而引起。

（二）流行病学

全球糖尿病患病人数不断上升，近年来全球平均增长率为 51%。截至 2019 年，全球有 4.63 亿糖尿病患者，预测到 2045 年将达到 7 亿。截至 2020 年我国 18 岁及以上成人糖尿病患病率为 11.6%，以 2 型糖尿病为主，男性高于女性；经济发达地区患病率明显高于不发达地区，城市高于农村。未诊断糖尿病患者比例高，占糖尿病患者总数的 63%。肥胖和超重人群糖尿病患病率显著增加，肥胖人群糖尿病患病率升高了 2 倍。

二、分类和发病机制

（一）糖尿病的分类

目前国际通用的糖尿病诊断分型仍沿用 1999 年 WHO 的标准，按照病因学将糖尿病分为四大类型：第一类是 1 型糖尿病（type 1 diabetes mellitus，T1DM），是指胰岛 β 细胞被破坏，胰岛素绝对缺乏；第二类是 2 型糖尿病（type 2 diabetes mellitus，T2DM），主要是由于胰岛素抵抗和（或）胰岛素分泌障碍导致的胰岛素相对缺乏；第三类是妊娠糖尿病（gestational diabetes mellitus，GDM），是指妊娠前血糖正常，妊娠期间发现、诊断的糖尿病；第四类是特殊类型糖尿病，包括胰岛 β 细胞功能遗传性缺陷、胰岛素作用遗传性缺陷、药物或化学品、感染等导致的糖尿病。本节主要介绍 T1DM 和 T2DM。

（二）发病机制

1. T1DM 发病机制　T1DM 是遗传、环境和免疫因素相互作用所导致。遗传易感性的个体在环境因素的触发下，启动针对胰岛 β 细胞的自身免疫过程。现已发现，T1DM 的主要易感基因是 6 号染色体上的 HLA 区域（人组织相容性抗原）。T1DM 新发患者体内胰岛细胞抗体阳性人数约占 80%。目前已发现多种与 β 细胞相关的特异性抗体，T1DM 患者的一级亲属中也可能会存在胰岛抗原相关的抗体。体内存在抗体的人群发生 T1DM 的风险很高。

2. T2DM 发病机制　胰岛素抵抗和胰岛素分泌异常是 T2DM 发生的主要机制，患者出现胰岛素抵抗可能较 β 细胞损伤更早。不良生活方式是 T2DM 发生的主要原因，遗传及环境因素是次要原因。胰岛素抵抗和胰岛素分泌受损都参与了 T2DM 的发病机制，但在不同个体间的相对贡献大小存在差异。

三、诊　　断

（一）症状

1. T1DM　患者大多在 30 岁以前起病，起病较急，出现“三多一少”（多饮、多食、多尿和体重减轻）的典型症状；患者常有酮症倾向，可能出现酮症酸中毒，甚至出现循环衰竭或昏迷等症状。病程 10～15 年以上的 T1DM 患者，逐渐出现各种慢性并发症。

2. T2DM　一般起病缓慢。在疾病早期患者常无临床症状，绝大部分患者空腹血糖正常或偏高，餐后血糖异常，糖耐量试验提示糖尿病。症状期患者有轻重不等的临床表现，一般也会出“三多一少”等症状。久病患者还可出现心血管、神经、肾脏、眼部、皮肤等并发症而出现各种体征。

（二）检查

1. 糖代谢异常严重程度或控制程度的检查

（1）血糖测定和口服糖耐量试验（oral glucose tolerance test，OGTT） 血糖值反映的是瞬间血糖状态，是诊断糖尿病的主要依据，也是判断病情和疗效的主要指标。OGTT 是诊断糖尿病、糖耐量减低及胰岛素释放的常见临床试验，是糖尿病诊断的金标准。

（2）糖化血红蛋白（HbA1c）和糖化血清蛋白（glycosylated serum protein，GSP）的测定 HbA1c 主要反映患者过去 8～12 周的平均血糖浓度。GSP 可反映近 2～3 周的平均血糖浓度，主要用于监测短期血糖平均水平的变化。

2. 胰岛素 β 细胞功能检查

（1）胰岛素释放试验 正常人空腹血浆胰岛素为 35～145pmol/L（5～20mU/L），口服 75g 无水葡萄糖后，血浆胰岛素在 30～60 分钟上升至峰值，达到基础值的 5～10 倍，3～4 小时后恢复到正常水平。该实验反映了基础和葡萄糖介导的胰岛素释放功能。

（2）C 肽释放试验 方法同上，基础值不小于 400pmol/L，峰值时间同上，峰值为基础值的 5～6 倍，也反映了基础和葡萄糖介导的胰岛素释放功能。

3. 相关抗体检查 谷氨酸脱羧酶（glutamic acid decarboxylase，GAD）目前被认为是 T1DM 最早出现的抗原，在发生 T1DM 之前就可被检测到，阳性率 70%～90%。胰岛细胞抗体（islet cell antibody，ICA）是多种抗体的集合，70%～80% 的初发 T1DM 患者 ICA 阳性，随病程延长阳性率降低。胰岛素自身抗体（insulin autoantibody，IAA）是未用外源胰岛素治疗的 T1DM 者体内自发产生的针对内源性胰岛素的抗体。这种抗体存在于病程早期，并与 β 细胞损伤密切相关。IAA 与 ICA 同时存在对诊断 T1DM 有意义。

（三）诊断标准

糖尿病诊断的依据是静脉血糖值而不是毛细血管的血糖值。糖尿病诊断标准参见表 14-3-1。2011 年 WHO 建议具备条件的国家和地区采用 HbA1c 诊断糖尿病，诊断依据为 HbA1c ≥ 6.5%。

表 14-3-1 糖尿病诊断标准

诊断标准	静脉血浆葡萄糖或 **HbA1c**
典型糖尿病症状	
加上随机血糖	≥ 11.1mmol/L
或加上空腹血糖	≥ 7.0mmol/L
或加上 OGTT 2 小时血糖	≥ 11.1mmol/L
或加上 HbA1c	≥ 6.5%
无糖尿病典型症状者，须改日复查确认	

四、治疗

（一）治疗目标

糖尿病治疗的近期目标是通过控制高血糖和代谢紊乱来消除糖尿病症状和预防出现急性并发症；糖尿病治疗的远期目标是通过良好的代谢控制来预防慢性并发症、提高患者生活质量和延长寿命。糖尿病的治疗必须遵循早期治疗、长期治疗、综合治疗和个体化治疗的原则。

（二）治疗药物

T1DM 患者通过给予外源性胰岛素以维持患者血糖正常水平。T2DM 患者，当生活方式干预不能有效控制血糖时，应及时启动药物治疗。降糖药物可以分为胰岛素类、胰高血糖素样肽 -1

(glucagon-like peptide-1，GLP-1）受体激动剂和口服降糖药物。根据作用机制的不同，口服降糖药物分为：磺酰脲类胰岛素促泌剂、非磺脲类胰岛素促泌剂（格列奈类）、双胍类、噻唑烷二酮类（thiazolidinedione，TZD）、二肽基肽酶Ⅳ（dipeptidyl peptidase Ⅳ，DPP-4）抑制剂、α- 糖苷酶抑制剂和钠 - 葡萄糖共转运体 2（sodium-glucose linked transporter 2，SGLT2）抑制剂。

1. 口服降糖药

（1）磺酰脲类　通过与胰岛 β 细胞膜上的磺酰脲受体结合，关闭 β 细胞 ATP-K^+ 通道，导致 β 细胞去极化，Ca^{2+} 内流增加，促进胰岛素释放。其降糖作用依赖于一定数量有功能的胰岛 β 细胞组织（≥ 30%）。此外，磺酰脲类药物还有一定的胰外降血糖作用，包括增强靶组织对胰岛素的敏感性，改善胰岛素受体和（或）受体后缺陷等作用。磺脲类药物可使 HbA1c 降低 1%～1.5%。临床使用的磺脲类药物主要有格列本脲、格列美脲、格列齐特、格列吡嗪和格列喹酮。磺脲类降糖药的主要不良反应是过敏反应、低血糖和体重增加，其他少见的不良反应有胃肠道反应、皮肤反应（皮肤瘙痒、红斑、剥脱性皮炎等）、血液系统反应（白细胞减少、粒细胞缺乏、贫血等）、肝损伤等。T1DM 患者、T2DM 合并严重感染、糖尿病酮症酸中毒、原发性和继发性磺酰胺失效的患者、妊娠和哺乳期患者等禁用。常见磺脲类药物用法及特殊人群用药见附表 14-3-1。

（2）格列奈类　非磺酰脲类胰岛素促泌剂，作用机制同磺酰脲类降糖药，但是结合位点不同，通过与 ATP 依赖性钾通道 36kDa 的磺酰脲受体结合而起效，不影响 β 细胞的胞吐作用，可有效增强胰岛素第一相分泌和基础分泌，对胰岛素第二相分泌影响很小，因此，起效快，作用时间短，主要用于降低餐后血糖。该类药物可使 HbA1c 下降 0.5%～1.5%。临床常用的有瑞格列奈、那格列奈和米格列奈。格列奈类药物常见的不良反应是低血糖和体重增加，但风险和程度都小于磺脲类药物。妊娠和哺乳期患者、T1DM 患者、糖尿病酮症酸中毒患者、严重肝肾功能不全患者禁用。常见格列奈类药物用法及特殊人群用药见附表 14-3-2。

（3）双胍类　二甲双胍是 T2DM 患者控制高血糖的一线用药和联合药物治疗中的基本用药，其降糖机制是改善胰岛素敏感性，减少肝脏葡萄糖的生成，抑制葡萄糖在肠道的吸收，轻度改善外周组织对葡萄糖的利用等。二甲双胍可使 HbA1c 降低 0.7%～1.0%，疗效呈剂量依赖性，成人普通片可用的最大剂量为 2550mg/d，缓释剂型推荐最大剂量为 2000mg/d。该药单独使用不会导致低血糖，可降低体重，减小 T2DM 患者的心脑血管事件发生率和死亡率。常见不良反应为腹泻、恶心、厌食等胃肠道反应、维生素 B_{12} 缺乏，罕见不良反应为乳酸酸中毒。二甲双胍禁用于肾功能不全 [血肌酐水平男性＞ 132μmol/L，女性＞ 123.8μmol/L 或估算 eGFR ＜ 45ml/（min · 1.73m^2）]、肝功能不全、严重感染、缺氧或接受大手术的患者。使用碘化对比剂时，应暂停使用二甲双胍，检查完至少 48 小时且肾功能无恶化后可继续用药。

（4）噻唑烷二酮类　主要通过结合和激动过氧化物酶增殖物活化受体 γ（PPAR-γ），改善胰岛素抵抗而降糖。该类药物可以增加胰岛素敏感性，同时降低空腹和餐后血糖，因此适用于胰岛素抵抗及糖耐量减低的 2 型糖尿病患者。常用 TZD 药物有罗格列酮、吡格列酮。TZD 可使 HbA1c 下降 0.7%～1.0%（去除安慰剂效应后），单独使用不增加低血糖风险，但与胰岛素及胰岛素促泌剂合用可增加低血糖风险。常见不良反应主要有体重增加和水肿，与胰岛素合用时表现更明显。TZD 的使用与骨折和心力衰竭风险增加相关。有心力衰竭、活动性肝病或氨基转移酶超过正常上限 2.5 倍及严重骨质疏松和骨折病史的患者禁用。常见 TZD 类药物用法及特殊人群用药见附表 14-3-3。

（5）α- 糖苷酶抑制剂　通过抑制小肠绒毛中分解寡糖为单糖的葡萄糖苷酶活性，延缓碳水化合物和双糖的分解和消化，延迟和减少肠道对葡萄糖的吸收。该类药物主要降低餐后血糖，不影响葡萄糖的利用和胰岛素的分泌，适用于以碳水化合物为主食的餐后血糖升高患者。国内上市的药物有阿卡波糖、伏格列波糖和米格列醇。该类药物可使 HbA1c 下降 0.5%，不影响体重，不增加心血管事件风险，单独使用不会发生低血糖。主要的不良反应是胃肠道反应（如腹胀、排气等），该类药物联合胰岛素促泌剂或胰岛素类降糖药发生低血糖反应时，需用葡萄糖或蜂蜜等单糖进行纠正。胃肠道疾病患者不宜使用本药，血肌酐＞180μmol/L 的患者避免使用。常见 α- 糖苷酶抑制剂用法及特殊人群用药见附表 14-3-4。

（6）SGLT2 抑制剂　葡萄糖被肾小球滤过后，在近端小管被 SGLT2 重吸收。SGLT2 抑制剂可抑制 SGLT2 对葡萄糖的重吸收，降低肾糖阈，从而促进尿糖排出。已经上市的药物有达格列净、恩格列净、卡格列净和艾托格列净等。该类药物可以使 HbA1c 降低 0.5%～1.2%，有一定的减低体重和降压作用。研究表明应用 SGLT2 抑制剂可使心血管及肾脏获益，适用于合并 ASCVD 或高危心血管疾病风险的 T2DM 患者。该类药物单独使用不增加低血糖风险，轻中度肝损伤患者（Child-Pugh A、B 级）用药时无须调整剂量，但重度肝损伤患者（Child-Pugh C 级）及 eGFR ＜ 30ml/（min · 1.73m^2）的患者不推荐使用。SGLT2 抑制剂常见的不良反应为泌尿系统和生殖系统感染及与血容量不足相关的不良反应，罕见不良反应包括糖尿病酮症酸中毒等。常见 SGLT2 抑制剂用法及特殊人群用药见附表 14-3-5。

（7）DPP-4 抑制剂　该类药物抑制 DPP-4 的活性，减少 GLP-1 在体内的失活，使内源性 GLP-1 浓度升高。GLP-1 是一种肠促胰素，以葡萄糖浓度依赖的方式增加胰岛素分泌，抑制胰高血糖素分泌。该类药物可以使 HbA1c 降低 0.4%～0.9%，常用的 DPP-4 抑制剂有西格列汀、沙格列汀、阿格列汀、维格列汀和利格列汀。单独使用 DPP-4 抑制剂不增加低血糖风险，不增加体重。除沙格列汀外，不增加心血管事件的风险。该类药物应根据肾功调整剂量（利格列汀除外）。不良反应包括超敏反应、流感样症状、鼻咽炎等。常见 DPP-4 抑制剂用法及特殊人群用药见附表 14-3-6。

2. GLP-1 受体激动剂　通过激活 GLP-1 受体以葡萄糖浓度依赖方式促进胰岛素分泌，抑制胰高血糖素分泌，增加肌肉和脂肪组织对葡萄糖的摄取，抑制肝糖原降解而发挥降糖作用。此外，GLP-1 受体激动剂可延缓胃排空，抑制食欲，有很好的减重效果，还可以促进 β 细胞增殖，改善血脂、收缩血压，抑制炎症反应，保护内皮细胞等。因此，GLP-1 受体激动剂能降低体重、减少心脑血管疾病的死亡风险，是伴动脉粥样硬化性心血管疾病或高危心脑血管疾病风险的 2 型糖尿病患者的推荐用药之一。目前我国上市的 GLP-1 受体激动剂有艾塞那肽、利拉鲁肽、利司那肽、贝那鲁肽、度拉糖肽等。GLP-1 受体激动剂主要的不良反应是轻到中度的胃肠道反应，包括恶心、腹泻、腹胀、呕吐等。常见 GLP-1 受体激动剂用法见附表 14-3-7。

3. 胰岛素类　胰岛素治疗是控制血糖的重要手段。T1DM 患者需要依赖胰岛素控制血糖，维持生命，降低并发症的发生风险。T2DM 虽不需要胰岛素来维持生命，但是当口服降糖药效果不佳、存在口服降糖药使用禁忌或患者处于感染、大手术等应激状态或妊娠、哺乳期时，需要启用胰岛素治疗。

胰岛素根据来源和化学结构的不同，可分为动物胰岛素、人胰岛素和胰岛素类似物。根据作用时间长短的差异，胰岛素又可分为超短效（速效）胰岛素类似物、短效（常规）胰岛素、中效胰岛素、长效胰岛素、长效胰岛素类似物、预混胰岛素、预混胰岛素类似物及双胰岛素类似物。胰岛素类似物与人胰岛素相比控制血糖的效能相似，但在模拟生理性胰岛素分泌和减少低血糖发生风险方面优于人胰岛素。常用胰岛素的种类及作用特点比较见附表 14-3-8。

胰岛素主要的不良反应有低血糖、体重增加、过敏反应、胰岛素性水肿、屈光失常等。胰岛素治疗初期可能因水钠潴留而发生水肿，特别是踝部及颜面部水肿，大多可自行缓解。部分患者在胰岛素初始治疗后出现视物模糊，一般数周内可恢复。长期皮下注射可导致局部脂肪萎缩或增生，需注意更换注射部位。

（三）治疗方案

胰岛素治疗方法因选用制剂不同、每天注射次数不同而产生显著差异，疗效也有显著区别。

1. T1DM　患者确诊后应立即启用胰岛素治疗，且需终身胰岛素替代治疗。目前采用的治疗方案为每日多次胰岛素注射（MDI）和持续皮下胰岛素输注（CSII）。多次注射方案使用最多的是餐时速效或短效胰岛素＋基础胰岛素方案。

（1）餐时＋基础胰岛素方案　体重在成人理想体重±20%以内的T1DM患者，根据0.4～0.8U/（kg·d）估算起始剂量，40%～60%为基础胰岛素剂量，餐时胰岛素一般按餐时总量的35%、30%、35%分配在早中晚餐前，之后根据血糖监测结果调整。每3～5天调整一次，根据血糖水平每次调整剂量为1～4U。

（2）CSII方案　胰岛素只能选择短效人胰岛素或者速效胰岛素。初始剂量：未接受过胰岛素治疗的患者胰岛素初始用量可按0.4～0.5U/（kg·d）计算；由MDI转换为CSII方案，一日总量为皮下注射量×（70%～100%）。其中基础量占40%～60%，常规分为6个或更多个时间段，餐时追加量可按照1/3、1/3、1/3或1/5、2/5、2/5分配，之后根据血糖监测结果调整。

2. T2DM　患者在初始血糖不高的情况下，可以采用生活方式干预联合二甲双胍进行治疗。若治疗效果未达标，评估患者情况，如无慢性肾脏病（CKD）、心血管疾病等高危因素，可考虑联合其他种类的降糖药物治疗；如合并心血管疾病等高危因素，考虑联合GLP-1受体激动剂或SGLT2抑制剂进行治疗；若结果仍不达标，可考虑加用另一种作用机制的药物进行三联降糖药物联合治疗。T2DM治疗方案选择见图14-3-1。

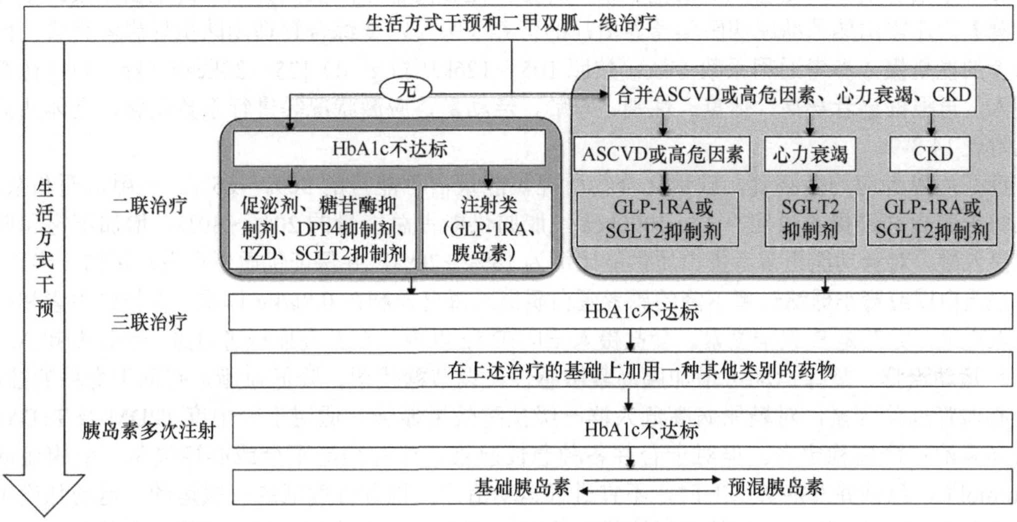

图14-3-1　2型糖尿病患者治疗方案的选择

T2DM患者口服降糖药治疗3个月后HbA1c≥7.0%，或新诊断T2DM患者HbA1c≥9.0%或FPG≥11.1mmol/L，可考虑启用胰岛素治疗。T2DM患者胰岛素治疗方案如图14-3-2所示。

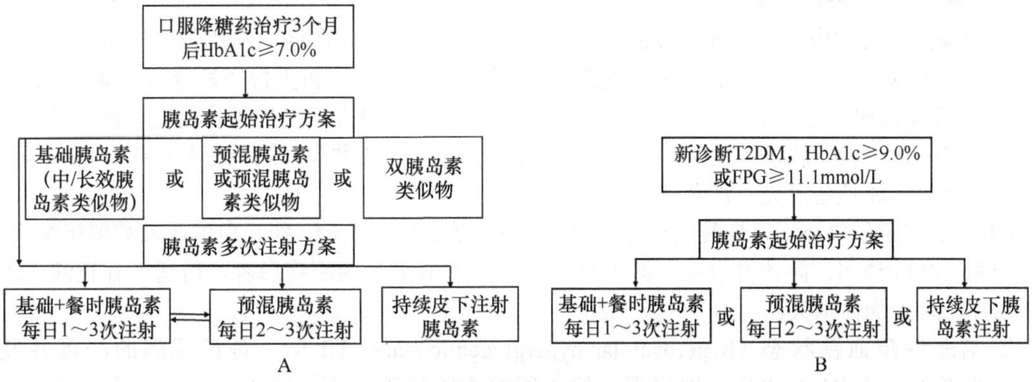

图14-3-2　胰岛素治疗方案的选择

【注】A. 口服降糖药治疗3个月后，T2DM患者HbA1c≥7.0%时的胰岛素治疗路径；B. 新诊断T2DM患者HbA1c≥9.0%或FPG≥11.1mmol/L时的胰岛素治疗路径

（1）基础胰岛素　包括中效胰岛素和长效胰岛素类似物。仅使用基础胰岛素治疗时，保留原有各种口服降糖药。起始剂量0.1～0.3U/（kg · d），后续依据空腹血糖每3～5天调整一次。

（2）预混胰岛素　根据血糖水平可选择每日1～2次注射方案。当HbA1c比较高时，可选择2次/日的注射方案。每天注射1次时，起始剂量一般为0.2U/（kg·d），晚餐前注射；每天2次时，起始剂量一般0.2～0.4U/（kg·d），按照1：1比例分配到早、晚餐前。之后根据血糖监测结果调整。

（3）双胰岛素类似物　以德谷门冬双胰岛素为例，一般以0.1～0.2U/（kg · d）开始，于主餐前注射，根据空腹血糖调整剂量直至达标。如果每天一次给药剂量达到0.5U/（kg · d）或30～40U餐后血糖水平仍不达标，且患者每天有2次主餐时，可考虑每日注射2次。

（4）餐时＋基础胰岛素或每日2～3次预混胰岛素类似物进行胰岛素强化治疗　餐时联合基础胰岛素，根据中餐前、晚餐前和睡前分别调整三餐前胰岛素用量，根据空腹血糖调整睡前胰岛素用量；预混胰岛素治疗方案，根据三餐前和睡前血糖水平调整剂量。

（四）其他治疗方案

1. 医学营养治疗　是糖尿病的基本治疗方法，是预防糖尿病及其并发症的重要手段。个体化医学营养治疗需由熟悉糖尿病医学营养治疗的营养（医）师或综合管理团队指导患者完成。糖尿病患者的能量摄入参考通用系数方法，按照105～126kJ/（kg · d）[25～30kcal/（kg · d）]计算能量摄入，再根据患者身高、体重、性别、年龄、活动量、应激状况等进行系数调整，具体估算表中见附表14-3-9。

糖尿病患者应均衡膳食，碳水化合物所提供能量占总能量的50%～65%，多用米面和杂粮；成人每天膳食纤维摄入量应＞14g/1000kcal。脂肪供能占总能量的20%～30%，增加不饱和脂肪酸的摄入量。对肾功能正常者蛋白质供能比例为15%～20%，并保证优质蛋白占总蛋白一半以上；有显性蛋白尿或肾小球滤过率下降的患者蛋白质摄入每日控制在0.8g/kg体重。保持维生素和矿物质摄入充足，尤其是B族维生素。食盐摄入量应在5g以内，合并高血压者可进一步限制摄入量。

2. 运动治疗　规律运动可增加胰岛素敏感性、调节糖代谢、降低血脂，有助于血糖的控制，减少心血管危险因素，对糖尿病高危人群一级预防效果显著。适用于轻中度T2DM及T1DM接受胰岛素治疗病情稳定者。但对于合并各种急性感染、伴心功能不全或心律失常、空腹血糖＞16.7mmol/L、急性并发症等情况时，不宜进行运动治疗。推荐强度低的有氧运动。运动强度可用运动后心率来衡量，运动时间的选择推荐餐后30分钟至1小时为宜。运动要遵循个体化。运动前后要加强血糖监测，运动量大或激烈运动时应建议患者临时调整饮食及药物治疗方案，以免发生低血糖。

（五）糖尿病急性并发症

1. 糖尿病酮症酸中毒（diabetic ketoacidosis，DKA）　是以高血糖、高血酮和代谢性酸中毒为主要特征，因胰岛素不足和升糖激素不适当升高引起的糖、脂肪和蛋白质严重代谢紊乱综合征。DKA常呈急性起病，起病前数天多尿、烦渴多饮和乏力症状加重。失代偿阶段出现食欲减退、恶心、呕吐、腹痛、头痛、烦躁等症状，严重时出现尿量减少、皮肤黏膜干燥、眼球下陷、血压下降等。晚期各种反射迟钝甚至消失，甚至昏迷。

DKA治疗应尽快补液以恢复血容量、纠正失水状态、降低血糖，纠正电解质及酸碱平衡失调。同时应积极祛除诱因，防治并发症，降低病死率。对无酸中毒的酮症患者，需适当补充液体和胰岛素治疗，直到酮体消失。

2. 高渗性高血糖状态（hyperosmolar hyperglycemic state，HHS）　是糖尿病的严重并发症之一，患者无明显DKA的特征性表现，但血浆渗透压显著升高、脱水、意识障碍，血糖一般≥33.3mmol/L，血浆渗透压超过320mOsm/L。HHS病情危重，并发症多，死亡率高于DKA，需要早期诊断和治疗。治疗原则同DKA，包括积极补液，纠正脱水；小剂量胰岛素静脉输注控制血糖；纠正电解质和酸碱失衡，去除诱因等。

五、糖尿病患者的治疗管理

糖尿病是一种长期慢性疾病，患者的日常行为和自我管理能力是影响糖尿病控制状况的关键因素之一。因此，对糖尿病的疾病控制不是传统意义上的治疗，而是系统的管理，需要涉及学科的团队协作，而核心是患者的参与和投入，使患者充分认识糖尿病并掌握有关糖尿病自我管理的知识和能力。

（一）明确管理目标

糖尿病自我管理教育的总体目标是支持决策制订、自我行为管理和与医疗团队的积极合作，进而提高患者的病情控制水平，最终改善临床结局，提高健康状况和生活质量。

（二）提高患者对糖尿病的认知

1. 帮助患者建立正确的治疗预期　教育患者了解糖尿病的自然进程、临床表现、危害、个体化的治疗目标及生活方式干预措施等内容。

2. 指导患者了解糖尿病急慢性并发症，识别特殊情况的表现及处理方法　告知患者糖尿病酮症、高渗性昏迷、低血糖等糖尿病急性并发症发生的可能原因、急性发作时的表现、处理方法等，及时寻求专业医务人员的帮助。

3. 指导患者正确认识和使用治疗药物　帮助和指导患者正确使用降糖药物，如胰岛素储存、注射的正确方法，口服降糖药物的使用剂量和时间，药物潜在的不良反应、相互作用及自我监测方法等。

（三）加强胰岛素皮下注射使用技能训练

胰岛素注射装置的操作和胰岛素注射是使用胰岛素治疗的主要环节。对于使用胰岛素的患者，应掌握正确的胰岛素皮下注射的方法。注射不规范是导致胰岛素血糖不达标的重要原因之一。

（四）提高药物依从性

接受降糖治疗的糖尿病患者血糖达标率较低，仅占39.7%，其中患者依从性差是原因之一。与患者共同决策选择治疗药物、降糖药的用药提醒或漏服提醒、开展糖尿病患者居家药学服务等均可改善患者的用药依从性。

（五）定期随访和评估

糖尿病患者的胰岛功能会逐渐恶化，因此必须定期随访和评估患者当前的降糖方案及并发症进展情况。糖尿病视网膜病变、糖尿病肾病和糖尿病神经病变是常见的糖尿病慢性并发症，建议T2DM患者每年进行一次筛查，T1DM患者在确诊后5年筛查一次。糖尿病并发症如已确诊且病情稳定，可每6个月重新评估一次；如病情有变化则应立即重新评估，必要时请相关科室会诊。心、脑血管疾病及下肢动脉狭窄是糖尿病常见的合并症，如患者出现相关症状应立即进行相应的检查。

案例 14-3-1　患者，男，16岁。身高174cm，体重84kg。因“口干、多饮4月余，发现体重下降2个月”入院。4月余前，无明显诱因出现口干、多饮，每日饮水量约4000ml，尿量与饮水量相当，伴乏力，无皮肤瘙痒、肢体麻木、针刺、蚁走感，无间歇性跛行，无心慌、胸闷，无视力下降及视物模糊，无腹泻、便秘交替出现等症状，未予重视。2天前发现体重较2个月前下降8kg。无吸烟史，否认传染病史，否认食物、药物过敏史。

查体：T 36.0℃，P 98次/分，R 20次/分，BP 133/72mmHg。BMI 27.74kg/m^2。发育正常，营养中等，查体合作。测随机血糖30.1mmol/L，尿葡萄糖3+，尿酮体3+。初步诊断：糖尿病，糖尿病酮症。

问题 14-3-1-1 该患者应如何治疗？

解析 14-3-1-1 患者尿常规示“尿葡萄糖 3+，尿酮体 3+，随机血糖 30.1mmol/L”，考虑患者糖尿病酮症，应立即调控血糖，动态监测尿常规（酮体等）及血气分析（钾离子、酸碱度等）等指标，给予胰岛素、补液、纠正电解质紊乱、纠正酮症等治疗；完善糖尿病相关抗体、血清 C 肽测定等检查后明确糖尿病分型，制订此未成年患者的治疗方案。嘱患者糖尿病饮食、控制热量，适当运动，进行生活方式干预。

问题 14-3-1-2 患者治疗第 3 天，尿酮体已经转阴，改为餐前速效联合睡前长效胰岛素治疗。经过几次调整后，患者门冬胰岛素 7IU-6IU-6IU+ 德谷胰岛素 12IU 皮下注射，血糖空腹 6.2mmol/L，早餐后 9.6mmol/L，午餐后 5.5mmol/L，晚餐后 6.8mmol/L，睡前 6.6mmol/L。患者血糖控制基本平稳，但患者咨询注射用药太麻烦，可否改为口服药物？

解析 14-3-1-2 该患者入院后糖尿病相关抗体检查阴性，同步糖耐量试验 + C 肽释放 + 胰岛素释放，结果测定范围内胰岛素与 C 肽无明显峰值，证实胰岛功能异常；患者无家族史，酮症起病，易纠正；所以该患者诊断更偏向 2 型糖尿病。对于 2 型糖尿病患者是可以考虑给予口服降糖药治疗。但该患者未成年，且入院血糖值很高，考虑暂先给予短期的胰岛素强化治疗，以便尽快将高血糖值降下来，解除高血糖的毒性作用，恢复胰岛细胞功能。

（封卫毅　单媛媛）

第四节　骨质疏松症

一、定义与流行病学

（一）定义

骨质疏松症（osteoporosis，OP）是一种以骨密度（bone mineral density，BMD）降低、骨组织微结构破坏为特征的全身性骨病。骨质疏松症导致骨脆性增加，是骨折发生的重要原因。

（二）流行病学

骨质疏松症可发生于任何年龄，尤其是绝经后女性和老年男性。2018 年骨质疏松症流行病学调查结果显示：骨质疏松症已成为我国 50 岁以上人群的重要健康问题，女性和男性患病率分别为 32.1% 和 6.0%，特别是中老年女性骨质疏松问题尤为严重。此外，我国低骨量人群十分庞大，40～49 岁和 50 岁以上人群低骨量率分别为 32.9% 和 46.4%，是骨质疏松的高危人群。

二、病因和发病机制

（一）病因

骨质疏松症病因多样，主要包括遗传因素和非遗传因素（年龄、性别、生活方式、药物、疾病、环境等）。多种病因通过影响骨量和骨重建过程，使早期峰值骨量积累受损及后期骨量丢失增加，出现皮质骨变薄、松质骨和骨小梁微观结构变细、数量减少、孔隙变大，甚至断裂等骨质疏松典型病理特征，见图 14-4-1。

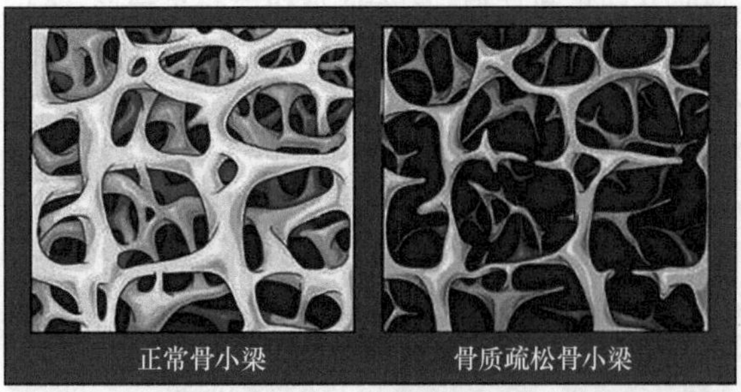

图 14-4-1　骨质疏松症骨小梁数量减少、连通性变差、密度减小

（二）发病机制

骨重建失衡是骨质疏松的主要发病机制。骨重建是一个复杂而有序的代谢过程，由成骨细胞、

破骨细胞、骨细胞、骨祖细胞和骨衬细胞组成的骨骼基本多细胞单位（basic multicellular unit，BMU）完成。巨噬细胞前体和单核破骨细胞前体的募集，融合成多核的破骨细胞，被激活的破骨细胞通过酸化和蛋白消化吸收旧骨或受损骨。随着BMU的推进，破骨细胞离开吸收部位，由成骨细胞覆盖，分泌类骨质矿化为新骨（图14-4-2）。因此，破骨细胞过度激活或成骨细胞功能障碍时，易导致骨量丢失，发生骨质疏松。

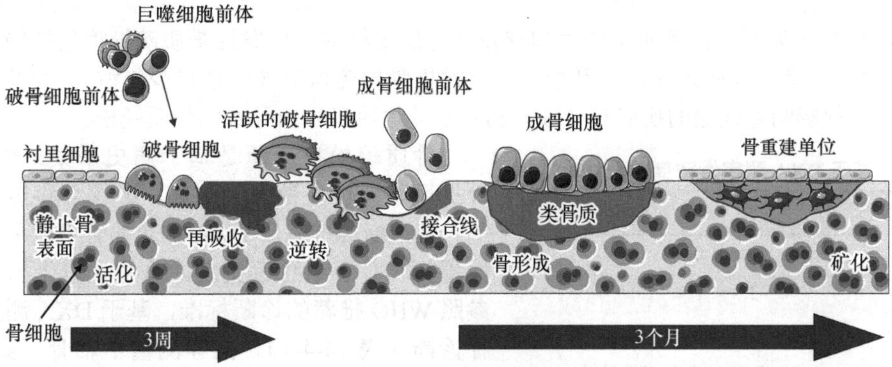

图14-4-2　骨重建过程

三、诊　断

（一）症状和体征

骨质疏松症潜伏期长，早期通常无明显临床表现。随着病程进展和骨量不断流失，可出现疼痛、脊柱变形、骨质疏松性骨折等症状。疼痛主要表现为腰背疼痛或全身骨痛，多为钝痛，夜间或久站、久坐时疼痛加重，并可能伴有肌肉痉挛、活动受限，平卧或坐位时疼痛常有所缓解。椎体变形或椎体压缩性骨折可引起患者身高变矮或驼背，女性脊柱变形发生率高于男性。严重的椎体压缩性骨折可能会影响腹部脏器功能，如椎体挤压到心脏、肺部或胃部，可引起胸痛、呼吸不畅、腹胀腹痛、食欲减退等不适。骨质疏松性骨折属于脆性骨折，椎体（胸椎、腰椎）骨折和髋部（股骨近端）骨折最常见。肱骨近端、桡骨远端、踝部、髌骨等部位也是骨质疏松性骨折的好发部位。骨质疏松性骨折发生后，再骨折风险显著增加。

（二）检查

1. 骨密度（BMD）**检测**　BMD指单位体积（体积密度）或单位面积（面积密度）骨骼中所含的骨量。目前常用测量方法有双能X线吸收法（dual energy X-ray absorptiometry，DXA）、定量计算机体层摄影（quantitative computed tomography，QCT）、外周定量CT（peripheral quantitative computed tomography，pQCT）和定量超声（quantitative ultrasound，QUS）等。DXA测量骨密度是骨质疏松症诊断的金标准，也是预测骨折危险性的重要依据。其可测定面积骨密度，但不能区分皮质骨和松质骨。DXA主要测量部位为中轴骨，包括腰椎、股骨颈和全髋3个感兴趣区。QCT测量的是松质骨和（或）皮质骨的体积密度，通常测量腰椎和（或）股骨近端松质骨的骨密度。pQCT测量部位多为桡骨远端和胫骨，QUS测量部位常为跟骨，两者可用于骨质疏松症风险人群筛查和脆性骨折的风险评估，尚无确切诊断标准。BMD检测临床指征见附表14-4-1。

2. 胸腰椎X线侧位影像　椎体骨折常因无明显临床症状被漏诊，胸腰椎X线侧位影像可作为判定骨质疏松性椎体压缩性骨折的首选检查方法。

3. 骨转换标志物测定　骨转换生化标志物（bone turnover marker，BTM）分为骨形成标志物和骨吸收标志物。血清碱性磷酸酶（alkaline phosphatase，ALP）、血清Ⅰ型原胶原N端前肽（procollagen type Ⅰ N-peptide，P1NP）等能反映成骨细胞活性及骨形成状态，属于骨形成标志物；

血清抗酒石酸酸性磷酸酶（tartrate-resistant acid phosphatase，TRACP）、血清Ⅰ型胶原交联C端肽（C-terminal telopeptide of type Ⅰ collagen，CTX）等能反映破骨细胞活性及骨吸收水平，可作为骨吸收标志物。测定这些标志物有助于鉴别原发性骨质疏松症和继发性骨质疏松症。BTM也可用于预测骨折风险和药物疗效。

四、诊断与分级

骨质疏松症分为原发性骨质疏松症和继发性骨质疏松症。原发性骨质疏松症包括绝经后骨质疏松症（Ⅰ型）、老年骨质疏松症（Ⅱ型）和特发性骨质疏松症（包括青少年型）。继发性骨质疏松症是指由任何影响骨代谢的疾病和（或）药物及其他明确病因导致的骨质疏松。

骨质疏松症诊断是基于病史采集、体格检查、骨折风险评价、骨密度测量、影像学和实验室检查等。其诊断标准基于DXA测定的骨密度和（或）脆性骨折。对于绝经后女性、50岁及以上男性，建议参照WHO推荐的诊断标准，基于DXA测量结果进行诊断（表14-4-1）。推荐测量中轴骨（第1～4腰椎、股骨颈或全髋部）骨密度或桡骨远端1/3骨密度，基于DXA测量值对骨质疏松症的诊断标准是*T*值≤–2.5。

表14-4-1　基于DXA测定骨密度的分级标准

分类	*T*值
正常	$T \geq -1.0$
骨量减少	$-2.5 < T < -1.0$
骨质疏松	$T \leq -2.5$
严重骨质疏松	*T*值≤–2.5+脆性骨折

【注】*T*=（实测值–同种族同性别正常青年人峰值骨密度）/同种族同性别正常青年人峰值骨密度的标准差

如果发生髋部或椎体脆性骨折，不依赖于骨密度测定，临床上即可诊断为骨质疏松症。而对于肱骨近端、骨盆或前臂远端发生的脆性骨折，且骨密度测定显示骨量减少（$-2.5 < T < -1.0$），就可诊断为骨质疏松症。

五、评　　估

对于无明显临床症状、行动不便的人群或不愿配合进行骨密度检测的老年人群，可用量表评估进行骨质疏松症初筛。骨折风险评估工具（fracture risk assessment tool，FRAX）适用于40～90岁绝经后妇女和男性，用于评估患者未来10年髋部骨折及主要部位（椎体、前臂、髋部等）发生脆性骨折的概率，但不适于已诊断为骨质疏松症及已经接受抗骨质疏松相关药物治疗的人群。亚洲人骨质疏松自我筛查工具（osteoporosis self-assessment tool for Asians，OSTA）仅适用于绝经后妇女，主要根据年龄和体重筛查骨质疏松风险，指标过少，特异性不高，需要结合其他危险因素进行判断。

六、治　　疗

（一）治疗目标

改善骨骼生长发育，促进成年期达到理想的峰值骨量；维持骨量和骨质量，预防增龄性骨丢失，避免骨折或再次骨折。

（二）治疗药物

目前用于抗骨质疏松症的药物包括四大类：骨矿化促进剂、骨形成促进剂、骨吸收抑制剂和双重作用机制药物。

1. 骨矿化促进剂　主要包括钙剂、维生素D、活性维生素D及其类似物。维生素D与钙剂是抗骨质疏松的基本治疗用药，二者合用可降低骨质疏松性骨折风险。50岁及以上中老年、妊娠中晚期及哺乳期人群每日钙推荐摄入量为1000～1200mg，除去每日通过饮食约摄入钙400mg，尚需每日补充钙500～600mg。应避免超大剂量补钙可能引起的肾结石和心血管疾病发生风险升高。高钙血症和高钙尿症患者，应避免补充钙剂。在骨质疏松症防治中，钙剂应与其他药物联合使用。

65 岁以上老年人推荐每日维生素 D 摄入量为 600IU，用于骨质疏松症防治时可增至 800～1200IU。活性维生素 D 及其类似物包括骨化三醇 [1, 25-$(OH)_2D_3$]、阿法骨化醇 [1α-$(OH)D_3$] 等。骨化三醇是维生素 D 在体内经过肝 25- 羟化酶和肾脏 1α- 羟化酶的羟化作用，生成的活性维生素 D，进入人体不需活化就可以直接起作用。阿法骨化醇是维生素 D 经过 1α- 羟化酶羟基化后的产物，进入人体需经肝脏的 25- 羟化酶活化后才能生成具有活性的骨化三醇，然后发挥作用。活性维生素 D 更适用于肾功能损害、甲状旁腺功能亢进、糖皮质激素分泌过多患者。服药期间应监测血钙、尿钙，高钙血症患者禁用，肾结石患者慎用。活性维生素 D 及其类似物使用方法及注意事项见附表 14-4-2。

2. 骨形成促进剂　特立帕肽是甲状旁腺激素类似物，能够刺激成骨细胞活性，促进骨形成。特立帕肽用于治疗骨折高风险的绝经后骨质疏松症，20μg/ 次，皮下注射，每日 1 次。用药期间应监测血钙水平，防止高钙血症发生，疗程建议不超过 24 个月，停药后建议序贯骨吸收抑制剂治疗。肌酐清除率＜ 35ml/min 患者禁用。

3. 骨吸收抑制剂　通过抑制破骨细胞的激活过程，减少骨吸收。主要包括双膦酸盐类、降钙素类、雌激素类、选择性雌激素受体调节剂（selective estrogen receptor modulator，SERM）、核因子 -κB 受体活化因子配体（receptor activator of nuclear factor kappa-B ligand，RANKL）抑制剂。

（1）双膦酸盐类　主要包括阿仑膦酸钠、唑来膦酸、利塞膦酸钠、伊班膦酸钠、依替膦酸二钠、氯膦酸二钠等。双磷酸盐类药物是临床上应用最为广泛的抗骨质疏松症药，部分患者首次用药后可能出现一过性“类流感样”症状，如发热、骨痛、肌痛等，大多可在用药 3 日内自行缓解。双磷酸盐类药物使用方法及注意事项见附表 14-4-3。

（2）降钙素类　对骨质疏松症及骨折引起的骨痛有效，常用药物有依降钙素和鲑降钙素等，鼻喷剂型鲑降钙素具有潜在增加肿瘤风险可能，建议连续使用不超过 3 个月。降钙素类药物使用方法及注意事项见附表 14-4-4。

（3）雌激素类　可以预防或减少绝经后骨量丢失，同时可纠正与雌激素不足相关更年期综合征。绝经早期（＜ 60 岁或绝经不到 10 年）开始使用收益更大，风险更小。使用雌激素类药物时应定期监测与雌激素水平异常有关的乳腺癌、子宫内膜癌及血栓形成等发生风险。有子宫妇女需联合使用孕激素，避免增加子宫内膜癌风险，建议尽可能选择对乳腺影响小的孕激素。

（4）SERM　在骨骼与雌激素受体结合，发挥类雌激素的作用，而不刺激乳腺和子宫。该类药物如雷洛昔芬，每次 60mg，每日 1 次。建议绝经 2 年以上女性服用。静脉血栓栓塞性疾病、肝功能异常、肌酐清除率＜ 35ml/min，不明原因子宫出血及子宫内膜癌患者禁用。

（5）RNAKL 抑制剂　能够抑制 RANKL 与其受体 RANK 的结合，减少破骨细胞形成和存活，减弱破骨细胞功能，从而降低骨吸收，增加骨量，改善皮质骨和松质骨的强度。地舒单抗是临床常用的 RANKL 抑制剂，适用于绝经后骨质疏松症妇女。每次 60mg，每半年皮下注射 1 次。治疗前后应注意补充钙和维生素 D。

4. 双重作用机制药物和其他类　包括锶盐类药（雷奈酸锶）和维生素 K_2（四烯甲萘醌），具有抑制骨吸收和促进骨形成的双重作用。雷奈酸锶可降低绝经后妇女椎体和髋部骨折的风险。对于骨折风险较低或者肾功能不全的老年骨质疏松症患者，可选择维生素 K_2。维生素 K_2 也可与其他抗骨质疏松药物联合用于骨质疏松症的治疗，需要注意的是，维生素 K_2 会减弱华法林抗凝作用，因此使用华法林患者禁用此类药物。

骨质疏松症可依据骨折风险分层来选择合适药物。对于骨折高风险者，建议首选口服双膦酸盐，口服不耐受患者，可选择唑来膦酸或地舒单抗。对于极高骨折风险者，可选用特立帕肽、唑来膦酸、地舒单抗治疗；对于髋骨骨折极高风险者，优选唑来膦酸或地舒单抗。钙剂和维生素 D 作为基础治疗药物，可以与骨吸收抑制剂或骨形成促进剂联合使用。不建议联合应用相同作用机制的药物，但个别情况下为防止快速骨丢失，可考虑两种骨吸收抑制剂短期联合使用，如雷洛昔芬和鲑降钙素短期联合，可增加骨密度，改善骨转换水平，但尚缺少防止骨折发生的疗效证据。

考虑到治疗的成本和获益，推荐在使用甲状旁腺激素类似物等骨形成促进剂后序贯使用骨吸收抑制剂，以维持骨形成促进剂所取得的疗效。

（三）药物治疗时机及疗程

对于已发生椎体脆性骨折的患者，无论其DXA骨密度检查结果是否达到诊断标准，都应进行抗骨质疏松症药物治疗。启动抗骨质疏松症药物治疗时机参见表14-4-2。

表14-4-2 启动抗骨质疏松症药物治疗时机

具备下列任一情况者，可启动抗骨质疏松症药物治疗
• 发生椎体脆性骨折（临床或无症状）或髋部脆性骨折者
• DXA骨密度（腰椎、股骨颈、全髋部或桡骨远端1/3）*T*值≤ –2.5，无论是否有过骨折
• 骨量低下者（骨密度：–2.5 < *T* < –1.0），具备以下情况之一：
- 发生过下列部位的脆性骨折（肱骨上段、前臂远端或骨盆）
- FRAX® 工具计算未来10年髋部骨折风险≥ 3%或任何主要骨质疏松性骨折发生风险≥ 20%

抗骨质疏松症药物治疗成功的标志是骨密度保持稳定或增加，且没有新发骨折或骨折进展的证据。如果患者在治疗期间发生一次骨折，并不能表明药物治疗失败，但提示该患者骨折风险高；治疗期间如再次发生骨折或有显著的骨量丢失，则需考虑更换药物或评估继发性骨质疏松症发生的病因。除双膦酸盐外，其他抗骨质疏松症药物一旦停用，疗效就会快速下降。双膦酸盐停用后，其抗骨质疏松性骨折的作用可能会保持数年，但使用超过5年，可能会增加罕见不良反应（如下颌骨坏死或非典型股骨骨折）发生的风险。

抗骨质疏松症药物治疗疗程应个体化，所有治疗应至少坚持1年。口服双膦酸盐治疗5年，静脉注射双膦酸盐治疗3年后，需要重新评估用药收益和风险，如无新发骨折、骨密度无显著下降、无新增的患病风险，可考虑进入药物假期，只需维持使用钙剂和维生素D。如骨折风险仍高，可继续使用或换用其他抗骨质疏松症药物（如特立帕肽或雷洛昔芬）。特立帕肽使用时间不应超过2年；地舒单抗治疗5～10年应重新评估骨折风险，特立帕肽、地舒单抗停用后须开启序贯治疗。

（四）非药物治疗

1. 健康饮食 保持合理蛋白质摄入，多吃含钙丰富的食物，如牛奶或奶制品、坚果、杂粮粗粮、绿叶蔬菜等，尽量满足日常钙的摄入量。

2. 适宜运动和日光照射 适宜运动对促进骨骼发育起到良好作用，能提高峰值骨量，维持成年人骨密度，减少骨量丢失。每天要适当进行日光照射，维持维生素D在充足水平。

3. 保持健康的生活方式 健康的生活方式有助于预防骨质疏松。吸烟、大量酒精、碳酸饮料和咖啡的摄入都会加快骨量流失，降低钙吸收，导致骨量下降。

七、骨质疏松症的治疗管理

骨质疏松症的管理应当是预防为主、防治结合。通过增加患者对疾病防治知识的了解，增强干预的依从性，从而保证干预手段实施的有效性。

（一）管理目标

骨质疏松症的管理目标是提高患者对骨质疏松症的认知，改善不良的饮食结构和生活习惯，减少引发骨质疏松症的危险因素，提高用药依从性，减轻症状，降低骨折的发生风险。

（二）提高患者对骨质疏松症的认知

1. 健康宣教 科普预防骨质疏松症及骨质疏松性骨折的知识，提高患者对骨质疏松症的认知率和知晓率，增强患者治病、防病信心。

2. 提高治疗依从性　患者依从性差是影响骨质疏松症治疗疗效的重要因素，应进行有效沟通，帮助患者树立治疗信心，改善依从性。

3. 正确认识和使用药物　对于需要抗骨质疏松症药物治疗的患者，指导药物使用注意事项、不良反应及使用疗程等。

（三）鼓励骨质疏松症患者开展自我管理

鼓励患者开展自我健康管理，关注相关疾病危险因素，以达到综合治疗目的。管理内容包括合理用药、合理膳食、生活习惯（适当户外运动与日照）、个体化运动强度和方式等。

（四）定期随访和评估

抗骨质疏松症药物首次治疗或改变治疗后的每年及效果稳定后的每 1～2 年重复测量骨密度，监测疗效。药物治疗后，骨转换生化标志物的变化明显早于骨密度，可在使用骨吸收抑制剂或骨形成促进剂 3 个月左右进行检测，观察用药效果。同时建议每年进行精确身高测定，身高缩短 2cm 以上时，应进行脊柱影像学检查，明确是否有新的椎体骨折发生。

案例 14-4-1　患者，女，76 岁。主因“腰背部周身疼痛乏力 1 年，加重 1 周”入院。该患者于入院前 1 年开始出现腰背部周身疼痛、乏力感，主要表现为骨痛，呈持续性，与活动无关，夜间疼痛明显，影响睡眠，诊断为“骨质疏松症”，但未予重视，不规律服用碳酸钙 D_3 咀嚼片。近 1 周上述症状再次出现，且较前加重，病程中无活动后或外力后四肢及腰部背部活动受限或突发疼痛，门诊以“重度骨质疏松症”收入院。无吸烟、饮酒史，否认外伤及骨折病史。月经婚育史：16 岁初潮，43 岁绝经，适龄婚育。查体：身高 159cm，体重 44kg，体形瘦，驼背明显，痛苦病容。甲状腺未及肿大和结节，胸廓未见畸形，无胸部挤压痛，胸廓后突驼背畸形，脊柱无侧弯，第 9～12 胸椎范围内棘突有压痛和叩痛，肋下缘距髂嵴 3cm。双下肢无水肿。

问题　该患者 DXA 骨密度：腰椎 T 值 –3.0，股骨颈 T 值 –3.2，全髋 T 值 –3.0。脊椎侧位平片示：第 12 胸椎压缩性骨折。入院后疼痛不缓解，根据患者病情，如何制订治疗方案缓解疼痛？

解析　该患者为绝经后女性老年患者，体型瘦，驼背明显，夜间骨痛明显，入院检查已发生第 12 胸椎压缩性骨折，且 T 值 =–3.0（符合 T 值≤ –2.5），可以诊断为严重骨质疏松症，应立即启动抗骨质疏松症药物治疗。在治疗的同时应该请骨科医生评估该患者胸椎压缩性骨折的严重程度，判断是否需要外科干预，如椎体成形术等，能快速缓解椎体压缩性骨折引起的骨痛。同时联合内科治疗，口服镇痛药是椎骨压缩性骨折导致急性疼痛的一线治疗选择，可选用非甾体抗炎药如布洛芬、洛索洛芬等，或者使用阿片类药物与对乙酰氨基酚联用。为了增加骨量、减少新发骨折，该患者在补充充足钙剂和维生素 D 的基础上，可联合首选口服双膦酸盐（如阿仑膦酸钠、利塞膦酸钠等），若口服不耐受可选择唑来膦酸、地舒单抗或特立帕肽。关注特立帕肽、地舒单抗停用后须开启序贯治疗。此外，在应用抗骨质疏松药物治疗的同时需调整生活方式。

第五节　痛风与高尿酸血症

一、定义和流行病学

（一）定义

痛风（gout）是一种由于尿酸盐沉积于滑膜液、滑膜衬内等造成的急性关节炎症和疼痛。痛风的特征表现包括高尿酸血症（hyperuricemia，HUA）、反复发作的急性关节炎、尿酸盐晶体沉积于关节中（痛风石）、间质性肾病和尿酸肾结石等。

（二）流行病学

国内外统计数据显示，HUA 患病率（2.6%～36%）显著高于痛风患病率（0.03%～15.3%）。目前关于我国 HUA 和痛风患病总人数尚缺乏专题调查，一项回顾了 2000～2014 年相关统计分析显示，我国 HUA 总体患病率为 13.3%，痛风为 1.1%。2018～2019 年中国慢性病及危险因素监测数据表明，我国成人居民 HUA 患病率为 14.0%，男性与女性患病率分别为 24.5% 和 3.6%。流行病学调查数据显示，HUA 和痛风患病率呈明显上升和年轻化趋势。

二、病因和发病机制

尿酸是机体和食物中嘌呤代谢的终产物。机体尿酸大部分通过内源性途径生成（约 80%），即由自身核酸氧化产生；剩余约 20% 主要由外源性途径产生，来源于摄入含嘌呤的食物分解代谢。尿酸主要经肾脏随尿液排泄（约 2/3），少部分由胃肠道分解后排出。机体尿酸代谢失衡，即嘌呤合成增多和（或）尿酸排泄减少是 HUA 和痛风最主要的病因。高浓度尿酸在关节、肌腱和其他组织中形成尿酸钠晶体并沉积，可造成局部炎症反应和组织损伤，即诱发痛风。尿酸代谢失衡可能由不恰当的生活方式、基因多态性、药物因素、疾病因素和遗传因素引发。

1. 生活方式 不良的饮食习惯如喜好食用嘌呤含量高的食物，往往是一些无基础疾病人群尿酸升高的原因。

2. 疾病因素 肾脏是尿酸排泄最主要的器官，肾脏疾病可影响机体尿酸水平。胰岛素抵抗可增加尿酸合成并减少肾脏对尿酸的重吸收，使糖尿病患者和肥胖患者尿酸水平增加。

3. 药物因素 传统利尿剂呋塞米和氢氯噻嗪的作用靶点是肾小管，可通过竞争性抑制尿酸排泄并增加尿酸的重吸收，升高尿酸水平，长期使用者可继发 HUA 或增加痛风发作的风险。阿司匹林对尿酸水平的影响与其剂量有关：大剂量阿司匹林（3g/d）可通过减少肾小管对尿酸的重吸收而降低血尿酸水平（SUA），小剂量阿司匹林（75～325mg/d）轻度升高血尿酸。

4. 遗传因素 全基因组关联分析已确认 30 多个与尿酸相关的基因位点，遗传因素导致的尿酸水平变化往往难以纠正。

三、诊　　断

国际通用的痛风诊断标准为美国风湿病协会 / 欧洲抗风湿病联盟（American College of Rheumatology/European League Against Rheumatism，ACR/EULAR）2015 年的分类标准，关节穿刺液镜检发现单钠尿酸盐沉积（accumulation of monosodium urate，MSU）作为诊断金标准，具体标准见附表 14-5-1。需要注意的是，并非所有 HUA 患者均会出现痛风，痛风发作期间血尿酸也可能正常。

（一）症状和体征

HUA 患者往往仅有血尿酸的增高，而无明显临床症状，即无症状性高尿酸血症。痛风急性发作特点是剧烈疼痛、肿胀和局部炎症。痛风患者下肢单关节受累常见，如膝关节、踝关节和足部第一跖趾关节；也有患者出现在上肢部位如手指关节和手腕等处。症状多在数天至 2 周内自行缓解。随着病情进展，发作频率逐渐增加，持续时间延长。长期血尿酸升高未控制导致皮下痛风石和慢性痛风石关节炎发生。痛风石是大小不均匀的黄白色赘生物，常突出于皮肤表面，破溃后可见白色粉状或糊状物。慢性痛风石关节炎表现为持续关节肿痛、畸形和功能障碍，可能导致关节骨质破坏、组织纤维化、继发退行性变等。

（二）检查

常规检查包括血尿常规、肝肾功能、血糖、血脂、红细胞沉降率、C 反应蛋白及泌尿系超声检查等。此外，还包括以下辅助检查。

1. 血尿酸检测　成年男性血尿酸正常值为208～416μmol/L（3.5～7.0mg/dl），女性为149～358μmol/L（2.5～6.0mg/dl），绝经后接近于男性。SUA受影响因素较多，一般需反复检测。

2. 尿酸检测　限制嘌呤饮食5天后，每日尿酸排出量超过3.57mmol（600mg），可判定为尿酸生成增多。

3. 尿酸盐结晶　对于关节液或痛风石，偏振光显微镜检测可见双折光针状或杆状的单钠尿酸盐结晶。

4. 超声检查　对疑诊痛风性关节炎或慢性痛风石关节炎患者诊断更有意义。痛风比较特异的变化之一是超声下受累关节可见双轨征或不均匀低回声与高回声混杂团块影。

5. X线检查　可见由于单钠尿酸盐晶体沉积导致的关节软骨下骨质破坏，特征性改变为穿凿样、虫蚀样骨质缺损。根据病情，可能有软组织肿胀、软骨缘破坏和关节面不规则。

6. CT检查　双能CT能识别受累关节处可见高密度痛风石影像或尿酸盐结晶。

7. MRI检查　T1和T2加权图像呈斑点状低信号。

四、治　疗

（一）治疗目标

HUA和痛风患者需要根据SUA及是否具有相关合并症，经评估后决定是否启动降尿酸药物治疗及治疗目标，具体参见表14-5-1。除正在进行降尿酸药物治疗的患者外，痛风急性发作期建议在关节炎症状完全缓解2～4周后启动降尿酸治疗。尿酸过低可影响肾脏、神经系统等功能，降尿酸治疗时应密切监测尿酸水平，避免SUA低于180μmol/L。

表14-5-1　HUA和痛风患者启动降尿酸药物治疗的时机

疾病状态	起始治疗时机	治疗目标
无症状HUA且无合并症	SUA ≥ 540μmol/L	SUA < 420μmol/L
无症状HUA有合并症	SUA ≥ 480μmol/L，合并高血压、脂代谢异常、糖尿病、肥胖、脑卒中、冠心病、心功能不全、尿酸性肾结石、慢性肾功能不全（≥ CKD 2期）中的任何一种但不局限于一种时	SUA < 360μmol/L
痛风但无合并症	SUA ≥ 480μmol/L	SUA < 360μmol/L
痛风伴合并症	SUA ≥ 420μmol/L合并下列任何情况之一：痛风发作≥ 2次/年、痛风石、慢性痛风性关节炎、肾结石、慢性肾脏疾病、心力衰竭和发病年龄< 40岁；痛风急性发作完全缓解后2～4周	SUA < 300μmol/L

（二）非药物治疗

1. 生活方式干预　控制嘌呤含量高的食物摄取，尤其要减少含酒精饮料、海鲜和动物内脏等的摄入。增加运动，肥胖者控制体重。控制痛风相关并发症的危险因素，如高血压、吸烟和高脂血症等。

2. 手术治疗　痛风患者痛风石并发局部感染甚至破溃时，如果严重影响生活质量且单纯药物治疗难以达到满意治疗效果，在病情允许情况下可结合药物治疗进行手术治疗，去除痛风石，并对受累关节进行修复矫形等。术后仍需接受规范化综合治疗。

（三）药物治疗

药物治疗主要包括降尿酸治疗和抗炎镇痛治疗。降尿酸药物主要用于HUA和慢性痛风的治疗，不可用于痛风急性关节炎，但如果在用药过程中病情进展为急性关节炎，则不应该停药，而是在降尿酸基础上加用抗炎镇痛药，因尿酸水平变化可能影响痛风发作。原则上，建议单用一种降尿酸药物，足量、足疗程用药，其间监测尿酸水平变化，疗效不佳时可联合不同降尿酸机制的药物。注意尿酸氧化酶制剂不建议与其他降尿酸药物联用。相同降尿酸机制的药物，不建议联用，因为这种联用对降低尿酸水平并没有协同作用。

1. 降尿酸药物

（1）抑制尿酸生成的药物　通过抑制黄嘌呤氧化酶活性，减少尿酸合成。包括：①别嘌醇：治疗痛风一线用药。对于原发性和继发性 HUA，尤其是尿酸生成过多者，以及痛风反复发作或慢性痛风患者疗效显著。由小剂量开始服用，别嘌醇片剂初始用量 50mg，每日 1～2 次，每周递增 50～100mg，至一日 200～300mg，分 2～3 次服用。最大日剂量为 600mg；缓释制剂每次 250mg，每日 1 次。用药期间每两周检测尿酸水平，根据尿酸水平调整剂量，直至达到正常水平。肝、肾功能不全者应减少日剂量。eGFR ＜ 15ml/（min · 1.73m^2）患者禁用。使用别嘌醇可能发生超敏反应综合征，死亡率高达 30%，目前已知与 HLA-B*5801 基因阳性相关，且汉族人群携带该基因的频率较高（10%～20%），故有条件者使用别嘌醇前应进行基因检测。②非布司他：抑制尿酸生成作用强于别嘌醇。对于成年人，非布司他的常规剂量为 20mg/d。2～4 周后检测血尿酸值，必要时增加剂量。每次增加 20mg，逐渐增量，最大日剂量为 80mg。血尿酸值低于 360μmol/L 后，维持最低有效剂量。非布司他经肝肾双通道排泄，轻至中度肝脏功能不全（Child-Pugh 分级为 A 级、B 级）或肾脏功能不全者 [eGFR 30～89ml/（min·1.73m^2）] 无需调整剂量，重度肾功能不全 [eGFR ＜ 30ml/（min · 1.73m^2）] 患者慎用。对有心血管疾病病史和新发心血管疾病者，建议谨慎使用并随访监测。

（2）促进尿酸排泄的药物　通过抑制肾小管对尿酸重吸收而促进其排泄。苯溴马隆为原发性高尿酸血症、痛风性关节炎间歇期及痛风结节肿等的二线用药。起始剂量 25mg/d，2～4 周检测血尿酸水平，可增加 25mg/d，最大日剂量为 100mg。禁用于 eGFR ＜ 20ml/（min · 1.73m^2）或尿酸性肾结石患者。用药期间应定期监测肝功能，并避免与其他肝损伤药物合用。苯溴马隆因可升高尿酸浓度，具有增加尿酸性肾结石形成的风险，故服用期间应多饮水，保证尿量。

（3）重组尿酸氧化酶制剂　目前国内均未上市，不建议作为一线用药。包括：①普瑞凯希为聚乙二醇重组尿酸氧化酶制剂，降尿酸速度快、溶解痛风石高效，用于常规治疗无效或具有大量痛风石的患者，尤其适用于难治性痛风的降尿酸治疗。②拉布立海为基因重组尿酸氧化酶制剂，可催化水溶性差的尿酸氧化为水溶性好的非活性代谢物尿囊素，用于控制白血病、淋巴瘤患者的尿酸水平。

2. 抗炎药

（1）秋水仙碱　用于治疗痛风性关节炎和预防复发性痛风性关节炎的急性发作。推荐首剂 1mg，1 小时后追加 0.5mg，12 小时后改为 0.5mg qd 或 bid。秋水仙碱口服后 12～24 小时起效，90% 患者在服药后 24～48 小时疼痛感消失。eGFR ＜ 15ml/（min · 1.73m^2）或透析患者禁用。不良反应包括肝功能异常、肾功能异常（肾细胞损伤、血尿等）、骨髓抑制、胃肠道不良反应（腹痛、腹泻、呕吐）等。用药期间定期监测血常规和肝肾功能。秋水仙碱是 CYP3A4 和 P- 糖蛋白的底物，如联合使用经同种酶代谢的药物，可能会增加其血药浓度。

（2）非甾体抗炎药（NSAID）　可迅速抑制痛风急性发作时的炎症反应并缓解疼痛。用于痛风急性期，应早期、足量使用。NSAID 包括非选择性环氧化酶（COX）抑制剂和 COX-2 选择性抑制剂，非选择性 COX 抑制剂可能出现胃肠道溃疡和出血等不良反应，不耐受者可选用 COX-2 选择性抑制剂，其可降低胃肠道不良反应。COX-2 选择性抑制剂可能增加心血管不良事件风险，合并心肌梗死和心功能不全者避免使用。慢性肾衰竭 [eGFR ＜ 30ml/（min · 1.73m^2）] 未透析患者不建议应用。有消化道溃疡和出血史者禁用 NSAID。对于需要长期使用小剂量阿司匹林的患者，相对于非选择性 COX 抑制剂，COX-2 选择性抑制剂如塞来昔布对阿司匹林抗凝活性的影响更小。常见非甾体类抗炎药物用法用量及注意事项见附表 14-5-2。

（3）全身用糖皮质激素　可有效缓解痛风关节活动痛，其抗炎镇痛效果与 NSAID 相当，我国痛风基层合理用药指南推荐糖皮质激素为二线治疗药物，仅当痛风急性发作累及多关节、大关节或合并全身症状，或秋水仙碱和非甾体抗炎药治疗无效或存在使用禁忌、肾功能不全者选用，不建议长时间使用。以泼尼松为例，推荐剂量为0.5mg/（kg · d），3～5天停药，其他激素按照等效抗炎剂量换算。急性发作仅累及1～2个大关节、全身用激素后效果不佳时，可根据患者病情，考虑于关节腔内注射短效糖皮质激素，注意避免短期内重复使用。

3. 其他药物

（1）碳酸氢钠和枸橼酸制剂　可碱化尿液，预防和溶解尿酸性肾结石。对于HUA及痛风患者，在晨尿pH小于6.0时，建议使用碱化尿液的药物，维持pH在6.2～6.9。一些促尿酸排泄的药物如苯溴马隆，在明显增加尿中尿酸浓度的同时，也增加了尿酸性肾结石的发生风险，因此在服用该类药物时应定期监测尿pH，必要时使用碱化尿液制剂。

（2）IL-1受体拮抗剂　如IL-1β诱导大量免疫细胞进入尿酸盐结晶沉积部位，诱发和加重痛风炎症，是介导痛风急性关节炎发作的重要细胞因子。IL-1拮抗剂包括阿那白滞素、卡那单抗和利纳西普，国外用于痛风急性发作的二线治疗，但目前均尚未在国内上市。

4. 并发合并症时药物选择　HUA与痛风常见并发症为高血压、脂代谢紊乱和糖尿病等。对于并发症的治疗，应选择可降低尿酸水平或对尿酸水平影响小的药物，避免能升高尿酸水平的药物。

五、治疗管理

HUA和痛风并非不治之症，关键是早预防、早发现、早干预。早期治疗一般预后良好。坚持长期规律用药，将血尿酸水平控制在理想范围是治疗成功的关键。

（一）管理目标

HUA患者的管理目标是提高患者对疾病本身的认识，通过生活方式干预和药物干预，将血尿酸水平控制在正常水平，降低痛风发作危险。对于确诊有痛风石或痛风反复发作的患者，管理目标是通过抗炎药等对症治疗，减轻患者痛苦。此外，应用降尿酸药物将患者尿酸水平稳定控制在正常范围，延缓病情进展，减少痛风发作危险因素。对于接受药物治疗的高尿酸血症或痛风患者，还要加强用药指导，提高用药依从性，达到治疗目标。

（二）提高患者对HUA和痛风的认知

帮助患者建立正确的治疗预期。科普HUA和痛风相关常识，指导患者HUA和痛风治疗的目的不是治愈，而是通过药物治疗，将血尿酸水平控制在正常水平，以降低痛风等疾病发生风险。尤其对于痛风急性发作或反复发作的患者，要加强教育。

（三）加强对患者用药教育

帮助患者区分降尿酸药物和痛风急性发作期抗炎药物。痛风和HUA患者需长期、规律使用降尿酸药物，依从性不佳、自行停药、不能坚持规律用药，往往是很多HUA患者尿酸水平控制不佳甚至发生痛风急性发作的原因。应加强对患者的用药教育，尤其是痛风反复发作的患者，应告知其长期规律服用降尿酸药物的重要性、必要性和用药注意事项。

（四）鼓励患者开展自我管理

良好自我管理有助于患者疾病控制和降低入院次数。鼓励患者建立良好生活方式，包括选择低嘌呤含量食物，适当运动锻炼，限制饮酒，控制体重，摄入新鲜蔬菜和适量饮水。定期复查尿酸水平。如有其他合并症如高血压和糖尿病等，积极治疗有助于尿酸水平控制。

（五）定期随访和评估

痛风和HUA患者需要长期监测尿酸水平、风险因素和急性发作次数，必要时调整药物治疗方案。HUA与痛风是一个连续、慢性的病理变化过程，血尿酸水平升高是HUA与痛风及其合并症发生发展的根本原因，应长期甚至终身监测和管理。此外还应定期筛查与监测靶器官损害及控制合并症。

案例 14-5-1 患者，男，50 岁。因“四肢关节反复红肿和疼痛 3 年，加重 2 日”入院就诊。3 年前出现关节红肿、疼痛，最初为右侧第一跖趾疼痛，后进展为左侧跖趾、双侧膝关节痛，发作时疼痛剧烈，伴活动受限。每年发作 1～2 次。曾不规律服用别嘌醇、秋水仙碱和依托考昔，服药后症状可缓解。2 日前患者因右跖趾疼痛剧烈入院。否认高血压、糖尿病等病史，自述吸烟史 12 年，饮酒史 10 余年，曾每日饮白酒 2～3 两。检查：T 36.7℃，HR 108 次 / 分，RR 25 次 / 分，BP 110/80mmHg。实验室检查：血尿酸 490μmol/L。右侧第一跖趾红肿，有触痛，皮温升高伴活动障碍。右跖趾处有凸起痛风石，无破溃。初步诊断：痛风急性发作期。

问题 14-5-1-1 患者初始治疗方案如何选择？有何注意事项？

解析 14-5-1-1 患者目前处于痛风急性发作期，应使用抗炎药物，缓解疼痛。如果患者近期没有使用过秋水仙碱，建议使用小剂量秋水仙碱（首剂 1mg，1 小时后追加 0.5mg，12 小时后改为 0.5mg qd 或 bid）。秋水仙碱是 CYP3A4 和 P- 糖蛋白的底物，在 CYP3A4 或 P- 糖蛋白抑制剂存在时，会升高秋水仙碱血药浓度，因此应详细询问患者用药情况。如正在使用相关药物，应谨慎选择秋水仙碱，必要时减量使用或换用 NSAID 抗炎。此外，患者处于痛风急性发作期，嘱患者禁止饮酒，低嘌呤饮食。

问题 14-5-1-2 患者降尿酸治疗方案如何选择，治疗目标为多少？

解析 14-5-1-2 患者右跖趾有痛风石，属于痛风合并并发症（表 14-5-1），降尿酸目标为血尿酸水平小于 300μmol/L。待痛风急性发作症状缓解后（2～4 周后），可开始降尿酸治疗。如果选择别嘌醇治疗，使用前应进行 HLA-B*5801 基因检测；如选择苯溴马隆，应注意保持饮水量和碱化尿液。降尿酸治疗是防止痛风发作的关键，在降尿酸治疗过程中，尿酸水平的波动可能诱发痛风发作，因此建议在降尿酸初期同时使用秋水仙碱（0.5～1.0mg/d）预防痛风发作，至少维持 3～6 个月。如单药足量、足疗程治疗后，血尿酸水平仍未达标，可选择联合两种不同降尿酸机制的药物。

（蔡本志　赵　月）

思考题

1. 请从药物选择、剂量调整和不良反应方面简述 Graves 病患者抗甲状腺药物治疗方案及注意事项。

2. 简述 2 型糖尿病患者降糖药物选择的原则。

3. 抗骨质疏松症常用治疗药物有哪些类别？

4. 痛风急性发作期如何选择治疗药物及注意事项？

第十五章　免疫性疾病的药物治疗

学习要求

记忆：常见免疫性疾病，如类风湿关节炎、系统性红斑狼疮、系统性硬化病的治疗药物、用法用量、不良反应等。

理解：类风湿关节炎、系统性红斑狼疮、系统性硬化病的病因和发病机制、临床表现。

运用：类风湿关节炎、系统性红斑狼疮、系统性硬化病患者的评估、治疗方案制订和调整与治疗管理。

第一节　总　论

一、疾病概述

免疫性疾病（immune diseases）是指免疫调节失去平衡影响机体的免疫应答而引起的疾病，广义的免疫性疾病还包括先天或后天性因素导致的免疫系统结构上或功能上的异常。常见的免疫性疾病主要包括超敏反应、免疫缺陷病、自身免疫性疾病。

自身免疫病（autoimmune diseases）是指由机体自身产生的抗体或致敏淋巴细胞破坏、损伤自身组织和细胞成分，导致组织损害和器官功能障碍的原发性免疫性疾病。自身免疫性疾病分为器官或细胞特异性和系统性自身免疫性疾病两类。前者的病理损害和功能障碍仅限于抗体或致敏淋巴细胞所针对的某一器官或某一类细胞；后者的自身抗原为多器官组织的共有成分，因其病变主要出现在多种器官的结缔组织或血管内，又称为结缔组织病。本章主要介绍类风湿关节炎、系统性红斑狼疮和系统性硬化症几种常见的系统性自身免疫性疾病。

二、常用药物

1. 改善病情抗风湿药物（disease-modifying anti-rheumatic drug，DMARD）　虽然化学结构和药理作用互不相同，但与类风湿关节炎等自身免疫性疾病的临床药理学特征相似，是通过抑制或调节机体免疫反应中的某一环节而起作用，可以在一定程度上缓解病情或阻止疾病进展。常用药物见表 15-1-1。这些药物的选择和应用方案要根据疾病的种类、病程长短、病情活动度等因素而定。

表 15-1-1　常用的改善病情抗风湿药物

类别		常用药物
化学药物	传统合成 DMARD	甲氨蝶呤、来氟米特、柳氮磺吡啶、环孢素、他克莫司、硫唑嘌呤、吗替麦考酚酯、环磷酰胺、艾拉莫德、羟氯喹等
	靶向合成 DMARD	托法替布、巴瑞替尼等
生物制剂	肿瘤坏死因子抑制剂	依那西普、阿达木单抗、戈利木单抗、英夫利西单抗等
	B 淋巴细胞耗竭剂	利妥昔单抗、贝利尤单抗、泰它西普等
	IL-6 抑制剂	托珠单抗等
中药和天然药物		雷公藤多苷、白芍总苷、青藤碱等

2. 糖皮质激素　是一类具有多种生物活性的化合物，除免疫抑制作用之外，临床上还有强大的抗炎、抗休克等广泛的生理活性，是迄今为止最有效的抗炎免疫抑制药物。常用的有短效的可

的松、氢化可的松，中效的甲泼尼龙、泼尼松龙及泼尼松，长效的地塞米松等。不同类型的糖皮质激素抗炎及抗免疫活性不同，血浆半衰期与血浆蛋白亲和力各异，在使用时需结合疾病本身及患者的具体情况选用药物。

3. 非甾体抗炎药（NSAID） 起效迅速，可快速缓解关节肿痛并改善功能，但对炎症性疾病过程本身几乎无作用，不能使疾病真正缓解，停药后很快出现反跳或症状再现。常用的NSAID见表15-1-2。

表 15-1-2 常用的非甾体抗炎药

分类		半衰期（小时）	最大剂量（mg/d）	每次剂量（mg）	服药次数（次/天）	备注
非选择性COX抑制剂						
丙酸类	布洛芬（ibuprofen）	1.8	2400	400～800	3	不良反应较少
	洛索洛芬（loxoproen）	1.2	180	60	3	
	萘普生（naproxen）	13	1500	250～500	2	
吲哚类	吲哚美辛（indomethacin）	4.5	150	25～50	3	抑制COX作用最强，但不良反应发生率高
苯乙酸类	双氯芬酸（diclofenac）	2	150	25～50	3	抗炎镇痛作用中等，不良反应较轻
吡喃羧酸类	依托度酸（etodolac）	7.3	1200	200～400	3	
非酸性类	萘丁美酮（nabumetone）	24	2000	1000	1	前体药，对血小板影响小
昔康类	吡罗昔康（piroxicam）	50	20	20	1	
	美洛昔康（meloxicam）	20	15	7.5～15	1	
磺酰苯胺类	尼美舒利（nimesulide）	2～5	400	100～200	2	
选择性COX-2抑制剂						
昔布类	塞来昔布（celecoxib）	11	400	100～200	2	胃肠道反应发生率低，有心血管血栓事件风险

第二节 类风湿关节炎

一、定义与流行病学

（一）定义

类风湿关节炎（rheumatoid arthritis，RA）是一种病因不明的以侵蚀性、对称性多关节炎为主要临床表现的慢性、系统性、自身免疫性、炎症性疾病。

（二）流行病学

流行病学调查显示，RA的全球发病率为0.5%～1%，中国大陆地区发病率为0.42%，总患病人数约500万，男女患病比率约为1 ∶ 4。随着病程的延长，残疾及功能受限发生率升高。

二、病因和发病机制

RA的病因与发病机制很复杂，多种遗传、环境、免疫和其他因素都会影响疾病的发生和表现。不同因素的相对影响随疾病的演变而变化，且可能存在患者间差异。

三、诊　断

（一）症状和体征

RA的临床表现个体差异大，多为慢性起病，以对称性双手、腕、足等多关节肿痛为首发表现，常伴有晨僵及乏力、低热、肌肉酸痛、体重下降等全身症状。

（二）检验检查

1. 炎症标志物 血沉（ESR）和 C 反应蛋白（CRP）常升高，是反映病情活动度的主要指标，病情缓解时可降至正常。

2. 自身抗体 类风湿因子（rheumatoid factor，RF）在 RA 患者中阳性率为 75%～80%。抗环瓜氨酸（CCP）抗体敏感性和特异性均很高，与疾病预后相关。

3. 关节滑液 在关节有炎症时滑液增多，滑液中的白细胞明显增多，约 2/3 为多核白细胞。

4. 关节影像学检查 X 线检查、超声成像、CT、MRI 对 RA 的诊断均有一定的意义，各有优势。

（三）诊断标准

RA 的早期诊断对治疗和预后影响重大，需结合患者的临床表现、实验室和影像学检查做出诊断。2018 年中华医学会风湿病学分会发布的《2018 中国类风湿关节炎诊疗指南》，建议使用 1987 年 ACR 发布的 RA 分类标准与 2010 年 ACR/EULAR 发布的 RA 分类标准做出诊断。

四、分期与分级

根据关节破坏程度可将 X 线改变分为 4 期，包括 Ⅰ 期（早期）：X 线检查无骨质破坏性改变；Ⅱ 期（中期）：X 线显示骨质疏松，可有轻度的软骨破坏，伴或不伴有轻度的软骨下骨质破坏；Ⅲ 期（严重期）：X 线显示有骨质疏松伴软骨或骨质破坏；Ⅳ期（终末期）：纤维性或骨性强直。

美国风湿病学会将因本病影响生活的程度分为 4 级。Ⅰ级：能照常进行日常生活和各项工作；Ⅱ级：可进行一般的日常生活和某种职业工作，但参与其他项目活动受限；Ⅲ级：可进行一般的日常生活，但参与某种职业工作或其他项目活动受限；Ⅳ级：日常生活的自理和参与工作的能力均受限。

五、评　　估

判断 RA 的活动性指标包括疲劳的程度、晨僵持续时间、关节疼痛和肿胀的数目及程度，以及炎性指标（如 ESR、CRP 等）。最常用的是基于 28 个关节计数的疾病活动度评分（DAS28）、临床疾病活动指数（CDAI）、简化的疾病活动指数（SDAI）。DAS28 评分小于 2.6 分为疾病缓解，大于 3.2 分为疾病活动，大于 5.1 分为疾病高度活动。

六、治　　疗

（一）治疗目标

RA 的治疗目标是达到疾病缓解或低疾病活动度，即达标治疗，最终目的为控制病情、减少致残率、改善患者的生活质量。

（二）药物治疗

RA 治疗方案的选择应综合考虑关节疼痛，肿胀数量，ESR、CRP 数值等实验室指标。同时要考虑关节外受累情况。此外还应注意监测 RA 的常见合并症，如心血管疾病、恶性肿瘤等。

1. 治疗用药

（1）DMARD 包括化学药物（传统合成 DMARD、靶向合成 DMARD）、生物制剂及中药和天然药物。

甲氨蝶呤（methotrexate，MTX）作为治疗 RA 首选的 DMARD 和联合治疗的基本药物，是治疗 RA 的"锚定药物"。推荐初始 MTX 剂量为 7.5～15mg，一周 1 次。在甲氨蝶呤治疗时建议每周补充叶酸 5～10mg（用药 24 小时后）以减少胃肠道不良反应及肝功能损害。有致畸作用，需在计划妊娠前停药 4～12 周。

来氟米特（leflunomide，LEF）治疗 RA 的推荐剂量为 10～20mg/d，可以单药治疗，也可联合其他 DMARD 治疗。其主要不良反应有腹泻、皮疹、血压升高、白细胞下降、肝功能损害等。有致畸作用，孕妇禁用。

柳氮磺吡啶（salicylazosulfapyriding，SASP）推荐口服 250～500mg/ 次作为初始剂量，每日 3 次，之后渐增至 1～2g/d，如疗效不明显可增至 3g/d。主要不良反应有恶心、呕吐、腹痛、腹泻、皮疹、氨基转移酶增高，偶有白细胞、血小板减少。对磺胺类药过敏者禁用。

羟氯喹（Hydroxychloroquine，HCQ）一般用于疾病活动度低的患者，推荐剂量为 200～400mg/d，但根据实际体重不应超过 5mg/（kg · d）。主要的不良反应是眼底病变，用药超过 6 个月者应每半年检查眼底；部分患者出现皮疹，最常表现为瘙痒性斑丘疹皮损。此外，有心动过缓或传导阻滞者禁用。

其他如硫唑嘌呤（azathioprine，AZA）常用剂量为 1～2mg/（kg · d），最常见的副作用包括胃肠道不耐受、骨髓抑制和感染，服药期间应定期查血常规和肝功能。环磷酰胺（cyclophosphamide，CTX）主要用于 RA 伴间质性肺炎等的患者，剂量推荐为 400mg，每 2 周 1 次。环孢素 A（cyclosporine A，CsA）推荐 3～5mg/（kg·d）。他克莫司（tacrolimus，TAC）常用剂量为 2～3g/d，分 2 次口服。后两药主要优点为很少发生骨髓抑制，主要不良反应有高血压、肝肾毒性、胃肠道反应等，服药期间应检查血肌酐和血压等。艾拉莫德（iguratimod）与 MTX 联用能改善活动期 RA 患者的临床症状，推荐剂量为 25mg bid，常见不良反应是氨基转移酶升高，还可能引起消化性溃疡，因此严重肝病、消化性溃疡的患者禁用。

靶向合成 DMARD 是一类具有新作用机制的抗风湿药，托法替布推荐 5mg bid 使用；巴瑞替尼推荐 2mg qd 使用。

生物制剂主要有抗 IL-6 抑制剂（托珠单抗）、TNF-α 抑制剂（依那西普、英夫利西单抗、阿达木单抗、戈利木单抗等）。推荐托珠单抗的成人推荐剂量是 8mg/kg，每 4 周静脉滴注 1 次；依那西普 25mg 每周 2 次或 50mg 每周 1 次皮下注射；英夫利西单抗首次给予 3mg/kg，首次给药后的第 2 周和第 6 周及以后每隔 8 周各给予 1 次相同剂量，静脉滴注；阿达木单抗建议用量为每次 40mg，每两周皮下注射 1 次；戈利木单抗每次 50mg，每月皮下注射 1 次。

雷公藤多苷，适用于无生育要求的 RA 患者，推荐 1～1.5mg/（kg · d），分三次饭后服用。此外，如白芍总苷、青藤碱等中药和天然药物制剂，也显示了在 RA 方面的疗效。

（2）糖皮质激素　具有高效抗炎和免疫抑制作用，对中 / 高疾病活动度的 RA 患者，在使用传统合成 DMARD 的基础上联合小剂量糖皮质激素（泼尼松＜ 10 mg/d 或等效的其他糖皮质激素）可快速控制症状，协助传统合成 DMARD 发挥作用。因此，推荐小剂量、短疗程使用。

（3）NSAID　可缓解类风湿关节炎症状，但对病情控制无作用，一般不单独用于治疗 RA，需联合使用 DMARD。各 NSAID 的治疗尝试可持续至炎症得到充分控制且副作用最小时。临床经验表明，不同 NSAID 合用几乎无益，且会增加胃肠道副作用风险。

2. 初始治疗方案　RA 患者一经确诊，应尽早开始传统合成 DMARD 治疗，推荐首选甲氨蝶呤单用；存在甲氨蝶呤禁忌时，考虑单用来氟米特或柳氮磺吡啶。

单一传统合成 DMARD 治疗未达标时，建议联合另一种或两种传统合成 DMARD 进行治疗；或一种传统合成 DMARD 联合一种生物制剂 DMARD 进行治疗；或一种传统合成 DMARD 联合一种靶向合成 DMARD 进行治疗。中 / 高疾病活动度的 RA 患者建议传统合成 DMARD 联合糖皮质激素或非甾体抗炎药治疗以快速控制症状，治疗过程中应密切监测不良反应。不推荐单用或长期大剂量使用糖皮质激素。

3. 治疗方案调整　患者病情控制、达到临床缓解后，可维持现有治疗方案，每 3～6 个月监测 1 次。患者处于持续临床缓解状态 1 年以上时，可考虑停用生物制剂 DMARD 或靶向 DMARD，维持传统合成 DMARD 药物治疗。对于开始治疗 3～6 个月内未能获得缓解或达到低疾病活动度的患者，或需长期使用大于 10mg/d 泼尼松或等效剂量糖皮质激素才能维持缓解或低疾病活动度的患者，建议改变治疗方案。优选方案是开始联合治疗，可以选择 2 种或 3 种传统合成 DMARD 药物联用；对于存在预后不良因素的患者，建议用 1 种传统合成 DMARD+1 种生物 DMARD 或者 1 种传统合成 DMARD+ 靶向 DMARD。继续监测疗效及不良反应，在 3～6 个月评估未达标时，换用另一种作用机制不同的生物制剂 DMARD 或靶向 DMARD，继续监测疗效及不良反应。

（三）非药物治疗

除了药物治疗外，建议 RA 患者注意生活方式的调整。肥胖和吸烟不仅会增加 RA 的发病率，也会加重 RA 的病情。研究显示，合理饮食有助于 RA 患者的病情控制。每周坚持 1～2 次的有氧运动（而非高强度的体育运动），不仅有助于改善患者的关节功能和提高生活质量，还有助于缓解疲劳感。

七、治疗管理

RA 治疗的一般原则是早期识别和治疗；所有确诊 RA 的患者都要尽早使用 DMARD；NSAID 和糖皮质激素等抗炎药仅用作 DMARD 的辅助治疗。

（一）管理目标

早期实现并维持达标治疗可有效缓解患者临床症状，阻止病情进展，改善生命质量及稳定疾病预后。

（二）提高患者对疾病的认知

1. 帮助患者建立正确的治疗预期 RA 是一种可以缓解的疾病，治疗目标除了缓解关节疼痛外，还应尽最大可能保护关节不被破坏，且尽可能地减少并发症或药物的副作用发生，最终达到控制疾病活动度的目的。

2. 指导患者正确认识和使用治疗药物 帮助患者了解 DMARD 的作用、用法用量、缓解药物和控制药物合理使用、潜在药物不良反应及自我监测方法。

（三）提高药物依从性

药物治疗是治疗 RA 的主要手段，且大多数患者需终身服药。RA 患者的用药依从性较低，这与 RA 治疗药物的特点如治疗药物种类多、用药方案复杂、用药调整频繁等有关。可以通过多种方式提高患者的用药依从性：①提高患者对疾病的认识，RA 是一种慢性的系统性的炎症性疾病；②明确规范药物治疗的益处，包括缓解关节疼痛、延缓疾病进展等；③防治不良反应，非甾体抗炎药及糖皮质激素需避免随意加量以减少胃肠道反应及溃疡的发生，甲氨蝶呤可通过 24 小时后服用叶酸来减少胃肠道不良反应及肝功能损害等；④依从性评估，可以用 Morisliy 服药依从性量表等对患者的用药依从性进行评估，针对影响患者依从性的因素进行个体化详细讲解；⑤加强人文关怀，提高患者的治疗信心，医护及药师可通过加强沟通，缓解患者不良情绪，提高患者治疗的信心；⑥定期随访，督促提高用药依从性。

（四）定期随访和评估

患者的复查频率取决于疾病活动度和严重程度。例如，患者开始使用新药物或存在重度活动性疾病时，可能需要每 1～2 个月检查 1 次，而轻度活动性或病情控制良好的患者可每 3～6 个月检查 1 次，其间可进行评估，包括关节疼痛程度、晨僵持续时间及乏力严重程度，并进行适当的实验室监测，包括测 CRP 或 ESR 等急性期反应物等。

案例 15-2-1 患者，女，64 岁，56kg。因“反复全身关节疼痛 20 年，加重 3 个月”于门诊就诊。患者 20 年前无明显诱因下出现右侧腕关节肿胀疼痛，后疼痛迁延至双腕关节，双侧肘关节，髋关节及掌指关节，指间关节，双侧膝关节，踝关节，一直未予以重视。近 3 个月患者自觉上述症状加重。既往有胃溃疡病史。查体：T 36.4℃，HR 106 次 / 分，RR 20 次 / 分，BP 107/75mmHg；双手指间关节及掌指关节肿胀畸形，压痛（+），右膝关节压痛（+）。胸部 CT 示：双肺未见明显实质性病变；双手正侧位 X 线片示：双手部分近端指间关节周围软组织肿胀，关节邻近骨质疏松，关节面下见斑点状及小囊状密度减低骨质破坏区；左侧桡腕、腕间、掌腕关节间隙狭窄。实验室检查：ESR 46mm/h，RF 734.5IU/ml，CRP 27.66mg/L，抗 CCP 抗体 171U/ml。初步诊断：类风湿关节炎。

问题 15-2-1-1 患者的抗炎药物如何选择?

解析 15-2-1-1 患者有双手指间关节及掌指关节肿胀畸形，压痛（+），右膝关节压痛（+），ESR 46mm/h，CRP 27.66mg/L，该患者根据 DAS28 评分为 6.33，为高度疾病活动，可选择短疗程小剂量的糖皮质激素或 NSAID 进行抗炎治疗，缓解疼痛。该患者既往有胃溃疡病史，建议选择小剂量糖皮质激素，为达到控制关节疼痛的目的，可给予醋酸泼尼松片 10mg qd 口服。

问题 15-2-1-2 患者 DMARD 如何选择?

解析 15-2-1-2 患者有多关节肿痛，ESR 和 CRP 均升高，为高度疾病活动。该患者无 MTX 的使用禁忌（肺间质病变、肾功能损害），根据指南推荐首选锚定药物 MTX，选择 10mg qw 口服。

问题 15-2-1-3 患者家属翻看到 MTX 的药品说明书为治疗各种肿瘤的药物，对该药的使用产生怀疑，作为药师该如何建议?

解析 15-2-1-3 MTX 具有抗肿瘤作用，在 RA 的治疗中属于超说明书用药，但是具有循证依据。国内外指南均推荐 MTX 作为 RA 治疗的锚定药物，一般情况下，2/3 的 RA 患者单用甲氨蝶呤，或与其他传统合成 DMARD 联用，即可达到治疗目标。MTX 用于治疗 RA 的剂量为每周一次，每次 4 片，与抗肿瘤的剂量是不同的。建议固定在周几服用，避免漏服或错服。MTX 的常见不良反应有胃肠道不适、恶心等，建议在饭后服用，另外该药有骨髓抑制、肝肾功能损害，建议用药初期每月复查血常规、肝肾功能。可以在服用 MTX 的第 2 天服用一片叶酸来减少胃肠道不适及肝功能损害的副作用。

第三节 系统性红斑狼疮

一、定义与流行病学

（一）定义

系统性红斑狼疮（systemic lupus erythematosus，SLE）是一种以致病性自身抗体和免疫复合物形成并介导器官、组织损伤的自身免疫病，临床上常存在多系统受累表现，血清中存在以抗核抗体为代表的多种自身抗体。

（二）流行病学

SLE 患病率地域差异较大，目前全球 SLE 患病率为（0～241）/10 万，中国大陆地区 SLE 患病率为（30～70）/10 万，男女患病比为 1 ∶（10～12），且好发于育龄期女性。SLE 已由既往的急性、高致死性疾病转为慢性、可控性疾病。

二、病因和发病机制

SLE 的病因仍不清楚。目前了解到的有遗传、激素和环境等因素。SLE 的发病机制非常复杂，尚未完全阐明。目前认为主要是外来抗原（如病原体、药物等）引起人体B细胞活化。易感者因免疫耐受减弱，B细胞通过交叉反应与模拟自身组织组成成分的外来抗原相结合，并将抗原提呈给T细胞，使之活化，在T细胞活化刺激下，B细胞得以产生大量不同类型的自身抗体，造成组织损伤。

三、诊　断

（一）症状和体征

患者可能出现不同的临床特点，从轻微的关节和皮肤病变到危及生命的肾脏、血液系统或中枢神经系统病变不等。主要的临床特征和受累器官有：全身症状如发热、乏力等，关节炎和关节痛，皮肤黏膜病变，心脏受累和血管表现，皮肤小血管炎表现，肾脏病变，胃肠道病变，肺部病变，神经精神障碍，血液系统异常，眼部受累等；存在抗磷脂抗体的患者易发生血栓栓塞性疾病。

（二）检验检查

SLE可累及不同系统，可根据受累脏器的不同，针对性地选择相应的检验检查。大致检验项目如下所述。

1. 一般检验　全血细胞计数和分类计数异常；血清肌酐水平升高；尿液分析可显示血尿、脓尿、蛋白尿和（或）细胞管型等；ESR增快、血清CRP升高等可提示疾病活动。

2. SLE的自身抗体检测　几乎所有SLE患者在病程中都会出现抗核抗体（antinuclear antibody，ANA）检测阳性。另外还有抗双链DNA（double-stranded DNA，dsDNA）抗体、抗Smith（Sm）抗体、抗Ro/SSA、抗La/SSB和抗U1核糖核蛋白抗体。抗磷脂抗体，包括抗心磷脂抗体、狼疮抗凝物抗体等。

3. 补体　目前常用的有总补体、C3和C4的检测。补体低下，尤其是C3低下常提示有SLE活动。

4. 其他相关检查　心脏彩超检查观察SLE累及心脏病变，皮肤活检查视皮肤受累情况，肾脏穿刺活检明确SLE肾脏受累类型等。

（三）诊断标准

《2020中国系统性红斑狼疮诊疗指南》推荐使用2012年国际狼疮研究临床协作组（SLICC）或2019年EULAR/ACR制定的SLE分类标准对疑似SLE者进行诊断。

四、评　估

现有SLE疾病活动度评估工具有7个，每个工具均需要医生对病史、体检和实验室检查进行综合评估。目前使用SLEDAI-2000较多，总分按照以下标准进行分级：≤6分，轻度活动；7～12分，中度活动；＞12分，重度活动。

五、治　疗

（一）治疗目标

SLE治疗的短期目标为控制疾病活动、改善临床症状，达到临床缓解或可能达到的最低疾病活动度；长期目标为预防和减少复发，减少药物不良反应，预防和控制疾病所致的器官损害，实现病情长期持续缓解，降低病死率，提高患者的生活质量。

（二）药物治疗

1. 治疗用药

（1）糖皮质激素　是SLE诱导缓解治疗最常用且国内外指南一致推荐地控制SLE病情的基础药物；应根据疾病活动及受累器官的类型和严重程度制订个体化的激素治疗方案，采用控制疾病所需的最低剂量；对轻度活动的 SLE 患者，可考虑使用小剂量激素（≤ 10mg/d 泼尼松）；对中度活动的 SLE 患者，可使用激素 [0.5～1mg/（kg · d）泼尼松] 联合免疫抑制剂进行治疗；对重度活动的 SLE 患者，可使用激素 [≥ 1mg/（kg · d）泼尼松] 联合免疫抑制剂进行治疗，待病情稳定后，适当调整激素用量；对狼疮危象的 SLE 患者，可使用激素冲击治疗，激素冲击治疗为静脉滴注甲泼尼龙 500～1000mg/d，通常连续使用 3 天为一个疗程，疗程间隔 5～30 天。冲击治疗后改口服泼尼松 0.5～1mg/（kg · d）或等效剂量的其他激素，通常治疗时间为 4～8 周，但具体疗程应视病情而定；其间应密切关注 SLE 患者的疾病活动，并根据疾病活动度来调整激素用量，对病情长期稳定的患者，可考虑逐渐减停激素。

（2）羟氯喹　SLE 患者长期服用羟氯喹可降低疾病活动度、减少发生器官损伤和血栓的风险，改善血脂情况，提高生存率。因此，对无禁忌的 SLE 患者，推荐长期使用羟氯喹作为基础治疗。

（3）免疫抑制剂　可降低激素的累积使用量，控制疾病活动，提高临床缓解率及预防疾病复发。伴有脏器受累的 SLE 患者，应依据患者的临床表现、生育要求、药物安全性和成本等因素进行综合考虑，选择恰当的免疫抑制剂，具体见表 15-3-1。

表 15-3-1　适用于 SLE 的免疫抑制剂

免疫抑制剂	主要适用人群	常用剂量	优势	常见与重要不良反应
甲氨蝶呤	轻中度非肾脏受累的 SLE 患者	10～20mg qw 口服	在改善 SLE 患者皮肤、关节炎症和整体情况方面具有较好的疗效	胃肠道不适，如恶心、呕吐等，血液系统异常如贫血、白细胞减少与肝脏损害较常见，由于有致畸作用，故建议妊娠前 1～3 个月停用
来氟米特	增殖性狼疮肾炎	10～20mg qd 口服	对一些增殖性狼疮肾炎有效，耐受性较好	会引起肝脏损害、高血压、白细胞减少症、感染及一些并发症，由于有致畸作用，故建议孕前药物完全洗脱后方可尝试妊娠
硫唑嘌呤	中度 SLE 患者	1～2mg/（kg · d）口服	SLE 的维持期治疗。孕期安全性较高，且严重感染发生率较低	骨髓抑制与肝脏损害，需检测硫嘌呤甲基转移酶活性
环磷酰胺	中重度狼疮肾炎、神经精神狼疮和 SLE 伴免疫性血小板减少症等	0.4g biw 静脉滴注	中重度狼疮肾炎患者诱导期和维持期治疗均有效，是治疗 SLE 神经系统和血液系统受累的有效免疫抑制剂	胃肠道不适，如恶心、呕吐等，肝脏损害、骨髓抑制是主要的不良反应，长期大剂量使用会增加发生肿瘤的危险，具有明确的生殖毒性和致畸性，建议妊娠前 1～3 个月停用
吗替麦考酚酯	中重度 SLE 患者	≤ 2g/d 口服	中重度狼疮肾炎患者，吗替麦考酚酯诱导期和维持期治疗有效，能降低复发率	胃肠道不适，一些患者会发生感染、骨髓抑制与肝脏损害，由于具有一定的致畸性，因此至少在停用 6 周后方可尝试妊娠
他克莫司	增殖性狼疮肾炎、难治性狼疮肾炎和 SLE 伴免疫性血小板减少症等	2～3mg/d 口服	狼疮肾炎的诱导期和维持期治疗均有效，能降低复发率；可用于治疗难治性狼疮肾炎，尤其是以蛋白尿为突出表现者；与其他免疫抑制剂或糖皮质激素比，引起严重感染的风险较低	胃肠道不适，一些患者会出现肾脏、肝脏损害；肝功能受损者需减少他克莫司用量，用药期间应监测肾毒性、血糖和血压
环孢素	狼疮肾炎和 SLE 伴免疫性血小板减少症	3～5mg/（kg · d）口服	环孢素与其他免疫抑制剂联合可用于治疗标准治疗无效的狼疮肾炎，可缓解血液系统损害	肾功能损害、血压升高与感染

（4）生物制剂　难治性或复发性 SLE 患者使用生物制剂能较为显著地增加患者的完全和部分缓解率，降低疾病活动度、疾病复发率及减少激素用量。贝利尤单抗推荐的给药方案为 10mg/kg，前 3 次每 2 周给药 1 次，随后每 4 周给药 1 次。常见不良反应为感染、头痛和恶心。利妥昔单抗

在《2020中国系统性红斑狼疮诊疗指南》中推荐用于难治性SLE的患者，推荐使用剂量为每周静脉输注100mg，共4次。近年来泰它西普获得批准用于SLE，推荐剂量为160mg/次，每周给药1次。

（5）其他 在病情危重或治疗疾病难以缓解时，可根据临床情况选择血浆置换、造血干细胞移植等。对出现血小板减少症或自身免疫性溶血性贫血的患者，还可选择静脉注射大剂量免疫球蛋白，也可0.4g/（kg·d）静脉滴注，连续3～5天为1个疗程。

2. 初始治疗方案 SLE的治疗选择高度个性化，取决于主要症状、器官受累情况、患者对以前治疗的反应，以及疾病活动度和严重程度。在确定治疗方案时，还必须考虑每种治疗药物的不良反应和患者偏好。SLE诊断明确后，无羟氯喹使用禁忌时，推荐长期使用羟氯喹作为背景治疗。根据疾病活动度及器官受累类型和严重程度制订个体化激素治疗方案，应采用控制疾病所需的最低剂量。伴有脏器受累者，建议初始治疗时即加用免疫抑制剂。同时需识别感染风险因素，避免长期使用带来的感染。

3. 治疗方案调整 SLE有反复复发与缓解的特点，狼疮复发时应根据受累脏器的严重程度调整治疗，包括增加现有药物剂量、换药或增加新的药物。经激素和（或）免疫抑制剂治疗效果不佳、不耐受或复发的SLE患者，可考虑使用生物制剂进行治疗。

（三）非药物治疗

调整生活方式有助于SLE治疗。SLE患者应遵循下述原则：避免接触常见的危险物质，防晒，适度运动，注重心理支持，戒烟，补充维生素D等。

六、治疗管理

（一）管理目标

SLE的治疗目标是达到所有脏器临床缓解或降低疾病活动度，并预防复发，尽可能用最小剂量糖皮质激素维持治疗。

（二）提高患者对疾病的认知

1. 帮助患者建立正确的治疗预期 SLE的特点是疾病缓解与复发交替。稳定期需要坚持服用免疫抑制剂，定期复查，调整生活方式，减少疾病复发。并及时识别疾病复发的信号，尽快就医。

2. 指导患者正确认识和使用治疗药物 SLE疾病活动期患者使用较大剂量的糖皮质激素时，不可突然停药，应逐渐减量，以避免出现反跳现象。同时需要监测糖皮质激素的不良反应。不同免疫抑制剂的不良反应各不相同，但需注意的是均需要避免感染。

（三）提高药物依从性

SLE患者的治疗依从性较低，影响用药依从性的因素有病程、合并症、药物不良反应等。应让患者充分了解疾病基本特征及坚持用药的必要性，并注意交代各药物使用注意事项及监测不良反应，注意定期随访以提高临床缓解率及用药依从性：①提高患者对疾病的认识，SLE是一种可导致多器官及组织损伤的自身免疫病，特点是疾病缓解与复发交替；②明确规范药物治疗的益处，包括减少脏器损害，降低疾病活动度，并预防复发等；③减少并防治不良反应，糖皮质激素不可突然停药，应逐渐减量，以避免出现反跳现象，同时需加强预防骨质疏松治疗等；④依从性评估，可以用Morisliy服药依从性量表等对患者的用药依从性进行评估，针对影响患者依从性的因素进行个体化详细讲解；⑤加强人文关怀，提高患者的治疗信心，医护及药师可通过加强沟通，给予患者足够尊重，缓解其不良情绪，提高患者治疗的信心；⑥定期随访，督促提高用药依从性。

（四）定期随访和评估

定期复查是SLE慢性疾病治疗的必要手段，对疾病处于活动期的SLE患者至少1个月评估1次疾病活动度，对疾病处于稳定期的患者，每3～6个月评估1次疾病活动度。评估内容包括皮疹情况、脱发情况、黏膜是否有溃疡、肌肉力量、视力等，并进行适当的实验室检查，包括测 CRP 或 ESR 等急性期反应物，尿常规，血常规，补体等。

案例 15-3-1 患者，女，33 岁，身高 175cm，体重 71kg。因“面部蝶形红斑 10 年，突发昏厥 6 小时”入院，患者 10 年前无明显诱因下出现面部蝶形红斑，伴光过敏，不伴瘙痒，无关节疼痛、口腔溃疡、脱发、口干眼干等不适，诊断“系统性红斑狼疮”，门诊规律随诊。半年前出现月经周期延长，经量增多，伴双下肢间歇性瘀点瘀斑，可自行消退，未予重视。昨日凌晨 2：00 如厕后突发晕倒，神志清楚，伴双下肢乏力，急诊查贫血、血小板低入院。查体：T 36.9℃，HR 128 次 / 分，RR 30 次 / 分，BP 107/85mmHg，神清精神可，贫血貌，全身皮肤黏膜及睑结膜苍白，双肺未闻及干湿啰音，双下肢可见散在瘀点。实验室检查：血常规示血红蛋白 33g/L，血小板计数 1×10^9/L；Coomb's 试验（+）；血沉：20mm/h。抗核抗体示：抗核抗体滴度 1 ∶ 1000，抗 SSA52 抗体（+），抗 SSA60 抗体（+）；补体 C3 0.60g/L，补体 C4 0.06g/L。心电图检查：窦性心动过速；心脏彩超示：少量心包积液。诊断：系统性红斑狼疮；溶血性贫血；血小板减少。

问题 15-3-1-1 该患者初始治疗方案如何选择？

解析 15-3-1-1 根据 SLEDAI-2000 疾病活动度指数，该患者有低补体（2 分），血小板减少（1 分），为低疾病活动，但是该患者有溶血性贫血（血红蛋白 33g/L），血小板减少（血小板计数 1×10^9/L），为急性的危及生命的重症 SLE，属于狼疮危象。指南推荐对出现血小板减少或自身免疫性溶血性贫血的患者，建议使用激素或静脉注射免疫球蛋白治疗。因此选用甲泼尼龙琥珀酸钠 500mg qd 3 天静脉滴注联合丙种球蛋白 20g qd 冲击 3 天后激素逐渐减量。

问题 15-3-1-2 该患者优先选择的免疫抑制剂是哪种？

解析 15-3-1-2 该患者为 SLE 累及血液系统，推荐使用环磷酰胺，需要注意的是治疗中应注意避免导致白细胞过低；另外还可使用环孢素缓解血液系统损害，剂量为 3～5mg/（kg · d），分 2 次口服。

问题 15-3-1-3 该患者经治疗后恢复至 Hb63g/L，PLT 90×10^9/L 出院，出院后 1 月再次出现血小板下降（PLT 5×10^9/L），如何调整免疫抑制剂？

解析 15-3-1-3 SLE 合并重度难治性血小板减少的患者，推荐使用低剂量利妥昔单抗（每周静脉输注 100mg，共 4 次）。

第四节 系统性硬化病

一、定义与流行病学

（一）定义

系统性硬化病（systemic sclerosis，SSc）是一种原因不明，临床上以局限性或弥漫性皮肤增厚和纤维化为特征，可影响心、肺和消化道等器官的全身性疾病。

（二）流行病学

SSc 的发病高峰在 45～65 岁，儿童发病相对少见，女性好发，男女比例约 1 ∶ 6～1 ∶ 4。

二、病因和发病机制

SSc 的病因尚不清楚。一般认为与遗传易感性和环境等多种因素有关。SSc 的发病机制复杂，尚不完全清楚。免疫激活、血管损伤及细胞外基质合成过多致使结构正常的胶原的沉积增加等因素均在 SSc 的发病中起重要作用。

三、诊　断

（一）症状和体征

SSc 最突出的临床表现是皮肤增厚变硬，临床上将皮肤病变进展划分为 3 个阶段：肿胀期、硬化期、萎缩期。肺部受累是 SSc 常见且严重的内脏损害之一，主要有两种病变类型：肺间质病变（interstitial lung disease，ILD）和肺动脉高压（pulmonary hypertension，PH）。SSc 可以累及心脏各个部位，原发于 SSc 的典型表现为心肌纤维化和心肌炎。硬皮病肾危象（scleroderma renal crisis，SRC）是 SSc 患者特征性的肾脏损害表现，发生率低但致死率高。消化道的任何部位均可受累，最常见的 SSc 肝脏病变是合并原发性胆汁性胆管炎。

（二）分型

根据皮肤累及范围及临床特征可将 SSc 分为四型：局限皮肤型 SSc（limited cutaneous SSc，lcSSc）、弥漫皮肤型 SSc（diffuse cutaneous SSc，dcSSc）、重叠综合征（overlap syndrome）、无皮肤硬化型 SSc（SSc sine scleroderma）。

（三）检验检查

1. 一般检验　血沉正常或轻度升高，可有免疫球蛋白增高。

2. 自身抗体检测　90% 以上 ANA 阳性。抗拓扑异构酶Ⅰ（Scl-70）抗体是本病的特异性抗体，见于 20%～56% 的病例。抗核仁抗体阳性率为 30%～40%，包括抗 RNA 聚合酶Ⅰ/Ⅲ抗体、抗 PM-Scl 抗体等。

3. 其他检查　食管受累者吞钡透视可见食管蠕动减弱、消失，以至整个食管扩张或僵硬。高分辨 CT 对早期肺间质病变敏感，显示网格影、蜂窝影、条索影及磨玻璃影等。无创性超声心动检查可发现早期肺动脉高压，确诊需要右心导管检查。

（四）诊断标准

2022 年中华医学会风湿病分会发布的《系统性硬化病诊疗规范》中，推荐使用 2013 年美国风湿病学会（ACR）/ 欧洲抗风湿病联盟（EULAR）提出新的 SSc 分类标准进行诊断。

四、评　估

目前主要有欧洲硬皮病研究小组（European Scleroderma Study Group，EScSG）活动指数、12 项疾病活动指数和 SSc 综合应答指数（combined response index for systemic sclerosis，CRISS）、scleroderma skin PRO（SSPRO）等，这些疾病活动指数可用于指导临床实践。推荐所有 SSc 患者都评估皮肤受累程度、肾功能、肺功能、通过高分辨 CT 检查有无实质性肺疾病，并通过超声心动图评估肺动脉压。

五、治　疗

（一）治疗目标

皮肤受累范围及程度、内脏器官受累的情况决定其预后。早期治疗目的在于阻止新的皮肤和脏器受累，晚期目的在于改善已有的症状。SSc 的治疗一般为针对受累器官的对症治疗。

（二）药物治疗

1. 治疗用药

（1）糖皮质激素　对控制早期常见的炎性症状可能有效，临床上通常用于皮肤病变的早期（肿胀期），以及合并关节炎、腱鞘炎、肌炎的患者。可选择小到中剂量的糖皮质激素，如泼尼松 10～30mg/d，好转后减停。其对延缓皮肤纤维化进展效果不显著，已发展到皮肤硬化萎缩期的患者不推荐应用。

（2）免疫抑制剂　针对 SSc 皮肤病变，MTX 推荐用于治疗早期 dcSSc 的皮肤病变，常用剂量 10～20mg/ 周；吗替麦考酚酯可用于严重的皮肤受累患者，一般不超过 2g/d。SSc-ILD：环磷酰胺多采用静脉冲击，每次 0.5～1.0g/m^2，每月 1 次，缓解后改为吗替麦考酚酯或硫唑嘌呤维持。对于严重的或进展的 SSc-ILD 患者，也可考虑托珠单抗、利妥昔单抗治疗。托珠单抗推荐每次 160mg，每周 1 次；利妥昔单抗推荐每次 1000mg，第 0 日、15 日给药。

（3）抗纤维化药物　尼达尼布常用剂量每次 100～150mg，每日 2 次，常见不良反应有胃肠道反应和肝功能异常，注意监测肝功能。吡非尼酮推荐初始剂量为每次 200mg，每日 3 次，耐受后可酌情递增剂量至每次 300～600mg，每日 3 次，稳定期的维持剂量也可考虑每次 100～200mg，每日 3 次。密切监测不良反应，如胃肠道症状、光过敏、肝功能异常等，必要时减停。

（4）治疗肺动脉高压　急性血管反应性试验阳性的特发性肺动脉高压、遗传性肺动脉高压、药物和毒物相关 PH 患者应接受最大耐受剂量的 CCB；未进行或急性血管反应性试验阴性的患者，禁用 CCB，否则可能出现低血压、晕厥、右心衰竭等。应用 CCB 的患者应每 3～6 个月进行评估，观察其安全性和有效性。无心肺合并症的 PH 患者，应根据危险分层采用靶向药物治疗：低危、中危患者口服靶向药物联合治疗，高危患者建议给予包括静脉或皮下用前列环素类似物的联合治疗。有心肺合并症的患者，建议口服单药起始，定期随访，根据病情给予个体化治疗。目前靶向药物主要针对一氧化氮、内皮素和前列环素三条通路，应避免同一通路的靶向药物联用。

（5）治疗硬皮病肾危象　及时给予血管紧张素转换酶抑制剂治疗。通常采用较短半衰期的卡托普利以作剂量调整，起始剂量为每次 12.5～25mg，每 8 小时 1 次，逐渐增加至最大可耐受剂量，目标是在 24 小时内将收缩压降低 20mmHg，舒张压降低 10mmHg，72 小时内降至正常，密切监测血压，避免低血压发生，后期可改为半衰期较长的依那普利等长期维持治疗，对于顽固性高血压可联合其他降压药如钙通道阻滞剂或利尿剂。β 受体拮抗剂可能会加重 SSc 的雷诺现象，故避免使用。对于血栓性微血管病相关性 SRC 可考虑采用治疗性的血浆置换。

2. 初始治疗方案　由于疾病表现和器官受累的变化范围较大，应根据患者具体情况，并考虑疾病亚型和内部器官受累情况进行治疗。SSc 治疗一般为针对受累器官的对症治疗。弥漫性皮肤受累和（或）重度炎症性器官受累患者出现并发症和器官衰竭的风险升高，因此通常采用全身性免疫抑制剂治疗。

3. 治疗方案调整　所有患者都需定期常规筛查主要器官并发症，特别是心脏疾病、间质性肺疾病、肺动脉高压和肾脏受累等。治疗方案的调整需根据 SSc 患者累及的主要脏器。

（三）非药物治疗

SSc 患者需戒烟，避免紧张情绪，注意保暖，以减少雷诺现象的发作。充分保湿，使用抗组胺药等治疗瘙痒，指端溃疡或皮下钙化发生破溃的患者需注意创面防护，避免继发皮肤软组织感染。严重的毛细血管扩张可行激光治疗。合并肺动脉高压的女性患者需要严格避孕，肺部受累出现低氧血症的患者行氧疗。病情稳定期的患者可进行适度运动，对于关节挛缩和指骨溶解缩短的患者康复锻炼尤为重要。均衡营养，优质蛋白质饮食，增强抗感染免疫力。

六、治疗管理

（一）管理目标

SSc 尚无特效药物。早期治疗目的是阻止新的皮肤和脏器受累，而晚期治疗目的在于改善已有的症状。

（二）提高患者对疾病的认知

1. 帮助患者建立正确的治疗预期　SSc 一般呈慢性过程，无法根治。除药物治疗外，还需要进行生活方式干预。

2. 指导患者正确认识和使用治疗药物　糖皮质激素仅应用于早期炎性症状，包括皮肤肿胀期及合并肌炎等。长期大剂量使用可能诱发肾危象。

（三）提高药物依从性

SSc 在疾病不同时期的治疗目的不同，但均要服用药物治疗。因此，需要提高患者的依从性，避免疾病进展至皮肤硬化萎缩期，影响患者生存质量。免疫抑制剂及抗纤维化药物等起效较慢，患者有可能短期内看不到药物疗效而放弃服用药物，需要提前告知患者评估长期用药疗效。可以通过多种方式提高患者的用药依从性：①提高患者对疾病的认识，SSc 是一种以皮肤增厚和纤维化为特征的慢性自身免疫性疾病，需注重生活方式干预，包括保暖等；②明确规范药物治疗的益处，包括阻止新的皮肤和脏器受累，改善已有的症状；③减少并防治不良反应，包括抗肺纤维化药物饭后服用以减少胃肠道反应等；④依从性评估，可以用 Morisliy 服药依从性量表等量表对患者的用药依从性进行评估，针对影响患者依从性的因素进行个体化详细讲解；⑤加强人文关怀，提高患者的治疗信心，医护及药师可通过加强沟通，给予患者足够尊重，缓解其不良情绪，提高患者治疗的信心；⑥定期随访，督促提高用药依从性。

（四）定期随访和评估

定期复查是 SSc 慢性疾病治疗的必要手段，对疾病早期的 SSc 患者至少 1 个月评估 1 次疾病累及的脏器及程度，稳定期的患者每 3～6 个月评估 1 次疾病活动度。可全面评估器官的受累程度和类型，以指导治疗决策。

案例 15-4-1　患者，58 岁，身高 158cm，体重 52kg。患者因“双手遇冷变白变紫 1 年余，皮肤硬化 3 个月”入院。患者 1 年半前无明显诱因下出现双手遇冷发白发紫，后逐渐出现左侧口面部及齿龈麻木，伴有眼眶疼痛，颜面肿胀，张口及咀嚼困难，口齿不清，3 个月前患者自觉上述症状进一步加重，并出现双手至肘关节皮肤变硬，双手握拳，伸直受限，双足至膝关节皮肤变硬，伴四肢疼痛，活动后心慌、气短、干咳等症状，求治入院。查体：T36.9℃，HR 86 次 / 分，RR 30 次 / 分，BP167/98mmHg，神清，精神萎靡，颜面、双手至肘关节，骶尾部，双足至膝关节皮肤紧硬，不易捏起，双手足皮温低，双手握拳受限，双手指伸直受限，肌力 V 级；左侧口面部及齿龈麻木，逐渐出现张口及咀嚼困难，口齿不清，查体提示左侧三叉神经眼支、上颌支、下颌支感觉减退，左侧咀嚼肌萎缩，张口受限，下颌偏向左侧，左侧角膜反射迟钝。实验室检查：ESR 59mm/h。（超敏）CRP 3.95mg/L；抗核抗体：抗核抗体（+），抗核抗体 * 核颗粒型，滴度 1 ∶ 3200，抗着丝点抗体（+），抗 SSA52 抗体（+），抗 SSA60 抗体（+），抗 U1-snRNP 抗体（+）。胸部 CT 高分辨：双肺间质性肺炎。超声心动图：左心室顺应性下降，肺动脉高压（58mmHg）。肺功能：中度混合性通气功能障碍，小气道功能异常。诊断：系统性硬化症。

问题　该患者初始治疗方案如何选择？

解析　该患者为系统性硬化症肿胀期及硬化期，同时伴有 PH，ILD，周围神经病变。推荐使用泼尼松 30mg qd 口服，同时予以环磷酰胺治疗 ILD，剂量推荐为 0.4g q2w，安立生坦 5mg qd 改善 PH。

（许杜娟　杨春兰）

思考题

1. 治疗类风湿关节炎的生物制剂有哪些？
2. 简述糖皮质激素用于系统性红斑狼疮治疗的初始剂量选择及调整。
3. 系统性红斑狼疮的常用免疫抑制剂及其不良反应有哪些？
4. 简述硬皮病肾危象的药物治疗。

第十六章　感染性疾病的药物治疗

学习要求

记忆：感染性疾病，如感染性心内膜炎、肺炎等的药物治疗选择、用法用量、不良反应等。
理解：常见感染性疾病的病因及发病机制、临床表现及诊断。
运用：感染性疾病常见疾病评估、抗菌药物治疗方案制订与调整及治疗管理。

第一节　总　论

一、感染性疾病概述

（一）感染性疾病的定义

感染性疾病是指病原体进入机体后定植、增殖并引起机体炎症等损害的一类疾病。部分感染性疾病由于存在不同程度的流行，因此被称为传染病，如结核病、鼠疫、流感等。感染性疾病与其他疾病最大的区别就是病原体作为重要致病因素。常见的病原体包括细菌、真菌、病毒、支原体、衣原体、原虫等。

（二）感染性疾病的诊断和治疗原则

感染性疾病的诊断主要包括临床诊断和病原学诊断。临床诊断包括明确患者是否为感染、确定感染部位、评估疾病严重程度、评价宿主状态和特殊病原体易患因素等内容。病原学诊断是通过采集患者标本进行涂片镜检、培养或分子生物学手段明确致病病原体种类从而确定诊断，其中有意义的培养结果是诊断感染性疾病的金标准。

感染性疾病的药物治疗，分为经验性治疗和目标性治疗。经验性治疗，即在未获得致病病原体结果时，根据患者的感染部位、发病场所、基础疾病等因素推测可能的病原体，结合药物特点制订合适的治疗方案。目标性治疗，即获得了明确的致病病原体及药敏结果，并结合药物特点进行的针对性治疗。在进行药物治疗时，需注意以下几方面：①经验性治疗是否覆盖可能的病原体，目标性治疗是否窄谱；②药物剂量是否根据患者的特点进行调整，如肝肾功能异常者、老年患者、儿童患者等；③抗感染药物的给药途径是否选择合适，如吞咽困难、胃肠吸收功能障碍患者不建议口服给药；④抗感染药物与其他合并用药是否存在药物相互作用或配伍禁忌；⑤治疗疗程是否充分。

二、常见抗菌药物的特点与临床应用

抗菌药物是指对细菌和其他微生物具有抑制或杀灭作用的一类药物。根据其作用机制不同，抗细菌药物可分为β-内酰胺类、氨基糖苷类、大环内酯类、林可霉素类、糖肽类等；抗真菌药物主要包括三唑类、棘白菌素类、多烯类等。不同类别的抗菌药物在抗菌谱、作用机制、药动学、适应证、不良反应等方面又有各自特点。抗菌药物的选择不能仅仅关注说明书、指南，更要结合药物特点和患者临床实际情况进行选择。本节主要介绍各类常见抗菌药物特点和临床应用。

（一）抗菌药物的药动学/药效学

与非感染性疾病不同，感染性疾病的治疗需要考虑药物-人体-病原体三方面因素。既需要了解人体对药物的处置规律，也需要了解药物对病原体的作用规律。抗菌药物的药动学（pharmacokinetics，PK）/药效学（pharmacodynamics，PD）将体内药物浓度与抗菌药物活性结合

起来，可综合评价抗菌药物的疗效。抗菌药物的药动学主要研究药物在体内的吸收、分布、代谢、排泄的动力学过程及人体不同病理生理条件下对上述过程的影响，其评价指标包括峰浓度（C_{max}）、达峰时间（t_{max}）、药时曲线下面积（area under the curve，AUC）、半衰期（$t_{1/2}$）。抗菌药物的药效学主要研究药物对病原体作用规律，其主要评价指标包括最小抑菌浓度（minimal inhibitory concentration，MIC）、最小杀菌浓度（minimal bactericidal concentration，MBC）、抗生素后效应（post antibiotic effect，PAE）等。

经过前期大量研究发现，可根据杀菌模式的不同，将抗菌药物分为时间依赖型、浓度依赖型、时间依赖型但有抗生素后效应三种，时间依赖型是指药物浓度在一定浓度范围内与抗菌活性有关，但超过此浓度，抗菌活性无显著改变。此类药物主要包括青霉素类、头孢菌素类、克林霉素、红霉素等，其PK/PD评价指标为药物浓度大于MIC的持续时间。浓度依赖型是指抗菌药物浓度越高，抗菌药物活性越强。此类药物主要包括氨基糖苷类、氟喹诺酮类、两性霉素B等，其PK/PD评价指标为C_{max}/MIC，或AUC/MIC。抗生素后效应是指细菌与抗菌药物接触后，当撤去抗菌药物，细菌的生长依然受到抑制的效应。时间依赖型但有抗生素后效应的药物包括阿奇霉素、糖肽类、唑类抗真菌药等，其PK/PD评价指标为AUC/MIC。

（二）常见抗细菌药物

1. β-内酰胺类药物 是临床应用最广泛药物之一，主要包括青霉素类、头孢菌素类、碳青霉烯类、头霉素类、氧头孢烯类、单环β-内酰胺类等。β-内酰胺类药物主要通过抑制细菌细胞壁的合成而阻止细菌生长或杀灭细菌。该类药物的特点是抗菌活性强，毒性低，品种多，需根据临床需要择优而选。

（1）青霉素类 是临床应用最早的抗菌药物之一。该类药物在临床中应用广泛、毒性较低且价格低廉。青霉素类药物根据抗菌谱可分为窄谱青霉素和广谱青霉素。

窄谱青霉素中，主要作用于革兰氏阳性菌的是青霉素G、青霉素V、氯唑西林、苯唑西林。前两种为天然青霉素，对酸或酶不能耐受，主要用于治疗敏感的链球菌、肠球菌、单核李斯特菌、芽孢杆菌等所致感染。后两种为耐酶青霉素，对青霉素酶稳定，可用于甲氧西林敏感的金黄色葡萄球菌的治疗。主要作用于革兰氏阴性菌的是美西林、替莫西林，目前临床应用相对较少。

广谱青霉素是对青霉素G进行结构修饰形成的新型青霉素类药物，不仅保留了抗革兰氏阳性菌活性，更重要的是增强了对大肠埃希菌、流感嗜血杆菌等革兰氏阴性菌的活性，而且部分品种还有抗假单胞菌活性。根据化学结构的不同，广谱青霉素可分为氨基青霉素、羧基青霉素、脲基青霉素。氨基青霉素对假单胞菌无活性，代表药物是阿莫西林和氨苄西林，两者均可透过血脑屏障进入脑脊液中，但在治疗敏感菌所致中枢神经系统感染时，需要较大剂量。羧基青霉素和脲基青霉素对假单胞菌有较强活性，羧基青霉素的代表药物是替卡西林，脲基青霉素的代表药物是哌拉西林，两者容易被β-内酰胺酶降解，通常与β-内酰胺酶抑制剂组成复方制剂应用于临床，主要治疗肠杆菌科细菌及铜绿假单胞菌所致的肺部感染、尿路感染、腹腔感染等。青霉素类药物用药前需先进行皮试，皮试阳性者禁用此类药物。

（2）头孢菌素类 是经过对天然的头孢菌素C进行化学结构修饰得到的一类抗菌药物，其与青霉素类药物类似，也是毒性较低的一类β-内酰胺类药物。大部分头孢菌素对青霉素酶稳定，过敏发生率相比青霉素类药物低。基于头孢菌素抗菌作用的特点不同，目前将头孢菌素类药物分为五代。

第一代头孢菌素，代表药物有头孢唑林、头孢拉定。第一代头孢菌素对革兰氏阳性菌作用很强，对少数革兰氏阴性菌有一定活性。主要用于革兰氏阳性球菌引起的血流感染、皮肤软组织感染等疾病的治疗及围手术期的预防性使用。此类药物肾毒性较强，用药过程中需密切监测肾功能。

第二代头孢菌素，代表药物为头孢呋辛。第二代头孢菌素对革兰氏阳性菌作用弱于第一代头孢菌素，但对革兰氏阴性菌作用强于第一代头孢菌素。临床上主要用于敏感的革兰氏阳性球菌引起的血流感染、皮肤软组织感染、中枢神经系统感染、呼吸道感染及革兰氏阴性菌引起的泌尿系感染、腹腔感染等疾病的治疗及围手术期的预防性使用。此类药物的肾毒性较第一代头孢菌素小。以代表药物头孢呋辛为例，它不仅在血液中浓度较高，而且可透过血脑屏障，还具有口服、静脉两种剂型，方便抗感染后续的序贯治疗。

第三代头孢菌素，代表药物有头孢曲松、头孢噻肟、头孢他啶、头孢哌酮。第三代头孢菌素对革兰氏阳性菌作用弱于第二代头孢菌素，但对革兰氏阴性菌作用强于第二代头孢菌素，基本无肾毒性，对β-内酰胺酶高度稳定，但使用过多会诱导细菌产生超广谱β-内酰胺酶。部分品种还具有抗假单胞菌活性，如头孢他啶和头孢哌酮。临床应用方面，主要用于严重革兰氏阴性及敏感革兰氏阳性菌的感染、病原未明感染的经验性治疗及院内感染。代表药物头孢曲松由于血脑屏障透过率高、胆道浓度高，可较好地治疗中枢神经系统感染和胆道感染。头孢哌酮主要经胆道排泄，也适合用于治疗胆道感染。

第四代头孢菌素，代表药物为头孢吡肟。第四代头孢菌素对革兰氏阳性菌作用较第三代头孢菌素强，对革兰氏阴性菌作用与第三代头孢菌素相当，且对产染色体介导的Ⅰ类头孢菌素酶（AmpC 酶）的细菌有效。

第五代头孢菌素，代表药物为头孢洛林、头孢吡普。第五代头孢菌素与其他四代头孢菌素的最显著区别是对耐甲氧西林葡萄球菌也有效，可用于治疗相关的社区获得性肺炎、皮肤软组织感染等。此外，头孢吡普对肠杆菌科细菌的抗菌活性与头孢他啶相似，且对肠球菌也有抗菌活性。

（3）碳青霉烯类　是β-内酰胺类药物中的一类，主要通过抑制细菌细胞壁的合成而发挥抗菌作用。碳青霉烯类药物主要包括亚胺培南/西司他丁、美罗培南、厄他培南等。此类药物抗菌谱广，对革兰氏阳性菌、革兰氏阴性菌、厌氧菌均具有一定活性，特别是对产超广谱β-内酰胺酶的肠杆菌科细菌感染有效。但值得注意的是，厄他培南对铜绿假单胞菌无活性，而美罗培南、亚胺培南均有活性。碳青霉烯类药物在临床上主要用于重症感染的经验性治疗、多重耐药革兰氏阴性菌的目标治疗等。近几年，耐碳青霉烯的肺炎克雷伯菌检出率有显著增长，而滥用碳青霉烯类药物是可能的诱因之一。

（4）头霉素类和氧头孢烯类　头霉素类是β-内酰胺类药物中的一类，代表药物包括头孢西丁、头孢美唑。虽然头霉素类与头孢菌素类药物的名字类似，但两类药物仍存在一定差别。包括：①头霉素类药物对革兰氏阴性菌所产的超广谱β-内酰胺酶稳定，因此可作为相关感染的降阶梯治疗方案之一；②头霉素类药物对革兰氏阴性菌的效果与第二、三代头孢菌素类似，而且对脆弱拟杆菌等厌氧菌效果较头孢菌素好，因此可用于混合感染的治疗，如腹腔感染、盆腔感染；③头霉素类药物中的头孢西丁也用于非结核分枝杆菌的治疗。

氧头孢烯类药物中的代表药物是拉氧头孢，对需氧菌作用类似于第三代头孢菌素，同时可覆盖脆弱拟杆菌等厌氧菌。氧头孢烯类药物对革兰氏阴性菌所产的超广谱β-内酰胺酶稳定，因此也可用于相关感染的降阶梯治疗备选方案。

（5）单环β-内酰胺类　代表药物为氨曲南。此类药物的特点是抗菌谱很窄，对部分革兰氏阴性菌有效，特别是对铜绿假单胞菌有活性，但对革兰氏阳性菌、厌氧菌、非典型病原体及产超广谱β-内酰胺酶的肠杆菌科细菌无活性。氨曲南与其他β-内酰胺类抗菌药发生交叉过敏反应的概率低，常作为青霉素、头孢菌素过敏史患者的替代治疗药物之一。但由于头孢他啶C7位侧链与氨曲南相似，若患者对头孢他啶过敏，不推荐使用氨曲南。

（6）β-内酰胺酶抑制剂　病原菌可以通过产生β-内酰胺酶破坏β-内酰胺类药物的结构，从而使药物失效。β-内酰胺酶包括青霉素酶、超广谱β-内酰胺酶、染色体介导的Ⅰ类头孢菌素酶、碳青霉烯酶等。为了有效地保护β-内酰胺类药物免受β-内酰胺酶的破坏，可以同时应用克拉维酸、舒巴坦、他唑巴坦、阿维巴坦等多种β-内酰胺酶抑制剂。β-内酰胺酶抑制剂通常与β-内酰胺类药物组成复方制剂，以保证β-内酰胺类药物正常发挥抗菌活性，如阿莫西林/克拉维酸、头孢哌酮/

舒巴坦、哌拉西林/他唑巴坦、头孢他啶/阿维巴坦。两种成分在药动学方面基本保持一致，避免抑酶效果不佳。

2. 氨基糖苷类　通过抑制细菌蛋白质合成发挥杀菌作用，对革兰氏阴性菌（含铜绿假单胞菌）及部分葡萄球菌有较好活性，但对厌氧菌、链球菌、肠球菌及耐甲氧西林的葡萄球菌效果差。在治疗部分链球菌、肠球菌的重症感染时，若致病菌对氨基糖苷类药物敏感，通常会将氨基糖苷类药物与β-内酰胺类药物合用，利用两者的协同作用提高治疗效果。氨基糖苷类的代表药物包括庆大霉素、阿米卡星。两个药物的抗菌谱基本类似，但阿米卡星对部分革兰氏阴性菌所产生的氨基糖苷类钝化酶较为稳定，所以阿米卡星对耐庆大霉素菌株所致感染也有效。氨基糖苷类药物蛋白结合率低，主要以原型药经肾脏排泄。结合PK/PD特点，该类药物为浓度依赖性药物，且具有抗生素后效应，适合一日一次给药，可增效减毒，必要时监测血药浓度。

3. 大环内酯类　是通过抑制细菌蛋白质合成而发挥抑菌作用的一类抗菌药物，代表药物包括红霉素、阿奇霉素、克拉霉素。其抗菌谱包括肺炎链球菌、肺炎支原体、嗜肺军团菌、脑膜炎奈瑟菌、卡他莫拉菌等。但目前肺炎链球菌、肺炎支原体对大环内酯类的耐药较高，因此经验性治疗时需尽量避免使用。此外，大环内酯类对非结核分枝杆菌也有较好活性。大环内酯类药物在体内分布较广，组织中药物浓度比血液中高，且容易进入细胞内发挥作用。例如，阿奇霉素在肺和扁桃体中的浓度与血液中浓度比值超过100，在巨噬细胞、中性粒细胞中浓度均非常高。但大环内酯类药物很难透过血脑屏障进入脑脊液中，因此不适合治疗中枢神经系统感染。临床应用方面，大环内酯类药物主要治疗敏感菌所致的呼吸道感染、皮肤软组织感染等。其中，克拉霉素还常用于治疗幽门螺杆菌感染。

4. 林可霉素类　主要通过抑制细菌蛋白质合成而起作用，与大环内酯类药物类似，代表药物为林可霉素和克林霉素。本类药物抗菌谱窄，主要对部分革兰氏阳性菌及厌氧菌有抗菌活性，对革兰氏阴性杆菌无效。克林霉素较林可霉素在临床上应用广泛，主要用于：①厌氧菌或葡萄球菌等革兰氏阳性菌引起的感染或混合感染的治疗，如吸入性肺炎、盆腔、腹腔感染等；②作为β-内酰胺类药物过敏患者围手术期预防用药的替代药。克林霉素在骨组织中浓度高，但很难穿透血脑屏障进入脑脊液中，主要经胆汁排泄。

5. 糖肽类　主要通过抑制细菌细胞壁合成而发挥杀菌作用，代表药物是万古霉素、替考拉宁。与β-内酰胺类药物不同的是，糖肽类药物的作用位点是D-丙氨酰-D-丙氨酸。糖肽类药物抗菌谱窄，主要针对革兰氏阳性球菌，特别是对屎肠球菌、耐甲氧西林葡萄球菌也有效。糖肽类药物具有耳、肾毒性，因此在临床使用时需密切监测。药动学方面，糖肽类药物口服基本不吸收，因此可用于治疗艰难梭菌相关假膜性肠炎。静脉给药后，万古霉素的组织分布良好，可穿透血脑屏障，在脑脊液中达到有效治疗浓度。万古霉素不宜静脉推注和静脉快速滴注，否则可导致面部潮红、颈及上部躯干红斑性充血、瘙痒、血压下降等不良反应，即“红人综合征”。

6. 环脂肽类　主要通过与细菌细胞膜结合，引起细胞膜电位快速去极化，最终导致细菌死亡，代表药物为达托霉素。达托霉素的抗菌谱较窄，主要针对革兰氏阳性球菌，包括对耐甲氧西林金黄色葡萄球菌、耐甲氧西林表皮葡萄球菌、耐万古霉素的肠球菌等。临床上，主要应用于血流感染、右心感染性心内膜炎及皮肤软组织感染的治疗。达托霉素由于会被肺泡表面活性物质所灭活，因此不可应用于肺部感染。使用达托霉素时需警惕肌痛等不良反应，注意监测肌酸激酶。此外，警惕嗜酸性细胞性肺炎。

7. 噁唑烷酮类　主要通过与细菌50S亚基的23S核糖体RNA结合，阻止功能性70S始动复合物的形成，抑制细菌繁殖，代表药物是利奈唑胺。利奈唑胺的抗菌谱主要为革兰氏阳性球菌、结核分枝杆菌、非结核分枝杆菌等。其主要不良反应为骨髓抑制，以血小板减少较为多见；其次需警惕的不良反应包括视觉异常、乳酸升高、外周神经病变等。临床上主要治疗敏感菌所致的肺部感染及皮肤软组织感染等。

8. 氟喹诺酮类　主要通过作用于细菌的拓扑异构酶Ⅱ和拓扑异构酶Ⅳ，抑制细菌的DNA合成，代表药物为左氧氟沙星、环丙沙星、莫西沙星。氟喹诺酮类药物抗菌谱很广，可覆盖部分革兰氏阳性菌、革兰氏阴性菌、支原体、衣原体、军团菌、结核分枝杆菌、非结核分枝杆菌等。在三种药物中，莫西沙星对肺炎链球菌敏感性相对较高，环丙沙星对于铜绿假单胞菌活性较高。喹诺酮类药物在临床上主要用于肺部感染、皮肤软组织感染、腹腔感染等。

（三）常见抗真菌药物

常用的抗真菌药物包括三唑类、棘白菌素类、多烯类等。

1. 三唑类 在临床应用中最为广泛，包括氟康唑、伏立康唑、伊曲康唑、泊沙康唑等。此类药物主要通过选择性抑制真菌 14α-羊毛甾醇去甲基化，从而抑制麦角固醇生物合成，破坏真菌细胞膜的完整性。该类药物的主要特点包括：①氟康唑、伏立康唑生物利用度很高，口服片剂可用于患者病情稳定后的序贯治疗；②表观分布容积大，体内分布广泛；③氟康唑、伊曲康唑、伏立康唑经过细胞色素 P450 酶代谢或对 P450 酶有抑制作用，因此与经 P450 酶代谢的药物合用时，警惕药物过度暴露或暴露不足；④氟康唑主要以原型经肾脏排泄，伏立康唑、伊曲康唑、泊沙康唑在尿中浓度低；⑤使用该类药物需密切监测肝肾功能、心脏毒性（如 Q-T 间期延长）等，避免与 Q-T 间期延长药物合用。

2. 棘白菌素类 主要通过抑制 β-(1, 3)-D- 葡聚糖合酶，从而抑制真菌细胞壁合成，增加细胞壁通透性，导致菌体破裂死亡，代表药物为卡泊芬净和米卡芬净。该类药物主要用于治疗念珠菌血症及腹腔、胸腔念珠菌感染，药物相互作用相对三唑类明显减少。

3. 多烯类 主要通过与真菌细胞膜上的固醇相结合，破坏细胞膜的通透性，导致细胞内重要物质外漏而抑制其生长，代表药物是两性霉素 B。两性霉素 B 可导致肝肾功能损伤、低钾血症，静脉滴注过快还可引起心室颤动或心搏骤停。用药过程需密切监测肝肾功能、血常规、电解质、尿常规等，关注静脉滴注速度。

三、常见抗病毒药物的特点与临床应用

病毒感染性疾病是传染病中的一大类。根据作用机制的不同，抗病毒药物可分为 DNA 聚合酶抑制剂、反转录酶抑制剂、神经氨酸酶抑制剂等。根据覆盖病原体的不同，又可分为抗疱疹病毒药物、抗巨细胞病毒药物、抗流感病毒药物等。现对常见的各类抗病毒药物做一简述。

（一）抗疱疹病毒药物

疱疹病毒可分为单纯疱疹病毒和水痘 - 带状疱疹病毒，常用药物包括阿昔洛韦、伐昔洛韦、泛昔洛韦、喷昔洛韦。阿昔洛韦在体内可被活化成阿昔洛韦三磷酸酯，干扰病毒 DNA 合成，从而抑制病毒的复制。阿昔洛韦生物利用度低，仅有 10%～30%，主要经肝脏代谢和肾脏排泄。患者对阿昔洛韦通常耐受良好，大剂量应用时需注意充分补水，防止药物在肾小管内沉淀。伐昔洛韦是阿昔洛韦的前体药物，在体内可转化为阿昔洛韦，其生物利用度是阿昔洛韦的 3～5 倍。

（二）抗巨细胞病毒药物

更昔洛韦是治疗巨细胞病毒感染的常用药物之一，在巨细胞病毒感染的细胞中被活化为更昔洛韦三磷酸盐，竞争性地抑制病毒 DNA 聚合酶从而抑制病毒合成。更昔洛韦生物利用度很低，仅有 5% 左右，进食后服用略有升高。该药主要通过肾小球滤过和肾小管分泌以原型药物经肾脏排泄。使用该药时需警惕白细胞减少、贫血和血小板减少症。此外，需监测血肌酐，以便根据肌酐清除率调整用药剂量。药物相互作用方面，需避免和亚胺培南合用，两者合用可增加癫痫发生概率。男性在使用更昔洛韦期间和之后至少 90 天应避孕。膦甲酸钠常用作更昔洛韦不耐受时的替代治疗药物。使用该药时需缓慢静脉滴注，同时注意水化，避免肾脏损伤。

（三）抗病毒性肝炎药物

病毒性肝炎根据肝炎病毒种类不同可分为甲型肝炎、乙型肝炎、丙型肝炎等。治疗乙型肝炎

的药物包括恩替卡韦、富马酸替诺福韦二吡呋酯、富马酸丙酚替诺福韦等。以恩替卡韦为例，其主要通过在体内活化成恩替卡韦三磷酸盐抑制乙型肝炎病毒多聚酶及乙型肝炎病毒 DNA 合成。进食会导致恩替卡韦的吸收延迟，因此应空腹给药。该药主要经肾小球滤过和网状小管分泌排泄，需根据肌酐清除率调整用药剂量。替诺福韦既可用于乙型肝炎的治疗，也可以用于 HIV 感染的治疗。其主要通过转化为活性代谢产物二磷酸替诺福韦，并嵌入病毒 DNA 导致 DNA 链终止而抑制乙型肝炎病毒复制，注意事项等内容见抗 HIV 药物部分。

（四）抗 HIV 药物

HIV 的治疗药物种类繁多，可分为核苷类反转录酶抑制剂、非核苷类反转录酶抑制剂、蛋白酶抑制剂、整合酶抑制剂等。替诺福韦是核苷类反转录酶抑制剂的一种，体内可转化成活性形式二磷酸替诺福韦，通过与 5′- 三磷酸脱氧腺苷竞争，在与 DNA 整合后终止 DNA 链，抑制 HIV-1 反转录酶的活性。该药主要通过肾小球滤过和肾小管主动分泌相结合的方式被清除。使用时需监测血肌酐，警惕肾损伤和范科尼综合征。

（五）抗流感病毒药物

抗流感病毒药物主要包括神经氨酸酶抑制剂和 RNA 聚合酶抑制剂，代表药物分别是奥司他韦和玛巴洛沙韦。奥司他韦在体内转化为活性形式奥司他韦羧酸盐发挥作用，可抑制甲型和乙型流感病毒的神经氨酸酶活性，抑制病毒的复制和从感染的细胞中扩散。该药主要的不良反应为恶心、呕吐、头痛等。玛巴洛沙韦通过转化为巴洛沙韦发挥抗病毒活性，通过抑制聚合酶酸性蛋白的核酸内切酶活性而抑制病毒复制。其上市后的主要不良反应为过敏反应、胃肠道不适等。由于多价阳离子与玛巴洛沙韦合用会导致巴洛沙韦的血浆浓度降低，因此不可与含多价阳离子的药物合用。

四、抗感染药物在特殊人群中的应用

在不同生理和病理状态下，抗感染药物的药动学及临床应用有所不同。因此，在制订抗感染药物治疗方案时，需结合患者具体情况个体化给药。现分别介绍以下几种情况。

（一）肾功能减退患者

肾功能减退患者的合理用药主要考虑药物的肾毒性及主要排泄途径、患者肾功能具体情况（是否需要腹膜透析、血液透析等特殊处理）及感染严重程度等。尽量选择肾毒性小的药物以避免对肾脏进一步损伤。根据药物的肾脏清除率，通过减少给药剂量或延长给药间隔的方法避免过大的药物暴露。肾功能减退患者的抗感染药物选用，见表 16-1-1。

表 16-1-1　肾功能减退患者的抗感染药物选用

肾功能减退	抗感染药物
按原剂量使用	阿奇霉素、多西环素、头孢哌酮、头孢曲松、莫西沙星、利奈唑胺等
必要时根据肾功能减退情况减量应用	青霉素、阿莫西林、哌拉西林、头孢呋辛、头孢他啶、头孢吡肟、美罗培南、亚胺培南、左氧氟沙星、氟康唑、阿昔洛韦
尽量避免使用	氨基糖苷类、万古霉素、两性霉素 B（脱氧胆酸盐）
不宜应用	四环素、呋喃妥因

（二）肝功能减退患者

肝功能减退患者的用药原则：尽量避免选用或慎用具有肝毒性的药物、主要经肝胆系统排泄的药物。肝功能减退患者的抗感染药物选用，见表 16-1-2。

表 16-1-2 肝功能减退患者的抗感染药物选用

肝功能减退	抗感染药物
按原剂量使用	青霉素 G、头孢唑林、头孢他啶、氨基糖苷类、万古霉素、多黏菌素等
严重肝病时减量使用	头孢曲松、替加环素、环丙沙星、卡泊芬净、伏立康唑
肝病时避免使用	四环素、利福平、两性霉素 B、磺胺类药物、红霉素酯化物

（三）老年患者

老年患者的生理功能与青壮年有以下不同：第一，老年患者的肝肾功能减退，肝脏血流量减少，肾脏清除率降低，药物消除半衰期通常会延长；第二，老年患者的白蛋白水平降低，游离药物浓度增加，特别是使用高蛋白结合率的药物时需警惕。抗菌药物的选择需注意：第一，根据肝肾功能调整药物剂量，避免药物暴露增大所致药物不良反应；第二，尽量避免毒性大的药物，如氨基糖苷类药物，防止药物对器官功能的进一步损伤；第三，使用头孢吡肟、氟喹诺酮类、碳青霉烯类、大剂量青霉素类药物时，警惕中枢神经系统不良反应。

（四）新生儿患者

新生儿的生理状态与成人显著不同，因此药物的选择与给药剂量都需要在儿科团队专业指导下制订。新生儿的生理状态有以下特点：第一，新生儿的血浆白蛋白与药物的结合能力低，游离药物比例增大；第二，体内代谢酶系统与肾功能发育均不成熟，因此可能出现药物代谢程度降低，经肾排泄药物的消除减慢。

新生儿用药时，需注意：第一，要根据日龄调整新生儿的给药方案，因新生儿的药动学变化在新生儿阶段变化相对显著；第二，由于新生儿肝、肾功能发育不完善，需尽量避免对肝、肾功能影响大的药物，如氯霉素、磺胺类药物、万古霉素、氨基糖苷类、多黏菌素类等，若必须使用时，需进行血药浓度监测并个体化给药。氟喹诺酮类禁止用于新生儿；第三，由于新生儿肌肉组织对化学刺激耐受差，不适合肌内注射。

（五）妊娠期患者

妊娠期患者的生理状态会发生很大改变，主要表现在：一是孕期血容量增加，药物分布容积也增加，因此药物吸收后的稀释程度也有所增加；二是常出现低白蛋白血症，因此药物与白蛋白的结合能力降低，游离药物浓度升高；三是肾血流量增加，药物清除加快。

抗感染药物的使用，不仅需要考虑到药物对母体影响，也需要考虑对胎儿的影响。根据药物对母体及胎儿的损害，一般分为几类：一是对胎儿有明显的致畸作用，应禁止使用的药物：利巴韦林；二是对母体和胎儿均有毒性作用需避免使用，但权衡利弊后可应用的药物：氨基糖苷类、伏立康唑、四环素类等，必要时应进行药物浓度监测；三是动物研究显示毒性，人体研究不充分，但用药时患者受益大于风险的药物：亚胺培南西司他丁钠、万古霉素等；四是药物毒性相对小，孕妇确有指征时可使用的药物：青霉素类、头孢菌素类、阿奇霉素等。

（六）哺乳期患者

哺乳期患者在使用抗感染药物时需考虑乳汁中药物对乳儿的影响。以抗菌药物为例：氟喹诺酮类、四环素类、氯霉素、磺胺甲噁唑在乳汁中含量较高，可对乳儿造成一些不良影响；青霉素等β-内酰胺类和氨基糖苷类药物等虽在乳汁中含量低，但β-内酰胺类药物可引起乳儿的过敏反应，氨基糖苷类药物可导致听力损害。因此哺乳期患者应用任何抗菌药物时，均宜暂停哺乳。

第二节 围手术期抗菌药物预防使用

一、预防用药目的

围手术期使用抗菌药物的目的是预防手术部位感染，包括浅表切口感染、深部切口感染和手

术所涉及的器官 / 腔隙感染，但不包括与手术无直接关系的、术后可能发生的其他部位感染。抗菌药物的预防性使用不能代替严格的消毒、无菌操作及血糖控制等其他预防措施。

二、预防用药原则与给药方案制订

（一）基本原则

围手术期应根据手术切口类别、可能的污染细菌种类及耐药流行病学情况、手术持续时间、感染发生概率和后果严重程度、预防效果的循证医学证据、对细菌耐药性的影响及经济学评估等因素综合考虑是否预防性选用抗菌药物，以及选用何种抗菌药物。

（二）手术切口分类

1. 清洁手术（Ⅰ类切口） 手术脏器为人体无菌部位，局部无炎症、无损伤，也不涉及人体与外界相通的器官，如呼吸道、消化道、泌尿生殖道等。手术部位无污染，通常无须使用抗菌药物预防感染。但在下列情况时可考虑预防性用药：①手术范围大、手术时间长、污染机会增加；②手术涉及重要脏器，一旦发生感染将造成严重后果者，如脑外科手术、心脏手术等；③有异物植入的手术，如人工心瓣膜植入、永久性心脏起搏器放置、人工关节置换等；④有感染高危因素如高龄、糖尿病、免疫功能低下（尤其是接受器官移植者）、营养不良等患者。

2. 清洁 - 污染手术（Ⅱ类切口） 手术部位存在寄殖菌群，手术时可能污染手术部位导致感染，故此类手术通常需预防性使用抗菌药物。具体药物选择根据手术部位可能的污染菌而定。

3. 污染手术（Ⅲ类切口） 已造成手术部位严重污染的手术，包括涉及急性炎症但未化脓区域；胃肠道内容物有明显溢出污染等。此类手术需预防性使用抗菌药物。

4. 污秽 - 感染手术（Ⅳ类切口） 有失活组织的陈旧创伤手术；已有临床感染或脏器穿孔的手术。在手术前即已开始治疗性应用抗菌药物，术中、术后继续，此不属预防性使应用抗菌药物范畴。

（三）品种选择

围手术期预防性使用抗菌药物品种的选择需根据手术部位可能的病原菌、抗菌药物的抗菌谱及药动学特点、不良反应等综合考虑。第一，根据手术路径，推测可能的致病菌，以针对性选择抗菌药物。例如，心血管、头颈、胸腹壁、四肢软组织手术和骨科手术等经皮肤的手术，最常见的病原菌是葡萄球菌。一般首选第一代头孢菌素作为围手术期预防用药（如头孢唑林）。结肠、直肠和盆腔手术，最常见的病原菌是肠道革兰氏阴性菌和脆弱拟杆菌，可选择第二代头孢菌素 ± 抗厌氧菌药物作为手术预防用药（如头孢呋辛 ± 甲硝唑），也可以选择头霉素类单用（如头孢西丁 / 头孢美唑）。第二，若患者对头孢菌素过敏，可能的致病菌为革兰氏阳性菌时，可用万古霉素、克林霉素；可能的致病菌为革兰氏阴性杆菌时，可用氨曲南、磷霉素或氨基糖苷类。第三，若患者有耐甲氧西林金黄色葡萄球菌（MRSA）定植的可能或所处医疗机构 MRSA 发生率高，可选用万古霉素作为围手术期预防用药，但需严格控制用药时间。第四，严格限制使用广谱抗菌药物作为围手术期预防用药。例如，不推荐常规使用氟喹诺酮类药物作为围手术期预防用药。

（四）给药方法

通常在切开皮肤（黏膜）前 0.5～1 小时内或麻醉开始时静脉给药。输注完毕后开始手术，保证手术部位暴露时局部组织中抗菌药物已达到杀灭致病菌的有效浓度。万古霉素、氟喹诺酮类由于滴注时间较长，应在手术前 1～2 小时开始给药。局部组织中抗菌药物的有效浓度应覆盖整个手术过程。手术时间较短（＜ 2 小时）的术前给药一次即可。以下几种情况需在术中追加 1 剂：一是手术时间超过 3 小时或超过所用药物半衰期的 2 倍；二是成人出血量超过 1500ml。清洁手术的预防用药时间应≤ 24 小时，清洁 - 污染手术和污染手术的预防用药时间为 24 小时。心脏手术和污染手术视情况可延长至 48 小时。过度延长用药时间不仅不能进一步提高预防效果，而且会增加患者出现药物不良反应及诱导细菌耐药的概率，也会增加患者的经济负担。

案例 16-2-1 患者，男，68 岁。因“腰痛伴右下肢放射痛 1 个月”入院。患者 1 个月前无明显诱因出现腰痛，向右臀部及右侧小腿后外侧放射。腰椎 MRI 示：第 3 腰椎～第 1 骶椎腰椎间盘膨出，第 4 腰椎～第 1 骶椎椎间盘突出。患者既往糖尿病史 5 年。否认食物药物过敏史。查体：腰椎后伸活动度受限，约第 3 腰椎水平棘突压痛及叩击痛。右侧直腿抬高试验（+），左侧直腿抬高试验（–）。双侧膝反射、跟腱反射（+）。初步诊断：腰椎间盘突出症（第 3 腰椎～第 1 骶椎）；腰椎管狭窄症（第 4 腰椎～第 1 骶椎）。

问题 16-2-1-1 患者拟行腰椎后路减压内固定植骨融合术，是否应该选用抗菌药物预防手术部位感染？若需要，选择何种抗菌药物？

解析 16-2-1-1 患者拟行手术不涉及炎症区，不涉及呼吸道、消化道、泌尿生殖道等人体与外界相通的器官，为Ⅰ类切口手术。但患者有糖尿病史，糖尿病为感染高危因素之一；且拟行手术涉及异物植入，因此需使用抗菌药物预防围手术期感染。手术过程中最可能的致病菌是葡萄球菌，应选用第一代头孢菌素，如头孢唑林，作为围手术期预防用药。

问题 16-2-1-2 患者手术时间约 4 小时，术中是否需要再次给予抗菌药物，后续预防用药需使用几天？

解析 16-2-1-2 手术时间超过 3 小时，可在术中追加 1 剂抗菌药物，术后再继续给予抗菌药物，预防性使用不应超过 24 小时。过度延长用药时间不仅不能进一步提高预防效果，而且会增加患者出现药物不良反应及诱导细菌耐药的概率，也会增加患者的经济负担。

第三节 感染性心内膜炎

一、定义与流行病学

感染性心内膜炎（infective endocarditis，IE）是由细菌、真菌等病原微生物侵入心脏瓣膜或心室壁内膜引起的炎症。

我国 IE 的患病率仍缺乏详尽数据。2000～2011 年，美国 IE 发病率由 11/10 万增加至 15/10 万。欧洲每年的 IE 患病率在 3/10 万～10/10 万，其中 70～80 岁老年人患病率升高至 14.5/10 万。2007～2019 年，德国人群中 IE 的发病率从 6.3/10 万增加到 10.2/10 万。丹麦的一项研究发现，1997～2017 年，IE 的发病率从 5.0/10 万增加到 10.5/10 万。IE 的死亡率高，应及时诊断和治疗。

二、病因和发病机制

（一）病因

IE 多见于器质性心脏病的患者，如先天性心脏病、退行性瓣膜病等。机械因素导致的心内膜损伤、暂时性菌血症及微生物数量、毒力均与 IE 的发生相关。

（二）发病机制

当心内膜损伤发生后，血小板和纤维蛋白会附着在损伤表面。病原微生物随血流也会附着于受损的心脏瓣膜表面，同时激活外源性凝血途径。活化的内皮细胞会表达更多的纤维蛋白，纤维蛋白在局部继续沉积，最终形成赘生物。微生物、纤维蛋白等在赘生物形成中不断被包绕，这也成为微生物不易被清除的主要原因之一。而且，赘生物一旦脱落还可造成血管栓塞和损伤。

三、诊　断

IE 典型的症状为反复发热、寒战，可伴有体重减轻、贫血、肌痛、关节痛。此外，部分患者皮肤有散在出血点或疼痛的皮下结节。部分患者不发热，可能与发病后应用过抗菌药物或激素有关。

IE 的诊断主要靠改良的 Duke 标准。

主要标准，一是血培养阳性，包括①2 次独立血培养检测出 IE 典型病原体：草绿色链球菌、牛链球菌、HACEK 族（H：嗜沫嗜血杆菌；A：放线杆菌；C：人类心杆菌；E：啮蚀艾肯菌；K：金氏金菌）、金黄色葡萄球菌、无原发灶的社区获得性肠球菌。②持续血培养阳性时检测出 IE 病原体：间隔 12 小时，至少 2 次血培养阳性；首次和末次取样时间至少间隔 1 小时，至少 4 次独立培养中大多数为阳性或全部 3 次培养均为阳性。③单次血培养博纳特立克次体阳性或 IgG 抗体滴度＞1 ∶ 800。

二是心内膜感染证据，包括①心脏超声表现：赘生物、脓肿或新出现的人工瓣膜开裂；②新出现的瓣膜反流。超声心动图分为经胸超声心动图（transthoracic echocardiography，TTE）和经食管超声心动图（transesophageal echocardiography，TEE）。前者对 IE 的诊断的敏感性为 40%～60%，后者可提高至 90%～100%，特别是对于 1～1.5mm 的赘生物也有较好的灵敏度。对于疑似 IE 患者，首选 TTE。高度疑似 IE 但 TTE 正常，推荐 TEE。对于瓣周脓肿，赘生物大小评估，推荐 TEE。

次要标准，①易患因素：既往心脏病或静脉药瘾；②发热：体温＞38℃；③血管征象：重要动脉栓塞、脓毒性肺梗死、真菌性动脉瘤、颅内出血、Janeway 损害、结膜出血；④免疫系统表现：肾小球肾炎、Osler 结节、Roth 斑或类风湿因子阳性；⑤微生物学证据：血培养阳性，但不符合上述主要标准或缺少病原体感染的血清学证据。

满足以下条件之一，可明确诊断 IE：①符合 2 条主要标准；②符合 1 条主要标准和 3 条次要标准；③符合 5 条次要标准。满足以下条件之一，可疑似诊断 IE：①符合 1 条主要标准和 1 条次要标准；②符合 3 条次要标准。

瓣膜或栓子的病理学检查是诊断IE的最有力证据。病变瓣膜切片镜下可见大量炎性细胞浸润；特殊染色可见细菌或真菌菌丝。

四、治　疗

IE 的治疗包括抗感染治疗和其他治疗。抗感染治疗根据是否已知病原学结果分为经验性治疗与目标性治疗。IE 的抗感染治疗一般需要满足以下基本要求：选用杀菌剂；大剂量（应高于一般使用量），一方面维持血中有效浓度，另一方面使药物可以穿透赘生物基质，杀灭赘生物里边的病原体；静脉给药；长疗程，一般为 4～6 周；但对于人工瓣膜心内膜炎需要 6～8 周甚至更长，以降低复发。抗菌药物的使用需要根据药物的 PK/PD 特点，选择合适的频次、剂量。其他治疗以手术治疗为主，以下几种情况需要尽早手术：①对于 IE 所致的心力衰竭患者；② IE 导致瓣环或主动脉根部脓肿；③金黄色葡萄球菌、真菌等导致的 IE；④正规抗菌药物治疗 5～7 天，仍持续性菌血症或高热或赘生物持续增大；⑤人工瓣膜感染性心内膜炎患者；⑥其他特殊情况。

（一）经验性治疗

经验性治疗方案需根据受累瓣膜类型、有无感染耐药菌危险因素等制订。根据瓣膜类型的不同，IE 通常可分为自体瓣膜心内膜炎（native valve endocarditis，NVE）和人工瓣膜心内膜炎（prosthetic valve endocarditis，PVE）。具体治疗方案见表 16-3-1。

表 16-3-1　感染性心内膜炎的经验性治疗方案

类型	药物治疗方案
NVE	万古霉素 15～20mg/kg iv q8h 或 q12h+（头孢曲松 2g iv qd 或庆大霉素 1mg/kg iv q8h），若万古霉素不耐受，可改为达托霉素 6mg/kg iv qd
PVE	万古霉素 15～20mg/kg iv q8h 或 q12h+ 利福平 0.6g po qd+ 庆大霉素 1mg/kg iv q8h

在启动抗菌药物治疗后 48 小时应重复检测血培养以评估微生物疗效，可抽取至少 2 套血培养，

抽取间隔 24～48 小时，直至血培养转阴。大部分 IE 患者在启动适当抗菌药物治疗 3～5 日后体温基本恢复正常。

（二）目标性治疗

IE 的常见致病菌以革兰氏阳性球菌为主，包括葡萄球菌、链球菌和肠球菌。此外，革兰氏阴性菌、真菌及立克次体也可导致 IE。

1. 革兰氏阳性球菌所致 IE 革兰氏阳性球菌所致 IE 的目标治疗方案见表 16-3-2。

表 16-3-2 革兰氏阳性球菌所致感染性心内膜炎的目标性治疗方案

病原体	治疗方案
葡萄球菌	
NVE，甲氧西林敏感	萘夫西林或苯唑西林 2g iv q4h，疗程 6 周；青霉素过敏或不耐受，可用万古霉素 15mg/kg iv q12h
NVE，甲氧西林耐药	万古霉素 15mg/kg iv q12h，疗程 6 周
PVE，甲氧西林敏感	（萘夫西林或苯唑西林）2g iv q4h+ 利福平 0.3g po q8h+ 庆大霉素 1mg/kg iv q8h，疗程 6 周，庆大霉素疗程 2 周；青霉素过敏或不耐受，可用万古霉素 15mg/kg iv q12h 替代（萘夫西林或苯唑西林）。
PVE，甲氧西林耐药	万古霉素 15mg/kg iv q8h～q12h+ 利福平 0.3g po q8h+ 庆大霉素 1mg/kg iv q8h，疗程 6 周，庆大霉素疗程 2 周
链球菌	
青霉素对草绿色链球菌的 MIC ≤ 0.125μg/ml	NVE：①青霉素 1200 万～1800 万单位 / 天，iv，分 6 次或头孢曲松 2g iv qd，疗程均 4 周；②（青霉素 1200 万～1800 万单位 / 天，iv，分 6 次或头孢曲松 2g iv qd）+ 庆大霉素 3mg/kg iv qd，疗程 2 周；若对青霉素或头孢曲松不耐受，可用万古霉素 15mg/kg iv q12h 替代青霉素或头孢曲松 PVE：药物方案同 NVE，但疗程需 6 周，庆大霉素前 2 周
0.125μg/ml ＜青霉素对草绿色链球菌的 MIC ＜ 0.5μg/ml	NVE：青霉素 400 万单位 iv q4h+ 庆大霉素 3mg/kg iv qd，疗程 4 周，庆大霉素前 2 周给药；或头孢曲松 2g iv qd，疗程 4 周；或万古霉素 15mg/kg iv q12h，疗程 4 周。若对青霉素或头孢曲松不耐受，可用万古霉素 15mg/kg iv q12h 替代青霉素或头孢曲松 PVE：药物方案同 NVE，但疗程需 6 周，庆大霉素前 2 周
青霉素对草绿色链球菌的 MIC ≥ 0.5μg/ml	NVE：青霉素 400 万单位 iv q4h+ 庆大霉素 3mg/kg iv qd，疗程 4 周，庆大霉素前 2 周给药；或万古霉素 15mg/kg iv q12h，疗程 4 周；若对青霉素或头孢曲松不耐受，可用万古霉素 15mg/kg iv q12h 替代青霉素或头孢曲松 PVE：药物方案同 NVE，但疗程需 6 周，庆大霉素前 4 周
肠球菌	
肠球菌对青霉素、庆大霉素均敏感	NVE 及 PVE：青霉素 400 万单位 iv q4h+ 庆大霉素 1mg/kg iv q8h，天然瓣膜疗程 4～6 周，人工瓣膜 6 周；若对青霉素或头孢曲松不耐受，可用万古霉素 15mg/kg iv q12h 替代青霉素或头孢曲松
肠球菌对青霉素敏感、庆大霉素耐药	NVE 及 PVE：氨苄西林 2g iv q4h+ 头孢曲松 2g iv q12h，天然瓣膜疗程 6 周，人工瓣膜 8 周
肠球菌对青霉素、氨基糖苷类、万古霉素均耐药	NVE 及 PVE：达托霉素 8～12mg/kg iv qd 联合氨苄西林 2g iv q4h，替代方案为单药利奈唑胺 0.6g iv q12h，疗程≥ 8 周

在用药时注意监测：①有无皮疹等过敏反应，一旦发现需立即停药。②肝肾功能，包括氨基转移酶、血肌酐等。③给药速度，万古霉素需缓慢滴注，若给药过快可能出现红人综合征。另外，大剂量青霉素类也需缓慢给药，避免给药过快引起中枢神经系统不良反应，如抽搐、肌肉痉挛、昏迷等。④使用万古霉素时，需监测血药浓度，谷浓度合适范围在 15～20μg/ml。⑤因 IE 治疗疗程较长，使用抗菌药物治疗时，警惕菌群失调等二重感染。

2. 革兰氏阴性杆菌所致 IE 革兰氏阴性杆菌的治疗方案主要取决于病原菌对抗菌药物的敏感性。通常治疗方案为一种 β- 内酰胺类药物 + 氨基糖苷类药物，若患者对氨基糖苷类药物不耐受，可选择喹诺酮类（疗程≥ 6 周）。常用的药物包括头孢曲松、环丙沙星、氨苄西林 / 舒巴坦、左氧氟沙星等。环丙沙星、左氧氟沙星均为喹诺酮类药物。在治疗过程中需密切监护：心脏毒性、肝损伤、中枢神经系统等不良反应。

五、预　防

为了减少高风险人员 IE 的发生，主要从以下几方面加强管理。

第一，减少菌血症发生。强调口腔卫生，避免皮肤黏膜受损及尽量减少有创的检查和操作。对于必需的有创操作，需按照无菌操作规范进行。

第二，对特定人群预防性应用抗菌药物。各种心脏瓣膜病、先天性心脏病、长期应用糖皮质激素患者、注射毒品患者、有 IE 既往史的患者，在有创操作前可预防性应用抗菌药物。例如，以上特定人群需进行口腔科操作，可在操作前 30 分钟预防性应用抗菌药物。若患者对青霉素不过敏，可口服或静脉给予 2g 阿莫西林；若患者对青霉素过敏，可口服或静脉给予 600mg 克林霉素。

案例 16-3-1　患者，女，56 岁。因“发热 6 天”于门诊就诊。患者 6 天前发热，最高体温 39℃，伴畏寒、头痛，无寒战、咳嗽、咳痰。查血常规：白细胞 10.67×10^9/L，中性粒细胞 8.75×10^9/L，血红蛋白 185g/L，血小板 143×10^9/L。肝肾功能：总胆红素 27.8μmol/L，直接胆红素 10.7μmol/L，谷丙转氨酶 36U/L，血肌酐 72μmol/L。C 反应蛋白 5.80mg/L，降钙素原 0.13ng/ml。血培养已留 3 套，其中 4 瓶（含需氧及厌氧瓶）均回报：甲氧西林敏感性金黄色葡萄球菌。药敏试验结果，敏感：克林霉素、红霉素、庆大霉素、利奈唑胺、左氧氟沙星、苯唑西林、利福平、复方磺胺甲噁唑、万古霉素；耐药：青霉素 G。超声心动图：先天性心脏病，二尖瓣赘生物，三尖瓣前叶冗长。患者在药敏试验结果回报前已经验性使用万古霉素 1g iv q12h×3 天，为行进一步诊治入院。入院诊断：感染性心内膜炎。患者既往有先天性心脏病，否认食物、药物过敏史。查体：T 38.1℃，HR 90 次 / 分，RR 20 次 / 分，BP 126/80mmHg。胸廓正常，双肺呼吸运动对称，双侧语颤对称，无胸膜摩擦感，双肺呼吸音清，未闻及干湿啰音及胸膜摩擦音，心前区无隆起及凹陷，心界正常，心率 90 次 / 分，心律齐，P2 亢进，心尖区可闻及 2 级收缩期杂音。

问题 16-3-1-1　请分析患者药敏试验结果出来之前的治疗方案。

解析 16-3-1-1　患者入院前 4 瓶血培养阳性，均回报甲氧西林敏感的金黄色葡萄球菌。超声心动图提示二尖瓣赘生物，考虑 IE 诊断明确。在药敏试验结果出来之前，经验性治疗需选择万古霉素联合庆大霉素。该患者选用万古霉素单药治疗，略微欠妥，应加强覆盖可能的其他病原体，避免病情进一步恶化。

问题 16-3-1-2　患者的血培养回报甲氧西林敏感的金黄色葡萄球菌，且已有明确药敏试验结果，是否继续使用万古霉素治疗？作为药师，你需要做哪些药学监护？

解析 16-3-1-2　对于甲氧西林敏感的金黄色葡萄球菌 IE，可选用萘夫西林 2g iv q4h。需注意用药前做青霉素皮试，皮试阴性后方可用药；用药过程中密切监测肾功能，肾功能减退时，适当减少用药剂量；警惕中枢神经系统不良反应。对于甲氧西林敏感的金黄色葡萄球菌，不推荐选用万古霉素治疗，但若使用萘夫西林无法耐受，可使用万古霉素。使用万古霉素时，一方面注意静脉滴注速度，滴注过快可导致静脉炎、红人综合征。另一方面，监测肾功能，以及血药谷浓度。在使用万古霉素的第 4 剂前，测定血药谷浓度，需满足 15～20μg/ml。

案例 16-3-2　患者，男，58 岁。身高 170cm，体重 65kg。因“间断发热 3 个月”入院。3 个月前，患者无明显诱因发热，最高体温 38℃，伴畏寒寒战，胸椎部位疼痛、双肩关节疼痛，当地医院退热后体温正常。10 天前，患者再次发热，最高体温 38℃，伴畏寒寒战，头痛，就诊于当地医院，给予哌拉西林 / 他唑巴坦治疗 6 日，体温逐渐降至正常，热退后头痛消失。停药 3 天后患者再次发热，最高体温 38.5℃，伴畏寒寒战，就诊医院。查血常规：白细胞 12.69×10^9/L，中性粒细胞百分比 78.8%，血红蛋白 125g/L，血小板 200×10^9/L。查血生化：血肌酐 75μmol/L，谷丙转氨酶22U/L。C反应蛋白63.4mg/L，类风湿因子阴性，肥达外斐反应、虎红凝集试验、布氏杆菌试管凝集试验阴性。已取血培养、结果待出。目前先给予头孢哌酮/舒巴坦3g vigtt q8h。超声心动图提示：室间隔缺损（隔下型，左向右分流），三尖瓣隔瓣下赘生物形成。否认高血压、冠心病、糖尿病等慢性病史。无吸烟史。否认传染病史。青霉素过敏，表现为全身皮疹；对头孢呋辛、头孢曲松、头孢哌酮/舒巴坦不过敏。查体：T 38.2℃，HR 82次/分，RR 22次/分，BP 127/86mmHg，神志清楚，查体合作。右侧大腿皮下可触及2个直径约1cm结节，质韧，无压痛，活动度可。胸廓正常，双肺呼吸运动对称，双侧语颤对称，无胸膜摩擦感，双肺呼吸音清，未闻及干湿啰音及胸膜摩擦音，心前区无隆起及凹陷，心界正常，心律齐，胸骨左缘3～4肋间可闻及2/6级收缩期吹风样杂音，周围血管征（–）。初步诊断：感染性心内膜炎可能性大。

问题16-3-2-1 请分析该患者的初始治疗方案。

解析16-3-2-1 患者间断发热3个月，血常规白细胞较高，以中性粒细胞为主，超声心动图提示：室间隔缺损（隔下型，左向右分流），三尖瓣隔瓣下赘生物形成。血培养目前未归。考虑感染性心内膜炎疑诊。对于自体瓣膜的感染性心内膜炎的经验性治疗，可经验性给予万古霉素联合庆大霉素或万古霉素联合头孢曲松治疗，使用头孢哌酮/舒巴坦欠妥。

问题16-3-2-2 患者入院后第1天，3瓶血培养回报戈登链球菌。药敏试验结果见下，敏感：青霉素MIC 0.032μg/ml，左氧氟沙星、头孢曲松、万古霉素、四环素、利奈唑胺、替加环素；耐药：红霉素、阿奇霉素、克林霉素；该患者是否需要调整用药方案，若需要，可调整成什么？

解析16-3-2-2 患者的3瓶血培养均回报戈登链球菌，考虑IE诊断明确。因青霉素对戈登链球菌的MIC＜0.125μg/ml，因此可使用头孢曲松2g iv qd治疗，也可联合庆大霉素3mg/kg iv qd。

（张 波 杨 阳）

第四节 呼吸道感染

呼吸道感染可分为上呼吸道感染和下呼吸道感染。上呼吸道感染包括普通感冒、流行性感冒、鼻咽炎、扁桃体炎、咽喉炎等。下呼吸道感染指的是肺组织或者喉以下的气管支气管发生的感染，常由来自口腔和上呼吸道的病毒或细菌向下呼吸道蔓延引起。肺炎是最常见的下呼吸道感染性疾病，本节将从病因、发病机制、诊断及药物治疗等方面对肺炎进行重点介绍。

一、定义与流行病学

（一）定义

肺炎是指终末气道、肺泡和肺间质的炎症，可由病原体、理化因素、免疫损伤、过敏及药物所致。细菌性肺炎是最常见的肺炎，也是最常见的感染性疾病之一，在儿童和老年人群中多见。按肺炎的获得环境，通常分为社区获得性肺炎（community acquired pneumonia，CAP）、医院获得性肺炎（hospital-acquired pneumonia，HAP）与呼吸机相关性肺炎（ventilator-associated pneumonia，VAP），有利于指导经验治疗。CAP是指在医院外罹患的肺实质（含肺泡壁，即广义上的肺间质）炎症，包括具有明确潜伏期的病原体感染在入院后于潜伏期内发病的肺炎。HAP是指患者住院期间没有接受有创机械通气、未处于病原体感染的潜伏期，而于入院48小时后新发生的肺炎。VAP是指气管插管或气管切开患者接受机械通气48小时后发生的肺炎，机械通气撤机、拔管后48小时内出现的肺炎也属于VAP范畴。

（二）流行病学

肺炎在全球所有年龄组都有较高的发病率和死亡率，是医疗卫生资源的主要负担之一。CAP是住院的第二大原因，并且是最常见的感染性死因。2017年美国的一项调查研究显示，每年每10万成年人中约有650人因CAP住院，相当于每年有150万成人因CAP住院（同一患者只计算1次），住院期间死亡率为6.5%。近9%的CAP住院患者将在一年内因新发CAP而再次入院。高龄和慢性阻塞性肺疾病会增加患CAP的风险。国内外研究结果均表明，包括HAP/VAP在内的下呼吸道感染居医院获得性感染构成比之首。HAP的全球发病率（住院患者）为5‰～20‰。2015年我国一项关于46所医院VAP发病率多中心前瞻性监测表明，1年内VAP发病率平均为9.52‰，其中不同科室的ICU患者发病率为4.50‰～32.79‰。

二、病因和发病机制

正常的呼吸道免疫防御机制（支气管内黏液-纤毛运载系统、肺泡巨噬细胞等细胞防御的完整性等）使气管隆凸以下的呼吸道保持无菌，当病原体数量多、毒力强、宿主呼吸道局部、全身免疫防御系统损害，以及气管插管使得原来相对无菌的下呼吸道直接暴露于外界而导致口咽部定植菌大量繁殖、无法进行有效咳嗽、插管内外表面容易形成生物被膜脱落引起小气道阻塞时，即可引起肺炎，肺炎的发生和严重程度主要取决于病原体（毒力、菌量）、宿主及医疗环境三方面的因素。

1. 病原体侵入下呼吸道

（1）空气吸入的大多数肺部病原体来源于口咽部菌群，患者在咳嗽、打喷嚏、说话时口鼻溅出带有病原体的飞沫，这些飞沫播散到空气中，经呼吸进入呼吸道中可引起感染。

（2）血行播散，通过血液播散和直接蔓延侵入肺部引起感染。

（3）当发生误吸时，正常情况下，支气管黏液-纤毛系统能有效地清除吸入气道内的细菌；当上呼吸道机会致病菌和其他病原体大量繁殖时，加上患者昏迷、气管插管、休克等因素，易使病原体进入下呼吸道引起肺炎。

2. 宿主防御功能障碍　任何原因造成全身免疫功能和呼吸道局部防御功能受损都是发生肺炎的高危因素，如上呼吸道感染、疲劳、醉酒、高龄、基础疾病（慢性肺部疾病、糖尿病、恶性肿瘤、心功能不全等）、气管插管，使用免疫抑制剂、糖皮质激素、细胞毒性药物等。

3. 医疗环境因素　ICU滞留时间、有创机械通气时间、侵袭性操作（特别是呼吸道侵袭性操作），使用提高胃液pH的药物（H_2受体阻断剂、质子泵抑制剂），使用镇静剂、麻醉药物，头颈部、胸部或上腹部手术，留置胃管，平卧位，交叉感染（呼吸器械及手污染）等。

三、诊　　断

目前尚无临床诊断的“金标准”。肺炎相关的临床表现满足的条件越多，临床诊断的准确性越高。

（一）临床诊断标准

①胸部X线或CT显示新出现或进展性的浸润影、实变影或磨玻璃影；②发热，体温＞38℃；③脓性气道分泌物；④外周血白细胞计数＞10×10^9/L或＜4×10^9/L。

（二）病原学诊断

1. 合格的下呼吸道分泌物、经支气管镜防污染毛刷、支气管肺泡灌洗液、肺组织或无菌体液培养出病原菌。

2. 肺组织标本病理学、细胞病理学或直接镜检见到真菌并有组织损害的相关证据。

3. 非典型病原体或病毒的血清：IgM抗体由阴转阳或急性期和恢复期双份血清特异性IgG抗

体滴度呈4倍或4倍以上变化。呼吸道病毒流行期间且有流行病学接触史，呼吸道分泌物相应病毒抗原、核酸检测或病毒培养阳性。

四、治　疗

（一）治疗目标

肺炎的治疗目标是使患者的肺炎症状得以很好控制，并减少肺炎相关致死、多重耐药等风险因素，同时应对患者的病情进行评估，给予止咳、化痰、平喘等对症支持治疗，并积极防治并发症。各类抗菌药物的作用机制和特点见总论部分。

（二）药物治疗

1. 社区获得性肺炎　治疗需根据病情严重程度、治疗场所、年龄、基础疾病等决定初始抗感染药物的使用，推荐初始经验性治疗见表16-4-1。

表16-4-1　CAP初始经验性抗感染药物的治疗推荐

不同人群	常见病原体	抗感染药物选择	备注
门诊治疗（推荐口服给药）			
无基础疾病青壮年	肺炎链球菌、肺炎支原体、流感嗜血杆菌、肺炎衣原体、流感病毒、腺病毒、卡他莫拉菌	①氨基青霉素、青霉素类/酶抑制剂复合物；②一、二代头孢菌素；③多西环素或米诺环素；④氟喹诺酮类；⑤大环内酯类	①根据临床特征鉴别细菌性肺炎、支原体或衣原体肺炎和病毒性肺炎；②门诊轻症支原体、衣原体和病毒性肺炎多有自限性
有基础疾病或老年人（≥65岁）	肺炎链球菌、流感嗜血杆菌、肺炎克雷伯菌等肠杆菌科菌、肺炎衣原体、流感病毒、呼吸道合胞病毒、卡他莫拉菌	①青霉素类/酶抑制剂复合物；②二、三代头孢菌素（口服）；③氟喹诺酮类；④青霉素类/酶抑制剂复合物、二代头孢菌素、三代头孢菌素联合多西环素、米诺环素或大环内酯类	年龄≥65岁存在基础疾病（慢性心脏、肺、肝、肾疾病及糖尿病、免疫抑制）、酗酒、3个月内接受β-内酰胺类药物治疗是耐药肺炎链球菌感染的危险因素，不宜单用多西环素、米诺环素或大环内酯类药物
需入院治疗（非ICU）可选择静脉或口服给药			
无基础疾病青壮年	肺炎链球菌、流感嗜血杆菌、卡他莫拉菌、金黄色葡萄球菌、肺炎支原体、肺炎衣原体、流感病毒、腺病毒、其他呼吸道病毒	①青霉素G、氨基青霉素、青霉素类/酶抑制剂复合物；②二、三代头孢菌素、头霉素类、氧头孢烯类；③上述药物联合多西环素、米诺环素或大环内酯类；④氟喹诺酮类；⑤大环内酯类	①我国成人CAP致病菌中肺炎链球菌对静脉青霉素耐药率仅1.9%，中介率仅9%左右，青霉素中介肺炎链球菌感染的住院CAP患者仍可以通过提高静脉青霉素剂量达到疗效；②疑似非典型病原体感染首选多西环素、米诺环素或氟喹诺酮，在支原体耐药率较低地区可选择大环内酯类
有基础疾病或老年人（≥65岁）	肺炎链球菌、流感嗜血杆菌、肺炎克雷伯菌等肠杆菌科菌、流感病毒、呼吸道合胞病毒、卡他莫拉菌、厌氧菌、军团菌	①青霉素类/酶抑制剂复合物；②三代头孢菌素或其酶抑制剂复合物、头霉素类、氧头孢烯类；③上述药物单用或联合大环内酯类；④氟喹诺酮类	①有基础病患者及老年人要考虑肠杆菌科菌感染的可能，并需要进一步评估产超广谱β-内酰胺酶（extended spectrum β lactamase，ESBL）肠杆菌科菌感染的风险；②老年人需关注吸入风险因素

对于治疗反应迟缓、有基础疾病的患者治疗后可复查胸部影像学。对于高龄CAP患者，需注意心肺并发症及其他并存疾病的治疗和管理。对于症状和影像持续改善不明显，需及时转诊至上级医院。抗感染治疗一般可于退热2～3天且主要呼吸道症状明显改善后停药，但疗程应视病情严重程度、缓解速度、并发症及不同病原体而异，不能以肺部阴影吸收程度作为停用抗菌药物的指征。通常轻、中度CAP患者疗程5～7天，重症及伴有肺外并发症患者可适当延长抗感染疗程。非典型病原体治疗反应较慢者疗程延长至10～14天。金黄色葡萄球菌、铜绿假单胞菌、克雷伯

菌属或厌氧菌等容易导致肺组织坏死，疗程可延长至14～21天。

案例16-4-1 患者，女，34岁，因“间断发热9天，咳嗽7天，咳痰1+天”入院。9天前患者受凉后出现间歇性发热，最高体温39.3℃，患者自行服用感冒药物（具体不详），症状无明显缓解，体温波动在38～39℃，遂于门诊就诊，予以虎杖解毒颗粒、布洛芬缓释胶囊治疗，症状无明显好转，遂于当地诊所输液治疗（具体不详），后体温恢复正常。7天前患者出现咳嗽，为干咳，伴有畏寒、寒战，1+天前出现咳痰，为黄白色泡沫痰，痰量不多，不易咳出，伴有发热，最高体温38℃，伴胸闷，活动后心累气促、声嘶，再次就诊。查体：T 36.5℃，P 87次/分，R 20次/分，BP 95/68mmHg。血常规：中性粒细胞百分率75.3%，超敏C反应蛋白25.59mg/L。肺部CT：双肺多发斑片影，左肺上叶明显。初步诊断：社区获得性肺炎非重症。初步给予头孢唑肟2g ivgtt q8h抗感染，溴化钠甘草口服液止咳，氨溴索祛痰治疗，4天后患者仍述咳嗽、咳痰，较前有所缓解，加用多西环素2日后较前明显好转。

问题 分析该患者的联合用药选择。

解析 患者为无基础疾病的青壮年，社区获得性肺炎（非重症），可能的致病菌有肺炎链球菌、金黄色葡萄球菌、肺炎支原体及肺炎衣原体等。最初给予患者三代头孢菌素（头孢唑肟），头孢唑肟可通过抑制细菌、细胞壁的合成达到抑菌效果，对革兰氏阳性和阴性菌有作用，抗菌作用广。4天后患者仍述咳嗽、咳痰，较前有所缓解，加上革兰氏染色涂片镜检：革兰氏阳性菌成链/成堆，革兰氏阴性菌3+，未查见真菌。应考虑可疑似非典型病原体感染，进行用药调整，首选多西环素、米诺环素及氟喹诺酮类。加用多西环素2日后较前明显好转。

2. 医院获得性肺炎 多数医院HAP/VAP为细菌感染引起，常见病原菌包括鲍曼不动杆菌、铜绿假单胞菌、肺炎克雷伯菌、金黄色葡萄球菌及大肠埃希菌等。细菌耐药较常见，初始经验性治疗需要考虑多重耐药（multidrug resistant，MDR）病原菌感染的风险性，推荐初始经验性治疗见表16-4-2。

表16-4-2 HAP/VAP初始经验性抗感染药物的治疗推荐

分型	病情程度/感染风险		药物选择
HAP	非危重患者	MDR菌感染低风险	单药治疗 抗铜绿假单胞菌青霉素类（哌拉西林等）或β-内酰胺酶抑制剂复方制剂（阿莫西林/克拉维酸、哌拉西林/他唑巴坦、头孢哌酮/舒巴坦等）或第三代头孢菌素（头孢噻肟、头孢曲松、头孢他啶等）或第四代头孢菌素（头孢吡肟、头孢噻利等）或氧头孢烯类（拉氧头孢、氟氧头孢等）或氟喹诺酮类（环丙沙星、左氧氟沙星、莫西沙星等）
		MDR菌感染高风险	单药或联合治疗[b,c] 1. 单药：抗铜绿假单胞菌β-内酰胺酶抑制剂复方制剂（哌拉西林/他唑巴坦、头孢哌酮/舒巴坦等）或抗铜绿假单胞菌头孢菌素类（头孢他啶、头孢吡肟、头孢噻利等）或抗铜绿假单胞菌碳青霉烯类（亚胺培南、美罗培南、比阿培南等） 2. 以上药物单药联合一种：抗铜绿假单胞菌氟喹诺酮类（环丙沙星、左氧氟沙星等）或氨基糖苷类（阿米卡星、异帕米星等） 3. 有耐甲氧西林金黄色葡萄球菌（methicillin resistant *Staphylococcus aureus*，MRSA）感染风险时可联合：糖肽类（万古霉素、去甲万古霉素、替考拉宁等）或利奈唑胺
	危重患者[a]		联合治疗[b,c] 1. 抗铜绿假单胞菌β-内酰胺酶抑制剂复方制剂（哌拉西林/他唑巴坦、头孢哌酮/舒巴坦等）或抗铜绿假单胞菌碳青霉烯类（亚胺培南、美罗培南、比阿培南等） 联合以下一种：抗铜绿假单胞菌氟喹诺酮类（环丙沙星、左氧氟沙星）或氨基糖苷类（阿米卡星、异帕米星等） 2. 有泛耐药（extensively-drug resistant，XDR）阴性菌感染风险时可联合下列药物多黏菌素（多黏菌素B、多黏菌素E）或替加环素 3. 有MRSA感染风险时可联合糖肽类（如万古霉素、去甲万古霉素、替考拉宁等）或利奈唑胺

续表

分型	病情程度 / 感染风险	药物选择
VAP	MDR 菌感染低风险	单药或联合治疗[d] 抗铜绿假单胞菌青霉素类（哌拉西林等）或抗铜绿假单胞菌的第三、四代头孢菌素（头孢他啶、头孢吡肟、头孢噻利等）或 β- 内酰胺酶抑制剂复方制剂（哌拉西林 / 他唑巴坦、头孢哌酮 / 舒巴坦等）或抗铜绿假单胞菌碳青霉烯类（亚胺培南、美罗培南、比阿培南等）或氟喹诺酮类（环丙沙星、左氧氟沙星等）或氨基糖苷类（阿米卡星、异帕米星等）[c]
	MDR 菌感染高风险	联合治疗[d] 抗铜绿假单胞菌 β- 内酰胺酶抑制剂复方制剂（哌拉西林 / 他唑巴坦、头孢哌酮 / 舒巴坦等）或抗铜绿假单胞菌第三、四代头孢菌素（头孢他啶、头孢吡肟、头孢噻利等）或氨曲南或抗铜绿假单胞菌碳青霉烯类（亚胺培南、美罗培南、比阿培南等）或抗假单胞菌氟喹诺酮类（环丙沙星、左氧氟沙星等）或氨基糖苷类（阿米卡星、异帕米星等） 有 XDR 阴性菌感染风险时可联合下列药物多黏菌素类（多黏菌素 B、多黏菌素 E）或替加环素 有 MRSA 感染风险时可联合糖肽类（万古霉素、去甲万古霉素、替考拉宁）或利奈唑胺

【注】a. 危重患者包括机械通气和感染性休克患者；b. 通常不采用 2 种 β- 内酰胺类药物联合治疗；c. 氨基糖苷类药物仅用于联合治疗；d. 特殊情况下才使用 2 种 β- 内酰胺类药物联合治疗

经验性治疗 48～72 小时应进行疗效评估。疗效判断需结合患者的临床症状和体征、影像学改变、感染标志物等实验室检查综合判断。抗感染治疗前或调整方案前尽可能送检合格的病原学标本，并评估检查结果，排除污染或定植的干扰。根据检测出的病原菌及其药敏试验结果，在初始经验性治疗疗效评估的基础上酌情调整治疗方案。HAP/VAP 常出现 MDR 或 XDR 菌感染，应以早期、足量、联合为原则使用抗菌药物，并应根据具体的 MIC 及 PK/PD 理论，推算出不同患者的具体给药剂量、给药方式及给药次数等，以优化抗菌治疗效能。另外，气道分泌物引流、合理氧疗、机械通气、液体管理、血糖控制、营养支持等综合治疗措施也同等重要，尤其对重症感染患者往往可决定其预后，合理应用可使患者获益。

第五节 腹腔感染

腹腔感染（intra-abdominal infection，IAI）是临床常见的急危重症，发病率和病死率均较高。多种腹部疾病可致腹腔感染，如急性阑尾炎、急性胆囊炎、各种原因导致的消化道穿孔、术后并发症及创伤等。无论诱因如何，一旦炎症发展，肠内或其他器官内的微生物进入通常无菌的腹膜腔内，产生一系列的不同类型感染，均考虑为腹腔感染。狭义的腹腔感染一般指腹膜炎和腹腔脓肿；广义的腹腔感染泛指腹部感染性外科疾病。本节将从定义、流行病学、病因、发病机制、诊断、临床表现及药物治疗等方面对腹腔感染进行重点介绍。

一、定义与流行病学

（一）定义

腹腔感染指任何腹腔内脏器（包括腹膜）的感染，是目前临床上常见的感染性疾病类型，既包含相对简单的急性阑尾炎，也包括病情危重的急性胰腺炎继发感染、粪汁性腹膜炎等。目前腹腔感染有多种分类方式，对于临床实践有重要的指导意义。

按照感染来源，可分为社区获得性腹腔感染及卫生保健相关性腹腔感染。社区获得性腹腔感染是指既往无手术干预或住院的胃与十二指肠穿孔、胆囊炎、阑尾炎、憩室炎伴或不伴穿孔等；卫生保健相关性腹腔感染包括术后吻合口漏继发腹腔感染、胰腺炎合并胰周感染、手术部位感染（器官 - 腔隙感染）等。

按照感染范围，将腹腔感染分为复杂腹腔感染和非复杂腹腔感染。复杂腹腔感染指感染由原发空腔脏器扩展至腹腔，包括肠系膜、后腹膜、其他腹部器官及腹壁，导致腹腔脓肿及疏松结缔组织炎等继发性或第三型腹膜炎，可合并脓毒症、脓毒性休克和多器官功能衰竭等，一般需要手术联合抗菌药物治疗。非复杂腹腔感染指感染局限于单个器官内，未累及周围腹膜。一般只需手术或抗菌药物单一治疗。

（二）流行病学

腹腔感染是常见的外科急症，据报道是全世界急诊科非外伤死亡的主要原因。腹腔感染是脓毒症及感染性休克的第二大病因，同时也是重症监护病房中感染性疾病患者的第二大死因，如不能及时有效处理可进一步发展为脓毒症、感染性休克，最终可导致多器官功能衰竭，从而增加患者的死亡率。

腹腔感染的病原体根据感染源和患者是否接触过医疗保健环境而有所不同。既往的抗生素治疗及医疗暴露与肠道菌群的微生物学改变相关，因此，这种情况下的腹腔感染更可能涉及院内病原体，如铜绿假单胞菌和其他耐药菌。肠球菌在临床上最可能与医疗保健相关性感染（尤其是术后感染）有关，而在社区获得性感染中，肠球菌虽然也常被分离出，但一般不是重要的致病菌。在全球范围内，大肠埃希菌对氨苄西林 - 舒巴坦及氟喹诺酮类药物都存在显著的耐药性。

二、病因和发病机制

腹腔感染通常是由固有黏膜防御屏障缺损，使得肠道正常菌群侵染腹腔所致。一方面，正常的解剖学屏障被破坏，如阑尾、憩室或溃疡破裂；肠壁因缺血、肿瘤或炎症（如炎症性肠病）导致屏障功能减弱；或者当邻近部位发生炎症时，如发生胰腺炎或盆腔炎时，酶（前者）或微生物（后者）可能漏泄到腹腔中。另一方面，肠道正常菌群侵染腹腔：①结肠菌群是腹腔感染中常见的病原体，其优势细菌包括大肠埃希菌、克雷伯菌属、变形杆菌属和肠杆菌属、链球菌、肠球菌及厌氧菌。②近端肠管穿孔（如消化性溃疡穿孔）所导致的感染，其优势微生物菌种常常包括需氧和厌氧的革兰氏阳性菌或假丝酵母菌属。

三、诊　　断

（一）症状和体征

腹腔感染相关的临床表现：如发热、转移性右下腹痛、心动过速和（或）呼吸急促、麦氏点压痛、墨菲征阳性、停止排气排便、腹部压痛、反跳痛及肌紧张等对腹腔感染的诊断有重要意义。

（二）检查

1. 实验室检查结果　常见白细胞计数、中性粒细胞百分比、C 反应蛋白及降钙素原增高等。

2. 超声与 CT　是常用的影像学检查方法。超声检查易于床旁实施，可发现腹腔脓肿与积液，并可用于实时动态评估，但易受胀气肠管的干扰，不易发现肠袢间的脓肿、深部脓肿、腹膜后脓肿及蜂窝织炎，且受到检查者技术水平及经验的限制。CT 检查是腹腔感染影像学诊断的金标准，也是评估腹腔感染治疗效果的重要手段，灵敏度和特异度高于超声。对疑似诊断腹腔感染的患者，提倡常规行腹部 CT 检查。

3. 有创检查　包括诊断性腹腔穿刺、腹腔灌洗、腹腔镜探查等。诊断性腹腔穿刺操作简便、创伤小，在超声引导下实施更安全，引流的同时可进行病原学检查，有助于腹腔感染的诊断与评估。

四、治　　疗

（一）治疗目标

腹腔感染的治疗主要包括感染源控制、抗菌药物的合理应用及器官功能支持、营养治疗、免疫调理等综合手段。及时、有效地控制感染源是治疗的关键。外科治疗腹腔感染的目的是通过穿刺引流、切除或清创等方法使感染灶局限或清除坏死组织，并最大限度恢复器官解剖和生理功能。

早期明确诊断并及时干预有助于降低腹腔感染患者的病死率，干预延迟可导致不良预后。

（二）药物治疗

腹腔感染的药物治疗最主要的是进行抗感染治疗，给药方案应根据宿主因素和抗生素的性质而定。具体见总论部分。

1. 治疗用药 抗感染治疗应使用对胃肠道中发现的需氧革兰氏阴性菌（如肠杆菌科）、需氧链球菌和专性肠道厌氧菌具有活性的药物，尽管后者在上消化道感染源的患者中可能不是绝对必要的。在某些情况下，可能需要额外的抗菌药，以覆盖不太常见的耐药或机会性病原体。各类抗菌药物的作用机制和特点见总论部分。

2. 初始治疗方案

（1）社区获得性腹腔感染　根据是否为治疗失败或死亡高风险人群、是否有严重感染、可能病原菌、多种病原菌感染可能性（革兰阴性杆菌、肠球菌、金黄色葡萄球菌、厌氧菌、真菌等）、常见致病菌的本地耐药率、耐药菌感染风险、是否免疫功能低下等因素，选择抗菌药物。推荐初始经验性治疗见表16-5-1。

表16-5-1　社区获得性腹腔感染初始经验性抗感染药物的治疗推荐

分类	一线药物		本地耐药监测显示肠杆菌科细菌ESBL$^+$率＞20%时	替代药物	β-内酰胺过敏者[a]	
	单一药物	联合药物			青霉素过敏	头孢菌素过敏
治疗失败或死亡低风险	厄他培南、莫西沙星、替加环素、头孢哌酮舒巴坦	头孢噻肟、头孢曲松、环丙沙星、左氧氟沙星，以上任一药物联合硝基咪唑类	厄他培南、替加环素、哌拉西林/他唑巴坦	美罗培南、亚胺培南/西司他丁钠	环丙沙星或左氧氟沙星分别联合硝基咪唑类，可谨慎选择厄他培南等碳青霉烯类，或可谨慎选择与青霉素没有相同侧链的头孢菌素联合硝基咪唑类，如头孢曲松、头孢噻肟、头孢他啶、头孢吡肟等、氨基糖苷类分别联合硝基咪唑类	环丙沙星或左氧氟沙星分别联合硝基咪唑类，可谨慎选择厄他培南等碳青霉烯类、氨基糖苷类联合硝基咪唑类、氨曲南联合硝基咪唑类
治疗失败或死亡高风险	哌拉西林/他唑巴坦、亚胺培南/西司他丁钠、美罗培南	头孢吡肟联合硝基咪唑类联合氨苄西林或（去甲）万古霉素，头孢他啶联合硝基咪唑类联合氨苄西林或（去甲）万古霉素；氨曲南联合硝基咪唑类联合（去甲）万古霉素	/	替考拉宁或达托霉素可以替代（去甲）万古霉素，转换为口服方案时可选择利奈唑胺替代（去甲）万古霉素	可选择氨曲南[b]联合硝基咪唑类联合（去甲）万古霉素；轻微过敏者，可谨慎选择亚胺培南/西司他丁钠或美罗培南	可选择氨曲南[b]联合硝基咪唑类联合（去甲）万古霉素

【注】a. 特指对青霉素类或头孢菌素类存在主要过敏反应者，包括速发型、伴发热或皮肤黏膜病变或全身症状的迟发型过敏反应，如果必须首选β-内酰胺类药物，可考虑咨询变态反应科和免疫科医师，考虑分级激发、脱敏，或在患者临床稳定时排除可能的药物过敏；b. 对头孢他啶出现Ⅰ型速发过敏反应者禁用氨曲南

（2）医院获得性腹腔感染　医院获得性腹腔感染者发生抗生素耐药的可能性很高。因此，为了经验性覆盖可能的病原体，治疗方案的抗菌谱除了覆盖链球菌和厌氧菌外，至少还应包含对革兰氏阴性杆菌（包括铜绿假单胞菌和对非抗假单胞菌第三代头孢菌素类或氟喹诺酮类耐药的肠杆菌科细菌）有活性的广谱抗菌药物。推荐初始经验性治疗见表16-5-2。

表 16-5-2　医院获得性腹腔感染初始经验性抗感染药物的治疗推荐

一线药物	替代药物[a]	β- 内酰胺类过敏者
哌拉西林 / 他唑巴坦、亚胺培南 / 西司他丁钠、美罗培南、头孢吡肟 + 硝基咪唑类	头孢他啶联合硝基咪唑类、氨曲南联合硝基咪唑类	非青霉素严重过敏者：亚胺培南 / 西司他丁钠、美罗培南、头孢吡肟联合硝基咪唑类、头孢他啶联合硝基咪唑类、氨曲南联合硝基咪唑类联合（去甲）万古霉素；青霉素严重过敏或头孢菌素过敏者：氨曲南联合硝基咪唑类联合（去甲）万古霉素（头孢他啶过敏除外）

【注】a. 基于氨曲南的联合方案还应联合（去甲）万古霉素

案例 16-5-1　患者，男，67 岁。因“右下腹疼痛伴寒战发热 1+ 天”入院。入院 20 天前于我院行“腹腔镜下膀胱根除切除 + 腹腔镜下回肠流出道术 + 腹腔镜下盆腔粘连松解术 + 腹腔镜下肠粘连松解术 + 腹腔镜下双侧盆腔淋巴结清扫术 + 腹腔镜下双侧输尿管支架管置入术 + 腹腔机器人援助操作”，术后好转出院。入院前 1+ 天，患者无明显诱因出现右下腹疼痛伴腹胀，停止排气排便，伴寒战发热，最高体温 38.5℃。尿液每日约 100+ml，颜色为淡黄色，稍浑浊，无恶心、呕吐、头晕、头痛等。查体：T 36.1℃，P 77 次 / 分，R 20 次 / 分，BP 121/76mmHg。腹稍膨隆，腹壁可见陈旧性手术瘢痕，右下腹压痛及反跳痛阳性。腹部 CT：膀胱、前列腺未见明确显示，回肠局部见条状致密影，周围脂肪间隙浑浊，可见片絮状渗出，多系术后改变伴炎性渗出可能。右下腹见造瘘口，双侧输尿管至肾盂区域见双 J 管影，下端位于回肠区域；以上双侧输尿管及肾盂、肾盏扩张、积液，管壁及双肾桥隔筋膜及肾周筋膜增厚，周围脂肪层不清，考虑炎症病变；盆腔少许积液，部分呈包裹性积液，双侧髂血管周围积液局部较膨隆。腹腔 B 超：腹腔积液、右髂窝囊性团块，考虑包裹性积液。初步诊断：膀胱癌根治性切除术后、腹腔感染、不全性肠梗阻。药物治疗给予头孢吡肟 1g ivgtt q12h + 奥硝唑 0.5g ivgtt q 12h 抗感染；禁饮禁食和营养支持。

问题　分析该患者初始治疗方案。

解析　患者为老年男性，膀胱癌根治性切除术后，发生医院获得性腹腔感染。治疗方案的抗菌谱除了覆盖链球菌和厌氧菌外，至少还应包含对革兰氏阴性杆菌（包括铜绿假单胞菌和对非抗假单胞菌第三代头孢菌素类或氟喹诺酮类耐药的肠杆菌科细菌）有活性的广谱抗生素。头孢吡肟属于第四代头孢菌素，对需氧革兰氏阴性菌中的肠杆菌，包括阴沟肠杆菌、产气肠杆菌、肺炎克雷伯菌、沙雷菌、埃希菌、铜绿假单胞杆菌、嗜血副流感杆菌及志贺菌属、淋球菌等具有强大抗菌作用，同时对多数革兰氏阳性球菌，包括肺炎链球菌（包括耐青霉素菌）、溶血性链球菌、化脓性链球菌、无乳链球菌、草绿色链球菌等链球菌属，有良好抗菌作用；奥硝唑属于第三代硝基咪唑衍生物类抗菌药物，主要用于多种厌氧菌引起的感染性疾病，其分子中含有硝基，于无氧条件下可生成自由基或氨基，引发细胞间相互作用，从而达到杀灭微生物的作用，两者抗菌谱存在互补，联合使用能达到最佳治疗效果。

（3）腹腔感染注意事项　在确诊脓毒症或脓毒性休克后的 1 小时内或尽早（不迟于诊断 3 小时内）开始经验性抗菌药物治疗。对于上消化道穿孔、术后吻合口漏或胰腺炎手术治疗后发生的医院获得性腹腔感染、长期广谱抗菌药物治疗、已知为假丝酵母菌高度定植者，应被视为假丝酵母菌感染高风险，如为治疗失败或死亡高风险患者均应进行经验性抗真菌治疗。若及时有效地控制病灶，结合腹腔感染的程度、是否并发复杂性感染、是否继发菌血症、初始抗菌药物治疗方案是否有效等因素综合制订抗菌药物的疗程。

第六节　骨关节感染

骨关节感染可分为骨髓炎和关节感染。骨髓炎是一种累及骨骼的感染。可根据感染机制（血行播散与非血行播散）和病程（急性与慢性）对骨髓炎进行分类。关节感染即化脓性关节炎，一般由细菌引起，但也可由其他微生物导致。细菌性化脓性关节炎常表现为破坏性急性关节炎。本节将从定义、流行病学、病因、发病机制、诊断、临床表现及药物治疗等方面对骨髓炎进行重点介绍。

一、定义与流行病学

（一）定义

骨髓炎是一种骨的感染性病变，可由各种微生物通过不同途径到达骨骼引起。感染途径主要有三种：①血源性传播；②术后从相邻部位扩散；③血管功能不全或伴随神经病变的继发感染。骨髓炎的表现在儿童与成人中不同。在儿童中，微生物主要种植在长骨，而在成人中，最常见的受累部位是脊柱。

（二）流行病学

1. 血行播散性骨髓炎 在儿童中比在成人中多见。男孩的发病率约是女孩的2倍。超过一半的儿科病例发生在5岁以下儿童，1/4的病例发生在2岁以下儿童。不过在没有基础危险因素的情况下，婴儿（＜4个月）很少发生骨髓炎。儿童骨髓炎年发病率为（1.2～13）/10万。成人中最常见的血行播散性骨髓炎为脊椎骨髓炎。血行播散性骨髓炎通常由一种微生物引起，目前最常分离出的病原体为金黄色葡萄球菌。

2. 非血行播散性骨髓炎 在青壮年中，非血行播散性骨髓炎最常见的原因为创伤及相关手术。而在年龄较大的成人中，非血行播散性骨髓炎最常见的原因是相邻软组织和关节的感染蔓延至骨组织，如存在糖尿病足伤口或压疮时。非血行播散性骨髓炎可能由一种或多种微生物引起。最常见的微生物为金黄色葡萄球菌（包括耐甲氧西林金黄色葡萄球菌）、凝固酶阴性葡萄球菌和需氧革兰氏阴性杆菌。

二、病因和发病机制

正常骨组织具有高度抗感染能力。当有大量微生物侵染、存在骨破坏和（或）植入内固定物或有其他异物时，可发生骨髓炎。骨髓炎的发病机制是多因素的，目前知之甚少；其中重要的因素包括感染微生物的黏附和侵入、宿主免疫状态和骨组织血供情况。

（一）微生物的黏附和侵入

细菌具有多种毒力决定簇，在合适的临床环境下可能促使骨髓炎的发生。金黄色葡萄球菌是骨髓炎最常见的病因。细菌黏附似乎在金黄色葡萄球菌引起的骨髓炎或关节炎的早期阶段起主要作用。金黄色葡萄球菌能够黏附至大量的骨基质成分中，其中包括纤维蛋白原、纤连蛋白、层粘连蛋白、胶原、骨唾液酸糖蛋白和凝集因子A。此类黏附机制可能与细菌能够成功躲避机体的免疫反应有关。

（二）宿主免疫状态

金黄色葡萄球菌能够产生大量毒素，其中外毒素和中毒休克综合征毒素，会对免疫系统产生重要影响。

（三）骨组织供血

在急性疾病早期，骨的血供因感染延伸至周围软组织而受到影响。骨髓和骨膜的血供均不足时，可能会形成大面积的死骨。在这些坏死和缺血组织内，细菌可能难以被根除，即使在积极的宿主反应、手术和抗菌治疗的情况下，也可能进展为慢性骨髓炎。骨髓炎区域的存活骨在感染的活动期常伴有骨质疏松。骨质疏松是炎症反应和失用性萎缩的结果。

三、诊　断

（一）症状和体征

1. 非血行播散性骨髓炎　新发肌肉骨骼性疼痛或肌肉骨骼性疼痛加重，尤其是存在邻近骨结构的软组织伤口或手术伤口愈合不良、先前骨科植入物部位的组织出现蜂窝织炎的体征，以及有创伤性损伤（包括咬伤和穿刺伤）时，应怀疑非血行播散性骨髓炎。糖尿病患者存在可探及骨的溃疡时也应怀疑非血行播散性骨髓炎。

2. 血行播散性骨髓炎　新发肌肉骨骼性疼痛或肌肉骨骼性疼痛加重，尤其是存在发热和（或）近期出现过菌血症时，应怀疑血行播散性骨髓炎。

（二）实验室检查

如果根据临床病史和体格检查结果怀疑骨髓炎，则应进行实验室评估（包括 ESR、CRP、白细胞计数），血培养和影像学检查。ESR 和 CRP 对骨髓炎的敏感性较高，但特异性较低，如果这两个指标在初始时升高，则可用于治疗监测。

（三）影像学检查

对于症状持续≥2 周的患者，初始影像学检查时可使用普通 X 线检查，用于评估疑似骨髓炎。对于症状持续＜2 周的患者，应采用更先进的影像学检查方法。对于存在糖尿病、局限性症状和（或）实验室检查结果异常的患者，如果 X 线片结果正常或提示骨髓炎但没有典型特征，则也需要进行更先进的影像学检查。如果患者有糖尿病并有足部相关症状，MRI 为首选检查。如果患者有金属植入物无法进行 MRI 或 CT 检查，则首选方法为放射性核素检查。

（四）血培养和骨活检

1. 血培养　血源性感染伴发热或并发感染性心内膜炎时，血培养的价值最大。在糖尿病足骨髓炎患者中，血培养结果极少为阳性。如果从血液中分离出了可导致骨髓炎的病原体，则该阳性血培养结果可能有助于避免进行活检。

2. 骨活检　确定致病病原体的最佳方法为骨活检。骨活检时应获取至少两份样本，一份用于革兰氏染色和培养（包括需氧菌、厌氧菌、分枝杆菌和真菌培养），另一份用于组织病理学检查。骨活检（开放性或经皮）的微生物学检出率为 37%～87%。

四、治　疗

（一）治疗目标

骨髓炎的治疗目标是使患者在急性期尽快控制炎症，以免发展为慢性骨髓炎。若在急性期应立即敞开创口引流，减少脓毒症症状，并分次清创（包括清除创口内异物、坏死组织、死骨及消灭空腔），还要进行抗菌治疗以根除感染。早期明确诊断并及时干预有助于降低骨髓炎患者的病死率，干预延迟可致不良预后。各类抗菌药物的作用机制和特点见总论部分。

（二）药物治疗

骨髓炎的经验性治疗应包括具有抗 MRSA 和革兰氏阴性菌活性的抗菌治疗（表 16-6-1）。合理的治疗方案包括万古霉素与第三代或第四代头孢菌素联合使用。

表 16-6-1　骨髓炎抗感染药物的治疗推荐

感染因子	抗生素治疗方案	剂量
经验性治疗		
	万古霉素加第三代或第四代头孢菌素（如头孢曲松、头孢他啶或头孢吡肟）	同下

续表

感染因子	抗生素治疗方案	剂量
病原体特异性治疗		
葡萄球菌，对甲氧西林敏感	萘夫西林	2g iv q4h
	苯唑西林	2g iv q4h
	头孢唑啉	2g iv q8h
	氟氯西林	2g iv q6h
	头孢曲松	2g iv q24h
葡萄球菌，耐甲氧西林	首选方案	
	万古霉素	负荷剂量：20mg/kg
		初始维持剂量和间隔通过列线图确定：对于大多数肾功能正常的患者，通常为15～20mg/kg q8～12h
	替代方案	
	达托霉素	6～10mg/kg iv qd
	替考拉宁（如果可用）	12mg/kg iv q12h，连服3～5次，随后12mg/kg qd
葡萄球菌，辅助药物	利福平	300～450mg po bid
	夫西地酸（如果可用）	500mg po tid
革兰氏阴性菌	环丙沙星	750mg po bid或400mg iv q12h；如果治疗假单胞菌，400mg iv q8h
	左氧氟沙星	750mg po或iv qd
	头孢曲松	2g iv q24h
	头孢他啶	2g iv q8h
	头孢吡肟	2g iv q8～12h
	厄他培南	1g iv q24h
	美罗培南	1g iv q8h
肠球菌	单药治疗方案	
	氨苄西林	12g iv q24h，连续给药或分6次均分剂量给药
	青霉素G	2000万至2400万单位iv q24h，连续给药或分6次均分剂量给药
	万古霉素	20mg/kg负荷剂量，15mg/kg iv q12h，每剂不超过2g
	达托霉素	6～10mg/kg iv qd
	替考拉宁（如果可用）	12mg/kg iv q12h，连服3～5剂，随后12mg/kg qd
	联合治疗方案	
	氨苄西林	12g iv q24h，连续给药或分6次均分剂量给药
	联合	
	头孢曲松	2g iv q12～24h
链球菌，对青霉素敏感	选择以下一种	
	青霉素G	2000万至2400万单位iv q24h，连续给药或分6次均分剂量给药
	氨苄西林	12g iv q24h，连续给药或6次均分剂量
	头孢曲松	2g iv q24h
	万古霉素	20mg/kg负荷剂量，然后15mg/kg iv q12h，起始剂量不超过2g

案例 16-6-1 患者，男，68 岁，体重 75kg。因“右股骨骨折内固定术后 30+ 年，右股骨下端局部皮肤红肿，表面溃烂 1+ 个月”入院。30+ 年前患者因重物砸伤致右股骨骨折，行手术治疗后 6+ 个月出现切口感染，具体表现为切口处流出大量脓性分泌物，予以清创手术，术后伤口愈合良好，双下肢活动可。10+ 年前患者出现右股骨下端局部皮肤红肿，表面溃烂渗出脓性分泌物，伴局部皮肤温度升高，不伴发热、乏力等不适，患者自行服用止痛药，并予以输注抗炎药物治疗，治疗有效。1+ 月前患者再次出现同样症状，自行服用抗炎止痛药，效果不佳。血常规：白细胞计数 3.44×10^9/L，血红蛋白 65g/L，全血超敏 CRP 110.41mg/L。血清 Cr 78μmol/L。右股骨下端可见红肿，面积 5cm×5cm，其上有小块溃疡，面积约 2cm×1cm，其表面有淡黄色液体分泌，伴局部皮肤温度升高，右股骨内侧可见长约 7cm 手术瘢痕。DR[右股骨正、侧位]：右股骨中下段骨皮质不均匀增厚，骨质欠规整，髓腔内密度不均匀增高。初步诊断：右股骨下端骨髓炎。予以清创探查 + 负压封闭引流，术中可见右侧股骨远端髓腔内 12～15cm 长度脓性液充填，压力高，股骨远端后方软组织内脓液填充，压力高。术后安返病房，予以心电监护、吸氧、补液、抗感染、抗凝、止痛、解痉等对症治疗。抗感染药物治疗给予万古霉素 1g ivgtt q12h。

问题 分析该患者的初始抗感染治疗。

解析 患者为老年男性，右股骨下端骨髓炎，慢性骨髓炎。患者 30 多年前因重物砸伤致右股骨骨折，术后出院，后因多次皮肤表面溃烂渗出脓性分泌物再入院。考虑到慢性骨髓炎病情复杂，且极易反复发作，缠绵不愈，若得不到及时、有效的干预及治疗，后期极易出现创面不愈合、组织损伤，有一定致残风险，彻底的清创及预防感染是治疗的关键。同时创伤性骨髓炎大多由革兰氏阳性球菌，特别是 MRSA 感染引起。首先推荐万古霉素治疗，而在溶血葡萄球菌培养，药敏试验结果显示万古霉素敏感，MIC 为 1μg/ml。

《万古霉素临床应用剂量中国专家共识》及《中国万古霉素治疗药物监测指南（2020 更新版）》提出，对于 65 岁以上的老年患者，在万古霉素用药前应评估肾功能，并根据肾功能结果给予合适剂量。根据该患者年龄 68 岁，体重 75 kg，血清 Cr 78μmol/L，可得出肌酐清除率为 85.47ml/min。因此建议该患者使用的万古霉素剂量为 1g，间隔时间为 12 小时。

（杨 勇 路文柯）

第七节 泌尿系统感染

一、定义与流行病学

（一）定义

尿路感染（urinary tract infection，UTI）又称泌尿系统感染，是病原微生物引起肾脏、输尿管、膀胱和尿道等泌尿系统各个部位感染的总称。尿路感染可分为上尿路（肾盂和输尿管）感染、下尿路（膀胱和尿道）感染、肾周感染和肾脓肿等。

（二）流行病学

有研究显示，全世界每年发生尿路感染近 1.5 亿人次，40%～50% 的女性在其一生中发生过尿路感染，12% 的男性在其一生中至少经历过一次尿路感染症状。尿路感染约占所有医院获得性感染的 40%，在长期留置导尿管的患者中发病率更高，更易导致脓毒症的发生。尿路感染的患病率随着年龄的增长而增加，研究发现65岁以上女性的患病率可高达约20%。

二、病因与发病机制

（一）病因

与尿路感染有关的易感因素通常包括性别、年龄、生理状态改变、泌尿生殖的结构或功能异常、尿路机械操作、机体免疫功能减退等。

（二）发病机制

尿路感染常常始发于肠道细菌在尿道入口的大量和持续地定植。尿道定植细菌可逆行感染膀胱而导致膀胱炎。尿路发生细菌定植后，膀胱一般有防御机制以阻止感染的播散。如果尿液顺畅，膀胱排空完全，尿液可以有效地将细菌清除出膀胱。尿液中的有机酸和尿素等具有抗菌作用。其他免疫球蛋白A和糖蛋白也会被主动分泌入尿液中以阻止细菌黏附于尿道上皮细胞。

局灶性的肾损害可引发肾盂肾炎，这种损害主要由细菌通过输尿管播散感染所致，而且膀胱输尿管反流或输尿管蠕动降低可加剧感染播散。妊娠期由于尿路梗阻或革兰氏阴性菌内毒素均可降低输尿管蠕动。单纯的膀胱炎或尿道解剖结构异常都可以引发尿液反流。

三、诊　断

（一）症状和体征

膀胱炎的症状和体征包括排尿困难、尿频、尿急、耻骨上疼痛和血尿。急性复杂性UTI患者还存在发热或全身性疾病的其他特征（包括寒战、超出基线水平的显著乏力或不适），提示感染已扩散至膀胱外。肾盂肾炎的症状和体征通常包括发热、畏寒、腰痛、肋脊角压痛和恶心/呕吐。

（二）实验室检查

1. 尿液分析

（1）尿常规检查　清洁中段尿离心沉渣中白细胞≥5个/高倍视野，即可怀疑为UTI。

（2）尿生化检查　亚硝酸盐阳性多见于大肠埃希菌等革兰氏阴性杆菌引起的尿路感染。尿路感染的患者中可见尿白细胞酯酶阳性。

2. 尿细菌培养检查　中段尿培养的病原体检查是诊断尿路感染的金标准。美国感染疾病学会（IDSA）2011年和欧洲临床微生物学和感染疾病学会（ESCMID）2015年发布的尿路感染诊断的病原学标准：①急性非复杂性膀胱炎中段尿培养细菌数≥10^3CFU/ml；②女性复杂性尿路感染导致尿标本细菌数≥10^4CFU/ml；③急性非复杂性肾盂肾炎中段尿培养细菌数≥10^4CFU/ml；④除上述情况外的女性尿路感染，中段尿培养细菌数应≥10^5CFU/ml。

（三）影像学检查

单纯性尿路感染一般不需要作影像学检查。以下情况应考虑行泌尿系B超、CT平扫或静脉尿路造影等影像学检查，以发现可能存在的尿路解剖结构或功能异常：①反复发作性尿路感染；②疑为复杂性尿路感染；③少见的细菌感染；④妊娠期曾有无症状性菌尿或尿路感染者；⑤感染持续存在。

四、治　疗

（一）尿路感染的治疗原则

1. 重视细菌培养及药敏测定　在抗菌药物使用前留取合格尿标本进行细菌培养，考虑上尿路感染的发热患者应同时送血培养。

2. 抗菌药物的选择　应根据当地尿路感染病原菌耐药监测结果和感染部位选择抗菌药物。下尿路感染应选择尿液中有效浓度高的敏感抗菌药物（如左氧氟沙星、磷霉素等）；细菌性上尿路感染时，因可能伴有血流感染，需同时保证在尿液和血液中均有较高的药物浓度，初始治疗可静脉给药。常见抗菌药物以原型从尿中的排泄率见附表 16-7-1。

3. 抗菌药物疗程的确定　根据感染的类别确定疗程，急性膀胱炎可用短疗程，而反复发作性尿路感染需要长疗程，对于复发频繁者可以采用预防用药。

4. 去除尿路感染的复杂因素　对于复杂性尿路感染患者，尽可能去除梗阻等复杂因素，糖尿病患者应控制血糖，防止血糖波动。

（二）尿路感染的抗菌药物选择

尿路感染的抗菌药物选用取决于宿主因素（如性别、免疫系统受损或泌尿系统异常）、疾病的严重程度和多重耐药的风险，尿路感染的经验性治疗见表 16-7-1。

1. 急性非复杂性下尿路感染　主要包括膀胱炎和尿道炎，通常病情较轻，宜选用毒性低、口服方便的药物。疗程一般 3～5 天，必要时可延长至 7 天。

2. 急性非复杂性上尿路感染（肾盂肾炎）　初步判断为肾盂肾炎者，宜根据患者病情的严重程度、年龄、疾病预后、合并症等决定采用门诊治疗或住院治疗。对于轻症患者可考虑门诊口服抗菌药物，疗程通常 7～10 天。重症患者应住院静脉给予抗菌药物，疗程一般不少于 14 天。

3. 急性复杂性尿路感染　复杂性尿路感染的患者通常合并泌尿道结构异常，或存在长期留置导尿管或肾功能损害等。治疗推荐根据尿培养和药敏试验结果选择敏感抗菌药物。另外还需积极手术治疗引起或加重尿路感染的尿路梗阻性疾病。在术前要控制好感染，以免手术时继发尿源性脓毒血症。

4. 无症状性菌尿　一般认为无症状菌尿不需要给予抗菌药物治疗，但在下列情况下需考虑抗菌治疗：①妊娠期；②对于将要接受与黏膜损伤有关的内镜泌尿外科手术的患者，建议在手术前筛查或治疗无症状菌尿。

表 16-7-1　尿路感染的经验性治疗

感染类型	伴随状况	病原体	首选治疗	备选治疗
急性非复杂性下尿路感染（膀胱炎）	—	大肠埃希菌、腐生葡萄球菌、肠球菌	呋喃妥因或磷霉素氨丁三醇或复方磺胺甲噁唑	口服头孢呋辛酯、头孢克洛；阿莫西林 / 克拉维酸
急性非复杂性上尿路感染（急性肾盂肾炎）	重症：有高热、白细胞增高、呕吐、脱水，或有脓毒症表现	肠杆菌科（大肠埃希菌最常见），肠球菌	氟喹诺酮类或第二、三代头孢菌素（根据当地细菌耐药情况评估），有 ESBL 阳性细菌感染可能时：（哌拉西林 / 他唑巴坦或头孢哌酮 / 舒巴坦等）± 氨基糖苷类；或厄他培南	病情重时用美罗培南；亚胺培南 / 西司他丁；感染症状控制后，改为口服抗菌药物序贯治疗
	轻症：低热、白细胞正常或轻度升高，无恶心、呕吐	肠杆菌科（大肠埃希菌最常见），肠球菌	口服氟喹诺类或头孢菌素	口服阿莫西林 / 克拉维酸或复方磺胺甲噁唑片
复杂性尿路感染	合并泌尿道结构异常、长期留置导尿管等	肠杆菌科，铜绿假单胞菌，肠球菌等	伴全身症状：氟喹诺酮类或第二、三代头孢菌素（根据当地细菌耐药情况评估），有 ESBL 阳性细菌感染可能时：（哌拉西林 / 他唑巴坦或头孢哌酮 / 舒巴坦等）± 氨基糖苷类；或厄他培南	病情重时用美罗培南；亚胺培南 / 西司他丁；感染症状控制后，改为口服抗菌药物序贯治疗

案例16-7-1 患者，女，27岁，因“尿频、尿急、尿痛、伴右侧腰痛2周，发热1天”入院。体检：T 39.5℃，右肾区叩击痛阳性；血常规：WBC 14.35×10^9/L，N 86.1%，CRP 66.61mg/L；尿常规：白细胞1356.20/μl，细菌159.70/μl，白细胞3+，尿隐血2+。否认既往尿路感染史。诊断为“急性肾盂肾炎、妊娠32+2周”，予头孢美唑1g ivgtt q12h治疗，经抗感染治疗1周后患者好转出院。

问题 结合该患者分析妊娠期急性肾盂肾炎应如何选药。

解析 急性肾盂肾炎需结合患者病情的严重程度进行个体化治疗。孕妇作为特殊人群抗菌药物的选择除需要考虑治疗效果，同时也要避免使用对胎儿有不良影响的药物，可选择头孢菌素类及青霉素类抗生素，而喹诺酮类、氨基糖苷类、氯霉素、四环素类抗生素尽量避免使用，除非用药效果大于药物对胎儿的不良影响。本次患者出现高热，白细胞增高，近期无抗菌药物暴露史，经验性治疗可选择第二、三代头孢菌素。

（陈文瑛　段萍萍）

第八节　中枢神经系统感染

病原体微生物侵犯中枢神经系统（central nervous system，CNS）的实质、被膜及血管等引起的急性、慢性炎症性（或非炎症性）疾病即为中枢神经系统感染性疾病。中枢神经系统感染主要包括脑膜炎、脑膜脑炎、脑脓肿等，临床上以脑膜炎最常见。引起中枢神经系统的病原体包括病毒、细菌、真菌、螺旋体、寄生虫、立克次体和朊蛋白等，通常以细菌性脑膜炎最为常见。本节主要介绍细菌性脑膜炎的诊断及治疗。

一、定义与流行病学

（一）定义

细菌性脑膜炎（bacterial meningitis，BM）是一种由于细菌侵入脑膜导致的严重急性感染性疾病，通常指蛛网膜下腔的感染，是最常见的中枢神经系统感染性疾病。该病好发于秋、冬、春季，呈全球性分布。感染来源于血源播散、邻近感染病灶扩散、脑脊液鼻漏等。

（二）流行病学与病原菌

细菌性脑膜炎每年仍在全球范围内造成数十万人死亡，并且30%～50%的存活者表现出不同程度的神经系统后遗症。在发达国家，细菌性脑膜炎每年人群发病率约为5/100 000（成年人）；而在次发达国家，其发病率是发达国家的10倍。

引起细菌性脑膜炎的病原菌与发病场所、患者的年龄、病理生理状况等情况有关。新生儿脑膜炎通常由无乳链球菌和大肠埃希菌引起。儿童和成人，大多数脑膜炎病例是由肺炎链球菌和脑膜炎奈瑟菌引起的。医疗相关细菌性脑膜炎的主要病原菌为葡萄球菌和需氧的革兰氏阴性杆菌。

二、病因和发病机制

（一）病因

细菌性脑膜炎发生的风险因素包括年龄、免疫功能、遗传因素及留置导管等。

（二）发病机制

正常情况下，脑组织与血液之间存在血脑屏障，具有保护脑组织免受细菌和其他病原菌入侵的功能。当血脑屏障受到破坏，或病原菌的数量多、毒力强，细菌可侵入脑膜及脑脊液中，并释放多种细胞因子和趋化蛋白，导致大量纤维蛋白等炎性物质渗出，并在大脑表面形成一层帽状的炎性渗出物，造成脑膜粘连和包裹性积液。开始时病变累及大脑顶部，进而可蔓延至颅底和脑脊髓膜，有时也可累及脑室内膜，形成脑室内膜炎。

三、诊 断

（一）症状和体征

1. 症状 不同年龄阶段的患者可表现出不同的临床症状。一般而言，新生儿患者多表现出食欲减退、狂躁易怒、肌张力过高或减退、呼吸困难等非典型症状；此外有 40% 以内的新生儿患者会出现发热，而有 35% 以内的新生儿患者会出现癫痫。非新生儿患者则可表现为头痛（83%）、颈部强直（74%）、发热（74% 患者体温＞ 38℃）、恶心及呕吐等症状；部分成人患者还可见失语、轻偏瘫、癫痫等局部性神经症状。

2. 体征 发作时典型的体征是脑膜刺激征，感染患者会出现颈强直、克氏征和布氏征阳性，但轻症患者可不出现上述体征。

（二）检查

1. 脑脊液相关检查 脑脊液检查是诊断细菌性脑膜炎的主要实验室指标，急性期脑脊液外观呈浑浊、黄色或典型脓性表现。一般而言，对于细菌性脑膜炎患者，其往往表现为腰椎穿刺时压力升高，脑脊液白细胞计数＞ 1000 个 /μl、中性粒细胞计数增多、脑脊液中蛋白含量升高（＞ 100mg/dl）、葡萄糖含量下降（＜ 30mg/dl）。需要注意的是，临床上大约有 10% 的脑膜炎球菌感染者不会表现出脑脊液细胞增多。

2. 脑脊液涂片和微生物培养 当怀疑细菌性脑膜炎时，需要在开始应用或更改抗菌药物之前、抗菌药物处于谷浓度时收集血清和脑脊液标本行涂片和微生物培养；同时行 2～4 次血培养检查。

3. 影像学检查 在细菌性脑膜炎患者中，增强 MRI 可出现弥漫性脑膜强化。增强 MRI 仍然是寻找和定位脑脓肿最敏感的检查，增强 CT 可以显示脓肿典型的环形增强病灶和低密度脓腔。

4. 分子生物学检测方法 病原体宏基因组学检测技术，对一些病因不明或已使用抗感染药物治疗后的感染，仍有一定的检测阳性率。

四、治 疗

（一）治疗原则

及时选择恰当的抗菌药物对脑膜炎的治疗至关重要。延迟抗菌药物使用与发病率和病死率的增加有关。一旦病原菌明确，就应根据培养和药敏试验结果调整抗菌药物治疗方案。宜选用杀菌剂和血脑屏障通透性好的抗菌药物，必要时联合用药。抗菌药物剂量宜足量足疗程，具体治疗时间取决于致病菌种类、感染程度及治疗效果。必要时应手术拔除引流装置或清除其他植入物。常见抗菌药物的脑脊液 / 血药浓度见附表 16-8-1。

（二）治疗方案

1. 经验性治疗 经验性治疗方案的制订需考虑患者的免疫状态、年龄及病原菌场所。具体治疗方案见表 16-8-1。

表 16-8-1 脑脊液涂片阴性患者的经验性治疗

患者情况	病原体（常见）	首选方案	备选方案
早产儿～1月龄	无乳链球菌，大肠埃希菌，李斯特菌，其他 G^+ 菌，其他 G^- 菌	氨苄西林＋头孢噻肟	氨苄西林＋庆大霉素

续表

患者情况	病原体（常见）	首选方案	备选方案
1月龄～50岁	肺炎链球菌，脑膜炎奈瑟球菌，李斯特菌（如疑为李斯特菌加用氨苄西林）	头孢曲松/头孢噻肟+万古霉素+地塞米松	美罗培南+万古霉素+地塞米松
＞50岁有严重基础疾病细胞免疫功能受损者	肺炎链球菌，李斯特菌，革兰氏阴性杆菌	氨苄西林+头孢曲松/头孢噻肟+万古霉素+地塞米松	美罗培南+万古霉素+地塞米松
脑外科手术后/脑室切开术后/腰椎导管后；脑室腹腔（心房）分流术后或穿透性创伤伴或不伴有颅底骨折	表皮葡萄球菌，金黄色葡萄球菌，革兰氏阴性杆菌（包括铜绿单胞菌，鲍曼不动杆菌及其耐药菌株）	头孢吡肟/头孢他啶+万古霉素	美罗培南+万古霉素
创伤伴颅底骨折	肺炎链球菌，流感嗜血杆菌，化脓性链球菌	头孢曲松/头孢噻肟+万古霉素+地塞米松	美罗培南+万古霉素+地塞米松

2. 目标治疗 一旦病原菌检查明确诊断，应根据不同病原菌和体外药敏试验结果选择对应的抗菌药物。目标性抗菌治疗抗菌药物的推荐方案见表16-8-2。

表16-8-2 细菌性脑膜炎目标性治疗的推荐方案

病原体	首选药物	可选药物
脑膜炎奈瑟菌	头孢噻肟或头孢曲松	头孢吡肟、氟喹诺酮、美罗培南
肺炎链球菌		
青霉素敏感（MIC ≤ 0.06mg/L）	青霉素G	头孢曲松，头孢噻肟
青霉素中介（MIC 0.12～1.0mg/L）	头孢噻肟或头孢曲松	头孢吡肟，美罗培南
青霉素耐药（MIC ≥ 2.0mg/L）	万古霉素加头孢噻肟或头孢曲松	万古霉素加莫西沙星、利福平
金黄色葡萄球菌		
甲氧西林敏感	苯唑西林或氨苄西林	万古霉素、利奈唑胺、达托霉素
甲氧西林耐药	万古霉素	利奈唑胺、达托霉素
凝固酶阴性葡萄球菌	万古霉素	利奈唑胺、达托霉素
痤疮丙酸杆菌	青霉素G	头孢曲松、头孢噻肟、万古霉素、利奈唑胺、达托霉素
铜绿假单胞菌	头孢他啶+氨基糖苷类	莫西沙星+氨基糖苷类 美罗培南+氨基糖苷类
鲍曼不动杆菌	美罗培南	替加环素、多黏菌素B、硫酸黏菌素
肠杆菌科	头孢噻肟或头孢曲松	氨曲南、喹诺酮类、美罗培南
产超广谱β-内酰胺酶革兰氏阴性菌	美罗培南	头孢吡肟、氟喹诺酮类

【注】MIC为最低抑菌浓度

3. 抗菌药物的剂量及疗程 按照药效学/药动学理论用药，剂量建议按说明书允许的最大剂量用药。脑膜炎的治疗疗程需结合治疗效果、疾病严重程度及特定病原体等因素进行综合判断。如对轻、中度细菌性脑膜炎革兰氏阴性杆菌建议治疗21天；对重度细菌性脑膜炎推荐长程治疗，疗程可长达4～8周。脑脓肿的治疗疗程通常需4～6周或治疗至CT或MRI显示病灶吸收后停药。

4. 脑室内/鞘内注射给药 脑室内或鞘内给药，药物直接进入脑池及蛛网膜下腔，缓慢向脑表面弥散，能够达到有效的药物治疗浓度，从而提高抗菌药物的疗效，同时可避免静脉注射引起的全身不良反应。但是，这一给药途径的安全性和有效性尚未经过严格的临床对照研究验证。推荐成人脑室内或鞘内注射的抗菌药物种类和剂量见表16-8-3。

表 16-8-3　推荐成人脑室内或鞘内注射的抗菌药物种类和剂量

抗菌药物	推荐剂量	不良反应
两性霉素 B	0.1～0.5mg/24h	耳鸣、发热、颤抖、帕金森综合征
万古霉素	10～20mg/24h	暂时性听力丧失
庆大霉素	4～8mg/24h	听力减退（暂时性）、癫痫发作，无菌性脑膜炎、脑脊液嗜酸性粒细胞增多症
妥布霉素（不含防腐剂）	4～10mg/24h	类似庆大霉素的不良反应
阿米卡星	30（5～50）mg/24h	类似庆大霉素的不良反应
多黏菌素 B	5mg/24h	脑膜刺激症状，如发热、头痛、颈部僵直、脑脊液白细胞计数和蛋白升高
多黏菌素 E 甲磺酸钠	10（1.6～40）mg/24h	脑膜炎性反应，大剂量可引起癫痫、食欲不振、躁动、水肿、疼痛及嗜酸性粒细胞增多

5. 外科干预　神经外科术后考虑脑室外引流（external ventricular drains，EVD）和腰大池外引流管、Ommaya 囊引起的感染，要及时拔出引流管。如为切口引起的感染，要及时进行外科清创并进行引流。如出现脑室积脓，可考虑脑室灌洗或采用脑室镜治疗。

案例 16-8-1　患者，女，57 岁，体重 75 kg，因“突发头痛伴意识障碍 1 天余”入院。入院时查体：T 36.5℃，神志昏迷，颈部强直，呼吸机辅助呼吸，双肺呼吸音粗，闻及明显干湿啰音，头部留置左右脑室引流管。辅助检查：胸 CT 示双肺渗出，其中双肺下叶实变。入院诊断：①颅内动脉瘤破裂破入脑室；②双侧脑室外引流术后；③肺部感染。入院后给予哌拉西林 / 他唑巴坦 4.5g ivgtt q6h 抗感染，并行“颅内动脉瘤钳夹术 + 脑脊液漏修补术 + 颅内血肿清除术 + 硬脑膜修补术”，术后予留置双侧脑室管，枕部皮下引流管。

第 3 天，患者最高体温 38.6℃，神志浅昏迷，查体颈稍抵抗。查脑脊液常规 + 生化：白细胞 2154×10^6/L，多核百分比 85.8%，葡萄糖 2.01mmol/L，脑脊液蛋白 1274.8mg/L，乳酸 4.84mmol/L。考虑血肿清除术后颅内感染（细菌性脑膜炎可能性大），予美罗培南 2g q8h（微量泵注维持 3h）联合万古霉素 1g ivgtt q12h。

第 6～9 天，患者体温波动在 37.5～38.8℃，予拔出皮下引流及双侧头部引流管，置入腰大池引流，行气切术，完善肺泡灌洗液、脑脊液涂片及培养，查体：CRP 103.5mg/L，降钙素原 0.254μg/L，血常规示白细胞 14.51×10^9/L，中性粒细胞比例 83.2%；查脑脊液常规 + 生化，结果回报示：白细胞 2333×10^6/L，多核百分比 93.7%，葡萄糖 2.45mmol/L，脑脊液蛋白 7578mg/L，乳酸 6.10mmol/L；血肌酐 78μmol/L。第 8 天加用万古霉素 10mg bid 鞘内注射联合抗感染。

第 12 天，患者体温 37.2℃，撤离呼吸机，予高流量吸氧。查脑脊液常规 + 生化指标好转，予停用万古霉素及美罗培南，改为哌拉西林 / 他唑巴坦 4.5g ivgtt q6h 继续抗感染。

第 13 天，患者最高体温 39.5℃，患者耳后创面见少量澄清液体漏出，再次置入腰大池引流，改善患者皮下积液。第 17 天，患者最高体温 39℃，腰大池引流管反复堵塞并引出絮状物。完善脑脊液培养及脑脊液常规，结果回报：白细胞 63 040×10^6/L，多核百分比 98.6%，葡萄糖 0.98mmol/L，脑脊液蛋白 16 800mg/L，乳酸 21.98mmol/L。调整抗菌药物为美罗培南 2g ivgtt q8h+ 万古霉素 1g ivgtt q12h+ 阿米卡星 20mg 鞘内注射 qd。

入院 19 天，患者热峰较前下降，体温波动在 38℃左右，腰大池仍引出絮状物；行脑室外引流术 +Ommaya 囊置入术，脑脊液培养：肺炎克雷伯菌（泛耐药）1+，对阿米卡星、氯霉素、多黏菌素 B、替加环素敏感，其他均耐药，美罗培南、亚胺培南耐药，且 MIC ＞ 8μg/ml。治疗方案调整为美罗培南 2g 微量泵注 q8h+ 多黏菌素 B 50 万 IU ivgtt q12h+ 多黏菌素 B 5 万 IU 鞘内注射 q12h。

第 25 天，患者最高体温 37.6℃，神志朦胧，引流通畅。脑脊液常规，结果回报：白细胞 732×10^6/L，多核百分比 83.2%，葡萄糖 2.45mmol/L，脑脊液蛋白 3520mg/L，乳酸 5.32mmol/L。

问题 16-8-1-1 结合该患者分析颅内感染的高危因素。

解析 16-8-1-1 本案例中的患者为神经外科术后感染的患者，神经外科中枢神经系统感染的易感因素包括患者自身因素、手术相关因素、术后因素等。本次患者出现颅内感染考虑与脑室引流管放置时间过长，耳后创面存在脑脊液漏及患者术后较长期使用呼吸机及存在肺部感染有关。

问题 16-8-1-2 脑脊液培养出肺炎克雷伯菌应如何治疗？

解析 16-8-1-2 耐碳青霉烯类的肺炎克雷伯菌在全世界呈持续增加趋势，感染控制难度大，病死率高，已成为院内死亡的独立危险因素。碳青霉烯类耐药肺炎克雷伯菌的治疗方案主要有：以多黏菌素或替加环素为核心的联合治疗方案，可联合的药物包括碳青霉烯类（MIC 4～16mg/L）、氨基糖苷类、氟喹诺酮类、磷霉素等。本案例中美罗培南的 MIC ＞ 8mg/L，研究发现对于一些敏感性下降的菌株（MIC 4～16mg/L），通过增加给药次数，加大给药剂量，延长输注时间（2～3 小时），可使血药浓度高于 MIC 的时间占给药时间间隔的百分比（%T ＞ MIC）延长。本案例采用大剂量美罗培南持续给药联合多黏菌素的方案可发挥协同作用。静脉用多黏菌素 B 的脑脊液中多黏菌素浓度仅为血清的 5%，案例中患者考虑出现脑室炎，采用多黏菌素 B 静脉联合鞘内注射的方案能提高局部治疗浓度。但本案例中多黏菌素 B 鞘内注射日剂量 10mg 超过指南推荐，可能增加局部不良反应及肾功能损害。

（陈文瑛　段萍萍）

第九节　皮肤及软组织感染

一、定义与流行病学

（一）定义

皮肤及软组织感染（skin and soft-tissue infections，SSTI）是指由化脓性致病菌侵犯表皮、真皮和皮下组织引起的炎症性疾病，包括涉及皮肤、皮下脂肪、筋膜层及肌肉层的感染坏死性疾病。

（二）流行病学

随着人群老龄化，危重患者和免疫功能低下患者数量增加及多耐药病原体的出现，皮肤及软组织感染的发病率在全世界范围内逐年上升。Miller 等人的研究估计 SSTI 的发病率约为每年 48.46 例 / 千人。一项国外的调查发现在住院患者中，皮肤及软组织感染的患病率估计在 7%～10% 之间，急诊科就诊患者中皮肤及软组织感染占 2%。

二、病因和发病机制

（一）病因

主要病因包括生理性皮肤屏障功能障碍、疾病导致的皮肤屏障功能破坏、创伤导致皮肤屏障功能破坏、机体免疫功能下降等。

（二）发病机制

人体皮肤表面定植了大量的正常菌群，这些正常菌群可以通过位点竞争和产生抗微生物物质来防止其他病原微生物的侵袭。常见正常菌群包括葡萄球菌属、棒状杆菌、丙酸杆菌及酵母菌属等。定植的细菌一般不会引起感染，但是当皮肤屏障被破坏及机体免疫功能障碍时，正常菌可侵入表皮、真皮及深层组织导致感染。细菌侵犯表皮毛孔可导致毛囊炎、疖或痈。如侵犯到真皮层和（或）皮下组织则形成蜂窝织炎，而侵入更深层组织则可能引起筋膜炎甚至肌炎。

三、皮肤软组织感染常见病原菌

多项研究表明，皮肤软组织感染的病原菌的构成及分布可因发病场所、疾病类型发生明显变化（表 16-9-1）。

表 16-9-1　不同皮肤软组织感染类型及常见病原菌

感染类型	病原菌	备注
毛囊炎	金黄色葡萄球菌、铜绿假单胞菌	铜绿假单胞菌可引起“热水浴毛囊炎”
脓疱病	金黄色葡萄球菌、溶血性链球菌	
丹毒	A 组 β 型溶血性链球菌、C 型或 G 型链球菌	
蜂窝织炎	葡萄球菌、链球菌等多种细菌	
手术切口感染	金黄色葡萄球菌、表皮葡萄球菌、肠杆菌属及厌氧拟杆菌	
动物咬伤后感染	巴斯德菌属、葡萄球菌、链球菌及厌氧菌	犬咬伤可传播二氧化碳噬纤维菌，猫咬伤可传播汉氏巴尔通体
糖尿病足感染	革兰氏阳性菌、革兰氏阴性菌、真菌及厌氧菌	
坏死性筋膜炎	金黄色葡萄球菌、A 组 β 溶血性链球菌等	

四、诊断及分级

SSTI 的一般诊断需详细询问患者发病诱因和危险因素。应全面仔细查体，除注意皮肤局部红、肿、热、痛等炎症共同表现外，还需关注皮损性质、积气、溃疡形成与坏死程度，注意有无感染中毒症状，及早判断并发症、是否需外科紧急处理。病原微生物鉴定及相关影像学检查可辅助诊断 SSTI。研究显示，软组织 X 线、CT 和 MRI 可能有助于确定感染的深度。

SSTI 可根据解剖部位、致病病原菌、感染深度及临床表现的严重程度进行分类。依据 IDSA 发布的《皮肤软组织感染的诊断与管理实践指南》将 SSTI 分为非化脓性和化脓性感染，前者包括坏死性感染、疏松结缔组织炎及丹毒；后者包括疖、痈及脓肿。通常按病情严重程度将 SSTI 分为 4 级，并根据分级级别制订不同的治疗方案。如诊断分级为 4 级，患者应住院治疗，并予抗菌药物及外科处理。SSTI 的分级见表 16-9-2。

表 16-9-2　SSTI 病情诊断分级

诊断分级	临床情况
1 级	无发热，但需排除疏松结缔组织炎
2 级	有发热，一般情况稍差，但无不稳定并发症
3 级	中毒症状重，或至少有 1 个并发症，或有致残危险
4 级	脓毒症或感染危及生命

五、治　　疗

（一）治疗原则

SSTI 的治疗应分级、分类治疗，外用药物和系统给药治疗结合，药物治疗和手术相结合。1 级 SSTI 患者可门诊口服加外用抗菌药物治疗；2 级和 3 级 SSTI 患者结合患者病情发展演变情况，一般可采用门诊静脉输注抗菌药物治疗；4 级 SSTI 患者应住院治疗，多需手术干预。

（二）外用抗菌药物治疗

毛囊炎、脓疱病等浅表皮肤感染均以外用抗菌药物治疗为主。外用抗菌药物直接作用于皮肤靶部位，在局部停留时间长，对表皮或真皮浅层感染效果最佳，但局部用药可能易诱导抗菌药物耐药。目前临床上常用的外用抗菌药物主要为莫匹罗星、夫西地酸软膏。

（三）系统抗菌药物治疗

SSTI 经验性抗菌治疗需结合患者的一般情况、感染部位、合并症、临床表现及分级情况，选用针对性抗菌药物。浅表皮肤细菌性感染以葡萄球菌和化脓性链球菌居多，轻者可门诊口服抗菌药物治疗。对于较重的继发性 SSTI 及坏死性软组织感染应选择全身性抗菌药物治疗，且抗菌药物应对葡萄球菌、链球菌、梭菌属及混合需氧、厌氧菌具有敏感性。常见细菌性 SSTI 经验治疗见表 16-9-3。

表 16-9-3 常见细菌性 SSTI 经验治疗

疾病	首选治疗	备选治疗	备注
毛囊炎	通常只需局部治疗：外用 2% 莫匹罗星软膏、2% 夫西地酸软膏等		常为自限性
脓疱病	局部治疗为主，外用 2% 莫匹罗星软膏、2% 夫西地酸软膏、鱼石脂软膏	皮损泛发、伴发热等全身症状者：口服氯唑西林、阿莫西林、头孢氨苄、头孢呋辛酯等	
急性淋巴管炎（丹毒）	轻症口服苯唑西林或头孢拉定；重症静脉滴注青霉素或头孢唑林		1. 疗程足，否则容易复发 2. 如有足癣，需同时治疗
急性蜂窝织炎	青霉素，或苯唑西林，或第一、二代头孢菌素；轻症口服，重症静脉滴注		
坏死性筋膜炎	青霉素＋甲硝唑或（哌拉西林 / 他唑巴坦或头孢哌酮 / 舒巴坦）± 氨基糖苷类	重症可用碳青霉烯类	1. 关键治疗是广泛切开 2. 做脓液染色涂片，指导抗菌药物治疗
猫咬伤后感染	阿莫西林 / 克拉维酸	头孢呋辛酯或多西环素	
犬咬伤后感染	阿莫西林 / 克拉维酸	克拉霉素＋氟喹诺酮类（小儿除外）	需使用狂犬病疫苗
手术切口感染（不涉及消化道和女性生殖道）	轻症（不伴有毒血症状）：仅需引流；伴全身毒血症状：氨苄西林 / 舒巴坦或阿莫西林 / 克拉维酸或头孢唑林，或头孢呋辛	怀疑 MRSA 感染：万古霉素或去甲万古霉素，或替考拉宁	
手术切口感染（涉及消化道和女性生殖道）	轻症（不伴有毒血症状）：仅需通畅引流；伴全身毒血症状：第二、三代头孢菌素＋甲硝唑；或头孢哌酮 / 舒巴坦，或哌拉西林 / 他唑巴坦	怀疑 MRSA 感染：万古霉素或去甲万古霉素，或替考拉宁	
糖尿病足感染（局限性感染＜ 2cm）	氯唑西林或苯唑西林或左氧氟沙星	MRSA 感染：万古霉素或达托霉素或利奈唑胺	1. 控制血糖是根本 2. 清创＋负压吸引有效
糖尿病足感染（溃疡、炎症范围≥ 2cm 且累及筋膜）	氨苄西林 / 舒巴坦或阿莫西林 / 克拉维酸	伴全身中毒症状：静脉用头孢哌酮 / 舒巴坦，哌拉西林 / 他唑巴坦，碳青霉烯 怀疑 MRSA：万古霉素或去甲万古霉素或替考拉宁等	

（四）外科治疗

坏死性软组织感染（如坏死性筋膜炎、坏死性肌炎）通常需行手术清创处理，以尽量保留有活力的皮肤。

案例 16-9-1 患者，男，16 岁，因“发现额部皮下肿物 1 周余，破溃流脓 6 天”入院，临床诊断：颅骨修补术后额部右侧颞部感染。入院第 1 天查 WBC 13.39×10^9/L，NEU 82.3%，CRP 86.77mg/L，予头孢呋辛 1.5g ivgtt q8h 治疗，入院第 3 天行“额部右侧颞部感染伤口清创术”，术中留取伤口分泌物送检。入院第 6 天，查 WBC 11.39×10^9/L，NEU 78.3%，CRP 59.77mg/L；切口伤口分泌物回报示金黄色葡萄球菌（＋），对苯唑西林、阿莫西林 / 克拉维酸钾、环丙沙星、庆大霉素、万古霉素、甲氧苄啶 / 磺胺甲噁唑等敏感。

问题 16-9-1-1　患者头皮感染应如何选择抗菌药物？

解析 16-9-1-1　颅骨修补术后额部破溃流脓，考虑为化脓性皮肤感染，病原菌以金黄色葡萄球菌、溶血性链球菌为主。经验性治疗应覆盖上述病原菌，推荐使用第一、二代头孢菌素类。本次患者入院无发热，查炎症水平稍高，考虑为轻症感染，选择头孢呋辛合理。抗感染同时注意加强伤口换药处理，必要时予引流。

问题 16-9-1-2　患者抗感染方案如何调整？

解析 16-9-1-2　本案例中患者伤口分泌物培养示对苯唑西林敏感，表示该菌对耐酶青霉素类（如氯唑西林等）、β- 内酰胺 /β- 内酰胺酶抑制剂复合物、抗葡萄球菌头孢类和碳青霉烯类敏感。结合患者炎症指标较前下降，考虑抗感染治疗有效；且药敏对头孢呋辛敏感，可继续使用头孢呋辛抗感染治疗；后续可序贯为头孢呋辛酯制剂口服治疗。

（陈文瑛　段萍萍）

第十节　深部真菌病

一、定义与流行病学

（一）定义

由真菌引起的疾病称为真菌病。真菌病根据病变部位的不同分为浅部真菌病和深部真菌病两大类，浅部真菌病指致病菌主要侵犯含有角质的组织，而深部真菌病指致病菌侵犯角质层以下的皮肤深层或全身各组织所引起的疾病。常见的深部真菌病主要有念珠菌病、曲霉菌病和隐球菌病。

（二）流行病学

真菌的致病力一般较弱，只有当机体抵抗力降低时才能侵入组织引起疾病，因此深部真菌病常见于免疫抑制的个体，较少发生于健康个体。念珠菌病是发病率最高的深部真菌病。侵袭性念珠菌病多见于免疫功能低下患者，超过 90% 的侵袭性念珠菌病由白念珠菌、光滑念珠菌、热带念珠菌、近平滑念珠菌和克柔念珠菌引起。侵袭性曲霉菌病的主要危险因素是肿瘤化疗、实体器官或骨髓移植、人类免疫缺陷病毒（HIV）感染或大剂量糖皮质激素治疗等原因所致的免疫功能低下。在许多免疫功能低下的患者中，侵袭性曲霉菌病已成为首要的感染性致死病因，病死率高达 50%～100%。过敏性支气管肺曲霉病较常发生于哮喘患者，在哮喘患者中占比为 1.0%～3.5%。隐球菌病既可发生于艾滋病和其他免疫功能低下人群，也可发生在免疫功能正常者，6%～10% 的 HIV 感染患者合并隐球菌感染。

二、病因和发病机制

（一）病因

真菌是具有真核的、产孢的、无叶绿体的真核生物，在自然界广泛分布，以腐生或寄生方式生存。临床中常见的真菌可分成两大类：霉菌和酵母菌。霉菌是多细胞丝状真菌，有菌丝和孢子，能形成各种形态的菌落。霉菌通过孢子进行繁殖，孢子的产生方式包括无性方式和有性方式。常见的霉菌有曲霉菌、毛霉菌等。酵母菌绝大多数为单细胞，形态呈圆形或椭圆形，菌落呈乳酪样。酵母菌主要的生殖方式是出芽生殖，少数进行分裂生殖。酵母菌包括念珠菌、隐球菌、卡氏肺孢子菌等。能引起人体感染的真菌分为病原性真菌和条件致病菌。病原性真菌本身具有致病性，可使所有的接触者发生感染；条件致病菌为人体正常菌群，一般不具致病性，只有在机体免疫力低下时才会引起疾病。临床常见的致病真菌包括念珠菌、曲霉菌、隐球菌等。

（二）发病机制

1. 念珠菌病 发病受宿主及病原体因素影响：①宿主因素。宿主由于免疫系统功能缺陷，或由于创伤、手术等操作导致局部防御屏障被破坏，造成防御功能减退，可能导致念珠菌的机会感染。另外，广谱抗菌药物的大量使用，抑制了人体内的正常菌群生长，有利于念珠菌等条件致病菌繁殖。②病原体因素。念珠菌大量繁殖形成芽管，黏附于宿主细胞表面，芽管逐渐向芽生菌丝或菌丝相转变，穿入宿主细胞，并在细胞内形成新的菌丝。菌丝侵入机体后，可激发补体系统及抗原 - 抗体反应，导致炎症介质的大量释放。

2. 曲霉菌病 曲霉是条件致病菌。曲霉主要致病方式为侵袭性感染和变态反应。侵袭性感染主要通过吸入曲霉菌获得，免疫功能受损患者吸入的分生孢子可生长形成菌丝。曲霉菌可以释放出多种毒素，帮助曲霉菌抵抗免疫清除。曲霉菌菌丝还可侵入血管，造成组织损伤、坏死，并引起播散感染。对于过敏性体质患者，曲霉抗原可致机体过敏，通过 IgE 介导的 I 型和 IgG 介导的Ⅲ型变态反应导致过敏性曲霉病。当肺部有基础疾病时，曲霉可寄生于这些疾病所致的空洞中，破坏空洞壁及周围的肺组织，导致慢性炎症性改变。

3. 隐球菌病 隐球菌在体外无荚膜，进入人体后很快形成荚膜。荚膜多糖为主要毒力因子，使隐球菌能够在体内存活，发挥致病性。另一致病因子黑色素是由隐球菌的酚氧化物酶将人体左旋多巴、多巴胺等氧化而来，可保护隐球菌免受攻击。如宿主免疫防御功能不全，则可引起肺部出现侵袭病灶，或者经血行播散至肺外其他器官。由于正常人脑脊液中缺乏补体、可溶性抗隐球菌因子、对抗新型隐球菌的炎症细胞，以及脑组织具有高浓度的儿茶酚胺介质，可通过酚氧化酶系统为新型隐球菌产生黑色素，所以，隐球菌感染易累及中枢神经系统。

三、诊　断

（一）症状和体征

深部真菌感染患者根据感染部位不同，可能出现各种不同的临床表现。对于存在真菌感染高危因素的患者，一旦出现感染迹象，应考虑到存在真菌感染的可能。真菌感染高危因素包括使用抑制免疫系统的药物、接受化疗、血液系统疾病、艾滋病等。

（二）检查

1. 直接镜检 念珠菌只有在标本直接镜检发现大量菌丝和成群芽孢时才具有诊断意义，菌丝的存在提示念珠菌处于致病状态。镜下见 45° 分枝分隔曲霉菌丝，来自无菌部位的标本如支气管肺泡灌洗液涂片阳性，诊断价值较大，更常见于曲霉菌感染。印度墨汁涂片直接镜检，可发现隐球菌，或使用黏蛋白胭脂红染色酵母样菌的荚膜呈深玫瑰红色时，强烈提示新型隐球菌病。

2. 真菌培养 获取临床标本培养，鉴定致病菌种。若标本是在无菌条件下获得，分离念珠菌可作为诊断深部念珠菌感染的可靠依据。曲霉菌落呈毛状，黄绿色；镜下可见分生孢子头和足细胞等曲霉特征性结构。凡从人体的各种组织活检标本、尿液、血液、骨髓或脑脊液中发现新型隐球菌，均提示有侵袭性隐球菌感染。

3. 组织病理学检查 正常无菌部位组织中同时存在芽孢和假菌丝或真菌丝可诊断为念珠菌病。深部曲霉感染常表现为组织坏死、出血、多发性脓肿或肉芽肿形成等，组织内查见菌丝及孢子为诊断的金指标，组织学检查阴性不能排除侵袭性曲霉病。皮肤、骨骼和关节新型隐球菌病的病原学诊断除了依靠分泌物或脓液的涂片和培养外，还可从病理活检标本中找到病原学诊断依据。

4. 脑脊液检查 念珠菌性脑膜炎脑脊液可以表现正常，或白细胞、单核细胞轻度升高，蛋白量明显增多，糖量正常或降低。大多数中枢神经系统隐球菌病患者脑脊液压力明显升高，可达 300mmH_2O 以上，脑脊液外观澄清或稍为浑浊，细胞数一般在（40～400）$\times 10^6$/L，以淋巴细胞为主，但在疾病早期也可呈现中性粒细胞为主，蛋白水平轻至中度升高，葡萄糖和氧化物水平下降，尤以葡萄糖水平降低更为显著。

5. 血清学检查

（1）β-1, 3-D- 葡聚糖试验（β-1, 3-D-glucan test，G 试验） 是筛选深部真菌病的有效方法，具有临床诊断意义。G 试验阳性可提示曲霉或念珠菌感染，但特异性较差。

（2）半乳甘露聚糖试验（GM 试验） 半乳甘露聚糖（GM）抗原是广泛存在于曲霉属和青霉属细胞壁中的一类多糖。血清和肺泡灌洗液中的 GM 抗原可作为早期诊断侵袭性曲霉感染的诊断指标。GM 试验的敏感性和特异度为 71%～89%。

（3）隐球菌乳胶凝集试验 针对新型隐球菌荚膜抗原的乳胶隐球菌凝集试验及酶联免疫吸附测定具有高达 90% 以上的特异性和敏感性，且在感染的早期，就能在患者的血清和脑脊液中检测到隐球菌荚膜抗原。抗原的滴度与感染的严重程度相关，可作为疗效的观察指标。

（4）一般检查 曲霉败血症或侵袭性肺曲霉病外周血白细胞总数增高；过敏性曲霉病外周血嗜酸性粒细胞增高，血清 IgE 水平常增高。隐球菌病部分患者可出现淋巴细胞比例增高，轻至中度贫血，红细胞沉降率可正常或轻度增加；艾滋病患者白细胞计数降低。

6. 影像学检查 念珠菌病胸部 CT 约有 70% 患者出现结节影，29% 的患者可见晕征。念珠菌性食管炎的食管钡剂检查见黏膜破坏、粗糙，食管上下段运动不协调。

侵袭性肺曲霉病患者 X 线胸片可见以胸膜为基底的多发楔形、结节、肿块阴影或空洞。胸部 CT 有利于早期检出病灶，早期表现为晕轮征，即肺结节影（水肿或出血）周围环绕有低密影，后期为新月体征。

新型隐球菌病患者的 X 线检查，可发现单个或多个结节性阴影；也可表现为斑点状肺炎，浸润型肺结核样阴影或空洞形成；如果出现血行播散时，可出现粟粒性肺结核样的影像。中枢神经系统新型隐球菌病头颅 CT 和 MRI 检查有助于了解肉芽肿病变的大小和部位，以及脑室系统受累扩张情况。

7. 分子生物学检测 采用 PCR 方法检测痰液、支气管肺泡灌洗液、经支气管吸出物等的新型隐球菌 DNA 具有很高的特异性和敏感性，可用于新型隐球菌感染的早期诊断。

四、治　　疗

（一）治疗原则

深部真菌病患者往往病情重，死亡率高。故一旦出现深部真菌感染，应积极治疗原发病，给予抗真菌治疗。选择抗真菌药物时应尽可能明确感染部位，积极开展与其相关的临床合格标本的收集、涂片、培养、血清学检查等，以期获得微生物学证据，根据感染部位、感染程度、患者基础情况、病原菌种类及药敏试验结果等确定个体化治疗方案。对于严重感染患者，在病原菌未明确前，可根据患者所在病区病原菌及其耐药流行情况，给予经验性抗真菌治疗，一旦明确病原菌，再根据治疗效果及体外药敏试验结果调整治疗方案。

（二）治疗药物

治疗深部真菌感染的药物包括三唑类、棘白菌素类和多烯类，其药理机制及作用见本章第一节总论中“常见抗真菌药物”部分。各类代表药物抗菌谱如表 16-10-1 所示。

表 16-10-1 各类抗真菌药物抗菌谱

真菌	两性霉素 B	氟康唑	伏立康唑	泊沙康唑	艾沙康唑	卡泊芬净 / 米卡芬净
白念珠菌	+	+	+	+	+	+
热带念珠菌	+	+	+	+	+	+
近平滑念珠菌	+	+	+	+	+	+
光滑念珠菌	+	±	±	±	±	+

续表

真菌	两性霉素B	氟康唑	伏立康唑	泊沙康唑	艾沙康唑	卡泊芬净/米卡芬净
克柔念珠菌	+	0	+	+	+	+
烟曲霉	+	0	+	+	+	±
毛霉菌	+	0	0	+	+	0
隐球菌	+	+	+	+	+	0

【注】+：有活性；±：不确定；0：不推荐

（三）治疗方案

深部真菌感染的治疗，应根据感染部位、致病菌及患者个体情况，选择不同治疗方案。本节以念珠菌、曲霉菌和隐球菌感染为例，重点介绍。

1. 念珠菌病 常见念珠菌感染的治疗方案如表16-10-2所示。

表16-10-2 常见念珠菌感染药物选择及推荐剂量

疾病	首选方案	备选方案
念珠菌血症	卡泊芬净负荷剂量70mg；维持剂量50mg/d或米卡芬净100mg/d	非危重患者或氟康唑敏感念珠菌感染：静脉滴注或口服氟康唑负荷剂量800mg，继以400mg/d； 不能耐受上述药物可选两性霉素B脂质体3～5mg/（kg·d）
ICU非粒细胞缺乏患者的经验性治疗	卡泊芬净负荷剂量70mg；维持剂量50mg/d或米卡芬净100mg/d	无吡咯类暴露且无氟康唑耐药菌株定植可选用氟康唑负荷剂量800mg，继以400mg/d； 不能耐受上述药物可选两性霉素B脂质体3～5mg/（kg·d）
腹腔念珠菌感染	同念珠菌血症或ICU非粒细胞缺乏患者的经验性治疗	
念珠菌心内膜炎	两性霉素B脂质体3～5mg/（kg·d）单用或联合氟胞嘧啶每次25mg/kg，每日4次；或大剂量棘白菌素类（卡泊芬净150mg/d；米卡芬净150mg/d）	若病情稳定且血培养阴性，推荐使用氟康唑每日400～800mg降阶梯治疗； 对伏立康唑和泊沙康唑敏感而氟康唑不敏感的念珠菌感染，可口服伏立康唑每次200～300mg，每日2次，或泊沙康唑片每日300mg降阶梯治疗
中枢神经系统念珠菌感染	两性霉素B脂质体制剂5mg/（kg·d）单用或联合氟胞嘧啶每次25mg/kg，每日4次	初始治疗有效的患者，推荐氟康唑400～800mg/d进行降阶梯治疗
念珠菌泌尿系统感染	无症状菌尿者如需进行泌尿系手术者，手术前后数天给予氟康唑400mg/d口服，或两性霉素B脱氧胆酸盐0.3～0.6mg/（kg·d）静滴； 有症状膀胱炎患者，建议口服氟康唑200mg/d疗程2周；对于氟康唑耐药菌，建议两性霉素B脱氧胆酸盐0.3～0.6mg/（kg·d）疗程1～7天；也可每日给予两性霉素B脱氧胆酸盐50mg膀胱冲洗5d 有症状肾盂肾炎患者，推荐口服氟康唑200～400mg/d，疗程2周；对于氟康唑耐药菌，推荐两性霉素B脱氧胆酸盐0.3～0.6mg/（kg·d），疗程1～7天单用，或联合氟胞嘧啶	

2. 曲霉病 常见曲霉病感染的治疗方案如表16-10-3所示。

表16-10-3 常见曲霉病感染药物选择及推荐剂量

疾病	首选方案	备选方案
侵袭性肺曲霉病	伏立康唑，首日6mg/kg，每12小时给药一次，继以4mg/kg，每12小时给药一次	两性霉素B脂质体（每日3～5mg/kg）、艾沙康唑（200mg，每8小时1次给药6剂，继以每日200mg）等； 当吡咯类和多烯类抗真菌药有禁忌时，可采用棘白菌素类
气道曲霉菌	可采用具有抗曲霉活性的三唑类药物或静脉给予两性霉素B脂质体治疗	
中枢神经系统曲霉病	伏立康唑，首日6mg/kg，每12小时给药一次，继以4mg/kg，每12小时给药一次	不能耐受伏立康唑或用后无效的患者，可采用两性霉素B脂质体

续表

疾病	首选方案	备选方案
曲霉心内膜炎	早期手术干预并联合抗真菌治疗，初始治疗推荐伏立康唑或两性霉素B脂质体	
侵袭性曲霉病的预防	泊沙康唑混悬液：200mg每天3次或片剂第1天300mg，2次，继以每日300mg或泊沙康唑注射剂第一日300mg，2次，继以每日300mg静脉注射	伏立康唑200mg每日2次口服，伊曲康唑混悬液200mg每日2次口服，米卡芬净50～100mg/d，或卡泊芬净50mg/d

3. 隐球菌病 常见隐球菌感染的治疗方案如表16-10-4所示。

表16-10-4 常见隐球菌感染药物选择及推荐剂量

疾病	首选方案	备选方案
HIV感染患者隐球菌脑膜脑炎	初始诱导和巩固治疗推荐两性霉素B脱氧胆酸盐0.7～1.0mg/（kg·d）静脉注射联合氟胞嘧啶100mg/kg每日分4次，至少2周，然后氟康唑口服400mg/d至少8周； 维持治疗和预防治疗推荐氟康唑口服200mg/d，或伊曲康唑口服200mg每天2次	1）两性霉素B脱氧胆酸盐0.7～1.0mg/（kg·d），两性霉素B脂质体3～4mg/（kg·d）或两性霉素B脂质体复合物5mg/（kg·d）静脉注射治疗4～6周 2）两性霉素B脱氧胆酸盐0.7～1.0mg/（kg·d）静脉注射联合氟胞嘧啶800mg/d口服治疗2周，继以氟康唑800mg/d口服至少8周 3）氟康唑口服每日≥800mg联合氟胞嘧啶100mg/（kg·d）口服治疗6周 4）氟康唑800～2000mg/d口服治疗10～12周，单用氟康唑建议日剂量≥1200mg 对于无法耐受吡咯类的患者，维持治疗和预防治疗可使用两性霉素B脱氧胆酸盐1mg/kg，每周1次
器官移植患者隐球菌脑膜脑炎	初始治疗推荐两性霉素B脂质体3～4mg/（kg·d）静脉注射或两性霉素B脂质体复合物5mg/（kg·d）静脉注射联合氟胞嘧啶100mg/kg每日分4次口服诱导治疗至少2周，继以氟康唑口服400～800mg/d治疗8周，然后氟康唑口服200～400mg/d治疗6～12个月。维持治疗推荐氟康唑口服200～400mg/d，持续至少6～12个月	
非HIV感染/非器官移植受者隐球菌脑膜脑炎	初始推荐两性霉素B脱氧胆酸盐0.7～1.0mg/（kg·d）静脉注射联合氟胞嘧啶100mg/（kg·d），分4次口服至少诱导治疗4周。对于有神经系统并发症的患者，需延长诱导治疗至6周。继以氟康唑口服400mg/d巩固治疗8周，后续氟康唑口服200mg/d（维持治疗6～12个月）	
肺隐球菌病	轻至中度隐球菌肺炎推荐氟康唑口服400mg/d维持6～12个月。重症隐球菌肺炎患者治疗方案同中枢神经系统感染治疗	

五、药物治疗管理

抗真菌治疗疗程较长，初始急性期诱导治疗后需维持治疗需较长一段时间，用药过程中需密切监测药物不良反应，合并其他疾病的患者合并用药时也需注意监测药物可能的相互作用。告知患者用药疗程、正确的用法用量、可能的不良反应和药物相互作用。使用两性霉素B的患者应提醒其定期检查肝肾功能、电解质。对于使用三唑类抗真菌药物的患者还需注意药物间的相互作用。

动态监测真菌G试验对于念珠菌疗效判断有重要意义。动态监测真菌GM试验对于曲霉菌疗效判断有重要意义。隐球菌夹膜抗原检测、墨汁染色等可动态监测治疗隐球菌疗效。同时结合影像学、临床表现及其他微生物学检查结果综合判断。并且动态监测患者血液、组织、痰、尿、分泌物及脓液等培养结果。

案例16-10-1 患者，男，74岁，体重60kg，因“间断发热伴咳嗽咳痰半月余”入院。患者半月余前进食呛咳后出现发热，体温最高38℃左右，伴咳嗽咳痰，以黄痰为主，感胸闷气急，无头晕、恶心，无腹痛、腹泻等不适。查体：查肺部CT示“两肺多发感染，右上肺叶团块影，曲霉球菌可能”，血常规+超敏C反应蛋白：白细胞计数14.8×10^9/L；中性粒细胞（%）86.0%；淋巴细胞（%）7.2%，超敏C反应蛋白123.5mg/L。气管镜肺泡灌洗液送检mNGS示：曲霉属，相对丰度87.9%，序列数53；烟曲霉，鉴定置信度99.9%，序列数33。曲霉菌半乳甘露聚糖检测（灌洗液）：曲霉菌半乳甘露聚糖 1.92μg/L。真菌培养及鉴定（痰）：烟曲霉菌。初步诊断：肺曲霉病。

问题 16-10-1-1 患者治疗方案如何选择？

解析 16-10-1-1 肺曲霉病推荐伏立康唑为首选治疗药物，剂量为口服首日 400mg（或 6mg/kg，360mg），每 12 小时给药一次，继以 200mg（或 4mg/kg，240mg），每 12 小时给药一次。建议疗程至少 6～12 周。

问题 16-10-1-2 针对该患者用药进行药学监护与用药宣教。

解析 16-10-1-2 伏立康唑最常见的不良反应是视觉损害、发热、皮疹、呕吐、恶心、腹泻、头痛、外周水肿、肝功能检查异常、呼吸窘迫和腹痛，应注意监测患者肝功能及体征。用药期间应定期监测伏立康唑谷浓度，维持血药浓度在 0.5～5mg/L，监测真菌 GM 试验、复查肺部 CT。肺曲霉病需长期服药，伏立康唑与多种药物存在相互作用，用药期间服用其他药物应告知医生、药师，评估相互作用。

第十一节 病毒性肝炎

一、定义与流行病学

（一）定义

病毒性肝炎是由肝炎病毒引起的以肝脏损害为主的全身性疾病，可表现为急性或慢性病程。根据病原学的不同，病毒性肝炎分为甲、乙、丙、丁、戊五种类型。甲型与戊型经消化道传播，有季节性，可引起暴发流行，无慢性与病毒携带者；乙、丙、丁型主要经血液传播，无季节性，多为散发，可转变为慢性。

（二）流行病学

我国是病毒性肝炎的高发区，慢性病毒性肝炎中乙型占首位，丙型次之。甲型肝炎人群流行率约 80%，据估计，目前我国一般人群乙型肝炎表面抗原（hepatitis B surface antigen，HBsAg）流行率为 5%～6%，乙型肝炎患者约 7000 万例，其中慢性乙型肝炎（chronic hepatitis B，CHB）患者 2000 万～3000 万例。全球丙型肝炎病毒感染率约为 2.8%，我国 1～59 岁人群丙型肝炎病毒感染率约 0.43%。丁型肝炎人群流行率约 1%，戊型肝炎约 20%。

二、病因和发病机制

（一）病因

病毒性肝炎的病原体包括甲型肝炎病毒（hepatitis A virus，HAV）、乙型肝炎病毒（hepatitis B virus，HBV）、丙型肝炎病毒（hepatitis C virus，HCV）、丁型肝炎病毒（hepatitis D virus，HDV）及戊型肝炎病毒（hepatitis E virus，HEV），以主要侵犯肝脏并以肝脏疾病为主要表现。

甲型和戊型肝炎以粪 - 口传播途径为主。HBV 经母婴、血液和性接触传播。HCV 主要经血液传播和性接触传播。丁型肝炎传染源和传播途径和乙型肝炎相似。

（二）发病机制

甲型肝炎感染早期，由于 HAV 大量增殖，肝细胞轻微破坏，随后细胞免疫起重要作用，激活特异性 $CD8^+$ T 淋巴细胞，通过直接作用和分泌细胞因子（如 γ 干扰素）使肝细胞变性、坏死。在感染后期体液免疫亦参与其中，抗 HAV 产生后可能通过免疫复合物机制使肝细胞破坏。

慢性 HBV 感染的发病机制较为复杂，迄今尚未完全阐明。HBV 不直接杀伤肝细胞，病毒引起的免疫应答是导致肝细胞损伤及炎症坏死的主要机制，而炎症坏死持续存在或反复出现是慢性HBV感染者进展为肝硬化甚至肝细胞肝癌（hepatocellular carcinoma，HCC）的重要因素。

HCV进入体内后，首先引起病毒血症。HCV致肝细胞损伤包括HCV直接杀伤作用、宿主免疫因素、自身免疫改变及细胞凋亡。

丁型肝炎的发病机制还未完全阐明，目前认为丁型肝炎病毒本身及其表达产物对肝细胞有直接作用，但尚缺乏确切证据。且宿主免疫反应参与了肝细胞的损伤。

戊型肝炎发病机制尚不清楚，可能与甲型肝炎相似。细胞免疫是引起肝细胞损伤的主要原因。

三、诊　断

（一）流行病学资料

甲型肝炎和戊型肝炎主要看发病前是否有疫区旅居史，有无进食未煮熟海产如毛蚶、蛤蜊及饮用污染水。乙型肝炎主要看是否有输血、不洁注射史，家庭成员有无HBV感染者，特别是婴儿母亲是否HBsAg阳性等有助于乙型肝炎的诊断。丁型肝炎同乙型肝炎。丙型肝炎主要看是否有输血或血制品、静脉吸毒、血液透析、多个性伴侣、不洁注射及文身等情况。

（二）临床诊断

1. 急性肝炎　起病较急，常有畏寒、发热、乏力、食欲缺乏、恶心、呕吐等急性感染症状。肝大，质偏软，ALT显著升高。黄疸性肝炎血清胆红素正常或＞17.1μmol/L，尿胆红素阳性。

2. 慢性肝炎　病程超过半年或发病日期不明确而有慢性肝炎症状、体征、实验室检查改变。常有乏力、厌油、肝区不适等症状，可有肝病面容、肝掌、蜘蛛痣、胸前毛细血管扩张，肝大质偏硬，脾大等体征。

3. 重型肝炎（肝衰竭）　主要有肝衰竭综合征表现。根据起病时间可分为急性肝衰竭、亚急性肝衰竭、慢加急性（亚急性）肝衰竭和慢性肝衰竭。

4. 淤胆型肝炎　类似急性黄疸性肝炎，黄疸持续时间长，症状轻，有肝内梗阻的表现。

5. 肝炎肝硬化　多有慢性肝炎病史。有乏力、腹胀、尿少、肝掌、蜘蛛痣、腹水、双下肢水肿、胃底食管下段静脉曲张、白蛋白下降、白球比倒置等肝功能受损和门静脉高压表现。

（三）病原学诊断

1. 甲型肝炎　有急性肝炎临床表现，并具备下列任何一项均可确诊为甲型肝炎：抗HAV IgM阳性；抗HAV IgG急性期阴性，恢复期阳性；粪便中检出HAV颗粒或抗原或HAV RNA。

2. 乙型肝炎　急性乙型肝炎现已少见。慢性HBV感染可分为：HBeAg阳性或阴性的慢性乙型肝炎及HBV携带者。

3. 丙型肝炎　抗HCV IgM或（和）IgG阳性，HCV RNA阳性，可诊断为丙型肝炎。无任何症状和体征，肝功能和肝组织学正常者为无症状HCV携带者。

4. 丁型肝炎　有现症HBV感染，同时血清丁型肝炎抗原（HDAg）或抗HDV IgM或高滴度抗HDV IgG或HDV RNA阳性，或肝内HDAg或HDV RNA阳性，可诊断为丁型肝炎。仅血清HBsAg和HDV血清标志物阳性时，可诊断为无症状HDV携带者。

5. 戊型肝炎　急性肝炎患者抗HEV IgM高滴度，或由阴性转为阳性，或由低滴度到高滴度，或由高滴度到低滴度甚至阴转，或血HEV RNA阳性，或粪便HEV RNA阳性或检出HEV颗粒，均可诊断为戊型肝炎。

四、治　疗

病毒性肝炎的治疗应根据不同病原、不同临床类型及组织学损害区别对待。各型肝炎的治疗原则均为足够的休息、合理饮食，避免饮酒、劳累，并辅以适当药物。重症肝炎的治疗以综合疗法为主，主要措施是加强护理，进行监护。加强支持疗法，维持水和电解质平衡，补给新鲜血液或血制品、含高支链氨基酸的多种氨基酸、抑制炎症坏死及促肝细胞再生药物。改善肝微循环，降低内毒素血症，预防和治疗各种并发症。有条件可进行人工肝支持系统及肝移植手术。药物治疗包括抗病毒治疗和护肝治疗。

（一）抗病毒治疗

1. 急性肝炎 甲型、戊型急性肝炎一般为自限性，多可完全康复。以一般治疗及对症支持治疗为主，一般不采用抗病毒治疗。

2. 慢性肝炎

（1）慢性乙型病毒性肝炎 核苷（酸）类似物作用于HBV的聚合酶区，通过取代病毒复制过程中延长聚合酶链所需的结构相似的核苷，终止链的延长，从而抑制病毒复制。初始治疗患者优先选择强效低耐药药物，推荐恩替卡韦、富马酸替诺福韦二吡呋酯、富马酸丙酚替诺福韦及艾米替诺福韦，药物的用法用量见表16-11-1。治疗中应定期检测HBV DNA定量，以便及时发现病毒学突破、低病毒血症及应答不佳者，并尽早给予挽救治疗。

表16-11-1 初始治疗患者抗病毒药物的用法用量

核苷酸类似物	用法用量
恩替卡韦	0.5mg qd po
富马酸替诺福韦二吡呋酯	300mg qd po
富马酸丙酚替诺福韦	25mg qd po
艾米替诺福韦	25mg qd po

干扰素主要通过诱导宿主产生细胞因子发挥作用，可在多个环节抑制病毒复制。我国已批准聚乙二醇干扰素-α（Peginterferon-α，Peg-IFN-α）和α干扰素用于慢性乙型肝炎的治疗。代偿期乙型肝炎肝硬化患者可采用干扰素治疗，失代偿期乙型肝炎硬化患者禁用干扰素治疗。

（2）慢性丙型病毒性肝炎 所有HCV RNA阳性的患者，不论是否有肝硬化、合并慢性肾脏疾病或者肝外表现，均应接受抗病毒治疗。丙型肝炎直接抗病毒药物见表16-11-2。

表16-11-2 丙型肝炎直接抗病毒药物

类别	药品	用法用量
泛基因型		
NS5A抑制剂	达拉他韦	60mg qd po
NS5B聚合酶核苷类似物抑制剂	索磷布韦	400mg qd po
NS5B聚合酶核苷类似物抑制剂/NS5A抑制剂	索磷布韦/维帕他韦	400mg/100mg qd po
NS3/4A蛋白酶抑制剂/NS5A抑制剂	格卡瑞韦/哌仑他韦	300mg/120mg qd po
NS5B聚合酶核苷类似物抑制剂/NS5A抑制剂/NS3/4A蛋白酶抑制剂	索磷布韦/维帕他韦/伏西瑞韦	400mg/100mg/100mg qd po
NS5A抑制剂	可洛派韦	60mg qd po
NS5A抑制剂	拉维达韦	200mg qd po
基因型特异性或者多基因型		
NS3/4A蛋白酶抑制剂	阿舒瑞韦	100mg bid po
NS3/4A蛋白酶抑制剂/NS5A抑制剂/细胞色素P4503A4酶强力抑制剂	帕立瑞韦/奥比他韦/利托那韦	150mg/25mg/100mg qd po
NS5A抑制剂/NS3/4A蛋白酶抑制剂	艾尔巴韦/格拉瑞韦	50mg/100mg qd po
NS3/4A蛋白酶抑制剂/细胞色素P4503A4酶强力抑制剂	达诺瑞韦/利托那韦	100mg/100mg bid po
NS5A抑制剂	依米他韦	100mg qd po
NS5A抑制剂/NS5B聚合酶核苷类似物抑制剂	来迪派韦/索磷布韦	90mg/400mg qd po
NS5B聚合酶非核苷类似物抑制剂	达塞布韦	250mg bid po

慢性 HCV 感染者的抗病毒治疗已经进入直接抗病毒药物（direct-acting antiviral agent，DAA）的泛基因型时代。泛基因型方案包括索磷布韦 / 维帕他韦、格卡瑞韦 / 哌仑他韦、索磷布韦联合达拉他韦和索磷布韦 / 维帕他韦 / 伏西瑞韦。基因特异性患者的给药方案选择见表 16-11-3 和表 16-11-4。

表 16-11-3　初治或 PRS 经治的无肝硬化丙型肝炎病毒感染者治疗方案

基因型	既往治疗经验	SOF/VEL	GLE/PIB	SOF/VEL/VOX	SOF/LDV	GZR/EBR	OBV/PTV/r+DSV
1 a	初治	12 周	8 周	不推荐	12 周	12 周	不推荐
	经治	12 周	8 周	不推荐	12 周 +RBV/24 周	16 周 +RBV	不推荐
1 b	初治	12 周	8 周	不推荐	8 周 /12 周	12 周	8～12 周
	经治	12 周	8 周	不推荐	12 周	12 周	12 周
2 型	初治	12 周	8 周	不推荐	12 周	不推荐	不推荐
	经治	12 周	8 周	不推荐	12 周	不推荐	不推荐
3 型	初治	12 周	8 周	不推荐	不推荐	不推荐	不推荐
	经治	12 周	16 周	不推荐	不推荐	不推荐	不推荐
4 型	初治	12 周	8 周	不推荐	12 周	12 周	不推荐
	经治	12 周	8 周	不推荐	不推荐	16 周 +RBV	不推荐
5 型	初治	12 周	8 周	不推荐	12 周	不推荐	不推荐
	经治	12 周	8 周	不推荐	不推荐	不推荐	不推荐
6 型	初治	12 周	8 周	不推荐	12 周	不推荐	不推荐
	经治	12 周	8 周	不推荐	不推荐	不推荐	不推荐

【注】PRS，聚乙二醇干扰素 α 联合利巴韦林或索磷布韦；SOF，索磷布韦；VEL，维帕他韦；GLE，格卡瑞韦；PIB，哌仑他韦；VOX，伏西瑞韦；LDV，来迪派韦；GZR，格拉瑞韦；EBR，艾尔巴韦；OBV，奥比他韦；PTV，帕立瑞韦；r，利托那韦；DSV，达塞布韦；RBV，利巴韦林

表 16-11-4　初治或 PRS 经治的代偿期肝硬化丙型肝炎病毒感染者治疗方案

基因型	既往治疗经验	SOF/VEL	GLE/PIB	SOF/VEL/VOX	SOF/LDV	GZR/EBR	OBV/PTV/r+DSV
1 a	初治	12 周	12 周	不推荐	12 周 +RBV/24 周	12 周	不推荐
	经治	12 周	12 周	不推荐	不推荐	16 周 +RBV	不推荐
1 b	初治	12 周	12 周	不推荐	12 周 +RBV/24 周	12 周	12 周
	经治	12 周	12 周	不推荐	12 周 +RBV/24 周	12 周	12 周
2 型	初治	12 周	12 周	不推荐	12 周 +RBV/24 周	不推荐	不推荐
	经治	12 周	12 周	不推荐	12 周 +RBV/24 周	不推荐	不推荐
3 型	初治	12 周 ±RBV	12 周	12 周	不推荐	不推荐	不推荐
	经治	12 周 ±RBV	16 周	12 周	不推荐	不推荐	不推荐
4 型	初治	12 周	12 周	不推荐	12 周 +RBV/24 周	12 周	不推荐
	经治	12 周	12 周	不推荐	不推荐	16 周 +RBV	不推荐
5 型	初治	12 周	12 周	不推荐	12 周 +RBV/24 周	不推荐	不推荐
	经治	12 周	12 周	不推荐	不推荐	不推荐	不推荐
6 型	初治	12 周	12 周	不推荐	12 周 +RBV/24 周	不推荐	不推荐
	经治	12 周	12 周	不推荐	不推荐	不推荐	不推荐

【注】PRS，聚乙二醇干扰素 α 联合利巴韦林或索磷布韦；SOF，索磷布韦；VEL，维帕他韦；GLE，格卡瑞韦；PIB，哌仑他韦；VOX，伏西瑞韦；LDV，来迪派韦；GZR，格拉瑞韦；EBR，艾尔巴韦；OBV，奥比他韦；PTV，帕立瑞韦；r，利托那韦；DSV，达塞布韦；RBV，利巴韦林；±，可联合

对于血清 HBV DNA 阳性者，无论 ALT 水平高低，只要符合下列情况之一，建议抗病毒治疗：有乙型肝炎肝硬化家族史或 HCC 家族史，年龄＞30 岁，无创指标或肝组织学检查，提示肝脏存在明显炎症或纤维化；HBV 相关肝外表现（如 HBV 相关性肾小球肾炎等）。临床确诊为代偿期和失代偿期乙型肝炎肝硬化患者，无论其 ALT 和 HBV DNA 水平及 HBeAg 阳性与否，均建议抗病毒治疗。

（二）护肝治疗

病毒感染后导致肝细胞炎症坏死是疾病进展的重要病理生理过程。甘草酸制剂、水飞蓟素制剂、硫普罗宁、多烯磷脂酰胆碱和双环醇等具有抗炎、抗氧化和保护肝细胞等作用，有望减轻肝脏炎症损伤。此外，腺苷蛋氨酸和熊去氧胆酸可用于治疗肝内胆汁淤积。常用护肝药物的用法用量与注意事项见表 16-11-5。

表 16-11-5　常用护肝药物的用法用量与注意事项

常用药物品种	用法用量	注意事项
复方甘草酸苷片	50～75mg tid po	可能出现低血钾、血压升高、钠及液体潴留、水肿、尿量减少、体重增加等症状
水飞蓟素片	140mg tid po	可能出现轻度腹泻症状
硫普罗宁注射液	0.2g qd ivgtt	对于既往使用青霉胺发生不良反应的患者应较小剂量开始使用，用药期间应定期监测外周血细胞计数、血小板计数、血红蛋白、24h 蛋白尿等，监测尿常规
多烯磷脂酰胆碱胶囊	456mg tid po	对大豆制剂过敏患者禁用
双环醇片	25～50mg tid po	偶见皮疹、头晕、腹胀等不良反应
丁二磺酸腺苷蛋氨酸肠溶片	1000～2000mg qd po	常见不良反应为头痛、腹泻和恶心
熊去氧胆酸胶囊	10mg/（kg · d）po	急性胆囊炎和胆管炎、胆道阻塞患者禁用

五、药物治疗管理

病毒性肝炎的治疗应根据不同病原体、不同临床类型及组织学损害区别对待。急性肝炎一般为自限性多可完全康复。慢性乙型肝炎和慢性丙型肝炎则不同。

（一）治疗目标

慢性乙型肝炎治疗的目标是最大限度地长期抑制 HBV 复制，减轻肝细胞炎症坏死及肝脏纤维组织增生，延缓和减少肝衰竭、肝硬化失代偿、HCC 和其他并发症的发生，改善患者生命质量，延长其生存时间。对于部分符合条件的患者，应追求临床治愈。临床治愈指停止治疗后仍保持 HBsAg 阴性、HBV DNA 检测不到、肝脏生物化学指标正常、肝脏组织病变改善。

丙型肝炎治疗的目标是清除 HCV，获得治愈。治疗终点定义为抗病毒治疗结束后 12 周或 24 周，采用敏感检测方法检测血清或血浆 HCV RNA 阴性。

（二）治疗前评估

1. 慢性乙型肝炎　慢性乙型肝炎依据血清 HBV DNA、ALT 水平和肝脏疾病严重程度，同时需结合年龄、家族史和伴随疾病等因素，综合评估患者疾病进展风险，决定是否需要启动抗病毒治疗：①血清 HBV DNA 阳性的慢性 HBV 感染者，若其 ALT 持续异常（＞ULN）且排除其他原因导致的 ALT 升高，建议进行抗病毒治疗。②对于血清 HBV DNA 阳性的代偿期乙型肝炎肝硬化患者和 HBsAg 阳性失代偿期乙型肝炎肝硬化患者，建议抗病毒治疗。③血清 HBV DNA 阳性、ALT 正常，有下列情况之一者建议进行抗病毒治疗：肝组织学检查提示明显炎症和（或）纤维化；有乙型肝炎肝硬化或乙型肝炎肝癌家族史且年龄＞30 岁；ALT 持续正常、年龄＞30 岁者，建议肝纤维化无创诊断技术检查或肝组织学检查，存在明显肝脏炎症或纤维化。④ HBV 相关肝外表现（如 HBV 相关性肾小球肾炎等），建议抗病毒治疗。

2. 慢性丙型肝炎 所有 HCV RNA 阳性的患者，不论是否有肝硬化、合并慢性肾脏疾病或者肝外表现，均应接受抗病毒治疗。进展期肝纤维化或肝硬化，显著肝外表现，肝移植后 HCV 感染复发，合并加速肝病进展的疾病，传播 HCV 高风险的患者需立即进行治疗。

慢性丙型肝炎进行抗病毒治疗前需评估肝脏疾病的严重程度，是否存在进展期肝纤维化或者肝硬化，有失代偿期肝硬化病史者，不推荐使用含 NS3/4A 蛋白酶抑制剂的方案。代偿期肝硬化患者，若不能进行密切临床或实验室监测，不推荐使用含 NS3/4A 蛋白酶抑制剂的方案。进展期肝纤维化和肝硬化治疗后即使获得持续病毒学应答也需要监测 HCC 的发生，以及肝硬化并发症的发生情况。基线评估纤维化分期应采用无创诊断方法，仅在有其他潜在病因时才进行肝活检。

采用泛基因型 DAA 方案的感染者，且当地基因 3b 型流行率低于 5% 的情况下，可以不检测基因型。如采用基因型特异性 DAA 方案的感染者，需要先检测基因型。治疗前评估患者的合并疾病及合并用药，评估 DAA 与合并用药间的潜在药物间相互作用。特定 CYP450/P 糖蛋白诱导剂（如卡马西平、苯妥英）可显著降低 DAA 的血药浓度，禁与所有 DAA 治疗方案合用。

（三）药物治疗过程监测

1. 慢性乙型肝炎 治疗过程中需监测的生物化学指标主要包括 ALT、AST、胆红素、白蛋白等；慢性乙型肝炎病毒学和血清学标志物主要有 HBV DNA 定量和 HBsAg、HBeAg、抗 -HBe。

核苷酸类似物总体安全性和耐受性良好，但在临床应用中确有少见、罕见严重不良反应的发生，如肾功能不全（服用替诺福韦、阿德福韦酯）、低磷性骨病（服用替诺福韦、阿德福韦酯）、肌炎 / 横纹肌溶解（服用替比夫定）、乳酸酸中毒等（服用恩替卡韦、替比夫定），应引起关注。如出现上述不良反应，应及时停药或改用其他药物，同时积极给予相应的治疗。

需密切关注患者治疗依从性问题，包括用药剂量、使用方法、是否有漏用药物或自行停药等情况，确保患者已经了解随意停药可能导致的风险，提高患者依从性。

随着强效低耐药药物的应用，核苷酸类似物长期治疗出现耐药发生率大幅降低。如果在治疗过程中出现 HBV DNA 定量较治疗中最低值升高＞ 2lg IU/ml，排除依从性问题后，需及时给予挽救治疗，并进行耐药检测。

干扰素的不良反应主要包括流感样综合征、骨髓抑制、精神异常、自身免疫病等。绝对禁忌证包括妊娠或短期内有妊娠计划、精神病史、未能控制的癫痫、失代偿期肝硬化、未控制的自身免疫病，严重感染、视网膜疾病、心力衰竭、慢性阻塞性肺病等基础疾病。相对禁忌证包括甲状腺疾病，既往抑郁症史，未能控制的糖尿病、高血压、心脏病。治疗过程中需监测血常规、甲状腺功能、血糖和尿常规，定期评估精神状态。

2. 慢性丙型肝炎 在治疗过程中应定期监测血液学、生化指标、HCV RNA 及不良反应等。建议基线、治疗 4 周、治疗结束时、治疗结束后 12 周评估肝肾功能和 HCV RNA。未治疗或治疗失败的患者，以无创诊断方式每年复查 1 次、评价肝纤维化的进展情况。对于有进展期肝纤维化或肝硬化基础的患者，无论是否获得持续病毒学应答（sustained virologic response，SVR），每 3～6 个月复查 1 次腹部超声和甲胎蛋白。

接受包含 DAA 治疗方案的患者每次就诊时均需评估不良反应，需在基线、治疗后 4、12、24 周或有临床症状时监测 ALT 水平。蛋白酶抑制剂在严重肝损伤患者中的不良反应发生率很高，因此，含有蛋白酶抑制剂的治疗方案禁用于失代偿期肝硬化或失代偿病史患者。对于接受利托那韦 / 帕立瑞韦 / 奥比他韦、达塞布韦方案治疗的肝硬化患者，基线、接受治疗的最初 4 周及之后出现临床指征时，应进行肝功能检测，包括直接胆红素。eGFR 下降的患者在接受索磷布韦治疗中需每月监测肾功能。

大部分 DAA 经过多种药物代谢酶代谢和不同的药物转运蛋白进行转运，容易与其他药物产生药物相互作用。使用 DAA 治疗，应特别了解药品说明书中指出的具有相互作用的其他药物，如果可能的话，HCV 治疗期间应停止有相互作用的合并用药，或者转换为具有较少相互作用的合并用药。

案例 16-11-1 患者，男，65岁。身高176cm，体重69kg。因“体检发现HBsAg阳性20余年，乏力1周”入院。患者20年前体检发现HBsAg阳性，未定期复查，未治疗。1周前无明显诱因出现乏力伴有尿黄，2天前到当地医院门诊复查肝功能异常明显，乙肝小三阳。现为进一步诊治以“慢性乙型病毒性肝炎”收住入院。有吸烟、饮酒史，否认食物、药物过敏史。查体：T36.7℃，HR 78次/分，RR18次/分，BP116/85mmHg，神志清楚，精神不振，巩膜轻度黄染，皮肤轻度黄染，无肝掌蜘蛛痣。实验室检查：乙肝小三阳，肝功能示TBiL150mmol/L，ALT 826U/L，AST 649U/L，PT 22.5秒，AFP 38U/L，HBV DNA 4×10^6IU/ml。肝胆胰B超提示：肝病图像，脾大。初步诊断：慢性乙型病毒性肝炎。

问题 16-11-1-1 该患者治疗方案应如何选择？

解析 16-11-1-1 患者实验室检查提示小三阳，表面抗原阳性，HBV DNA可检测到，且ALT持续异常，并排除了其他原因造成的肝损伤，已达到使用抗HBV药物的指征。因此需启动抗病毒治疗方案，同时给予护肝等对症治疗。可首选核苷酸类似物替诺福韦300mg qd。同时可选用异甘草酸镁200mg qd降酶，腺苷蛋氨酸1g qd降胆红素。

问题 16-11-1-2 患者治疗过程中需监测什么？

解析 16-11-1-2 患者治疗中监测需包括疗效监测和不良反应监测。疗效监测应定期检测：①生物化学指标，包括ALT、AST、胆红素和白蛋白等；②病毒学和血清学标志物主要包括HBV DNA定量，HBsAg、HBeAg及抗-HBe。患者使用替诺福韦抗病毒治疗，因此需监测的不良反应指标包括肌酐水平及血磷水平，其他还包括皮疹、腹泻、头痛、疼痛、抑郁、衰弱和恶心。

（卢晓阳 阳 平）

第十二节 带状疱疹

一、定义与流行病学

（一）定义

带状疱疹是由长期潜伏在脊髓后根神经节或脑神经节内的水痘-带状疱疹病毒（varicella-zoster vrius，VZV）经再激活引起的感染性皮肤病。带状疱疹是常见皮肤病，常出现在老年人群、免疫抑制或免疫缺陷人群中，发生带状疱疹后神经痛（postherpetic neuralgia，PHN）是最常见的并发症。

（二）流行病学

全球普通人群带状疱疹的发病率为每年（3～5）/1000人，60岁带状疱疹发病率为每年（6～8）/1000人，80岁发病率可达每年（8～12）/1000人。血液肿瘤、人类免疫缺陷病毒患者带状疱疹发病率为每年（29.4～51.5）/1000人，慢性阻塞性肺疾病、心血管疾病、慢性肾病、哮喘及糖尿病导致带状疱疹发病风险增加24%～41%。1%～6%的患者可出现复发，女性较男性常见。

国外一项荟萃分析数据研究显示，带状疱疹常见并发症PHN发病率为9%～34%。随着年龄增加PHN发病率也有逐渐升高的趋势，60岁以上的带状疱疹患者发生PHN的概率约为65%，70岁及以上则可达75%。

二、病因和发病机制

带状疱疹的病原体是VZV，人类是VZV的唯一传染源，病毒经飞沫和接触传播，感染后表现为水痘或隐性感染。病毒沿感觉神经侵入脊神经节或脑神经感觉神经节内并潜伏，当机体免疫力下降时，VZV特异性细胞免疫水平下降，潜伏的VZV被激活并大量复制，沿感觉神经轴转移到皮肤，产生带状疱疹。受累的感觉神经节常表现为强炎症反应，并伴有神经细胞的出血性坏死，这种神经细胞损伤是带状疱疹神经痛发生的原因。

三、诊　断

（一）临床表现

1. 典型临床表现　带状疱疹的典型临床表现为皮疹和神经痛。发疹前可有乏力、低热、纳差、头痛等全身症状，亦可无前驱症状即发皮疹。患处先出现潮红斑，继而出现粟粒至黄豆大小的丘疹，簇状分布而不融合，再迅速变为水疱，疱壁紧张发亮，疱液澄清，外周绕以红晕，各簇水疱群间皮肤正常。病程一般 2～3 周，老年患者为 3～4 周。神经痛是带状疱疹最常见的症状，可出现在发疹前、发疹时和皮疹痊愈后，皮疹痊愈后持续 1 个月及以上的疼痛为 PHN。

2. 特殊临床类型　带状疱疹的特殊临床类型包括：①眼带状疱疹，多见于老年人，疼痛剧烈，常伴同侧头部疼痛，可累及角膜形成溃疡性角膜炎。②耳带状疱疹，病毒侵犯面神经及听神经，表现为外耳道疱疹及疼痛。膝状神经节炎受累同时侵犯面神经时，可出现面瘫、耳痛及外耳道疱疹三联征，称为 Ramsay-Hunt 综合征。③其他不典型带状疱疹包括顿挫型、无疹型、播散型等。

（二）诊断

带状疱疹的诊断根据典型临床表现即可诊断，临床诊断不能确诊时需要实验室检查明确诊断。实验室诊断技术包括聚合酶链反应（polymerase chain reaction，PCR）检测和病毒培养，PCR 检测为首选方法。

四、治　疗

（一）治疗目标

带状疱疹治疗目标是降低急性神经炎相关疼痛的严重程度和持续时间，促进皮损愈合和预防新的皮损形成，减少病毒排出以降低传播风险，预防或减轻 PHN。

（二）药物治疗

1. 治疗用药

（1）抗病毒药物　目前批准用于治疗带状疱疹的抗病毒药物包括阿昔洛韦、伐昔洛韦、泛昔洛韦、溴夫定，膦甲酸钠在我国批准的适应证中不包含用于治疗带状疱疹，但国内及国外的带状疱疹指南推荐的抗病毒药物中包括膦甲酸钠，同时临床试验已证实膦甲酸钠对耐阿昔洛韦病毒感染者有效。

（2）对症治疗药物　带状疱疹对症治疗主要是镇痛治疗，以期有效控制疼痛，缓解伴随的睡眠和情感障碍，提高生活质量。常用的镇痛药包括对乙酰氨基酚和非甾体抗炎药、阿片类药物如吗啡和羟考酮、钙通道调节剂如普瑞巴林和加巴喷丁、5% 利多卡因贴剂、曲马多等。神经营养类药物可一定程度缓解神经炎症和神经痛，常用药物包括甲钴胺、维生素 B_1 和维生素 B_{12}。

（3）糖皮质激素　目前关于是否应用糖皮质激素治疗带状疱疹仍存在争议。多数观点认为在急性早期使用糖皮质激素并逐渐减量可抑制炎症，缩短急性疼痛和皮疹愈合时间，但对已发生的 PHN 无效。

2. 治疗方案

（1）急性带状疱疹的治疗　患者应在发疹后 24～72 小时内开始使用抗病毒药物，对于皮损出现超过 72 小时仍有新的皮损出现，提示仍有病毒复制，需要进行抗病毒治疗。对于皮损已结痂患者，抗病毒治疗的作用可能很小。无并发症的带状疱疹患者，常选用口服阿昔洛韦、伐昔洛韦或泛昔洛韦，而阿昔洛韦半衰期短，生物利用度低，给药频率需 5 次 / 天，因此，伐昔洛韦或泛昔洛韦是目前临床优先选择药物。溴夫定半衰期长达 16 小时，每天只需服药一次，且患者肾功能不全时，无须调整药物剂量。一般抗病毒疗程为 7 天。

（2）重症带状疱疹的治疗　存在神经系统并发症的带状疱疹患者如病毒性脑炎和脑膜炎、播散性带状疱疹，建议静脉给予阿昔洛韦，尤其是眼带状疱疹可危及视力，应积极使用全身及局部抗病毒治疗，局部治疗可使用碘苷或阿昔洛韦滴眼液同时进行眼科治疗。对于阿昔洛韦治疗抵抗（耐药）的患者，推荐静脉使用膦甲酸钠。VZV 所致的脑炎 / 脑膜炎治疗疗程一般为 10～14 天，严重病例可延长至 21 天。

（3）特殊人群

1）妊娠期女性：感染 VZV 的妊娠期女性在皮疹出现 24 小时内口服阿昔洛韦，可以减少新皮损形成的持续时间和数量，并改善全身症状。相对于其他抗病毒药物，口服阿昔洛韦用于妊娠期妇女的经验最多，因此妊娠期女性首选口服阿昔洛韦。妊娠期水痘性肺炎死亡率高达 36%～40%，推荐静脉给予阿昔洛韦。

2）肾功能不全患者：对于选用阿昔洛韦、伐昔洛韦、泛昔洛韦及膦甲酸钠的肾功能不全患者需根据肌酐清除率调整药物剂量，溴夫定在肾功能不全患者使用时无须调整剂量。

（4）带状疱疹神经痛的治疗　对于轻度的疼痛，可以给予对乙酰氨基酚或非甾体抗炎药缓解疼痛；对于中重度疼痛，可选用阿片类药物或治疗 PHN 的药物。治疗 PHN 的一线药物包括普瑞巴林和加巴喷丁（钙通道阻滞剂）、阿米替林（三环类抗抑郁药）和 5% 利多卡因贴剂。加巴喷丁和普瑞巴林的常见不良反应均为头晕和嗜睡，使用过程中应遵循夜间起始用药，药物剂量采用逐渐加量和缓慢减量。阿米替林亦需要根据患者耐受情况逐渐增加剂量，心脏毒性是其严重不良反应。利多卡因贴剂最常见不良反应是使用部位皮肤瘙痒、红斑和皮炎。阿片类药物和曲马多考虑其药物依赖性和滥用风险，被推荐作为二线药物。

五、预　防

提高老年人（≥ 50 岁）及易感人群的抵抗力是主要的基础预防措施，带状疱疹患者应采取接触隔离，水痘和播散性带状疱疹患者应采取空气和接触防护措施至皮损结痂。接种带状疱疹疫苗是最有效可行的预防手段。目前全球有两种带状疱疹疫苗：重组带状疱疹疫苗（recombinant zoster vaccine，RZV）和带状疱疹减毒活疫苗（zoster vaccinelive，ZVL）。我国现可接种 RZV 疫苗，推荐年龄≥ 50 岁以上且免疫功能正常的人群（无论个体是否有水痘感染史或接种水痘疫苗）接种带状疱疹疫苗，在带状疱疹急性发作和妊娠及哺乳期间均避免接种疫苗。

案例 16-12-1　患者，80 岁，体重 50kg。因“发热 2 天伴左侧胸腹部簇集水疱，呈带状分布伴剧烈疼痛”入院。既往有高血压和糖尿病，长期服用氨氯地平片，美托洛尔缓释片，二甲双胍缓释片治疗，否认外伤、手术史，否认药物、食物过敏史。查体：T 37.5℃，HR 85 次 / 分，RR 20 次 / 分，BP 127/90mmHg。神志清楚，痛苦面容，衣服摩擦或手指触摸时症状加重，疼痛等级评分标准（VAS 评分）9 分。实验室检查：血肌酐 90μmol/L，肝功能正常。初步诊断：带状疱疹。

问题 16-12-1-1　患者的抗病毒治疗方案如何选择？

解析 16-12-1-1　患者发热 2 天出现典型带状水疱，伴疼痛，由于患者为高龄患者，肾功能减退，计算肌酐清除率约 40ml/min，选用伐昔洛韦或泛昔洛韦需调整药物剂量（伐昔洛韦 1g，每日 2 次；泛昔洛韦 0.25g，每日 2 次），选用溴夫定则无须调整剂量。

问题 16-12-1-2　患者的镇痛治疗方案如何选择？

解析 16-12-1-2　根据患者疼痛等级评分为重度疼痛，选用加巴喷丁或普瑞巴林，两种药物均需要根肾功能调整剂量，由于药物均有头晕和嗜睡的不良反应，应夜间起始，逐渐增加剂量和缓慢减少剂量。

（吴红卫　简凤璧）

第十三节　流感病毒和新型冠状病毒

一、定义与流行病学

（一）定义

流行性感冒，简称流感，是由流感病毒引起的一种急性呼吸道传染病。根据核蛋白和基质蛋白不同，分为甲、乙、丙、丁四种类型。

新型冠状病毒感染（corona virus disease 2019，COVID-19）是新型冠状病毒（SARS-CoV-2，简称新冠病毒）导致的急性呼吸道传染病。SARS-CoV-2 是 β 属的冠状病毒，具有高传染性和高隐蔽性的传播特性。

（二）流行病学

1. 流行性感冒　甲型和乙型流感病毒每年呈季节性流行，常在冬春季流行。流感患者和隐性感染者是主要传染源，主要通过打喷嚏和咳嗽等飞沫传播，经口腔、鼻腔、眼睛等黏膜直接或间接接触感染。流感病毒从潜伏期末到急性期都有传染性。

2. 新型冠状病毒感染　新型冠状病毒感染者是主要传染源，在潜伏期即有传染性，发病后 5 天内传染性较强。COVID-19 的传播途径以飞沫传播和密切接触为主，接触病毒污染的物品也可造成感染，或在人群密集和相对封闭的环境中经气溶胶传播。

二、发病机制

（一）流行性感冒发病机制

流感病毒感染的主要靶细胞是呼吸道黏膜上皮细胞，病毒通过内吞作用进入宿主细胞，在细胞内进行复制，产生大量的子代病毒，再通过上呼吸道黏膜扩散并感染其他细胞，导致宿主细胞变性、坏死甚至脱落，产生鼻塞、流涕、干咳等上呼吸道症状。重症流感患者可诱发细胞因子风暴，引起急性呼吸窘迫综合征（acute respiratory distress syndrome，ARDS）、休克及多器官功能衰竭（multiple organ failure，MOF）等多种并发症。

（二）新型冠状病毒感染发病机制

SARS-CoV-2 通过其表面的棘突蛋白（S 蛋白）与靶细胞表面的血管紧张素转化酶 2（angiotensin converting enzyme 2，ACE-2）结合进入细胞，在细胞中进行转录和复制，进而引起肺部组织损伤。SARS-CoV-2 病毒同样可引发细胞因子风暴加重炎症反应，是导致 COVID-19 重症死亡的重要因素。

三、诊　断

（一）流行性感冒

1. 临床表现　潜伏期一般为 1～7 天，多为 2～4 天。一般表现为急性起病、发热（部分病例可出现高热，达 39～40℃），可有畏寒、寒战，多伴全身肌肉关节酸痛、乏力、食欲减退等全身症状，常有咽痛、干咳。感染乙型流感的儿童常见呕吐、腹痛、腹泻等消化道症状。

流感最常见的并发症是肺炎，但也可以发生其他并发症，如神经系统损伤、心脏损伤、肌炎和横纹肌溶解、休克等。

2. 检查　流感的相关检查包括实验室检查、病原学及影像学检查。①实验室检查：外周血白细胞总数一般不高或降低，重症病例淋巴细胞计数明显降低。②病原学检查：包括病毒核酸检测、病毒培养分离、抗原检测和血清学检测。抗原检测速度快，但敏感性低于核酸检测，抗原检测阳性支持诊断，但阴性不能排除流感。③影像学检查：原发性病毒性肺炎可见肺内斑片状、磨玻璃影、多叶段渗出性病灶；进展迅速者，可发展为双肺弥漫的渗出性病变或实变。

3. 诊断 流感的诊断包括临床诊断和确定诊断。通过患者流行病学史和上述流感临床表现，且排除其他引起流感样症状的疾病，可临床诊断为流感；而有上述流感临床表现，具有一种或以上病原学检测结果阳性：流感病毒核酸检测阳性；流感抗原检测阳性；流感病毒培养分离阳性；急性期和恢复期双份血清的流感病毒特异性 IgG 抗体水平呈 4 倍或 4 倍以上升高，可确诊为流感。

（二）新型冠状病毒感染

1. 临床表现 潜伏期一般为 1～14 天，多为 3～7 天。在有症状的患者中，发热、干咳、乏力最为常见，部分患者具有鼻塞、流涕、咽痛、嗅觉味觉异常、结膜炎、肌痛和腹泻等临床表现。轻型患者无肺炎表现，常见低热、轻微乏力、嗅觉及味觉障碍等症状。重型 / 危重型患者常出现呼吸困难和（或）低氧血症。部分感染新冠病毒者可无明显临床症状，但仍可传播病毒。

2. 检查 COVID-19 的检查包括实验室检查、病原学检查及血清学和影像学检查，新冠病毒核酸检测阳性为确诊的首要标准。

（1）实验室检查 常见淋巴细胞减少、白细胞正常或减少、氨基转移酶升高、乳酸脱氢酶升高等。

（2）病原学及血清学检查 通过采集鼻和口咽拭子、痰和其他下呼吸道分泌物、粪便等标本使用核酸扩增法检测新冠病毒核酸。血清学检查结果可能会出现假阳性，一般不单独以血清学检测作为诊断依据。

（3）影像学检查 COVID-19 早期胸部平片检查多无异常发现。随着病变发展，肺部 CT 常见两肺多发斑片状磨玻璃影、浸润影等。

四、分 型

流感与新冠病毒感染的分型根据患者临床表现划分，流感主要对重症和危重症病例进行划分，新冠病毒感染临床分型为轻型、中型、重型和危重型。流感和新冠病毒感染的高危人群常见的有高龄患者，伴有慢性呼吸系统疾病、心血管系统疾病、代谢及内分泌系统疾病、恶性肿瘤、免疫功能抑制等疾病患者，肥胖者、妊娠及围产期妇女等。

五、治 疗

（一）隔离管理和治疗场所

流感病毒和新冠病毒的传染性强，都需要进行隔离治疗，减少或避免病毒传播。

1. 流行性感冒 轻症患者居家隔离，保持环境通风。流感病毒感染患者如基础疾病（慢性阻塞性肺疾病、糖尿病、慢性心 / 肾功能不全、肝硬化等）明显加重，或符合流感重症或危重症诊断，需住院接受治疗。

2. 新冠病毒感染 按呼吸道传染病要求隔离治疗。

（二）药物治疗

1. 流感病毒治疗药物 抗病毒治疗是治疗流感的关键，而抗病毒药物主要包括神经氨酸酶抑制剂、血凝素抑制剂、M2 离子通道阻滞剂和核酸内切酶抑制剂。神经氨酸酶抑制剂代表性药物包括奥司他韦、扎那米韦和帕拉米韦。血凝素抑制剂代表药物为阿比多尔。M2 离子通道阻滞剂包括金刚烷胺和金刚乙胺，仅对甲型流感病毒有效。核酸内切酶抑制剂玛巴洛沙韦在我国获得批准用于治疗 5 岁及以上单纯甲型和乙型流感患者，或存在流感相关并发症高风险的 12 岁以上流感患者。各类抗流感病毒药物的适应证和用法用量见图 16-13-1。

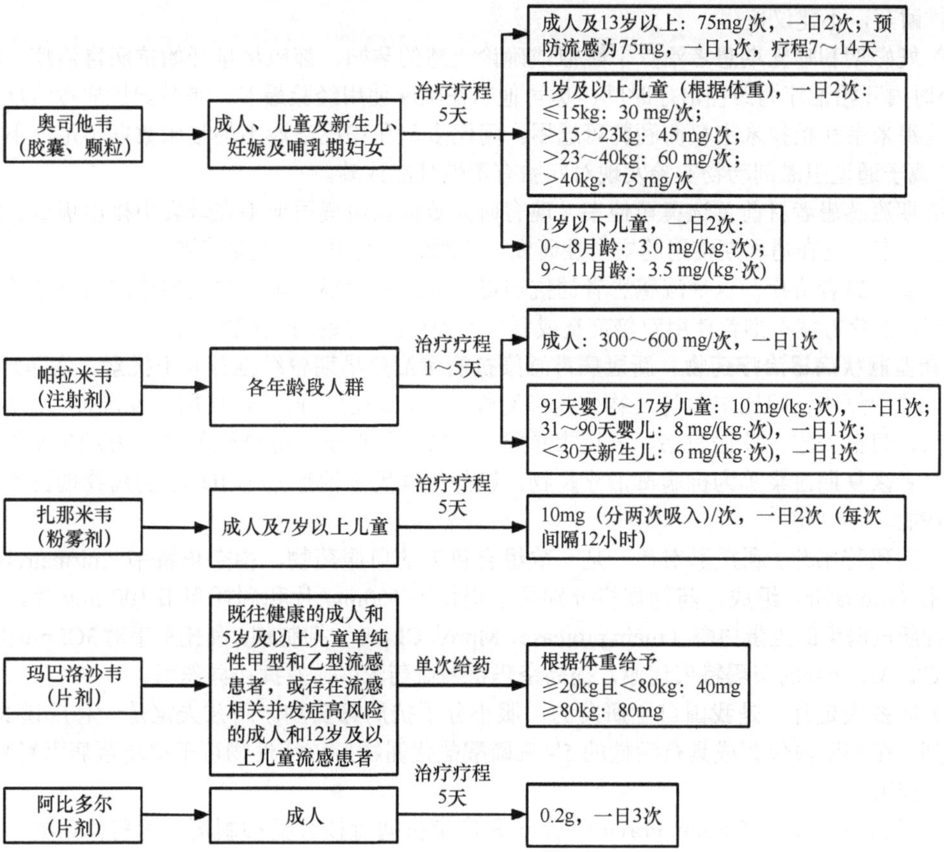

图 16-13-1　各类抗流感病毒药物的适应证和用法用量

2. 抗流感病毒治疗方案

（1）治疗时机　抗流感病毒治疗的最佳时机是发病 48 小时内，可减少并发症、降低病死率和缩短住院时间等，而对于重症患者如发病时间超过 48 小时仍建议抗病毒治疗，可从中获益。因此，重症或有高危因素的流感患者，应尽早给予经验性抗流感病毒治疗。非重症且无高危因素的患者，可权衡利弊，考虑是否进行抗病毒治疗。

（2）药物选择

1）奥司他韦：是治疗流感的首选药物。奥司他韦有胶囊和颗粒两种剂型，可用于成人、儿童及婴幼儿流感的预防和治疗。目前奥司他韦预防和治疗流感的研究数据和临床用药经验最为丰富，其预防性治疗可大幅度降低流感发病率，用于治疗可使流感症状的持续时间和病毒排出时间缩短，减轻疾病严重程度和并发症发生率。肾功能不全患者需根据肾功能调整给药剂量。

2）扎那米韦：主要通过吸入途径给药，WHO 指南推荐在没有奥司他韦或不能使用奥司他韦时，重症或疾病进展患者给予扎那米韦吸入治疗。扎那米韦吸入剂型可引发哮喘和其他慢性呼吸系统疾病患者支气管痉挛，禁用于该类患者。药物的吸入粉剂会堵塞呼吸机管道，因此不推荐用于雾化器或呼吸机给药，应使用配备的装置给药。

3）帕拉米韦：为静脉注射剂型，是目前唯一静脉途径给药的抗流感病毒药物，适用于所有年龄段人群，对于无法接受吸入、口服或吞咽困难的患者是较好的选择。

4）玛巴洛沙韦：是一种前药，服用后在体内转化为活性代谢产物巴洛沙韦，仅需单次给药，给药剂量根据患者体重选用。该药常见不良反应为腹泻，上市后监测已报道有超敏反应发生。在肾功能损害、重度肝功能损害、孕妇和哺乳期患者的研究资料尚未完善，该类患者不建议使用。

5）阿比多尔：在我国应用于流感治疗的数据有限，而金刚烷胺和金刚乙胺对目前流行的流感病毒株耐药，不建议使用。

（3）妊娠期和哺乳期患者治疗　疑似或确诊流感的孕妇，都应尽早开始抗病毒治疗，出现症状 48 小时内开始治疗为最佳治疗时间。奥司他韦在临床使用经验最多，是孕妇抗病毒治疗的首选药物，扎那米韦和帕拉米韦权衡利弊可选用。阿比多尔和玛巴洛沙韦的临床数据不足，不推荐使用。M2 离子通道阻滞剂动物实验发现对胚胎有毒性且能致畸。

哺乳期流感患者目前首选奥司他韦，现有研究数据表明奥司他韦在母乳中排出极少。扎那米韦和帕拉米韦缺乏在哺乳期使用的安全性研究。金刚烷胺禁用于哺乳期患者。

（4）重症患者治疗　重症流感患者的抗病毒疗程尚未明确，可根据核酸检测结果延长抗病毒治疗时间。治疗方案不推荐使用双倍剂量或联合两种神经氨酸酶抑制剂治疗。

3. 新型冠状病毒治疗药物　新冠病毒感染抗病毒治疗早期曾经推荐 α 干扰素、洛匹那韦 / 利托那韦、磷酸氯喹、阿比多尔等药物作为经验性治疗，现已不再推荐使用。我国推荐奈玛特韦 / 利托那韦、阿兹夫定、莫诺拉韦、安巴韦单抗 / 罗米司韦单抗、静脉注射 COVID-19 人免疫球蛋白和康复者恢复期血浆等为抗病毒治疗药物。国外批准用于治疗 COVID-19 的药物瑞德西韦，未在我国获批。

（1）奈玛特韦片 / 利托那韦片　是一款组合包装的口服药物，由奈玛特韦（nirmatrelvir）和利托那韦（ritonavir）组成，药物规格分别是奈玛特韦 150mg/ 片和利托那韦 100 mg/ 片。奈玛特韦是一种新冠病毒的主蛋白酶（main protease，Mpro/3CLpro）抑制剂。利托那韦对 3CLpro 无活性，可抑制 CYP3A 介导的奈玛特韦代谢，提高奈玛特韦血药浓度，发挥协同作用。

（2）阿兹夫定片　是我国自主研发的口服小分子抗病毒药物。阿兹夫定是一种广谱 RNA 病毒抑制剂，在细胞内代谢成具有活性的 5′- 三磷酸盐代谢物，该活性物可干扰新冠病毒复制过程，达到治疗作用。

（3）莫诺拉韦胶囊（molnupiravir）　是一种广谱抗病毒核苷类抑制剂，为前体药物。药物在体内代谢为 N4- 羟基胞苷，在细胞内磷酸化形成活性物核糖核苷三磷酸酯。活性物通过诱导病毒错误突变发挥抗病毒作用。

（4）安巴韦单抗 / 罗米司韦单抗　来源于康复期 COVID-19 患者的非竞争性新冠病毒全人源单克隆中和抗体，作用于新冠病毒的 S 蛋白，阻断病毒与宿主 ACE-2 结合，抑制病毒感染宿主细胞，发挥中和效应。

（5）静脉注射 COVID-19 人免疫球蛋白　是以新冠疫苗免疫后的健康人血浆为原料，经病毒灭活及去除，制备成含有高效价抗新冠病毒中和抗体的新冠特异性免疫球蛋白制剂。

（6）康复者恢复期血浆　是从新冠病毒感染康复者身上采集的含有高浓度 IgG 抗体的血浆，抗体能中和或清除病毒，降低病毒载量，改善临床症状。

（7）其他抗病毒药物　瑞德西韦（remdesivir）未在我国获批使用，国外用于新冠病毒感染患者的治疗。

4. 抗新冠病毒治疗方案

（1）治疗时机　根据《新型冠状病毒感染者抗病毒治疗专家共识》，建议新冠病毒确诊感染后尽早使用，尤其症状出现后 24～48 小时内使用。建议 65 岁以下有基础病或 65 岁以上感染者（不论是否有基础疾病），以及 65 岁以下无基础疾病感染者，除了临床症状伴肺部影像学改变，均建议尽快使用抗新冠病毒药物。

（2）药物选择

1）奈玛特韦片 / 利托那韦片：在我国被批准用于成人伴有进展为重症高风险因素的轻至中度 COVID-19 患者，美国 FDA 则批准可用于 12 岁及以上，体重 ≥ 40kg 的青少年患者。WHO 发布的 COVID-19 药物动态指南（2022 年 4 月 22 日版本，以下简称 WHO 指南）强烈推荐用于住院风险高的非重型 COVID-19 患者。国内外指南和说明书对于高风险因素稍有差异，主要包括高龄、肥胖、慢性基础疾病及免疫功能缺陷患者。药物的使用时机为 COVID-19 确诊及出现症状后 5 天内，用法为 300mg 奈玛特韦（2 片）和 100mg 利托那韦（1 片）同时服用，每 12 小时一次，连续服用 5 天。如果患者在使用过程中进展为重症或危重症，建议继续完成 5 天的治疗疗程。

奈玛特韦和利托那韦是 CYP3A 代谢酶和转运蛋白的抑制剂（主要是利托那韦），也是 CYP3A 的底物，因此在临床应用时需评估是否存在药物相互作用。对于高度依赖 CYP3A 清除且血药浓度升高可发生严重不良反应的药物或强效 CYP3A 诱导剂禁止联用。同时不应为了避免潜在药物相互作用而调整奈玛特韦 / 利托那韦的剂量。在临床使用时可参考药品说明书和相关指南等，评估药物相互作用影响程度。奈玛特韦片 / 利托那韦片的用药流程见图 16-13-2。

2）阿兹夫定片：用于治疗中型新冠病毒感染的成年患者。每次空腹用药 5mg，每日 1 次，疗程不超过 14 天。中重度肝（肾）功能不全患者慎用，不建议在妊娠期和哺乳期患者使用。

3）莫诺拉韦胶囊：用于发病 5 天内轻、中型且伴有进展为重症高风险因素的成年患者。每次 0.8g，每 12 小时一次，连用 5 天。莫诺拉韦可能会影响骨骼和软骨的生长。不建议妊娠期和哺乳期患者使用。

4）安巴韦单抗 / 罗米司韦单抗：用于治疗轻型和普通型且伴有进展为重型高风险因素的成人和青少年（12～17 岁，体重≥ 40kg）COVID-19 患者，安巴韦单抗和罗米司韦单抗均为 1000mg 单次静脉给药即可完成治疗疗程。该药在妊娠期、哺乳期、年龄＜ 12 岁儿童、肝（肾）功能不全患者的研究尚未完善，不推荐用于以上人群。

5）静脉注射 COVID-19 人免疫球蛋白：用于病程早期有高危因素、病毒载量较高、病情进展较快的患者。目前静脉注射 COVID-19 人免疫球蛋白还处于临床试验阶段，尚未有更多研究数据。

6）康复者恢复期血浆：我国推荐用于病情进展较快、具有高危因素的普通型以及重型、危重型新冠病毒感染患者，并遵循以下原则：早期应用（首次出现临床症状 7 天以内或转为重型 3 天以内），病情进展快且具有高危因素的普通型患者（尤其是年龄＞ 75 岁的或年龄 65～75 岁但合并慢性基础疾病的普通型患者），以呼吸衰竭为主要表现的重型和危重型患者（尤其是年龄＞ 40 岁），或经临床专家综合评估需要进行血浆治疗的患者。WHO 指南则强烈不推荐用于非重型 COVID-19 患者。

7）其他：WHO 指南推荐瑞德西韦用于治疗非重型 COVID-19 患者，对住院风险高的患者有条件使用（弱 / 特殊条件下推荐）。

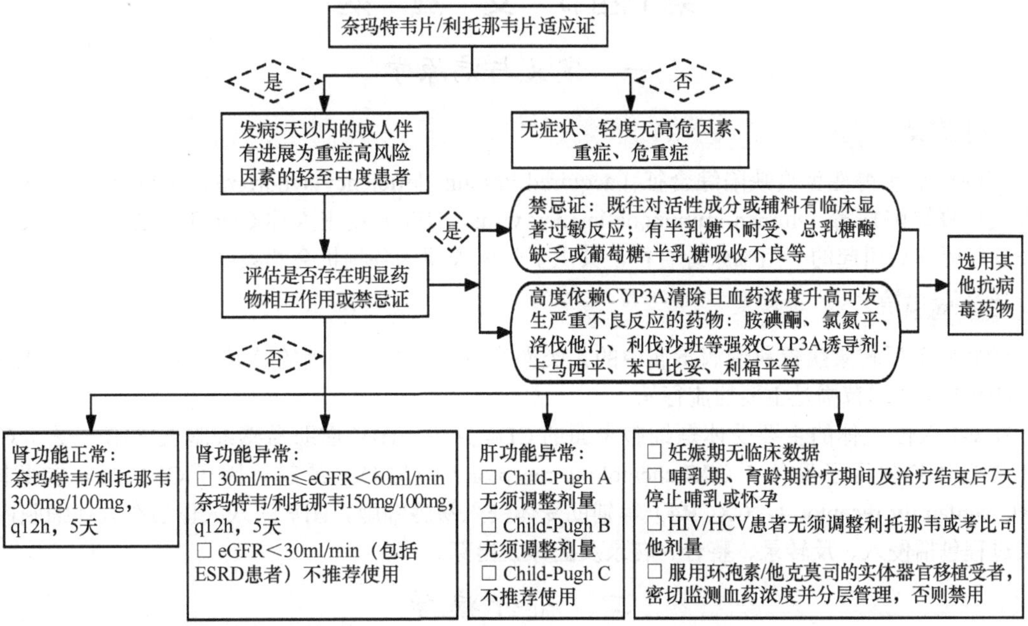

【注】eGFR：肾小球滤过率，按照CKD-EPI公式计算；ESRD：血液透析下的终末期肾病

图 16-13-2　奈玛特韦片 / 利托那韦片用药流程图

六、预　防

对于流感病毒和新冠病毒，接种疫苗都是降低疾病感染和进展的最有效手段。流感疫苗推荐60岁及以上老年人、6月龄～5岁儿童、孕妇、6月龄以下儿童家庭成员和看护人员、慢性病患者和医务人员等，每年优先接种。

新冠疫苗则建议符合接种条件者均应接种，符合加强免疫条件的人群，应及时进行加强免疫。既往接种疫苗出现严重过敏反应者，对疫苗成分及辅料过敏者，任何原因引起的发热（腋下体温≥37.3℃），慢性疾病急性发作期或未控制的严重慢性病患者，患有未控制的癫痫和其他严重神经系统疾病者（如格林巴利综合征、脱髓鞘疾病等），妊娠期妇女等为接种新冠疫苗禁忌人群。

案例 16-13-1　患者，女，28岁，孕32周，因"突发高热，全身酸痛1天"就诊。查体：T 39℃，HR 90次/分，RR 25次/分。神志清楚，呼吸急促。实验室检查：流感病毒核酸检测阳性。初步诊断：流行性感冒。

问题 16-13-1-1　患者是否需要给予抗病毒治疗，如需抗病毒治疗，最佳时机是什么时间？

解析 16-13-1-1　患者为妊娠期妇女，属于流感高危人群，实验室结果显示流感核酸检测阳性，可确诊为流感。患者呼吸频率达到25次/分，出现呼吸急促症状，符合重症病例诊断标准，应入院治疗。治疗最佳时机为发病48小时内，对于重症患者超过48小时依然可以进行抗病毒治疗。

问题 16-13-1-2　患者首选哪种药物及用法用量和疗程？

解析 16-13-1-2　妊娠期流感患者首选奥司他韦抗病毒治疗，由于妊娠期使用此药的经验最多，用法用量为75mg/次，一日2次，口服给药，一般疗程为5天，重症患者可适当延长疗程。

（吴红卫　简凤璧）

第十四节　艾　滋　病

一、定义与病原学

（一）定义

艾滋病是获得性免疫缺陷综合征（acquired immunodeficiency syndrome，AIDS）的简称，是由人类免疫缺陷病毒（human immunodeficiency virus，HIV）侵犯人体 $CD4^{+}T$ 淋巴细胞导致人体免疫功能受损后引起的一组临床综合征，其主要临床表现为各种机会感染或肿瘤。

（二）病原学

HIV 属于反转录病毒科慢病毒属中的人类慢病毒组，根据基因的差异分为HIV-1型和HIV-2型。HIV-1在全球范围是主要的流行株。

HIV-1入侵人体的主要受体是细胞表面的CD4分子。HIV借助易感细胞表面第一受体CD4和第二受体趋化因子受体5（CC chemokine receptor 5，CCR5）或趋化因子CXC亚家族受体4（CXC subfamily receptor 4，CXCR4）等辅助受体侵入易感细胞。HIV进入人体后在人体细胞内的感染过程包括侵入、反转录、整合、转录及翻译、出芽。

二、流行病学

传染源为HIV感染者和AIDS患者。经性传播是HIV主要的传播方式，主要是多性伴侣，大多是经异性性传播，但男 - 男同性性接触传播有迅速上升的趋势。经血液传播包括共用针具静脉注射毒品、不规范的医疗操作等。母婴传播可通过宫内感染、分娩时有创操作和哺乳时传播给新生儿。人群普遍易感。

三、发病机制

HIV 主要侵犯人体的免疫系统，包括 $CD4^+T$ 淋巴细胞、单核巨噬细胞和树突状细胞等，主要表现为 $CD4^+T$ 淋巴细胞数量不断减少，人体细胞免疫功能缺陷，引起各种机会性感染和肿瘤的发生。

四、临床表现

（一）急性感染期

感染 HIV 后 6 个月内出现的相关临床表现归结为急性期症状。大多数患者的症状发生于感染 HIV 后的第 2～4 周。临床表现以发热最为常见，可伴有咽痛、盗汗、恶心、呕吐、腹泻、皮疹、关节疼痛、淋巴结肿大及神经系统症状。持续 1～3 周后自行缓解。也有部分患者没有明显的急性期症状。

此期在血液中可检测到 HIV RNA 和 p24 抗原，HIV 抗体在此期也会由阴转阳。临床上将人体感染 HIV 后到体内检测出相关的标志物的时间段称为窗口期（window period），HIV 抗体的窗口期平均为 1～3 个月，而抗原和核酸的窗口期一般为 2～6 周。

（二）无症状期

急性期后进入无症状期，持续时间一般为 6～8 年。此期无艾滋病指征性疾病。

（三）艾滋病期

艾滋病期为感染 HIV 后的终末阶段。患者 $CD4^+T$ 淋巴细胞计数多 < 200 个 /μl。

1. 艾滋病相关症状 可表现为持续 1 个月以上的反复发热、腹泻，体重下降 10% 以上；神经精神症状，如记忆力下降、抑郁或痴呆等；持续性全身淋巴结肿大综合征：表现为两个或两个以上部位的淋巴结肿大持续 3 个月以上，无明显压痛和粘连。

2. 系统表现和肿瘤

（1）呼吸系统 耶氏肺孢子菌（*Pneumocystis jiroveci*）感染可引起耶氏肺孢子菌肺炎（*Pneumocystis carinii* pneumonia，PCP），结核分枝杆菌、鸟复合分枝杆菌复合群（*Mycobacterium avium* complex，MAC）、巨细胞病毒（cytomegalovirus，CMV）、假丝酵母菌、隐球菌可引起肺部感染。卡波西肉瘤也可侵犯肺部。

（2）中枢神经系统 新隐球菌脑膜炎、结核性脑膜炎、弓形虫脑病、各种病毒性脑膜脑炎、进展性多灶性脑白质病和中枢神经系统淋巴瘤等。

（3）消化系统 可表现为口腔鹅口疮、舌毛状白斑、复发性口腔溃疡、牙龈炎、白念珠菌食管炎、巨细胞病毒性食管炎、肠炎等。

（4）皮肤 单纯疱疹、带状疱疹、传染性软疣、尖锐湿疣、真菌性皮炎和甲癣。

（5）眼部 巨细胞病毒视网膜脉络膜炎和弓形虫性视网膜炎。

（6）肿瘤 恶性淋巴瘤、宫颈癌、肛门直肠肿瘤、卡波西肉瘤等。

五、辅助检查

$CD4^+T$ 淋巴细胞计数检测可以帮助了解 HIV 感染者机体免疫状况、确定疾病分期、判断治疗效果。HIV-1/HIV-2 抗体检测是 HIV 感染诊断的首选方法。分初筛和确证（也称补充）试验两步。初筛阳性通常要经蛋白印迹（Western blotting，WB）检测确认，即确证试验。HIV p24 抗原检测有助于抗体产生窗口期和新生儿早期感染的诊断。HIV RNA 的测定可为早期诊断提供参考。

六、诊　断

（一）急性感染期

患者近期有流行病学史和临床表现，结合实验室 HIV 抗体由阴性转为阳性，或者 2 次 HIV RNA 检测均为阳性即可诊断，或仅实验室检查 HIV 抗体由阴性转为阳性也可诊断。

（二）无症状期

有流行病学史，HIV 抗体阳性，或 2 次 HIV RNA 检测阳性。

（三）艾滋病期

有流行病学史，HIV 抗体阳性或者 2 次 HIV RNA 检测阳性，$CD4^+$T 淋巴细胞低于 200 个 /μl，或者伴有机会感染，即可诊断为艾滋病。

18 月龄及以下儿童不能以抗体检测结果来确定 HIV 感染的诊断，可依核酸检测结果来判定，2 次 HIV RNA 检测阳性（第 2 次检测需在出生 4 周后采样进行）可以诊断 HIV 感染。

七、抗 HIV 治疗

（一）治疗目标

抑制病毒复制，使病毒载量维持至检测下限；重建免疫功能；降低机会感染的发病率和病死率，延长患者生存期，提高患者生活质量；降低异常的免疫激活；减少非艾滋病相关疾病的发病率和病死率；减少 HIV 传播。

（二）药物的种类及作用机制

目前治疗艾滋病的药物国际上共有六大类 30 多种，分别为核苷类反转录酶抑制剂（nucleotide reverse transcriptase inhibitor，NRTI）、非核苷类反转录酶抑制剂（non-nucleoside reverse transcriptase inhibitor，NNRTI）、蛋白酶抑制剂（protease inhibitor，PI）、整合酶抑制剂（integrase strand transfer inhibitor，INSTI）、融合抑制剂（fusion inhibitor，FI）及 CCR5 受体抑制剂（图 16-14-1）。常用药物种类及常见的不良反应见表 16-14-1。

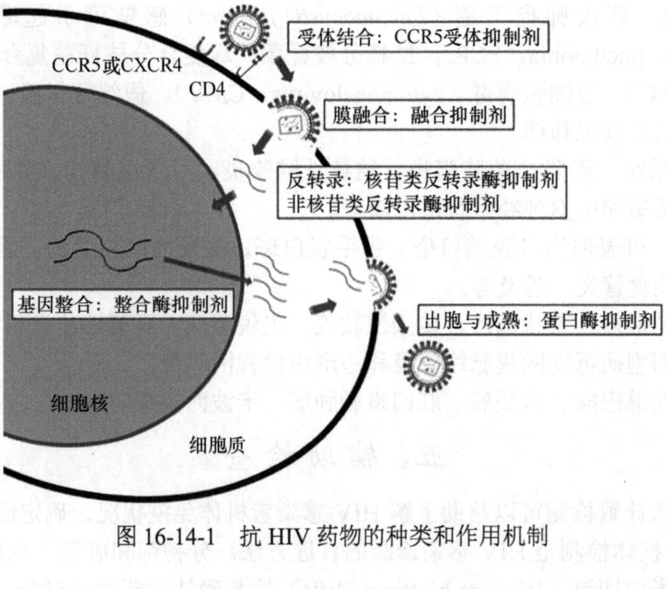

图 16-14-1　抗 HIV 药物的种类和作用机制

表 16-14-1 成人常用抗 HIV 药物

类别	名称	用法与用量	不良反应及注意事项
NRTI	齐多夫定（zdovudine，AZT）	300mg/ 次，2 次 / 天	①骨髓抑制、严重的贫血或中性粒细胞减少症；②胃肠道不适：恶心、呕吐、腹泻等；③磷酸肌酸激酶和 ALT 升高，乳酸酸中毒和（或）肝脂肪变性
	拉米夫定（lamivudine，3TC）	150mg/ 次，2 次 / 天，或 300mg/ 次，1 次 / 天	不良反应少，且较轻微，偶有头痛、恶心、腹泻等不适
	阿巴卡韦（abacavir，ABC）	300mg/ 次，2 次 / 天	高敏反应：一旦出现应终生停用。恶心、呕吐和腹泻等。用前查 HLA-B*5701，阳性者不推荐用。不推荐用于病毒载量≥ 10^5 拷贝 /ml 的患者
	替诺福韦（tenofovir disoproxil，TDF）	300mg/ 次，1 次 / 天，与食物同服	①肾脏毒性；②骨质疏松；③消化道不适，如恶心、呕吐、腹泻等；④代谢异常如低磷酸盐血症，脂肪分布异常，可能引起酸中毒和（或）肝脂肪变性
NNRTI	奈韦拉平（nevirapine，NVP）	200mg/ 次，2 次 / 天	①皮疹，出现严重的或可致命的皮疹后应终身停用本药；②肝损伤，出现重症肝炎时，应终身停用本药
	依非韦伦（efavirenz，EFV）	400mg/ 次，1 次 / 天，睡前服用	①中枢神经系统毒性，如失眠、抑郁、非正常思维等；可能与自杀意向相关；②皮疹；③肝损伤；④高脂血症；⑤不推荐用于病毒载量≥ 10^5 拷贝 /ml 的患者
	利匹韦林（rilpivirine，RPV）	25mg/ 次，1 次 / 天，随餐服用	抑郁、失眠和皮疹；妊娠安全分级中被列为 B 级；不推荐用于病毒载量≥ 10^5 拷贝 /ml 的患者
	艾诺韦林（ainuovirine）	150mg/d，空腹服用	肝损伤、失眠、多梦等；孕妇和儿童尚未评估
	多拉韦林（doravirine，DOR）	100mg/ 次，1 次 / 天，可与或不与食物同服	偶有头晕、多梦、恶心等
PI	洛匹那韦 / 利托那韦（lopinavir/ritonavir，LPV/r）	2 片 / 次，2 次 / 天	腹泻、恶心、血脂异常，也可出现头痛和氨基转移酶升高
INSTI	多替拉韦（dolutegravir，DTG）	50mg/ 次，1 次 / 天	常见有失眠、头晕、多梦、抑郁等神经精神症状，以及恶心、腹泻、呕吐、皮疹、疲乏等；少见有超敏反应，降低肾小管分泌肌酐；当与 EFV、NVP 联用时，按每日 2 次给药
FI	艾博韦泰（albuvirtide，ABT）	320mg/ 次，第 1 天、第 2 天、第 3 天和第 8 天各用 1 次，1 次 / 天，此后每周一次，静脉滴注	过敏性皮炎、发热、头晕、腹泻；由于不经细胞色素 P450 酶代谢，与其他药物相互作用小

【注】NRTI：核苷类反转录酶抑制剂；NNRTI：非核苷类反转录酶抑制剂；PI：蛋白酶抑制剂；INSTI：整合酶抑制剂；FI：融合抑制剂；HLA：人类白细胞抗原

（三）治疗时机及方案

一旦确诊 HIV 感染应尽早开始治疗。抗病毒治疗应选用两种以上不同作用机制的药物联合使用，亦称联合抗反转录病毒治疗（combined anti-retroviral therapy，cART）以提高疗效、减少耐药的发生，成人及青少年初始 cART 方案推荐选用 2 种 NRTI 类骨干药物联合第三类药物，第三类药物可以为 NNRTI 或增强型 PI 或 INSTI；也可选用复方单片制剂（single-tablet regimens，STR）。我国成人及青少年初治患者治疗方案见表 16-14-2。

表 16-14-2 成人与青少年初治患者抗病毒治疗方案

推荐方案		替代方案	
两个核苷类药物	第三个药物	两个核苷类药物	第三个药物
TDF+3TC（FTC） TAF/FTC	NNRTI：EFV、RPV 或 PI：LPV/r 或 INSTI：DTG、RAL	AZT（ABC）+3TC	NNRTI：EFV 或 NVP 或 RPV 或 DOR 或艾诺韦林 或 PI：LPV/r、DRV/c 或 INSTI：DTG、RAL

续表

推荐方案	替代方案	
复方单片制剂		
TAF/FTC/BIC TAF/FTC/EVG/c ABC/3TC/DTG DOR/3TC/TDF DTG/3TC	TDF+3TC（FTC）	NNRTI：艾诺韦林

【注】FTC：恩曲他滨；TAF：富马酸丙酚替诺福韦；BIC：比克替拉韦；EVG/c：艾维雷韦 / 考比司他；RAL：拉替拉韦。其他药物缩写、药物剂量及注意事项参见表 16-14-1

（四）特殊人群的抗病毒治疗

1. 儿童 《中国艾滋病诊疗指南（2021 年版）》推荐的具体治疗方案见表 16-14-3。

表 16-14-3 儿童初始抗病毒治疗方案#

年龄	推荐方案		可选方案	
	两种核苷类药物	第三药	两种核苷类药物	第三药
＜3 岁*	ABC（AZT）+3TC	LPV/r（DTG）	ABC（AZT）+3TC	NVP（RAL）
3～10 岁	ABC+3TC	EFV（DTG）	AZT（TDF）+3TC	NVP（EFV、LPV/r、RAL）
＞10 岁	TDF（ABC）+3TC	EFV（DTG）	AZT+ 3TC	NVP（EFV、LPV/r、RAL）

【注】# 药物缩写参见表 16-14-1；* ①曾暴露于 NNRTI 类药物的婴幼儿选择 LPV/r；② TDF 不能用于该年龄段儿童

2. 孕妇 首选方案：TDF/FTC（或 TDF+3TC 或 ABC/3TC 或 ABC+3TC）+DTG。替代方案中第三药可选用 EFV（或 RPV，或 LPV/r）。

3. 合并结核分枝杆菌感染 建议在抗结核治疗 2 周左右后启动抗反转录病毒治疗；正在进行抗反转录病毒治疗的患者若需要抗结核治疗，应依据可能存在的药物相互使用来合理选择抗结核药物。推荐的一线 cART 方案为：AZT（TDF）+3TC（FTC）+EFV，也可选择含 INSTI 的 cART 方案，但 DTG 与利福平合用时，其剂量应加倍。

4. 合并肝炎病毒感染

（1）合并 HBV 感染 应同时治疗两种病毒感染，方案中应包括两种具有抗 HBV 活性的药物，否则可能诱发 HBV 的耐药。cART 方案核苷类药物推荐 TDF（TAF）+3TC（FTC）。

（2）合并 HCV 感染 cART 首选含有 INSTI 或 FI 的方案。$CD4^{+}$T 淋巴细胞计数＜200 个 /μl，建议先启动 cART。

（3）HIV/HBV/HCV 三重感染 这类患者在抗 HCV 治疗过程中有诱发 HBV 活动进而导致肝衰竭的风险。因此，抗 HCV 治疗必须在包含抗 HBV 活性药物的 cART 方案治疗稳定后再开始。

5. 合并肿瘤 所有合并肿瘤的患者均建议尽早启动 cART，需注意抗病毒药物和抗肿瘤药物之间的相互作用，尽量选用骨髓抑制作用和药物间相互作用小的 cART 方案，如含 INST 或 FI 的方案。

（五）疗效的判断

1. 病毒学指标 大多数患者 cART 后血浆病毒载量 4 周内应下降 1 个 log 以上，在治疗后的 3～6 个月病毒载量应低于检测下限。

2. 免疫学指标 启动 cART 后 1 年内，$CD4^{+}$ T 淋巴细胞计数与治疗前相比增加 30% 或增长 100 个 /μl，提示治疗有效。

3. 临床症状 cART 后患者原有机会性感染等到控制，无新发机会性感染。儿童可依据身高、营养及发育改善情况来判断疗效。

（六）治疗失败

治疗失败是指因病毒发生耐药变异导致病毒反弹，免疫功能再次受到损害，继而出现机会性感染等表现的状况。出现治疗失败时，应根据 HIV 耐药检测结果调整 cART 方案。新的 cART 方案通常应包括一个具有完全抗病毒活性的增强 PI 或 INSTI 或未曾使用过的新的作用机制药物如 FI，或上述药物联合应用。

少数患者在有效 cART 后，伴随 HIV 抑制和免疫功能恢复可能会出现免疫重建炎性反应综合征（immune reconstitution inflammatory syndrome，IRIS），主要表现为发热、潜伏感染的显性化或原有感染的加重或恶化。需与药物不良反应和治疗失败相鉴别。

八、预　　防

（一）管理传染源

《中华人民共和国传染病防治法》规定 AIDS 按乙类传染病管理。

（二）切断传播途径

提倡一个性伴侣和安全有保护的性行为，高危人群使用安全套；加强血液及其制品的管理和筛查，打击吸毒贩毒，推广一次性针具，医院内严格执行普遍性防护原则，杜绝职业暴露感染；加强孕妇 HIV 筛查，为 HIV 感染的孕妇提供综合阻断措施。

（三）保护易感人群

目前尚无疫苗来预防 HIV 感染。对于感染 HIV 的高风险人群，在知情同意前提下提供暴露前预防（pre-exposure prophylaxis，PrEP）和暴露后预防（post-exposure prophylaxis，PEP）。

1. 暴露前预防　有持续高危行为者，如多性伴者、共用针具者。可每日服用 TDF/FTC。

2. 暴露后预防　对于职业或非职业原因暴露于 HIV 而可能被感染者，可给予药物进行暴露后预防，首选方案为 TDF/FTC+DTG；也可考虑选择 BIC/FTC/TAF。发生 HIV 暴露后，应尽可能在最短的时间内（尽可能在 2 小时内）进行预防性用药，最迟不超过 72 小时，连续服用 28 天。

案例 16-14-1　患者，男，31 岁，未婚。因“体检发现 HIV 感染半个月”就诊。患者半个月前因肛周脓肿术前检查发现 HIV 抗体阳性，后行确诊试验阳性。无发热、腹泻、消瘦等不适。无其他自觉症状。肛周脓肿已手术，恢复良好。近 6 年与多名同性有无保护性性接触史。查体：T 36.4℃，HR 70 次 / 分，RR 18 次 / 分，BP 120/65mmHg。体检无阳性发现。辅助检查：HIV 初筛和确认试验均阳性。淋巴细胞亚群检查示 $CD4^+$T 淋巴细胞绝对计数为 460 个 /μl，血常规、肝肾功能、血淀粉酶无异常，X 线胸片无异常。乙型肝炎血清标志物检测：HBsAg、HBeAg、HBcAb 阳性，HBV DNA 3.43×10^5IU/ml。肝 B 超及肝弹性硬度检测无明显异常。诊断：HIV 感染（无症状期）；乙型肝炎病毒慢性感染。

问题 16-14-1-1　患者是否需要开始抗 HIV 治疗？如果治疗，选择方案应注意什么？

解析 16-14-1-1　患者虽然尚未进入艾滋病期，无明显的机会性感染，但目前的原则是只要确诊有 HIV 感染都应尽早接受抗 HIV 治疗，所以患者应该开始启动 cART。方案选择方面，因患者合并有乙型肝炎病毒感染，虽无活动性肝损害和肝硬化的表现，但 HBV DNA 阳性，cART 方案中应包括至少两种对 HBV 复制有抑制作用的药物，因为如果只有一种对乙型肝炎有抑制作用的药物的话，治疗后极易发生乙型肝炎病毒的耐药变异导致肝功能损害。推荐首选方案为：3TC+TDF+EFV。但因为依非韦伦对于基线 HIV 载量高于 5.0×10^5 拷贝 /ml 的患者不建议使用，所以此类患者或者不具备 HIV 载量检测条件的病人第三药可选用整合酶抑制剂或蛋白酶抑制剂（如 LPV/r）。

问题 16-14-1-2 该患者最终选用了 TDF+3TC+EFV 方案，患者最初 1 个月服药期间反复头晕、精神差、做恶梦，应该停药吗？

解析 16-14-1-2 上述症状主要由 EFV 引起，EFV 所致的神经系统毒副作用经过一段时间大多可以恢复，若患者能耐受应该继续服药观察，若症状逐渐缓解可继续原方案，若持续加重，则应将 EFV 替换为整合酶抑制剂或蛋白酶抑制剂（如 LPV/r）。

问题 16-14-1-3 患者已治疗超过 3 年，前 2 年查 HIV RNA 阴性，今年 3 月查 HIV RNA 为 5.0×10^5 拷贝 /ml，基因型耐药检测结果提示对所有 NNRTI 耐药，3TC、TDF 耐药，ABC 中介，AZT 敏感，对蛋白酶抑制剂和整合酶抑制剂敏感，应该如何调整治疗方案？

解析 16-14-1-3 考虑患者抗病毒治疗失败。应该调整抗病毒治疗方案。应该进一步了解患者的依从性，或排除其他可能导致耐药的因素。新方案中应该含有至少 2 种对 HIV 有活性的药物，可考虑选用 AZT 加上一种整合酶抑制剂或强化的蛋白酶抑制剂。因 3TC 耐药株本身适应性会下降，且对 AZT 敏感性上升，因而仍可继续包含于新的方案中。另外，因为患者有 HBV 感染，为继续保持对 HBV 的强效抑制，TDF 仍可继续使用。所以，患者新的抗病毒治疗方案为：AZT+3TC+TDF+LPV/r，或者为 AZT+3TC+TDF+DTG。如果使用前一种方案，因为 LPV/r 可能会增加 TDF 的暴露量，导致 TDF 对肾小管功能的损害继之引起骨质疏松的发生率增加，应注意监测肾小管功能和骨密度，必要时可将 TDF 替换为肾毒性更小的 TAF。

（高世成）

思 考 题

1. 简述老年患者选择抗菌药物时的注意事项。
2. 简述Ⅰ类切口手术围术期使用抗菌药物的原则。
3. IE 的经验性治疗方案。
4. 简述肺炎的病因及发病机制。
5. 简述 HAP 的注意事项。
6. 简述腹腔感染的治疗目标。
7. 简述腹腔感染的注意事项。
8. 简述骨髓炎的症状和体征。
9. 简述骨髓炎药物治疗方案。
10. 简述不同抗菌药物在尿中的排泄率。
11. 各类抗菌药透过血脑屏障的能力如何？
12. 请简述皮肤及软组织感染的治疗原则。
13. 简述急性带状疱疹治疗的时机和用药方案。
14. 妊娠期妇女可选用什么抗流感病毒药物？
15. 简述深部真菌病药物治疗的药学监护要点。
16. 目前抗 HIV 的药物有哪几类？

第十七章　寄生虫感染的药物治疗

学习要求

记忆： 常见寄生虫病的治疗药物。
理解： 常见寄生虫的生活史和引起的临床表现。
运用： 正确使用抗寄生虫病药物。

第一节　总　　论

寄生虫病（parasitic disease）主要是由原虫（protozoan）、蠕虫（helminth）和节肢动物（arthropod）等寄生于人体，引起的一种传染病。寄生虫病具有传染性、地方性和自然疫源性等流行特征。另外，与所有传染病一样，寄生虫病具有疾病传播的三个要素，即传染源（source of infection）、传播途径（route of transmission）和易感人群（susceptible population），但不同类别的寄生虫病还具有各自特有的传播与流行特征，这些流行病学特征决定着寄生虫病流行的范围与程度。

寄生虫病是一类严重危害人类健康、阻碍社会经济发展的疾病。寄生虫病常流行于欠发达国家和发展中国家的贫困地区，其流行强度与社会经济和卫生发展水平密切相关。近几十年来在党和政府的领导下，我国寄生虫病防治工作取得了卓越的成就，寄生虫病的发病率显著下降。在治疗寄生虫的药物研发方面，我国科研人员也取得了突出贡献，最具代表性的是我国研究团队在中医古籍的启发下从植物中提取抗疟药青蒿素并人工合成双氢青蒿素，在原有抗疟药物耐药性显著增高的背景下，这些新药显著降低了疟疾的死亡率，挽救了数百万人的生命，为此作出突出贡献的科学家屠呦呦获得2015年诺贝尔生理学或医学奖。

第二节　疟　　疾

一、病　原　学

疟疾（malaria）是由人类疟原虫感染引起的寄生虫病。由雌性按蚊叮咬传播。临床上以反复发作的间歇性寒战、高热、继之出大汗后缓解为特点。我国主要有间日疟原虫（protozoa vivax）和恶性疟原虫（protozoa falciparum），分别引起间日疟和恶性疟。

疟原虫的生活史包括在人体内和在蚊体内两个阶段。疟原虫在人体内的裂体增殖阶段为无性繁殖期，先后在肝细胞和红细胞内增殖。在按蚊体内的繁殖阶段为有性繁殖期。

二、流行病学

传染源为疟疾患者和带疟原虫者。疟疾的传播媒介为雌性按蚊，经叮咬人体传播。少数病例可因输入带有疟原虫的血液或经母婴传播。在我国，最重要的疟疾传播媒介是中华按蚊（*Anopheles sinensis*）。人对疟疾普遍易感，感染后可获得的免疫力不持久，且各型疟疾之间无交叉免疫力。

三、发病机制

当成批被寄生的红细胞破裂、释放出裂殖子及代谢产物时，可刺激机体引起寒战、高热、继之大汗的症状。释放出来的裂殖子部分被单核-巨噬细胞系统吞噬而消灭，部分则侵入新的红细胞并继续发育繁殖，不断循环，因而导致周期性临床发作。

恶性疟原虫在红细胞内繁殖时，可使受感染的红细胞体积增大成球形，胞膜出现微孔，彼此黏附成团，并较易附着于血管内皮细胞上，引起微血管局部管腔变窄或堵塞，使相应部位的组织细胞出现缺血性缺氧而变性、坏死。此种病理改变若发生于脑部，引起相应的严重临床表现，称脑型疟（cerebral malaria）。

四、临床表现

恶性疟原虫 7～9 天，间日疟原虫 11～13 天，三日疟原虫 18～35 天，卵形疟原虫 11～16 天。疟疾的典型症状为周期性发作的寒战、高热和大量出汗。间日疟和卵形疟的间歇期约为 48 小时，三日疟约为 72 小时。恶性疟为 36～48 小时。脑型疟疾是恶性疟的严重临床类型，亦偶见于重度感染的间日疟。主要的临床表现为发热、剧烈头痛、呕吐、抽搐，常出现不同程度的意识障碍。

疟疾患者可出现再燃和复发。再燃是由血液中残存的疟原虫引起的，因此，四种疟疾都有发生再燃的可能性。多见于病治愈后的 1～4 周，可多次出现。复发是由寄生于肝细胞内的迟发型子孢子引起的，见于间日疟和卵形疟。多见于疾病治愈后的 3～6 个月。

五、诊断与鉴别诊断

患者发病前有疟疾流行区生活史、蚊子叮咬史等。疟疾的典型临床发作症状、间歇发作的规律性对诊断有很高的特异性。脑型疟在发作时可出现神志不清、抽搐和昏迷。

血液的厚、薄涂片经吉姆萨染色（Giemsa stain）用油镜查找疟原虫，是目前最常用的方法，能确诊及判断疟原虫密度。骨髓涂片的阳性率稍高于外周血液涂片。

疟疾应与多种发热性疾病相鉴别，如败血症、伤寒、钩端螺旋体病、肾综合征出血热、恙虫病、胆道感染和尿路感染等。脑型疟应与乙型脑炎、中毒型菌痢、病毒性脑炎相鉴别。

六、治疗

（一）病原学治疗

1. 用药原则 选择敏感药物；联合用药，WHO 建议使用青蒿素衍生物与另一种有效抗疟疾药物的联合方案（artemisinin-based combination therapy，ACT）；足剂量用药：不同联合方案均建议至少使用 3 天的疗程。

2. 常用药物 主要包括杀灭红细胞内裂体增殖期疟原虫的药物（控制临床发作）、杀灭红细胞内疟原虫配子体和肝细胞内迟发型子孢子的药物（防止疟疾的传播与复发）。具体药物见表 17-2-1。

表 17-2-1 成人治疗疟疾常用药的口服制剂

药名		用法
控制临床发作	青蒿素（artemisinin）	首剂口服 1.0g，6～8 小时后服 0.5g，第 2、3 天各服 0.5g，3 天
	双氢青蒿素（dihydroartemisinin）	第 1 天口服 120～160mg，3 天
	蒿甲醚（artemether）	80mg，每天 2 次口服，3 天
	青蒿琥酯（artesunate）	每天 1 次口服 200mg，3 天
	氯喹（chloroquine）	首次口服 lg，6～8 小时后再服 0.5g。第 2、3 天再各服 0.5g，3 天
	哌喹（piperaquine）	960～1280mg，每天 1 次口服共 3 天
	本芴醇（benflumetol）	480mg，每天 2 次口服，3 天
	甲氟喹（mefloquine）	440mg，每天 1 次口服，3 天
	盐酸氨酚喹啉（amodiaquine dihydrochloridum）	540mg，每天 1 次口服，3 天
防止传播与复发	磷酸伯氨喹（primaquine）	每次口服 13.2 mg（7.5 mg 基质），每天服 3 次，疗程 8 天
	特芬喹（tafenopuine）	每天口服 300 mg，疗程 7 天

3. 治疗方案　对于无明显并发症的儿童和成人可选用下列方法之一治疗：蒿甲醚＋本芴醇；青蒿琥酯＋磷酸咯萘啶；青蒿琥酯＋甲氟喹；双氢青蒿素＋哌喹等。另外，对于间日疟和卵形疟，应同时给予磷酸伯氨喹口服以预防复发，可选用规定剂量下的 8 日或 14 日疗法。少数特异质患者因其红细胞缺乏葡萄糖 -6- 磷酸脱氢酶（G-6-PD）可发生急性溶血性贫血。对于脑型疟疾，可选用青蒿琥酯和氯喹的注射剂型。

（二）对症及支持治疗

脑型疟常出现脑水肿与昏迷，应及时给予脱水治疗。监测血糖，以及时发现和纠正低血糖。应用低分子右旋糖酐，有利于改善微血管堵塞或加用血管扩张剂治疗。高热者可用解热镇痛药，超高热患者可短期应用肾上腺皮质激素。

七、预　　防

健全疫情报告制度，根治疟疾现症患者及带疟原虫者。灭蚊，防止被按蚊叮咬。清除按蚊幼虫孳生场所及广泛使用杀虫药物。加强个人防护。

疟疾疫苗接种与药物干预相结合预期可以显著降低疟疾的发病率和病死率。间断预防性服药（intermittent preventive treatment，IPT），每周 1 次，有助于减少高危人群的感染。

案例 17-2-1　患者，男，25 岁。因“再发寒战，继之高热半小时”就诊。无咽痛、咳嗽，无腹痛、腹泻，无腰痛、尿频及尿急等症状。患者 2 天前有类似发作，未经特殊治疗自行缓解。近一年在非洲某国工作，当地有疟疾流行。患者未行预防性用药，半个月前回国。平素体健，否认其他病史。查体：T 39.4℃，HR 110 次 / 分，RR 26 次 / 分，BP 120/75mmHg。外周血厚、薄涂片发现间日疟病原体。红细胞 G-6-PD 活性测定无异常。诊断：疟疾（间日疟）。

问题 17-2-1-1　患者治疗方案如何选择？

解析 17-2-1-1　根据流行病学史、症状及相关实验检查结果，患者疟疾的诊断是明确的，且患者来自疟疾流行区，耐氯喹的可能性比较大，所以抗疟治疗最好选用以青蒿素或其衍生物与其他有效抗疟疾药物联合治疗的方案，如蒿甲醚（80mg，每天 2 次口服）＋本芴醇（480mg，每天 2 次口服），共 3 天的疗程。

问题 17-2-1-2　该患者需要预防复发吗？如果需要，应如何预防？

解析 17-2-1-2　因蒿甲醚和本芴醇只能杀灭红细胞内裂体增殖期的疟原虫，对红细胞内疟原虫配子体和肝细胞内的疟原虫无效，而间日疟原虫在其生活史中有肝细胞内期，在肝细胞内繁殖过程中能产生迟发型子孢子，而后者需要经 6～11 个月才能发育为成熟的裂殖体，释放出肝细胞后进入红细胞而引起复发，所以应该加用针对性的药物以预防疟疾的传播和复发。

可以选用磷酸伯氨喹口服，具体剂量为一日 22.5mg，一日 1 次，连用 8 天，总剂量（基质）180mg；或者一日 15mg，一日一次，连用 14 日，总剂量（基质）210mg。

第三节　血吸虫病及丝虫病

一、血吸虫病

（一）病原及流行病学

我国流行的主要是日本血吸虫（*Schistosoma japonicum* Katsurada）病。日本血吸虫病是人兽共患病，传染源是患者和保虫宿主。在流行病学上患者和病牛是重要的传染源。造成传播必须具备下述三个条件：即带虫卵的粪便入水；钉螺的存在、孳生；以及人、畜接触疫水。人群普遍易感，感染率随接触疫水的机会而异，夏秋季感染机会最多。

（二）发病机制

虫卵是引起宿主免疫反应和病理变化的主要因素。大量巨噬细胞、单核细胞和嗜酸性粒细胞等聚集于虫卵周围，形成虫卵肉芽肿，又称虫卵结节。人体感染血吸虫后可获得部分免疫力，针对再感染的童虫有一定杀伤作用，但原发感染的成虫不被破坏，这种现象称为“伴随免疫”。主要病变部位在结肠、肝脏、脾脏，另外少数患者可出现异位损害。

（三）临床表现

从尾蚴侵入至出现临床症状的潜伏期为30～60天。急性血吸虫病可表现为发热、消化系统症状、过敏症状、肝脾肿大等。慢性血吸虫病在流行区占绝大多数。在急性症状消退而未经治疗或反复感染而获得部分免疫力，病程半年以上，称慢性血吸虫病。大多无症状，可有慢性腹泻、脓血黏液便，症状时轻时重，病程长者可出现肠梗阻、贫血、消瘦等。晚期血吸虫病可表现为巨脾型、腹水型、结肠肉芽肿型和侏儒型。晚期患者可出现上消化道出血、肝性脑病、感染等并发症。

（四）辅助检查

血常规在急性期以嗜酸性粒细胞增多为主要特点。晚期因脾功能亢进，红细胞、白细胞及血小板常减少。粪便内检查虫卵和孵出毛蚴是确诊血吸虫病的直接依据。

免疫学检查不能区分既往感染与现症患者，并有假阳性、假阴性等缺点。包括皮内试验（IDT）、环卵沉淀试验（COPT）、间接血凝试验（IHA）、酶联免疫吸附试验（ELISA）、循环抗原酶免疫法（EIA）等。

B型超声检查可见肝、脾体积改变，门脉血管增粗呈网织改变。肝脏弹性硬度检测可了解肝硬化程度。CT扫描晚期血吸虫病患者肝包膜与肝内门静脉区常有钙化现象。

（五）诊断及预后

结合流行病学史、各临床类型的特点和实验室检查做出诊断。急性患者经及时抗病原治疗多可痊愈。慢性早期患者接受抗病原治疗后绝大多数患者可长期保持健康状态。晚期患者虽经抗病原治疗，但肝硬化难以逆转，预后较差。

（六）病原学治疗

吡喹酮（praziquantel）可用于各期各型血吸虫病患者。吡喹酮可破坏虫体内的钙离子平衡，使虫体兴奋、挛缩，虫体皮层受损，呈空泡变性，影响虫体蛋白和糖代谢等。同时暴露虫体表抗原决定簇，使宿主的免疫系统得以识别并攻击。

急性血吸虫病：总量按120mg/kg，6天分次服，其中50%必须在前2天服，体重超过60kg者仍按60kg计。慢性血吸虫病：成人总量按60mg/kg，2天内分4次服，儿童体重低于30kg者总量可按70mg/kg计算，体重30kg以上者与成人相同剂量。晚期血吸虫病：患者一般情况尚好者，总量可按40～60mg/kg，2天分次服。体弱、有并发症者可按总量60mg/kg，3天内分次服。感染严重者可按总量90mg/kg，6天内分次服。

（七）预防

在流行区每年对患者、病畜进行普查普治。消灭钉螺是预防本病的关键。粪便须经无害处理后方可使用。保护水源，改善用水。接触疫水时应穿着防护衣裤和使用防尾蚴剂等。预防性服药：在接触疫水后15天口服蒿甲醚，按6mg/kg，以后每15天一次，连服4～10次。

案例17-3-1 患者，男，35岁，农民。因“反复腹泻伴消瘦半年余”就诊。患者近半年来反复腹泻，大便2～5次/天，多为黄色稀便，有时为脓血黏液便，伴体重下降约10kg，曾多次给予抗菌和止泻药物治疗，病情反复。无发热、呕吐。长期生活在某血吸虫病疫区。否认其他病史。查体：T 36.4℃，HR 90 次 / 分，RR 16 次 / 分，BP 120/65mmHg。慢性贫血貌，下腹部可触及大小不等包块，轻度压痛，肝未触及，脾左肋下 1 指，无移动性浊音，双下肢无水肿。辅助检查：血常规示中度贫血，大便常规示 WBC+，大便隐血试验阳性。血吸虫病免疫学检查示间接血凝试验阳性、循环抗原检测阳性。直肠镜检示降结肠及乙状结肠慢性炎症表现，肠壁增厚。直肠活检组织压片在显微镜下可见血吸虫卵。病检无肿瘤表现。诊断：慢性血吸虫病。

问题 患者应选择何种病原治疗方案？

解析 根据流行病学史、临床表现及相关实验检查结果，患者慢性血吸虫病的诊断是明确的，目前吡喹酮对于各型血吸虫病仍是首选的药物，其毒性小、给药方便，而且疗效好。患者可按总量 60mg/kg，2 天内分 4 次口服。

二、丝 虫 病

（一）病原学及流行病学

丝虫病（filariasis）是由丝虫寄生于人体淋巴组织、皮下组织或浆膜腔所引起的寄生虫病。本节主要介绍班氏丝虫（*Wuchereria bancrofti*）病和马来丝虫（*Brugia malayi*）病。丝虫的生活史包括蚊体内阶段和人体内阶段，两种丝虫的寿命一般为 4～10 年。

班氏丝虫只感染人，微丝蚴血症者为唯一传染源（包括患者和无症状带虫者）。马来丝虫除感染人外，还可感染猴、猫等多种哺乳动物，感染动物亦可成为传染源。丝虫病通过蚊虫叮咬传播。人群普遍易感。病后可产生一定免疫力，但不能阻止再次感染。

（二）发病机制与病理

丝虫病的发病和病变主要由成虫引起。免疫机制是产生病理改变的主要原因。丝虫病的病变主要在淋巴管和淋巴结。急性期表现为渗出性炎症，慢性期以淋巴管内皮细胞增生、内膜增厚及纤维化、闭塞性淋巴管内膜炎为主要表现。淋巴管和淋巴结的阻塞可致远端淋巴管内压增高，形成淋巴管曲张和破裂。淋巴液侵入周围组织及器官，不断刺激局部组织，使纤维组织大量增生，皮下组织增厚、变粗、变硬，形成象皮肿。

（三）临床表现

急性期可表现为淋巴结炎和淋巴管炎、丝虫热、精囊炎、附睾炎、睾丸炎、肺嗜酸性粒细胞浸润综合征，又称“丝虫性嗜酸性粒细胞增多症（filarial hyper eosinophilia）”。慢性期表现为淋巴结肿大和淋巴管曲张、鞘膜腔积液、乳糜尿（chyluria）、淋巴水肿与象皮肿，乳房丝虫性结节、丝虫性心包炎等较少见。

（四）辅助检查

白细胞总数升高，嗜酸性粒细胞显著增高。血液中找到微丝蚴是诊断早期丝虫病唯一可靠的方法。亦可在各种体液标本中检查微丝蚴。免疫学检查，因与其他线虫有交叉反应，特异性不高。DNA 杂交试验及 PCR 等技术可用于丝虫病的诊断。

（五）诊断与鉴别诊断

结合流行区有蚊虫叮咬史，周期性发热、离心性淋巴管炎、淋巴结肿痛、乳糜尿、精索炎、象皮肿等症状和体征，应考虑为丝虫病。外周血中找到微丝蚴即可确诊。

丝虫病所致的淋巴管炎及淋巴结炎应与细菌感染相鉴别。丝虫性附睾炎、鞘膜积液应与结核病相鉴别。淋巴象皮肿应与局部损伤、肿瘤压迫、手术切除淋巴组织后引起的象皮肿相鉴别。本病早期一般不危及生命，及时诊断，早期治疗，预后良好。

（六）治疗

1. 病原治疗

（1）乙胺嗪（diethylcarbamazine，又名海群生）为首选药物。短程疗法：1.0～1.5g，1 次顿服，或以 0.75g 口服，每日 2 次，3～5 天为 1 个疗程。适用于马来丝虫病的大规模治疗。中程疗法：每次 0.2g，每日 3 次，7～12 天为 1 个疗程。用 3 个疗程，每个疗程间隔 1 个月以上，本法适用于微丝蚴数量大的重感染者及班氏丝虫病。长程疗法：每次 0.5g，每周 1 次，连服 7 周。间歇疗法：每次 0.3g，每个月 1 次，12 次为 1 个疗程。本法疗效可靠，不良反应少。

（2）其他药物　可选用呋喃嘧酮（furapyrimidone）、左旋咪唑（levamisole）、伊维菌素（ivermectin）、多西环素（doxycycline）或阿苯达唑（albendazole）。

2. 对症治疗　淋巴管炎及淋巴结炎可口服泼尼松等。有细菌感染者加用抗菌药物。对乳糜尿反复发作患者可试用 20% 碘化钠或 1%～2% 硝酸银，每次应用 6～10ml 做肾盂内冲洗。

（七）预防

预防措施包括消灭传染源（治愈微丝蚴血症者）、消灭传播媒介（灭蚊）和保护易感者（防蚊）三个方面。

第四节　肠　虫　病

一、概　　述

寄生虫在人体肠道内寄生而引起的疾病统称为肠道寄生虫病，简称肠虫病。肠道寄生虫的种类多，常见的有原虫类（如阿米巴原虫），蠕虫类（如蛔虫、钩虫、蛲虫、绦虫、鞭虫等），它们引起的病变可能不仅局限于肠道。本节仅介绍钩虫病、蛔虫病、蛲虫病的相关内容。

二、病　原　学

钩虫病（hookworm disease）是由寄生于人体的十二指肠钩口线虫（*Ancylostoma duodenale*，简称十二指肠钩虫）和美洲板口线虫（*Necator americanus*，简称美洲钩虫）引起的疾病。成虫可附着于肠黏膜，寄生在小肠上段。蛔虫病（ascariasis）是似蚓蛔线虫（*Ascaris lumbricoides*）寄生于人体小肠或其他器官所致的寄生虫病。成虫主要寄生在空肠。蛲虫病（enterobiasis）是由蠕形住肠线虫（*Enterobus vermicularis*，蛲虫）寄生于人体肠道而引起的传染病。蛲虫的生活史简单，无外界土壤发育阶段。自身感染是蛲虫病的特征。

三、流行病学

钩虫和蛔虫的传染源是感染者与带虫者。蛲虫病的传染源是患者。农村钩虫感染主要经皮肤感染，亦可生食含钩蚴的蔬菜等经口腔黏膜侵入体内。蛔虫主要是吞入感染期虫卵感染。蛲虫也主要经消化道传播。人群对此三种肠道寄生虫普遍易感。

四、发病机制

钩虫幼虫引起皮炎。然后幼虫经淋巴管或微血管到达肺部。当钩虫幼虫穿过肺微血管到达肺泡时，可引起支气管肺炎。钩虫口囊咬附在小肠黏膜绒毛上皮，以摄取黏膜上皮与血液为食，慢性失血是钩虫病贫血的主要原因。

感染期蛔虫卵吞入人体后，在小肠孵出幼虫，随血流经肺时可诱发炎症反应。成虫寄生在空肠及回肠上段，虫体可分泌消化物质附着于肠黏膜，引起上皮细胞脱落或轻度炎症。大量成虫可缠结成团引起不完全性肠梗阻。

蛲虫头部可刺入肠黏膜，引起炎症及微小溃疡。雌虫在肛门周围爬行、产卵导致局部瘙痒，长期慢性刺激及搔抓产生局部皮肤损伤、出血和继发感染。

五、临床表现

（一）钩虫病的临床表现

主要是钩蚴性皮炎和咳嗽、咳痰等呼吸道症状。感染后1周左右，患者可出现咳嗽、咳痰、咽部发痒等症状，以夜间为甚。成虫可引起贫血症状，肠黏膜损伤可引起多种消化道症状，少数患者出现上消化道出血。大多数患者于感染后1～2个月出现上腹隐痛或不适，食欲减退、消化不良、腹泻、消瘦、乏力等。

（二）蛔虫病的临床表现

短期内食入大量感染期虫卵污染的食物，蛔蚴在肺移行时可有低热、咳嗽或哮喘样发作，胸片可见肺门阴影增粗、肺纹增多与点状、絮状浸润影。少数有腹痛与脐周压痛，不定时反复发作。可随粪便排出蛔虫。蛔虫离开寄生部位至其他器官引起相应病变及临床表现称为异位蛔虫病。常见的有胆道蛔虫病、胰管蛔虫病、阑尾蛔虫病等。

（三）蛲虫病的临床表现

肛门周围和会阴部瘙痒，夜间更甚。轻度感染者一般无症状。由于搔抓致局部炎症、破溃和疼痛。儿童患者常有睡眠不安、夜惊、磨牙等表现，有时有食欲缺乏、腹痛、恶心等消化道症状。侵入尿道可出现尿急、尿频、尿痛与遗尿。

六、辅助检查

（一）血常规

钩虫病患者常有不同程度贫血，属小细胞低色素性贫血。嗜酸性粒细胞数量增多。蛔虫病患者在幼虫移行、异位蛔虫病及并发感染时血白细胞和嗜酸性粒细胞增多。

（二）病原学检查

钩虫检查有直接涂片和饱和盐水漂浮法、虫卵计数、钩蚴培养法、淘虫法等。粪涂片或饱和盐水漂浮法可查到蛔虫虫卵。蛲虫病患者入睡后1～3小时，可在其肛门会阴、内衣等处找到成虫，反复检查多可确诊。

七、诊　　断

在流行区，有赤足下田史及贫血等临床表现，应怀疑钩虫病。通过粪便检查有钩虫卵者即可确诊。根据流行病学史，哮喘样发作、肺部炎症、嗜酸性细胞增高、腹痛等表现，应考虑蛔虫病可能。粪便查见蛔虫卵，经粪便排出或呕出蛔虫均可确诊。凡有肛门周围及会阴部瘙痒者均应考虑蛲虫病，查到成虫或虫卵可确诊。

八、治　　疗

目前国内外广泛使用的阿苯达唑，为广谱驱肠道线虫药物，其机制是选择性和不可逆性抑制虫体摄取葡萄糖，使虫体糖原耗竭和抑制延胡索酸脱氢酶，阻碍三磷酸腺苷产生，导致虫体死亡，具有杀死成虫和虫卵的作用。该药治疗钩虫病剂量为400mg，每天1次，连服2～3天。蛔虫病用法为400mg，1次顿服。治疗蛲虫病，可用100mg或200mg顿服，2周后重复一次。

案例 17-4-1 患者，女，45 岁，农民。因“乏力、面色苍白半年余”就诊。患者近半年来精神渐差，体力下降，面色渐变苍白，有时伴有上腹部不适，无发热、呕吐及腹泻。曾在当地医院检查发现贫血，经补充铁剂等治疗效果不佳。否认其他病史。查体：T 36.4℃，HR 96 次 / 分，RR 16 次 / 分，BP 120/60mmHg。慢性贫血貌，双肺呼吸音清晰未闻及啰音，心率 96 次 / 分，心尖部可闻及Ⅱ级收缩期吹风样杂音。腹软，上腹部轻度压痛，未触及包块，肝、脾未触及，无移动性浊音，双下肢无水肿。辅助检查：血常规示重度贫血，白细胞正常范围，嗜酸性粒细胞偏高。肝肾功能无异常。大便常规示 WBC+，大便隐血试验阳性。骨髓穿刺检查示增生性贫血。肝胆脾B超检查未见异常。血吸虫病免疫学检查阴性。胃镜检查示慢性胃炎、十二指肠炎，十二指肠处可见片状渗血，并检出活的钩虫虫体。后查大便直接涂片见钩虫卵。诊断：钩虫病，重度贫血。

问题 患者应选择何种病原治疗方案？

解析 根据流行病学史、临床表现及相关辅助检查结果，患者钩虫病的诊断是明确的，其贫血主要考虑为钩虫在肠道寄生引起的继发性贫血。其病原治疗可选用阿苯达唑：剂量为 400mg，每天 1 次，连服 3 天。本患者有重度贫血，进行病原治疗的同时应适当补充铁剂。

（高世成）

思 考 题

1. 控制疟疾发作和预防复发的常用药物有哪些？

2. 治疗丝虫病的首选药物是什么？

第十八章 妇产科常见疾病的药物治疗

学习要求

记忆： 妇产科相关疾病，如异位妊娠、多囊卵巢综合征、妊娠期高血压、不孕症等的生理机制、疾病特点。

理解： 妇产科相关疾病的临床表现及诊断、治疗原则。

运用： 妇产科治疗用药的方案设计、治疗管理、用法用量、不良反应。

第一节 总 论

一、疾病概述

妇产科疾病是指女性生殖系统发生相关病理变化而引起的疾病的总称，一般分为产科相关疾病及妇科相关疾病。

（一）女性生殖系统解剖及生理特点

女性生殖系统主要包括内生殖器、外生殖器及与其相邻的器官，主要包括外阴、阴道、子宫、输卵管及卵巢。外阴内侧及阴道内壁多覆盖黏膜样组织，冲洗时需避免使用刺激性药物，如乙醇、碘酒、含乙醇的雌激素凝胶等。子宫位于盆腔中央位置，前临膀胱，后抵直肠，双侧连接输卵管及卵巢，下端接阴道，呈前倾前屈位，正常大小 50～70g，（7～8）cm×（4～5）cm×（2～3）cm，容量约为 5ml，整体似鸡蛋大小。子宫腔呈上宽下窄的三角形，子宫体与子宫颈间最狭窄部分称为子宫峡部，妊娠期末期可延展至 7～10cm。

女性一般 8～10 岁出现青春期发动，促性腺激素释放激素（gonadotropin-releasing hormone，GnRH）出现脉冲式分泌，引起促性腺激素及卵巢激素的释放，体内胆固醇作为甾体激素的原料逐渐代谢为糖皮质激素（皮质醇）、盐皮质激素（醛固酮）及性激素（雌激素、睾酮、孕酮），见图 18-1-1。

女性进入青春期后，伴随音调变高、乳房发育等第二性征出现，一般 13～14 岁出现第一次月经，称为月经初潮。女性会建立规律的周期性排卵，子宫内膜伴随卵巢周期性变化出现脱落及出血，以出血的第 1 日作为月经周期的开始，两次月经来潮的间隔时间称为 1 个月经周期，月经周期平均为 28 日，一般在 21～35 日相对正常，月经持续的时间称为经期，一般为 2～8 日，平均为 4～6 日。月经量正常为 20～60ml，超过 80ml 称为月经过多。月经周期一旦出现周期时间、经期时间及经量的不规则的月经失调，则需考虑是否存在内分泌相关疾病。

（二）妇产科常见疾病分类

妇产科疾病按照诊治科室不同，可分为产科相关疾病、妇科相关疾病、妇科内分泌疾病及不孕症、辅助生殖等，妇科肿瘤相关疾病将在肿瘤类相关疾病进行阐述，计划生育相关疾病将在妇科疾病中进行阐述。

产科相关疾病呈现“小综合”的特点，即在妊娠期间、分娩及产褥期、产后期间特发及合并的相关疾病均需产科进行诊治，本章这里将以妊娠期高血压为例对产科相关疾病进行介绍。妇科相关疾病中，主要为生殖系统相关器官发生病理改变而引起的疾病，本章将以异位妊娠为例对妇科疾病进行介绍。妇科内分泌主要为女性生殖内分泌系统出现异常而引起的疾病，此亦为与其他内分泌疾病区分之处。本章将以多囊卵巢综合征为例对妇科内分泌疾病进行介绍。辅助生殖技术近年来发展迅速，针对不孕症夫妇进行治疗，我国目前发展时间相对较短，主要治疗依据以专家共识为主，本章将对相关技术进行介绍。

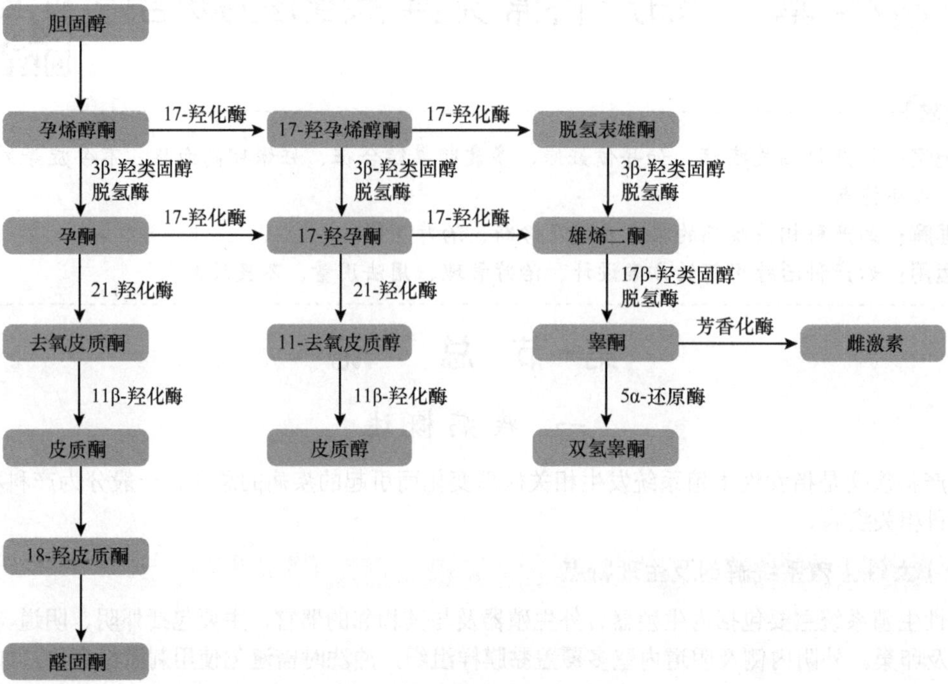

图 18-1-1 甾体激素体内转换

二、妇科疾病常见检查

妇产科检查主要包括病史问诊、体格检查、实验室检查、特殊检查及内窥镜检查。

1. 病史问诊 需注意对月经史及婚育史进行详细问诊。月经史需注意患者初潮年龄、月经周期、经期时间、经量、是否痛经等要点。婚育史需注意患者婚育次数、生育子女数量、生育年龄、流产次数等，如一患者受孕 3 次，正常分娩 1 次，流产 2 次，则可记为 $G_3P_1A_2$。

2. 体格检查 妇产科相关的体格检查是主要针对女性生殖系统的检查，其中外阴部检查主要关注外阴发育及阴毛情况，注意外阴、尿道口周围是否有赘生物、溃疡等；阴道窥器检查可暴露宫颈、阴道壁及阴道穹隆，可进一步观察患者宫颈大小、颜色、是否存在出血、溃疡等情况，同时可进行宫颈分泌物及人乳头瘤病毒（HPV）的送检；可通过双合诊或三合诊对宫颈情况进行检查，对于不适于进行双合诊的患者，可通过直肠 - 腹部诊进行代替。产科相关检查主要通过部分检查进行宫高腹围的测量、通过骨盆测量进行产道评估，孕早期可进行双合诊，孕 36 周后则尽量避免阴道检查。

3. 实验室检查

（1）生殖道分泌物及宫颈分泌物检查 通过对女性阴道及宫颈分泌物的 pH、洁净度、微生物、药敏试验的检查，有效评估生殖道感染情况。

（2）生殖道脱落细胞检查 通过宫颈刮片或宫颈细胞刷对宫颈脱落细胞进行诊断是宫颈癌的有效筛查手段。

（3）HPV 检测 HPV 是引起宫颈癌的主要原因之一，HPV 的 14 种高危型包括 16、18、31、33、35、39、45、51、52、56、58、59、66、68。

（4）内分泌激素水平检查 通过对女性生殖系统相关激素水平的评估，能够有效分析女性目前生理状态，其中主要包括 GnRH 兴奋试验、性激素六项及其他激素检查。GnRH 兴奋试验（又称曲普瑞林兴奋试验）主要用于评估患者是否存在性腺轴启动，对于中枢性性早熟及外周性性早熟患者此试验尤为重要。性激素六项包括卵泡刺激素（FSH）、黄体生成素（LH）、催乳激素（PRL），雌二醇（E_2）、孕酮（P）、雄激素（T），一般检测时间在月经来潮的第2～3日，此时处于卵泡早期，能够有效评估性激素基线水平。其他激素包括抗米勒管激素（AMH），用以评估卵巢储备水平，一般卵巢储备功能正常者在1.0～1.4mg/L到3.5～4.0mg/L之间。人绒毛膜促性腺激素（human chorionic gonadotrophin，hCG）主要由滋养细胞产生，其水平对于诊断异位妊娠、滋养细胞疾病等均具有重要意义，同样是针对妊娠与否的关键指标。

4. 特殊检查　妇产科除常规B超、X线检查、CT、MRI外，还应用相关特殊检查，其中包括检查输卵管是否通畅，应用腹腔穿刺及羊膜腔穿刺对生殖系统及进行产前诊断评估。

5. 内窥镜检查　妇产科内镜检查主要包括羊膜镜、胎儿镜、阴道镜、宫腔镜及腹腔镜检查。宫腔镜及腹腔镜可以通过阴道对生殖系统进行检查或微创手术，其微创手术由于创口相对小等特点受到越来越多的应用，但同时需注意对病情的适用情况及肿瘤种植转移的风险。

三、妊娠期哺乳期药物风险评估

妊娠期及哺乳期药物风险评估中，除根据药品说明书对于药物风险的描述外，需同时注意目前药物安全数据及新孕妇用药规则的变化，同时需根据患者“病、药、孕”等方面进行个体化评估。

（一）妊娠期暴露药物风险分类

FDA于2015年废除了1979年建立的ABCDX妊娠期字母风险分类方法，发布了妊娠与哺乳期标示规则（Pregnancy and Lactation Labiling Rules，PLLR），建立了阐述式药物风险分类方法。Briggs等所著的《妊娠和哺乳期用药》（*Drugs in Pregnancy and Lactation*），基于药物目前的临床试验及动物实验数据，对药物进行风险评估。3种分类方法中，字母风险分类较为简单，但其对于多数药物区分度不足，如C类药物中既包含动物实验存在风险的药物，也存在尚无数据的药物；PLLR分类方法以阐述式分析对药物风险进行表述，但需要应用者自我权衡，尽管详尽但不够明确；Briggs风险分类相对于前两者属折中式半分类风险表述，存在一定的风险分类，同时进行相关妊娠风险数据的表述。三种风险评估分类特点比较见附表18-1-1。

（二）哺乳期药物风险分类

目前除FDA及Briggs对于药物哺乳期的安全性进行评估外，Thomas W. Hale博士于2019年出版了第二版*Medication and Mothers Milk*，针对哺乳期用药进行评级，Hale哺乳期风险分类中，L1～L5风险逐级增大。3种哺乳期风险分类中，FDA的PLLR分类以阐述式表述相对更为详尽，Hale分类风险逐级递增，更易理解；Briggs分类以数据为基础进行判断，对于风险分类的判断来源更为清晰。哺乳期药物不同风险分类特点比较见附表18-1-2。

（三）妊娠期及哺乳期药物风险个体化评估

妊娠期及哺乳期风险评估中，需同时关注患者“病、药、孕”等个体化情况。对于患者自身疾病，如风湿免疫相关合并症，需关注相应疾病诊疗指南，同时根据患者病情严重情况进行评估，一般首先保证母体安全，同时对患者进行充分风险告知。对于药物除相应妊娠期哺乳期风险外，需同时注意其对于卵巢及精子的损伤，如酒石酸长春瑞滨对于男性精子存在不可逆损伤，需及时进行精子冻存。同时对于患者相关妊娠期及哺乳期情况进行评估，注意药物对于患者“全”或“无”的影响，即在受精卵着床前后，即孕4周内，药物对于胚胎起到的作用或为早期死亡致流产，即“全”的影响，或为胚胎继续发育，未出现异常，即“无”的影响。但同时需注意维A酸类药物及利巴韦林等致畸药物存在长半衰期，需及时对患者进行风险告知。更多参考信息见附表18-1-3。

第二节 异位妊娠

一、定义与流行病学

受精卵在子宫体腔以外着床称为异位妊娠（ectopic pregnancy），又称宫外孕（extrauterine pregnancy），异位妊娠的发病率为2%～3%，是早期妊娠孕妇死亡的主要原因。输卵管妊娠占异位妊娠90%以上，本节以输卵管妊娠为例，进行重点介绍。

二、病因与发病机制

异位妊娠的病因以输卵管病变最为多见，如输卵管炎症或感染、输卵管发育不良或功能异常等。避孕失败、辅助生殖技术应用等其他因素也可造成异位妊娠。其他相关风险因素包括子宫内膜异位症、年龄增长、吸烟、有多个性伴侣、盆腔炎性疾病及受精卵游走等。

三、诊　　断

（一）临床表现

临床症状主要包括停经、腹痛、阴道出血、晕厥与休克及腹部包块。当腹腔出血不多时，血压可代偿性轻度升高；当腹腔出血较多时，可出现面色苍白、脉搏快而细弱、心率增快和血压下降等休克表现。

（二）辅助检查

1. 超声检查　B型超声检查对异位妊娠的诊断尤为常用，异位妊娠患者通常B超下子宫增大，内膜增厚，但宫腔内无妊娠囊，无胎芽；附件区出现低回声区，宫旁一侧见边界不清、回声不均的混合型肿块；输卵管妊娠流产或破裂，腹腔内出现无回声暗区或直肠子宫陷凹处可见液性暗区影像，对异位妊娠亦有诊断价值。

2. 人绒毛膜促性腺激素（hCG）测定　尿或血hCG测定对早期诊断异位妊娠至关重要，异位妊娠时，通常体内hCG翻倍水平较同孕周宫内妊娠低。但单一的hCG浓度测定无法判断妊娠活性与部位，应结合患者的病史、临床表现和超声检查以协助诊断。

（三）鉴别诊断

输卵管妊娠的临床表现易与一些早期妊娠合并疾病混淆。需与早期妊娠流产、黄体破裂、卵巢囊肿蒂扭转、卵巢子宫内膜异位囊肿破裂、急性盆腔炎，以及急性阑尾炎等内、外科急腹症等相鉴别。

四、治　　疗

药物治疗

药物治疗适用于病情稳定的输卵管妊娠患者及保守性手术后发生持续性异位妊娠患者。甲氨蝶呤（methotrexate，MTX）是治疗输卵管妊娠最常用的药物，通过抑制四氢叶酸生成而干扰DNA的合成，从而阻止滋养细胞增生，破坏绒毛，使胚胎组织坏死、脱落、吸收。

1. MTX治疗的适应证及禁忌证　MTX适用于诊断为未破裂或未流产型的输卵管妊娠患者。患者应一般情况良好，无明显腹痛及活动性腹腔内出血征象；输卵管肿块小于35～40mm，且未见原始心管搏动；低血清hCG水平（理想者低于1500U/L，最高可至5000U/L），并具备随访条件。

MTX绝对禁忌证包括宫内妊娠、免疫功能缺陷、中重度贫血、白细胞减少症、血小板减少症、MTX过敏、活动期肺部疾病、活动期消化性溃疡、临床显著的肝功能异常、临床显著的肾功能异常、哺乳期、异位妊娠破裂和生命体征不稳定；相对禁忌证包括经阴道超声探及胚芽心管搏动、初始高血清hCG水平（1500～5000U/L）、经阴道超声显示异位妊娠包块超过4cm、拒绝输血治疗。

2. MTX 治疗方案　目前文献报道用于治疗异位妊娠的 MTX 治疗方案主要有三种。

（1）单剂量方案　①第 1 天单次肌内注射 MTX 50mg/m^2，在第 4 天和第 7 天检测 hCG 水平；②如果第 4 天和第 7 天 hCG 比较，下降＞ 15%，每周随访 hCG 直至非孕期水平；③如果第 4 天和第 7 天 hCG 比较，下降＜ 15%，则再次注射 MTX 50mg/m^2，在第二次治疗后的第 4 天和第 7 天，再次检测 hCG 值，必要时重复治疗。详见附表 18-2-1。

（2）二次剂量方案　①第 0 天给予 MTX 50mg/m^2 肌内注射，第 4 天重复注射 MTX 50mg/m^2，第 4 天和第 7 天检测 hCG 值，比较 hCG 值下降程度；②如果 hCG 下降＞ 15%，每周测定 hCG 直至达到非孕期水平；③如果 hCG 下降＜ 15%，在第 7 天和第 11 天再次注射 MTX 50mg/m^2，继续随访 hCG；④如果第 7 天和第 11 天，hCG 值下降＞ 15%，则继续监测直至非孕状态；⑤如果第 7 天和第 11 天，hCG 值下降＜ 15%，则考虑手术治疗。详见附表 18-2-1。

（3）多剂量方案　①在第 1、3、5、7 天肌内注射 MTX 1mg/kg，第 2、4、6、8 天肌内注射四氢叶酸 0.1mg/kg；②第 1、3、5、7 天测定 hCG 水平，比较 hCG 值下降程度；③若 hCG 水平降低＞ 15%，每周随访 hCG 直至非孕期水平；④若 hCG 水平降低＜ 15%，可考虑重复使用上述方案，详见附表 18-2-2。单剂量与多剂量方案治疗成功率相似，多剂量方案的副作用明显增加。二次剂量和单剂量方案的治疗成功率和副作用相似。但二次剂量方案对初始高血 hCG 水平的患者有更高的成功率。

局部用药可采用在超声引导下穿刺，或在腹腔镜直视下穿刺输卵管的妊娠囊，吸出部分囊液后注入 MTX 10～20mg。应用 MTX 治疗期间，应用超声检查和血 hCG 进行严密监护，并注意患者的病情变化及药物毒副作用。

3. MTX 治疗监测　需连续监测血清 hCG 水平直至正常非孕水平。治疗失败患者若治疗前未行诊断性刮宫应高度警惕正常宫内妊娠的可能。除非有明确的输卵管妊娠证据，否则在重复 MTX 治疗或手术治疗前应考虑行刮宫术。若用药后 14 日血 hCG 下降并连续 3 次阴性，腹痛缓解或消失，包块缩小者为显效。药物治疗后血清 hCG 恢复至正常水平一般需要 2～4 周，最长可至 8 周。若病情无改善，甚至发生急性腹痛或输卵管破裂症状，则应立即进行手术治疗。

4. MTX 治疗的不良反应和注意事项　MTX 不良反应与治疗剂量和持续时间有关。常见不良反应为口腔炎、口唇溃疡、咽炎、恶心、呕吐、胃炎及腹泻，严重不良反应包括骨髓抑制、肺纤维化、非特异性肺炎、肝硬化、肾衰竭和胃溃疡等。肝酶升高是少见的不良反应，大量 1 次应用可致血清 ALT 升高，在停药后自然下降；小量持久应用可致肝硬化 MTX 治疗后应持续监测血清 hCG 水平，直至降到正常非孕期水平。血清 hCG 恢复至正常水平一般需要 2～4 周，最长可至 8 周。建议患者在 MTX 治疗期间避免服用降低药效的含叶酸成分的保健品、食品和非甾体抗炎药。建议患者在接受 MTX 治疗的最后一次剂量后至少 3 个月再妊娠。MTX 治疗不会对患者的后续生育结局或卵巢储备功能产生不良影响。

案例 18-2-1　患者，女，33 岁，因“停经 71 天，阴道出血 1+ 月，刮宫术后 2 天”入院。自诉停经 30 天无明显诱因出现鲜红色阴道出血，似既往月经 2/3 量，淋漓不尽，持续约半个月。于停经 45 天查 β-hCG：88.78U/L，B 超示子宫多发小肌瘤，嘱随诊。后规律复查 β-hCG 及 B 超，停经 58 天时 β-hCG：263.9U/L，B 超宫腔内外均未见明显妊娠组织。停经 62 天无明显诱因出现鲜红色阴道出血，如 2/3 月经量，持续 3～4 天，可自止，无腹痛及下腹坠胀感等不适。初步考虑患者为异位妊娠，于停经 69 天行诊断性刮宫术，术中未见明显绒毛组织。停经 70 天复查 β-hCG：807.6U/L，B 超示内膜厚约 0.6cm，右侧输卵管增粗。紧贴右卵巢见条形低回声，大小约 1.5cm×1.0cm×0.8cm。目前患者停经第 71 天，少量阴道出血，腹软，无压痛及反跳痛，β-hCG：741.7U/L。

问题 18-2-1-1　结合患者情况简述药物治疗首选的药物及适应证。

解析 18-2-1-1 患者目前生命体征平稳，β-hCG 741.1U/L ＜ 1500U/L，包块大小 1.5cm×1.0cm×0.8cm ＜ $3.5cm^3$，符合甲氨蝶呤（MTX）治疗的用药指征。

问题 18-2-1-2 结合患者情况并与患者沟通后，决定立即行药物小剂量分次肌内注射治疗。请简述药物治疗期间的用药监护要点。

解析 18-2-1-2 治疗期间需严密监护患者有无腹痛加重、阴道出血增多或内出血等情况，同时监测患者 hCG 水平及超声影像，如出现输卵管妊娠破裂症状应立即手术治疗。用药过程中定期监测血常规和肝肾功能，一旦出现全血细胞减少、肾衰竭等 MTX 中毒反应，应立即停药，给予亚叶酸钙进行细胞内解救。必要时增加输液量以充分水化，通过加快肾脏排泄，进行细胞外解救。

第三节　多囊卵巢综合征

一、定义与流行病学

多囊卵巢综合征（polycystic ovary syndrome，PCOS）是常见的妇科内分泌疾病。PCOS 高发年龄段为 20～35 岁。育龄妇女中 PCOS 的患病率是 5%～10%，而在排卵障碍性不孕症患者中，该比例高达 30%～60%。

二、病因和发病机制

PCOS 的发病机制目前尚不明确，目前涉及的可能致病基因包括：与糖、脂合成与代谢相关基因；与促性腺激素作用和调节相关基因；编码炎症因子基因等。此外，不良的生活方式，如营养过剩、睡眠不足、吸烟饮酒、缺乏锻炼等，都会增加 PCOS 发生风险。

三、诊断依据

（一）病史询问

患者年龄、就诊的主要原因、月经情况、婚姻状况、有无不孕病史和目前是否有生育要求。体重的改变、饮食和生活习惯。既往就诊的情况、相关检查的结果、治疗措施及治疗效果。家族中糖尿病、肥胖、高血压、体毛过多的病史，以及女性亲属的月经异常情况、生育状况、妇科肿瘤病史。

（二）临床表现

1. 月经异常　是最主要症状。可表现为周期不规律、月经稀发、量少或闭经。

2. 高雄激素　多毛、痤疮是高雄激素血症最常见的表现。

3. 肥胖　50% 以上患者伴有肥胖，且常呈腹部肥胖型（腰围 / 臀围≥ 0.80）。

4. 黑棘皮病　是严重胰岛素抵抗的一种皮肤表现。通常在外阴、颈背部、腋下、乳房下和腹股沟等处皮肤皱褶部位出现灰褐色色素沉着，呈对称性，皮肤增厚，质地柔软。

（三）体格检查

身高、体重、腰围、臀围、血压、乳房发育、有无挤压溢乳、体毛多少与分布、有无黑棘皮征、痤疮。阴毛分布及阴蒂大小。

（四）盆腔超声检查

卵巢多囊样改变（polycystic ovarian morphology，PCOM）超声相的定义为：一侧或双侧卵巢内直径 2～9mm 的卵泡数≥ 12 个，和（或）卵巢体积≥ $10cm^3$（卵巢体积按 0.5× 长径 × 横径 ×

前后径计算)。PCOM 并非 PCOS 患者所特有。正常育龄期妇女中 20%～30% 可出现多囊卵巢，也可见于口服避孕药后、闭经等情况时。

(五)实验室检查

1. 高雄激素血症 PCOS 患者可出现血清总睾酮水平正常或轻度升高，通常不超过正常范围上限的 2 倍；可伴有雄烯二酮水平升高，脱氢表雄酮（dehydroepiandrosterone，DHEA)、硫酸脱氢表雄酮水平正常或轻度升高。高雄激素临床表现的严重程度与血清总睾酮水平不成正比。注意排除其他原因引起的高雄激素血症。

2. 抗米勒管激素 PCOS 患者的血清抗米勒管激素（anti-Müllerian hormone，AMH）水平较正常明显增高。

3. 其他生殖内分泌激素 非肥胖 PCOS 患者多伴有 LH/FSH 值≥ 2。20%～35% 的 PCOS 患者可伴有血清催乳素（prolactin，PRL）水平轻度增高。

4. 代谢指标的评估 首选口服葡萄糖耐量试验（oral glucose tolerance test，OGTT），测定空腹血糖、空腹胰岛素，服糖后 30 分钟、1 小时、2 小时血糖和胰岛素水平，计算胰岛素抵抗指数，评估患者胰岛素抵抗情况；测定血脂指标、肝肾功能评估代谢。

5. 其他内分泌激素 酌情选择甲状腺功能、胰岛素释放试验、皮质醇、促肾上腺皮质激素释放激素（corticotropic releasing hormone，CRH)、17- 羟孕酮测定。

四、诊断标准

根据《多囊卵巢综合征诊断》(WS 330-2011)，采用以下诊断名称。

1. 疑似 PCOS 月经稀发或闭经或不规则子宫出血是诊断的必需条件。另外再符合下列 2 项中的 1 项：①高雄激素临床表现或高雄激素血症；②超声下表现为 PCOM。

2. 确诊 PCOS 具备上述疑似 PCOS 诊断条件后还必须逐一排除其他可能引起高雄激素的疾病和引起排卵异常的疾病才能确定 PCOS 的诊断。对于青春期 PCOS 的诊断必须同时符合以下 3 个指标，包括：①初潮后月经稀发持续至少 2 年或闭经；②高雄激素临床表现或高雄激素血症；③超声下卵巢 PCOM 表现。同时应排除其他引起高雄激素血症 / 高雄激素症状，或者引起排卵障碍的疾病。

五、治　疗

(一)治疗目的

由于 PCOS 患者不同的年龄和治疗需求、临床表现的高度异质性，一般来说对于没有生育要求者需要控制体重、调整月经周期、降雄激素。有生育要求者需要控制体重、降雄激素、促排卵。

(二)生活方式

无论肥胖或非肥胖 PCOS 患者，生活方式干预都是基础治疗方案，包括饮食、运动和行为干预等。建议低热量、低脂、低盐、高纤维素饮食。适量规律运动（每次 30 分钟，每周≥ 5 次耗能体格锻炼）可有效减轻体重和预防体重增加。

(三)药物治疗

1. 调整月经周期

(1）周期性使用孕激素　可作为青春期、围绝经期 PCOS 患者的首选，也可用于育龄期有妊娠计划的 PCOS 患者。可选择药物为天然孕激素或地屈孕酮，用药时间一般为每周期 10～14 天。常见药物及用量为地屈孕酮，10～20mg/d；微粒化黄体酮，100～200mg/d；醋酸甲羟孕酮，10mg/d；黄体酮，肌内注射，20mg/d，每月 3～5 天。使用此类药物治疗不抑制卵巢轴的功能或抑制作用较轻，对代谢影响小。但是没有降低雄激素、治疗多毛及避孕的作用。

（2）短效复方口服避孕药（combination oral contraception，COC） 可作为育龄期无生育要求的 PCOS 患者的首选。青春期患者酌情可用。可选择药物包括炔雌醇环丙孕酮片、屈螺酮炔雌醇片等。按剂量序贯服用，用药 3～6 个月后可停药观察，症状复发后可再用药。

（3）雌孕激素序贯疗法 PCOS 患者胰岛素抵抗严重，雌激素水平较低、子宫内膜薄，单一孕激素治疗后子宫内膜无撤药出血反应的患者，可给予雌孕激素序贯方法调节月经异常。也可用于雌激素水平偏低、有生育要求或有围绝经期症状的 PCOS 患者。常用方案为口服雌二醇 1～2mg/d，月经周期的后 10～14 天加用孕激素。孕激素选择及用法同周期性使用孕激素方案。

2. 高雄激素血症治疗

（1）短效 COC 为青春期和育龄期有高雄激素血症及多毛、痤疮 PCOS 患者首选。对高雄激素血症导致的月经异常，可用含有孕激素环丙孕酮或屈螺酮等具有较强抗雄激素作用的 COC 来调节，一般疗程 3～6 个月。

（2）螺内酯 适用于 COC 治疗效果不佳、有 COC 禁忌或不能耐受 COC 的高雄激素患者。每日剂量 50～200mg，推荐剂量为 100mg/d，至少使用 6 个月才见效。用药期间应避孕。大剂量应用时应定期复查血钾，注意可能引起高钾血症。

3. 代谢异常治疗 针对代谢异常的治疗中以改善 PCOS 胰岛素抵抗为主要目的，治疗药物包括二甲双胍、噻唑烷二酮类的吡格列酮及罗格列酮、α- 糖苷酶抑制剂的阿卡波糖及伏格列波糖，具体用法与糖尿病治疗剂量相一致。同时针对减重目的的治疗可应用奥利司他。

4. 促排卵药物 适用于有生育要求但持续性无排卵或稀发排卵的 PCOS 患者。包括氯米芬、来曲唑、促性腺激素。其用法用量及周期与辅助生殖相关用法相一致。

（四）其他治疗

对于药物治疗无效，或因其他疾病需腹腔镜检查盆腔、随诊条件差不能进行促性腺激素治疗监测者，符合条件时可选择腹腔镜卵巢打孔术治疗；经药物治疗无效或合并其他不孕因素（如高龄、输卵管因素或男性因素等）可采用体外受精 - 胚胎移植。

（五）PCOS 患者的长期管理

PCOS 对女性健康有短期和长期的影响，短期影响如月经紊乱、生育能力受损和不良妊娠结局，长期影响如糖尿病、高血脂、高血压等代谢性和心血管疾病，以及肿瘤的发生风险增加。对于年轻、长期不排卵的 PCOS 患者，子宫内膜增生或子宫内膜癌的发生明显增加，应引起重视，建立长期健康管理策略，定期随访监测，预防糖尿病、代谢综合征、心血管疾病发生。

案例 18-3-1 患者，女，32 岁，身高 163cm，体重 85kg，BMI 31.9kg/m^2。末次月经 2022 年 1 月 24 日。患者计划妊娠 2 年，未避孕未孕。现患者月经不规律 4 月余，3～5 天 / 30～90 天，今月经周期第 45 天，要求治疗。面部痤疮、上唇毛明显，颈部黑棘皮征阳性。阴道 B 超示：子宫前位，大小为 5.35cm×4.32cm×3.43cm，子宫肌层分布均匀，子宫内膜厚度 0.8cm（B），右侧卵巢位置居后，卵巢大小 3.0cm×1.8cm，内可见卵泡数大于 12 个，最大卵泡直径 0.6cm；左侧卵巢位置居后，卵巢大小 2.9cm×1.5cm，内可见卵泡数大于 12 个，无大卵泡。辅助检查结果：FSH 2.95IU/L，LH 9.22IU/L，E_2 70.84pg/ml，PO 0.96ng/ml，PRL 9.77ng/ml，TSH 87.14ng/dl，AMH 10.73ng/ml，COR 432.68nmol/L，FT_3 4.93pmol/L，FT_4 18.15pmol/L，TSH 1.38mIU/L，FPG 6.3mmol/L，INS（OH）280pmol/L。患者诊断为原发性不孕、多囊卵巢综合征、腹型肥胖、胰岛素抵抗。

问题 18-3-1-1 患者服用地屈孕酮片 10mg po bid 13 天后月经来潮，在月经周期第 5 天复诊，患者下一步的治疗方案如何调整？

解析 18-3-1-1　继续通过生活方式干预，调整饮食和运动减重。药物给予盐酸二甲双胍片 500mg po tid 治疗胰岛素抵抗。炔雌醇环丙孕酮片 1 片 po qd 用药 3 个周期，调节月经周期。视患者减重情况，酌情考虑使用奥利司他 0.12g po tid。

问题 18-3-1-2　患者口服炔雌醇环丙孕酮片和二甲双胍 3 个周期后复诊，实验室检查 FSH 6.04IU/L，LH 4.90IU/L，E_2 37.50pg/ml，PO 0.21ng/ml，PRL 9.36ng/ml，TST Ⅱ 40.51ng/dl，TSH 2.07mIU/L，INS（OH）145.12pmol/L。目前是否可以开始促排卵治疗？

解析 18-3-1-2　可以。PCOS 患者使用激素类药物调整月经周期的疗程需根据患者临床表现和实验室指标决定，目前患者使用药物 3 个周期后，FSH 6.04IU/L，LH 4.90IU/L，LH/FSH＜2，其临床表现和实验室指标已基本达标。患者有生育需求，可以开始使用氯米芬 / 来曲唑促排卵治疗，监测排卵情况并指导患者同房。

第四节　妊娠期高血压疾病

一、定义与流行病学

妊娠期高血压疾病（hypertensive disorders of pregnancy，HDP）是妊娠与血压升高并存的一组疾病，是孕产妇和围产儿发病和死亡的主要原因。我国妊娠期高血压疾病的发病率为 6.6%～8%。孕妇年龄＞35 岁；多胎妊娠、首次怀孕；肥胖、营养不良、社会经济状况差；妊娠高血压病史及家族史；慢性高血压、慢性肾炎、抗磷脂抗体综合征、糖尿病等均与该病的发生密切相关。

二、病因和发病机制

妊娠期高血压疾病的病因和发病机制尚未完全阐明，子痫前期绒毛外滋养细胞浸润能力受损，造成“胎盘浅着床”和子宫螺旋动脉重铸极其不足，仅蜕膜层血管重铸，子宫螺旋动脉的管腔径为正常妊娠的 1/2，血管阻力增大，胎盘灌注减少，从而引发子痫前期的一系列症状。

三、分类与临床表现

妊娠期高血压疾病根据病因及疾病进展可分为妊娠期高血压、妊娠合并慢性高血压、子痫前期（轻度子痫前期、重度子痫前期、慢性高血压并发子痫前期）及子痫。

1. 妊娠期高血压　妊娠 20 周后出现高血压，收缩压≥ 140mmHg 和（或）舒张压≥ 90mmHg；尿蛋白检测阴性。妊娠期高血压也可以是子痫前期的首发症状之一。

2. 子痫前期 - 子痫

（1）子痫前期　轻度子痫前期为妊娠 20 周以后出现收缩压≥ 140mmHg 和（或）舒张压≥ 90mmHg，伴有以下任意 1 项：蛋白尿≥ 0.3g/24h，或尿蛋白 / 肌酐比值≥ 0.3，或随机尿蛋白(+)。对于无蛋白尿，伴有以下任意 1 种器官或系统受累：心、肝、肾、肺，或血液系统、消化系统、神经系统异常，胎盘 - 胎儿受累及等。子痫前期可发生于产后。

伴有以下任何一项不良情况可诊断为重度子痫前期，①血压持续升高：收缩压≥ 160mmHg 和（或）舒张压≥ 110mmHg；②蛋白尿＞ 2.0g/24h，少尿，或血肌酐水平＞ 106μmol/L；③持续性头痛或视觉障碍或其他中枢神经症状；④持续性上腹部疼痛、肝包膜下血肿或肝破裂症状；⑤氨基转移酶水平异常；⑥低蛋白血症伴胸腔积液或腹水；⑦血液系统异常：血小板计数呈持续下降并低于 100×10^9/L，微血管内溶血，表现有贫血、血乳酸脱氢酶（LDH）水平升高或黄疸；⑧心力衰竭、肺水肿；⑨胎儿生长受限或羊水过少。

（2）子痫　子痫抽搐进展迅速，前驱症状短暂，表现为抽搐、面部充血、口吐白沫、深昏迷；随之深部肌肉僵硬，很快发展成典型的全身高张阵挛惊厥、有节律的肌肉收缩和紧张，持续

1～1.5 分钟，其间患者无呼吸动作；此后抽搐停止，呼吸恢复，但患者仍昏迷，最后意识恢复，但困惑、易激惹、烦躁。

3. 妊娠合并慢性高血压 孕 20 周前收缩压≥ 140mmHg 和（或）舒张压≥ 90mmHg（除外滋养细胞病），妊娠期无明显加重或表现为急性严重高血压；或孕 20 周后首次诊断高血压并持续到产后 12 周。

4. 慢性高血压伴发子痫前期 慢性高血压孕妇孕前无蛋白尿，妊娠 20 周后出现蛋白尿≥ 0.3g/24h 或随机尿蛋白；或妊娠 20 周前有蛋白尿，妊娠 20 周后蛋白尿增加或血压进一步升高等上述重度子痫前期任何 1 项表现。

四、诊断与鉴别诊断

根据病史、临床表现、体征及辅助检查即可作出诊断，同时应注意有无并发症及凝血功能障碍。患者有本病的高危因素，特别应注意有无头痛、视力改变、上腹部不适、血压持续性升高，蛋白尿水平等。子痫前期应与慢性肾炎合并妊娠相鉴别；子痫应与癫痫、脑炎、脑肿瘤、脑血管畸形破裂出血、糖尿病高渗性昏迷、低血糖昏迷相鉴别。

五、治　　疗

（一）治疗目的及治疗原则

妊娠高血压治疗目标包括预防重度子痫前期和子痫发生，降低母儿围产期发病率和死亡率，改善围产结局。适时终止妊娠是治疗子痫前期 - 子痫的重要手段。遵循个体化治疗原则。

1. 妊娠期高血压 一般采用休息、镇静、对症等处理后，病情可得到控制，若血压升高，可予以降压治疗。

2. 子痫前期 预防抽搐，有指征地降压、利尿、镇静，密切监测母胎情况，预防和治疗严重并发症，适时终止妊娠。

3. 子痫 需要及时控制抽搐的发作，纠正缺氧及酸中毒，控制血压，抽搐制止后尽快终止妊娠。

4. 慢性高血压伴发子痫前期 兼顾慢性高血压和子痫前期的治疗。

5. 妊娠合并慢性高血压 以降压治疗为主，注意预防发生子痫前期。

（二）治疗药物的选择

妊娠高血压药物治疗包括降压、镇静、解痉等几个方面，常见药物药理作用机制（附表 18-4-1）、注意事项与治疗目的同等重要。妊娠高血压常用药物的不良反应及处理见附表 18-4-2，药物间相互作用见附表 18-4-3。

1. 降压治疗 预防心脑血管意外和胎盘早剥等严重母儿并发症。对于收缩压≥ 160mmHg 和（或）舒张压≥ 110mmHg 的高血压孕妇应行降压治疗；收缩压≥ 140mmHg 和（或）舒张压≥ 90mmHg 的高血压孕妇建议降压治疗。对于无器官功能损伤孕妇，建议收缩压控制在 130～155mmHg，舒张压控制在 80～89mmHg；对于并发器官功能损伤孕妇，血压不低于 130/80mmHg。常用口服降压药物有拉贝洛尔、硝苯地平，口服血压控制不理想可使用静脉用药，常用药物有拉贝洛尔、酚妥拉明。妊娠期禁用 ACEI、ARB。妊娠期一般不使用利尿剂降压，以防血液浓缩、有效循环血量减少和高凝倾向。不推荐使用阿替洛尔和哌唑嗪，硫酸镁不作为降压药使用。妊娠高血压常见药物用法用量见表 18-4-1。对于未使用过降压药物的患者，可首选口服治疗，每 10～20 分钟监测血压，未达到目标血压可重复给药，2～3 次后效果不明显，应改用静脉给药。降压达标后密切监测血压变化，有条件的应予以心电监护监测血压。

2. 防治子痫 硫酸镁作为控制子痫抽搐及防止再抽搐一线用药；预防重度子痫前期及子痫发作用药，非重度子痫前期孕妇可酌情考虑使用。除硫酸镁应用禁忌或者治疗效果不佳外，其余情况不推荐使用苯巴比妥和苯二氮䓬类药物（如地西泮）用于子痫防治。给药方法见表 18-4-2。用药期间应每天评估病情变化，确定是否需要继续用药。硫酸镁用于重度子痫前期预防子痫发作及重度子痫前期的期待治疗时，应避免长期应用对胎儿血钙水平和骨质的影响，对于病情稳定孕妇，建议用药 5～7 天后停用。对于合并肾功能障碍、心功能受损或心肌病、重症肌无力、体重较轻者，应慎用或减量使用。

表 18-4-1 妊娠高血压常见药物用法用量

药物	种类	给药途径	用法	用量	最大剂量
拉贝洛尔	α、β 肾上腺素受体阻滞剂	口服	50～150mg	3～4 次 / 天	
		静脉注射	初始剂量 20mg	10 分钟后如未有效降压，剂量加倍	单次最大剂量 80mg，最大日剂量 220mg
		静脉滴注	50～100mg 加入 5% 葡萄糖溶液 250～500ml	根据血压调整滴速，血压稳定后改口服	
硝苯地平	二氢吡啶类钙通道阻滞剂	口服（平片）	5～10mg	3～4 次 / 天	24 小时不超过 60mg
		口服（缓释片）	30mg	1～2 次 / 天	
尼莫地平	钙通道阻滞剂，选择性扩张脑血管	口服（缓释片）	20mg	20～60mg，2～3 次 / 天	
		静脉滴注	20～40mg 溶于 5% 葡萄糖 250ml	单次或多次输注	24 小时剂量不超过 360mg
尼卡地平	二氢吡啶类钙通道阻滞剂	口服（平片）	20mg	20～40mg，3 次 / 天	
		静脉滴注	5% 葡萄糖或生理盐水稀释为0.01%～0.02%	起始剂量 1mg/h，根据血压变化每 10 分钟调整剂量，高血压急症 0.5～6μg/（kg · min）	
酚妥拉明	α 肾上腺素受体阻滞剂	静脉滴注	10～20mg 溶于 5% 葡萄糖 100～200ml	10μg/min 滴注，根据血压调整剂量	
硝酸甘油	松弛血管平滑肌	口服（舌下含服）	2.5mg	prn 或 q12h	
		静脉滴注	溶于 5% 葡萄糖溶液或生理盐水	开始剂量 5μg/min，每 5～10 分钟增加滴速至维持剂量 20～50μg/min。如 20μg/min 无效则可 10μg/min 递增，至起效后减量或延长输注时间	产前使用时间不宜超过 4 小时
硝普钠	强效血管扩张剂	静脉滴注	50mg 加入 5% 葡萄糖溶液 500ml	0.5～0.8μg/（kg · min），开始时可略快，血压下降后可减慢滴速	用药时间不宜超过 72 小时，产前应用时间不宜超过 4 小时

表 18-4-2 硫酸镁防治子痫常规用法

用途	负荷剂量	维持剂量
预防子痫发作及子痫复发抽搐	4～6g，溶于 10% 葡萄糖溶液 20ml，推注 15～20 分钟；或 4～6g，溶于 5% 葡萄糖溶液 100ml，静脉滴注	1～2g/h 静脉滴注维持
	25% 硫酸镁溶液 20ml+2% 利多卡因 2ml 臀部深部肌内注射	24 小时硫酸镁总量 25～30g

【注】使用硫酸镁前提条件：①膝腱反射存在；②呼吸≥ 16 次 / 分；③尿量≥ 25ml/h；④备用 10% 葡萄糖酸钙。血清镁离子＞ 3.5mmol/L 时出现中毒症状，应停用硫酸镁并缓慢（5～10 分钟）静脉推注 10% 葡萄糖酸钙 10ml

3. 镇静药物 用于缓解孕产妇精神紧张、焦虑状态，改善睡眠、预防并控制子痫。常用药物包括地西泮、苯巴比妥、冬眠合剂，此类药物应个体化酌情应用，常见用法用量见表 18-4-3。其中，冬眠合剂可能导致胎儿呼吸抑制，仅用于硫酸镁控制抽搐治疗效果不佳的孕妇使用。

表 18-4-3 妊娠高血压镇静药物常规用法

药物	用量	用法
地西泮	2.5～5.0mg，口服	2～3 次 / 天（或睡前）
	10mg 肌内注射或静脉注射（＞ 2 分钟）	必要时
冬眠合剂	哌替啶 50mg、异丙嗪 25mg 肌内注射	间隔 12 小时可重复应用，但分娩前 6 小时禁用
	哌替啶 100mg、异丙嗪 50mg、氯丙嗪 50mg 加入 10% 葡萄糖溶液 500ml	静脉滴注，紧急情况下，将 1/3 量加入葡萄糖溶液 20ml 中缓慢静脉推注（＞ 5 分钟），其余 2/3 量加入 10% 葡萄糖溶液中滴注

4. 利尿药物 仅当患者出现全身性水肿、肺水肿、脑水肿、肾功能不全、急性心力衰竭时，可酌情使用呋塞米（20～40mg 静脉推注）等快速利尿药。甘露醇（20% 甘露醇 250ml 快速静脉滴注）主要用于脑水肿，该药属于高渗性利尿药，患者心力衰竭或潜在心力衰竭时禁用。甘油果糖适用于肾功能有损伤的患者。严重低蛋白血症有腹水者应补充白蛋白后再应用利尿药，效果较好。

5. 促胎肺成熟 孕周＜ 34 周的子痫前期患者，预计 1 周内可能分娩者均应接受糖皮质激素促胎肺成熟治疗。地塞米松 5mg 或 6mg，肌内注射，每 12 小时 1 次，连续 4 次；或倍他米松 12mg，肌内注射，每天 1 次，连续 2 天。不推荐反复、多疗程产前给药。如果在较早期初次使用后，又经过一段时间（2 周左右）保守治疗，但孕周仍＜ 34 周，可再次予以同剂量促胎肺成熟治疗。

案例 18-4-1 患者，女，36 岁，身高 162cm，孕前体重 70kg，现体重 79kg，月经初潮 14 岁，5/35 天，量适中，无痛经，G0P0。因“停经 28+ 周，发现血压升高伴水肿 2 天”入院。患者现 28 周，2 天前外院产检首次发现 BP 143/95mmHg，复测 BP 143/91mmHg，24 小时尿蛋白定量 2030mg，无头晕、头痛、视物模糊等不适，无腹痛、无阴道流血，自觉胎动好，子宫动脉血管检查提示右侧子宫动脉阻力增高，血压控制基本平稳。入院查体：体温 36.8℃，脉搏 70 次 / 分，血压 158/97mmHg，心脏听诊律齐，宫高 25cm，腹围 106cm，胎心 140 次 / 分，宫缩无，臀位，先露浮，水肿 2+，估计胎儿 800g。初步诊断：重度子痫前期。

治疗方案，①一般处理：卧床休息，左侧卧位，吸氧；监测血压；密切监测胎儿的宫内状况。②镇静：地西泮片 5mg po qn。③降压：盐酸拉贝洛尔片 0.1g po tid。④解痉：首次负荷剂量为硫酸镁注射液 2.5g 加入 5% 葡萄糖注射液 100ml 中快速静脉滴注 20 分钟；继之将硫酸镁注射液 15g 加入 5% 葡萄糖注射液 200ml 中静脉滴注 7.5 小时 qd。⑤促胎肺成熟：地塞米松 5mg im q12h，连用 2 天。⑥适时终止妊娠：该患者经过前述治疗，症状有效缓解，补充血压控制情况，持续治疗至孕 34 周，尿蛋白（+++），B 超提示胎儿大小无生长，脐血流 S/D 3.59 明显升高，剖宫产终止妊娠，母儿结局均良好。

问题 18-4-1-1 请结合病史，分析该患者初始硫酸镁用药方案是否合理？

解析 18-4-1-1 初始硫酸镁方案合理。患者诊断为重度子痫前期，使用硫酸镁可预防子痫的发作，给予负荷剂量 2.5～5.0g，溶于 10% 葡萄糖溶液 20ml 静脉推注 15～20 分钟，或溶于 5% 葡萄糖溶液 100ml 快速静脉滴注，继而 1～2g/h 静脉滴注维持。24 小时硫酸镁总量为 25～30g。该患者重度子痫前期，初始给予硫酸镁 2.5g 负荷剂量，用 5% 葡萄糖溶液 100ml 稀释后快速静脉滴注 20 分钟，继而 2g/h 静脉滴注维持，24 小时硫酸镁总剂量为 17.5g，用药合理。

问题 18-4-1-2 患者初始使用拉贝洛尔片，请结合病史对此方案进行评价。

解析 18-4-1-2 拉贝洛尔使用合理。拉贝洛尔为 α、β 肾上腺素受体阻滞剂，用法用量：口服用法为 50～150mg/ 次，3～4 次 / 天。ACOG 指南中最大使用剂量为 2400mg/d。该患者拉贝洛尔 100mg/ 次，3 次 / 天，口服，总剂量 300mg/d，用法用量合理。重度子痫前期降压治疗需持续至产后。孕妇产后 1 周内是产褥期血压波动的高峰期，高血压、蛋白尿等症状仍可能反复出现甚至加重，此期仍应每天监测血压，血压恢复正常后逐渐停药。产后 6 周孕妇的血压仍未恢复正常时，应于产后 12 周再次复查血压，以排除慢性高血压。

第五节 不孕症及辅助生殖技术

一、定义与流行病学

不孕症（infertility）是一种由多种病因导致的生育障碍状态，女性无避孕性生活至少 12 个月未孕称为不孕症，对男性则称为不育症。全世界有 8%～12% 的育龄夫妇受到不孕不育的影响，随着不孕症患病率的增加，越来越多的患者需借助辅助生殖技术（assisted reproductive technology，ART）进行助孕治疗。

二、病　　因

不孕症病因可能为女方因素、男方因素或不明原因。女性因素不孕症病因主要包括盆腔因素和排卵障碍，影响卵母细胞的生成、发育、排出、运送、受精，或胚胎的早期发育、着床等过程，进而导致不孕。男方生精障碍主要表现为精液异常，包括无精、弱精、少精、精子发育异常、畸形精子等。不明原因导致的不孕占不孕人群的 10%～20%。

三、检查与诊断

1. 病史采集　女方问诊应包括月经情况、不孕时间、性生活情况、避孕情况及既往妊娠情况；有无盆腹腔疼痛及手术史、盆腔炎、盆腔包块、附件炎史、白带异常等；近期有无情绪、环境和进食变化、过度运动、体重显著变化及泌乳等。男方问诊应包括婚育史、不育时间、性生活情况、有无性交或射精障碍、不育相关检查和治疗经过；既往疾病和治疗史，如腮腺炎、糖尿病；手术史，如输精管结扎术；个人史，如高温环境暴露、吸烟、酗酒、吸毒等，药物治疗史及家族史。

2. 女方体格检查及特殊检查　包括全身检查和妇科检查。特殊检查包括基础体温测定、B 超监测卵巢、子宫及卵泡情况、基础性激素水平检测、输卵管通畅度检测及必要时宫、腹腔镜检测和其他影像学检查。

3. 男方体格检查及精液分析　主要包括全身检查和生殖系统专科检查。精液分析应作为男性患者的常规检查项目，通常需行 2～3 次精液分析，以获取基线数据。取精前应禁欲 2～7 天，每次检查的禁欲时间尽可能恒定。

四、治　　疗

（一）治疗目标

患者进行治疗时，应充分考虑患者的卵巢生理年龄，对患者各方面情况进行综合评估，尽量采取安全、自然、合理的方案进行个体化治疗。

（二）药物治疗

对于女性不孕症的患者，药物治疗主要以促排卵药物和黄体支持药物为主。生殖科使用促排卵药物对卵巢的刺激，可以分为诱导排卵（ovulation induction，OI）和控制性卵巢刺激（controlled ovulation stimulation，COS）。OI 指对无排卵的患者进行卵巢刺激，模拟正常的生理性的周期，获得一个优势卵泡。COS 则是在同一周期内使用药物诱导多个优势卵泡发育成熟，获得多个卵母细胞，进而与精子在体外受精获得多个胚胎数目以提高体外受精 - 胚胎移植（in vitro fertilization-embryo transfer，IVF-ET）妊娠成功率。

1. 促排卵药物

（1）枸橼酸氯米芬（clomiphene，CC）　是“选择性雌激素受体调节剂”，可上调 FSH 分泌，刺激卵泡生长发育。目前该药为 OI 一线促排药物。用法为自月经周期第 2～6 日开始，推荐起始剂量为 50mg/d，连用 5 日；如卵巢无反应，第二周期逐渐增加剂量（递增剂量为 50mg/d），最大剂量为 150mg/d。单用 CC 诱发排卵失败时，建议根据患者情况应用 CC 合并外源性促性腺激素

（gonadotropins，Gn）或合并二甲双胍或合并低剂量的糖皮质激素来诱发 PCOS 患者排卵。

（2）来曲唑（letrozole，LE） 属于芳香化酶抑制剂，可负反馈作用于垂体分泌促性腺激素，刺激卵泡发育。其用法为自月经第 2～6 日开始使用，推荐起始剂量为 2.5mg/d，连用 5 日；如卵巢无反应，第二周期逐渐增加剂量（递增剂量为 2.5mg/d），最大剂量为 7.5mg/d；还可合并 Gn，增加卵巢对 Gn 的敏感性，降低 Gn 的用量。

（3）促性腺激素 主要包括 FSH、LH 和 hCG。尿促性素（menotrophin，HMG）是从绝经妇女尿中提取的天然促性腺激素，每支药成分中含有等量的 FSH 和 LH，各 75IU，有国产尿促性素和进口高纯度尿促性素 2 种。FSH 作用于卵泡颗粒细胞的 FSH 受体，诱导芳香化酶活性，使雄激素转化为雌激素，同时可以直接刺激颗粒细胞的增殖与分化、诱导颗粒细胞 FSH 和 LH 受体的合成，在控制性促排卵中达到募集更多卵泡的作用。临床制剂包括尿源性 FSH（uFSH）、高纯度 FSH（HP-FSH）和基因重组 FSH（rFSH）。rFSH 分为 α 和 β 2 种，通过制备得到生化纯度超过 99% 的 FSH 制剂。LH 作用于卵泡膜细胞的 LH 受体，使膜细胞产生雄激素，作为芳香化酶的底物，同时促进卵母细胞的成熟，在卵泡发育末期，高水平的 LH 启动黄体形成并且排卵。hCG 与垂体分泌的 LH 作用相似，能够促进和维持黄体功能，使黄体合成孕激素；在控制性促排卵中，其常与含有 FSH 成分的促性腺激素一起合用，一方面促进卵泡的成熟，另一方面模拟生理性的 LH 峰而触发排卵。此外，小剂量的 hCG 还曾用于黄体功能不足引起的早期先兆流产或习惯性流产，但是在 IVF-ET 过程中，由于 hCG 用于胚胎移植后黄体支持具有卵巢过度刺激综合征（ovarian hyperstimulation syndrome，OHSS）的风险，所以目前部分指南不推荐该用法。

（4）GnRH 类似物 是通过生物合成方式获得的和 GnRH 结构类似的化合物。根据其与受体的不同作用方式，可分为 GnRH 激动剂（GnRH agonist，GnRH-a）和 GnRH 拮抗剂（GnRH antagonist，GnRH-ant）。GnRH 激动剂（GnRH-a）：临床常用代表药物有醋酸曲普瑞林、醋酸布舍瑞林、醋酸亮丙瑞林等，其制剂可以分为长效和短效 2 种类型。该类药物与 GnRH 受体结合后，在治疗初期会刺激垂体快速释放促性腺激素，在首次给药的 12 小时内，血清 FSH 上升 5 倍，LH 上升 10 倍，雌激素上升 4 倍，称为“点火效应”（flare up）。随着药物使用时间的增加，垂体可结合的 GnRH 受体被下调，对 GnRH-a 药物刺激不再敏感，即发生了降调节作用，内源性 FSH、LH 的分泌被抑制，雌激素处于绝经水平，停药后垂体功能会逐步恢复。GnRH 拮抗剂（GnRH-ant）：GnRH-ant 与 GnRH 受体有高度亲和力，可以短暂阻止 GnRH 与受体结合，阻断 GnRH 对垂体的作用，抑制 LH 的升高，停药后垂体很快恢复反应性。临床常见代表药物有西曲瑞克、加尼瑞克等，主要用于 COS 拮抗剂方案中，以促进卵泡的同步发育。

2. 黄体支持治疗用药

（1）孕激素类药物 常用代表药物为黄体酮、地屈孕酮，给药途径包括肌内注射、阴道给药及口服给药等。目前用于黄体支持的黄体酮制剂有片剂、胶囊剂、注射剂、阴道用制剂等，给药途径较多。口服黄体酮存在肝脏首过效应，生物利用度较低，使用时需要较大剂量；注射用黄体酮肌内注射后能很快吸收，无肝脏首过效应，但因为其为油性制剂，容易在注射部位形成硬结或局部脓肿；阴道用黄体酮可靶向作用于子宫，子宫局部浓度较高。与黄体酮注射剂相比，其疗效相当，使用方便，且不良反应小，目前已经成为很多国家首选的 ART 黄体支持药物，常见黄体酮制剂的用法如下，①口服黄体酮：口服微粒化黄体酮胶囊每日 200～300mg，分 1 次或 2 次服用，单次剂量不得超过 200mg。②阴道用黄体酮：黄体酮阴道缓释凝胶每日 90mg；微粒化黄体酮胶囊每日 600mg，分 3 次阴道给药，单次剂量不得超过 200mg。③肌内注射黄体酮：每日 20mg。

地屈孕酮与天然孕酮相比，其不良反应小，口服易吸收，生物利用度为 28%，高于微粒化黄体酮胶囊 10～20 倍。而且该药服用后，不改变女性血清孕酮水平，不会对孕早期女性孕激素检测值造成影响。口服地屈孕酮的一般应用剂量为每日 30mg。

（2）绒促性素 曾用于黄体支持的药物还有绒促性素、雌激素。但是临床研究发现，绒促性素用于 ART 后黄体支持，并没有改善临床妊娠率、流产率、活产率等，且明显增加 OHSS 发生的风险，目前在很多指南中已经不再作为ART黄体支持的常规用药。

（3）雌激素 可以促进子宫平滑肌增生，使子宫肌层增厚，有利于胚胎的发育，但是ART后，很多患者雌激素水平正常甚至过高，尤其对于高龄患者，雌激素水平高可增加其血栓风险，再使用雌激素进行黄体支持的益处目前存在争议。

（三）COS促排方案

COS促排方案目前有很多种，临床比较常用的有GnRH-a长方案、GnRH-ant方案、GnRH-a短方案等。随着辅助生育技术的快速发展，近些年也出现了一些新的方案，如微刺激方案、高孕激素状态下促排卵（progestin-primed ovarian stimulation，PPOS）方案。不同的COS方案，各有优缺点，可根据患者的具体情况进行选择。

1. GnRH-a长方案 GnRH-a对垂体具有降调作用，用药方案为月经第1日或黄体期中期开始使用GnRH-a，14～21日后垂体达到降调节作用时，加用外源性Gn，并维持GnRH-a的使用至hCG注射日。优点是可以抑制早发LH高峰的发生，卵泡同步性好，获卵数目多，缺点是垂体降调后，患者出现低雌激素水平，导致发生围绝经期改变，以及黄体功能不足，后期药物治疗时间长，促性腺激素的用量、疗程和费用增加。

2. GnRH-a短方案 GnRH-a的点火效应，用药方案为月经第2日开始使用短效GnRH-a至注射hCG日，第3日开始用Gn促排卵。由于利用GnRH-a的点火效应，卵巢刺激作用强，且之前无降调过程，卵泡发育的同步性差，主要用于卵巢反应不良的患者。

3. GnRH-a超长方案 GnRH-a超长方案是月经第2日注射长效GnRH-a全量或半量，28日后注射第2次全量或半量，14日后根据FSH、LH和E_2水平及卵泡直径、数量启动促性腺激素促排卵；或者在首次注射长效GnRH-a全量或半量28日后，使用短效GnRH-a的同时启动促性腺激素促排卵。由于降调作用强，一般适用于子宫内膜异位症、子宫腺肌病或反复着床失败的患者。

4. GnRH-ant方案 指GnRH-ant在卵泡中、晚期抑制内源性LH高峰的COS方案。GnRH-ant的用药方式一般有2种，一种是固定给药方案，即在给予促性腺激素超促排卵后的第5～7日加用GnRH-ant；另一种是灵活给药方案，即根据卵泡大小和LH水平加用GnRH-ant，一般选择当主导卵泡的直径达14mm或者LH ≥ 10IU/L时加用GnRH-ant。该方案具有使用方便、促排卵时间短、促排卵用药少且无“点火”效应、不会产生囊肿、保留垂体反应性、显著降低OHSS发生率等优点。GnRH-ant方案可用于卵巢高反应、低反应及正常反应的患者。

（四）辅助生殖技术

辅助生殖技术（assisted reproductive technology，ART）指运用医学手段在体外对配子、胚胎等采用显微镜操作技术，帮助不孕不育夫妻受孕的一组方法，包括人工授精（artificial insemination，AI）、体外受精-胚胎移植（IVF-ET）及其衍生技术如卵细胞质内单精子注射（intracytoplasmic sperm injection，ICSI）技术等。

1. 人工授精 是将男性精子通过非性交方式注入女性生殖道内，使其受孕的一种技术。主要适用具备以下条件的夫妻：女方卵泡发育正常、具备健全的生殖道结构、至少有一条通畅的输卵管，男方具有正常范围的活动精子数目。人工授精可以分为自然周期人工授精和促排卵周期人工授精。

2. 体外受精-胚胎移植 指将卵母细胞和精子取出体外，在体外特定培养体系中进行受精并发育成胚胎，然后在合适的时期将发育好的胚胎移植入女方宫腔以达到受孕目的的一种辅助生育技术。主要适用于以下夫妻：①输卵管因素导致的不孕；②女方排卵障碍；③子宫内膜异位症或子宫腺肌病；④早发性卵巢功能不全；⑤高龄不孕女性；⑥男方少精子症、弱精子症、畸形精子症；⑦不明原因的不孕不育患者。为了获取更多的可移植胚胎，需要在胚胎移植前对女方使用药物进行COS以获取更多的卵母细胞。体外受精后的胚胎可以采用新鲜胚胎移植，也可以将胚胎冻存起来选择合适时机进行移植。

3. 卵细胞质内单精子注射 是一种借助显微镜技术将单个精子直接注入成熟卵母细胞质内，使卵母细胞和精子被动结合形成受精卵并在体外特定培养系统中发育成胚胎，然后在合适的时期将发育好的胚胎移植入女方宫腔以达到受孕目的的一种辅助生育技术。ICSI 主要适用于不孕由男方因素引起的不孕夫妇，如男方严重的少精子症、弱精子症、梗阻性无精子症或精子不具备运动能力等无法靠常规体外受精方式受精的患者，是治疗男性不育症的重要手段。

案例 18-5-1 患者，女，32 岁，身高 163cm，体重 85kg，BMI 31.9kg/m^2。因“月经不规律 4 月余（3～5 天 /30～90 天），要求促排助孕”入院。患者计划妊娠 2 年，未避孕未孕，2 年前因月经不规律就诊诊断为多囊卵巢综合征，口服炔雌醇环丙孕酮片 3 个月调理月经，2018 年 6～9 月使用来曲唑促排卵 3 个周期，2018 年 11 月使用尿促性素促排卵 1 个周期，均未孕。患者初潮 13 岁，月经不规律 4 月余，3～5 天 /30～90 天，月经量少，结婚 5 年，G0P0，今月经周期第 45 天，要求继续人工助孕。查体：T 37.9℃，HR 128 次 / 分，RR 30 次 / 分，BP 107/85mmHg，生命体征平稳，肥胖体征，眉浓，面部痤疮明显，上唇毛明显，颈部黑棘皮征阳性。实验室及辅助检查：hCG ＜ 5IU/L；阴道 B 超：子宫前位，大小为 6.35cm×4.32cm×3.43cm，子宫肌层光电分布尚均匀，内膜厚约 0.8cm（B），右侧卵巢位置居后，卵巢大小 3.0cm×1.8cm，内可见卵泡数大于 12 个，最大卵泡直径 0.6cm；左侧卵巢位置居后，卵巢大小 2.9cm×1.5cm，内可见卵泡数大于 12 个，无大卵泡；诊断：不孕症、多囊卵巢综合征、腹型肥胖。

治疗方案：完善相关实验室检查，包括性激素六项（月经来潮第 2 天抽血）、AMH、甲状腺功能、血清皮质醇、血常规、空腹血糖、胰岛素。生活方式干预：①减少热量的摄取；②优化饮食；③适量运动。下次月经来潮 3～5 天内复诊。药物治疗方案：①地屈孕酮片 10mg po bid；②奥利司他胶囊 0.12g po tid；③复合维生素片 1 片 po qd。

问题 针对该患者，其临床治疗原则应有哪些？

解析 患者诊断为 PCOS，月经异常，应使用药物调整月经；PCOS 的患者多有高雄表现，如本例患者有痤疮、多毛等症，需使用药物进行降雄治疗；PCOS 伴胰岛素抵抗的患者使用胰岛素增敏剂二甲双胍进行代谢调整；患者有生育要求但持续性无排卵或稀发排卵的，推荐继续使用促排卵药物诱导排卵；患者是超重的 PCOS 患者，生活方式干预应在药物治疗之前和（或）伴随药物治疗时进行，包括饮食控制、运动和行为干预。

（冯 欣 杜博冉）

思 考 题

1. 简述妊娠期哺乳期药物风险分类。
2. 输卵管妊娠保守药物治疗方法及注意事项有哪些？
3. PCOS 患者调节月经的药物有哪些？如何应用？
4. 重度子痫前期的诊断标准是什么？
5. 简述硫酸镁用于防治子痫的用药用量。

第十九章 儿科常见疾病的药物治疗

学习要求

记忆： 儿科人群的药动学特点及其对药物治疗的影响；新生儿、儿童常见疾病的治疗药物选择、用法用量、不良反应等。

理解： 儿童液体、电解质和营养需求的特点和治疗原则；新生儿、儿童常见疾病的病因及发病机制、临床表现及诊断。

运用： 儿科人群药物剂量的计算；儿童液体、电解质和营养的计算和调整；新生儿、儿童常见疾病的评估、治疗方案制订与调整及治疗管理。

第一节 总 论

一、儿科人群的定义与年龄阶段划分

儿科人群年龄阶段的细分有多种形式。参考人用药品注册技术要求国际协调会（The International Council for Harmonisation of Technical Requirements for Pharmaceuticals for Human Use，ICH）的相关要求，本章节对儿科人群划分为：早产新生儿（0～27天，且出生时胎龄＜37周）、足月新生儿（0～27天，且出生时胎龄≥37周）、婴幼儿（28天～23个月）、儿童（24个月～11周岁）、青少年（12～18周岁）。如非特别说明，本章也使用“儿童”一词指代所有儿科人群。

二、儿科人群的特点

药物作用靶点受体结构、亲和力密度及信号传导通路的成熟随生长发育而变化，使得儿童和成人体内相同药物暴露量情况下药效有所差异，主要体现在以下几方面。

1. 受体发育不完善 药物受体的分布可随年龄而变化。例如，早产儿或重症新生儿心肌的肾上腺素受体密度相对减少或受体下调，这可能造成对β肾上腺素能激动剂的相对耐受。

2. 神经系统发育特征 儿童神经系统发育不健全，其胆碱能神经与肾上腺素能神经调节不平衡，血脑屏障不成熟。例如，吗啡类药物对新生儿、婴幼儿呼吸中枢的抑制作用特别明显，氨基糖苷类抗生素可引起第Ⅷ对脑神经损伤。

3. 消化系统发育特征 儿童肠道相对较长，消化面积相对较大，通透性及吸收率高。某些药物过量易引起毒副作用，如皮质激素易引起婴幼儿肠黏膜坏死、回肠穿孔、胃溃疡。婴幼儿如发生消化功能紊乱，不宜过早用止泻药，以免肠内毒素堆积。

4. 呼吸系统发育特征 婴幼儿呼吸道感染时，应少用中枢镇咳药；因为呼吸道较窄，炎症时黏膜肿胀，渗出物增多，较易堵塞气道，过度镇咳可能令患儿无法咳出渗出物。

5. 胎儿血红蛋白过高 新生儿、婴幼儿本身有形成高铁血红蛋白血症的倾向。使用具有氧化作用的药物如硝基化合物、对氨基水杨酸、氯丙嗪、磺胺等，可能引起高铁血红蛋白血症。

6. 新生儿血浆中蛋白与胆红素结合力低 某些药物（例如磺胺类、头孢曲松、维生素K_1）可与血胆红素竞争血浆蛋白，应用此类药物后可使血中游离的胆红素浓度增高，而新生儿血脑屏障尚未形成完全，胆红素易进入脑细胞内，使脑组织黄染，严重者导致死亡。因此，高胆红素血症的新生儿禁用头孢曲松，且磺胺类药物禁用于2月龄以内的儿童。

三、儿科人群中药物治疗的影响

儿科人群多发疾病与成人有所不同；同一致病因素，儿童与成人病理反应和疾病过程可能不

同。婴幼儿的非特异性免疫、体液免疫和细胞免疫功能尚不成熟，感染性疾病较常见；某些疾病是儿科人群特有，且有许多罕见的遗传代谢疾病在儿童期发病。

儿童药动学、药效学和对药物的耐受性与成人有较大差异。生长发育是非线性的动态过程，出生后第一年内，儿童各种生理特点的变化对于药动学的影响尤为明显。

1. 吸收 口服药物吸收受胃肠排空速度、胃酸分泌、肠道环境等因素影响。新生儿刚出生时胃液 pH 约为 6，2～3 岁达到成人水平。由于消化道酶的分泌与活性差异、肠道吸收速率、胃排空时间不同，且胆汁酸盐转运体不成熟，婴儿口服药物的吸收量相比成人较难预料。新生儿期，肌内注射给药通常血药浓度达峰时间延迟，这与新生儿肌肉尺寸较小、肌肉收缩较弱和血管不成熟导致的肌肉血流不稳定有关。新生儿皮脂含量低，皮下注射吸收也较慢。新生儿经皮或透皮给药比年长儿童和成人的药物吸收更多。

2. 分布 在生理条件相对确定的情况下，影响药物分布的因素主要包括膜通透性、药物水/脂溶性、血浆蛋白结合率、转运体等。在儿童时期，器官占全身体重比例、体内含水量、体脂含量、血浆蛋白浓度、酸碱平衡、心输出量、组织灌注等生理条件处于变化中，均能影响药物在体内的分布过程。年龄小于 6 个月的婴儿体内含水量及细胞外液占体重的比例高，水溶性较强的药物在新生儿的表观分布容积比成人更大；与药物结合的蛋白质在血浆的浓度和结合力受到年龄、营养状态和疾病的影响。

3. 代谢 影响药物代谢的因素主要有肝血流量、肝转运蛋白系统、肝药酶代谢活性等。肝药酶 CYP2E1 和 CYP2D6 在出生后几小时即出现活性；CYP3A4 和 CYP2C19 等则在出生后第 1 周开始出现；CYP1A2 的活性成熟通常在出生后 1～3 个月出现。CYP3A4 和 CYP3A5 的活性在出生后 3 个月内逐渐增加。Ⅱ相代谢酶也随生长发育而成熟，如 UBT2G7，经其代谢的氯霉素（chloramphenicol）在新生儿中由于代谢过慢而蓄积，有发生“灰婴综合征”风险。

4. 排泄 肾脏功能的成熟从胎儿时期开始，在早期婴幼儿期完善，整个儿童时期肾小球滤过率增加。儿科临床估算肾小球滤过率的计算方式与成人不同。新生儿肾脏的有效血流量只有成人的 20%～40%，肾小球滤过率、肾小管分泌水平远低于成人。在出生后第 1 年时肾小球滤过率即可达到成人水平。

四、儿科人群药物治疗的注意事项

（一）剂量计算

儿科人群不可直接等比例照搬成人剂量，应参考说明书中的儿童剂量。当无法获取权威的儿童剂量，应优先选择已有循证医学证据的用法。

1. 按体重计算给药剂量 总剂量以千克体重剂量（mg/kg）乘以体重即可。应实际称量体重，肥胖患儿应注意药物的分布容积及脂溶性，选择按照理想体重、总体重或介于两体重之间的调整体重确定初始剂量。如计算的总剂量超过了成人最大用量，则使用成人最大用量。

2. 按体表面积计算给药剂量 体表面积剂量（m^2/kg）更能反映全身体液的分布情况。

（1）按体重计算体表面积 儿童体表面积（m^2）= 体重（kg）×0.035+0.1。

（2）按身高及体重计算体表面积 体表面积（m^2）=[身高（cm）× 体重（kg）]$^{1/2}$÷60

（二）选取适宜儿童的剂型与规格

儿童使用不适宜的剂型和规格时，既易造成给药不方便，又可能造成药量不准，或是破坏原有制剂导致吸收不佳，甚至造成安全风险。早产儿最适宜的给药途径为静脉给药、直肠给药；足月儿可接受口服给药。年龄较小的儿童宜优先选用口服液体制剂，学龄后的儿童适宜用片剂。吸入途径时，雾化适合于较小的婴幼儿，定量吸入装置应考虑患儿的年龄能否配合相关操作。

第二节　儿童液体、电解质和营养

一、液体与电解质平衡

（一）液体量的计算

1. 新生儿所需液体量补充　液体的维持和平衡在新生儿治疗中是非常重要的部分之一。足月儿体内接近75%都是水分，早产儿可达85%～90%。新生儿刚出生后24小时内尿量较少，之后会有几天的多尿期，并伴有体重下降，早产儿体重下降尤为明显，其中丢失的大部分为水分。生后的细胞外液丢失对于新生儿来说是十分必要的，很多研究表明过量的补液与新生儿尤其是超低体重儿的不良预后相关。新生儿补液量与出生体重和生后天数密切相关，详见附表19-2-1。足月儿出生第一天所需水量约为60ml/kg，到出生后一周会增长到大约150ml/kg。

2. 婴儿和儿童所需液体量计算　人体代谢需要水来维持。正常情况下，1kcal的能量需要1ml的水来代谢。Holliday和Segar曾估算过卧床儿童的基本代谢能量，3～10kg的婴儿一般需要大约100kcal/kg的能量，之后随着体重增长，所需能量和液体增长有所减慢，由此可以根据儿童体重来估算液体量（表19-2-1）。

表19-2-1　婴儿和儿童所需液体量计算

体重（kg）	液体量（ml/d）	液体速度（ml/h）
≤10	100×体重*	4×体重
10～20	1000+50×（体重–10）	40+2×（体重–10）
＞20	1500+25×（体重–20）	60+1×（体重–20）

【注】*体重单位：kg

3. 液体的选择　新生儿需要足量的葡萄糖来维持代谢，因此未进食的新生儿，应保持外周补液的糖速在4～6mg/（kg·min）。一般可使用10%葡萄糖溶液。对于小于750g的超低体重儿，应使用5%葡萄糖溶液。初始的补液中不应加入钠、钾，但应含有钙和氨基酸。

对于非新生儿期的儿童，根据欧洲儿科胃肠病学、肝病学和营养学学会（The European Society for Paediatric Gastroenterology Hepatology and Nutrition，ESPGHAN）等组织发布的指南，应尽量选择等渗生理盐水作为维持补液。对于脱水的患儿，通常也推荐使用等张盐水进行紧急补液和维持补液。

（二）电解质平衡

1. 钠　新生儿在出生时，体内的钠相对充足，因此在出生后几天不需要补钠。过量补钠反而会延缓多尿期的发生，且可能增加脑室出血风险。当新生儿处于多尿期时，需要给予维持剂量的钠，通常为2～3mmol/（kg·d）；对于超早产儿，由于肾脏功能未发育完全，重吸收钠较差，需要更高的维持量的钠，详见附表19-2-2。

2. 钾　与钠类似，新生儿出生时体内的钾往往是充足的。因此在刚出生时不需要额外补充钾。钾主要存在于细胞内且经肾脏代谢，肾功能不全会导致钾的蓄积，增加心律失常的风险。因此，在补充钾之前需要确保肾功能正常，有足够的尿量排出，即“见尿补钾”，详见附表19-2-2。

3. 钙、磷　骨骼生长需要大量钙和磷。在孕晚期，每天会有92～120mg/kg的钙和60～75mg/kg的磷通过胎盘供给胎儿。出生后，新生儿每天需约120mg/kg的钙来维持生长。早产儿在胚胎时期积累不足，需求更大。新生儿期，肾脏在钙磷调节中也发挥着重要作用。利尿剂会影响肾脏钙的排泄，髓袢利尿剂会增加钙的排泄，而噻嗪类利尿剂则会减少钙的排泄，详见附表19-2-2。

二、营养管理

（一）营养概述

无论是肠内还是肠外营养，若无禁忌证，都应尽量在出生后一小时内开始。应对患者进行综合营养评估，选择合适的营养补充方法。

1. 能量 儿童每日所需的能量主要包括四个方面：基础代谢、饮食生热、体力活动和生长发育。新生儿每天所需的能量为110～135kcal/（kg·d）。其中40～60kcal/（kg·d）为基础代谢能量，30～50kcal/（kg·d）用于其他活动和能量储存。早产儿每日所需能量更高。急性损伤、感染和手术也会影响患儿的能量需求。基础代谢能量通常用Schofield公式进行计算，详见附表19-2-3。

2. 碳水化合物 提供每天能量需求的40%～55%，新生儿可高达65%。大脑的主要能量供给来源于糖。除了提供直接的能量外，葡萄糖还提供给脂肪与氨基酸合成和代谢的能量。对于使用肠外营养的新生儿，需要维持一定的糖速来保证能量的供应。

3. 蛋白质 提供每天能量需求的约15%。新生儿需要至少3g/（kg·d）来维持生长，早产儿可能需要更多，儿童一般需要1.5g/（kg·d）。接受肠内营养或普通喂养的儿童可从食物中获取蛋白质；接受肠外营养的儿童则直接补充复方氨基酸制剂，通常是含有13～20种氨基酸（amino acid，AA）的平衡型氨基酸制剂；＜3岁的儿童应当使用小儿复方氨基酸注射液。小儿复方氨基酸注射液中，18AA含18种氨基酸，而19AA相较于18AA增加了牛磺酸。此类制剂含有较高浓度的小儿必需氨基酸，包括半胱氨酸、酪氨酸、组氨酸，较低含量的苯丙氨酸、蛋氨酸、甘氨酸；早产儿因酶发育不足，需补充牛磺酸。此外，还有特殊用途的复方氨基酸注射液，如9AA，用于急性和慢性肾功能不全患者补充体内必需氨基酸。3AA仅含有亮氨酸、异亮氨酸、缬氨酸这三种支链氨基酸，常用于肝性脑病、重症肝炎等的治疗，但不用于肠外营养。

4. 脂肪 脂肪提供全天能量的40%～50%，是能量的重要来源。脂肪的主要形式包括甘油三酯、脂肪酸和胆固醇。足月儿出生时有足够的脂肪供给能量，而早产儿脂肪的储备则较少。

5. 维生素 进行肠外营养时，需补充4种脂溶性维生素（维生素A、维生素D、维生素K、维生素E）和9种水溶性维生素（维生素C、维生素B_1、维生素B_2、维生素B_6、维生素B_{12}、烟酸、叶酸、泛酸、生物素）。维生素D调节钙的吸收，影响骨骼发育，母乳和配方奶粉喂养的婴儿都推荐补充维生素D。小于1个月的新生儿每日需要400IU的维生素D，大于1岁的儿童每日需要400～600IU。

6. 其他 早产儿通常需要更大剂量的铁。即使在使用肠外营养的儿童中，铁剂也尽量选择肠内给药，对于无法口服铁剂的患儿，可以考虑静脉给药。静脉输注铁剂可单独输注，也可加到外周营养液中输注。其他的微量元素通常使用混合制剂加至肠外营养液中。

（二）肠外营养

对于不能进行肠内营养或肠内营养（parenteral nutrition，PN）不能满足生长发育需要的新生儿，尤其是早产儿，应在出生后尽早开始肠外营养。依赖肠外营养患者不同疾病状态能量需求估计详见附表19-2-4。

1. 适应证

（1）新生儿 ①先天性消化道畸形：食管闭锁、肠闭锁等；②获得性消化道疾病：坏死性小肠结肠炎等。

（2）婴儿及儿童 ①禁食预计≥7日；②经口服不能满足全部营养需求；③肠梗阻。

2. 途径 肠外营养渗透压高，对于需要进行长期静脉营养的患儿，应建立中心静脉通路。若短期（＜2周）应用，可考虑临时使用周围静脉，但液体渗透压不应超过900mOsm/L。

3. 肠外营养液的组成 一般包括葡萄糖、氨基酸、脂肪乳剂、电解质、微量元素、维生素等。能量：肠外营养不经过肠道的消化和吸收，目标能量低于肠内营养。通常蛋白质中可提供的能量为 4kcal/g，碳水化合物为 3.4kcal/g，20% 脂肪乳剂为 9kcal/g（2kcal/ml）。

氨基酸：在新生儿出生后，尤其是早产儿，应在 24 小时内尽早开始补充氨基酸，预防代谢性休克；1 个月以上的婴儿、儿童和青少年每天需要 1～2g/（kg · d）的氨基酸来维持代谢平衡。但是一项全球多中心的随机对照研究发现，在重症患儿中过早开始静脉营养可能会造成不良预后，因此 ESPGHAN 发布的指南建议这些患者暂缓静脉营养。不同年龄氨基酸所需剂量见附表 19-2-5。

脂肪乳剂：新生儿脂肪乳剂在出生后 24 小时内即可开始使用，推荐剂量从 1.0g/（kg·d）开始，按 0.5～1.0g/（kg · d）的速度增加，总量不超过 3g/（kg · d）。早产儿对必需脂肪酸缺乏十分敏感，长链脂肪酸对新生儿脑部和眼角膜发育都有着重要的影响。常用的脂肪乳剂分为中长链混合型和长链脂肪乳，含有中链脂肪的脂肪乳耐受性较好。不同年龄脂肪所需剂量见附表 19-2-6。

葡萄糖：葡萄糖补充的目标是维持血糖在正常范围（3.3～8.33mmol/L），并且达到患儿能量需求。不建议使用胰岛素来预防高血糖。新生儿的血糖通过静脉输注葡萄糖的速率（“糖速”）来调节。通常葡萄糖开始剂量为 4～8mg/（kg · min），按 1～2mg/（kg · min）递加，最大量不超过 11～14mg/（kg · min）。一些超低体重早产儿如果在生后第一天没有及时补充氨基酸有可能出现葡萄糖不耐受，若糖速减至 4mg/（kg · min），患儿仍有高血糖，可用胰岛素 0.05IU/（kg · d）。新生儿糖速不应低于 4mg/（kg · min）。超过新生儿期的儿童，只需调节静脉营养中葡萄糖含量。不同年龄葡萄糖输注剂量见附表 19-2-7。

其他：①肠外营养液中的电解质应根据儿童年龄补充每日必需的量，并根据实验室检查结果及时调整。各年龄段儿童所需微量元素和剂量见附表 19-2-8。②左卡尼汀是长链脂肪酸转运入线粒体的载体，通常在长期使用肠外营养（＞ 3 周），营养评估患儿缺乏时会添加。

（三）肠外营养并发症

1. 中心静脉导管相关的并发症 中心静脉导管相关血行性感染：最常见的中心静脉导管相关的并发症，更易发生于长期应用肠外营养的患儿；导管相关的中心静脉血栓；导管阻塞；血管外渗。

2. 代谢性疾病 代谢紊乱：如高血糖、低血糖、高甘油三酯血症；代谢性骨病；肝胆并发症：与长时间的外周营养使用，长期未建立肠内营养，营养素过量相关。因此，应尽早建立肠道营养，对于大一些的早产儿和足月儿可考虑使用循环式的肠外营养输注方式。

3. 再喂养综合征 是指营养不良的患者在积极营养康复期间因液体和电解质转移而引发的临床并发症。应积极监测血清电解质、葡萄糖、钙、镁和磷酸盐水平。

（四）肠内营养

肠内营养是最符合人体生理特性的摄取营养的方式，是首选的营养供给方式。对于极低和超低体重早产儿，由于肠道功能发育不成熟，全肠道喂养较为困难，但应作为治疗目标，尽早加入肠道喂养。肠道喂养应达到上述所推荐的能量需求，早产儿应达到体重增长 15～20g/d 的生长目标。足月儿在 3 月龄之前目标生长速度为 30g/d，3～6 月龄 20g/d，6～12 月龄 11～15g/d。

肠道喂养禁忌证：先天性消化道畸形等原因所致消化道梗阻；怀疑或诊断坏死性小肠结肠炎（necrotizing enterocolitis，NEC）；血流动力学不稳定。这些情况下应暂缓喂养。

对于新生儿来说母乳是肠内营养的首选，因为母乳中除了新生儿必需的营养物质外，还会给新生儿提供抗体，给新生儿提供被动免疫保护。母乳的成分也会随着婴儿的生长需求变化而变化。尽可能早期母乳喂养。对于体重＜ 2000g 的早产儿，在母乳中加入母乳强化剂（human milk fortifier，HMF）可以提供更多的能量、蛋白质和必要的矿物质，促进早产儿生长发育。此外，对于有特殊疾病或特殊要求的患儿还可使用配方奶粉或配方膳。

（五）营养的药学监护和相关监测指标

1. 临床症状、体征 对于新生儿，每次喂养前观察是否有胃潴留，记录大便次数、性质，是否有呕吐、腹胀。

2. 生长参数 在使用肠外营养时，每天测量体重，每周测量头围、身长。参照生长曲线评估营养支持的方案。

3. 液体量 每日记录出入液体量，入量包括所有静脉输液和口服液体，出量包括尿量、排泄量及通过引流管或其他途径流失的液量。

4. 血糖 每天监测1～3次血糖，维持血糖在目标范围内。

5. 电解质 起始可每1～2天测量一次，稳定后可每周测量2～3次。利用检测结果指导肠外营养液中电解质的含量，和电解质的补充。使用肠外营养1周后，可开始监测血钙和血磷浓度。

6. 肾功能 每周至少测量一次血清肌酐、尿素氮，密切监测尿量。应当注意，对儿科人群而言，血尿素氮和血清肌酐不一定适合作为肾功能指标。刚出生时，血清肌酐值反映产妇通过胎盘转运的肌酐量，可能有假性升高。出生第1周后，由于肌肉量较少，早产儿血清肌酐值通常较低。尿排出量通常作为评价新生儿肾功能的附加指标。儿童肾小球滤过率常使用Schwartz公式：GFR ml/（min · 1.73m^2）=k× 身高（cm）/[血清肌酐值（μmol/L）×0.0113]，不同年龄段k值不同。早产儿～1岁，k=0.33；足月儿～1岁，k=0.45；儿童～13岁，k=0.55；青春期男性k=0.7；青春期女性，k=0.55。目前亦有一些在线工具可以基于Schwartz结合血清肌酐和胱抑素C估算≥1岁儿童的肾小球滤过率。

7. 肝功能 肠外营养开始1周后，每周检测一次，稳定后可隔周检测一次。具体包括氨基转移酶（AST、ALT）、胆汁淤积相关的指标（直接胆红素、间接胆红素、γ-谷氨酰基转移酶）。

案例 19-2-1 患儿，女，胎龄32+2周，因“胎膜早破5天，先兆早产”顺产娩出，出生体重1410g，羊水清亮，脐带，胎盘无异常，生后Apgar评分1分钟9分，5分钟9分（皮肤扣1分）。出生后以“早产儿、低出生体重儿、可疑新生儿感染情况”收入新生儿重症监护病房（NICU）。目前暂禁食，医生拟进行肠外营养支持。辅助检查：白蛋白34g/L；碱性磷酸酶175U/L；ALT 4.9U/L；肌酐64.2umol/L；总胆红素52.9μmol/L；K^+浓度5mmol/L；Na^+浓度143mmol/L；血糖4.9mmol/L。

问题 19-2-1-1 患儿初始的肠外营养液组成有哪些？假设患儿每日所需能量为90kcal/（kg · d），氨基酸、葡萄糖、脂肪乳的剂量如何考虑？

解析 19-2-1-1 患儿为早产儿，出生后应尽早补充氨基酸和葡萄糖，脂肪乳剂也可在24小时内开始使用。新生儿刚出生时，钠、钾不需要立即补充。钙、镁、磷可根据患儿实验室结果逐步添加，钙应当早些添加。液体量和营养素剂量计算如下：

能量需求：90kcal/（kg · d）×1.41kg=126.9kcal/d

液体量：患儿为早产儿，体重为1410g，80ml/（kg · d）×1.41kg=112.8ml/d

氨基酸起始：2g/（kg · d）×1.41kg=2.82g/d，提供能量：2.82g/d×4kcal/g=11.28kcal/d

葡萄糖：糖速起始可为4～6mg/（kg · min）之间。若起始糖速为6mg/（kg · min），一天内提供能量为：6mg/（kg · min）×60min/h×24h×1.41kg÷1000mg/g×3.4kcal/g=41.4kcal

脂肪乳：1g/（kg · d）×1.41kg=1.41g/d，提供能量：1.41g/d×9kcal/g=12.69kcal/d

目前提供总能量为：11.28kcal/d+41.4kcal/d+12.69kcal/d=65.37kcal/d低于目标能量，葡萄糖占总能量的63%，脂肪乳占总能量的20%，占比合适。应每日逐步提高三种营养素的剂量，直到满足患儿每日所需能量。

问题 19-2-1-2 患者第一天耐受肠外营养良好，生后第二天Na^+浓度142mmol/L，K^+浓度3.8mmol/L，Ca^{2+}浓度1.07mmol/L，葡萄糖4.5mmol/L。此时肠外营养应如何调整？

解析 19-2-1-2 患儿钠、钾和钙较低，可在营养液中加入电解质维持患儿电解质平衡。补钾之前先要确保患儿肾功能正常，有尿液排出。另外，患儿还需补充微量元素和多种维生素。多种维生素分为脂溶性维生素和水溶性维生素，应分别加到营养液和脂肪乳中。

第三节　新生儿治疗

一、新生儿败血症

（一）定义与流行病学

新生儿脓毒症（neonatal sepsis）是指病原体侵入新生儿血液循环，并在其中生长、繁殖、产生毒素而造成的全身性炎症反应。在临床实践中，常使用新生儿败血症的说法。常见的病原体为细菌，也可为真菌、病毒或原虫等，本节主要介绍细菌性脓毒症。根据发病时间，新生儿败血症分为早发败血症（early-onset septicemia，EOS）和晚发败血症（late-onset septicemia，LOS）；EOS 一般发病时间≤ 3 日龄；LOS 发病时间＞ 3 日龄。

新生儿败血症是威胁新生儿生命的重大疾病。有学者综合了若干项研究后估算出 2009～2018 年间，全球中低收入国家新生儿败血症的发病率为每 10 万活产 3930 例。引起新生儿败血症的危险因素和常见病原体详见附表 19-3-1。我国近年来 B 组链球菌（group B streptococcus，GBS）在 EOS 中检出有增多的趋势。LOS 除凝固酶阴性葡萄球菌（coagulase negative *Staphylococcus*，CoNS）外，金黄色葡萄球菌主要见于皮肤化脓性感染患儿，机械通气患儿以革兰氏阴性菌如铜绿假单胞菌、肺炎克雷伯菌等多见。

（二）病因与危险因素

新生儿接触潜在的致病菌可能发生于产前、产时或出生后的环境来源。EOS 大多系母体病原菌垂直传播，可由发生上行感染的受污染羊水引起，或是在阴道分娩过程中由母亲下生殖道内的细菌引起。LOS 主要是院内感染和社区获得性感染，可由以下两种机制引起：①垂直传播，即首先出现新生儿细菌定植，再演变为后期的感染；②水平传播，即与医护人员或环境中感染源接触所致。早产儿和（或）低出生体重儿是 EOS 和 LOS 最重要的危险因素。

（三）临床表现及实验室检查

1. 临床表现　新生儿败血症的临床表现多样，早期体征通常是非特异性和轻微的，如发热、体温不稳、喂养困难、呼吸窘迫等，详见附表 19-3-2。临床诊断更依靠产前高危因素及实验室检查。

2. 实验室检查

（1）病原学检查　怀疑感染时应在抗菌药物首剂给药前进行血培养。6 日龄以上的婴儿可进行尿培养，需采用清洁导尿或耻骨上膀胱穿刺抽取的尿液标本。病原体核酸检测近年来应用逐步增加，且可辅助排查其他病原体。

（2）血液非特异性检查

1）白细胞计数：采血一般应等到 6 小时龄以后（EOS）或起病 6 小时以后（LOS），白细胞计数减少比增高更有价值。

2）不成熟中性粒细胞（包括早、中、晚幼粒细胞和杆状核细胞）/ 总中性粒细胞（immature/total neutrophil，I/T）：I/T 可能在 25%～50% 无感染患儿中升高，但其阴性预测值高达 99%。

3）C 反应蛋白（CRP）：CRP 在感染后 6～8 小时升高，24 小时达到顶峰。间隔 24 小时连续 2 次正常值，可作为停用抗菌药物的指征之一。

4）降钙素原（procalcitonin，PCT）：≥ 0.5mg/L 提示异常，通常在感染后 4～6 小时开始升高，12 小时达到峰值。出生 3 日龄内 PCT 有生理性升高，因此在 EOS 疑似病例，PCT 通常仅作为抗菌药物停药的指征，一般连续 2 次（间隔 24 小时）PCT 值正常可考虑停用抗菌药物；而在 LOS 中，PCT 对诊断有一定指导价值。

（3）脑脊液检查　如有神经系统体征异常，或有下列任一情况则应进行腰椎穿刺：①血培养结果阳性（CoNS 应考虑是否系污染）；②有临床表现，且非特异性感染指标≥ 2 项阳性；③抗感染治疗效果不佳。脑脊液留取后应尽快送检，项目应包括革兰氏染色、细菌培养、细胞分类计数、蛋白质和葡萄糖浓度测定等。革兰氏染色及细菌培养未查见微生物并不能排除诊断；符合新生儿细菌性脑膜炎的脑脊液生化指标包括：脑脊液白细胞计数＞15/μl，早产儿脑脊液蛋白高于125～150mg/dl及足月儿脑脊液蛋白高于100mg/dl，早产婴儿脑脊液葡萄糖浓度低于20mg/dl（1.1mmol/L）或足月婴儿脑脊液葡萄糖浓度低于30mg/dl（1.7mol/L）。

（四）诊断标准

1. 新生儿EOS

（1）疑似诊断　3日龄内有下列任何一项：①异常临床表现；②母亲有绒毛膜羊膜炎；③早产胎膜早破（premature rupture of membranes，PROM）≥18小时。如无异常临床表现，血培养阴性，间隔24小时的连续2次血非特异性检查＜2项阳性，则可排除败血症。

（2）临床诊断　有临床异常表现，同时满足下列条件中任何一项。①血液非特异性检查≥2项阳性；②脑脊液检查为化脓性脑膜炎改变；③血中检出致病菌DNA。

（3）确定诊断　有临床表现，血培养或脑脊液（或其他无菌腔液）培养阳性。

2. 新生儿LOS　临床诊断和确定诊断均为＞3日龄，其余诊断条件分别同新生儿EOS。

（五）治疗

1. 经验性抗菌药物治疗　对于新生儿败血症应用抗菌药物的指征主要依靠高危因素及对患儿临床表现的判断。当怀疑EOS或LOS，一旦完成评估应立即开始经验性抗菌药物治疗，之后根据血培养及药物敏感性试验结果等，调整后续治疗方案。

（1）EOS　疑似EOS新生儿，即使暂无异常临床表现，在出生后应尽早使用抗菌药物，如在2～3日龄排除诊断，则停用抗菌药物（亦有国际指南提出使用抗菌药物36小时后即可再次评估，如未排除则其后每隔24小时继续评估）。需经验性选用广谱抗菌药物组合以覆盖EOS最常见的病原体。国际常使用氨苄西林和氨基糖苷类，覆盖GBS和李斯特菌且有协同作用。我国有关部门规定小儿患者应避免使用氨基糖苷类药物，因此我国实践中EOS常用氨苄西林（或青霉素）联合第三代头孢菌素作为一线抗菌药物组合，避免使用头孢曲松，因其可能导致高胆红素血症。若有明确应用指征且无其他低毒性抗菌药物可供选择时，在取得家长知情同意的情况下可考虑使用氨基糖苷类，但应行血药浓度监测，并建议完善耳聋相关基因检测。如无合并脑膜炎，EOS抗菌药物疗程通常为7天，具体疗程根据病原种类及患儿对治疗的反应而定。

（2）LOS　经验性治疗药物需覆盖CoNS、金黄色葡萄球菌和革兰氏阴性菌。对于革兰氏阳性菌可选用苯唑西林、萘夫西林或万古霉素；如怀疑铜绿假单胞菌感染则用头孢他啶，如怀疑合并新生儿坏死性小肠结肠炎（necrotizing enterocolitis，NEC）应覆盖厌氧菌。选择药物时应考虑高危因素（置管等）、临床表现、实验室检查数据，还需注意该地区和该医院细菌耐药模式，以及既往抗菌药物治疗史。英国国家卫生与临床优化研究所（National Institute for Health and Care Excellence，NICE）发布的指南强调针对可疑LOS患儿，在使用抗菌药物48小时后即应该再次评估病情，若血培养阴性、临床预警表现消失且CRP正常即可停用抗菌药物。若血培养阳性（凝固酶阴性链球菌除外），LOS患儿疗程至少7天。

2. 病原特异性抗菌药物治疗　获培养结果后，应根据培养结果及其药物敏感性调整抗菌药物。如果已使用的抗菌药物临床效果好则继续使用，否则应改为药敏试验中敏感的抗菌药物种类。血培养阳性的新生儿通常在24～48小时内对治疗产生反应，应及时评估疗效。若血培养持续阳性，应考虑换用抗菌药物，导管相关感染应拔除导管。如已进行经验性两联抗菌药物治疗，确认GBS感染后，可以考虑仅使用氨苄西林或青霉素，合并脑膜炎者可考虑联合第三代头孢菌素。对李斯特菌选氨苄西林，对厌氧菌使用克林霉素或甲硝唑。对耐甲氧西林金黄色葡萄球菌（methicillin-resistant *Staphylococcus aureus*，MRSA）和CoNS，应使用万古霉素或利奈唑胺，可考虑联用萘夫西林。万古霉素或利奈唑胺应谨慎使用；使用万古霉素时应监测血药谷浓度。若为产β-内酰胺酶的病原菌，则应采用碳青霉烯类，如美罗培南。

3. 新生儿败血症的其他治疗 细菌性脓毒症早产儿的一般支持治疗包括维持最佳氧合、充足的组织灌注及热平衡环境。纠正电解质及酸碱失衡。对于感染性休克患儿应在应用抗菌药物的同时，积极抗休克治疗。

4. 并发脑膜炎的治疗 见中枢神经系统感染的药物治疗相关章节。

二、新生儿呼吸窘迫综合征

（一）疾病概述

新生儿呼吸窘迫综合征（respiratory distress syndrome of newborn）也称为透明膜病（hyaline membrane disease，HMD），通常简称为呼吸窘迫综合征（respiratory distress syndrome，RDS），发病人群主要为早产儿，少数为足月儿。通常于出生后数小时发病，发生严重呼吸衰竭，并进行性加重，也有出生后第2～3天发病者。RDS为自限性疾病，能存活72小时以上者肺成熟度增加，可逐渐恢复；若有部分严重并发症可使病情再度加重。

（二）病因与危险因素

RDS由肺发育不成熟和肺表面活性物质（pulmonary surfactant，PS）缺乏引起。在胎儿胎龄22～24周时，产生浓度很低的PS，且极少转移至肺泡表面。直到胎龄35～36周时，PS的生成迅速增加并进入肺泡表面。PS可降低肺泡气液表面的张力，阻止肺泡萎陷。PS的主要成分为磷脂成分、肺表面活性物质相关蛋白（surfactant-associated protein，SP）、糖类、中性脂类。当肺泡表面缺少足够的表面活性物质，表面张力过大，肺泡收缩难以继续打开而萎陷时，可引发呼吸困难。SP-B基因缺陷、SP-A基因变异等也可能导致RDS。

RDS的高危因素包括早产儿（胎龄＜29周）、重度宫内感染、低出生体重、妊娠期糖尿病与糖耐量异常、男性、多胎妊娠等。

（三）诊断

主要诊断依据：①病史，是否为早产儿，是否有高危因素；②临床表现，出生后出现进行性呼吸困难、严重低氧性呼吸衰竭；③肺部X线变化，RDS早期两肺野透亮度降低、毛玻璃样，严重者呈白肺，可见支气管充气征。

（四）呼吸支持

对于所有发生RDS的新生儿建议优先使用无创通气，严重病例需要机械通气。

1. 无创通气 主要应用于轻度RDS患儿，早产儿RDS出现呼吸困难时应早期使用无创通气，减少和（或）避免气管插管和机械通气，通常先使用经鼻持续气道正压通气（nasal continuous positive airway pressure，nCPAP）。对于具有RDS风险的早产儿，生后应即刻使用CPAP，如胎龄＜30周不需要插管的早产儿。

2. 机械通气 生后存在机械通气指征的患儿，应当尽快使用机械通气。如需要气管插管，则应当给予PS。如RDS病情加重，无创通气治疗失败，也应改用机械通气。后续治疗时应在保证患儿稳定的前提下尽量缩短有创机械通气时间。

（五）药物治疗及药学监护

1. PS用药指征 早产儿一旦发生RDS，应尽快使用外源性PS。根据使用的时机不同，PS的目的分为产房预防（产房复苏后，或出生后15分钟内即给药）、早期治疗（出生后2小时内）、抢救性治疗。对于产房预防应用PS，某些指南建议：①常规使用仅限于胎龄＜26周，以避免不必要的气管插管；②对于胎龄26～28周的新生儿，仅出生前母亲未使用糖皮质激素，才预防应用，或有2项及以上的RDS危险因素时才使用：围生期窒息、出生时需要插管、母亲糖尿病、多胎妊娠、男性、家族有RDS易患因素、剖宫产。

如不符合上述预防情形，早产儿仅应当在发生 RDS 的情况下使用，即存在下列情况之一：①生后需要气管插管机械通气；②生后存在 RDS 表现（呼吸困难、呻吟，先使用 nCPAP，再评估）且无创通气效果不佳，当 FiO_2 > 0.30 且 CPAP 压力至少为 6cmH_2O 时病情恶化。

2. PS 的给药方案 应当选用天然型 PS 药物，如：①猪肺磷脂注射液（《新生儿呼吸窘迫综合征的管理欧洲共识指南（2022 版）》指出，RDS 治疗时，首剂 200mg/kg 的猪肺磷脂注射液效果优于 100mg/kg 的猪肺磷脂注射液）；②注射用牛肺表面活性剂（剂量为每次 70mg/kg，首次给药范围可在 40～100mg/kg）。应结合临床表现选择剂量，如两肺广泛渗出、白肺等较重，则选用较大剂量。纯合成型 PS 仅含有人工合成磷脂成分而不含 SP，已在临床研究中显示疗效不如天然型。通常给予一剂 PS，但如果持续出现呼吸困难，结合患儿母亲是否接受产前激素，可能需要给第 2 剂甚至第 3 剂，一般间隔 6～12 小时。

一般通过气管插管给药。待使用的药液应复温至约 37℃，以细塑料导管插入气管导管，或以细塑料导管经气管导管转换器进入通气装置，将 PS 缓缓注射入气管。

对有自主呼吸的病例，可采用微创给药方法，避免不必要的插管，如较低侵袭性表面活性物质给药（less invasive surfactant administration，LISA），应由熟练的人员进行操作。

给药过程中，可能发生气道阻塞、心动过速等。给药后，肺顺应性可在数分钟到 1 小时内快速改善，可能发生气漏，应及时下调呼吸机参数。给药数小时后，如病情进一步改善，还应继续下调呼吸机参数。

3. 药学监护重点

（1）疗效　密切监测血氧饱和度（应控制在 90%～95%）、吸入氧浓度、肺功能和血气分析。发绀是否消失。关注是否有缺氧、高碳酸血症、酸中毒。结合临床情况及 X 线胸片评估是否需重复给药。

（2）呼吸监护　给药后应密切监护呼吸情况，包括呼吸机参数等。

（3）不良反应监测　给药后可能产生肺出血或肺水肿，需继续观察。

（4）经济性　PS 价格较昂贵，应综合患儿病情、疗效、价格等考虑使用的剂量和规格，避免浪费。

三、早产儿呼吸暂停

（一）疾病概述

呼吸暂停（apnea）是指呼吸暂停时间＞20 秒，导致心动过缓（心率减慢＜100 次 / 分）、出现发绀或肌张力低下。新生儿呼吸暂停可减少有效呼吸、引起低氧血症，如不及时处理，可能导致缺氧脑损伤甚至猝死，应密切监护且及时处理，避免反复发作。呼吸暂停一旦发生，应积极查找呼吸暂停的原发病和（或）并发症进行治疗，可疑感染应及时使用抗菌药物。早产儿呼吸暂停（apnea of prematurity，AOP）的治疗包括触觉刺激、俯卧位治疗、药物治疗、呼吸支持等。

（二）药物治疗与用药监测

1. 药物治疗 甲基黄嘌呤类（methylxanthines）药物：咖啡因、茶碱（氨茶碱）。此类药物的作用机制为：拮抗腺苷受体，刺激延髓呼吸中枢，增加呼吸中枢对二氧化碳的敏感性，并改善膈肌和呼吸肌功能，另外可增加儿茶酚胺的释放和代谢率，改善心脏输出和氧合作用。近年来，相较于茶碱（氨茶碱），咖啡因更常用于 AOP，主要原因有，①治疗窗相对宽：咖啡因治疗浓度通常为 5～25mg/L，超过 40mg/L 可出现毒性；而茶碱用于 AOP 的治疗窗通常为 6～12mg/L，超过 20mg/L 可出现毒性。②咖啡因的半衰期更长，可一天一次给药，而茶碱需一天 2～3 次给药。

咖啡因使用制剂为枸橼酸咖啡因（caffeine citrate），除用于 AOP，还用于帮助提升撤离呼吸机成功率，也有利于减少支气管肺发育不良发生。以枸橼酸咖啡因计，负荷剂量为 20mg/kg，维持剂量通常为 5mg/kg，每日一次，或根据临床反应、血药浓度等，提高维持量至 10mg/kg，每日一次。静脉或口服给药均可，两种途径剂量相同。使用至矫正胎龄 34～36 周，或停药 5～7 日未发生呼吸暂停。对于 RDS 早产儿在机械通气撤机时使用。成人和大于 1 岁的婴儿体内咖啡因可以通过肝脏代谢，主要代谢酶为 CYP1A2 和 NAT2。在大龄儿童与成人中，咖啡因半衰期约为 5 小时。早产儿的半衰期从 40～230 小时不等，并且逐渐降低，至矫正胎龄 60 周才稳定下来。

2. 早产儿使用咖啡因的药学监护

（1）治疗药物监测　长期使用咖啡因的患儿需要调整剂量，必要时行血药浓度监测：①疗效不佳，如用药后仍频繁发生呼吸暂停；②怀疑毒性反应时；③使用高剂量时；④肾功能不全、合并用肾毒性药物等。但当怀疑发生毒性反应时，应立即采血，宜在达稳态后采谷浓度。血药浓度超过 40～50mg/L 可能发生毒性，也有报道称只要浓度低于 70mg/L 早产儿均能耐受。

（2）不良反应　心动过速（当心率＞ 180 次 / 分时暂停用药）、颅内出血、呼吸过快、易激惹、震颤、角弓反张、肌张力过高、强直 - 阵挛发作、类似癫痫的非特异性的咂嘴运动等。可能引起喂养不耐受、腹胀、加重胃食管反流。高剂量可能增加 NEC 风险，较高负荷剂量可引起肠系膜血流速度降低。

案例 19-3-1　患儿，男，G1P1，孕 26+3 周，因母亲先兆早产，胎膜早破 18 天，早产娩出，羊水少、清，胎盘无殊，出生体重 860 g。生后哭声可，Apgar 评分 1 分钟 8 分（肤色、肌张力各减 1 分），5 分钟 9 分（肌张力减 1 分），10 分钟 10 分。当即予保护性气管插管及机械通气，并收入新生儿重症监护室进一步治疗。入院时：HR 144 次 / 分，RR 47 次 / 分，T 35.5℃，BP 57/29mmHg。血常规：CRP ＜ 8mg/L；血红蛋白 180g/L；血小板 274×10^9/L；白细胞 15.02×10^9/L。血培养结果未出。诊断：未成熟儿；超低出生体重儿；新生儿呼吸机窘迫综合征；新生儿呼吸衰竭；可疑新生儿感染情况。予静脉滴注氨苄西林 43mg q12h，静脉滴注头孢他啶 43mg q12h。

问题 19-3-1-1　该患儿存在哪些 EOS 危险因素？

解析 19-3-1-1　该患儿的危险因素包括早产、超低出生体重、早产胎膜早破超过 18 小时、需气管插管。

问题 19-3-1-2　请分析该患儿抗菌药物治疗方案。疗程多久？

解析 19-3-1-2　该患儿有 EOS 的危险因素且临床评估怀疑可疑的新生儿感染情况，应立即接受静脉抗菌药物治疗。应经验性选用广谱抗菌药物组合以覆盖 EOS 常见病原体（GBS 和大肠埃希菌）及单核细胞增多性李斯特菌、肠球菌和其他 G^- 菌。可选用氨苄西林（或青霉素）+ 第三代头孢菌素，其中第三代头孢菌素避免使用头孢曲松。若 72 小时的培养结果为阴性，且患儿没有临床或实验室证据证明败血症，应停用抗菌药物。若血培养结果阳性，应根据分离的病原菌及其药物敏感性调整药物，疗程通常 7 天。

第四节　儿童常见疾病药物治疗

一、上呼吸道感染

（一）定义

上呼吸道感染（upper respiratory tract infection，URTI），指病原体侵袭鼻咽、扁桃体及喉部引起的炎症总称。儿童易发生。

（二）病因

儿童上呼吸道感染约 75% 为病毒感染，部分为支原体和细菌感染。经病毒感染后，患儿上呼吸道局部防御功能受到严重损害，常引起细菌继发感染。儿童人群因呼吸道器官和机体免疫系统尚未发育完全，易发生呼吸道感染。上呼吸道感染全年皆可发病，在冬春季患病较多，通常为急性感染性疾病。学龄前儿童是URTI高发人群，每年可能反复感染6～10次，但通常可在7～10天内自愈。在发达国家（如美国）每年约有2500万儿童发生URTI，因急性呼吸道感染就诊的门诊患者占门诊患者总数的20%～40%，占患者总数的12%～35%。据报道，我国5岁以下小儿平均每年感冒4～6次，主要表现为鼻炎和咽炎。

（三）诊断

1. 症状和体征

（1）症状　一般婴幼儿起病急，症状较重，以全身症状为主，常有消化道症状（呕吐、腹泻）和发热，甚至因高热引起惊厥。新生儿及婴儿可因鼻塞影响吮奶，甚至发生呼吸困难。年龄较大的儿童局部症状较明显，如鼻塞、流涕、喷嚏、干咳、咽痛和咽部不适等。

（2）体征　肺部听诊一般正常。可见咽部充血，鼻腔有分泌物，扁桃体肥大，下颌和颈淋巴结肿大。肠道病毒感染者可见不同形态的皮疹。

2. 检查

（1）外周血常规　病毒感染者外周血白细胞总数一般正常或偏低，中性粒细胞减少，淋巴细胞比例相对增加。细菌感染者外周血白细胞总数及中性粒细胞增高。

（2）病毒学检查　通过免疫荧光、免疫酶及分子生物学技术可对病毒做出早期诊断。

（3）其他　CRP和PCT有助于鉴别细菌感染。

（四）治疗

1. 治疗原则　URTI的治疗以缓解症状、缩短病程为主，避免继发细菌感染等并发症的发生。充分休息是URTI患儿的基本治疗。对于症状轻且无并发症的患者，无须进行特殊治疗，保持室内空气清新，防止交叉感染与并发症。婴儿食欲不佳可适当减少哺乳量，注意口腔、眼部和鼻腔的清洁。在清理鼻腔分泌物时可先用鼻盐水进行清理。一般对于体温低于38.2℃的非高热患儿，可予以物理降温，以提高患儿舒适度为主，通常不需药物退热。

2. 对症药物治疗

（1）解热镇痛药　对于2月龄以上、腋温超过38.2℃，或因发热导致明显不适和情绪低落的发热患儿，可给予解热镇痛药，建议不超过3天。儿童最常用的解热镇痛药为对乙酰氨基酚和布洛芬，但为了防止潜在用药差错风险，不推荐对乙酰氨基酚与布洛芬常规联合或交替使用，如需交替或联合使用，应当由医生或药师与照护者确认用法；不推荐儿童使用针剂。①布洛芬：6月龄及以上患儿口服或直肠给药，推荐剂量为每次5～10mg/kg，必要时每6～8小时重复给药，每日最大剂量为2.4g或40mg/（kg · d），以两者中较低剂量为准，对阿司匹林或其他非甾体抗炎药过敏者、活动性消化道溃疡的儿童禁用布洛芬。②对乙酰氨基酚：口服或直肠给药，每次10～15mg/kg，必要时每4～6小时使用一次，每日最大剂量2g或2岁以下60mg/（kg · d），2～12岁75mg/（kg · d），以两者中较低剂量为准。解热镇痛药使用后多在30～60分钟体温开始下降，部分患儿如仍高热，不宜短期内重复使用，一般应间隔4小时以上。为避免药物过量中毒，不推荐解热镇痛药与含有解热镇痛药的复方感冒药合用。

（2）复方感冒药　通常含有解热镇痛、止咳、化痰、减轻鼻塞流涕（主要是抗组胺药和鼻黏膜血管收缩剂）等多种成分。不建议家长或监护人自行给2岁以下婴幼儿使用复方感冒药，应在医师或药师的指导下使用。复方感冒药中的抗组胺成分（氯苯那敏、溴苯那敏、苯海拉明、异丙嗪等）可缓解普通感冒引起的打喷嚏、流涕等症状，但对于儿童上呼吸道感染的获益有限，还可能引起不良反应，包括镇静、反常性兴奋、呼吸抑制和幻觉。

（3）局部使用鼻黏膜血管收缩剂　6岁以上儿童可使用羟甲唑啉、赛洛唑啉等。婴儿应慎用，鼻腔长期使用减充血剂有可能导致药物性鼻炎和鼻黏膜充血反弹。

（4）镇咳药　儿童一般应少用镇咳药，多痰或肺淤血患儿应禁用。非依赖性镇咳药右美沙芬主要用于刺激性干咳和频繁、剧烈的咳嗽，不推荐用于慢性或伴有大量分泌物的咳嗽。2 岁以下，须遵医嘱服用。儿童必须禁用具有成瘾性的中枢镇咳药，如可待因及含可待因的复方制剂。

（5）祛痰药　多数可致恶心、呕吐，用量不宜过大。愈创木酚甘油醚属恶心性祛痰药，能刺激胃肠道黏膜反射性地引起支气管黏膜腺体分泌增加，降低痰液黏稠度，使黏痰易于咳出。氨溴索、溴己新主要用于肺或支气管慢性疾病有黏痰又不易咳出的患儿。

3. 病因治疗　呼吸道病毒感染具有自限性，症状多在短期内逐渐消失，一般以对症处理为主。细菌感染患儿或在病毒感染基础上继发细菌性感染的患儿，如合并中耳炎、鼻窦炎、化脓性扁桃体炎，可予以抗菌治疗。

（1）抗病毒药　对于儿童急性上呼吸道感染，一般不主张使用抗病毒药物。干扰素喷雾剂可用于急性上呼吸道感染的患儿，喷于鼻腔或口咽部。当合并流行性感冒或暴露后预防流行性感冒时，可使用抗流感药物，如奥司他韦、扎那米韦、巴洛沙韦等，进行治疗或预防。另外，需要注意，含有金刚烷胺或金刚乙胺成分的复方感冒药制剂禁用于新生儿和 1 岁以下婴儿，且 5 岁以下儿童不推荐使用。

（2）抗菌药　①对于急性扁桃体炎患儿，首选 β- 内酰胺类抗菌药，如阿莫西林 - 克拉维酸等，疗程至少 10 天，根据病情轻重，决定给药途径。当患儿对青霉素过敏时可选择大环内酯类抗生素，如阿奇霉素。②对于急性细菌性中耳炎或急性细菌性鼻窦炎患儿，应用阿莫西林或阿莫西林 - 克拉维酸，剂量视当地细菌耐药情况而定，也可选用头孢菌素。当对青霉素过敏时，可选用大环内酯类或克林霉素。

4. 药学监护

（1）大剂量使用布洛芬时常发生血液系统不良反应与胃肠道反应，在用药期间注意监测患儿肝、肾功能及血常规。建议解热镇痛药用药时长不超过 3 天，不宜大量或长期使用解热镇痛药以防造成造血系统和肝肾功能损害。

（2）对于单一症状的患儿建议只选择单一药物，不推荐选择复合制剂；当患儿有多种症状出现时，可选择性对症使用针对性的复方制剂。

（3）上呼吸道感染急性期病程 3～5 天，如体温持续不退或病情加重，应考虑感染可能侵袭其他部位或在病毒基础上继发细菌感染。经治疗，症状、体征消失、无并发症为治愈。

（4）上呼吸道感染经解热、止咳化痰等对症治疗多可痊愈，其并发症在婴幼儿多见，上呼吸道感染波及邻近器官，或向下蔓延，可引起中耳炎、鼻窦炎、颈淋巴结炎、咽后壁脓肿、喉炎、气管炎及支气管肺炎等。若年长儿患链球菌性上感，可引起急性肾炎、风湿热等疾病。

案例 19-4-1　患儿，小 A，女，18 月龄，体重 10kg，发热 1 天，最高 40℃，家属自行给予口服布洛芬，很快呕吐，仍有高热，出现鼻塞、咳嗽、流涕。血常规：白细胞总数 16.2×10^9/L，CRP 11.66mg/L，中性粒细胞比例 75.4%。查体：神清，反应可，咽红，双肺呼吸音粗，心、腹查体未见异常。

问题 19-4-1-1　如何处理该患儿发热症状，何时使用解热镇痛药？

解析 19-4-1-1　改善舒适度的护理措施，如温水外敷额头、温水浴、减少穿着的衣物、退热贴、退热毯、风扇和降低室内温度等。当腋温超过 38.2℃或明显不适时，可给予解热镇痛药。

问题 19-4-1-2　如何缓解患儿的鼻塞、流涕症状？

解析 19-4-1-2　可在室内使用冷雾加湿，生理盐水滴鼻后用球形吸鼻器抽吸等。冷雾加湿器能够使室内空气湿度升高，减小对上呼吸道的刺激。

问题 19-4-1-3　患儿是否需要开始抗菌药物治疗？

解析 19-4-1-3 患儿 CRP 明显增加，白细胞总数增加，中性粒细胞比例上升提示有可能存在细菌感染；且患儿出现高热、咽红、双肺呼吸音粗，提示可能患急性扁桃体炎，需要抗菌治疗。急性扁桃体炎的主要细菌病原体为 A 族链球菌及其他 G^+ 菌。对于有细菌感染证据的急性扁桃体炎患儿，β- 内酰胺类为抗菌药物治疗的一线首选药物。最好采集患儿咽拭子标本培养，但不用等待实验室检查结果回报，即可开始抗菌治疗。

问题 19-4-1-4 医生开具处方：头孢克肟颗粒口服（25mg bid）、对乙酰氨基酚混悬剂（100mg/ml，1ml，sos）、布洛芬混悬滴剂（40mg/ml，1.875ml，sos）。药师应如何交代家长退烧药物的使用注意事项？

解析 19-4-1-4 对乙酰氨基酚和布洛芬选用一种即可，如使用一种后未缓解，可更换为另一种，每种药物给药每 24 小时不超过 4 次。应请家长复述。疗程不应大于 1 周，连续给药不超过 3 天。不应同时服用含有对乙酰氨基酚的复方感冒药。

二、胃 肠 炎

（一）定义

胃肠炎（gastroenteritis）是一种常见传染病综合征，是指胃、小肠或大肠及黏膜炎症，常伴有粪便黏稠度降低和（或）排便频率增加，伴或不伴有发热或呕吐，多为自限性。胃肠炎是影响儿童的最常见疾病之一。

（二）主要病原体

病原体主要为病毒、细菌、寄生虫及真菌。儿童胃肠炎约 70% 由病毒感染引起，轮状病毒是最主要原因。细菌性儿童胃肠炎占 15% 左右，致病细菌主要有沙门氏菌、空肠弯曲菌等。约 10% 儿童胃肠炎是由寄生虫导致，常见有隐孢子虫、阿米巴原虫等。致儿童胃肠炎的真菌主要有念珠菌。

（三）临床表现

1. 胃肠道症状 腹泻：大便性状改变，可见稀糊便、水样便、黏液便或脓血便；大便次数增多，24 小时内排便≥3 次。儿童腹泻多持续 5～7 天，2 周内停止。呕吐：持续 1～2 天，多在 3 天内停止。可有恶心、腹痛、腹胀、食欲不振等，严重患者可能有肌卫，有时可触及胀气肠袢。

2. 全身症状 发热、烦躁、精神萎靡、嗜睡，甚至惊厥、昏迷、休克，可伴有心、脑等其他器官系统受累表现。高热多与细菌性胃肠炎相关。

3. 水、电解质及酸碱平衡紊乱 发生不同程度的脱水。多见于等渗性和低渗性脱水。呕吐致液体过度丢失可致代谢性碱中毒。严重腹泻，易出现代谢性酸中毒。呕吐、腹泻会致低钾血症。低渗性液体补液易出现低钠血症。

（四）检查

1. 常规检查 进行血常规、血生化、血气分析及心电图检查等。进行血电解质、血尿素氮（BUN）、肌酐检查，以评估重症患者体液及酸碱平衡状态。全血细胞计数（CBC）无特异性，但嗜酸性粒细胞增多提示寄生虫感染。意识改变或惊厥患儿除检测血糖和电解质外，可酌情完成脑脊液、头颅 CT 或 MRI 检查。有急腹症表现者，应行腹部 B 超和（或）腹部立位片等检查。

2. 粪便检查 1 岁以上免疫功能正常的儿童存在胃肠炎典型表现时，通常不需要确定病原体，无须实验室检查。但对于某些病原体具有特殊意义，根据患者病史和流行病学因素（如免疫抑制、近期旅行等），疑似病原体、临床发现，进行相应的粪便检测。如轮状病毒是全球 5 岁以下婴幼儿急性胃肠炎的首要致病原，且涉及公共卫生问题，建议对其进行流行病学监测网络构建，故通过粪便标本的实验室检测来确诊轮状病毒感染十分必要。

3. 血培养　疑似脓毒症或肠源性发热；有全身感染中毒症状；原发或继发性免疫功能低下；3个月以下婴儿；有某些高危因素如溶血性贫血、到过肠源性发热疫区旅游或接触过来自疫区、患不明原因发热性疾病的旅游者，需进行血培养检查。

（五）治疗

1. 补液治疗　口服补液是预防和治疗轻度、中度脱水的首选方法。重度脱水及不能耐受口服补液的中度脱水患儿建议使用静脉补液。

（1）预防　腹泻开始应口服足够的液体以预防脱水，可予口服补液盐Ⅲ（ORS Ⅲ）或米汤加盐溶液（每500ml加食用盐1.75g）。每次稀便后补充一定量的液体（＜6个月50ml，6个月～2岁100ml，2～10岁150ml，10岁以上儿童按需随意饮用），直至腹泻停止。

（2）治疗　轻至中度脱水：口服补液用量（ml）＝体重（kg）×（50～75），4小时内分次服完。4小时后再次评估脱水情况。以下情况提示口服补液可能失败，需调整补液方案：①频繁、大量腹泻[＞10～20ml/（kg·h）]；②频繁、严重呕吐；③口服补液服用量不足，脱水未纠正；④严重腹胀；静脉补液用于重度脱水及不能耐受口服补液的中度脱水患儿、休克或意识改变、口服补液脱水无改善或程度加重、肠梗阻等患儿。补液原则“先浓后淡，先盐后糖，先快后慢，见尿补钾”；鼻饲管补液推荐用于无静脉输液条件、无严重呕吐的脱水患儿，液体选择ORS Ⅲ，初始速度20ml/（kg·h），如患儿反复呕吐或腹胀，应放慢管饲速度。每1～2小时评估脱水情况。

2. 抗感染治疗　病毒是儿童胃肠炎主要病原体，常为自限性。水样便腹泻者（排除霍乱后）多为病毒或非侵袭性细菌感染引起，一般不用抗感染药物。

伴明显中毒症状且不能完全用脱水解释者，尤其是重症患儿、早产儿、小婴儿和免疫功能低下者，应给予抗菌药物；黏液脓血便者多为侵袭性细菌感染，给予抗菌药物。抗菌药物治疗优先口服给药。以下情况可静脉给药：无法口服给药；免疫功能低下且发热；严重毒血症、疑似或确诊菌血症；新生儿和＜3个月婴儿伴发热。

寄生虫性胃肠炎，其他方面健康的儿童无须抗寄生虫治疗。症状严重时考虑进行抗寄生虫治疗。

真菌性胃肠炎应根据病情酌情停用原用抗菌药物，并结合临床情况考虑应用抗真菌药物。

3. 止泻药　可使用吸附剂（蒙脱石）和抗分泌药（消旋卡多曲）。蒙脱石用法和用量：＜1岁，1g/次；1～2岁，1～2g/次；2岁以上，2～3g/次，餐前空腹口服，每日3次，约50ml温开水混匀后快速服完，服药后禁食禁水。消旋卡多曲用法用量：＞1个月，口服1.5mg/（kg·次），单日总剂量不超过6mg/（kg·d），每日3次口服；连续服用不得超过7天。

4. 益生菌　早期使用益生菌可减轻严重程度和减少持续时间，可酌情选用，最常使用布拉氏酵母菌。

5. 锌补充剂　推荐6月龄到5岁的儿童给予补充锌剂。锌补充剂可帮助减轻严重程度和减少持续时间。

案例 19-4-2　患儿，男，10岁。因“腹泻3天”于门诊就诊。患者1日排便次数达5次，无黏液血丝。呕吐2次胃内容物，量少。左下腹痛，有不洁饮食史。体格检查：一般情况可，面色可，精神尚佳。无明显脱水貌。双肺呼吸音清，啰音未闻及；心音有力，律齐无杂音。腹软，无压痛，无反跳痛。实验室检查：粪便培养空肠弯曲菌（+）。初步诊断：细菌性胃肠炎。

问题 19-4-2-1　该患儿治疗方案应该如何选择？

解析 19-4-2-1　自腹泻开始就应口服足够的液体以预防脱水，可予ORS Ⅲ。蒙脱石散有助于减少腹泻次数和量。粪培养空肠弯曲菌（+）予以阿奇霉素抗感染治疗。10岁以上儿童ORS Ⅲ按需饮用，至腹泻停止。蒙脱石散3g/次，每日3次口服。阿奇霉素三日疗法，0.3g/次，每日1次口服。

问题 19-4-2-2　该患儿药物治疗方案中应该如何安排药物服用顺序？

解析 19-4-2-2 蒙脱石应空腹服用，饭前 2 小时（即空腹）服用为佳，服用时半杯温开水（约 50ml）中混匀快速服完，服药后应禁食禁水，避免蒙脱石散与食物发生黏附，影响药物的固定和吸附作用。蒙脱石会影响阿奇霉素的吸收，两药之间需要间隔 2～3 小时。

（李智平　朱　琳）

思 考 题

1. 婴儿和新生儿的药动学特性与成人差异很大，差异体现在哪些方面？
2. 在计算肠外营养液组成时应考虑哪些因素？
3. 简述新生儿早发败血症（EOS）和晚发败血症（LOS）的治疗药物选择。
4. 简述上呼吸道感染患儿的治疗原则及解热镇痛药使用方案。
5. 胃肠炎致轻中度脱水患儿应如何进行补液？

第二十章　恶性肿瘤的药物治疗

学习要求

记忆：常见肿瘤，如鼻咽癌、食管癌、肺癌、乳腺癌、胃癌等的药物治疗方案、用法用量、不良反应等。

理解：常见肿瘤的病因及危险因素、临床表现及诊断。

运用：肿瘤患者的评估、治疗方案制订和药物治疗管理。

第一节　总　　论

药物治疗是肿瘤的主要治疗手段之一。以细胞毒类药物为代表的药物治疗开始于20世纪40年代；1957年合成了环磷酰胺和5-氟尿嘧啶，至今仍广泛应用于临床；20世纪70年代以来，顺铂、多柔比星、紫杉类、伊立替康、奥沙利铂等多种细胞毒性药物的研发和应用推动了肿瘤药物治疗的快速发展。细胞毒性药物在治疗肿瘤的同时，也会对正常细胞造成损伤，带来难以耐受的不良反应。随着生物科技的发展，从20世纪90年代开始，靶向药物的研发进入蓬勃发展的时期。1997年首个靶向药物利妥昔单抗的上市，开启了肿瘤靶向治疗的序幕。免疫疗法虽然提出的时间很早，但近些年才迎来了突破性的发展。2018年诺贝尔生理学或医学奖授予了两位免疫学家，以表彰他们发现抑制负向免疫调节的新型癌症疗法。在此之前，2011年4月首个免疫检查点抑制剂（immune checkpoint inhibitors，ICI）获FDA批准用于治疗恶性黑色素瘤，是抗肿瘤史上重要的里程碑。

一、细胞毒性化疗药物

（一）药理学基础

细胞周期与细胞毒性化疗药物的作用机制密切相关。细胞周期分为间期与分裂期（M期），M期之后有的细胞继续分裂进行周期循环，有的转入G_0期，呈静止的非增殖状态，在一定适宜刺激下，又可进入G_1期。传统的化疗药物可作用于不同的细胞周期阶段，对肿瘤细胞发挥细胞毒杀伤作用。

（二）分类

化疗药物通常有几种分类方式，可以根据药物的化学结构和来源分类，也可以根据药物对细胞毒类细胞周期不同阶段的作用来分类，还有根据药物作用的生化机制来进行分类。

1. 根据化学结构和来源分类

（1）烷化剂　氮芥、环磷酰胺、异环磷酰胺、亚硝脲类等。

（2）抗代谢药　甲氨蝶呤、5-氟尿嘧啶、阿糖胞苷、吉西他滨、卡培他滨等。

（3）抗肿瘤抗生素　蒽环类、博来霉素、丝裂霉素等。

（4）植物来源　长春碱类、紫杉醇类。

（5）其他　铂类、门冬酰胺酶等。

2. 根据药物作用的细胞周期分类

（1）细胞周期非特异性药物　可以杀伤处于各种细胞周期的肿瘤细胞，可以直接破坏DNA双链结构，影响RNA转录和蛋白质合成。代表性药物有铂类、蒽环类、环磷酰胺、异环磷酰胺、丝裂霉素等。

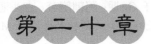

（2）细胞周期特异性药物　只能杀伤处于细胞周期中某一特定时相的肿瘤细胞，通过阻断或干扰 DNA 的合成，影响 RNA 转录或蛋白质合成。门冬酰胺酶作用于 G_1 期；阿糖胞苷、吉西他滨、5- 氟尿嘧啶类、甲氨蝶呤等作用于 S 期；博来霉素作用于 G_2 期；长春碱类、紫杉类作用于 M 期。

3. 根据药物作用的生化机制分类

（1）作用于 DNA 结构　铂类，烷化剂。

（2）影响核酸合成　①二氢叶酸还原酶抑制剂：甲氨蝶呤等；②胸腺核苷合成酶抑制剂：5- 氟尿嘧啶类；③嘌呤核苷合成酶抑制剂：6- 巯基嘌呤；④核苷酸还原酶抑制剂：羟基脲；⑤ DNA 多聚酶抑制剂：吉西他滨、阿糖胞苷。

（3）作用于核酸转录　多柔比星、表柔比星等。

（4）作用于 DNA 复制　伊立替康、托泊替康、依托泊苷等。

（5）干扰微管蛋白合成　长春碱类、紫杉类等。

（6）其他　门冬酰胺酶等。

（三）细胞毒类化疗药物的联合使用

一般细胞周期非特异性药物对肿瘤细胞的作用较快较强，可在短时间内杀伤大量肿瘤细胞，在耐受范围内，对肿瘤细胞的杀伤能力随剂量增加；细胞周期特异性药物的作用一般弱而缓慢，需要一定时间方可发挥杀伤作用，延长作用时间可增加杀伤效果。因此非特异性药物适合一次性给药，特异性药物适合延长给药时间。周期非特异性药物可以刺激 G_0 期细胞进入到增殖周期，为后续周期特异性药物发挥杀伤作用创造有利条件，两类药物的联合或序贯使用可以发挥更好的抗肿瘤作用。此外还要考虑联合使用药物的不良反应情况，尽量避免毒性相同的药物同时使用，提高患者对方案的耐受性。

二、内分泌治疗药物

乳腺癌、前列腺癌这些受激素影响的肿瘤，需要通过药物调节体内激素水平，达到抗肿瘤作用。常用药物有，①抗雌激素：他莫昔芬、托瑞米芬；②芳香化酶抑制剂：来曲唑、阿那曲唑、依西美坦；③雌激素受体下调剂：氟维司群；④孕激素：甲地孕酮、甲羟孕酮；⑤促黄体生成素释放激素类似物：亮丙瑞林、戈舍瑞林等；⑥抗雄激素：比卡鲁胺、恩扎卢胺、阿比特龙等；⑦性激素：睾酮、雌激素；⑧肾上腺皮质激素：泼尼松等。

三、新型抗肿瘤药物

近年来随着生物技术的发展，从分子水平对肿瘤的发生机制有了进一步认识，开启了针对信号通路、细胞受体、驱动基因、肿瘤微环境、免疫检查点等靶向治疗的新时代。本部分涉及的新型抗肿瘤药物，包括小分子靶向药物和抗体类靶向药物。

（一）小分子靶向药物

蛋白激酶的突变、过度表达、失调在很多疾病的发展中发挥了重要作用。对蛋白激酶的抑制可以阻断肿瘤细胞内异常信号的传导，抑制肿瘤细胞生长，因此蛋白激酶是肿瘤治疗重要的药物靶点。可根据作用靶点不同，将小分子靶向药物分为以下类型。

1. 酪氨酸激酶抑制剂（tyrosine kinase inhibitor，TKI）　是一种通过与 ATP 竞争结合细胞内酪氨酸激酶发挥抑制酪氨酸酶激活的小分子。所有 TKI 均为口服给药。

（1）ERBB 家族

1）EGFR：表皮生长因子受体抑制剂（EGFR-TKI）在非小细胞肺癌的治疗中占有重要地位。第一代吉非替尼、厄洛替尼、埃克替尼只能抑制 EGFR；第二代阿法替尼、达可替尼与受体不可逆结合，可以同时抑制 ERBB 家族 4 种亚型；第三代奥希替尼等对 T790M 突变的耐药患者有较好疗效。

2）HER2：HER2 阳性的乳腺癌预后较差，并表现出对化疗的耐药性。小分子靶向药物，如拉帕替尼、吡咯替尼、奈拉替尼、妥卡替尼等，用于 HER2 阳性的乳腺癌。

（2）间变性淋巴瘤激酶（ALK）　3%～5% 的非小细胞肺癌患者会出现 ALK 基因融合，克唑替尼、阿来替尼、塞瑞替尼、劳拉替尼、恩沙替尼都可用于 ALK 阳性的非小细胞肺癌治疗。

（3）血管内皮细胞生长因子受体（VEGFR）等多激酶　血管生成在肿瘤的发生发展过程中发挥了重要作用，与 VEGFR 相关的多激酶抑制剂，如索拉非尼、瑞戈非尼、仑伐替尼、安罗替尼、舒尼替尼、呋喹替尼、帕唑帕尼、阿昔替尼等在多种实体瘤中有较广泛的应用。

（4）BCR/ABL　由基因突变生成 BCR/ABL 融合基因所致的慢性髓细胞性白血病（chronic myelogenous leukemia，CML），可使用伊马替尼、达沙替尼、尼洛替尼等。

（5）JAK　芦可替尼，用于治疗骨髓纤维化。

（6）BTK　布鲁顿酪氨酸激酶（BTK）参与 B 细胞增殖、分化与凋亡的调控。BTK 激酶抑制剂伊布替尼、泽布替尼等用于淋巴瘤和白血病的治疗。

（7）RET　酪氨酸激酶转染重排（rearranged during transfection，RET）基因在转导涉及细胞生长和分化的信号中发挥作用。RET 抑制剂普拉替尼用于治疗 RET 融合阳性肺癌。

（8）MET　间质上皮转化因子（mesenchymal-epithelial transition，MET）与其配体的结合激活了多种信号通路。MET 抑制剂赛沃替尼用于治疗 MET14 号外显子跳跃突变阳性的晚期非小细胞肺癌（NSCLC）。

（9）c-Kit/PDGFR　KIT 原癌基因参与生育、体内平衡和黑色素生成，KIT 的失调与白血病、胃肠道间质瘤（GIST）的发生相关。血小板衍生生长因子（PDGF）参与细胞生长、增殖、分化和血管生成。此类抑制剂有伊马替尼、阿伐替尼等，可用于治疗 GIST。

2. 其他激酶抑制剂　RAS-RAF-MEK-ERK 信号通路和 PI3K-Akt 信号通路是两种主要的促有丝分裂信号通路。哺乳动物雷帕霉素靶蛋白（mTOR）整合这些信号通路来调节各种生长因子的促有丝分裂作用。通过抑制信号通路中激酶的活性，阻断信号传导，抑制肿瘤细胞增殖、生长和转移。

（1）RAF　维莫非尼、达拉非尼等。维莫非尼用于治疗黑色素瘤和非小细胞肺癌；达拉非尼也用于黑色素瘤治疗。

（2）CDK4/6　周期蛋白依赖性激酶（cyclin-dependent kinase，CDK）是在细胞周期调控中起作用的蛋白激酶。CDK4/6 抑制剂哌柏西利、阿贝西利等可以阻止肿瘤细胞从 G_1 期进展到 S 期，用于乳腺癌的治疗。

（3）mTOR　依维莫司，用于晚期肾癌、神经内分泌等肿瘤的治疗。

3. 其他小分子靶向药物

（1）PARP 抑制剂　PARP（poly ADP-ribose polymerase）是一种 DNA 修复酶，携带 BRCA 突变的肿瘤细胞对 PARP 抑制剂敏感。奥拉帕利、尼拉帕利、氟唑帕利等用于卵巢癌治疗。

（2）HDAC 抑制剂　西达本胺，用于淋巴瘤的治疗。苯酰胺类组蛋白去乙酰化酶（histone deacetylase）抑制剂可导致多条信号传导通路基因表达的改变，诱导肿瘤细胞凋亡，增强 NK 细胞和 T 细胞介导的肿瘤杀伤作用。

（3）蛋白酶体抑制剂　蛋白酶体是一种蛋白质复合体，可降解被泛素化的蛋白。蛋白酶体被抑制后，细胞内大量的异常蛋白无法降解，导致肿瘤细胞死亡。此类药物有硼替佐米、伊沙佐米等，用于多发性骨髓瘤。

（4）其他　来那度胺、泊马度胺、沙利度胺的作用机制尚未明确阐释，已知的作用机制与免疫调节、抗血管生成相关，常用于多发性骨髓瘤的治疗。

（二）抗体类靶向药物

抗体类靶向药物已成为肿瘤治疗的重要手段，已上市的抗体类抗肿瘤药物涉及 HER2、抗血管生成、CD20 等多个靶点。

人体免疫系统受双重信号系统调控，一个信号系统是共刺激信号，主要负责效应淋巴细胞的活化；另一个系统是共抑制信号，负责效应淋巴细胞抑制。以上两套系统称为免疫检查点或共信号系统。激活共刺激信号，或解除共抑制信号，是肿瘤免疫治疗的研究热点。目前已上市的免疫检查点抑制剂以后者为主，通过解除对免疫系统的抑制，激活 T 细胞，防止肿瘤逃逸，进而杀伤肿瘤细胞。已经应用于临床的免疫检查点抑制剂有帕博利珠单抗、纳武利尤单抗、卡瑞利珠单抗、替雷利珠单抗、特瑞普利单抗、度伐利尤单抗、伊匹木单抗等。

抗体偶联药物（antibody-drug conjugate，ADC）是通过连接体将细胞毒性药物偶联至单克隆抗体上，利用抗原抗体特异性结合的特点，将细胞毒性药物特异性传送至肿瘤内发挥杀伤作用。目前已上市的 ADC 类药物有恩美曲妥珠，用于乳腺癌；维迪西妥单抗，用于结直肠癌。

（三）新型抗肿瘤药物的合理应用

与传统化疗药物相比，新型抗肿瘤药物研究进展较快，上市时间相对较短，临床应用经验有限，因此更需要规范、合理地使用，达到提高疗效、降低不良反应、合理利用卫生资源的目的。新型抗肿瘤药物的合理应用需要综合考虑患者一般情况、肿瘤分期、病理学结果、分子生物学特征、药品适应证等多方面因素，在相同治疗成本前提下，使患者获得更长的生存时间和更好的生活质量。部分靶向药物在使用前需要进行基因检测，具体可参照国家卫健委《新型抗肿瘤药物临床应用指导原则（2023 年版）》。

四、抗肿瘤药物的不良反应

细胞毒性药物在杀伤肿瘤细胞的同时对正常细胞也造成相应伤害。新型抗肿瘤药物虽然作用于特异性的靶点，对正常细胞毒性较小，但由于上市时间有限，目前对新型抗肿瘤药物的不良反应和相关安全性问题认识还不够全面，需要从基础理论和临床实践中等多方面深入研究，累积经验，提高对新型抗肿瘤药物的认知。抗肿瘤治疗中主要不良反应包括血液、消化、皮肤组织、呼吸、循环等多个系统。

（一）血液系统

骨髓抑制是化疗最常见的限制性毒性反应。出现最早的为粒细胞下降，血小板下降出现时间较晚，化疗对红细胞的影响较小。不同细胞毒性药物引起的粒细胞下降出现和持续时间有所差异，大多数化疗药导致的粒细胞下降出现在用药后 1～2 周，2～3 周恢复。由于部分 TKI 类药物也可作用于血小板衍生生长因子受体（PDGFR），因此这类药物也可能引起血小板减少。

（二）消化系统

消化道反应包括食欲减退、恶心、呕吐、腹泻等，是抗肿瘤药物治疗最常见的不良反应之一。恶心、呕吐最常见，严重时可导致电解质紊乱、脱水等症状，而且会使患者对抗肿瘤治疗产生抵触情绪，甚至放弃治疗，因此有效控制恶心、呕吐对肿瘤的药物治疗有重要作用。

腹泻不仅引起脱水、电解质紊乱，若与骨髓抑制等不良反应相叠加，还可能诱发严重感染。细胞毒性药物，如伊立替康，TKI 类药物如吉非替尼、奥希替尼等都会引起腹泻。免疫检查抑制剂类药物可能引起免疫性肠炎，腹泻也是症状之一。因此，一旦出现腹泻应密切关注，及时对症处理，并根据所用治疗方案寻找导致腹泻的药物和因素。

（三）皮肤组织

抗肿瘤药物可引起皮疹、手足综合征、瘙痒、脱发、色素沉着等皮肤反应。

手足综合征的主要表现是手掌、足底红斑及感觉异常，可有皮肤增厚，伴疼痛，有时出现脱屑、脱皮，严重者还可出现水疱，影响患者正常生活。细胞毒性药物，如 5- 氟尿嘧啶类、脂质体多柔比星等，抗血管生成类 TKI 如索拉非尼、瑞戈非尼均可引起手足综合征。

以 EGFR 为靶点的靶向药物如吉非替尼、埃克替尼、西妥昔单抗等可引起皮肤不良反应，以痤疮样皮疹最为常见，此外还有皮肤干燥、瘙痒、甲沟炎、毛发生长异常等多种表现。

皮肤反应是免疫检查点抑制剂最常见的不良反应，包括皮疹、瘙痒、白癜风等。皮疹、瘙痒等症状通常在治疗前期即可出现，多数症状较轻；重度皮肤反应需要暂停免疫检查点抑制剂，并给予口服或静脉用糖皮质激素。

（四）呼吸系统

化疗药物中，博来霉素、丝裂霉素、甲氨蝶呤可以引起肺毒性，表现为隐匿、缓慢的咳嗽、呼吸急促。免疫相关性肺炎可以发生在治疗的任何阶段，主要症状有呼吸困难、咳嗽等。

（五）循环系统

蒽环类药物引起的急性心脏毒性可在化疗中或治疗结束后立即出现，以心肌炎或心律失常多见，大多可逆且可控；慢性心脏毒性可在治疗结束数十年后出现，多数不可逆。5- 氟尿嘧啶类导致的心脏毒性表现为心肌缺血、心律失常、充血性心力衰竭、心源性休克等。紫杉类药物心脏毒性表现为窦性心动过缓、室性心动过速等，与蒽环类药物合用时可以使心力衰竭的风险明显增加。曲妥珠单抗、帕妥珠单抗可引起左心室功能不全、心律失常、高血压、有症状的心力衰竭、心肌病、和心源性死亡，也可引起有症状的左心室射血分数（LVEF）降低。免疫检查点抑制剂引起的心血管相关事件，如心力衰竭、心肌炎、房颤等虽然少见，但有潜在死亡风险，其中心肌炎死亡率为所有免疫相关不良反应的首位。

第二节　鼻　咽　癌

一、定义与流行病学

鼻咽癌（nasopharyngeal carcinoma，NPC）是一种起源于鼻咽部黏膜上皮的恶性肿瘤。是我国高发恶性肿瘤之一，发病率为耳鼻咽喉恶性肿瘤之首。鼻咽癌在世界各国均有发病，在全球范围内，每年每 10 万人中约有 21 例鼻咽癌新发病例，全世界每年有超过 129 000 例新病例。鼻咽癌发病有地域性特征，中国及东南亚各国发病率高，北非次之，欧美大陆及大洋洲发病率较低。我国鼻咽癌的发病也有明显的地域差异，呈南高北低趋势，华南、西南地区如广东、广西、海南、香港、澳门和江西一带发病率较高，华北、西北地区发病率偏低。全球范围内，男性发病率约是女性的 2 倍，超过半数鼻咽癌患者确诊时年龄不超过 55 岁；我国男女发病率之比为 2.5 ∶ 1，40～59 岁为发病高峰。

二、病因和发病机制

鼻咽癌的病因尚不确定，但与饮食、感染、遗传等因素相关。目前认为鼻咽癌是一种多基因遗传病，有种族易感性及家族高发倾向，可能涉及多个基因之间或基因与环境之间的交互作用。除去环境与遗传因素，其他致病因素还有 EB 病毒（Epstein-Barr virus，EBV）感染、化学致癌等因素。

三、诊　　断

（一）症状与体征

根据肿瘤侵犯的部位和范围、淋巴结转移及远处转移等情况的不同，临床表现有所不同。常见临床症状为鼻塞、涕中带血、耳闷堵感、听力下降、复视及头痛等。

1. 颈部肿块　初诊时约一半鼻咽癌患者无颈部肿块。颈部淋巴结转移除局部表现为肿块外，还可出现肿大淋巴结侵犯压迫颈部血管、神经引起不同的症状。

2. 鼻咽肿物 通过间接鼻咽镜或纤维鼻咽镜可检查鼻咽肿物。

3. 脑神经受侵 鼻咽癌若侵及颅底或颅内，易造成颅底或颅内相邻结构受损，可表现为头痛，也可出现脑神经损伤而导致的症候群或综合征。临床常见眶上裂症候群、眶尖症候群、垂体蝶窦症候群、海绵窦综合征、颈静脉孔症候群、舌下神经孔症状和腮腺后间隙综合征等。

（二）实验室检查

一般检查包括血常规、肝肾功能、电解质、血糖、凝血功能、甲状腺功能、尿常规和大便常规等。血浆 EBV-DNA 拷贝数检测是鼻咽癌早期筛查、预后判断、疗效评价及随访复查的重要辅助手段。

（三）影像学检查

MRI 对判断原发肿瘤的位置及评估颅内结构和咽后间隙受累情况有重要作用，是目前鼻咽癌分期的首选影像学检查方法，不能行 MRI 检查者可进行原发肿瘤部位的 CT 检查。肺部和肝脏转移情况可通过相应部位的 CT 或 MRI 进行检查；颈部淋巴结和腹部脏器转移情况可通过超声检查确认；全身骨显像为骨转移的初步筛查方法。

PET-CT 可辅助诊断早期鼻咽癌病变，对于转移性颈部淋巴结的判定及发现全身隐匿性远处转移病灶等方面具有重要应用价值。

（四）病理学检查

1. 检查方法

（1）电子 / 纤维鼻咽镜检查 可发现鼻咽部肿物、溃疡、坏死和出血等异常病变，是鼻咽癌诊断中最重要的方法之一。鼻咽镜下可直接观察肿瘤的生长和侵犯情况，并可通过活检确诊。

（2）分子辅助诊断 主要有免疫组化 / 原位杂交检测和外周血 EBV 抗体与 EBV DNA 检测。免疫组化或原位杂交检测可以协助病理诊断某些通过病变形态不能确诊的病例。血清 EBV 抗体与血浆 EBV DNA 拷贝数对鼻咽癌诊断有协助作用；血浆 EBV DNA 拷贝数还可协助鼻咽癌初治后远处转移 / 复发的诊断，尤其对远处转移诊断的准确性高于复发。

2. 病理组织学分类 鼻咽癌起源于鼻咽黏膜上皮，有鳞状上皮分化。根据肉眼形态可分为结节型、菜花型、溃疡型和黏膜下浸润型，其中结节型最常见。采用鼻咽癌世界卫生组织（WHO）分类（2003 版）标准进行组织学分型，包括角化型鳞状细胞癌、非角化型鳞状细胞癌（分化型和未分化型）和基底细胞样鳞状细胞癌。其他类型鼻咽癌包括腺癌、腺样囊性癌、黏液表皮样癌及恶性多形性腺瘤。颈部肿块穿刺病理诊断为转移性非角化性癌或者转移性未分化癌。

四、分　　期

鼻咽癌采用 TNM 分期系统进行临床分期，目前临床应用的鼻咽癌分期标准为国际抗癌联盟（Union for International Cancer Control，UICC）/ 美国癌症联合委员会（American Joint Committee on Cancer，AJCC）发布的第 8 版临床分期（TNM 具体定义可参见补充内容）。依据肿瘤状况，可将鼻咽癌分为Ⅰ～ⅣB 期。其中Ⅰ期为 T1N0M0；T0～1N1M0 和 T2N0～1M0 属于Ⅱ期；Ⅲ期包括 T0～2N2M0 和 T3N0～2M0；T0～3N3M0 和 T4N0～3M0 属于ⅣA 期；只要发生远处转移，即可归为ⅣB 期。具体分期定义见附表 20-2-1。

五、评　　估

（一）治疗方案的评估

放疗或以放疗为主的综合治疗是鼻咽癌有效根治的治疗方法。调强放疗在鼻咽癌治疗中日益广泛的应用，明显提高了鼻咽癌的局部控制率和总生存率。近年来鼻咽癌的药物治疗，如化疗、靶向或免疫及放射增敏剂等也有一定发展。

Ⅰ期鼻咽癌推荐进行根治性放疗。Ⅱ期鼻咽癌治疗仍以放疗为主，对于具有较高的远处转移发生率的 T2N1 期患者，更倾向联合顺铂或其他铂类药物进行同步放化疗。局部晚期（Ⅲ～ⅣA）鼻咽癌推荐同步放化疗，以铂类药物为主，在此基础上可以结合患者情况考虑联合诱导化疗、辅助化疗、维持化疗等治疗手段；对于无法耐受化疗或放疗的患者，可以考虑靶向或者免疫治疗。转移性鼻咽癌患者，应采取全身治疗与局部治疗相结合的方式。复发性鼻咽癌，建议遵循多学科综合治疗协作组（multidisciplinary team，MDT）的模式，合理运用放疗、手术、化疗、靶向、免疫等多种治疗手段。

（二）生活质量的评估

鼻咽癌的 5 年生存率可高达 75.0%～93.9%，然而在鼻咽癌治疗及康复过程中，患者常面临鼻腔、口腔、头颈部活动困难等一系列疾病相关症状困扰，进而影响其生活质量，提高鼻咽癌患者的生活质量也是癌症治疗的重要目的之一。目前，国外没有专门用于评估鼻咽癌患者生活质量的调查问卷。一般采用通用的量表，包括 EORTC 的癌症患者 QOL 测定量表体系中的核心量表（QLQ-C30）和头颈部肿瘤生活质量问卷（QLQ-H&N35），美国华盛顿大学的 UW-QOL 问卷和美国开发的健康状况问卷 Short Form 36（SF-36）等。而国内也有学者开发了专门用于评估鼻咽癌患者生活质量的 QOL-NPC 量表、FACT-H&N 量表等。鼻咽癌治疗过程中在头颈部功能损伤方面较其他癌种更为严重，因此有必要建立鼻咽癌专用的 QOL 问卷调查表并进行可行性及有效性论证。

六、治　疗

（一）治疗原则

鼻咽癌患者的治疗应注重 MDT 的作用，特别是对于局部晚期的鼻咽癌患者，MDT 原则应该贯穿治疗全程。MDT 应最大限度减少患者的误诊及误治，缩短患者诊断和治疗的等待时间，增加治疗方案的可选择性，制订最佳治疗策略，改善患者预后和生活质量。

（二）药物治疗

1. 早期和局部晚期鼻咽癌的药物治疗　早期鼻咽癌以放疗为主，T2N1 期患者发生远处转移的概率较高，可进行同步放化疗，同步放化疗的药物以顺铂为首选，不可耐受者可考虑卡铂等其他铂类药物。

局部晚期鼻咽癌在同步放化疗的基础上联合诱导化疗、辅助化疗等手段，可在一定程度上改善预后。

（1）同步放化疗的常用药物治疗方案　①顺铂 100mg/m^2，每 21 天重复；②顺铂 40mg/m^2，每 7 天重复。

（2）常用诱导化疗方案　见表 20-2-1。

表 20-2-1　早期和局部晚期鼻咽癌的药物治疗常用诱导化疗方案

方案	用法用量
TPF	顺铂 60mg/m^2，iv，Day 1，q21d 多西他赛 60mg/m^2，iv，Day 1，q21d 5-FU 600mg/m^2，iv，Day 1～5，q21d
GP	顺铂 80mg/m^2，iv，Day 1，q21d 吉西他滨 1000mg/m^2，iv，Day 1，Day 8，q21d
PF	顺铂 80～100mg/m^2，iv，Day 1，q21d 5-FU 800～1000mg/m^2，iv，Day 1～5，q21d

（3）辅助化疗常用方案　顺铂 80mg/m^2，Day 1，5-FU 800mg/m^2，Day 1～5，每 21 天重复。

2. 转移性鼻咽癌的药物治疗　全身系统性药物治疗是转移性鼻咽癌的主要治疗方案，系统性药物治疗效果较好的患者，可以考虑进行放疗等局部治疗手段控制肿瘤。一线的药物治疗方案以顺铂联合其他化疗药物为主，也可根据患者情况联合ICI或其他靶向药物。二线药物治疗以单药为主，如卡培他滨、多西他赛、吉西他滨单药，也可考虑ICI单药，如卡瑞利珠单抗、帕博利珠单抗、纳武利尤单抗、特瑞普利单抗等。

（1）常用化疗方案　见表20-2-2。

表20-2-2　转移性鼻咽癌常用化疗方案

方案	用法用量
GP	顺铂80mg/m²，iv，Day 1，q21d 吉西他滨1000mg/m²，iv，Day 1，Day 8，q21d（此方案可联合卡瑞利珠单抗或特瑞普利单抗或血管内皮抑素）
PF	顺铂100mg/m²，iv，Day 1，q21d 5-FU 1000mg/m²，iv，Day 1～4，q21d
DP	顺铂75mg/m²，iv，Day 1，q21d 多西他赛75mg/m²，iv，Day 1，q21d
	顺铂75mg/m²，iv，Day 1，q21d 多西他赛35mg/m²，iv，Day 1，Day8，q21d
TP	卡铂AUC5，iv，Day 1，q21d 紫杉醇175mg/m²，iv，Day 1，q21d
	顺铂75mg/m²，iv，Day 1，q21d 白蛋白结合型紫杉醇100mg/m²，Day 1，Day8，Day15，q21d
	顺铂75mg/m²，iv，Day 1，q21d 白蛋白结合型紫杉醇140mg/m²，Day 1，Day8，q21d
	顺铂75mg/m²，iv，Day 1，q21d 白蛋白结合型紫杉醇260mg/m²，Day 1，q21d
XP	顺铂80～100mg/m²，iv，Day 1，q21d 卡培他滨1000mg/m²，po，Day 1～14，q21d

（2）免疫检查点抑制剂　见表20-2-3。

表20-2-3　鼻咽癌的免疫治疗

药物	用法用量
卡瑞利珠单抗	200mg，iv，q21d（与化疗联合）或200mg，iv，q14d（单药）
特瑞普利单抗	240mg，iv，q21d（与化疗联合）或3mg/kg，iv，q14d（单药）
纳武利尤单抗	3mg/kg或240mg，iv，q14d
帕博利珠单抗	200mg，iv，q21d或400mg，iv，q42d

七、治疗管理

应全面评估患者状况，包括肿瘤情况、听力及视力情况、疼痛情况、营养状况及患者体力状况等。治疗前应进行血常规、生化等相关实验室检查，判断是否适合开始药物治疗。评估患者正在使用的药品和保健品，与即将进行的治疗是否存在潜在风险。

（一）预处理

多西他赛、紫杉醇均需要使用地塞米松进行预处理，但地塞米松的使用目的和用法用量存在差异。顺铂需要进行水化处理，减少肾毒性。顺铂是高致吐风险药物，应给予含NK-1受体拮抗剂、5-HT_3受体拮抗剂及地塞米松在内的预防性止吐方案。药师应向患者解释已经给予了多种止吐药物预防恶心呕吐，以减轻患者心理压力，并介绍应对消化道反应的非药物方法，如少食多餐、清淡饮食等。若消化道反应严重，需要药物干预，应告知相关药物的正确用法。

（二）溶媒的选择

不同药物对溶媒有不同的要求，如紫杉醇脂质体只能用5%葡萄糖进行配制，吉西他滨可溶于100ml生理盐水中；多西他赛可溶于250ml 5%葡萄糖溶液或0.9%生理盐水中；白蛋白结合型紫杉醇只能用生理盐水溶解，并对溶媒体积有要求；顺铂与卡铂的溶媒根据生产厂家的不同有所差异，给药前务必注意溶媒的选择。

（三）给药顺序

紫杉类药物与铂类药物联合使用时，应当先用紫杉类药物。与化疗药物联合时，一般首先输注抗体类药物，间隔一段时间后如无异常，再继续进行化疗药物的输注。

（四）给药速度

紫杉醇与铂类药物调低给药速度可以降低毒性反应的发生率及严重程度，可以提高患者的耐受性；吉西他滨一般在30分钟左右完成给药，给药时间的延长可能带来更严重的骨髓抑制毒性。

（五）不良反应

1. 过敏反应　紫杉类药物可引起过敏反应，多发生于开始输注的最初几分钟内，在第一次输注时应注意监测，通常是轻至中度的，也会发生重度或罕见的致命性过敏性反应。发生过敏性反应需立即停止输注并对症治疗。

2. 骨髓抑制　顺铂、紫杉醇、多西他赛、吉西他滨等化疗药物都会引起骨髓抑制，通常发生在开始治疗的1周后。应告知患者按照医嘱定期复查血常规，血常规降低期间，减少在人群聚集的地方活动，避免发生感染。卡铂容易引起血小板降低，应尽量避免使用尖锐物品，减少出血事件的发生。

3. 免疫相关性不良反应　免疫检查点抑制剂的不良反应涉及皮肤、内分泌、神经、呼吸、心血管等多个系统，应注意监测。卡瑞利珠单抗可引起反应性毛细血管增生，是其特有的不良反应，停药后会逐渐恢复。

4. 其他药物相关不良反应　肾毒性是顺铂的剂量限制性毒性，应注意监测肾功能；顺铂的耳毒性与累积剂量相关，并且放疗会加重耳毒性，治疗期间应重视对听力的监测。顺铂、紫杉醇、白蛋白结合型紫杉醇均有周围神经毒性。5-氟尿嘧啶类药物有一定的心脏毒性，卡培他滨治疗期间注意监测患者有无以下症状：下肢水肿、心源性胸痛、心肌病、心肌缺血/梗死、心力衰竭、猝死、心动过速、心律失常等。吉西他滨可引起皮疹。

5. 放射性损伤　放疗可能造成皮肤和软组织损伤，引起放射性炎症，严重时可继发感染。药师应关注相关放射性损伤，适时为患者和医护人员提供药学建议。

案例 20-2-1　患者，男，58岁。10个月前无明显诱因出现右耳听力下降，伴耳闷；偶有头疼，以低头为著；偶有吸涕带血、鼻干、右侧鼻塞；左眼偶有复视，无视力下降、面麻等。患者既往体健。否认冠心病、脑血管病、糖尿病、肝炎、肺结核、慢性支气管炎、精神病史，有高血压，最高至170/90mmHg，口服氨氯地平控制血压稳定。无药敏史，无外伤史，无手术史，无输血史。检查报告：鼻咽喉镜提示鼻咽部占位，内镜及核磁均提示鼻咽部肿物，颈部超声考虑双颈Ⅱ区及左颈Ⅲ、Ⅳ、Ⅴ区淋巴结转移可能大；骨扫描提示颅底区骨质受侵。病理提示：鼻咽癌，非角化性，分化型。免疫组化结果显示：AE1/AE3（3+），EGFR（3+），Ki-67（90%），P16（−），PD-L1 Neg（−），PD-L1（22C3）（CPS=60），VEGF（−）。原位杂交：EBER（+）。诊断：1. 鼻咽癌；非角化性，分化型；T4N3M0，ⅣA期；2. 原发性高血压（2级，中危）。予以诱导化疗联合免疫治疗：卡瑞利珠单抗200mg第1天＋吉西他滨1.8g第1天、第8天＋顺铂40mg第1～3天q21d，化疗后出现Ⅰ度皮疹、Ⅰ度消化道反应，给予对症处理后好转，疗效评价为部分缓解（PR）。后行局部放疗，同时行2周期顺铂100mg/m^{2}化疗，化疗末复查肿瘤明显消退。

问题 20-2-1-1 试分析该患者诱导化疗联合免疫检查点抑制剂治疗中的药学监护点。

解析 20-2-1-1 该患者使用的诱导化疗联合免疫治疗方案中卡瑞利珠单抗应采用 5ml 灭菌注射用水复溶，5ml 复溶液可用 100ml 的 5% 葡萄糖注射液或生理盐水稀释后静脉输注。先输注卡瑞利珠单抗，间隔一段时间后如无异常，再继续进行化疗药物的输注。吉西他滨溶于 100ml 生理盐水中，浓度不应超过 40mg/ml；吉西他滨一般在 30 分钟左右完成给药，给药时间的延长可能带来更严重的骨髓抑制毒性。顺铂使用 500ml 生理盐水配制，并需要进行水化处理，以减少肾毒性。治疗完成后应定期行血常规及肝肾功监测。

问题 20-2-1-2 患者开始放疗之后，因担心放疗导致的不良反应，十分焦虑，经病友推荐，自行网购预防放疗副作用的药物使用，作为药师该如何对患者进行科普教育。

解析 20-2-1-2 放疗是应用射线的能量来杀死肿瘤细胞达到根治或姑息治疗肿瘤的目的，放疗治疗了大量的肿瘤患者。肿瘤治疗过程中放疗、化疗、免疫治疗都可能会导致不同程度的不良反应，但不必过于焦虑。可在日常生活中采取积极的措施进行预防：①放疗期间注意放射野内皮肤及软组织的保护，遵医嘱进行张口锻炼及转颈的锻炼，保持口腔清洁；②注意鼻腔和鼻咽腔的清洁保护，减少感染的可能；③尽量正常饮食，保证营养的摄入，利于保证治疗的顺利进行。在放疗治疗期间感觉到疲劳是常见和正常的，疲劳感会持续到放疗结束后 4～6 周，每次放疗前后应卧床休息或静坐半小时以上，为防止恶心、呕吐，在放疗前后半小时内尽量不吃太多的东西，食物要以高蛋白高维生素易消化、稀软、容易吸收为主，避免粗糙、辛辣。放疗结束后仍应注意保护放射野内皮肤及软组织，继续加强张口锻炼及转颈的锻炼，保持口腔清洁，注意鼻腔和鼻咽腔的清洁保护。定期行口腔和口腔内放射治疗部位的牙齿评估及言语、听力、吞咽功能、营养和心理状态评估。如果出现了相关的不良反应应及时告知医生并在医生指导下选择相关的药物进行治疗，切勿自行用药，尤其是来源不明的药品。

第三节 食 管 癌

一、定义与流行病学

（一）定义

食管癌（esophageal cancer）指从下咽食管起始部到食管胃交界部之间食管上皮来源的癌。食管癌的病理类型主要分为鳞癌和腺癌，二者在发生部位、病理特征及预后等方面有较大差异。食管鳞癌是起源于食管上皮并具有鳞状细胞分化的恶性上皮细胞肿瘤；食管腺癌主要起源于食管下 1/3 的巴雷特（Barrett）黏膜的腺样分化的恶性上皮细胞肿瘤，偶尔起源于上段食管的异位胃黏膜，或食管固有腺体。

（二）流行病学

食管癌发病率占全世界恶性肿瘤发病率第七，死亡率第六。2020 年，全球食管癌发病 604 000 例，死亡 544 000 例。在全球范围内食管部位的鳞癌和腺癌各占约 50%，北美和西欧地区的食管癌以腺癌为主，我国食管癌 90% 以上为鳞癌。我国食管癌高发区集中在太行山脉附近以及苏北地区、川北地区、广东汕头及福建闽南等地区；男性发病率高于女性，农村人口发病率高于城市人口。

二、病因与发病机制

食管癌病因至今尚无明确定论。目前认为过度饮酒和吸烟是食管癌的主要危险因素；不良饮食习惯，如进食过快、喜食高温食物、食物中缺乏维生素和微量元素等也可造成患食管癌风险升高；其他食管疾病，如贲门失弛缓症，也是食管癌的危险因素之一；HPV 感染可能与食管鳞癌相关；有研究发现，肥胖与高体重指数者患食管腺癌的风险增加，肥胖会导致胃食管反流病（gastroesophageal reflux disease，GERD），而GERD与Barrett食管的形成相关，后者患食管腺癌的风险比普通人群高30～60倍；食管癌有家族聚集倾向，因此不能排除遗传因素在食管癌中的作用。

三、诊　断

（一）症状与体征

早期食管癌无症状或症状不明显。吞咽困难是食管癌的最常见临床表现，随着肿瘤负荷的增加，会由最初的吞咽固体食物困难逐渐过渡到半固体食物，甚至流体食物吞咽困难，可伴有胸骨后灼烧感。食管癌可以引起慢性消化道出血，导致黑便、贫血；由食管癌引起的进食不足还会导致体重下降。肿瘤若压迫喉返神经，可出现声音嘶哑或声带麻痹症状。晚期食管癌还可能出现食管气管瘘，引起咳嗽、发热等症状；若伴有肺转移或恶性胸腔积液，还可能有呼吸困难的症状。

（二）检查

1. 内镜检查　是食管癌临床诊断的必要检查之一，既有助于确定食管癌原发病灶的大体分型，又是活检病理学确诊的重要依据。

2. 影像学检查　如果无法进行内镜检查，可以考虑选择上消化道造影和胸部增强CT。上消化道造影可以判断食管癌的原发部位，但不能评估原发灶侵犯深度和区域淋巴结转移情况。胸部增强CT，可以判断食管癌位置、原发灶浸润深度、肿瘤与周围结构及器官的相对关系、区域淋巴结转移情况、周边血管侵犯情况。超声检查主要应用于食管癌患者双侧颈区、锁骨上区淋巴结评估及肝脏转移灶评估。超声引导下穿刺活检获得病理学诊断证据。CT无法判别食管癌原发灶与周围气管及支气管膜部、主动脉外膜临界关系时，MRI可提供有价值的补充信息。

3. 肿瘤标志物　目前尚缺乏食管癌特异性血液肿瘤标志物。

（三）临床诊断

食管癌的诊断主要依靠病理学结果证实，需要获取活检标本，对肿瘤组织行组织学检查。内镜无法获得活检标本的患者，可结合上消化道造影、增强CT等其他影像学检查，以及影像引导下穿刺活检辅助诊断。

食管癌需要与食管炎、贲门失弛缓症、食管良性狭窄等良性疾病进行鉴别，还需与其他肿瘤进行鉴别诊断，如平滑肌瘤、平滑肌肉瘤、胃肠道间质瘤等。

四、分　期

食管癌的分期与预后密切相关，是评估预后和选择适当治疗策略的重要依据，需要对局部肿瘤侵犯范围、有无远处转移进行准确的临床分期。目前普遍参照UICC/AJCC第8版制定的TNM分期体系，对食管癌进行分期。若肿瘤累及食管胃交界部，肿瘤中心在食管胃交界部食管侧者或在胃侧2cm之内，按食管癌分期；肿瘤中心在近端胃2cm之外或肿瘤中心虽在近端胃2cm之内但未累及食管胃交界部者，按照胃癌分期。根据不同临床情况，分为临床分期（cTNM）、病理分期（pTNM）与诱导治疗后病理分期（ypTNM）3种类型。具体分期可参见附表20-3-1～附表20-3-5。

五、评　估

在制订治疗方案前，应完成影像学、病理学等相关检查，提倡多学科治疗团队进行讨论确定治疗方案。营养不良会影响食管癌患者对手术、放疗、化疗等治疗的耐受性，应重视食管癌患者的营养评估，这也是基线综合评估的重要组成部分；治疗中也应定期评估营养状况，必要时进行营养干预。治疗后应按期复查，评估疗效及肿瘤有无复发转移情况。

六、治　疗

（一）治疗原则

提倡MDT团队综合分析临床症状、病理、影像等病历资料，以共同讨论的方式制订个体化诊疗方案。早期无淋巴结转移且肿瘤侵犯不超过黏膜下层上1/3的食管癌，推荐行内镜下治疗。外科手术是食管癌的主要根治性治疗手段。可切除的食管癌，推荐进行手术联合术前同步放化疗。可疑累及周围器官，但未明确临床分期属于T4b的肿瘤，推荐先进行新辅助化疗，根据治疗效果经过多学科治疗团队讨论，评估是否可以进行手术。放疗是食管癌治疗的重要手段。可切除的食管癌，术前同步放化疗可以提高生存获益，术后辅助放疗可以提高淋巴结转移患者的生存率。不可切除的食管癌，体力状况较好（PS评分0～1）者，根治性同步放化疗是首选治疗方案，无法耐受同步放化疗的患者，推荐单纯放疗；体力状况稍差（PS评分2分）者，姑息性放疗是缓解晚期食管癌患者症状（如出血、疼痛、吞咽困难等）的有效手段，可以提高患者的生活质量。药物治疗在食管癌中主要用于局部晚期患者的新辅助治疗和辅助治疗，以及晚期患者的化疗、分子靶向治疗和免疫治疗。

（二）药物治疗

药物治疗在食管癌治疗中占据重要地位。传统的化疗药物在局部晚期食管癌的围手术期治疗、晚期食管癌的系统治疗中发挥了重要作用。随着靶向治疗、免疫治疗药物的迅速发展，药物治疗在食管癌的综合治疗中展现出更重要的作用和更广阔的前景。

1. 围手术期化疗方案　胸段食管腺癌或胃食管交界部腺癌的围手术期化疗方案，优先推荐5-氟尿嘧啶类联合奥沙利铂的双药方案或者三药FLOT方案，此外也可考虑5-氟尿嘧啶联合顺铂的双药方案（表20-3-1）。

表20-3-1　食管癌常用围手术期化疗方案

方案	用法用量
奥沙利铂+5-氟尿嘧啶类（腺癌）	奥沙利铂85mg/m^2，iv，Day 1，q14d 左亚叶酸钙400mg/m^2，iv，Day 1，q14d 5-氟尿嘧啶400mg/m^2，iv，Day 1，q14d 5-氟尿嘧啶2400mg/（m^2·d），持续静脉输注46～48小时，q14d
	奥沙利铂130mg/m^2，iv，Day 1，q21d 卡培他滨1000mg/m^2，po，bid，Day 1～14，q21d
FLOT（腺癌）	奥沙利铂85mg/m^2，iv，Day 1，q14d 5-氟尿嘧啶2600mg/（m^2·d），持续静脉输注24小时，q14d 左亚叶酸钙200mg/m^2，iv，Day 1，q14d 多西他赛50mg/m^2，iv，Day 1，q14d
顺铂+5-氟尿嘧啶	顺铂100mg/m^2，iv，Day 1，q28d 5-氟尿嘧啶800mg/m^{2}每日持续静脉输注Day 1～5，q28d

2. 术前新辅助方案　见表20-3-2。

表20-3-2　食管癌术前新辅助常用方案

方案	用法用量
5-氟尿嘧啶＋顺铂（腺癌）	顺铂80mg/m^2，iv，Day 1，q21d 5-氟尿嘧啶1000mg/（m^2·d），持续静脉输注24小时，q21d
紫杉醇＋顺铂（鳞癌）	顺铂50mg/m^2，iv，Day 1，q14d 紫杉醇150mg/m^2，iv，Day 1，q14d

3. 术后辅助化疗方案　见表 20-3-3。

表 20-3-3　食管癌术后辅助常用方案

方案	用法用量
纳武利尤单抗（术前新辅助同步放化疗后 R0 切除，术后分期≥ ypT1 或 ypN1）	纳武利尤单抗 240mg，iv，Day 1，q14d
XELOX（食管胃交界部腺癌）	奥沙利铂 $130mg/m^2$，iv，Day 1，q21d 卡培他滨 $1000mg/m^2$，po，bid，Day 1～14，q21d
紫杉醇 + 顺铂（鳞癌）	顺铂 $50mg/m^2$，iv，Day 1，q14d 紫杉醇 $150mg/m^2$，iv，Day 1，q14d

4. 转移性 / 复发食管癌的药物治疗方案　对初诊晚期转移性食管癌患者，如能耐受，可行系统性药物治疗。转移性食管癌经全身治疗后出现疾病进展，可更换方案治疗。对根治性治疗后出现局部复发或远处转移的患者，如能耐受，可行系统性药物治疗。

（1）一线治疗　ICI 联合化疗已经成为晚期食管癌一线治疗的标准（表 20-3-4）。在化疗基础上还可根据患者具体情况及 PD-L1（programmed cell death-ligand 1）表达水平联合 PD-1（programmed cell death protein 1）类药物。对于不适合接受 ICI 治疗的患者，可考虑行单纯化疗。晚期食管鳞癌的常用化疗方案包括顺铂联合 5- 氟尿嘧啶、紫杉醇联合铂类药物等。晚期食管胃交界部腺癌的常用化疗方案为顺铂或奥沙利铂联合 5- 氟尿嘧啶类药物。HER2 阳性的晚期食管胃交界部腺癌患者，一线治疗可在顺铂 +5- 氟尿嘧啶类药物的基础上联合曲妥珠单抗。

表 20-3-4　转移性 / 复发食管癌常用一线治疗方案

方案	用法用量	
5- 氟尿嘧啶类 + 顺铂	方案 1	左亚叶酸钙 $200mg/m^2$，iv，Day 1，q14d 5- 氟尿嘧啶 $2000mg/m^2$，持续静脉输注 24 小时，Day 1，q14d 顺铂 $50mg/m^2$，iv，Day 1，q14d
	方案 2	5- 氟尿嘧啶 $800mg/m^2$，持续静脉输注 24 小时，Day 1～4 顺铂 $80mg/m^2$，iv，Day 1
	方案 3	顺铂 $80mg/m^2$，iv，Day 1，q21d 卡培他滨 $1000mg/m^2$，po，bid，Day 1～14，q21d
5- 氟尿嘧啶类 + 奥沙利铂（腺癌）	方案 1	奥沙利铂 $130mg/m^2$，iv，Day 1，q21d 卡培他滨　$1000mg/m^2$，po，bid，Day 1～14，q21d
	方案 2	左亚叶酸钙 $200mg/m^2$，iv，d1，q14d 5- 氟尿嘧啶 $2600mg/m^2$，持续静脉输注 24 小时，Day 1，q14d 奥沙利铂 $85mg/m^2$，iv，Day 1，q14d
	方案 3	左亚叶酸钙 $400mg/m^2$，iv，Day 1，q14d 5- 氟尿嘧啶 $400mg/m^2$，静脉推注，Day 1，然后 $1200mg/m^2$，持续静脉输注 24 小时，Day 1～2，q14d 奥沙利铂 $85mg/m^2$，iv，Day 1，q14d
紫杉类 + 铂类（鳞癌）	方案 1	紫杉醇 $175mg/m^2$，iv，Day 1，q21d 顺铂 $75mg/m^2$，iv，Day 2，q21d
	方案 2	白蛋白结合型紫杉醇 $125mg/m^2$，iv，Day 1，Day 8，q21d 顺铂 $75mg/m^2$，iv，Day 1，q21d

（2）二线治疗　ICI 已成为化疗失败的晚期食管癌患者的重要治疗选择。既往未接受过 ICI治疗的鳞癌患者二线治疗可以选择纳武利尤单抗、卡瑞利珠单抗、替雷利珠单抗，CPS ≥ 10 时也可以选择帕博利珠单抗。HER2 阳性的腺癌患者，若之前没有用过曲妥珠单抗，推荐曲妥珠单抗联合紫杉醇。紫杉类、伊立替康单药、小分子靶向药物阿帕替尼对鳞癌和腺癌都有一定疗效。

七、治疗管理

（一）治疗中药学监护

1. 其他疾病及用药情况 治疗前药师应全面了解患者的其他疾病及用药情况，判断与计划使用的抗肿瘤药物是否存在禁忌、药物间相互作用，计划使用的抗肿瘤药物是否会对原有疾病产生不利影响。

2. 相关预处理药物 多数抗肿瘤药物都会引起恶心、呕吐等消化道症状，治疗前给予适当的止吐药物组合对化疗引起的恶心、呕吐进行预防，能减轻治疗过程中的不适，提高患者对治疗的依从性。

普通紫杉醇制剂在输注过程中可以引起过敏反应，输注前应给予地塞米松、苯海拉明、西咪替丁注射液进行预处理，降低过敏反应发生概率。顺铂需要进行水化处理，减少肾毒性。

3. 药物配制 不同药物对溶媒有不同的要求。奥沙利铂、脂质体紫杉醇只能用5%葡萄糖溶液进行配制，顺铂则可使用0.9%氯化钠溶液配制，单抗类药物一般使用0.9%氯化钠溶液配制。

4. 药物输注 与化疗药物联合时，一般首先输注单抗类药物，间隔一段时间后如无异常，再输注化疗药物。左亚叶酸钙在5-氟尿嘧啶之前输注；紫杉醇与铂类药物合用时，先给予紫杉醇。

紫杉醇和铂类药物可引起急性过敏反应，若输注过程中发生急性过敏，应立即停止输液，更换输液器，并进行对症治疗。紫杉醇对血管有一定刺激性，如发现药物外渗，应立即停止给药，用生理盐水冲洗静脉，冷敷处理，进行局部封闭，尽量减少静脉炎发生风险。

5. 患者用药教育 首次治疗前药师应根据患者和家属的受教育程度和对疾病的认知程度进行适当的用药教育，说明治疗周期、口服药物用法用量、保存方法，告知可能发生的不良反应及注意事项。

（二）治疗后监测和随访

术后和放化疗后第1～2年，建议每3～6个月复查一次；第3～5年每6个月复查一次，第5年后每年复查一次。复查包括体格检查、上消化道造影、胸腹增强CT、颈部超声、内镜检查等。

案例20-3-1 患者，男，58岁，身高170cm，体重63kg。患者无明显诱因出现进食哽噎感，以粗硬食物为主，无呕血、黑便、发热、胸闷、胸痛等不适。胃镜检查示：距门齿约为32cm食管略隆起，表面黏膜糜烂。距门齿33～36cm食管近全周可见一隆起型肿物，宽基无活动性，表面黏膜糜烂，质脆触之易出血；贲门皱缩功能欠佳。胃窦部黏膜充血、粗糙，幽门充血、水肿。全身麻醉下行胸腹腔镜部分食管部分胃切除＋食管胃颈部吻合术＋双侧喉返神经探查＋淋巴结清扫术。术后病理诊断：食管胃交界溃疡型Siewert Ⅰ型中-低分化腺癌（Lauren分型：弥漫型），伴大量淋巴细胞浸润，肿瘤侵及纤维膜，累及食管下段，可见神经侵犯，未见明确脉管瘤栓。食管切缘、胃切缘、环周切缘未见癌。淋巴结可见转移性癌（1/29）pTNM：pT3N1M0。自发病以来精神可，食欲欠佳。ECOG评分0分。术后行化疗：奥沙利铂240mg ivgtt第1天＋替吉奥60mg bid po第1～14天/q21d。患者既往体健，否认食物、药物过敏史。入院诊断：食管恶性肿瘤pT3N1M0 ⅢA期根治术后。

问题 患者首次住院化疗，请根据化疗方案，进行简单的患者用药教育。

解析 化疗方案为奥沙利铂联合替吉奥，21天一个周期。其中奥沙利铂为静脉滴注，第一天给药；替吉奥为口服药物，第1天至第14天，每天早饭和晚饭后半小时，温水送服3粒；第15天至第21天休息。替吉奥若出现漏服情况或者服药后呕吐，不用补服。

常见的不良反应有恶心、呕吐等消化道反应，已经预防性给予止吐药物，恶心呕吐通常在用药结束后逐渐恢复。治疗期间可通过少食多餐、清淡饮食等方式减轻消化道反应，切忌暴饮暴食。通常在化疗开始后的第1～2周出现骨髓抑制，应遵医嘱定期复查血常规。做好房间的通风，注意保暖，若出现血常规降低，应避免去人群聚集的地方活动，减少感染的发生概率。若出现血小板降低，尽量避免使用尖锐物品，减少出血事件的发生。

化疗药物大多经肝脏代谢、肾脏排泄，有一定的肝肾毒性，应遵照医嘱进行肝肾功能监测，一旦发现异常，及时告知主管医生，必要时就诊于相应临床科室，进行对症处理。

奥沙利铂的神经毒性大多数在治疗几个周期后出现，表现为指尖麻木及感觉异常，停药后大部分患者可逐渐恢复。神经毒性遇冷加重，因此奥沙利铂治疗期间需要保暖，避免接触冰冷的物品、空调直吹等与寒冷相关的因素。

（李国辉　陈　喆）

第四节　肺　　癌

一、定义及现状

原发性支气管肺癌（primary bronchogenic carcinoma）简称肺癌（lung cancer），是最常见的恶性肿瘤之一，可以分为非小细胞肺癌（non-small cell lung cancer，NSCLC）和小细胞肺癌（small cell lung cancer，SCLC），非小细胞肺癌又可分为鳞状细胞癌、腺癌和大细胞癌等亚型。肺癌是全球负担最重的恶性肿瘤之一。据GLOBOCAN估计，2020年全球新发肺癌病例约20万，占全部恶性肿瘤的11.4%，肺癌死亡病例约180万，占恶性肿瘤相关死亡的18.0%。我国是肺癌发病率最高的国家之一，中国肿瘤登记中心数据显示，2020年我国新发肺癌病例82万例，其中男性54万例，女性28万例，占全部恶性肿瘤发病例数的17.9%。2020年中国肺癌死亡病例71万例，其中男性47万例，女性24万例，占全部恶性肿瘤死亡例数的23.8%。

二、病因和发病机制

肺癌的确切病因和发病机制尚不明确，目前认为是环境因素与内在因素共同作用、多基因参与的复杂疾病。下列因素与肺癌的发病有密切关系。

（一）吸烟

吸烟是公认的肺癌最重要的危险因素。国内外大量研究表明，吸烟与肺癌的发病之间存在明显的剂量-效应关系，吸烟者患肺癌的危险性与每日吸烟量、吸烟时间、烟草种类、开始吸烟的年龄等有密切关系。

（二）环境污染

环境污染对人类健康造成的危害越来越引起人们的重视。目前的主要污染源包括室内空气污染和室外空气污染。室内空气污染主要有煤烟污染、油烟污染、烟草烟雾污染等。

（三）职业因素

有研究表明，长期接触砷、铬酸盐、镍、石棉及焦油、煤气的工人，肺癌的发病率均明显高于正常人。

（四）其他

人体内在因素如家族遗传及免疫功能降低、代谢活动、内分泌功能失调等，也可能对肺癌的发病起到一定的促进作用。有吸烟史并且吸烟指数大于400支/年、高危职业接触史（如接触石棉）及肺癌家族史等，年龄在45岁以上者，是肺癌的高危人群。

三、诊　　断

（一）症状与体征

中央型肺癌可表现出相应的临床症状及体征，包括咳嗽、咳痰、咯血、喘鸣、胸闷、气急、胸痛、声音嘶哑、吞咽困难、上腔静脉综合征、膈肌麻痹、胸腔和心包积液、Pancoast 综合征等。远处转移可因转移部位不同而出现不同的局部和全身症状。周围型肺癌早期常无呼吸道症状，随着病情的发展，可出现相应的呼吸道症状或转移相关症状。少数肺癌患者可出现一些少见的并非由肿瘤直接侵犯或转移引起的症状和体征，又称副肿瘤综合征，可出现于肺癌诊断前或诊断后，也可同时出现，常表现为胸部以外的脏器症状，如高钙血症、抗利尿激素分泌异常综合征、异位库欣综合征、神经肌肉功能异常、血液系统异常等。

（二）辅助影像学检查

肺癌的诊治过程中，建议根据不同的检查目的，合理、有效地选择一种或多种影像学检查方法。肺癌的医学影像学检查方法主要包括 X 线摄影、CT、MRI、PET-CT、超声、放射性核素显像等方法。影像学检查主要用于肺癌诊断、分期、疗效监测、再分期及预后评估等。

1. 胸部 X 线摄影 为胸部基本检查方法，通常包括胸部正、侧位片。发现胸部 X 线影像异常时，应有针对性地选择进一步的影像检查方法。

2. 胸部 CT 可有效检出早期周围型肺癌、明确病变所在的部位和累及范围，是目前肺癌诊断、分期、疗效评价和随诊的主要影像学检查手段。

3. MRI 检查 一般不用于肺癌常规检查，但可选择性用于以下情况：判断胸壁或纵隔受侵犯情况，显示肺上沟瘤与臂丛神经及血管的关系，直径＞ 8 mm 疑难实性肺结节的鉴别诊断。

4. PET-CT 检查 是诊断肺癌、分期与再分期、手术评估、放疗靶区勾画（尤其合并肺不张或有静脉 CT 造影禁忌证时）、疗效和预后评估的最佳方法之一。PET-CT 对于脑和脑膜转移诊断的敏感度相对较差，必要时需与脑部增强 MRI 联合诊断以提高检出率。推荐有条件者进行 PET-CT 检查。

5. 超声检查 一般不用于肺癌的常规检查，常用于检查腹部脏器及浅表部位淋巴结有无转移，对浅表淋巴结、邻近胸壁的肺内病变或胸壁病变进行超声引导下穿刺活检。

6. 骨扫描 是判断肺癌骨转移的常规检查，是筛查骨转移的首选方式。当骨扫描检查发现可疑骨转移时，可行 MRI 检查等进一步确认。

（三）获取肺癌细胞学或组织学检查技术

依据 2021 年版世界卫生组织分类准确诊断，病理诊断同时应尽可能保留足够标本进行分子生物学和免疫治疗相关检测。

1. 痰液细胞学检查 诊断中央型肺癌最简单方便的无创诊断方法之一，但有一定的假阳性和假阴性可能，且分型较为困难。

2. 胸腔穿刺术 可以获取胸腔积液进行细胞学检查，以明确病理和进行肺癌分期。胸腔积液离心沉淀的细胞块行石蜡包埋、切片和染色，可提高病理阳性诊断率。

3. 浅表淋巴结和皮下转移病灶活组织检查 对于肺部占位怀疑肺癌者，如发现浅表皮下病灶或浅表淋巴结肿大，可进行活检以获得病理学诊断。

4. 经胸壁肺穿刺术 在 CT 或超声引导下经胸壁肺穿刺是诊断周围型肺癌的首选方法之一。

5. 支气管镜检查 是肺癌的主要诊断工具之一。支气管镜可进入 4～5 级支气管，帮助肉眼观察近端约 1/3 的支气管黏膜，并通过活检、刷检及灌洗等方式进行组织学或细胞学取材，活检、刷检及灌洗联合应用可以提高检出率。

6. 经支气管镜针吸活检术（TBNA）和超声支气管镜引导下经支气管镜针吸活检术（EBUS-TBNA） 传统 TBNA 根据胸部病灶 CT 定位操作，对术者技术要求较高，不作为常规推荐的检查方法，有条件的医院可以开展。EBUS-TBNA 可在超声引导下实时行胸内病灶及纵隔、肺门淋巴结转移灶穿刺，更具安全性和可靠性，建议有条件的医院积极开展。

7. 纵隔镜检查 取样较多，是鉴别伴纵隔淋巴结肿大良恶性疾病的有效方法，也是评估肺癌分期的方法之一，但操作创伤及风险相对较大。

8. 胸腔镜　内科胸腔镜可用于不明原因的胸腔积液、胸膜疾病的诊断。外科胸腔镜可有效地获取病变肺组织，对于经支气管镜和经胸壁肺穿刺术等检查方法无法取得病理标本的肺癌，尤其是肺部微小结节病变，通过胸腔镜下病灶切除，即可明确诊断。

（四）实验室检查

血清学检查有助于肺癌的辅助诊断、疗效判断和随访监测。

目前推荐常用的原发性肺癌标志物有癌胚抗原（carcinoembryonic antigen，CEA）、神经元特异性烯醇化酶（neuron specific enolase，NSE）、细胞角蛋白19片段抗原21-1（cytokeratin 19 fragment antigen21-1，CYFRA21-1）、胃泌素释放肽前体（pro-gastrin-releasing peptide，ProGRP）、鳞状细胞癌抗原（squamous cell carcinoma antigen，SCCA）等。肿瘤标志物联合检测可提高其在临床应用中的灵敏度和特异度。

（五）病理组织学分类

1. 鳞状细胞癌　肺鳞状细胞癌多起源于主气管或叶支气管，属于中央型肺癌。WHO将肺鳞状细胞癌定义为呈现出角质化和（或）细胞间桥，或者免疫组化染色呈现出鳞状细胞分化的恶性上皮肿瘤。

2. 腺癌　常呈现出多种组织类型，并混杂在同一肿瘤中，其中包括鳞屑样、腺泡状、乳头状、微乳头状及实体生长型。

3. 腺鳞癌　指含有腺癌和鳞状细胞癌2种成分，每种成分占全部肿瘤占比≥10%。

4. 肺大细胞癌　是一种不具有鳞癌、腺癌和小细胞癌组织学及免疫组化特征的未分化非小细胞肺癌。

5. 小细胞肺癌　组织学特征为具有小的、圆形、蓝色的神经内分泌颗粒，光镜下可见单一的未分化形态，核染色质呈细颗粒状，核仁不明显或缺失，核质比高，有丝分裂频繁。这些细胞分裂迅速，具有高度转移性、侵袭性和血管生成。

6. 神经内分泌肿瘤　包括神经内分泌瘤和神经内分泌癌。

7. 肉瘤样癌　包括多形性癌、癌肉瘤和肺母细胞瘤等，多形性癌是包含至少10%梭形或巨细胞成分的NSCLC，或完全为梭形细胞癌或巨细胞癌成分。

8. 转移性肿瘤　肺是全身肿瘤的常见转移部位，应注意除外转移性肿瘤。免疫组织化学有助于鉴别组织来源，如肺、乳腺、肾细胞癌、胃肠道、前列腺和间皮等。

9. 其他上皮源性肿瘤　胸部SMARCA4缺失未分化肿瘤是一种高级别恶性肿瘤，主要累及成年人胸部，表现为未分化或横纹肌样表型并伴有SMARCA4缺失。

细胞学标本诊断原则：①尽可能少使用NSCC-NOS的诊断；②当有配对的细胞学和活组织检查标本时，应综合诊断以达到一致性；③肿瘤细胞或可疑肿瘤细胞的标本，均应尽可能制作细胞学蜡块；④细胞学标本分型不建议过于细化，仅作腺癌、鳞状细胞癌、NEC或NSCC-NOS分型即可。

四、分期与分级

（一）非小细胞肺癌的TNM分期

NSCLC分期参照AJCC第8版，详见附表20-4-1。

（二）小细胞肺癌分期

SCLC的特点是倍增迅速，早期广泛转移，生存质量明显差于NSCLC。超过60%的SCLC患者存在明显的转移，其余35%～40%的患者几乎为局部晚期，不适合手术切除。因此，以手术标本的病理结果为基础的经典TNM分期系统不论从实用性还是从临床应用，都不适用于此类晚期患者。相反，经原VAISG的两期肺癌分期系统修改而来的分期系统被广泛应用于SCLC患者，这些患者相应地被描述为“局限性”和“广泛性”这两类病变，即TNM分期系统中的Ⅰ期～ⅢB期和Ⅳ期。这种分期方法简单、易行，与治疗疗效及预后相关。对于接受外科手术的患者也采用TNM分期标准。

“局限性”病变过去被描述为局限于同侧胸腔和区域内淋巴结的肿瘤，只纳入单一放疗这一治疗方案。而现在这类SCLC患者一般采用以治疗为目的的放化疗或化疗。但即使是“局限性”病变，它的5年生存率也仅有10%。SCLC中的“广泛性”病变相当于TNM分期中的Ⅳ期，为超出“局限性”病变范围的肿瘤，包括远处转移、恶性；心包或胸腔积液，对侧肺门或锁骨上淋巴结受累。这一类病变几乎没有长期生存患者。

五、评　估

治疗方案的评估：肺癌包含NSCLC和SCLC，虽然两者具有一定相似性，但治疗方案一般不同，NSCLC占癌的85%，其余为SCLC。NSCLC采取以手术为主的综合治疗，SCLC则采取以化疗、放疗为主的综合治疗。根治性外科手术切除（解剖性肺切除和纵隔淋巴结清扫或采样）是早期NSCLC的推荐首选局部治疗方式。局部晚期NSCLC术后可接受术后辅助放疗和辅助化疗。局部晚期NSCLC和局限期SCLC也可通过放、化疗结合取得较好效果。对Ⅳ期肺癌，应采取以化疗为主的综合治疗，在恰当的时机给予姑息性手术、放疗、介入治疗等局部治疗手段。

不适合手术或拒绝手术的早期NSCLC的放射治疗：首选立体定向放射治疗（stereotactic radiotherapy，SRT）（1类推荐证据），适应证包括：

（1）不耐受手术的早期NSCLC高龄、严重内科疾病、T1～2N0M0期。

（2）可手术但拒绝手术的早期NSCLC。

（3）不能施行或拒绝接受病理诊断的临床早期肺癌，在满足下列条件的情况下，可考虑进行SRT治疗：①明确的影像学诊断，病灶在长期随访（＞2年）过程中进行性增大，或磨玻璃影（GGO）的密度增高、实性比例增大，或伴有血管穿行及边缘毛刺样改变等恶性特征；至少2种影像学检查（如胸部增强1～3mm薄层CT和全身PET-CT）提示恶性；②经肺癌多学科协作组讨论确定；③患者及家属充分知情同意。

（4）相对适应证① T3N0M0；②同时性多原发NSCLC。

六、治　疗

（一）治疗原则

肺癌的治疗应根据患者的机体状况、免疫功能状况、肺癌的具体部位、病理类型、肺癌侵犯范围（病理）和发展趋向、细胞分化程度、生物学行为、肺癌相关基因结构和（或）功能改变，既从患者的局部，也从患者的整体出发，合理地、有计划地综合应用现有的治疗手段，以期较大幅度地提高肺癌治愈率，延长肺癌患者生命和提高肺癌患者的生活质量。

（二）药物治疗

肺癌的药物治疗包括化疗、分子靶向治疗及免疫治疗。化疗应当严格掌握临床适应证，充分考虑患者病期、体力状况、不良反应、生活质量及患者意愿，避免治疗过度或治疗不足。同时及时评估药物治疗疗效，密切监测及防治不良反应，并酌情调整药物和（或）剂量。

由于SCLC的生物学特性与其他组织学类型不同，仅有少数早期的患者首选手术治疗。化疗是最基础的治疗手段，放疗也在其中扮演重要角色，目前化放疗联合是局限期的标准治疗，而化疗是广泛期的标准治疗。在NSCLC中，化疗是主要的治疗手段之一，而化疗的常用方式有新辅助化疗、维持治疗、术后辅助治疗、姑息化疗等。完全切除的Ⅱ～Ⅲ期NSCLC，推荐含铂两药方案术后辅助化疗4个周期。ⅠB～Ⅱ期术后发现EGFR敏感基因突变的患者，可行奥希替尼辅助靶向治疗，ⅡA～Ⅲ期术后发现EGFR敏感基因突变的患者，可行埃克替尼辅助靶向治疗，

Ⅱ A～Ⅲ期术后驱动基因阴性的患者，如 PD-L1 表达阳性（≥ 1%）可在铂类为基础的化疗后行阿替利珠单抗辅助治疗。Ⅲ A 期可手术的 NSCLC 完全切除术后推荐辅助含铂两药化疗，对于术后发现 EGFR 敏感基因突变的患者，可行埃克替尼、奥希替尼辅助靶向治疗。术后驱动基因阴性的患者，如 PD-L1 表达阳性（≥ 1%）可在铂类为基础的化疗后行阿替利珠单抗辅助治疗。

（三）常用药物

常用化疗药物有顺铂（DDP）、紫杉醇（PTX）、多西他赛（DOC）、依托泊苷（VP-16）、多柔比星（ADM）、长春新碱（VCR）、环磷酰胺（CTX）、伊立替康（CPT-11）、吉西他滨（GEM）、长春瑞滨（NVB）、培美曲塞（PEM）等。

目前靶向治疗需要明确基因突变状态，依据分子分型指导靶向治疗，最常用于非鳞癌的 NSCLC 患者。靶向肿瘤血管生成的药物有贝伐珠单抗、雷莫芦单抗，这两种药物都可能与靶向药物厄洛替尼联合使用，共同作为一线方案，用于治疗癌细胞存在特定 EGFR 基因突变的患者。靶向 EGFR 基因改变的药物有吉非替尼、厄洛替尼、埃克替尼、阿法替尼、达可替尼、奥希替尼，这些药物通常单独使用（不联合化疗），作为一线方案用于治疗伴有 EGFR 基因特定突变的晚期 NSCLC 患者。靶向 ALK 基因改变的药物有克唑替尼、塞瑞替尼、阿来替尼、布加替尼、劳拉替尼，这些药物通常可使存在 ALK 基因改变的晚期肺癌患者的肿瘤体积缩小。靶向 ROS1 基因改变的药物有克唑替尼、赛瑞替尼，这些药物通常可以使存在 ROS1 基因改变的晚期肺癌患者的肿瘤体积缩小。靶向 BRAF 基因改变的药物有达拉非尼。

靶向治疗通常分为两类：针对特定靶标的单克隆抗体或酪氨酸激酶抑制剂。一般而言，已证明单克隆抗体在药效上存在微小的差异，并且在治疗时没有用于患者选择的生物标志物。而 TKI 已显示出显著的疗效，并且可获得若干可预测性分子标志物（例如，EGFR 突变状态和 ALK 或 ROS1 重排）。

近年，以免疫检查点抑制剂（如 PD-1 单抗或 PD-L1 单抗等）为代表的免疫治疗已被证实可改善肺癌患者的生存率。PD-1 单抗有纳武利尤单抗、帕博利珠单抗、卡瑞利珠单抗、替雷利珠单抗和信迪利单抗。PD-L1 单抗有度伐利尤单抗、阿替利珠单抗。除度伐利尤单抗外，其他 6 种单抗均需排除 EGFR 基因突变和 ALK 融合阳性的患者；帕博利珠单抗和阿替利珠单抗单药使用前均需检测 PD-L1 的表达。

（四）小细胞肺癌常用化疗方案

小细胞肺癌常用化疗方案见表 20-4-1。

表 20-4-1　小细胞肺癌常用化疗方案

方案	用法用量
EP-R 方案	依托泊苷 100mg/m^2，iv，Day 1～3 q28d 顺铂 80mg/m^2，iv，Day 1 q28d
CAV 方案	环磷酰胺 800mg/m^2，iv，Day 1 q21d 多柔比星 40～50mg/m^2，iv，Day 1 q21d 长春新碱 2mg，iv，Day 1 q21d
PE 方案	依托泊苷 80g/m^2，iv，Day 1～5 q21d 顺铂 20mg/m^2，iv，Day 1～5 q21d
PI 方案	伊立替康 60mg/m^2，iv，Day 1，Day 8，Day 15 q28d 顺铂 60mg/m^2，iv，Day 1 q28d
口服 VP-16 方案	依托泊苷 200mg/d，po，Day 1～5 q21～28d
托泊替康单药方案	托泊替康 1.5mg/m^2，iv，Day 1～5 q21d

（五）非小细胞肺癌常用化疗方案

非小细胞肺癌常用化疗方案见表 20-4-2。

表 20-4-2 非小细胞肺癌常用化疗方案

方案	用法用量
NP 方案	长春瑞滨 25mg/m^2，iv，Day 1，Day 8 q21d 顺铂 100mg/m^2，iv，Day 1 q21d
GC 方案	吉西他滨 1250mg/m^2，iv，Day 1，8 q21d 顺铂 100mg/m^2，iv，Day 1 q21d
TC 方案	紫杉醇 135mg/m^2，iv，Day 1 q21d 顺铂 75mg/m^2，iv，Day 1 q21d
DC 方案	多西他赛 75mg/m^2，iv，Day 1 q21d 顺铂 75mg/m^2，iv，Day 1 q21d
PC 方案	培美曲塞 500mg/m^2，iv，Day 1 q21d 顺铂 75mg/m^2，iv，Day 1 q21d
NPY 方案	长春瑞滨 25mg/m^2，iv，Day 1，Day 5 q21d 顺铂 30mg/m^2，iv，Day 2～4 q21d 重组人血管内皮抑制素 7.5mg/m^2，iv，Day 1～14 q21d
P 单药方案	培美曲塞 500mg/m^2，iv，Day 1 q21d
Docetaxel 单药方案	多西他赛 75mg/m^2，iv，Day 1 q21d
GEM 单药方案	吉西他滨 1000mg/m^2，iv，Day 1，Day 5，Day 8 q28d

七、治疗管理

（一）化疗前监护

①患者基本情况，包含血常规，心、肺、肝、肾功能等是否正常；②孕妇及哺乳期妇女禁用；③前期化疗中采用方案内的药物发生Ⅲ级以上的严重毒性反应，且恢复较慢的患者，谨慎再次使用同品种药物；④患者是否正在服用其他非此次化疗期间的药物，如降压、降糖、调脂、镇痛等药物，是否与此次方案药物或预处理药物发生相互作用；⑤严重肾功能不全者禁用铂类，出血性肿瘤患者禁用卡铂；⑥对铂类药物、紫杉类药物等有无严重过敏史。

（二）化疗过程中的监护

1. 溶媒选择 紫杉醇脂质体只能溶于 5% 葡萄糖注射液中；吉西他滨溶于 100ml 生理盐水，吉西他滨的浓度不应超过 40mg/ml；多西他赛可溶于 250ml 5% 葡萄糖溶液或生理盐水中，多西他赛的终浓度不超过 0.74mg/ml；培美曲塞溶于 100ml 生理盐水中；长春瑞滨溶于 20～50ml 生理盐水或 5% 葡萄糖注射液中；顺铂既可溶于生理盐水也可溶于 5% 葡萄糖注射液；依托泊苷溶于生理盐水中，浓度为不超过 0.25mg/ml；伊立替康可溶于生理盐水与 5% 葡萄糖注射液中，终浓度为 0.12～2.8mg/ml。

2. 给药顺序 当紫杉醇、多西他赛、培美曲塞与铂类药物联合使用时，铂类药物应当后用。

3. 给药速度 紫杉醇与铂类药物调低给药速度可以降低毒性反应发生率及毒性反应严重程度，可以提高患者的耐受性；吉西他滨一般在 30 分钟左右完成给药，给药时间的延长可能带来更严重的骨髓抑制毒性。

4. 过敏反应 紫杉醇、顺铂、卡铂都有发生过敏反应的可能性，其中紫杉醇的发生率最高，为了防止过敏反应发生，静脉滴注紫杉醇前的 12 小时和 6 小时分别口服地塞米松 10mg，在静脉滴注前的 30 分钟口服苯海拉明 50mg 或肌内注射 40mg 及静脉注射 H_2 受体拮抗剂如西咪替丁 300mg 或雷尼替丁 50mg。

5. 顺铂水化　在用顺铂前及在24小时内患者应充分水化，以保证良好的尿排出量，减小顺铂的肾毒性。

6. 电解质的补充　接受卡铂治疗的患者中，报道血清中的电解质如钠、钾、钙和镁降低的发生率分别为29%、20%、22%和29%。而顺铂由于大剂量水化及利尿药的使用也会引起电解质紊乱，因此可以在化疗中给予适量钾、镁、钙、钠等电解质的补充。

7. 药物相互作用　铂类药物主要经肾脏排，慎与氨基糖苷类抗生素及袢利尿药等可能有肾毒性或耳毒性的药物联用，以免增强顺铂的肾毒性及耳毒性。

（三）化疗后监护

1. 骨髓毒性　紫杉醇与顺铂、卡铂均有骨髓抑制作用，紫杉醇与顺铂主要表现为白细胞和粒细胞减少，卡铂则主要表现为血小板、血红蛋白的降低，一般在给药后的第1～2周降至最低点，3～4周恢复正常。对于前期发生过Ⅲ级以上的骨髓毒性患者，可考虑给予粒细胞刺激因子的预防性升白治疗。

2. 肾毒性　顺铂的肾毒性为剂量依赖性毒性，在肾功能上最常见的改变是肾小球滤过率下降，这点反映为血清肌酐上升，因此在整个化疗周期应定期监测肾功能，至少每月1次。

3. 周围神经毒性　顺铂与紫杉醇均有周围神经毒性，多数出现于化疗出院后。如出现感觉消失则为停药指征，以免发生运动性神经病。停药后一般需1～2个月或更长时间恢复。

4. 其他常规监测项目　如血常规、肝功能等。根据患者病史，还需进行慢性疾病相关指标的监测，如血压、血糖、血脂、心电图等。

案例 20-4-1　患者，男，79岁，确诊右肺上叶腺癌3年余，综合治疗后进展2个月，否认其他系统基础疾病史，否认过敏史，无手术输血史，否认吸烟史、饮酒史；否认癌症家族病史。因咳嗽咳痰半年，发现右肺占位1周入院。检查报告：胸部CT平扫示右肺尖端软组织团块影，最大截面22mm×27mm，右侧胸膜增厚粘连，部分呈粟粒状结节改变，不除外转移病变，右侧少量胸腔积液，纵隔内多发淋巴结肿大。病理报告：CT引导下右上肺结节穿刺；病理结果显示为肺腺癌，分子检测示EGFR 19号外显子缺失突变。肿瘤标志物：CEA 66.85ng/ml。诊断：右肺上叶腺癌cT1N2M1（胸膜结节）Ⅳ期；EGFR突变型（19del）治疗：①化疗（Pem+CBP，患者拒绝化疗，仅行1周期）；② EGFR酪氨酸激酶抑制剂（EGFR-TKI）吉非替尼（150mg po qd，12周）

问题　该患者采取化疗联合靶向药物治疗的综合治疗方案，试分析其原因。

解析　该患者病理结果显示为肺腺癌cT1N2M1（胸膜结节）Ⅳ期，应采取以化疗为主的综合治疗，在化疗的基础上，联合靶向药物治疗。分子检测结果为EGFR 19号外显子缺失突变，可以一线治疗EGFR-TKI靶向治疗。

（李　珂　梅　浩）

第五节　乳　腺　癌

一、定义及现状

乳腺癌（breast cancer）是发生于乳腺上皮或导管上皮的恶性肿瘤，现已位居女性恶性肿瘤的首位。中国女性乳腺癌发病率在0～24岁较低，25岁后逐渐上升，50～54岁达到高峰，55岁以后逐渐下降。2020年我国女性新发乳腺癌病例42万例，占女性新发癌症数19.1%，占全部恶性肿瘤发病的9.1%。2020年中国乳腺癌死亡病例12万例，占全部恶性肿瘤死亡的9.9%。

二、病因和发病机制

对于乳腺癌的病因，国内外已开展了大量的研究工作，但大部分病因仍不甚明确。可以肯定的是，乳腺癌的病因和发病机制十分复杂，全球地理分布差异巨大，是遗传因素、生活方式和环境暴露等多种因素及其相互作用的结果。

乳腺癌家族史是乳腺癌发生的危险因素，其他危险因素还有月经初潮早（＜12岁）、绝经迟（＞55岁）、未婚、未育、晚育、未哺乳、绝经后肥胖、胸部接受过高剂量放射线的照射、乳腺非典型增生、长期过量饮酒、长期服用外源性雌激素、携带与乳腺癌相关的突变基因等。已知的和乳腺癌发生的相关基因有BRCA-1、BRCA-2，还有p53、PTEN等，与这些基因突变相关的乳腺癌称为遗传性乳腺癌，占全部乳腺癌的5%～10%。有明显的乳腺癌遗传倾向、既往有乳腺导管或小叶中至重度不典型增生或小叶原位癌、曾行胸部放疗的患者是乳腺癌高危人群。目前研究已明确的保护因素包括母乳喂养和体育锻炼。

三、诊　断

（一）症状和体征

1. 乳腺肿块　80%的乳腺癌患者以乳腺肿块首诊。患者常无意中发现肿块，多为单发，质硬，边缘不规则，表面欠光滑。大多数乳腺癌为无痛性肿块，仅少数伴有不同程度的隐痛或刺痛。

2. 乳头溢液　非妊娠期从乳头流出血液、浆液、乳汁、脓液，或停止哺乳半年以上仍有乳汁流出者，称为乳头溢液。单侧单孔的血性溢液应进一步检查，若伴有乳腺肿块更应重视。

3. 皮肤改变　乳腺癌引起皮肤改变可出现多种体征，最常见的是肿瘤侵犯Cooper韧带后与皮肤粘连，出现“酒窝征”。若癌细胞阻塞了淋巴管，则会出现“橘皮样改变”。乳腺癌晚期，癌细胞沿淋巴管、腺管或纤维组织浸润到皮内并生长，形成“皮肤卫星结节”。

4. 乳头、乳晕异常　肿瘤位于或接近乳头深部，可引起乳头回缩。肿瘤距乳头较远，乳腺内的大导管受到侵犯而短缩时，也可引起乳头回缩或抬高。乳头湿疹样癌，即乳头Paget病，表现为乳头皮肤瘙痒、糜烂、破溃、结痂、脱屑、伴灼痛，乳头回缩。

5. 淋巴结肿大　在同侧腋窝可出现单个或多个肿大的淋巴结，初期活动，其后可相互融合或与周围组织粘连。随着病情的发展，同侧锁骨上淋巴结也会相继肿大。值得注意的是，有极少数乳腺癌患者仅表现为腋窝淋巴结肿大而触及不到乳腺肿块。

6. 肿瘤远处转移后的全身及远处器官受累症状　晚期乳腺癌可转移至全身组织或器官，产生相应的临床症状，常见转移的部位为骨、肺、胸膜、肝、脑和局部复发。

（二）检查

1. 实验室检查　目前临床所用乳腺癌标志物主要有CEA、CA-153等，但特异性均不强，联合检测可增加其灵敏性及特异性。对于乳腺癌实验室检查特别重要的是肿瘤组织的分子表达检测。

（1）雌激素受体（ER）、孕激素受体（PR）的检测　乳腺癌组织的ER、PR状态是内分泌治疗和预后判断的重要指标。

（2）HER2检测　对所有新诊断浸润性乳腺癌患者都需要进行HER2状态检测，监测和评定乳腺癌的HER2蛋白表达与基因扩增状态对乳腺癌的临床治疗和预后判断至关重要。

2. 影像学诊断

（1）乳腺钼靶X线检查　已成为乳腺癌普查及随访过程中最常用的方法，适用于乳腺肿块、硬化，乳头溢液，乳腺皮肤异常，局部疼痛或肿胀、筛查发现的异常改变、良性病变的短期随诊。

（2）乳腺超声　用于所有疑诊乳腺病变的人群，可同时进行乳腺和腋窝淋巴结的检查。乳腺超声扫描是年轻、妊娠、哺乳期妇女乳腺病变首选的影像学检查方法。

（3）乳腺MRI检查　不作为乳腺癌诊断的常规检查项目，目前用于乳腺癌分期评估，确定同侧乳腺肿瘤范围，判断是否存在多灶或多中心性肿瘤。

3. 病理学检查

（1）检查方法　组织病理学诊断是乳腺癌的确诊和治疗依据。进行组织病理学诊断时，需要临床医生提供完整、确切的临床资料，合格、足量的组织标本。获取组织的方法包括手术标本、空心针活检等，不提倡细针穿刺活检作为常规取材诊断方式。

（2）组织学分类　根据 WHO 的组织学分类法，乳腺癌可分为非浸润性和浸润性两大类。非浸润性癌包括导管原位癌（DCIS）、小叶原位癌（ICIS）。浸润性癌包括浸润性导管癌、浸润性小叶癌、髓样癌、乳头状癌等，其中浸润性导管癌较常见，占 65%～80%，其余则被称为特殊类型癌。

四、分期与分级

乳腺癌的临床分期是乳腺癌精准医疗“有据可查，有关可循”的坚实工具。乳腺癌的分期是指将患者按照疾病的严重程度进行分组。它有助于：①选择针对每个患者的个体化治疗策略；②评估患者的预后；③比较不同的治疗方案；④为临床医师间的病例讨论及交流沟通提供统一的标准。分期可按照临床表现（cTNM 临床分期），也可以按照病理特征（pTNM 病理分期）来划分。AJCC 分期是美国癌症联合委员会发布的分期，与国际抗癌联盟分期相一致，在世界范围内被广泛采用。

乳腺癌分期系统不仅适用于浸润性癌，也适用于伴或不伴微浸润的原位癌。诊断必须要有显微镜下的病理诊断，并应当记录肿瘤的组织学类型和分级。对于所有部位（T、N、M），通过患者术前或新辅助治疗的信息来确定临床分期（c）；根据手术中新增加的信息来完善病理分期（p）；新辅助治疗后的病理分期通过“yp”标识符进行标记。目前，除了激素受体（ER、PR），新的生物学标记已经被承认和接受（如 HER2 阳性或扩增，Ki-67 的百分率等），建议将这些检测结果与 TNM 分期同时完整上报。具体分期见附表 20-5-1。

五、评　　估

（一）保留乳房治疗指征的选择

“可手术”乳腺癌是指初诊局部 - 区域可“根治性”切除，同时就当前的医学水平全身检查无远处转移的乳腺癌，一般认为包括 TNM 分期中Ⅰ、Ⅱ期和Ⅲ期（仅 T3N1M0）患者。可手术乳腺癌局部外科治疗术式有保留乳房手术、乳房切除手术（包括皮下乳腺切除），以及乳房切除术后的乳房重建术。

选择保留乳房治疗必须同时满足以下 4 项支持条件：①有患者对保留乳房的渴求和对生活质量（quality of life，QOL）期望值评估人性化理念的支持；②有获得与根治性乳房切除术生存率相同循证医学证据的支持；③有确保术后复发率与根治性乳房切除术相似的技术支持；④有使保留的乳房具有一定美学效果的临床病理条件支持。如果不能同时满足以上 4 项支持条件，则是乳房切除的指征。

（二）术前评估

早期乳腺癌的治疗是以手术为主的综合治疗。然而，乳腺癌的手术治疗模式在近 30 年来发生了巨大的变革，保乳手术、前哨淋巴结活检术（sentinel lymph node biopsy，SLNB）替代传统腋窝淋巴结清扫的术式，各种方式的一期乳房重建手术越来越为患者所接受，治疗前对病情全面的评估显得尤为重要。

1. 病史和体格检查　乳房肿块发现时间，是否疼痛，记录肿块大小、部位、形态、质地，与皮肤、胸肌有无粘连；乳头凹陷及位置改变，乳头皮肤改变，是否溃破、糜烂，乳头溢液是否自发，溢液时间、颜色，单管或多管，是否伴发乳房肿块；乳房皮肤改变，是否存在增厚、水肿、红斑、溃破；腋窝淋巴结是否肿大、大小、与周围组织粘连情况；既往乳房手术史、婚育史、月经史、家族史，特别是乳腺癌、卵巢癌家族史。

2. 术前常规理化检查 血、尿、粪常规，肝肾功能，心电图，胸部正侧位X线片或胸部CT，腹壁超声。

3. 双侧乳房钼靶及MRI检查 术前（通常是指术前3个月内）的乳腺钼靶X线片是决定患者是否适合做保乳治疗的必备条件。该项检查要求在高质量的钼靶X线机下进行，并按照规范进行分级报告。钼靶X线片有利于了解病变的程度、是否存在多中心病灶，以及其他可能影响治疗决策的因素；同时也可了解对侧乳房情况。在钼靶X线检查报告中需记录肿块大小；若肿块同时伴有微小钙化灶，则需报告钙化范围及其与肿块的位置关系；对于微小钙化灶，必要时可进行放大的钼靶X线摄片。乳房MRI检查在良、恶性病变的鉴别诊断、乳房恶性病变范围评估、多中心病灶的评估中均显示出独特优势。

六、治　疗

（一）一般性治疗原则

乳腺癌的治疗强调综合治疗和个体化治疗，应根据肿瘤的生物学行为和患者的身体状况，联合运用多种治疗手段，兼顾局部治疗和全身治疗，以期提高治愈率和改善患者的生活质量。针对乳腺癌这一综合性疾病，个体化的综合治疗模式应运而生，特别是对于早期乳腺癌，目前推行的是以外科治疗为首，辅以合理有序的综合治疗策略，有的放矢、量体裁衣地根据每一个乳腺癌患者的类型和分期制订最佳的治疗方案，在显著改善乳腺癌患者预后的同时提高了生活质量。

乳腺癌的综合治疗十分复杂，Ⅰ期患者可根据情况作保乳手术或改良根治术，如行保乳手术，需要根据情况进行术前新辅助治疗和术后辅助化放疗；如乳腺肿瘤位于内象限，术后作内乳区照射，Ⅱ期、ⅢA期患者作根治性手术后需行辅助性化疗和放疗，所有激素受体阳性患者均应考虑术后辅助内分泌治疗，Ⅳ期以化疗和内分泌治疗为主，配合局部放疗或姑息性局部切除术。

（二）药物治疗

乳腺癌药物治疗包括化疗、内分泌治疗、靶向治疗三大类，通过对患者基本情况（年龄、月经状况、血常规、重要器官功能、有无其他疾病等）、肿瘤特点（病理类型、分化程度、淋巴结状态、HER2及激素受体状况、有无脉管瘤栓）等进行综合分析，可开展新辅助治疗、辅助治疗、姑息治疗。与早期乳腺癌以根治为目的不同，晚期乳腺癌的主要治疗目的是提高患者生活质量，延长患者生存时间。对于激素受体阴性、转移灶并不局限于骨或软组织或伴有症状的内脏转移、或激素受体阳性但对内分泌治疗耐药的患者，应接受化疗。晚期患者姑息化疗包括单药与联合方案，序贯单药化疗适用于转移部位少、肿瘤进展较慢、无重要器官转移的患者，注重考虑患者的耐受性和生活质量；联合化疗适用于病变广泛且有症状，需要迅速缩小肿瘤的患者，既往使用过的化疗药物应避免再次使用。晚期乳腺癌的内分泌治疗围绕着抗雌激素治疗展开，主要用于ER和（或）PR阳性的乳腺癌患者，应根据患者月经状态选择适当的内分泌治疗药物。

目前认为，绝经前患者辅助内分泌治疗选择他莫昔芬；绝经前高复发风险的患者，可以联合卵巢抑制治疗；他莫昔芬治疗期间，如果患者已经绝经，可以换用芳香化酶抑制剂；绝经后患者优先选择第三代芳香化酶抑制剂，术后辅助内分泌治疗至少5年。

1. 常用化疗药物 常用的化疗药物包括蒽环类[多柔比星（ADM）、表柔比星（EPI）、吡柔比星]、紫杉类[紫杉醇（PTX）、多西他赛（DOC）、白蛋白结合型紫杉醇]以及卡培他滨（Cap）、吉西他滨（GEM）、长春瑞滨（NVB）等。除此之外，新型细胞毒性药物如伊沙匹隆、艾日布林和优替德隆等，为乳腺癌患者提供了新的有效治疗方案。

2. 常用内分泌治疗药物 药物选择包括他莫昔芬（TAM）、第三代芳香化酶抑制剂（来曲唑、阿那曲唑、依西美坦）、孕激素、雄激素、托瑞米芬、氟维司琼、促黄体生成素释放激素（LHRH）类似物等。

3. 常用靶向药物　曲妥珠单抗是抗 HER2 的单克隆抗体。HER2 阳性患者如果不接受曲妥珠单抗治疗，其预后较差；接受曲妥珠单抗治疗，预后明显改善，与 HER2 阴性患者的预后一样。CDK4/6 抑制剂主要通过选择性抑制细胞周期蛋白依赖性激酶 4 和 6（CDK4/6），恢复细胞周期控制，阻断肿瘤细胞增殖，其中哌柏西利用于 HR+/HER2- 乳腺癌的一线、二线治疗，阿贝西利用于 ER+/HER2- 晚期或转移性乳腺癌。西达本胺是一种口服亚型选择性 HDAC 抑制剂，西达本胺联合依西美坦在绝经后 HR+/HER2- 进展期乳腺癌（advanced breast cancer，ABC）患者中显示出良好的疗效和安全性。新的靶向药物还有拉帕替尼、帕妥珠单抗。

（三）治疗方式

1. 辅助治疗　乳腺癌术后辅助全身治疗的选择应基于复发风险的个体化评估、肿瘤病理学的分子分型及对不同治疗方案预期的反应性。医师应根据患者的分子分型及复发风险选择相应的化疗、内分泌治疗、抗 HER2 治疗，以及选择是否进行和采纳何种强化治疗。

术后辅助化疗中，若无特殊情况，一般不建议减少化疗的周期数。辅助化疗一般不予内分泌治疗或与放疗同时进行，化疗结束后再开始内分泌治疗，放疗与内分泌治疗可先后或同时进行。化疗时应注意化疗药物的给药顺序、输注时间和剂量强度，严格按照药品说明和配伍禁忌使用。中国专家团认为三阴性乳腺癌的优选化疗方案是含紫杉类药物和蒽环类药物的剂量密度方案。大多数 Luminal B（HER2 阴性）乳腺癌患者需要接受术后辅助化疗，方案应包含蒽环类和（或）紫杉类药物。

术后辅助内分泌治疗主要选择群体为选择激素受体 ER 和（或）PR 阳性的乳腺癌患者。辅助内分泌治疗与化疗同时进行可能会降低疗效，一般在化疗之后进行，但可以与放疗（他莫昔芬除外）及曲妥珠单抗治疗（± 其他抗 HER2 治疗）同时进行。

术后辅助抗 HER2 治疗主要针对 HER2 蛋白过表达或有基因扩增（判定为 HER2 阳性）的乳腺癌患者，采用为期 1 年的曲妥珠单抗 ± 帕妥珠单抗辅助治疗可以降低乳腺癌的复发率。①曲妥珠单抗用于 HER2 阳性患者的辅助治疗：淋巴结阴性、0.5cm ＜原发浸润灶≤ 2.0cm、HER2 阳性时，推荐使用曲妥珠单抗，可以考虑每周紫杉醇或 TC 方案 ×4（4 个化疗周期）+ 曲妥珠单抗辅助治疗使用（此处 C 为环磷酰胺）；淋巴结阴性、原发肿瘤＜ 0.5cm 时，可以考虑使用曲妥珠单抗，但证据有限；肿瘤体积小但有淋巴结微转移的患者，可考虑每周紫杉醇或 TC 方案 ×4+ 曲妥珠单抗辅助治疗。②对于有高危复发风险（如淋巴结阳性）的患者，推荐曲妥珠单抗与帕妥珠单抗双靶向治疗联合辅助化疗，其中帕妥珠单抗，3 周 1 次，剂量为 420mg（首次剂量为 840mg），共 1 年。③对新辅助治疗未达到 pCR 的 HER2 阳性患者，可使用恩美曲妥珠单抗（T-DM1）（每 3 周 1 次，共 14 次）替代曲妥珠单抗。④担心心脏毒性者可选择心脏毒性相对较低的不含蒽环类药物的方案。

2. 新辅助治疗　新辅助治疗是乳腺癌整体治疗的重要部分，目的在于使肿瘤体积缩小、分期降低，从而使不可手术的乳腺癌患者获得手术治疗的机会，或是让原本不适合保乳手术的患者获得保乳机会，并可观察肿瘤对药物的敏感性，指导后续辅助治疗。乳腺癌新辅助治疗具有降期手术、降期保乳、检测药物敏感性指导后续辅助治疗等优势，在乳腺癌的综合治疗中扮演着越来越重要的角色。随着临床试验进展和治疗理念更新，目前乳腺癌新辅助治疗包括基于不同分子亚型的新辅助化疗、新辅助靶向治疗（抗 HER2）联合化疗、新辅助内分泌治疗等。对新辅助治疗后乳腺标本的病理评估非常重要，可借此判断疗效，并预测患者的预后。

3. 晚期乳腺癌治疗　晚期乳腺癌包括复发和转移性乳腺癌，是不可治愈的疾病。治疗的主要目的是缓解症状、提高生活质量和延长患者生存期。应尽可能在决定治疗方案前对复发或转移部位进行活检，尤其是孤立性病灶，以明确诊断和重新评估肿瘤的 ER、PR 和 HER2 状态。局部治疗，如手术和放疗在初治为Ⅳ期乳腺癌中的价值还不明确。只有当全身药物治疗取得较好的疗效时，才可考虑姑息性的局部治疗，以巩固全身治疗的效果。局部及区域复发而没有远处转移的患者，对于经过全面评估后认为适合根治性局部治疗的局部区域复发的乳腺癌，应当给予根治性治疗。例如，保乳术后复发的患者可行全乳切除，胸壁或区域淋巴结复发的可行受累部位及淋巴结切除，之前未经放疗的可加用局部放疗，再次辅助化疗（主要为激素受体阴性患者）、靶向治疗和内分泌治疗具有一定的价值。

（四）常用化疗方案

1. 不含曲妥珠单抗的方案 见表 20-5-1。

表 20-5-1 不含曲妥珠单抗的乳腺癌治疗常用化疗方案

方案	用法用量
TAC 方案	多西他赛 75mg/m^2，iv，Day 1 q21d 多柔比星 50mg/m^2，iv，Day 1 q21d 环磷酰胺 500mg/m^2，iv，Day 1 q21d
剂量密集 AC→P 方案	多柔比星 60mg/m^2，iv，Day 1 q14d 环磷酰胺 600mg/m^2，iv，Day 1 q14d 序贯紫杉醇 175mg/m^2，iv（3 小时），Day 1 q14d
AC ＞ T 方案	多柔比星 60mg/m^2，iv，Day 1 q21d 环磷酰胺 600mg/m^2，iv，Day 1 q21d 序贯紫杉醇 80mg/m^2，iv（1 小时），Day 1 q7d 或紫杉醇 175mg/m^2，iv（1 小时），Day 1 q21d 或多西他赛 100mg/m^2，iv（1 小时），Day 1 q21d
TC 方案	多西他赛 75mg/m^2，iv，Day 1 q21d 环磷酰胺 600mg/m^2，iv，Day 1 q21d
AC 方案	多柔比星 60mg/m^2，iv，Day 1 q21d 环磷酰胺 600mg/m^2，iv，Day 1 q21d
FAC 方案	5- 氟尿嘧啶 500mg/m^2，iv，Day 18 q21d 多柔比星 50mg/m^2，iv，Day 1 q21d 环磷酰胺 500mg/m^2，iv，Day 1 q21d
CMF 方案	环磷酰胺 100mg/m^2，iv，Day 1～14 q28d 甲氨蝶呤 40mg/m^2，iv，Day 1、8 q28d 5- 氟尿嘧啶 600mg/m^2，iv，Day 1、8 q28d
EC 方案	表柔比星 100mg/m^2，iv，Day 1 q21d 环磷酰胺 830mg/m^2，iv，Day 1 q21d
剂量密集 A→T→C 方案	多柔比星 60mg/m^2，iv，Day 1 q14d 序贯紫杉醇 175mg/m^2，iv（3 小时），Day 1 q14d 序贯环磷酰胺 600mg/m^2，iv，Day 1 q14d
FEC→T 方案	5- 氟尿嘧啶 500mg/m^2，iv，Day 1 q21d 表柔比星 100mg/m^2，iv，Day 1 q21d 环磷酰胺 500mg/m^2，iv，Day 1 q21d 序贯多西他赛 100mg/m^2，iv，Day 1 q21d
FEC→P 方案	5- 氟尿嘧啶 600mg/m^2，iv，Day 1 q21d 表柔比星 90mg/m^2，iv，Day 1 q21d 环磷酰胺 600mg/m^2，iv，Day 1 q21d 序贯紫杉醇 100mg/m^2，iv，Day 1 q7d

2. 含曲妥珠单抗的方案 见表 20-5-2。

表 20-5-2 含曲妥珠单抗的乳腺癌治疗常用化疗方案

方案	用法用量
AC→PH 方案	多柔比星 60mg/m^2，iv，Day 1 q21d 环磷酰胺 600mg/m^2，iv，Day 1 q21d 序贯紫杉醇 80mg/m^2，iv（1 小时），Day 1 q7d 曲妥珠单抗 4mg/kg，Day 1，2mg/kg，Day 8 q7d

续表

方案	用法用量
剂量密集 AC→PH 方案	多柔比星 60mg/m^2，iv，Day 1　q14d 环磷酰胺 600mg/m^2，iv，Day 1　q14d 序贯紫杉醇 175mg/m^2，iv（3 小时），Day 1　q14d 曲妥珠单抗 4mg/kg，Day 1，2mg/kg，Day 8　q7d
TCH 方案	多西他赛 75mg/m^2，iv，Day 1　q21d 卡铂 AUC 6，iv，Day 1　q21d 曲妥珠单抗 4mg/kg，Day 1，2mg/kg，Day 8　q7d
DH→FEC 方案	多西他赛 100mg/m^2，iv，Day 1　q21d 曲妥珠单抗 4mg/kg，Day 1，2mg/kg，Day 8　q7d 序贯 5- 氟尿嘧啶 600mg/m^2，iv，Day 1　q21d 表柔比星 60mg/m^2，iv，Day 1　q21d 环磷酰胺 600mg/m^2，iv，Day 1　q21d
AC→TH 方案	多柔比星 60mg/m^2，iv，Day 1　q21d 环磷酰胺 600mg/m^2，iv，Day 1　q21d 序贯多西他赛 100mg/m^2，iv，Day 1　q21d 曲妥珠单抗 4mg/kg，Day 1，2mg/kg，Day 8　q7d
TH→FECH 新辅助方案	曲妥珠单抗 4mg/kg，Day 1，2mg/kg，Day 8　q7d 紫杉醇 225mg/m^2，iv（24 小时），Day 1　q21d 或紫杉醇 80mg/m^2，iv（1 小时），Day 1　q7d 序贯 5- 氟尿嘧啶 500mg/m^2，iv，Day 1、4　q21d 表柔比星 75mg/m^2，iv，Day 1　q21d 环磷酰胺 500mg/m^2，iv，Day 1　q21d

七、治疗管理

（一）化疗管理

在化疗全身反应中，化疗所致恶心、呕吐（CINV）等消化系统症状表现直观，患者往往对此印象深刻，并明显影响后续化疗。严重者可导致电解质紊乱、代谢性碱中毒，影响化疗的剂量与疗程，甚至会被迫停止化疗。因此，化疗期间对于止吐的管理非常重要，应采用预防性止吐方案，保证化疗的实施。止吐药物可选 5-HT$_3$ 受体拮抗剂、地塞米松、NK-1 受体拮抗剂和奥氮平。

骨髓功能抑制是化疗常见的非特异性毒性，也是影响化疗疗程及剂量的关键因素。大多联合化疗在用药后 1～2 周出现白细胞数下降，10～14 天达到最低点，3～4 周恢复正常。可基于患者风险因素，考虑预防性应用粒细胞集落刺激因子（granulocyte colony-stimulating factor，G-CSF），如重组人粒细胞刺激因子（rhG-CSF）和聚乙二醇重组人粒细胞刺激因子（PEG-rhG-CSF）。

患者使用蒽环类化疗药物往往可引起心脏毒性反应，初次使用蒽环类药物就能对心脏造成损伤，并且具有累积性，影响抗肿瘤治疗和患者生活质量。既往有心血管疾病，接受过蒽环类化疗或放疗，年龄＞ 65 岁等具有心脏损伤高危因素患者，使用药物前应充分评估心脏毒性风险，调整用药方案和用药剂量。高风险患者避免使用蒽环类药物，对于需要应用蒽环类药物的患者，在应用过程中早期监测和预防心脏毒性。推荐首次使用蒽环类药物前应用右雷佐生，以有效预防蒽环类药物心脏毒性。患者出现心脏症状时，需请心脏内科专科医师协同治疗，给予对症处理。

（二）内分泌治疗

乳腺癌内分泌治疗是激素受体阳性乳腺癌的重要治疗手段，用于术后辅助治疗和晚期患者的姑息化疗，晚期乳腺癌患者，如果激素受体（ER 或 PR）阳性，即使有内脏转移，若没有症状，可首选内分泌治疗，实施内分泌治疗需要判断患者月经状态是否绝经。

绝经后患者的内分泌治疗包括：芳香化酶抑制剂包括非甾体类（阿那曲唑、来曲唑）和甾体类（依西美坦等）；作用于雌激素受体的药物他莫昔芬、氟维司群。绝经前患者的内分泌治疗包括：他莫昔芬、LHRH类似物戈舍瑞林、亮丙瑞林等，孕酮类药物（甲地孕酮）、雄激素和大剂量雌激素也用于上述内分泌治疗失败后的选择。

他莫昔芬（TAM）的副作用常见的有胃肠道反应，如食欲减退、恶心、呕吐、腹泻，以及面部潮红、潮热、乏力、外阴瘙痒、月经失调、闭经、白带增多、阴道出血等。该药有拟雌激素样作用，故长期服用可致子宫内膜增厚，但鲜见子宫内膜癌的发生。芳香化酶抑制剂的副作用表现为关节痛、骨质丢失、血脂异常和心脑血管事件，依西美坦有雄激素样作用，可表现出痤疮、一过性肝酶升高等相关副作用。对于乳腺癌长期内分泌治疗引起骨质丢失的防治，应定期评估骨折风险，选择合适的应对措施。

（三）靶向治疗

HER2阳性是指免疫组化检测为3+，或荧光原位杂交法（FISH）或者色素原位杂交法（CISH）显示基因扩增。免疫组化检测HER2为2+的患者，应行FISH或CISH检测，明确是否有基因扩增。

曲妥珠单抗6mg/kg（首剂8mg/kg，后继6mg/kg）每3周方案，或2mg/kg（首剂4mg/kg，后继2mg/kg）每周方案联合化疗；首次治疗后4～8小时观察输注反应；与非蒽环类化疗、内分泌治疗及放疗可同期应用。由于该药主要副作用是心脏毒性，开始治疗前应检测左心室射血分数（LVEF），用药期间应每3个月监测一次LVEF。出现以下情况时，应停止曲妥珠单抗治疗至少4周，并每4周检测一次LVEF：①LVEF较治疗前绝对数值下降≥16%；②LVEF低于该检测中心正常值范围，并且LVEF较治疗前绝对值下降≥10%；③4～8周内LVEF回升至正常范围或LVEF较治疗前绝对数值下降≤15%，可恢复使用曲妥珠单抗；④LVEF持续下降超过8周，或者3次以上因心肌病而停止曲妥珠单抗治疗，应永久停止使用曲妥珠单抗。

案例20-5-1 患者，女，54岁，因“右侧乳腺癌”入院。查体：右侧乳腺外上象限有一大小约1.5cm×2cm肿物，无乳头溢液、凹陷，无乳腺疼痛等症状，同侧腋下触及2个淋巴结肿大0.3cm×0.5cm。进行右乳腺癌改良根治术，术后病理示：右乳浸润性导管癌Ⅱ级，同侧腋下淋巴结2/18（+）。免疫组化示：ER（－），PR（－），HER2/NEU（+++）。肝肾功能正常。6个疗程化疗后心功能检测LVEF为65%。诊断：右侧乳腺浸润性导管癌术后，pT1N1M0。行21天周期表柔比星＋多西他赛＋环磷酰胺治疗，续用曲妥珠单抗治疗1年。

问题 试分析该治疗方案选用表柔比星的原因。

解析 患者检测结果肿块1.5cm×2cm，右乳腺癌术后，浸润性导管癌，2/18淋巴结转移，ER（－），PR（－），HER2/NEU（+++），提示是一个具高度复发危险的病例。

该方案中表柔比星，尽管其心脏毒性较多柔比星低，但仍有一定的心脏毒性。曲妥珠单抗也有心脏毒性，因此本方案选用表柔比星，而非多柔比星，而且在使用曲妥珠单抗前及其后续过程中，每3个月1次检查LVEF。

该患者顺利完成1年的曲妥珠单抗治疗，每3个月1次的超声心动图检查均提示心功能正常。

（李　珂　梅　浩）

第六节　胃　癌

一、定义与流行病学

（一）定义

胃癌是指原发于胃的上皮源性恶性肿瘤。

（二）流行病学

根据2020年中国最新数据，胃癌发病率和死亡率在各种恶性肿瘤中均位居第三。全球每年新发胃癌病例约120万，中国约占其中的40%。我国早期胃癌占比很低，仅约20%，大多数发现时已是进展期，总体5年生存率不足50%。近年来随着胃镜检查的普及，早期胃癌比例逐年增高。

二、病因和发病机制

（一）病因

胃癌的病因迄今尚未完全阐明，目前普遍认为，胃癌的病因包括机体内在因素和环境因素等方面。包括：①幽门螺杆菌感染；②环境因素：饮食中的致癌物质，如霉制食品、咸菜、烟熏及腌制肉类，以及高盐的盐渍食品；③遗传因素：胃癌发病有家族聚集倾向，患者家属中胃癌发病率高于一般人数倍；④癌前病变：包括慢性萎缩性胃炎、胃息肉、残胃炎、恶性贫血胃体有明显萎缩者、部分胃溃疡患者等。

（二）发病机制

尚不明确，目前认为胃癌的发生可能是外界环境中某些致癌和抑癌因素的共同作用，与胃黏膜损伤与修复的病理变化过程相互作用而产生癌变。从分子生物学水平看，胃癌的发生可能是在化疗、物理和生物等多种因素参与下，经过多阶段的演变，多个癌基因的激活和（或）抑癌基因的失活而使细胞生长发育失控，最终导致细胞增殖和分化上的失衡而形成肿瘤。

三、诊　断

（一）症状和体征

1. 症状　早期胃癌患者常无特异的症状，随着病情的进展可出现类似胃炎、溃疡病的症状，主要有上腹饱胀不适或隐痛，以饭后为重；食欲减退、嗳气、反酸、恶心、呕吐、黑便等。进展期胃癌除上述症状外，常出现体重减轻、贫血、乏力。胃部疼痛，如疼痛持续加重且向腰背放射，则提示可能存在胰腺和腹腔神经丛受侵。胃癌一旦穿孔，可出现剧烈腹痛的胃穿孔症状。晚期患者可出现严重消瘦、贫血、水肿、发热、黄疸和恶病质。

2. 体征　一般胃癌尤其是早期胃癌，常无明显的体征，进展期乃至晚期胃癌患者可出现下列体征：上腹部深压痛、上腹部肿块、胃肠梗阻的表现、腹水征、锁骨上淋巴结肿大、直肠前窝肿物、脐部肿块等。仔细检查这些体征，不但具有重要的诊断价值，同时也可为诊治策略的制订提供充分的临床依据。

（二）检查

胃癌治疗前基本诊断手段主要包括内镜和影像学检查，用于胃癌的定性诊断、定位诊断和分期诊断。影像学报告应提供涉及cTNM分期的征象描述，并给出分期意见。胸、腹、盆部CT检查是治疗前分期的基本手段，MRI、腹腔镜探查、PET-CT分别作为疑诊肝转移、腹膜转移及全身转移时的备选手段。内镜活检组织病理学诊断是胃癌确诊和治疗的依据，提供病理学诊断依据，提示预后，并为个体化用药提供依据。分子诊断推荐对肿瘤组织评估HER2表达、PD-L1、微卫星不稳定性（microsatellite instability，MSI）/ 错配修复dMMR检测状态等。

四、分期与分型

（一）分期

本书采用AJCC和UICC联合制定的第8版分期，详见附表20-6-1。

（二）组织学分型

推荐同时使用 WHO（消化系统肿瘤）和 Laurén 分型（肠型、弥漫型、混合型，未分型）。其中依据腺体的分化程度，胃癌组织学分级分为高分化、中分化和低分化（低级别、高级别）。

五、评 估

胃癌治疗前要结合患者的临床表现、内镜及组织病理学、影像学检查等进行胃癌的诊断和鉴别诊断。基本诊断手段主要包括内镜和影像学检查，用于胃癌的定性诊断、定位诊断和分期诊断。胃癌治疗后的疗效评估，主要以 RECIST1.1 疗效评价标准为参考。

六、治 疗

应当采取综合治疗的原则，即根据肿瘤病理学类型及临床分期，结合患者一般状况和器官功能状态，采取 MDT 模式，有计划、合理地应用手术、化疗、放疗和生物靶向等治疗手段，达到根治或最大幅度地控制肿瘤，延长患者生存期，改善生活质量的目的。

（一）手术

内镜下切除或外科手术治疗是早期胃癌且无淋巴结转移的主要手段。对于局部进展期胃癌或伴有淋巴结转移的早期胃癌，应当采取以手术为主的综合治疗，再根据术后病理分期必要时辅以化疗和放疗。复发 / 转移性胃癌可在恰当的时机给予姑息性手术作为局部治疗。

（二）药物治疗

1. 化疗 常用的系统化疗药物包括 5- 氟尿嘧啶、卡培他滨、替吉奥、顺铂、奥沙利铂、紫杉醇、多西他赛、白蛋白紫杉醇、伊立替康、表柔比星等，化疗方案包括两药联合或三药联合方案，两药联合方案包括 5- 氟尿嘧啶 / 亚叶酸钙 + 顺铂（5-FU/LV+FP）、卡培他滨 + 顺铂（XP）、替吉奥 + 顺铂（SP）、5- 氟尿嘧啶 + 亚叶酸钙 + 奥沙利铂（FOLFOX）、卡培他滨 + 奥沙利铂（XELOX）、替吉奥 + 奥沙利铂（SOX）、卡培他滨 + 紫杉醇、卡培他滨 + 多西他赛、5- 氟尿嘧啶 / 亚叶酸钙 + 伊立替康（FOLFIRI）等。三药方案适用于体力状况好的晚期胃癌患者，常用药物包括：表柔比星 + 顺铂 +5- 氟尿嘧啶（ECF）、表柔比星 + 奥沙利铂 + 卡培他滨（EOX）、多西他赛 + 顺铂 +5- 氟尿嘧啶（DCF）等。

2. 靶向治疗 主要用于晚期治疗，目前上市靶向治疗药物主要是针对 HER2 表达阳性患者，包括大分子的曲妥珠单抗、小分子多靶点 TKI 阿帕替尼。HER2 阳性的判断标准为免疫组化染色呈 +++，或免疫组化染色呈 ++ 且 FISH 检测呈阳性。对 HER2 阳性的晚期胃癌患者，可考虑在化疗的基础上，联合使用分子靶向治疗药物曲妥珠单抗。阿帕替尼的适应证是晚期胃或胃食管结合部腺癌患者的三线及以上治疗，且患者接受阿帕替尼治疗时一般状况良好。

3. 免疫治疗 晚期胃癌一线化疗联合 PD-1 单抗（Checkmate 649 研究），以及三线单药 PD-1 单抗治疗已获得随机Ⅲ期临床研究的阳性结果（Attraction2 研究）。对于 HER2 阳性晚期胃癌患者，也可以推荐 PD-1 单抗联合 HER2 靶向治疗。不同的 PD-1 单抗用于胃癌疗效可存在差异，需高质量的临床试验验证疗效，目前有循证医学证据支持且指南推荐 PD-1 单抗主要包括纳武利尤单抗、帕博利珠单抗和信迪利单抗。

4. 药物治疗方案 根据疾病的治疗阶段和治疗目的，分为姑息治疗、辅助治疗、新辅助治疗，应当严格掌握临床适应证，排除禁忌证，充分考虑患者的疾病分期、年龄、体力状况、治疗风险、生活质量及患者意愿等，选择药物治疗方案。常用的药物治疗方案见表 20-6-1。

表 20-6-1　胃癌常用的药物治疗方案

化疗方案	用法用量
FOLFOX	奥沙利铂 85mg/m^2，ivgtt，Day 1，q14d 亚叶酸钙 400mg/m^2，ivgtt，Day 1，q14d 5- 氟尿嘧啶 400mg/m^2，ivgtt，Day 1，q14d 5- 氟尿嘧啶 2400～3600mg/（m^2 · d），ivgtt 48 小时，q14d
XELOX	奥沙利铂 130mg/m^2，ivgtt，Day 1，q21d 卡培他滨 1 000mg/m^2，po，bid，Day 1～14，q21d
SOX	奥沙利铂 130mg/m^2，ivgtt，Day 1，q21d 替吉奥 40～60mg，po，bid，Day 1～14，q21d
SP	顺铂 60mg/m^2，ivgtt，Day 1，q21d 替吉奥 40～60mg，po，bid，Day1～14，q21d
PF	顺铂 75～100mg/m^2，ivgtt，Day 1，q28d 5- 氟尿嘧啶 750～1000mg/（m^2 · d），ivgtt 24 小时，Day1～4，q28d
ECF	表柔比星 50mg/m^2，ivgtt，Day 1，q21d 顺铂 60mg/m^2，ivgtt，Day 1，q21d 5- 氟尿嘧啶 200mg/（m^2 · d），ivgtt 24 小时，Day1～21，q21d
EOX	表柔比星 50mg/m^2，ivgtt，Day1，q21d 奥沙利铂 130mg/m^2，ivgtt，Day1，q21d 卡培他滨 625mg/m^2，po，bid，Day 1～21，q21d
DCF	多西他赛 75mg/m^2，ivgtt，Day 1，q28d 顺铂 75mg/m^2，ivgtt，Day 1，q28d 5- 氟尿嘧啶 1000mg/（m^2 · d），ivgtt 24 小时，Day1～5，q28d
mDCF	多西他赛 60mg/m^2，ivgtt，Day 1，q14d 顺铂 60mg/m^2，ivgtt，Day 1，q14d 5- 氟尿嘧啶 600mg/（m^2 · d），ivgtt 24 小时，Day1～5，q14d
曲妥珠单抗联合铂类 +5- 氟尿嘧啶类等化疗	曲妥珠单抗　负荷剂量 6mg/kg ivgtt Day 1，维持剂量 4mg/d ivgtt Day 1，q14d 或负荷剂量 8mg/kg ivgtt Day 1，维持剂量 6mg/d ivgtt Day 1，q21d 联合化疗：FOLFOX、XELOX、SOX、PF 等方案同前
帕博利珠单抗 + 曲妥珠单抗 +XELOX	帕博利珠单抗 200mg ivgtt Day 1，q21d 曲妥珠单抗　负荷剂量 8mg/kg ivgtt Day 1，维持剂量 6mg/kg ivgtt Day 1，q21d XELOX 方案同前
纳武利尤单抗 +FOLFOX	纳武利尤单抗单抗 240mg ivgtt Day 1，q14d FOLFOX 方案同前
信迪利单抗 +XELOX	200mg（或 3mg/kg）ivgtt Day1，q21d XELOX 方案同前

（三）其他治疗

1. 放疗　是恶性肿瘤的重要治疗手段之一。可降低胃癌术后局部区域复发和远处转移风险，对于局部晚期胃癌的术前放疗，特别是针对胃食管结合部癌，多项研究显示术前同步放化疗可以显著降低肿瘤负荷，为提高肿瘤治愈率提供帮助。

2. 介入治疗　主要包括针对胃癌、胃癌肝转移、胃癌相关出血及胃出口梗阻的微创介入治疗。

七、随　　访

随访 / 监测的主要目的是发现尚可接受潜在根治为治疗目的的转移复发，更早发现肿瘤复发或第二原发胃癌，并及时干预处理，以提高患者的总生存率，改善生活质量。随访的目的和基本策略详见表 20-6-2。

表 20-6-2 胃癌治疗后随访的目的和基本策略

目的	基本策略
早期胃癌根治性术后随访	随访频率：最初3年每6个月1次，然后每1年1次，至术后5年 随访内容：（无特指即为每次） a）临床病史 b）体格检查 c）血液学检查（CEA和CA19-9） d）PS功能状态评分 e）体重监测 f）每年1次超声或胸、腹CT检查（CEA提示异常时）
进展期胃癌根治性术后及不可切除姑息性治疗随访	随访/监测频率：最初2年每3个月1次，然后6个月1次至5年 随访/监测内容：（无特指即为每次） a）临床病史 b）体格检查 c）血液学检查（CEA和CA19-9） d）PS功能状态评分 e）体重监测 f）每6个月1次超声或胸、腹CT检查（当CEA提示异常时）
症状恶化及新发症状	随时随访

案例 20-6-1 患者，女，49岁。身高152 cm，体重49 kg。因"胃角腺癌术后1个月，求进一步治疗"入院。2个月前体检胃镜在胃角处发现约0.8cm溃疡病灶，病理提示"中-低分化腺癌"，分期为cT2cN0M0，1个月前患者行"腹腔镜探查+微创根治性R0远端胃大部分切除+D2淋巴结清扫"，病理提示低分化腺癌，免疫组化：HER2（0）、MLH1（+）、MSH2（+）、MSH6（+）、PMS2（+）、PD1（淋巴细胞+，约10%）、CK（+）、CDX（+）、PCE（+）；术后分期为pT3N0M0 Ⅱ A期。无吸烟酒史，否认传染病史，否认食物、药物过敏史。查体：T 36.2℃，HR 110次/分，RR 20次/分，BP 100/76mmHg。腹部平坦，可见中腹部一10cm竖切口，伤口愈合。实验室检查：血常规示WBC 6.41×10^9/L，N% 72.7%，Hb 86g/L，PLT 376×10^9/L；腹部CT结果示：胃癌术后，吻合口区肿胀，周围局部积液可能，邻近腹膜、网膜肿胀模糊，考虑术后炎性改变。初步诊断：胃角腺癌术后（pT3N0M0 Ⅱ a期 pMMR HER2阴性）。患者使用SOX方案，具体为奥沙利铂180mg ivgtt Day 1+替吉奥50mg bid po Day 1～14，q21d。

问题 20-6-1-1 分析该患者抗肿瘤治疗方案。

解析 20-6-1-1 患者术后分期为pT3N0M0 Ⅱ a期，根据《中国临床肿瘤学会CSCO胃癌治疗指南（2023年）》，术后需进行辅助治疗，方案可选择XELOX、替吉奥单药、XP、SOX、FOLFOX。选择两药方案SOX，奥沙利铂130mg/m^2，ivgtt，Day 1联合替吉奥40～60mg，po，bid，Day 1～14，q21d。根据患者的体表面积（1.46m^2），奥沙利铂180mg ivgtt Day 1+替吉奥50mg bid po Day 1～14，方案和剂量均合理。

问题 20-6-1-2 该患者使用SOX的第2天，偶感手脚麻木，请根据患者情况进行用药教育。

解析 20-6-1-2 患者的这种情况应考虑为奥沙利铂引起的急性外周神经毒性，常表现为四肢末端及口周的感觉异常或迟钝、下颌痉挛、舌头感觉异常、咽痛和胸部压迫感，多为轻度，常发生于输注开始数小时内或在1～2天内，持续不超过14天。建议临床评估神经毒性的严重程度，持续时间等情况决定是否调整剂量。针对患者目前状况，密切观察即可，嘱咐用药期间注意保暖，避免冷刺激，暴露于低温或接触冰冷物品会加速神经毒性的出现或使其进一步恶化，可戴手套或穿厚袜子，避免与冷的物品接触；尽量喝温水。

案例 20-6-2 患者，男，68岁，身高155cm，体重53kg，因“厌油、纳差半年，症状反复发作”入院。腹部超声提示：肝脏实质损害，肝脏实性多发占位，考虑肝脏转移；全腹增强CT提示：胃体小弯侧壁增厚伴巨大溃疡，胃癌可能性大，突破浆膜面，伴肝胃韧带淋巴结转移，肝脏多发环形强化结节，考虑转移瘤。胃镜提示：胃体溃疡型新生物；病理活检：腺癌。免疫组化提示：CDX-2（+）、CK7（+）、HER2（3+）、MLH1（+）、MSH2（+）、MSH6（+）、PMS2（+）、Ki67（+，70%）。腹盆腔MRI提示：肝内弥漫多发结节、肿块，均考虑转移，胃周、门腔间隙、腹膜后及右心膈角多个小及增大淋巴结，部分多系转移。临床诊断为：胃腺癌伴肝胃韧带淋巴结、肝脏多发转移（T4bN1M1 Ⅳ期），治疗方案为：曲妥珠单抗400mg ivgtt Day 1＋奥沙利铂200mg ivgtt Day 1＋卡培他滨1.5g bid po Day 1～14，q3w。

问题 20-6-2-1 针对此患者，选择曲妥珠单抗的依据是什么？剂量如何确定？

解析 20-6-2-1 患者临床诊断为胃腺癌伴肝胃韧带淋巴结、肝脏多发转移T4bN1M1 Ⅳ期，根据《中国临床肿瘤学会CSCO胃癌治疗指南（2022年）》，该患者为不可治愈的晚期患者，治疗目标是延长生存，改善生存质量，应采取全身治疗姑息治疗方式为主。患者免疫组化提示HER2阳性，则有选择用靶向药物曲妥珠单抗的指征。在每3周一次的给药方案中，曲妥珠单抗的初始负荷剂量应为8mg/kg，随后为6mg/kg；在后续治疗过程中若出现延迟或中断，延迟时间＜1周，可直接使用维持剂量；若延迟时间＞1周，应重新开始负荷剂量。

问题 20-6-2-2 在治疗的第10天，患者的手掌和足底开始出现红斑，有灼烧感及感觉异常的表现，影响休息，第12天出现水疱和脱皮现象，疼痛加剧且影响日常工作，作为药师该如何进行用药监护？

解析 20-6-2-2 患者出现的这种情况应考虑为卡培他滨引起的手足综合征，根据美国国家癌症研究所（NCI）CTCAE 5.0评估为2级。作为药师，建议患者可暂停卡培他滨的治疗，待不良反应消失或降为1级时再以维持剂量启动治疗；同时，可使用10%尿素软膏以软化角质层，进行手足保湿，针对红肿部分可外用强效的糖皮质激素，如丙酸倍氯米松软膏，可选择口服塞来昔布进行止痛抗炎治疗，预防更严重手足综合征的发生，嘱咐患者生活中应穿着舒服的鞋、宽松的衣服，尽量减少对皮肤的摩擦；避免在阳光下直晒，不宜使用过热的水洗澡等。

（肖洪涛　胡志强）

第七节　原发性肝癌

一、定义与流行病学

（一）定义

原发性肝癌主要包括肝细胞癌（hepatocellular carcinoma，HCC）、肝内胆管癌（intrahepatic cholangiocarcinoma，ICC）和混合型肝细胞癌-胆管癌（combined hepatocellular-cholangiocarcinoma，cHCC-CCA）三种不同病理学类型，三者在发病机制、生物学行为、病理组织学、治疗方法及预后等方面差异较大，其中HCC占75%～85%、ICC占10%～15%。本节的药物治疗主要针对HCC。

（二）流行病学

原发性肝癌是常见的恶性肿瘤之一。2020年全球癌症统计报告显示，原发性肝癌是2020年全球第六大最常诊断的癌症和第三大癌症死亡原因，约有906 000例新病例和830 000例死亡。在大多数地区，男性的发病率和死亡率是女性的2～3倍，肝癌在全球发病率中排名第五，在男性死亡率方面排名第二。

二、病因和发病机制

（一）病因

HCC 的主要危险因素包括慢性乙型肝炎病毒（HBV）、丙型肝炎病毒（HCV）感染、受黄曲霉毒素污染的食物、大量饮酒、超重、2 型糖尿病和吸烟，这些因素因地区而异。

（二）发病机制

1. 病毒诱导的肝癌发生机制

（1）HBV　有一些证据支持 HBV 直接参与转化过程。首先，HBV 基因组整合与宿主 DNA 微缺失相关，可以靶向癌症相关基因，包括端粒酶逆转录酶（TERT）、血小板源性生长因子受体 -β（PDGFRβ）和丝裂原活化蛋白激酶 1（MAPK1）等。其次，HBx 的转录激活活性可以改变生长控制基因的表达，如 SRC 酪氨酸激酶、Ras、Raf、MAPK、ERK、JNK 等。最后，HBx 可以在体外结合和灭活抑癌因子 p53，从而增加细胞增殖和存活，并损害 DNA 损伤检查点。

（2）HCV　HCV 表现出较高的慢性感染倾向。与 HBV 相比，HCV 促进肝硬化的倾向更大。5%～10% 的 HCV 感染患者在感染 10 年后发生肝硬化，其频率是 HBV 感染者的 10～20 倍，而肝硬化与 HCC 发展显著相关。

2. 酒精诱导的肝癌发生机制　酒精是肝细胞癌的重要危险因素。慢性酒精摄入被认为通过单核细胞激活引起促炎细胞因子的产生，并引发循环内毒素浓度的增加，对肝细胞存活产生不利影响。

3. 黄曲霉毒素 B_1 诱导的肝癌发生机制　摄入真菌毒素黄曲霉毒素 B_1 也会增加 HCC 发生风险。黄曲霉毒素 B_1 与特定的 p53 突变和癌基因（如 HRAS）的协同突变激活有关。

三、诊　断

（一）筛查与监测

对肝癌高危人群的筛查与监测，有助于肝癌的早期发现、早期诊断和早期治疗，而对人群肝癌风险的分层评估是制订不同肝癌筛查策略的基础。在我国，肝癌高危人群主要包括具有 HBV 和（或）HCV 感染、过度饮酒、非酒精性脂肪性肝炎、其他原因引起的肝硬化及有肝癌家族史等人群，尤其是年龄＞ 40 岁的男性。

（二）检查

1. 超声显像　具有便捷、实时、无创和无放射辐射等优势，是临床上最常用的肝脏影像学检查方法。

2. CT 和 MRI　动态增强 CT、多参数 MRI 扫描是肝脏超声显像和（或）血清 AFP 筛查异常者明确诊断的首选影像学检查方法。

3. 数字减影血管造影（digital subtraction angiography，DSA）　是一种微创性检查，采用经选择性或超选择性肝动脉进行 DSA 检查。

4. 核医学影像学检查　包括 PET-CT、氟 -18- 氟代脱氧葡萄糖（^{18}F-fluorodeoxyglucose，^{18}F-FDG）PET-CT 全身显像、单光子发射计算机断层成像（singlephoton emission computed tomography-CT，SPECT-CT）、PET-MRI。

（三）血液学分子标志物检验

1. 血清 AFP　是当前诊断肝癌和疗效监测常用且重要的指标。血清 AFP ≥ 400μg/L，在排除妊娠、慢性或活动性肝病、生殖腺胚胎源性肿瘤及消化道肿瘤后，高度提示肝癌；而血清 AFP 轻度升高者，应结合影像学检查或进行动态观察，并与肝功能变化对比分析，有助于诊断。

2. 其他标志物　异常凝血酶原、血浆游离微 RNA 和血清甲胎蛋白异质体也可以作为肝癌早期诊断标志物，特别是对于血清 AFP 阴性人群。

（四）穿刺活检

肝病灶穿刺活检可以明确病灶性质及肝癌分子分型，为明确肝病病因、指导治疗、判断预后和进行研究提供有价值的信息。

（五）病理学诊断

病理学诊断所涉及的免疫组织化学检查的主要目的是：肝细胞良性、恶性肿瘤之间的鉴别；HCC 与 ICC 及其他特殊类型的肝脏肿瘤之间的鉴别；原发性肝癌与转移性肝癌之间的鉴别。

四、分　期

肝癌的分期主要是根据肝脏肿瘤的数目、大小、血管侵犯、肝外转移、Child-Pugh 分级及体力状况（PS）评分 6 个因素，综合判定肿瘤分期，包括Ⅰa 期、Ⅰb 期、Ⅱa 期、Ⅱb 期、Ⅲa 期、Ⅲb 期和Ⅳ期，适用于肝癌。依据国家卫生健康委员会主持制定的原发性肝癌诊疗指南（2024 年版），即结合具体国情、临床实践及研究经验等，推荐采用肝癌的中国肝癌分期（China Liver Cancer Staging，CNLC）方案，详见附表 20-7-1，而其他分期方案作为重要参考。

五、评　估

对于采用系统抗肿瘤治疗的患者，目前大多采用实体瘤临床疗效评价标准（response evaluation criteria in solid tumor，RECIST）1.1 进行疗效评价。对于接受抗血分子靶向治疗的患者，可以联合应用 mRECIST。对于接受免疫检查点抑制剂治疗的患者，也可以应用实体肿瘤免疫疗效评价标准（immune response evaluation criteria in solid tumor，iRECIST）。

（一）影像学评估

影像学评估常用于肝癌消融治疗后的局部疗效评估，推荐方案是在消融后 1 个月左右，复查动态增强 CT、多参数 MRI 扫描或超声造影，以评价消融效果。影像学评判消融效果可以分为完全消融和不完全消融。

（二）病理学评估

完全病理缓解和明显病理缓解评估是评价术前治疗疗效和探讨最佳手术时机的重要病理指标。

六、治　疗

（一）治疗策略

肝癌治疗领域的特点包含多学科参与、多种治疗方法共存，采用以手术为主的综合治疗策略。常见治疗方法包括肝切除术、肝移植术、消融治疗、经肝动脉介入治疗、放射治疗、系统抗肿瘤治疗等多种手段，针对不同分期的肝癌患者选择合理的治疗方法可以使疗效最大化。

（二）外科治疗

肝癌的外科治疗是肝癌患者获得长期生存的重要手段，主要包括肝切除术和肝移植术。

（三）消融治疗

消融治疗具有对肝功能影响少、创伤小、疗效确切的特点，在一些早期肝癌患者中可以获得与手术切除相类似的疗效。

（四）经动脉化疗栓塞

经肝动脉介入治疗主要包括肝动脉栓塞（transcatheter arterial embolization，TAE）、肝动脉栓塞化疗（transarterial chemoembolization，TACE）和肝动脉灌注化疗（hepatic arterial infusion chemotherapy，HAIC）。TACE 是公认的肝癌非手术治疗中最常用的方法之一，将化疗药物与栓塞

剂混合在一起或使用药物洗脱微球（drug-eluting beads，DEB），经肿瘤的供血动脉支注入，常用化疗药物有蒽环类、铂类和 5- 氟尿嘧啶类等。TACE 适应证包括以下几项。

1. 有手术切除或消融治疗适应证，但由于高龄、肝功能储备不足、肿瘤高危部位等非手术原因，不能或不愿接受上述治疗方法的 CNLC Ⅰa、Ⅰb 和Ⅱa 期肝癌患者。

2. CNLC Ⅱb、Ⅲa 和部分Ⅲb 期肝癌患者，肝功能 Child-Pugh A/B 级，ECOG PS 评分 0～2。

3. 门静脉主干未完全阻塞，或虽完全阻塞但门静脉代偿性侧支血管丰富或通过门静脉支架植入可以恢复门静脉血流的肝癌患者。

4. 肝动脉 - 门脉静分流造成门静脉高压出血的肝癌患者。

5. 具有高危复发因素（包括肿瘤多发、合并肉眼或镜下癌栓、姑息性手术、术后 AFP 等肿瘤标志物未降至正常范围等）肝癌患者手术切除后，可以采用辅助性 TACE 治疗，降低复发、延长生存。

6. 初始不可切除肝癌术前的 TACE 治疗，可以实现转化，为手术切除及消融创造机会。

7. 肝移植等待期桥接治疗。

8. 肝癌自发破裂患者。

（五）放射治疗

放射治疗分为外放射治疗和内放射治疗。外放射治疗是利用放疗设备产生的射线（光子或粒子）从体外对肿瘤照射。内放射治疗是利用放射性核素，经机体管道或通过针植入肿瘤内。

（六）系统抗肿瘤治疗

系统治疗或称为全身性治疗，主要指抗肿瘤治疗，包括分子靶向药物治疗、免疫治疗、化学治疗和中医中药治疗等；另外还包括了针对肝癌基础疾病的治疗，如抗病毒治疗、保肝利胆和支持对症治疗等。

1. 一线抗肿瘤治疗方案 包括免疫治疗联合抗血管生成抑制剂，如阿替利珠单抗联合贝伐珠单抗、信迪利单抗联合贝伐珠单抗等，也可使用多靶点抗血管生成抑制剂如多纳非尼、仑伐替尼、索拉非尼等。

2. 二线抗肿瘤治疗方案 肝癌的二线抗肿瘤治疗可选取的药物有瑞戈非尼、阿帕替尼、卡瑞利珠单抗、替雷利珠单抗。

另外，肝癌的药物治疗还涉及中医药学治疗、抗病毒治疗、对症支持治疗等。

晚期肝癌常用的药物治疗方案见表 20-7-1。

表 20-7-1 晚期肝癌常用的药物治疗方案

化疗方案	用法用量
FOLFOX4	奥沙利铂 85mg/m^2，ivgtt，Day 1，q14d 亚叶酸钙 200mg/m^2，ivgtt，Day 1、2，q14d 5- 氟尿嘧啶 400mg/m^2，静脉推注，Day 1，q14d 5- 氟尿嘧啶 600mg/m^2，ivgtt 22 小时，Day 1、2，q14d
XELOX	奥沙利铂 130mg/m^2，ivgtt，Day 1，q21d 卡培他滨 625～1000mg/m^2，po，bid，Day 1～14，q21d
索拉非尼	400mg，po，bid，持续服用
仑伐替尼	8mg（体重＜ 60kg），或 12mg（体重≥ 60kg），po，qd，持续服用
多纳非尼	200mg，po，bid，持续服用
阿替利珠单抗联合贝伐珠单抗	阿替利珠单抗，1200mg，ivgtt，Day 1，q21d 贝伐珠单抗，15mg/kg，ivgtt，Day 1，q21d
纳武利尤单抗联合伊匹木单抗	纳武利尤单抗，1mg/kg，ivgtt，Day 1，q21d; 4 次后，240mg，ivgtt，Day 1，q14d 伊匹木单抗 3mg/kg，ivgtt，Day 1，q21d
瑞戈非尼	160mg，po，qd，Day 1～21，q28d

续表

化疗方案	用法用量
纳武利尤单抗	3mg/kg 或 240mg，ivgtt，Day 1，q14d；或者 480mg，ivgtt，Day 1，q28d
帕博利珠单抗	200mg，ivgtt，Day 1，q21d
卡瑞利珠单抗	3mg/kg，ivgtt，Day 1，q14d；或者 3mg/kg，ivgtt，Day 1，q21d
卡博替尼	160mg，po，qd，持续服用
雷莫西尤单抗	8mg/kg，ivgtt，Day 1，q14d
阿帕替尼	750mg，po，qd，持续服用；联合卡瑞利珠单抗时，250mg，po，qd，持续服用
亚砷酸注射液	10mg，ivgtt（缓慢），Day 1～14

七、随　　访

（一）随访目的

HCC 手术切除后、肝移植术后、消融术后及系统治疗完全缓解后的复发转移是临床备受关注的问题，故所有患者术后都需要接受密切观察和随访。一旦发现有肿瘤复发，可以根据肿瘤复发的特征，选择再次手术切除、局部消融、TACE、放疗或系统治疗等，延长患者生存期。

（二）随访项目

1. 一级推荐　血清 AFP 等肿瘤标志：2 年之内每 3～6 个月检测一次，以后每 6～12 个月检测一次；病毒载量（HBV-DNA 和 HCV-RNA），肝、肾功能，每 3～6 个月检测一次；肝炎病毒携带者需定期访视肝脏专科医生以制订抗病毒方案；影像学检查（多期、断层扫描腹部和盆腔 CT 或 MRI 评估肝脏病灶，胸部 CT 视病情而定）：2 年之内，每 3～6 个月一次，以后每 6～12 个月一次。

2. 二级推荐　胸部 X 线，腹部超声，肝脏超声造影；肿瘤负荷评分。

3. 三级推荐　具有某些特定基因表达异常的患者，可以考虑适当增加检查频率。

2022 CSCO 肝癌诊疗指南随访方案专家推荐见表 20-7-2。

表 20-7-2　2022 CSCO 肝癌诊疗指南随访方案专家推荐

内容	Ⅰ级专家推荐	Ⅱ级专家推荐	Ⅲ级专家推荐
根治性切除术后； 肝移植术后； 完全消融术后； 根治性放疗后； 系统治疗完全缓解后	血清 AFP 等肿瘤标志：2 年之内每 3～6 个月检测一次，以后每 6～12 个月检测一次；病毒载量（HBV-DNA 和 HCV-RNA），肝、肾功能，每 3～6 个月检测一次；肝炎病毒携带者需定期访视肝脏专科医生以制订抗病毒方案；影像学检查（多期、断层扫描腹部和盆腔 CT 或 MRI 评估肝脏病灶，胸部 CT 视病情而定）：2 年之内，每 3～6 个月一次，以后每 6～12 个月一次	胸部 X 线，腹部超声，肝脏超声造影；肿瘤负荷评分（TBS）	具有某些特定基因表达异常的患者，可以考虑适当增加检查频率

案例 20-7-1　患者，男，53 岁。身高 170cm，体重 65kg。因 3 年前，患者无明显诱因出现皮肤巩膜黄染，患者无发热、腹痛、恶心、呕吐等症状。入院行诊断原发性肝癌，行右肝肿瘤切除术。术后定期复查，3 个月前于医院复查肝脏 CT，提示肝细胞癌术后肝内多发转移伴门脉癌栓，排除手术禁忌于是行 TACE 3 次，术后予以护肝、补液、止痛、止血、护胃、抗肿瘤等治疗。目前患者使用仑伐替尼 12mg，每日一次。出院诊断：①肝细胞癌伴肝内多发转移；②慢性丙型病毒肝炎。

问题 20-7-1-1　请结合该患者抗肿瘤药物使用情况，列举可用于 TACE 的化疗药物。

解析 20-7-1-1　目前可用于 TACE 化疗的药物有：蒽环类药物（多柔比星、表柔比星等）、顺铂等，从目前临床证据来看，TACE 主要起作用的机制是栓塞术，对化疗药物的有效性评价目前仍在进一步研究中。

问题 20-7-1-2 仑伐替尼在不同患者中的用量如何确定？患者表示无法吞服胶囊并漏服一次仑伐替尼，药师对此应如何进行患者教育？

解析 20-7-1-2 根据仑伐替尼药品说明书：仑伐替尼的用量与体重相关，对于体重＜60kg的患者，推荐日剂量为8mg（2粒4mg胶囊），每日一次；对于体重≥60kg的患者，推荐日剂量为12mg（3粒4mg胶囊），每日一次。仑伐替尼应在每天固定时间服用，空腹或与食物同服均可。如果患者遗漏一次用药且无法12小时内服用，无须补服，应按常规用药时间进行下一次服药。

（肖洪涛）

第八节 胰 腺 癌

一、概述与流行病学

（一）概述

胰腺癌（pancreatic cancer，PC）是致死率极高的恶性肿瘤之一，具有高发病率、高复发转移率、高死亡率、低早期诊断率、低切除率、低药物有效率和低生存率三高四低的特点。

（二）流行病学

胰腺癌的发病率和死亡率在国内外呈快速上升趋势，尤其对于女性和老年人群。据统计，2020年全球胰腺癌新发病例495 773例，死亡病例466 003例，是癌症死亡的第七大原因。胰腺癌的预后极差，5年生存率仅为7.2%～9.0%。

二、病因和发病机制

（一）病因

目前认为胰腺癌的病因主要包括遗传因素和非遗传因素两方面。

1. 遗传因素 胰腺癌中有5%～10%可归因于遗传因素。

2. 非遗传因素 目前确定与胰腺癌进展非遗传危险因素包括肥胖、2型糖尿病、高胆固醇、高血压、吸烟、饮酒、缺乏运动等。

（二）发病机制

胰腺癌是遗传和后天获得的肿瘤相关基因突变所致的疾病，胰腺癌发生的根本原因是特定的驱动基因突变。

三、诊 断

（一）症状和体征

1. 症状 胰腺癌起病隐匿，早期症状不典型，临床就诊时大部分患者已属于中晚期，主要的临床表现包括腹部不适、消瘦、乏力、消化道症状、黄疸等。部分患者伴有持续或间歇低热，血糖异常，但一般无胆道感染。

2. 体征 胰腺癌早期无明显体征，随着疾病进展，可出现上腹压痛、消瘦和黄疸等体征。

（二）检查

1. 影像学检查

（1）超声 可以较好地显示胰腺内部结构，观察胆道有无梗阻及梗阻部位，寻找梗阻原因。

（2）CT　增强三维动态 CT 薄层扫描是目前诊断胰腺癌最常用的手段，能清晰显示肿瘤；就大小、位置、密度及血供情况，并以此判断肿瘤与血管、邻近器官的毗邻关系，评估肿瘤的手术机会和新辅助治疗的效果。

（3）MRI　在显示胰腺肿瘤、判断血管受侵、准确的临床分期等方面显示出重要价值，可清晰显示胰周淋巴结和肝内有无转移病灶。

（4）超声内镜　超声内镜及其引导下的穿刺活检是目前胰腺癌定位和定性最准确的方法，同时有助于判断肿瘤分期。

2. 组织病理学和细胞学检查　是诊断胰腺癌的“金标准”。

3. 实验室检查

（1）糖类抗原 19-9（carbohydrate antigen 19-9，CA19-9）　是胰腺癌最具敏感性和特异性的肿瘤标志物。

（2）癌胚抗原（carcinoembryonic antigen，CEA）　是第一个被用于检测胰腺癌的肿瘤标志物，但是其敏感性和特异性较低。

（3）糖类抗原 125（carbohydrate antigen 125，CA125）　是一种唾液酸化糖类抗原，临床上将其作为消化系统的新肿瘤标志物。

四、分　　期

参考第 8 版 AJCC-TNM 胰腺癌分期系统，详见附表 20-8-1。

五、治　　疗

（一）治疗原则

胰腺癌的治疗主要包括外科治疗、内科药物治疗、放射治疗、介入治疗和支持治疗等。

（二）外科治疗

早期胰腺癌，包括 0 期和ⅠA 期，属于可切除肿瘤，应尽力实施根治性切除（R0），不推荐局部进展期胰腺癌患者直接接受手术治疗，复发性胰腺癌的手术适应证尚未明确，不推荐对合并远处转移的胰腺癌患者行减瘤手术。

（三）内科药物治疗

1. 化学治疗　目前治疗不可切除的局部晚期或转移性胰腺癌的常用化疗药物包括吉西他滨、白蛋白结合型紫杉醇、5- 氟尿嘧啶 / 亚叶酸钙（5-FU/LV）、顺铂、奥沙利铂、伊立替康、替吉奥和卡培他滨。对于一般状况好的患者建议联合化疗。常用含吉西他滨的两药联合方案，包括 GN（吉西他滨 / 白蛋白结合型紫杉醇）、GP（吉西他滨 / 顺铂）、GX（吉西他滨 / 卡培他滨）、GS（吉西他滨 / 替吉奥）等。三药联合方案包括 FOLFIRINOX（奥沙利铂 / 伊立替康 /5-FU/LV）或 mFOLFIRINOX（奥沙利铂 / 伊立替康 /5-FU/LV）。

2. 靶向治疗　推荐内科药物治疗前对局部晚期和转移性胰腺癌进行基因检测并给予相应靶向药物治疗，包括但不限于 BRCA1/2、NTRK1/2/3、PALB2、ATM/ATR、BRAF、KRAS 和 NRAS 等，靶向药物包括厄洛替尼、尼妥珠单抗、奥拉帕利、索托拉西布等。

3. 免疫治疗　对于有特殊基因变异的晚期胰腺癌（如微卫星高度不稳定），有研究显示 ICI 治疗具有一定疗效。免疫治疗主要包括 ICI（PD-1、PD-L1）、过继性 T 细胞治疗、肿瘤疫苗和 CD40 抑制剂等。

4. 药物治疗方案

（1）可切除或临界可切除胰腺癌的新辅助治疗　可切除或临界可切除患者的新辅助 / 转化治疗的目的是提高手术 R0 切除率，对于体能状态好的、具有高危因素的可切除胰腺癌及临界可切除胰腺癌患者，可考虑行术前新辅助治疗，常见一线治疗方案见表 20-8-1。对于体能状态较差，不能耐受手术治疗的患者，建议穿刺活检明确病理，后行晚期姑息化疗和最佳支持治疗。

表 20-8-1　可切除或临界可切除胰腺癌的新辅助治疗方案

方案	具体用药
GN：吉西他滨＋白蛋白结合型紫杉醇	白蛋白结合型紫杉醇 125mg/m^2 ivgtt Day 1、8 吉西他滨 1000mg/m^2 ivgtt Day 1、8 每 3 周重复
FOLFIRINOX （仅用于 ECOG PS 评分 0～1）	奥沙利铂 85mg/m^2 ivgtt Day 1 伊立替康 180mg/m^2 ivgtt Day 1 LV 400mg/m^2 ivgtt Day 1 5-FU 400mg/m^2 快速 iv Day 1 之后 5-FU 2400mg/m^2 持续输注 46 小时 每 2 周重复
mFOLFIRINOX （仅用于 ECOG PS 评分 0～1）	奥沙利铂 85mg/m^2 ivgtt Day 1 伊立替康 150mg/m^2 ivgtt Day 1 LV 400mg/m^2 ivgtt Day 1 5-FU 2400mg/m^2 持续输注 46 小时 每 2 周重复

（2）可切除胰腺癌的术后辅助治疗　根治术后的胰腺癌患者，如无禁忌证，均应行辅助化疗，常见方案见表 20-8-2。辅助化疗起始时间尽可能控制在术后 12 周内，持续时间为 6 个月。

表 20-8-2　可切除胰腺癌的术后辅助治疗方案

方案	具体用药
mFOLFIRINOX （仅用于 ECOG PS 评分 0～1）	奥沙利铂 85mg/m^2 ivgtt Day 1 伊立替康 150mg/m^2 ivgtt Day 1 LV 400mg/m^2 ivgtt Day 1 5-FU 2400mg/m^2 持续输注 46 小时 每 2 周重复
GX：吉西他滨＋卡培他滨	吉西他滨 1000mg/m^2 ivgtt Day 1、8 卡培他滨 1660mg/（m^2·d）分 2 次口服 Day 1～14 每 3 周重复
吉西他滨	吉西他滨 1000mg/m^2 ivgtt Day 1、8 每 3 周重复
替吉奥	替吉奥 80～120mg/d 分 2 次口服 Day 1～14 每 3 周重复
卡培他滨	卡培他滨 2000mg/（m^2·d）分 2 次口服 Day 1～14 每 3 周重复
5-FU/LV	LV 400mg/m^2 ivgtt Day 1 5-FU 400mg/m^2 ivgtt Day 1 之后 5-FU 2400mg/m^2 持续输注 46 小时 每 2 周重复

（3）不可切除的局部晚期或转移性胰腺癌治疗　不可切除的局部晚期或合并远处转移的胰腺癌总体治疗效果不佳，对于体能状态较好的局部晚期或转移性胰腺癌患者的一线化疗方案，详见表 20-8-3。一线治疗失败，可使用二线 / 后续治疗方案。如果体能状态较差，建议行单药治疗和（或）最佳支持治疗。

表 20-8-3　不可切除的局部晚期或转移性胰腺癌的一线治疗方案

方案	具体用药
GN：吉西他滨＋白蛋白结合型紫杉醇	白蛋白结合型紫杉醇 125mg/m^2 ivgtt Day 1、8 吉西他滨 1000mg/m^2 ivgtt Day 1、8 每 3 周重复
GP：吉西他滨＋顺铂	吉西他滨 1000mg/m^2 ivgtt Day 1、8 顺铂 75mg/m^2 ivgtt Day 每 3 周重复
吉西他滨＋厄洛替尼	吉西他滨 1000mg/m^2 ivgtt Day 1、8 厄洛替尼 150mg/d 口服 每 3 周重复
GX：吉西他滨＋卡培他滨	吉西他滨 1000mg/m^2 ivgtt Day 1、8 卡培他滨 1660mg/（m^2·d）分两次口服 Day 1～14 每 3 周重复

续表

方案	具体用药
GS：吉西他滨 + 替吉奥	吉西他滨 1000mg/m² ivgtt Day 1、8 替吉奥 80～120mg/d 分 2 次口服 Day 1～14 每 3 周重复
FOLFIRINOX （仅用于 ECOG PS 评分 0～1）	奥沙利铂 85mg/m² ivgtt Day 1 伊立替康 180mg/m² ivgtt Day 1 LV 400mg/m² ivgtt Day 1 5-FU 400mg/m² 快速 iv Day 1 之后 5-FU 2400mg/m² 持续输注 46 小时　每 2 周重复
mFOLFIRINOX （仅用于 ECOG PS 评分 0～1）	奥沙利铂 85mg/m² ivgtt Day 1 伊立替康 150mg/m² ivgtt Day 1 LV 400mg/m² ivgtt Day 1 5-FU 2400mg/m² 持续输注 46 小时 每 2 周重复

一线治疗失败，不可切除的局部晚期或转移性胰腺癌的二线 / 后续治疗方案，详见表 20-8-4。如果体能状态较差，建议行单药治疗和（或）最佳支持治疗。

表 20-8-4　不可切除的局部晚期或转移性胰腺癌的二线 / 后续治疗方案

方案	具体用药
FOLFOX	奥沙利铂 130mg/m² ivgtt Day 1 LV 400mg/m² ivgtt Day 1 5-FU 400mg/m² ivgtt Day 1 之后 5-FU 2400mg/m² 持续输注 46 小时 每 3 周重复
CapeOx：奥沙利铂 + 卡培他滨	奥沙利铂 130mg/m² ivgtt Day 1 卡培他滨 2000mg/（m²·d）分两次口服 Day 1～14
FOLFIRI	伊立替康 180mg/m² ivgtt Day 1 LV 400mg/m² ivgtt Day 1 5-FU 400mg/m² ivgtt Day 1 之后 5-FU 2400mg/m² 持续输注 46 小时 每 2 周重复
纳米脂质体伊立替康 +5-FU/LV	纳米脂质体伊立替康 80mg/m² ivgtt Day 1 LV 400mg/m² ivgtt Day 1 5-FU 2400mg/m² 持续输注 46 小时 每 2 周重复
吉西他滨	吉西他滨 1000mg/m² ivgtt Day 1、8 每 3 周重复
奥拉帕利持续治疗	奥拉帕利 200mg/ 次 口服 每日 2 次

（四）放射治疗

放射治疗是胰腺癌的重要局部治疗手段之一，贯穿各个分期。基于多线束（X 射线或 γ 射线）聚焦的立体定向放射治疗（stereotactic radio therapy，SRT）技术正越来越多地用于胰腺癌的治疗，放疗剂量模式也逐渐向高剂量、少分次方向改变。

（五）介入治疗

胰腺癌的介入治疗主要包括：针对胰腺癌及胰腺癌转移瘤的介入治疗及胰腺癌相关并发症的治疗，主要治疗手段包括经动脉灌注化疗、消融治疗、经皮 ^{125}I 粒子植入术、胆道支架植入、消化道支架植入、出血栓塞治疗、癌痛腹腔神经丛阻滞治疗等。

（六）支持治疗

改善胰腺癌患者的生活质量是支持治疗的重要目的。最佳支持治疗应贯穿胰腺癌治疗始终，尤以终末期患者为主。对 ECOG 评分 3～4 级的胰腺癌患者推荐首选支持治疗，围手术期及胰腺癌系统治疗期间亦需选择合适的支持治疗。

六、胰腺癌的治疗管理

鼓励胰腺癌患者开展自我管理：临床医生与护士应重视替代疗法，提高患者用药依从性，个性化指导患者用药剂量，帮助患者提高自我检测与及时调整剂量的能力，在治疗与恢复期进行个性化营养与运动干预，可有效提高患者治疗耐受性，促进术后恢复，并提高生活质量，且需定期进行随访和评估。

案例 20-8-1 患者，男，58 岁，因“反复上腹隐痛 3 月余”于 2021 年 2 月 7 日就诊入院，全身 PET-CT：胰体部结节状高代谢病灶，结合增强扫描，考虑为胰腺癌，其胰下胰管扩张，胰尾萎缩；腹膜后区、双侧膈肌深面、左侧锁骨区多发淋巴结转移；肝 S3 结节状高代谢病灶，考虑为肝转移。胸部、全腹部、盆腔 CT 平扫＋增强：胰体部肿块，伴远端胰管扩张、胰尾萎缩，考虑胰腺癌可能性大；病灶周围、肝门部、门腔间隙、腹腔动脉旁、腹主动脉旁多发肿大淋巴结，大部分考虑转移；大网膜、右髂窝、腹膜折返区腹膜种植转移。超声引导下左侧锁骨上区淋巴结穿刺活检，病理结果见较多异形腺体。诊断为：胰腺肿物伴肝、淋巴结多发转移。于 2021 年 2 月 8 日～5 月 29 日行 FOLFIRINOX 方案（奥沙利铂＋伊立替康 +5-FU+ 亚叶酸钙）姑息化疗第 1～8 疗程。现患者为求继续治疗就诊于我院，门诊以“胰腺癌伴多发转移姑息治疗”收入我科，复查胸部全腹部盆腔 CT 平扫＋增强：胰体部肿瘤大小较前稍局限，远端胰管稍扩张，原肝 S3 强化减低灶未见明显显示，其余大致同前。患者自上次入院以来，精神振，食纳差，二便无特殊，近期体重无明显变化。

问题 20-8-1-1 患者接下来的治疗方案应该如何选择？

解析 20-8-1-1 该患者诊断为胰腺癌伴肝、淋巴结多发转移，行 FOLFIRINOX 方案姑息治疗，已行 8 程化疗。复查胸、腹、盆腔 CT 评估肿瘤未明显进展，患者体能状态良好，根据胰腺癌相关指南，该患者具有姑息化疗二线指征，二线可选择 FOLFIRI 方案姑息治疗。

问题 20-8-1-2 患者更改方案后，请根据患者情况拟定出院带药的用药教育方案。

解析 20-8-1-2 该患者二线治疗可选择的方案是 FOLFIRI，根据这个方案，可进行以下用药教育：①用药后可能会出现发热、血压下降、恶心、头晕、皮疹、腹泻、呕吐、脱水、血便 / 黑便等不良反应，如有不适，请及时咨询医生。②避免受伤或感染：伊立替康可能会引起骨髓抑制，用药后更容易发生出血和感染，请小心避免受伤，经常洗手，远离患感染性疾病患者。③留意大便情况：伊立替康可能会导致腹泻，每天记录大便次数，如果一天拉清水样粪便超过 3 次，需要及时联系医生或者药师，并服用相应的止泻药物。④推迟接种活疫苗：使用伊立替康期间，接种活疫苗可能增加活疫苗引起感染的风险，用药期间需推迟接种活疫苗。⑤请尽量避免驾驶：用药后 24 小时内可能出现头晕或视觉障碍，如出现以上症状时，请尽量避免驾驶或操作机械。⑥注意口腔清洁：请务必保持口腔的清洁，早晚都要刷牙，饭后漱口，也可适当使用漱口水。⑦吃容易消化的食品：日常生活中要吃容易消化的食品，避免难消化、辛辣、刺激性食物，避免消化不良、大便不通畅。为了减少恶心、呕吐，化疗前可适当少吃一些。⑧定期复查，注意休息：出院后定期回医院复查血常规、生化、肿瘤标志物等情况，必要时进行 CT 检查。如果发现异常，也请及时与医护人员联系。

（黎小妍　刘碧好）

第九节　结直肠癌

一、定义与流行病学

（一）定义

结直肠癌（colorectal cancer，CRC）是指原发于结肠和直肠的恶性肿瘤，包括来自盲肠、阑尾、升结肠、横结肠、降结肠、乙状结肠、直肠和肛管的恶性肿瘤。

（二）流行病学

结直肠癌中，以直肠癌最为多见，占56%～70%；其次为乙状结肠，占12%～14%；盲肠占4%～6%，降结肠、横结肠、升结肠各占3%。根据国家癌症中心发布的中国癌症发病率和死亡率最新报告，2016年，中国结直肠癌新发病例约为40.8万例，发病率约为29.51/10万人；2016年死亡病例约为19.6万例，死亡率约为14.14/10万人。

二、病因与发病机制

（一）病因

结直肠癌目前的病因尚不明确，是结直肠黏膜上皮在环境和遗传等多种致癌因素作用下发生的恶性病变。发病的高危因素包括慢性腹泻、黏液血便、精神刺激、便秘、家族肿瘤史、长期服用导泻药和肠道疾病如溃疡性结肠炎、克罗恩病及结直肠息肉、腺瘤等。

（二）发病机制

结直肠癌的发病涉及多种机制，包括体细胞突变、基因融合、遗传不稳定和表观遗传学改变等。各种遗传因素和环境因素长期相互作用，驱动肠黏膜沿着经典的“正常黏膜-腺瘤/息肉-癌”序列演变。

三、诊　断

结直肠癌的诊断需要综合多种方案和手段，主要包括以下几个方面。

（一）症状

早期结直肠癌患者可无明显症状，病情发展到一定程度可出现：①排便习惯改变；②大便性状改变；③腹痛或腹部不适；④腹部肿块；⑤肠梗阻相关症状；⑥全身症状：如贫血、消瘦、乏力、低热等。

（二）检查

1. 体格检查　①一般状况评价、全身浅表淋巴结特别是腹股沟及锁骨上淋巴结的情况。②腹部视诊和触诊。③直肠指检。④三合诊：对于女性直肠癌患者，怀疑肿瘤侵犯阴道壁者，可行三合诊。

2. 实验室检查　结直肠癌患者在诊断、治疗前、评价疗效、随访时必须检测外周血CEA、CA19-9；有肝转移患者建议检测AFP；疑有腹膜、卵巢转移患者建议检测CA125。

3. 内窥镜检查　直肠镜和乙状结肠镜适用于病变位置较低的结直肠病变。所有疑似结直肠癌患者，若无内镜禁忌证，均推荐全结肠镜检查。

4. 影像学检查

（1）CT检查　推荐行胸部/全腹/盆腔CT增强扫描检查，用于：①结肠癌TNM分期诊断。②判断结肠癌原发灶及转移瘤辅助治疗或转化治疗效果。③鉴别钡剂灌肠或内镜发现的肠壁内和外在性压迫性病变的内部结构，明确其性质。④有MRI检查禁忌证的直肠癌患者。

（2）MRI检查　推荐MRI作为直肠癌常规检查项目。临床或超声/CT检查怀疑肝转移时，推荐行肝脏增强MRI检查。

（3）超声检查　推荐直肠腔内超声用于早期直肠癌（T2期及以下）分期诊断。

（4）X线检查　可作为诊断结直肠癌的检查方法，但不能用于结直肠癌的分期诊断。

（5）PET-CT　不推荐常规应用PET-CT，但对于病情复杂、常规检查无法明确诊断的患者可作为有效的辅助检查。

5. 病理组织学检查 病理学活组织检查报告是结直肠癌治疗的依据。病理学活组织检查诊断为浸润性癌的病例应进行规范性结直肠癌治疗。病理学或组织检查不能确定有无黏膜下层浸润，诊断为高级别上皮内瘤变的病例，建议综合内镜或影像学评估的肿瘤大小、侵犯深度、是否有可疑淋巴结转移等，确定治疗方案。

四、分　期

结直肠癌的分期常参考 UICC/AJCC TNM 分期系统（2017 年第 8 版），详见附表 20-9-1。

五、治　疗

（一）治疗原则

结直肠癌的治疗方法包括外科手术、放疗、化疗、靶向治疗、免疫治疗等。总体原则是：必须明确治疗目的，确定属于术前治疗 / 术后辅助治疗或者姑息治疗；必须在全身治疗前，完善影像学基线评估，完善相关基因检测。

（二）手术治疗

目前，手术仍然是结直肠癌患者获得根治的唯一有效治疗方法，根据治疗目的，手术分为根治性手术和姑息性切除术。根治性手术要求整块切除原发肿瘤所在的肠管和系膜，以及充分的区域淋巴结清扫。姑息性切除术适用于无法达到根治性切除的患者，主要包括局部切除术、短路手术及造瘘术等，主要目的在于减轻患者的痛苦，解除患者的症状，提高患者的生存质量，相对延长患者的生存期。

（三）放疗

放疗在结肠癌综合治疗中的意义不如直肠癌重要。对于术后切缘阳性，T_4 期肿瘤穿透至邻近器官无法完全切除，或伴腹腔内局限性转移的结肠癌可考虑采取术中或术后放疗。直肠癌局部复发风险较高，放疗包括术前放疗、术中放疗和术后放疗，并常与以 5- 氟尿嘧啶为基础的化疗同期联用。对于保肛存在技术难度但保肛意愿强烈的患者，可考虑术前给予更高强度的治疗方案以追求高病理完全缓解（pathological complete response，pCR）率，如 CinClare 研究方案（放疗 + 卡培他滨 + 伊立替康），或 FOLFOX 同步放疗的 FOWARC 研究方案（放疗 + 奥沙利铂，5-FU+LV），或全程新辅助治疗（total neoadjuvant therapy，TNT）。

（四）药物治疗

结直肠癌的药物治疗是综合治疗的重要组成部分，包括化疗、靶向治疗和免疫治疗等。

1. 化疗

（1）5- 氟尿嘧啶（5-FU） 为细胞周期特异性药，主要抑制 S 期细胞，在体内先转变为 5- 氟 -2- 脱氧尿嘧啶核苷酸，后者抑制胸腺嘧啶核苷酸合成酶（TS 酶），阻断脱氧尿嘧啶核苷酸转变为脱氧胸腺嘧啶核苷酸，从而抑制 DNA 的生物合成。此外，通过阻止尿嘧啶和乳清酸掺入 RNA，达到抑制 RNA 合成的作用。

（2）卡培他滨 为口服的 5-FU 衍生物，是选择性肿瘤内活化的 5- 氟尿嘧啶氨甲酸酯，口服经过肝羧基酯酶脱羧为 5′-DFCR，再经过胞苷脱羧酶转化为 5′-DFUR，在肿瘤组织中经过 TP 酶（胸苷酸磷酸化酶）催化，转化为 5-FU，因 TP 酶在肿瘤组织中高于正常组织，所以卡培他滨对于肿瘤具有一定的选择作用。

（3）雷替曲塞 为喹唑啉叶酸盐类似物，能够直接而特异地抑制 TS 酶，导致 DNA 修复与合成所需的三磷酸胸苷（thymidine）减少。在结直肠癌的治疗中，雷替曲塞用于治疗不适合 5-FU/ 亚叶酸钙的晚期结直肠癌患者。

（4）奥沙利铂 属非周期特异性抗肿瘤药，在体内与 DNA 形成链内和链间交联，抑制 DNA 的复制和转录，也是第一个对结肠癌有显著疗效的铂类药物，临床上常与 5-FU 或卡培他滨、甲酰四氢叶酸钙联合使用。

（5）伊立替康　为特异性的拓扑异构酶Ⅰ抑制剂，在体内通过羧酸酯酶代谢为活性代谢产物SN-38，SN-38结合到拓扑异构酶Ⅰ-DNA复合物上，形成三元复合物，阻止断裂的DNA单链再连接，使得DNA无法复制。SN-38在体内经过UGT1A1*6和*28代谢为无活性的SN-38G。若SN-38不能及时被代谢，在肠道中蓄积，可能引起肠黏膜组织损伤而产生严重的腹泻反应，因此推荐在用药前检测UGT1A1*6和*28基因型。

2. 靶向治疗

（1）贝伐珠单抗　是一种重组人源化免疫球蛋白G1（IgG1）单克隆抗体，属于血管内皮生长因子受体2（vascular endothelial growth factor receptor，VEGFR2）高选择性抑制剂，可以结合VEGF-A，抑制其与VEGF受体-2（VEGFR-2）结合，继而抑制VEGF的生物学作用，达到抑制肿瘤血管生成、生长及转移的效果。

（2）西妥昔单抗　是一种表皮生长因子受体（epidermal growth factor receptor，EGFR）抑制剂，用于治疗RAS、BRAF基因野生型的转移性结直肠癌。西妥昔单抗在肿瘤细胞中与EGFR特异性结合，竞争性抑制EGF和其他配体（如TNF-α）与EGFR结合，阻断磷酸化和受体相关激酶的激活，从而抑制细胞生长，诱导细胞凋亡，减少基质金属蛋白酶和血管内皮生长因子的产生。

（3）瑞戈非尼　是多种激酶的小分子抑制剂，用于既往接受过5-FU、奥沙利铂和伊立替康为基础的化疗，以及既往接受过或不适合接受抗VEGF治疗、抗EGFR治疗（RAS野生型）的转移性结直肠癌患者。

（4）呋喹替尼　是选择性的肿瘤血管生成小分子抑制剂，其主要作用靶点是VEGFR激酶家族中的VEGFR1、2、3，适用于既往接受过5-氟尿嘧啶类、奥沙利铂和伊立替康为基础的化疗，以及既往接受过或不适合接受VEGF治疗、EGFR治疗（RAS野生型）的转移性结直肠癌患者。

3. 免疫治疗　目前用于结直肠癌的免疫治疗药物有帕博利珠单抗，MSI-H和dMMR是转移性结直肠癌免疫治疗的分子标志物，对于免疫治疗敏感的MSI-H和dMMR肿瘤属于“热肿瘤”，免疫治疗已从后线治疗前移到一线治疗。

（五）药物治疗方案

1. 新辅助治疗/转化治疗　在结直肠癌治疗中，新辅助治疗的目的在于提高手术切除率，提高保肛率，延长患者无病生存期。在直肠癌中，T3期和（或）N+期的可切除直肠癌患者，原则上推荐以5-氟尿嘧啶类药物为基础的新辅助放化疗；也可考虑在MDT讨论后行单纯新辅助化疗，后根据疗效评估决定是否联合放疗。

对于结直肠癌肝和（或）肺转移患者，可在MDT讨论下决定是否行转化治疗，选择有效率高的化疗方案，包括FOLFOX（奥沙利铂，5-FU，LV）、CAPEOX（奥沙利铂，卡培他滨）、FOLFIRI（伊立替康，5-FU，LV）、FOLFOXIRI（伊立替康，奥沙利铂，5-FU，LV）联合或不联合贝伐珠单抗或西妥昔单抗等。建议治疗时限为2～3个月。

2. 辅助化疗　指外科切除之后进行的全身化疗，其目的在于杀灭手术无法清除的微小病灶，减少复发，提高生存率，具有高转移复发风险的患者均应接受术后辅助化疗。推荐术后4周左右开始辅助化疗，化疗方案推荐选用FOLFOX、CAPEOX方案或者单药5-FU/LV、卡培他滨，治疗时间为3～6个月。目前不推荐在辅助化疗中使用伊立替康、替吉奥、雷替曲塞及靶向药物。

3. 姑息治疗　治疗前推荐检测肿瘤*KRAS*、*NRAS*、*BRAF*基因及微卫星状态。推荐FOLFOX/FOLFIRI± 西妥昔单抗，CAPEOX/FOLFOX/FOLFIRI/FOLFOXIRI± 贝伐珠单抗作为能耐受化疗的转移性结直肠癌患者的一、二线治疗。对于肿瘤负荷大、预后差或需要行转化治疗的患者，如一般情况允许，可考虑FOLFOXIRI ± 贝伐珠单抗治疗。对于*KRAS*、*NRAS*、*BRAF*基因野生型需转化治疗的患者，可考虑FOLFOXIRI± 西妥昔单抗治疗。对于dMMR或MSI-H患者，可考虑行ICI治疗。

4. 常见治疗方案 常见的治疗方案包括化疗、靶向治疗、免疫治疗的单独或联合用药，常用治疗方案的用法用量见附表 20-9-2。

六、评估与随访

（一）疗效评估

目前结直肠癌患者抗肿瘤药物治疗后的疗效评价，包括体格检查、影像学与内镜检查、实验室检查等方面。

体格检查主包括：①一般状况评价、全身浅表淋巴结特别是腹股沟及锁骨上淋巴结的情况；②腹部视诊和触诊；③直肠指检。

影像学与内镜检查主要包括 CT 和 MRI，在治疗前应行相应的胸腹部 CT 检查，或盆腔 MRI，留作基线片，以评估后续的主要治疗或手术的疗效。目前使用较多的疗效评价标准为 RECIST 疗效评价标准（1.1）。

实验室检查主要包括：①血常规；②尿常规；③大便常规；④生化、电解质及肝肾功能等；⑤肿瘤相关标志物：CEA 和 CA19-9 是结直肠癌最重要的肿瘤相关标志物。

（二）随访

病史和健康体检及 CEA、CA 19-9 监测：每 3 个月 1 次，共 2 年，然后每 6 个月 1 次，总共 5 年，5 年后每年 1 次。

胸腹 / 盆腔 CT 或 MRI 检查：每半年 1 次，共 2 年，然后每年 1 次，共 5 年。

肠镜检查：术后 1 年内行肠镜检查，如有异常，1 年内复查；如未见息肉，3 年内复查；然后 5 年 1 次，随诊检查出现的结直肠腺瘤均推荐切除。如术前肠镜未完成全结肠检查，建议术后 3～6 个月行肠镜检查。

PET-CT 检查：不是常规推荐的检查项目，对已有或疑有复发及远处转移的患者，可考虑 PET-CT 检查，以排除复发转移。

案例 20-9-1 患者，男，63 岁。身高 165cm，体重 61kg。因“确诊乙状结肠癌 3 个月，末次化疗后 2 周”入院。患者 2021 年 7 月 30 日因“腹痛伴偶发便血 10 余天”就诊我院，查胸腹盆 CT：直乙交界处肠壁不规则增厚，考虑肠癌，CT 拟分期：T4aN2M1；肝内多发环形强化灶，考虑转移瘤。病理：（直乙交界）中分化腺癌。2021 年 8 月 5 日补充报告：免疫组化：MLH1（+），MSH2（+），MSH6（+），PMS2（+），HER2（−）。基因检测提示 *KRAS*、*NRAS*、*BRAF* V600E 基因均为野生型。考虑患者肿瘤负荷较大，经过 MDT 讨论后，决定先行转化治疗。2021 年 8 月 9 日行 FOLFOXIRI 方案转化治疗第 1 程，2021 年 8 月 23 日至 2021 年 9 月 25 日行西妥昔单抗 +FOLFOXIRI 方案转化化疗第 2～4 程。第 1、2 程治疗后，患者反复腹痛、腹泻，予对症治疗后无明显缓解，后自行缓解。第 4 程后患者腹痛，腹泻明显，排水样便，严重时每天排便次数 10 次以上，予洛哌丁胺胶囊服用后稍缓解，后自行缓解。

问题 20-9-1-1 患者出现的腹泻可能与什么药物因素相关？

解析 20-9-1-1 患者目前的治疗方案为西妥昔单抗 +FOLFOXIRI，有严重腹泻的常见不良反应的药物是伊立替康。伊立替康在体内代谢为活性代谢产物 SN-38，SN-38 在体内经过 UGT1A1*6 和 *28 代谢为无活性的 SN-38G，若 SN-38 不能及时被代谢，在肠道中蓄积后，可能引起肠黏膜组织损伤而产生严重的腹泻反应。腹泻为伊立替康主要的毒副作用之一，分为早发性腹泻和迟发性腹泻（中位发生时间为用药后 5 天）。该患者既往几次腹泻都出现在化疗后几天内，不良反应的发生时间符合伊立替康相关腹泻的发生特点，属于迟发性腹泻。

问题 20-9-1-2 患者接下来的化疗方案是否需要进行调整？

解析 20-9-1-2 首先，推荐检测 *UGT1A1**6 和 *28 基因型，判断是否存在基因突变，进一步明确该患者对伊立替康的代谢速度。其次，根据常见不良事件评价标准（CTCAE）5.0 版本，该患者腹泻的不良反应分级为 3 级。因此，该患者只有在不使用止泻药的情况下，至少 24 小时内不再腹泻或恢复到治疗前的肠道功能状态水平，方可开始下一疗程的治疗。根据药品说明书关于剂量调整的建议，伊立替康应该降低一个剂量水平，且应指导患者备有止泻药，一旦再次出现腹泻，需密切监护，及时补充水电解质。

（黎小妍　郑卓玲）

思 考 题

1. 简述常用抗肿瘤药物的分类和作用机制。
2. 哪些药物常用于转移性鼻咽癌治疗？
3. 转移性或复发食管癌的一线药物治疗有哪些方案？
4. 肺癌靶向药物有哪些？
5. 乳腺癌靶向药物有哪些？
6. 胃癌靶向治疗的方案有哪些？
7. 简述原发性肝癌全身治疗的一线及二线治疗方案。
8. 简述胰腺癌治疗方案及治疗原则。
9. 常见结直肠癌抗肿瘤药物的治疗方案有哪些？

第二十一章　常见急性中毒的药物治疗

学习要求

记忆：掌握常见药物和农药中毒的一般解救方法和药物治疗选择。
理解：熟悉常见药物和农药中毒的病因及中毒机制、临床表现及诊断。
运用：常见药物和农药中毒的评估、治疗方案制订与调整及治疗管理。

第一节　常见药物中毒

阿片类药物中毒

阿片类药物多指阿片类镇痛药物（opioid analgesics），属于麻醉性镇痛药品，是阿片（opium）的天然药物及其半合成衍生物的总称。常见的阿片类药物包括，①天然类阿片类药物：吗啡（morphine）、可待因（codeine）；②半合成类阿片类药物：羟考酮（oxycodone）、氢可酮（hydrocodone）；③人工合成类阿片类药物：美沙酮（methadone）、哌替啶（pethidine）；④毒品：海洛因（heroin，非法制造）。

一、定义与流行病学

（一）定义

阿片类药物中毒，是指由于短时间内误用或故意大量使用 / 滥用，治疗用药过量或频繁用药超过人体耐受量而产生相应的临床表现。

（二）流行病学

据美国疾病预防控制中心（CDC）统计，自 1999 年，已有近 841 000 人死于药物过量；在 2019 年，73% 的死亡涉及合成类阿片类药物的过量，导致近 5 万人丧生。

二、病因和中毒机制

（一）病因

治疗用药过量；大量滥用（娱乐、自残、体内携带等）；误用、误食；特殊人群（老年人、低蛋白血症、有慢性肝病、肾功能不全、肺病患者等）联合用药。

（二）中毒机制

阿片类药物主要激动体内的阿片受体 μ（1、2）、κ（1、2）和 δ（1、2、3），对中枢神经系统先兴奋、后抑制，以抑制为主。

阿片类药物激动 μ 受体可产生镇痛、镇静、瞳缩、呼吸 / 咳嗽抑制、欣快及胃肠蠕动降低等效应，是介导吗啡镇痛效应的主要受体；κ 受体要介导脊髓镇痛效应、镇静和轻度呼吸抑制等效应；δ 型受体介导的镇痛作用弱，具有抗焦虑和抗抑郁作用，成瘾性较小。目前所有的阿片受体激动剂均可作用于 μ 受体。

中毒和致死量：成人干阿片（阿片浸膏）的口服致死量为 2～5g；吗啡肌内注射急性中毒量为 60mg，致死量为 250～300mg；哌替啶致死剂量为 1.0g。

三、临床表现

（一）急性中毒

口服过量者症状多在 30 分钟～1 小时出现，静脉注射中毒者注射后症状即刻出现。

1. 轻度中毒　头痛、头晕、恶心、出现幻觉、兴奋 / 抑郁、失去时间和空间感觉。

2. 重度中毒　昏迷、针尖样瞳孔和呼吸的极度抑制为阿片中毒的三联症状。摄入量过大时，先出现呼吸浅慢、肺水肿、发绀、瞳孔极度缩小，后迅速进入昏迷状态；继之发生休克现象及瞳孔扩大等，偶有发生蛛网膜下腔出血及过高热等；12 小时内多死于呼吸麻痹，存活 48 小时以上者预后较好，偶发肺部感染。

（二）慢性中毒

阿片瘾或吗啡瘾，有食欲不振、便秘、消瘦、贫血、早衰、阳痿等，如停用 8 小时以上，即有戒断现象，如精神萎靡、喊叫、涕泪交流、冷汗、呕吐、腹泻、失眠，以至虚脱或意识丧失。

四、诊　　断

（一）接触史

有接触、误用或过量摄入阿片类药物史。

（二）症状和体征

1. 症状　昏迷、针尖样瞳孔和呼吸的极度抑制。

2. 体征　典型体征：精神状态抑郁，呼吸频率下降，潮气量下降，肠鸣音减弱，瞳孔缩小。

（三）检查

1. 血气与酸碱分析　呼吸抑制者动脉血气显示低氧血症，有呼吸性或混合性酸中毒。

2. 毒物检测　血、尿和胃内容物定性或定量试验呈阳性结果。

（1）血药浓度检测（therapeutic drug monitoring，TDM）　吗啡，中毒浓度 100～500μg/ml，致死浓度＞ 1000μg/ml；哌替啶，中毒浓度 1～5μg/ml，致死浓度＞ 5μg/ml。

（2）尿液检查　怀疑海洛因中毒时，可在 4 小时后留尿检查毒物（氯胺酮及其代谢产物）。

3. 血液生化检查　血糖、电解质和肝肾功能检查。

五、治　　疗

（一）一般治疗

1. 处理原则　明确中毒途径，尽快排出毒物，防止毒物继续吸收，中断毒物对机体的继续损害。

2. 具体方法

（1）口服中毒　尽早催吐、洗胃和导泻，使用 2%～4% 鞣酸溶液或 1 ∶ 500 高锰酸钾溶液洗胃，注入 20% 药用炭混悬液 50～100ml，再用 50% 硫酸镁 50ml 导泻。

（2）注射中毒　在注射局部近心端扎止血带，并冷敷。

（3）透皮贴　使用芬太尼透皮贴外用止痛药者立即撕掉止痛贴。

（二）对症治疗

呼吸抑制时可用阿托品刺激呼吸中枢并保持呼吸道通畅；积极供氧，必要时行气管插管，人工通气。抗休克，维持水、电解质及酸碱平衡。低血压者可应用升压药物。昏迷者应用抗生素预防和控制感染。抗惊厥可应用地西泮、苯巴比妥，出现中枢神经抑制或麻醉时禁用。

（三）药物治疗

临床常用的特异性阿片受体阻断药有纳洛酮（naloxone）、烯丙吗啡（nalorphine）和纳曲酮（naltrexone）等。可竞争性阻断阿片类药物与阿片受体结合，从而消除阿片药物中毒引起的临床表现。

1. 纳洛酮 临床首选药物，可静脉、肌内、皮下注射或气管内给药。纳洛酮对吗啡的拮抗作用是烯丙吗啡的30倍。首剂为0.4～0.8mg，肌内注射或静脉注射，每5～10分钟重复1次直至呼吸恢复或总量达10mg，有效后每小时重复0.4～0.8mg，亦可4mg加500ml液体连续静脉滴注至神志恢复。长半衰期阿片类（如美沙酮）或强效阿片类（如芬太尼）中毒时，需静脉输注。1mg纳洛酮能对抗静脉25mg海洛因的作用。

2. 烯丙吗啡（纳洛芬） 用于吗啡及其衍生物或其他镇痛药急性中毒的治疗。肌内注射或静脉注射5～10mg，必要时10～15分钟重复给药，总量不超过40mg。

3. 纳曲酮 与纳洛酮结构相似，与阿片受体亲和力强，受体亲和力是纳洛酮的3.6倍，作用强度是纳洛酮的2倍、烯丙吗啡的17倍。口服吸收迅速，作用持续24小时。推荐用量50mg/d。

巴比妥类药物中毒

巴比妥类（barbiturates）药物是巴比妥酸的衍生物，是常用的镇静催眠剂；按作用时间可分为，长效类（作用时间6～8小时）：巴比妥和苯巴比妥；中效类（作用时间3～6小时）：戊巴比妥、异戊巴比妥、布他比妥；短效类（作用时间2～3小时）：司可巴比妥；超短效（作用时间0.5h）：硫喷妥钠。

一、定义与流行病学

（一）定义

巴比妥类药物中毒，大剂量使用可不同程度地抑制呼吸中枢及血管运动中枢，使中枢神经系统功能发生紊乱，导致一系列中毒症状。

（二）流行病学

据报道，英国每年有2000人死于急性巴比妥类中毒；美国每周消耗巴比妥类100万磅，每年至少3000人死于巴比妥类中毒。

二、病因和中毒机制

（一）病因

长期服用引起蓄积中毒；治疗量过大；误服或其他原因（过敏者、肝/肾功能不全者、合用其他药物者）。

（二）中毒机制

本类药物能够抑制丙酮酸氧化酶系统，从而抑制神经细胞的兴奋性，阻断脑干网状结构上行激活系统的传导机制，使整个大脑皮质发生弥漫性抑制，从而引起意识障碍。其对中枢神经系统的抑制有剂量-效应关系，随着剂量的增加，由镇静、催眠到麻醉；大剂量可直接抑制延髓呼吸中枢，导致呼吸衰竭；可抑制血管运动中枢，使周围血管扩张，发生休克；抑制体温调节中枢，引起过低体温。苯巴比妥成人中毒量约为0.5g，致死量6～10g；硫喷妥钠中毒量约0.5g，致死量＞1g。

三、临床表现

（一）急性中毒

一次服大剂量（5～6 倍催眠剂量）巴比妥类，可引起中枢神经系统抑制，症状严重程度与剂量有关。

1. 轻度中毒　口服 2～5 倍催眠剂量，嗜睡但呼之能醒，醒时反应迟钝，言语不清，有判断力及定向力等轻度意识障碍。

2. 中度中毒　吞服催眠剂量 5～10 倍时，出现沉睡或浅昏迷状态，强刺激可唤醒，但不能言语，随即昏睡，呼吸浅慢，眼球可有震颤。

3. 重度中毒　吞服催眠剂量 10～20 倍时，可由嗜睡到深昏迷，反射消失，瞳孔缩小 / 散大，呼吸浅慢，有时呈现潮式呼吸，血压下降，可因呼吸和循环衰竭而死亡。

（二）慢性中毒和戒断综合征

长期滥用大量催眠药的患者可发生慢性中毒，除有轻度中毒症状外，常伴有精神症状，如轻躁狂状态、智能障碍、人格变化等；突然停药 / 迅速减药时，可发生戒断综合征，可表现为自主神经兴奋性增高和轻重度神经精神异常。

四、诊　　断

（一）接触史

有长期、滥用、大量服用巴比妥类镇静催眠药史。

（二）症状和体征

出现意识障碍和呼吸抑制及血压下降、出现轻度共济失调和精神症状、突然停药或急速减量后出现震颤、焦感、失眠、谵妄、精神病性症状和癫痫样发作。

（三）检查

1. 血气与酸碱分析　呼吸抑制者动脉血气显示低氧血症，有呼吸性或混合性酸中毒。

2. 毒物检测　苯巴比妥血药浓度＞ 50μg/ml 提示中毒，＞ 60μg/ml 可能会出现昏迷，＞ 80μg/ml 可能会致死；硫喷妥钠中毒血药浓度＞ 5μg/ml，致死血药浓度＞ 20μg/ml。

3. 血液生化检查　血糖、尿素氮、肌酐和电解质等。

五、治　　疗

（一）一般治疗

1. 处理原则　同阿片类药物中毒。

2. 具体方法　催吐、洗胃、导泻等方法同阿片类药物中毒；活性炭对吸附各种镇静催眠药有效；碱化尿液与利尿药对长效巴比妥类中毒有效。

（二）对症治疗

保持气道通畅、维持血压、心脏监护、促进意识恢复；病因未明的急性意识障碍患者，可考虑给予葡萄糖、维生素 B_1 和纳洛酮。

（三）药物治疗

巴比妥类药物中毒无特效解毒药。慢性中毒的治疗原则：逐步缓慢减少药量，最终停用镇静催眠药；请精神科专科医师会诊，进行心理治疗。戒断综合征治疗原则：用足量镇静催眠药控制戒断症状，稳定后逐渐减药至停药。

阿托品类药物中毒

阿托品（atropine）为阻断M胆碱受体的抗胆碱药，该类药物主要有颠茄、阿托品、莨菪碱、东莨菪碱等。此类药物均可从曼陀罗、洋金花、醉仙桃等植物中提取得到，是临床治疗胃肠道痉挛的常用药物，更是治疗有机磷中毒的主要药物，使用不当易致中毒。

一、定　义

阿托品类药物中毒是指摄入过量的含阿托品类制剂而引起的中毒。

二、病因和中毒机制

（一）病因

治疗用药过量；误用、误食；自杀/他杀。

（二）中毒机制

阿托品主要阻断M胆碱受体，对抗乙酰胆碱和其他拟胆碱药的毒蕈碱样作用，主要表现为副交感神经作用解除后的症状及中枢神经系统兴奋，有解除平滑肌痉挛、抑制腺体分泌、解除迷走神经对心脏的抑制、散瞳、兴奋呼吸中枢等作用。大剂量阿托品和东莨菪碱可使中枢由兴奋转为抑制，导致延髓麻痹而死亡。中毒量5～10mg，致死量80～130mg。

三、临床表现

极度口渴、吞咽困难、皮肤干燥、头痛、心悸、发热、震颤、谵妄、瞳孔散大、呼吸麻痹、听觉障碍、语言含糊，甚至昏迷、呼吸抑制等危重征象，最终因呼吸衰竭死亡。颠茄的中毒症状类似阿托品；曼陀罗中毒，可无发热，皮肤不红；莨菪中毒一般不表现中枢兴奋作用。

四、诊　断

（一）接触史

有接触、误用或过量摄入本类药物史。

（二）症状和体征

出现上述临床表现中的典型症状。

（三）检查

毒物检测：血液中的中毒浓度为0.03～0.1μg/ml，致死浓度为0.2μg/ml。

五、治　疗

（一）一般治疗

立即停药，催吐、洗胃、导泻的方法同阿片类药物中毒；可口服活性炭及大量补液等，促进药物从体内排出；可采用生理盐水高位灌肠；多饮浓茶可使胃肠道内的药物沉淀。

（二）对症治疗

维持水、电解质、酸碱平衡；保持镇静、气道通畅；高热者予以物理降温；高度腹胀者可给予胃肠减压。

（三）药物治疗

拟胆碱药物可拮抗阿托品、颠茄等的M胆碱受体阻断作用，使其中毒症状减轻或消失。

1. 毛果芸香碱　严重中毒者每次5～10mg，15～30分钟皮下注射一次，至症状减轻为止；轻者 6 小时注射一次，至口腔潮湿为止。

2. 新斯的明 重症患者 0.5～1mg 皮下注射，每 15 分钟 1 次，直至瞳孔缩小、症状缓解为止。

强心苷类药物中毒

强心苷（cardiac glycosides）类药物是一类具有强心作用的苷类化合物，常用的有地高辛（digoxin）、洋地黄毒苷（digitoxin）、毛花苷丙（cedilanide，西地兰）和毒毛花苷 K（strophantin K），临床上以地高辛和西地兰最为常用。

一、定　　义

强心苷类药物中毒是指由于短时间内误用或故意大量使用 / 滥用，治疗用药过量或长期频繁用药超过人体耐受量产生相应的临床表现。

二、病因和中毒机制

（一）病因

治疗用药过量；特殊人群（老年人、电解质紊乱 / 严重心肌病变 / 肾功能减退 / 酸碱平衡失调 / 甲状腺功能减退 / 肺气肿的患者、高敏者、与某些药物合用者）；误用、自杀。

（二）中毒机制

强心苷主要作用于心肌细胞膜 Na^+-K^+-ATP 酶，中毒量的强心苷类药物严重抑制 Na^+-K^+-ATP 酶活性，除引起细胞内 Na^+、Ca^{2+} 浓度增加，导致细胞内 Ca^{2+} 超负荷外，还使胞内严重失钾，导致心肌细胞、浦肯野纤维自律性增高而传导减慢，诱发各种心律失常；刺激延髓呕吐化学感受区，引起胃肠道反应。中毒和致死量：地高辛成人口服致死量 10mg，洋地黄毒苷为 3mg，西地兰为 15mg。

三、临床表现

最常见及最危险的心脏毒性反应：强心苷中毒时可出现各种心律失常（原有心律失常加重或出现新发的心律失常），以室性期前收缩最多见，其次为房室传导阻滞、房室结心动过速及室性心动过速。其类型及严重程度与心脏原有状况有关。在健康心脏主要引起缓慢心律失常如窦性心动过缓和房室传导阻滞；对有严重器质性心脏病的患者容易引起快速心律失常如室性期前收缩、室上性心动过速、心室扑动、甚至心室颤动导致死亡。

四、诊　　断

（一）接触史

有接触、误用或过量摄入强心苷类药物史。

（二）症状和体征

食欲减退和色视是中毒的最早表现，双向性室性心动过速伴房室传导阻滞是中毒的特征性表现。

（三）检查

1. 毒物检测 血液：地高辛中毒浓度 2～2.5ng/ml；洋地黄毒苷中毒浓度＞ 3.5ng/ml。

2. 辅助检查 监测心率、血压的变化；监测心电图的变化；进行电解质和肝肾功能检查。

五、治　　疗

（一）一般治疗

1. 处理原则 同阿片类药物中毒。

2. 具体方法 确定中毒后应立即停用，至少停 2～3 天（最好 1 周），并尽量停用排钾利尿剂；轻度中毒停药后一般无须特殊治疗，仅在出现严重心律失常时才考虑用药；怀疑中毒时按中毒处理。

（二）对症治疗和药物治疗

1. 氯化钾 口服（1g，bid）或稀释后静脉滴注（1.5g 加入 5% 葡萄糖溶液 500ml 中）。

2. 苯妥英钠 首剂 125～250mg 以注射用水 / 生理盐水 10～20ml 稀释后于 5～15 分钟内静脉注射，无效时可每 5～10 分钟静脉注射 100mg，共 2～3 次。见效后每 6 小时口服 50～100mg，维持 2～3 天。对伴有低镁血症者可静脉补充硫酸镁。

3. 其他药物

（1）利多卡因 用于中毒所引起的室性心动过速和频发室性期前收缩；先 50mg 静脉推注，见效后静脉滴注维持。

（2）阿托品 用于中毒所致的缓慢型心律失常，如严重窦性心动过缓、窦房及房室传导阻滞等；首剂 1mg 静脉推注，以后根据病情每 2～4 小时予 0.5～1mg 静脉推注，若无效可安装临时心脏起搏器。

案例 21-1-1 患者，男，54 岁，1 个月前因左肺上叶癌行手术治疗，后出现双臀部伴左下肢疼痛，口服抗炎镇痛药及抗抑郁药效果不佳，遂入院治疗。入院后疼痛数字评分为 8，给予盐酸羟考酮缓释片 10mg po q12h；其他用药情况：缬沙坦胶囊 80mg po qd；二甲双胍片 50mg po tid；阿普唑仑片 0.4mg po qn。既往高血压病史 10 年，糖尿病病史 5 年，恐惧症 6 月余。查体：体温 36.4℃，心率 96 次 / 分，呼吸 18 次 / 分，血压 122/99mmHg。生化指标：Scr 115μmol/L，eGFR 62ml/（min · 1.73m^2），血红蛋白 112g/L，血钾 4.52mmol/L。入院第 5 日患者出现 1 次暴发痛，疼痛数字评分 8，给予盐酸吗啡注射液 10mg ih，羟考酮缓释片加量至 20mg po q12h，加用加巴喷丁胶囊 0.3g po tid；PET-CT 结果回报提示纵隔、腹膜后及盆腔多发肿大淋巴结，符合肿瘤转移，血压 85/70mmHg。第 6 日出现 2 次暴发痛，疼痛数字评分 10，分别给予吗啡注射液 5、10mg，ih，血压 81/62mmHg，生化指标：Scr 161μmol/L，eGFR 41ml/（min·1.73m^2），血红蛋白 92g/L，血钾 5.66mmol/L。第 7 日出现多发骨痛，考虑骨转移，出现 1 次暴发痛，疼痛数字评分 10，给予吗啡注射液 10mg ih，羟考酮缓释片加量至 40mg po q12h，加用吲哚美辛栓 0.05g 肛入，q12h，疼痛明显好转，疼痛数字评分 3。下午患者出现嗜睡，双瞳孔直径约 2mm，光反射迟钝，呼吸浅慢，BP 85/50mmHg，利尿后尿量 400ml。

问题 21-1-1-1 患者入院第 7 日下午为何会出现上述症状？

解析 21-1-1-1 患者出现低血压、瞳孔缩小、呼吸抑制、少尿、嗜睡，发展致昏迷，符合羟考酮 / 吗啡过量引起的严重不良反应，应立即解救，对症治疗；首先停用羟考酮缓释片等镇痛药物，立即给予纳洛酮（0.4mg iv）解救，并补液、利尿、排钾、补钙、胰岛素治疗。

问题 21-1-1-2 呼吸抑制属于阿片类药物的严重不良反应，但急性肾损伤发生较少，该患者为何会出现急性肾损伤？

解析 21-1-1-2 一方面与患者本身的病理生理状态有关，该患者入院时存在轻度的肾功能异常，合并高血压、糖尿病等基础性疾病，入院 7 天后出现胸腔积液，可引起低血压休克，导致肾脏灌注不足，引起肾前性肾衰竭；另外一方面与药物有关，由于患者肾功能进行性降低，阿片类药物加量后不能有效排出体外导致蓄积，中毒症状加重。缬沙坦等 ACEI 阻断 RAAS，是导致肌酐水平急性升高常见的肾前原因，可能引起严重的急性肾损伤。

第二节 农 药 中 毒

农药（pesticide）是指用来杀灭害虫、啮齿动物、真菌和莠草等防治农业病虫害的药品。目前常用的农药包括除草剂（herbicide）、杀虫剂（insecticide）和杀鼠药（rodenticide）等。截至2016年底，我国登记农药有效成分665种。

除草剂中毒

除草剂是指可使杂草彻底地或选择地发生枯死的药剂。目前，常见化学性除草剂有30多种；少数品种毒性较高如百草枯（paraquat，PQ）、敌草快（diquat）、二硝酚等，大多数品种属低毒类。本书除草剂中毒以百草枯中毒为例。百草枯又名克芜踪、对草快等，是毒性极强的季铵类农药，对人、畜有很强的毒性。我国市售的多为20%的蓝色溶液，自2016年7月1日起已全面停止PQ水剂在国内的销售和使用。

一、定义与流行病学

（一）定义

急性PQ中毒是指口服后突出表现为进行性弥漫性肺纤维化，最终死于呼吸衰竭和（或）多器官功能障碍综合征（multiple organ dysfunction syndrome，MODS）。

（二）流行病学

尽管多个国家已明令禁止PQ的使用，但在发展中国家仍应用广泛；在东北亚每年有超过2000例百草枯中毒发生，其病死率为60%～70%。

二、病因和中毒机制

（一）病因

常为口服自杀或误服中毒，也可经皮肤、眼部黏膜、呼吸道吸收（田间喷洒污染皮肤、眼部或误吸）及静脉注射中毒。

（二）中毒机制

口服PQ，接触部位会出现腐蚀性损伤，吸收后会迅速分布到全身组织器官。肺泡细胞对PQ具有主动摄取和蓄积特性，肺组织（含量为血液的10倍或数十倍）及骨骼肌浓度最高。

PQ的中毒机制尚不完全明确，目前认为主要包括氧化应激、线粒体损伤、免疫和炎症失衡、DNA损伤及细胞凋亡等方面。主要致病机制是氧化应激反应；其进入机体后形成大量活性氧自由基及过氧化物离子，进入线粒体后使线粒体内膜脂质过氧化，造成线粒体功能紊乱，最终导致细胞坏死或凋亡，导致肺损伤和肾小管坏死、MODS或死亡；可引起免疫细胞过度激活和细胞因子失衡，导致早期炎症反应和后期肺纤维化；PQ还可透过血脑屏障引起脑损伤。

中毒和致死量：成年人口服致死量为2～6g（50mg/kg）。

三、临床表现

中毒患者的表现与毒物摄入途径、摄入量、摄入速度及身体基础健康状态有关。

（一）局部损伤

口服中毒者，口腔、食管黏膜发生灼伤及溃烂；局部接触可造成接触性皮炎，出现红斑、水疱、糜烂、溃疡和坏死；可灼伤眼结膜、角膜及皮肤黏膜；呼吸道吸入者可出现鼻出血、鼻咽刺激症状。

（二）系统损伤

1. 呼吸系统　经口误服大量PQ后主要损伤肺，呈现渐进式发展，逐渐出现咳嗽、呼吸急促（可因代谢性酸中毒、误吸或急性肺泡炎所致）及肺水肿，也可发生纵隔气肿和气胸；服毒者

4～15 天渐进性出现不可逆性肺纤维化和呼吸衰竭，最终死于顽固性低氧血症，有人称为百草枯肺（paraquat lung）。

2. 消化系统 服毒后出现胸骨后灼烧感、恶心、呕吐、腹痛、腹泻、胃肠道穿孔和出血。1～3 天出现肝损伤和肝坏死，甚至肝衰竭。

3. 其他 还可出现心悸、胸闷、气短、中毒性心肌炎症状；头晕、头痛、抽搐或昏迷；PQ 吸收后 24 小时发生肾损害，表现为血尿、蛋白尿或急性肾损伤；也可出现溶血性贫血或 DIC、休克。

（三）临床分型

1. 轻型 摄入量＜20mg/kg，可无明显症状或仅有胃肠道不适，伴或不伴有轻微的肝、肾损害，发生肺纤维化少见，多数患者能够完全恢复。

2. 中 - 重型 摄入量 20～40mg/kg，患者除胃肠道症状外可出现多系统受累表现，2～5 天出现肾功能、肝功能损伤，数天至 2 周左右出现肺部损伤，可在 2～3 周死于呼吸衰竭。

3. 暴发型 摄入量＞40mg/kg，有严重的胃肠道症状，24 小时内发生肺水肿、肺出血，1～4 天死于多器官功能衰竭，极少存活。

四、诊　断

（一）接触史

存在明确的白草枯服用或接触史。

（二）症状和体征

百草枯中毒的典型临床表现，即早期化学性口腔炎、上消化道刺激腐蚀表现，肾、肝、胰腺等器官功能受损，随后出现典型的肺部损伤（肺功能及胸片异常者，往往预后不良）。

（三）检查

1. 毒物检测 血或尿标本百草枯浓度测定阳性。但需警惕随着时间推移，血、尿中百草枯浓度逐渐降低甚至难以测出。血液：PQ 中毒浓度＜1μg/ml 时，预后相对较好；＞2μg/ml 时，预后较差。

2. 辅助检查 监测心率、血压的变化；监测心电图的变化；进行电解质和肝肾功能检查。

五、治　疗

（一）一般治疗

1. 处理原则 立即停止引起中毒药物的摄入，尽快排出毒物，清除游离的毒素，保护重要脏器，防止毒物继续吸收，防止肺损伤及肺纤维化。

2. 具体方法

（1）皮肤接触中毒 立即脱去被污染的衣物，用肥皂水彻底清洗污染的皮肤；若眼部被污染，可用 2%～4% 碳酸氢钠溶液冲洗，再用生理盐水冲洗。

（2）口服中毒 立即催吐、洗胃：服毒 1 小时内，尽快口服 1% 肥皂水（具有催吐和促进 PQ 失活的作用）、吸附剂（30% 白陶土水、皂土、泥浆水）或活性炭 50～100g，反复洗胃（洗胃液选用 2%～5% 碳酸氢钠液内加适量肥皂液或洗衣粉），尽量轻柔、彻底。每 100g 白陶土或皂土可吸附百草枯约 6g。导泻：洗胃后用活性炭悬液（50g）/ 林格氏液 50ml+ 硫酸镁（20～40g）；或口服福松 20g、20% 漂白土（思密达）悬液 300ml、20% 甘露醇 100～150ml 等，每 2～3 小时一次交替使用，持续 3～7 天。加速毒物排泄：利尿（呋塞米）、血液透析、血液灌流。

（二）对症治疗和药物治疗

目前 PQ 没有有效的解毒剂，针对 PQ 的特异性抗体药物仍处于实验研究阶段。药物治疗主要包括糖皮质激素、免疫抑制剂、抗氧化剂、抗纤维化药物、抗感染和其他对症支持药物治疗。

1. 糖皮质激素和免疫抑制剂　糖皮质激素具有抗炎、抗脂质过氧化、稳定细胞膜及非特异性免疫抑制作用，在 PQ 中毒后期能有效抑制成纤维细胞的形成，明显减缓肺纤维化进程。免疫抑制剂可抑制机体细胞免疫和体液免疫，减轻炎性反应对组织的损伤。

目前对于糖皮质激素和免疫抑制剂应用的具体用法、用量尚不统一。《急性百草枯中毒诊治专家共识（2022）》推荐糖皮质激素和环磷酰胺等抗炎药物联合应用于中重型患者，甲泼尼龙初始剂量为 3～15mg/（kg · d）或等效剂量的其他糖皮质激素，环磷酰胺剂量范围为 2～15mg/（kg · d），通常在应用 3 天后逐渐减量，具体初始用量及减量幅度、方法根据患者临床表现和肺部影像学及免疫状况等决定（证据等级Ⅱ，推荐强度 A）。

2. 抗氧化治疗　抗氧化剂能清除氧自由基，减轻氧化应激反应，不同的抗氧化剂单独或联合使用或可减轻百草枯引起的器官损伤。抗氧自由基治疗：维生素 E、维生素 C、维生素 B_1、乙酰半胱氨酸 [300mg/（kg · d）]、还原型谷胱甘肽及乌司他丁等可破坏氧自由基。

3. 抗纤维化药物

（1）传统的治疗方案　PQ 竞争性药物（普萘洛尔 10～20mg tid），要早期应用，与结合在肺内的受体竞争；或地塞米松针：7.5mg q8h iv；或氢化可的松针：200mg q8h iv；或免疫抑制剂：环磷酰胺 5mg/（kg · d）（总量 4 g）、秋水仙碱 0.5mg bid。

（2）环磷酰胺和类固醇激素疗法　环磷酰胺 [5mg/（kg · d）总量 4g] 和地塞米松（8mg tid. 持续 2 周）治疗。

4. 抗感染治疗　由于急性百草枯中毒可导致胃肠道损伤、肺损伤，加之大剂量糖皮质激素及免疫抑制剂应用，可考虑预防性应用抗生素，一旦有感染的确切证据，应立即针对性调整抗生素方案。

5. 改善微循环　复方丹参液（30～40mg/d）、东莨菪碱（2.4～10mg/d）和地塞米松（25mg/d），能有效清除氧自由基，维护器官功能，降低病死率。

6. 其他对症支持治疗　上消化道出血者，采用质子泵抑制剂（如奥美拉唑、兰索拉唑等）；对腐蚀疼痛明显的患者，可用强效镇痛剂；对于皮肤和口腔黏膜损伤，可使用康复新液及外用重组人碱性成纤维细胞生长因子等；对于食管及胃肠黏膜损伤，可使用 H_2 受体阻滞剂、质子泵抑制剂、硫糖铝、康复新液等保护黏膜、促进创面愈合；对于肝脏和胰腺损伤，应及时给予保肝、利胆及抑制胰液分泌等治疗；PQ 中毒还可引起中毒性心肌炎，严重者可导致心搏骤停，需视患者情况给予心肌保护药物；小剂量左旋多巴可竞争性抑制 PQ 通过血脑屏障。此外，因糖皮质激素、利尿剂的应用，以及口腔及消化道的溃烂导致进食困难等原因均可引起低钾血症等水电解质及酸碱平衡紊乱，应给予及时处理。

（三）肺移植

早期行肺移植成功率很小，后期进行肺移植成功概率大，但早期与后期并无明显病程症状划分，且肺移植需一定条件、技术力量及经济负担，国内尚未见临床报道。

杀虫剂中毒

杀虫剂是指能杀死害虫的一种药剂，如甲虫、蟒螬、鼻虫、跳虫及其他害虫。常见的杀虫剂多为有机化合物，如有机氯杀虫剂（DDT 和六六六等）、有机磷杀虫剂（organophosphorus insecticide，OPI，剧毒类 - 对硫磷、高毒类 - 敌敌畏、中度毒类 - 乐果等）、氨基甲酸酯类（杂环甲基氨基甲酸酯类 - 呋喃丹等）与拟除虫菊酯类（中毒 - 溴氰菊酯），其他类包括无机、植物性、矿物油、微生物杀虫剂等；本书以有机磷杀虫剂中毒为例。

一、定义与流行病学

（一）定义

杀虫剂中毒，指由于各种途径（呼吸道、消化道及皮肤等）吸收进入体内，导致先兴奋后衰竭的一系列毒蕈碱样、烟碱样和中枢神经系统等症状，病情迅速发展，严重患者可因昏迷和呼吸衰竭而死亡。

（二）流行病学

据 WHO 报道，全世界每年约有 100 万杀虫剂中毒患者，死亡约 20 000 人；美国加利福尼亚州农业工人中毒发生率高达 0.5%，斯里兰卡北部农业区发生率为 0.38%；我国每年发生的中毒病例中 20%～50% 为杀虫剂中毒，病死率为 3%～40%。

二、病因和中毒机制

（一）病因

生活中常见于口服自杀或误服、滥用；农业作业、生产中，药液污染皮肤、过量吸入。

（二）中毒机制

有机磷农药可经呼吸道、消化道和皮肤吸收入人体。有机磷农药结构近似于乙酰胆碱，进入体内后能抑制许多酶，其毒性作用主要为抑制胆碱酯酶（cholinesterase，ChE）；其作用机制为：迅速与 ChE 结合，形成稳定的磷酰化胆碱酯酶，不易水解，从而抑制 ChE 活性，导致其失去了分解乙酰胆碱的能力，乙酰胆碱大量蓄积；作用于胆碱受体，使胆碱能神经发生过度兴奋，导致先兴奋后抑制最终衰竭的一系列的毒蕈碱样、烟碱样和中枢神经系统等症状，严重者可因昏迷和呼吸衰竭而死亡。

三、临床表现

急性中毒发病时间和症状与毒物种类、剂量、侵入途径和机体状态（如空腹或进餐等）密切相关。口服中毒在 10 分钟至 2 小时发病；吸入者数分钟至半小时内发病；皮肤吸收后 2～6 小时发病；可为个体、家庭成员或群体中毒。

急性有机磷农药中毒的临床表现如下所述。

（一）胆碱能危象

1. 毒蕈碱样症状（muscarinic signs，M 样症状） 为中毒后最早出现的症状，主要是副交感神经末梢过度兴奋，表现为平滑肌痉挛和腺体分泌增加。平滑肌痉挛表现：瞳孔缩小，胸闷、气短、呼吸困难，恶心、呕吐、腹痛、腹泻；括约肌松弛表现：大小便失禁；腺体分泌增加表现：大汗、流泪和流涎；气道分泌物明显增多表现：咳嗽、气促，双肺有干啰音或湿啰音，严重者发生肺水肿。

2. 烟碱样症状（nicotinic signs，N 样症状） 主要由乙酰胆碱在横纹肌神经肌肉接头处蓄积过多所致，主要表现为肌纤维颤动（面、眼睑、舌、四肢和全身骨骼肌肌束震颤），甚至全身肌肉强直性痉挛，也可出现肌力减退或瘫痪，严重者因呼吸肌麻痹可引起呼吸衰竭。

3. 中枢神经系统症状 早期可表现出头晕、头痛、疲乏、无力等症状，之后出现烦躁不安、谵妄、运动失调、言语不清、惊厥、抽搐，严重者可出现昏迷、中枢性呼吸循环功能衰竭。

4. 局部损害 有些农药接触皮肤后发生过敏性皮炎、皮肤水疱或剥脱性皮炎；污染眼部时，出现结膜充血和瞳孔缩小。

（二）中间综合征

中间综合征（intermediate syndrome，IMS）指中毒后 1～4 天，个别 7 天后出现的以曲颈肌、四肢近端肌肉、第3～7和第9～12对脑神经所支配的部分肌肉及呼吸肌麻痹为特征性临床表现的综合征。患者可表现为转颈、耸肩、抬头、咀嚼无力，睁眼、张口、四肢抬举困难，腱反射减弱或消失，不伴感觉障碍。严重者出现呼吸肌麻痹，表现为胸闷、气短、呼吸困难，迅速出现呼吸衰竭，如无呼吸支持很快死亡。

（三）有机磷迟发性神经病

有机磷迟发性神经病（organophosphate induced delayed polyneuropathy，OPIDP）是指少数患者在急性中毒症状消失后1个月左右出现的感觉及运动型多发神经病，主要累及肢体末端，出现进行性肢体麻木、无力，呈迟缓性麻痹，表现为肢体末端烧灼、疼痛、麻木及下肢无力，严重者呈足下垂及腕下垂，四肢肌肉萎缩。

（四）反跳

反跳是指中毒患者经积极抢救治疗，临床症状好转后数天至一周病情突然急剧恶化，再次出现有机磷中毒症状。其原因可能与皮肤、毛发、胃肠道或误吸入气道内残留的有机磷毒物继续被吸收或解毒剂减量、停用过早有关。

（五）多脏器损害

1. 心脏损害　与有机磷对心脏的直接毒性作用和间接毒性作用有关，可能原因为缺氧、干扰心肌细胞膜离子通道、血流动力学异常、炎症等作用，少数患者可因此猝死。

2. 肺损害　早期肺水肿主要是由于乙酰胆碱堆积引起的M效应，使腺体分泌增加，大量分泌物积聚于肺泡内而引起。

3. 肝、肾损害　有机磷及其代谢产物对肝细胞有直接损伤作用，部分患者可出现不同程度肝功能异常，并有发生急性暴发性肝衰竭可能。通常经过积极治疗后，肝功能异常可很快恢复。肾脏损害大多表现轻微，主要以血尿、蛋白尿为主。

四、诊　断

（一）接触史

存在明确的杀虫剂暴露史。

（二）症状和体征

杀虫剂相关中毒症状及体征［具有M和（或）N样症状］，特别是出现呼出气大蒜味、瞳孔缩小、多汗、肺水肿、肌纤颤和昏迷患者。

（三）检查

1. 毒物检测　患者血、尿、粪便或胃内容物中可检测到杀虫剂或其特异性代谢产物成分。

2. 辅助检查　胆碱酯酶活力测定（包括血清胆碱酯酶活力）是诊断的特异性实验指标，可作为诊断、分级及病情判断的重要指标。血ChE活力测定：正常人为100%，50%～70%为轻度中毒、30%～50%为中度中毒、30%以下为重度中毒。

五、治　疗

（一）一般治疗

1. 处理原则　立即脱离中毒现场，彻底清除未被机体吸收入血的毒物。

2. 具体方法　常规处理方法参照PQ中毒；需注意胃液清洗剂的选择，敌百虫忌用2%碳酸氢钠溶液，对硫磷忌用1∶5000高锰酸钾溶液。

（二）对症治疗和药物治疗

纠正电解质与酸碱平衡紊乱；有机磷农药中毒者常死于肺水肿、呼吸肌麻痹、呼吸中枢衰竭，要紧急采取复苏措施；肺水肿应用阿托品，不能应用氨茶碱和吗啡。

肟类复能剂和抗胆碱能药物是目前有机磷中毒的主要特效解毒剂，解毒剂的应用遵循早期、联合、足量、重复，以复能剂为主，抗胆碱药为辅的原则。

1. 复能剂 可直接与有机磷化合物结合后使其失去毒性，并具有较弱的类似阿托品抗胆碱作用。使用原则为早期、足量、足疗程。由于氯解磷定具有使用简单、安全、高效（是碘解磷定的1.5倍）等优点，因此临床上大多推荐使用氯解磷定，碘解磷定应用参照氯解磷定用量。

（1）氯解磷定（PAM-Cl） 首选的解毒药，复能作用强、毒性小、水溶性大、可供静脉或肌内注射；首次剂量轻度中毒0.5～1g、中度中毒1～2g、重度中毒1.5～3g，随后以0.5～1.0g每2小时1次肌内注射，随后根据病情酌情延长用药间隔时间，疗程一般为3～5天，严重病例可适当延长用药时间。根据军事医学科学院经验，氯解磷定也可多点肌内注射，效果可能更为理想。

（2）碘解磷定（PAM） 次选的解毒药，复能作用较差、毒性小、水溶性小、仅能静脉注射；首次剂量轻度中毒0.4g、中度中毒0.8～1.2g、重度中毒1.0～1.6g；氯解磷定和碘解磷定对内吸磷等中毒的疗效好。

（3）双复磷（DMO4） 重活化作用强，毒性较大、水溶性大、能静脉或肌内注射，对敌敌畏、美曲膦酯中毒疗效较解磷定为好。

复能药一般每日用量不超过4g，重度中毒者每日总量不宜超过10g。若中毒已超过72小时则不宜应用复能药。

2. 抗胆碱药（anticholinergics） 常用药为阿托品。

一般情况下阿托品静脉注射1～4分钟即可发挥作用，8分钟效果达峰值，全身性作用可维持2～3小时，首剂用量轻度中毒2～4mg、中度中毒4～10mg、重度中毒10～20mg，一般首次给药10分钟未见症状缓解即可重复给药，严重患者每5分钟即可重复给药。重复剂量多采用中度、轻度量，达“阿托品化”后给予维持量。维持量一般轻度中毒：0.5mg每4～6小时1次；中度中毒：0.5～1mg每2～4小时1次；重度中毒：0.5～1mg每1～2小时1次；中毒情况好转后逐步减量至停用。无全身中毒症状时，应用0.5%～1%阿托品滴眼即可。

杀鼠药中毒

杀鼠药是指可以杀灭啮齿类动物（如鼠类）的化合物。根据毒理作用可分为三大类，①抗凝血类杀鼠药：为应用最广泛的一种杀鼠药，如溴敌隆、敌鼠、杀鼠灵等；②兴奋中枢神经系统类杀鼠药：如毒鼠强、氟乙酰胺和氟乙酸钠；③其他类杀鼠药：主要为有机磷酸酯类，如毒鼠磷等。

一、定义与流行病学

（一）定义

杀鼠药中毒是指摄入（误服、自杀等）杀鼠药造成的机体损害及其他一系列临床症状。

（二）流行病学

据不完全统计，自1997年以来全国除西藏、台湾外，其他城市均有禁用的杀鼠药中毒事件发生。仅河南省两年内就报告杀药中毒人数为275人，其中死亡63人。

二、病因和中毒机制

（一）病因

误食、误用；有意服毒或被投毒；二次中毒；皮肤接触或呼吸道吸入。

（二）中毒机制

杀鼠药依其种类不同而作用机制不同。

1. 作用于中枢神经递质　杀鼠药对中枢神经系统有强烈的兴奋性，可拮抗中枢神经系统抑制性神经递质——γ-氨基丁酸（GABA），从而出现过度兴奋而导致惊厥。例如，毒鼠强，对人致死量为一次口服5～12mg（0.1～0.3mg/kg）。

2. 抗凝血作用　杀鼠药通过影响凝血酶原及一些凝血因子如Ⅱ、Ⅶ、Ⅸ、Ⅹ的合成，抑制凝血因子活性，导致凝血时间延长，可损害毛细血管壁，引起内脏及皮下出血。例如，敌鼠钠、溴鼠隆、香豆素类，对啮齿类动物有剧毒，但对人类的安全性较高。

3. 抑制体内代谢环节　杀鼠药通过消化道和损伤的皮肤黏膜吸收，进入机体后脱氨（钠）形成氟乙酸，进而合成氟柠檬酸，抑制乌头酸酶，使柠檬酸不能代谢为乌头酸，导致柠檬酸在组织内大量积聚，三羧酸循环能量代谢过程受阻，从而引起中枢神经、心血管系统为主的毒性损害。例如，氟乙酰胺，对人畜有剧毒，人口服致死量为0.1～0.5g。

三、临床表现

（一）轻度中毒

1. 毒鼠强　主要为神经系统症状：头痛、头晕、抽搐；消化道症状：恶心、呕吐、腹痛及腹泻；肝大，肝功能异常。部分患者可发生阿-斯综合征、心肌炎等。

2. 敌鼠钠　人体中毒后潜伏期长2～3日，主要症状是出血倾向，多于误食数天后出现，也有误食后即恶心呕吐、食欲减退。

3. 氟乙酰胺　分为以神经系统损害为主的神经型，以心血管损害为主的心脏型，国内前者更为多见。中毒后潜伏期为0.5～6小时，先表现为恶心、呕吐、上腹不适、头晕、头痛、烦躁不安、神志恍惚、肌颤等。

（二）重度中毒

1. 毒鼠强　突然晕倒、癫痫样大发作，发作时全身抽搐、口吐白沫、大小便失禁、意识丧失；急性毒鼠强重度中毒常因呼吸道窒息并发症及中枢衰竭而死亡。

2. 敌鼠钠　全身多处出血，包括鼻腔、齿龈、阴道、皮下出血、尿血、便血及脑出血等。

3. 氟乙酰胺　严重者出现全身阵发性、强直性抽搐，并可反复发作，进行性加重，可因呼吸衰竭而死亡。病程较长的患者多伴有心律失常、心肌损害。

四、诊　断

（一）接触史

有杀鼠药口服或呼吸道、皮肤暴露史；如误食、服食自杀等。

（二）症状和体征

有恶心、呕吐、食欲减退；有全身不同部位、不同程度的出血；有典型的神经系统症状；有M样或N样症状等。

（三）检查

1. 毒物检测　血、尿和胃内容物定性或定量试验呈阳性结果。

2. 辅助检查　凝血时间及凝血酶原时间（PT）；凝血因子Ⅱ、Ⅶ、Ⅸ、Ⅹ检测；脑电图；血中胆碱酯酶活性测定；心电图；生化检测等。

五、治　疗

（一）一般治疗

1. 处理原则　清除毒物，阻止毒物继续吸收，尽快排出毒物，清除游离的毒素，保护重要脏器。

2. 具体方法　常规操作参照 PQ 中毒，磷化锌中毒需忌食油类食物及牛奶，禁用硫酸镁导泻。

（二）对症治疗和药物治疗

支持治疗、抗惊厥、保护气道、高压氧疗法、血液净化等。

1. 特效解毒剂

（1）乙酰胺　氟乙酰胺中毒的特效解毒剂，每次 2.5～5.0g，肌内注射，3 次 / 天；或按 0.1～0.3g/（kg · d）计算总量分 3 次肌内注射。重症患者，首次肌内注射 10g，或溶于 50% 葡萄糖溶液 20～40ml 中，直接静脉注射，连用 5～7 天 / 疗程。

（2）维生素 K_1　抗凝血类杀鼠药的特效对抗剂；PT 显著延长者，维生素 K_1 5～10mg 肌内注射（成人或≥ 12 岁儿童），1～5mg 肌内注射（＜ 12 岁儿童）；出血及重者可加大剂量，持续 5～7 日，直至出血停止，PT 恢复正常后，再观察 10～15 日。

（3）无水乙醇　适用于当无乙酰胺解毒药时氟乙酰胺中毒的治疗。无水乙醇 5ml 加入 10% 葡萄糖溶液 100ml，静脉滴注，每日 2～4 次。轻症中毒者可少量饮白酒。

（4）阿托品　用于有机磷、氨基甲酸酯类杀鼠药中毒。

2. 抗惊厥　推荐苯巴比妥和地西泮联用；地西泮每次 10～20mg 静脉注射或 50～100mg 加入 10% 葡萄糖溶液 250ml 静脉滴注，总量 200mg；苯巴比妥钠 0.1g，每 6～12 小时肌内注射，用 1～3 天。

案例 21-2-1　患者，男，72 岁，因“自服百草枯半小时”入院。患者于入院前半小时自服百草枯，具体量不详，被家人发现后迅速送至我院，急诊洗胃可见大量绿色液体，病程中伴有大便失禁、呕吐，呕吐物可见绿色液体，无咳嗽、咳痰、畏寒、发热、胸闷、胸痛症状；患者精神一般、饮食一般、睡眠欠佳、二便未见明显异常。既往高血压、糖尿病、脑梗死病史，遗留右侧肢体无力、言语笨拙，行走不能。查体：一般状态欠佳，神清，BP 153/83mmHg，P 102 次 / 分，T 36.2℃，急性病容。初步诊断：急性药物中毒。实验室检查：血气分析示 PO_2 77.6mmHg，PCO_2 28.0mmHg、血钾 3.2mmol/L、乳酸 7.4mmol/L、HCO_3^- 18mmol/L；肝功能：AST 52.54U/L；凝血五项分析：PT% 124.10%、FIB 4.64g/L；血淀粉酶 156.190U/L；肾功离子血糖：钾 3.30mmol/L、镁 0.67mmol/L，磷 1.49mmol/L，尿素 10.12mmol/L，葡萄糖 12.84mmol，总二氧化碳 16.16mmol/L。

问题　百草枯目前尚无特效解毒剂，摄入量与治疗方案选择及患者预后密切相关，如何判断患者的摄入量?

解析　毒物筛查（定性 + 定量）在中毒案例中尤为重要，本例患者血中百草枯含量为 3.86μg/ml。有研究发现当血中浓度＜ 1μg/ml 时，患者预后一般较好，此例患者摄入量较大，需要进行快速的毒物清除如血液灌流，否则预后较差。

（海　鑫　钱　钊　李　昊）

思考题

1. 急性中毒的一般解救方法有哪些?
2. 百草枯中毒的解救方法有哪些?
3. 有机磷农药中毒的解救方法有哪些?

参考文献

北京市临床检验中心 . 2019. 高通量测序技术临床检测规范化应用北京专家共识（第一版通用部分）[J]. 中华医学杂志，43：3393-3397.

蔡映云 . 2015. 临床药物治疗学各论（上册）[M]. 北京：人民卫生出版社 .

曹红 . 2014. 临床药物治疗学 [M]. 2 版 . 北京：人民卫生出版社 .

陈爱欢，陈慧中，陈志敏，等 . 2009. 儿童呼吸安全用药专家共识：感冒和退热用药 [J]. 中国实用儿科杂志，24（6）：442-446.

陈海平 . 2005. 肾功能不全对药动学的影响及临床用药原则 [J]. 药物不良反应杂志，4：267-271.

陈灏珠，林果为，王吉耀 . 2009. 实用内科学 [M]. 北京：人民卫生出版社：282-283.

陈灏珠，林果为，王吉耀 . 2013. 实用内科学 [M]. 北京：人民卫生出版社 .

陈灏珠，林果为，王吉耀，等 . 2017. 实用内科学 [M]. 15 版 . 北京：人民卫生出版社 .

陈旻湖，杨云生，唐承薇 . 2019. 消化病学 [M]. 北京：人民卫生出版社 .

陈茜，何尧儿，范一宏，等 . 2018. 沙利度胺治疗炎症性肠病致月经不调三例 [J]. 中华消化杂志，38（10）：712-713.

陈生弟，方嵘 . 2021. 应重视早期阿尔茨海默病的非药物治疗 [J]. 中国现代神经疾病杂志，21（11）：913-917.

陈曙旸，王鸿飞，罗英 . 2005. 我国农药中毒的流行特点和农药中毒报告的现状 [J]. 中国劳动卫生职业病杂志，（05）：336-339.

陈万青，郑荣寿 . 2015. 中国女性乳腺癌发病死亡和生存状况 [J]. 中国肿瘤临床，42（13）：668-674.

陈崴，余学清 . 2014. 中国成人肾病综合征免疫抑制治疗专家共识 [J]. 中华肾脏病杂志，30（6）：467-474.

陈作红 . 2017. 毒蘑菇识别与中毒防治 [M]. 北京：科学出版社 .

程德云，陈文彬 . 2012. 临床药物治疗学 [M]. 4 版 . 北京：人民卫生出版社 .

程经华，蔡皓东 . 2002. 药源性疾病及其诊治原则 [J]. 药物不良反应杂志，4（2）：144-119.

程庆砾 . 2015. 重视药源性肾病的防治 [J]. 药物不良反应杂志，17（6）：401-402.

党国宏，刘治军 . 2011. 疾病对药物体内代谢过程的影响 [J]. 临床药物治疗杂志，9（5）：36-43.

杜博冉，陈梓，封学伟，等 . 2021. 阐述式分级 Briggs 妊娠期及哺乳期药物风险分类方法分析 [J]. 中国药学杂志，56（20）：1637-1641.

杜博冉，李轶凡 . 2021. 中国妊娠用药登记专家共识 [J]. 中国药学杂志，56（20）：1621-1630.

樊秀新 . 2019. 探讨小儿呼吸道混合感染流行病学、特征及护理措施的研究进展 [J]. 世界最新医学信息文摘，19（77）：25-26.

范洪伟，王焕玲，周宝桐，等 . 2021. 热病 [M]. 50 版 . 北京：中国协和医科大学出版社：30-33.

方鹤松 . 2011. 急性上呼吸道感染的合理用药 [J]. 实用儿科临床杂志，26（4）：4.

方霖楷，黄彩，谢雅，等 . 2020. 类风湿关节炎患者实践指南 [J]. 中华内科杂志，59（10）：772-780.

方研 . 2022. 冬季谨防一氧化碳中毒 [J]. 生命与灾害，（1）：30-31.

高申，邹多武，郭瑞臣 . 2017. 全国临床药师规范化培训系列教材：消化内科专业 [M]. 北京：人民卫生出版社 .

高血压患者药物治疗管理路径编写委员会 . 2022. 高血压患者药物治疗管理路径专家共识 [J]. 临床药物治疗杂志，20（1）：1-24.

葛均波，徐永健 . 2013. 内科学 [M]. 8 版 . 北京：人民卫生出版社 .

葛均波，徐永健，王辰 . 2018. 内科学 [M]. 9 版 . 北京：人民卫生出版社 .

广东省药学会 . 2020. 免疫检查点抑制剂全程化药学服务指引（2019 年版）[J]. 今日药学，30（5）：289-306.

广东省药学会 . 新型冠状病毒肺炎抗病毒治疗临床药学指引（更新版）[EB/OL].（2022-12-7）[2023-03-15]. http：//www.sinopharmacy.com.cn/uploads/file1/20221212/639681dcdee4f.pdf.

国家呼吸系统疾病临床医学研究中心，中华医学会儿科学分会呼吸学组，中国医师协会呼吸医师分会儿科呼吸工作委员会，等 . 2020. 解热镇痛药在儿童发热对症治疗中的合理用药专家共识 [J]. 中华实用儿科临床杂志，35（3）：161-169.

国家食品药品监督管理局药品安全监管司 . 2012. 药品不良反应报告和监测工作手册 [M]. 北京：国家不良反应监测中心 .

国家卫生计生委合理用药专家委员会 . 2015. 耐药革兰阴性菌感染诊疗手册 [M]. 北京：人民卫生出版社：1-130.

国家卫生计生委合理用药专家委员会，中国药师协会 . 2018. 冠心病合理用药指南 [J]. 2 版 . 中国医学前沿杂志，10（6）：1-130.

国家卫生计生委抗菌药物临床应用与细菌耐药评价专家委员会 . 2017. 青霉素皮肤试验专家共识 [J]. 中华医学杂志，97（40）：3143-3146.

国家卫生计生委医政医管局 .《药物代谢酶和药物作用靶点基因检测技术指南（试行）》[EB/OL].（2015-07-30）. http：//www.nhc.gov.cn/yzygj/s7659/201507/03e00d45538d43babe62729a8f635ff7.shtml.

国家卫生健康委 . 胃癌诊疗指南（2022 年版）[R/OL]. http：//www.nhc.gov.cn/yzygj/s2911/202204/a0e67177df1f439898683e1333957c74.shtml.

国家卫生健康委，国家中医药局 . 2020. 儿童急性感染性腹泻病诊疗规范（2020 年版）[EB/OL].（2020-09-07）[2024-02-26]. http：//www.nhc.gov.cn/cms-search/xxgk/getManuscriptXxgk.htm?id=5c03bafd1db74fb68e2a74afa2ed08c1.

国家卫生健康委办公厅 . 2019. 阿尔茨海默病的诊疗规范（2020 年版）[J]. 全科医学临床与教育，19（1）：4-6.
国家卫生健康委办公厅 . 2022. 胰腺癌诊疗指南（2022 年版）[J]. 临床肝胆病杂志，38（5）：1006-1030.
国家卫生健康委办公厅 . 2023. 新型抗肿瘤药物临床应用指导原则（2023 年版）[EB/OL]. https：//www.gov.cn/zhengce/zhengceku/202401/content_6925043.htm.
国家卫生健康委医院管理研究所药事管理研究部组 . 2020. 临床药学监护丛书 [M]. 北京：人民卫生出版社 .
国家卫生健康委员会 . 2020. 精神障碍诊疗规范（2020 年版）[EB/OL]. http：//www.nhc.gov.cn/yzygj/s7653p/202012/02ef8c425f5f45c3893c5136114891cd.shtml.
国家卫生健康委员会，国家中医药管理局 . 2020. 流行性感冒诊疗方案（2020 年版）[EB/OL].（2020-10-27）[2022-07-05]. http：//www.gov.cn/zhengce/zhengceku/2020/11/05/5557639/files/74899af960ff4f228e280d08b60d2af1.pdf.
国家卫生健康委员会，国家中医药管理局 . 2023. 新型冠状病毒肺炎诊疗方案（试行第十版）[EB/OL].（2023-01-5）[2023-03-15]. http：//www.nhc.gov.cn/cmssearch/downFiles/460b0e7b19bd42f3bba00c1efb9b6811.pdf.
国家心血管病中心 . 2021. 中国心血管健康与疾病报告 2020 [M]. 北京：科学出版社 .
国家心血管病中心 . 2021.《中国心血管健康与疾病报告 2021》概述 [J]. 中国心血管病研究，19（7）：582-590.
国务院应对新型冠状病毒肺炎疫情联防联控机制医疗救治组 . 新冠肺炎康复者恢复期血浆临床治疗方案（试行第三版）[EB/OL].（2021-10-22）[2022-07-05]. http：//www.sm.gov.cn/zw/ztzl/tcyqfkhjjshfz/zlfa/202203/P020220307386136868142.pdf.
韩鹏，朱深银 . 2018. 药源性周围神经病变的发生机制、临床特点及防治 [J]. 药物不良反应杂志，20（2）：128-134.
郝伟，陆林 . 2019. 精神病学 [M]. 北京：人民卫生出版社 .
何礼贤，肖永红，路权，等 . 2017. 国家抗微生物治疗指南 [M]. 2 版 . 北京：人民卫生出版社 .
何娜，苏珊，翟所迪，等 . 2021.《中国万古霉素治疗药物监测指南（2020 更新版）》解读 [J]. 临床药物治疗杂志，19（1）：12-16.
赫捷，陈万青，李霓，等 . 2021. 中国女性乳腺癌筛查与早诊早治指南（2021，北京）[J]. 中华肿瘤杂志，43（4）：357-382.
赫捷，李进，程颖，等 . 2021. 结直肠癌诊疗指南（2021 版）[M]. 北京：人民卫生出版社 .
赫捷，李进，马军，等 . 2021. 胰腺癌诊疗指南（2020 版）[M]. 北京：人民卫生出版社 .
赫捷，李进，马军，等 . 2021. 中国临床肿瘤学会常见恶性肿瘤诊疗指南 [M]. 北京：人民卫生出版社 .
赫捷，李霓，陈万青，等 . 2021. 中国肺癌筛查与早诊早治指南（2021，北京）[J]. 中国综合临床，37（3）：193-207.
胡付品，郭燕，朱德妹，等 . 2021. 2020 年 CHINET 中国细菌耐药监测 [J]. 中国感染与化疗杂志，21（4）：377-387.
胡琳莉，黄国宁，孙海翔，等 . 2017. 促排卵药物使用规范（2016）[J]. 生殖医学杂志，26（4）：302-307.
黄晓军 . 2014. 实用造血干细胞移植 [M]. 北京：人民卫生出版社 .
黄子通，于学忠 . 2014. 急诊医学 [M]. 北京：人民卫生出版社 .
贾建平，陈生弟 . 2018. 神经病学 [M]. 8 版 . 北京：人民卫生出版社 .
姜远英 . 2013. 临床药物治疗学 [M]. 3 版 . 北京：人民卫生出版社 .
姜远英，文爱东 . 2016. 临床药物治疗学 [M]. 4 版 . 北京：人民卫生出版社 .
姜远英，许建华，向明 . 2011. 临床药物治疗学 [M]. 3 版 . 北京：人民卫生出版社 .
蒋绍锋，尹萸，张驭涛，等 . 2013. 2011—2020 年农药中毒咨询病例特征分析及控制策略探讨 [J]. 职业卫生与应急救援 . 41（01）：33-36.
焦正，李新刚，尚德为，等 . 2021. 模型引导的精准用药：中国专家共识（2021 版）[J]. 中国临床药理学与治疗学，26（11）：1215-1228.
阚全程，马金昌 . 2017. 全国临床药师规范化培训系列主教材：消化内科专业 [M]. 北京：人民卫生出版社 .
康敏 . 2022. 中国鼻咽癌放射治疗指南（2022 版）[J]. 中华肿瘤防治杂志，29（9）：611-622.
冷静，苏华，马爱华，等 . 2007. 药源性心血管疾病的临床特点及药学监护 [J]. 中国临床药学杂志，16（3）：190-193.
李国辉 . 2021. 口服抗肿瘤药物药学服务教程 [M]. 北京：人民卫生出版社 .
李国辉，杨珺 . 2018. 肿瘤专科药师临床工作手册 [M]. 北京：人民卫生出版社 .
李华斌，王向东，王洪田，等 . 2019. 鼻炎分类和诊断及鼻腔用药方案的专家共识 [J]. 中国耳鼻咽喉颅底外科杂志，25（6）：573-577.
李家泰，江文德，桑国卫，等 . 2007. 临床药理学 [M]. 3 版 . 北京：人民卫生出版社：891-995.
李俊 . 2018. 临床药理学 [M]. 6 版 . 北京：人民卫生出版社 .
李兰娟 . 2018. 传染病学 [M]. 9 版 . 北京：人民卫生出版社 .
李兰娟，任红 . 2018. 传染病学 [M]. 北京：人民卫生出版社 .
李立，廖星，赵静，等 . 2017. 中国小儿急性上呼吸道感染相关临床指南的解读 [J]. 中国中药杂志，42（8）：4.
李明亚 . 2015. 临床药物治疗学 [M]. 2 版 . 北京：中国医药科技出版社 .
李雄 . 2020. 临床药物治疗学 [M]. 3 版 . 北京：中国医药科技出版社 .
廖端芳，姚继红 . 2009. 临床药物治疗学案例版 [M]. 北京：科技出版社 .
林果为，王吉耀，葛俊波 . 2017. 实用内科学 [M]. 15 版 . 北京：人民卫生出版社 .
刘波 . 2012. 疾病对药物作用的影响 [J]. 中国实用医药，7（34）：167.

刘昌，张靖垚 . 2019. 泛复杂腹腔感染概念的意义及诊治策略 [J]. 中国实用外科杂志，39（6）：580-583.
刘春英 . 2019. 病理学 [M]. 北京：中国中医药出版社 .
刘梦阳，朱映璇，刘悦，等 . 2021. 2010 至 2017 年北京市急救中毒事件的流行病学分析 [J]. 首都医科大学学报，42（2）：257-261.
刘文忠 . 2017. 第五次全国幽门螺杆菌感染处理共识报告 [J]. 胃肠病学，22（6）：15.
刘正印，王贵强，朱利平，等 . 2018. 隐球菌性脑膜炎诊治专家共识 [J]. 中华内科杂志，57（5）：317-323.
陆权 . 2014. 中国儿童普通感冒规范诊治专家共识（2013 年）（节选）[J]. 中国社区医师，30（4）：38.
陆再英，钟南山 . 2008. 内科学 [M]. 7 版 . 北京：人民卫生出版社 .
梅长林 . 2017. 肾脏病临床实践指南 [M]. 上海：上海科学技术出版社 .
美国精神医学学会 . 2014. 精神障碍诊断与统计手册 [M]. 5 版 . 北京：北京大学医学出版社 .
缪丽燕，卢国元 . 2020. 实用临床药物治疗学肾脏疾病 [M]. 北京：人民卫生出版社 .
脑卒中防治工程委员会 . 2021. 中国脑卒中防治指导规范（2021 年）[EB/OL].（2021-08-31）[2022-06-21]. http：//www.nhc.gov.cn/yzygj/s3593/202108/50c4071a86df4bfd9666e9ac2aaac605.shtml.
尿路感染诊断与治疗中国专家共识编写组 . 2015. 尿路感染诊断与治疗中国专家共识 - 复杂性尿路感染（2015 版）[J]. 中华泌尿外科杂志，36（4）：241-244.
彭忠，李春辉，陈焕春，等 . 2022. 细菌性脑膜炎概述 [J]. 中国感染控制杂志，21（1）：97-103.
乔海灵 . 2017. 临床药理学 [M]. 北京：高等教育出版社 .
任树风 . 2009. 肾功能不全患者的临床用药指导 [J]. 中国社区医师，25（19）：8.
阮耀 . 2009. 肝功能不全患者的临床用药 [J]. 中国现代药物应用，3（15）：136-137.
邵肖梅，叶鸿瑁，丘小汕 . 2018. 实用新生儿学 [M]. 北京：人民卫生出版社 .
石炳毅，李宁 . 2019. 肾移植排斥反应临床诊疗技术规范（2019 版）[J]. 器官移植，10（5）：505-512.
石远凯，孙燕 . 2015. 临床肿瘤内科手册 [M]. 北京：人民卫生出版社 .
史伟，杨敏 . 2017. 临床药物治疗学（肾脏疾病）[M]. 北京：人民卫生出版社 .
世界卫生组织 . 1995. ICD-10 精神与行为障碍分类 研究用诊断标准 [M]. 北京：人民卫生出版社 .
世界胃肠病学组织（WGO）. 2012. WGO 全球指南：成人和儿童急性腹泻的全球观点 [EB/OL]. https：//www.worldgastroenterology.org/2012.
宋沧桑，杜一民 . 2017. 临床药物治疗案例 [M]. 北京：科学出版社 .
宋洪涛，翟所迪，王婧雯 . 2017. 全国临床药师规范化培训系列教材：呼吸内科专业 [M]. 北京：人民卫生出版社 .
孙国平 . 2021. 临床药物治疗学 [M]. 北京：人民卫生出版社 .
孙进 . 2019. 药物转运体 [M]. 北京：人民卫生出版社 .
孙明，杨侃 . 2017. 内科治疗学 [M]. 4 版 . 北京：人民卫生出版社 .
王爱霞，丁凯江，王睿，等 . 2008. 抗菌药物临床合理应用 [M]. 北京：人民卫生出版社：100-101.
王海燕 . 2016. 肾脏病学 [M]. 3 版 . 北京：人民卫生出版社 .
王洪武，金发光 . 2022. 硬质支气管镜临床应用专家共识 [J]. 中华肺部疾病杂志，15（1）：6-10.
王涛，江泽飞 . 2011. 乳腺癌分子靶向治疗进展、困境和出路 [J]. 中华乳腺病杂志（电子版），5（5）：517-524.
王星 . 2017. 万古霉素致血小板减少症的研究进展 [J]. 药物不良反应杂志，19（4）：282-284.
王学东，吴永贵 . 2017. 安徽省成人肾病综合征分级诊疗指南（2016 版）[J]. 安徽医学，38（5）：523-536.
王炎焱，张江林 . 2014. 沙利度胺致月经不调 [J]. 中国药物应用与监测，11（1）：55-57.
王毅 . 2017. ABO 血型不相容亲属活体肾移植临床诊疗指南（2017 版）[J]. 中华移植杂志（电子版），11（4）：193-200.
王拥军，赵志刚 . 2017. 精准医疗与药物治疗个体化 [M]. 北京：中国科学技术出版社 .
王勇，龙亚秋 . 2011. 蛋白酪氨酸激酶小分子抑制剂的研究新进展 [J]. 有机化学，31（10）：1595-1606.
吴永佩，蔡映云 . 2017. 临床药物治疗学丛书 [M]. 北京：人民卫生出版社 .
吴永佩，蒋学华，蔡卫民，等 . 2017. 临床药物治疗学总论 [M]. 北京：人民卫生出版社 .
吴玉团，Vishnu A，孔令泉，等 . 2018. 乳腺癌原发灶 HER2 IHC（1+）患者加用分子靶向治疗病例分析 [J]. 中华内分泌外科杂志，12（6）：522-523.
武新安 . 2017. 药物转运体基础与应用 [M]. 北京：科学出版社 .
肖波，周罗 . 2017. 癫痫最新临床诊疗指南：机遇与挑战并存 [J]. 协和医学杂志，8（2-3）：122-126.
谢幸，孔北华，段涛 . 2013. 妇产科学 [M]. 9 版 . 北京：人民卫生出版社 .
徐丛剑，华克勤 . 2017. 实用妇产科学 [M]. 北京：人民卫生出版社 .
徐虹，孙锟，李智平 . 2016. 临床药物治疗学 · 儿科疾病 [M]. 北京：人民卫生出版社 .
徐杰，王敏，宋瑞，等 . 2021. 药源性糖尿病发病机制的研究进展 [J]. 药学进展，45（9）：707-714.
徐瑞华，姜文奇，管忠震 . 2014. 临床肿瘤内科学 [M]. 北京：人民卫生出版社 .

徐欣昌，鲁春燕 . 2012. 临床药物治疗案例解析丛书消化系统疾病 [M]. 北京：人民卫生出版社 .
颜青，夏培元，杨帆，等 . 2017. 临床药物治疗学感染性疾病 [M]. 北京：人民卫生出版社 .
杨东亮 . 2016. 感染性疾病 [M]. 北京：人民卫生出版社 .
杨凯，朱云颖，肖婷婷，等 . 2019. 2019 年美国 IDSA/ATS 成人社区获得性肺炎诊疗指南更新特点 [J]. 中华临床感染病杂志，12（5）：339-343.
杨瑞红，何权瀛 . 2006. 药源性哮喘 [J]. 药物不良反应杂志，8（1）：45-48.
杨思睿，赵冬梅，杜悦，等 . 2020. 儿童免疫相关性疾病临床实用热点问题专家建议系列之五——沙利度胺在中国儿童免疫相关疾病中的应用建议 [J]. 中国实用儿科杂志，35（6）：431-434.
杨旭华，杜爽，沈丽霞，等 . 2020. 阿尔茨海默病的药物治疗研究进展 [J]. 神经药理学报，10（3）：47-52.
姚继红，韩瑞兰 . 2017. 临床药物治疗学（案例版）[M]. 2 版 . 北京：科学出版社 .
姚泰 . 2005. 生理学 [M]. 6 版 . 北京：人民卫生出版社 .
易湛苗，倪晓凤，李婷婷，等 . 2018. 临床药师对帕金森病药物治疗管理的服务实践与探讨 [J]. 临床药物治疗杂志，16（12）：61-64.
于乐成，茅益民，陈成伟 . 2015. 药物性肝损伤诊治指南 [J]. 临床肝胆病杂志，31（11）：1752-1769.
于生元，万有，万琪，等 . 2016. 带状疱疹后神经痛诊疗中国专家共识 [J]. 中国疼痛医学杂志，22（3）：161-167.
余平，郑自慧 . 2005. 急性一氧化碳中毒后迟发性脑病发病机制探讨 [J]. 首都医药，3（8）：18-19.
袁耀宗 . 2016. 消化性溃疡诊断与治疗规范（2016 年，西安）[J]. 中华消化杂志，36（8）：6.
早泄与勃起功能障碍共病诊疗中国专家共识编写组 . 2021. 早泄与勃起功能障碍共病诊疗中国专家共识 [J]. 中华男科学杂志，27（5）：461-466.
曾小峰，陈耀龙 . 2020. 2020 中国系统性红斑狼疮诊疗指南 [J]. 中华内科杂志，57（4）：172-185.
张辉 . 2012. 药物性肾损伤发病机制及防治进展 [J]. 国际儿科学杂志，39（2）：115-118.
张晓娟，温预关 . 2021. 临床处方审核案例详解丛书——神经系统疾病与精神障碍 [M]. 北京：人民卫生出版社 .
张幸国，胡丽娜 . 2015. 临床药物治疗学各论 [M]. 北京：人民卫生出版社 .
张幸国，胡丽娜，梅丹，等 . 2015. 临床药物治疗学各论（上册）[M]. 北京：人民卫生出版社：3-8.
张毅，曹小倩，卢新政 . 2020. 药源性高血压研究进展 [J]. 国际心血管病杂志，47（4）：216-220.
张之南，郝玉书，赵永强，等 . 2014. 血液病学 [M]. 北京：人民卫生出版社 .
赵靖平，施慎逊 . 2018. 中国精神分裂症防治指南 [M]. 2 版 . 北京：中华医学电子音像出版社 .
郑志华，吴新荣，杨敏 . 2019. 药师处方审核培训教材 [M]. 北京：中国医药科技出版社 .
中国成人念珠菌病诊断与治疗专家共识组 . 2020. 中国成人念珠菌病诊断与治疗专家共识 [J]. 中华内科杂志，（1）：5-6.
中国高血压防治指南修订委员会，等 . 2019. 中国高血压防治指南（2018 年修订版）[J]. 中国心血管杂志，24（1）：24-56.
中国抗癌协会血液肿瘤专业委员会，中华医学会血液学分会白血病淋巴瘤学组 . 2016. 中国成人急性淋巴细胞白血病诊断与治疗指南（2016 年版）[J]. 中华血液学杂志，37（10）：837-843.
中国抗癫痫协会 . 2023. 临床诊疗指南 癫痫病分册（2023 修订版）[M]. 北京：人民卫生出版 .
中国临床肿瘤学会（CSCO）. 2023. 肝癌诊疗指南 [M]. 北京：人民卫生出版社 .
中国女医师协会生殖医学专业委员会专家共识编写组 . 2022. 辅助生殖领域拮抗剂方案标准化应用专家共识 [J]. 中华生殖与避孕杂志，42（2）：109-116.
中国炎症性肠病诊疗质控评估中心，中华医学会消化病学分会炎症性肠病学组 . 2021. 生物制剂治疗炎症性肠病专家建议意见 [J]. 中华炎性肠病杂志，5（3）：193-206.
中国研究型医院学会呼吸病学专业委员会 . 2020. 成人呼吸系统感染性疾病病原学诊断专家意见 [J]. 中华结核和呼吸杂志，43（9）：757-764.
中国药理学会治疗药物监测研究专业委员会 . 2019. 治疗药物监测工作规范专家共识（2019 版）[J]. 中国医院用药评价与分析，19（8）：897-902.
中国药理学会治疗药物监测研究专业委员会，中国药学会医院药学专业委员会，中国药学会循证药学专业委员会等 . 2020. 治疗药物监测（TDM）结果解读专家共识 [J]. 中国医院药学杂志，40（23）：2389-2395.
中国医疗保健国际交流促进会高血压分会，中国医师协会心血管分会，中国高血压联盟，等 . 2021. 沙库巴曲缬沙坦在高血压患者临床应用的中国专家建议 [J]. 中华高血压杂志，29（2）：108-114.
中国医疗保健国际交流促进会急诊医学分会，脓毒症预防与阻断联盟 . 2022. 重症急性胰腺炎预防与阻断急诊专家共识 [J]. 中国急救医学，5（42）：369-379.
中国医疗保健国际交流促进会皮肤科分会，中华医学会皮肤性病学分会老年性皮肤病研究中心 . 2022. 带状疱疹疫苗预防接种专家共识 [J]. 中华医学杂志，102（8）：538-543.
中国医疗保健国际交流促进会胃食管反流多学科分会 . 2019. 中国胃食管反流病多学科诊疗共识 [J]. 中国医学前沿杂志，11（9）：30-56.

中国医师协会儿科医师分会儿童耳鼻咽喉专业委员会 . 2017. 儿童急性扁桃体炎诊疗——临床实践指南（2016 年）[J]. 中国实用儿科杂志，32（3）：161-164.

中国医师协会风湿免疫科医师分会，自身抗体检测专业委员会，国家风湿病数据中心，等 . 2021. 类风湿关节炎相关自身抗体检测的临床应用专家共识 [J]. 中华内科杂志，60（6）：516-521.

中国医师协会呼吸医师分会 . 2021. 中国慢性呼吸道疾病呼吸康复管理指南（2021 年）[J]. 中华健康管理学杂志，15（6）：521-538.

中国医师协会皮肤科分会 . 2009. 皮肤及软组织感染诊断和治疗共识 [J]. 临床皮肤科杂志，38（12）：810-812.

中国医师协会皮肤科医师分会带状疱疹专家共识工作组 . 2018. 带状疱疹中国专家共识 [J]. 中华皮肤科杂志，51（6）：403-408.

中国医师协会神经外科医师分会神经重症专家委员会 . 2021. 神经外科中枢神经系统感染诊治中国专家共识（2021 版）[J]. 中华神经外科杂志，37（1）：2-15.

中国医师协会肾脏内科医师分会 . 2020. 维生素 D 及其类似物在慢性肾脏病患者中应用的中国实践方案（2019 版）[J]. 中华内科杂志，59（2）：104-105.

中国医师协会肾脏内科医师分会肾性贫血指南工作组 . 2021. 中国肾性贫血诊治临床实践指南 [J]. 中华医学杂志，101（20）：1463-1502.

中国医药教育协会慢性气道疾病专业委员会 . 2021. 呼出气一氧化氮检测及其在气道疾病诊治中应用的中国专家共识 [J]. 中华医学会杂志，101（38）：3092-3114.

中国医药生物技术协会移植技术分会，上海市肾脏移植质控中心专家委员会 . 2022. 肾移植人类白细胞抗原分型和抗体检测专家共识 [J]. 中华医学杂志，102（10）：704-716.

中国医院协会，国家儿童医学中心（北京），国家感染性疾病医疗质量控制中心，国家呼吸系统疾病临床医学研究中心 . 2020. 抗病毒药物在儿童病毒感染性呼吸道疾病中的合理应用指南 [J]. 中华实用儿科临床杂志，35（19）：1441-1450.

中国优生科学协会肿瘤生殖学分会 . 2019. 输卵管妊娠诊治的中国专家共识 [J]. 中国实用妇科与产科杂志，35（7）：780-787.

中国卒中学会，中国卒中学会神经介入分会，中华预防医学会卒中预防与控制专业委员会介入学组 . 2019. 替罗非班在动脉粥样硬化性脑血管疾病中的临床应用专家共识 [J]. 中国卒中杂志，14（10）：1034-1044.

中华儿科杂志编辑委员会，中华医学会儿科学分会 . 2019. 儿童过敏性疾病诊断及治疗专家共识 [J]. 中华儿科杂志，57（3）：164-171.

中华耳鼻咽喉头颈外科杂志编辑委员会鼻科组，中华医学会耳鼻咽喉头颈外科学分会鼻科学组 . 2022. 中国变应性鼻炎诊断和治疗指南（2022 年，修订版）[J]. 中华耳鼻咽喉头颈外科杂志，57（2）：106-129.

中华人民共和国国家卫生健康委员会 . 2021. 质子泵抑制剂临床应用指导原则（2020 年版）[J]. 中国实用乡村医生杂志，28（1）：1-9.

中华人民共和国国家卫生健康委员会 . 2022. 乳腺癌诊疗指南（2022 年版）[J]. 中国合理用药探索，19（10）：1-26.

中华人民共和国国家卫生健康委员会医政医管局 . 2022. 原发性肝癌诊疗指南（2022 年版）[J]. 中华消化外科杂志，21（2）：143-168.

中华医学会 . 2007. 临床诊疗指南・妇产科学分册 [M]. 北京：人民卫生出版社 .

中华医学会 . 2011. 系统性硬化病诊断及治疗指南 [J]. 中华风湿病学杂志，15（4）：256-259.

中华医学会 . 2011. 中华医学会临床诊疗指南肾脏病学分册 [M]. 北京：人民卫生出版社 .

中华医学会 . 2019. 常规肺功能检查基层指南（2018 年）[J]. 中华全科医师杂志，18（6）：511-518.

中华医学会，中华医学会临床药学分会，中华医学会杂志社，等 . 2020. 咳嗽基层合理用药指 [J]. 中华全科医师杂志，19（7）：582-592.

中华医学会，中华医学会杂志社，中华医学会全科医学分会，等 . 2019. 成人社区获得性肺炎基层诊疗指南（2018 年）[J]. 中华全科医师杂志，18（2）：117-126.

中华医学会，中华医学会杂志社，中华医学会全科医学分会，等 . 2021. 广泛性焦虑障碍基层诊疗指南（2021 年）[J]. 中华全科医师杂志，20（12）：1232-1241.

中华医学会，中华医学会杂志社，中华医学会消化病学分会，等 . 2019. 急性胰腺炎基层诊疗指南（2019 年）[J]. 中华全科医师杂志，18（9）：819-826.

中华医学会，中华医学会杂志社，中华医学会消化病学分会，等 . 2020. 慢性便秘基层诊疗指南（2019 年）[J]. 中华全科医师杂志，19（12）：1100-1107.

中华医学会肠外肠内营养学分会儿科协作组，中华医学会儿科学分会新生儿学组，中华医学会小儿外科学分会新生儿学组 . 2013. 中国新生儿营养支持临床应用指南 [J]. 临床儿科杂志，31（12）：1177-1182.

中华医学会儿科学分会感染学组，国家感染性疾病医疗质量控制中心 . 2019. 疱疹性咽峡炎诊断及治疗专家共识（2019 年版）[J]. 中华儿科杂志，57（3）：177-180.

中华医学会儿科学分会肾脏学组 . 2017. 激素耐药型肾病综合征诊治循证指南（2016 版）[J]. 中华儿科杂志，55（11）：805-809.

中华医学会儿科学分会消化学组，中华医学会儿科学分会临床营养学组 . 2019. 儿童炎症性肠病诊断和治疗专家共识 [J]. 中华儿科杂志，57（7）：501-507.

中华医学会儿科学分会新生儿学组，中国医师协会新生儿科医师分会感染专业委员会 . 2019. 新生儿败血症诊断及治疗专家共识（2019 年版）[J]. 中华儿科杂志，57（4）：252-257.

中华医学会风湿病学分 . 2018. 2018 中国类风湿关节炎诊疗指南 [J]. 临床医学研究与实践，3（12）：201.

中华医学会妇产科学分会内分泌学组及指南专家组 . 2018. 多囊卵巢综合征中国诊疗指南 [J]. 中华妇产科杂志，53（1）：2-6.
中华医学会妇产科学分会妊娠期高血压疾病学组 . 2021. 妊娠期血压管理中国专家共识（2021）[J]. 中华妇产科杂志，56（11）：737-745.
中华医学会肝病学分会，中华医学会感染病学分会 . 2020. 丙型肝炎防治指南（2019 版）[J]. 中国病毒病杂志，10（1）：26-46.
中华医学会感染病学分会，中华医学会肝病学分会 . 2019. 慢性乙型肝炎防治指南（2019 版）[J]. 临床肝胆病杂志，35（12）：2648-2668.
中华医学会感染病学分会艾滋病丙型肝炎学组，中国疾病预防控制中心，李太生 . 2022. 中国艾滋病诊疗指南（2021 年版）[J]. 协和医学杂志，13（2）：203-226.
中华医学会呼吸病学分会感染学组 . 2018. 中国成人医院获得性肺炎与呼吸机相关性肺炎诊断和治疗指南（2018 年版）[J]. 中华结核和呼吸杂志，41（4）：255-280.
中华医学会呼吸病学分会慢性阻塞性肺疾病学组，中国医师协会呼吸医师分会慢性阻塞性肺疾病工作委员会 . 2021. 慢性阻塞性肺疾病诊治指南（2021 年修订版）[J]. 中华结核和呼吸杂志，44（3）：170-205.
中华医学会呼吸病学分会哮喘学组 . 2020. 支气管哮喘防治指南（2020 年版）[J]. 中华结核和呼吸杂志，43（12）：1023-1048.
中华医学会呼吸病学分会哮喘学组 . 2022. 咳嗽的诊断与治疗指南（2021）[J]. 中华结核和呼吸杂志，45（1）：13-46.
中华医学会急诊分会，京津冀急诊急救联盟，北京医学会急诊分会，等 . 2021. 急性胰腺炎急诊诊断及治疗专家共识 [J]. 中华急诊医学杂志，2（30）：161-172.
中华医学会检验医学分会临床微生物学组 . 2021. 宏基因组高通量测序技术应用用于感染性疾病病原检测中国专家共识 [J]. 中华检验医学杂志，02：107-120.
中华医学会男科学分会 . 2022. 良性前列腺增生诊疗及健康管理指南 [J]. 中华男科学杂志，28（4）：356-365.
中华医学会神经病学分会，中华医学会神经病学分会脑血管病学组 . 2018. 中国急性缺血性脑卒中诊治指南 2018[J]. 中华神经科杂志，51（9）：666-682.
中华医学会神经病学分会，中华医学会神经病学分会脑血管病学组 . 2019. 中国脑出血诊治指南（2019）[J]. 中华神经科杂志，52（12）：994-1005.
中华医学会神经病学分会，中华医学会神经病学分会脑血管病学组 . 2019. 中国蛛网膜下腔出血诊治指南（2019）[J]. 中华神经科杂志，52（12）：1006-1021.
中华医学会神经病学分会，中华医学会神经病学分会脑血管病学组 . 2022. 中国缺血性脑卒中和短暂性脑缺血发作二级预防指南 2022[J]. 中华神经科杂志，55（10）：1071-1110.
中华医学会神经病学分会，中华医学会神经病学分会脑血管病学组，中华医学会神经病学分会神经血管介入协作组 . 2022. 中国急性缺血性脑卒中早期血管内介入诊疗指南 2022[J]. 中华神经科杂志，55（6）：565-580.
中华医学会神经病学分会帕金森病及运动障碍学组，中国医师协会神经内科医师分会帕金森病及运动障碍学组 . 2020. 中国帕金森病治疗指南（第四版）[J]. 中华神经科杂志，53（12）：973-986.
中华医学会神经外科学分会，中国医师协会急诊医师分会，国家卫生健康委员会脑卒中筛查与防治工程委员会 . 2015. 自发性脑出血诊断治疗中国多学科专家共识 [J]. 中华神经外科杂志，31（12）：1189-1194.
中华医学会肾脏病学分会 . 2020. 中国慢性肾脏病患者血钾管理实践专家共识 [J]. 中华肾脏病杂志，36（10）：781-792.
中华医学会糖尿病学分会 . 2019. 中国糖尿病足防治指南（2019 版）（III）[J]. 中华糖尿病杂志，11（4）：238-246.
中华医学会外科学分会，中国研究型医院学会感染性疾病循证与转化专业委员会，中华外科杂志编辑部 . 2021. 外科常见腹腔感染多学科诊治专家共识 [J]. 中华外科杂志，59（3）：161-178.
中华医学会外科学分会胰腺外科学组 . 2021. 中国急性胰腺炎诊治指南（2021）[J]. 中华外科杂志，7（59）：578-587.
中华医学会消化病学分会 . 2020. 2020 年中国胃食管反流病专家共识 [J]. 中华消化杂志，10（40）：649-663.
中华医学会消化病学分会胃肠功能性疾病协作组，中华医学会消化病学分会胃肠动力学组 . 2020. 2020 年中国肠易激综合征专家共识意见 [J]. 中华消化杂志，40（12）：803-818.
中华医学会消化病学分会胃肠激素与黏膜屏障学组 . 2021. 胃肠道黏膜保护临床专家共识（2021 年，福州）[J]. 中华消化杂志，41（12）：798-811.
中华医学会消化病学分会炎症性肠病学组 . 2018. 炎症性肠病诊断与治疗的共识意见（2018 年，北京）[J]. 中华消化杂志，38（5）：292-311.
中华医学会心血管病学分会 . 2014. 成人感染性心内膜炎预防、诊断和治疗专家共识 [J]. 中华心血管病杂志，42（10）：806-816.
中华医学会血液学分会白血病淋巴瘤学组 . 2021. 中国成人急性髓系白血病（非急性早幼粒细胞白血病）诊疗指南（2021 年版）[J]. 中华血液学杂志，42（8）：617-623.
中华医学会血液学分会干细胞应用学组 . 2014. 中国异基因造血干细胞移植治疗血液系统疾病专家共识（Ⅰ）——适应证、预处理方案及供者选择（2014 年版）[J]. 中华血液学杂志，35（8）：775-780.
中华医学会血液学分会干细胞应用学组 . 2020. 中国异基因造血干细胞移植治疗血液系统疾病专家共识（III）——急性移植物抗宿主病（2020 年版）[J]. 中华血液学杂志，41（7）：529-534.

中华医学会血液学分会红细胞疾病（贫血）学组 . 2019. 静脉铁剂应用中国专家共识（2019 年版）[J]. 中华血液学杂志，40（5）：358-362.

中华医学会肿瘤学分会，中华医学会杂志社 . 2022. 中华医学会肺癌临床诊疗指南（2022 版）[J]. 中华肿瘤杂志，44（6）：457-490.

中华医学生殖医学分会 . 2021. 临床诊疗指南辅助生殖技术和精子库分册 [M]. 北京：人民卫生出版社 .

钟明康，王长连，洪震，等 . 2020. 临床药物治疗学神经系统疾病 [M]. 北京：人民卫生出版社 .

朱兰，陈刚 . 2018. 中国肾移植受者抗 HLA 抗体监测及处理的临床共识 [J]. 中华器官移植杂志，39（5）：300-303.

《抗菌药物临床应用指导原则》修订工作组 . 2015. 抗菌药物临床应用指导原则 [M]. 北京：人民卫生出版社 .

《中国脑卒中防治报告 2020》编写组 . 2022.《中国脑卒中防治报告 2020》概要 [J]. 中国脑血管病杂志，19（2）：136-144.

《中国血栓性疾病防治指南》专家委员会 . 2018. 中国血栓性疾病防治指南 [J]. 中华医学杂志，98（36）：2861-2888.

Abramson V，Arteaga C L. 2011. New strategies in HER2-overexpressing breast cancer：many combinations of targeted drugs available[J]. Clin Cancer Res，17（5）：952-958.

Agostoni C，Buonocore G，Carnielli V P，et al. 2010. Enteral nutrient supply for preterm infants：commentary from the European Society of Paediatric Gastroenterology，Hepatology and Nutrition Committee on Nutrition[J]. J Pediatr Gastr Nutr，50（1）：85-91.

Alfonzo A，Harrison A，Bainers R，et al. 2020. Clinical practice guidelines：treatment of acute hyperkalaemia in adults[J]. UK Renal Association 2020.

Anyfantakis D，Symvoulakis E K，Cristodoulakis E V，et al. 2012. Ruling in the diagnosis of methanol intoxication in a young heavy drinker：a case report[J]. J Med Life，5（3）：332-334.

Aviles A，Delgado S，Nambo M J，et al. 2005. Primary breast lymphoma：results of a controlled clinical trial[J]. Oncology，69（3）：256-260.

Azambuja E，Holmes A P，Piccart-Gebhart M，et al. 2014. Lapatinib with trastuzumab for HER2-positive early breast cancer（NeoALTTO）：survival outcomes of a randomised，open-label，multicentre，phase 3 trial and their association with pathological complete response[J]. Lancet Oncol，15（10）：1137-1146.

Bachelot T，Romieu G，Campone M，et al. 2013. Lapatinib plus capecitabine in patients with previously untreated brain metastases from HER2-positive metastatic breast cancer（LANDSCAPE）：a single-group phase 2 study[J]. Lancet Oncol，14（1）：64-71.

Bareschino M A，Schettino C，Colantuoni G，et al. 2011. The role of antiangiogenetic agents in the treatment of breast cancer[J]. Curr Med Chem，18（33）：5022-5032.

Barrios C H，Liu M C，Lee S C，et al. 2010. Phase Ⅲ randomized trial of sunitinib versus capecitabine in patients with previously treated HER2-negative advanced breast cancer[J]. Breast Cancer Res Treat，121（1）：121-131.

Becher P M，Goßling A，Fluschnik N，et al. 2024. Temporal trends in incidence，patient characteristics，microbiology and in-hospital mortality in patients with infective endocarditis：a contemporary analysis of 86，469 cases between 2007 and 2019[J]. Clin Res Cardiol，113（2）：205-215.

Bennett A，Du H，Clarke R，et al. 2017. Association of physical activity with risk of major cardiovascular diseases in Chinese men and women[J]. JAMA Cardiol，2（12）：1349-1358.

Beraldi-Magalhãesa F，Batistab V，Cordeiro-Santos M. 2016. Oseltamivir as a cause of acute enterorrhagia[J]. Btaz J Infet Dis，20（5）：521.

Bezjak A，Tu D，Seymour L，et al. 2006. Symptom improvement in lung cancer patients treated with erlotinib：quality of life analysis of the National Cancer Institute of Canada Clinical Trials Group Study BR. 21[J]. J Clin Oncol，24（24）：3831-3837.

Birdwell K，Decker B，Barbarino J，et al. 2015. Clinical pharmacogenetics implementation consortium（CPIC）guidelines for CYP3A5 genotype and tacrolimus dosing[J]. Clin Pharmacol Ther，98（1）：19-24.

Bliss J M，Kilburn L S，Coleman R E，et al. 2012. Disease-related outcomes with long-term follow-up：an updated analysis of the intergroup exemestane study[J]. J Clin Oncol，30（7）：709-717.

Blok E J，Kroep J R，Meershoek-Klein K E，et al. 2018. Optimal Duration of Extended Adjuvant Endocrine Therapy for Early Breast Cancer；Results of the IDEAL Trial（BOOG 2006-05）[J]. J Natl Cancer Inst，110（1）.

Bratzler D W，Dellinger E P，Olsen K M，et al. 2013. Clinical practice guidelines for antimicrobial prophylaxis in surgery[J]. Surg Infect（Larchmt），14（1）：73-156.

Buysse J. 2013. Insomnia[J]. JAMA，309（7）：706-716.

Byron K. 2019. Urinary Tract Infection[J]. Vet Clin North Am Small Anim Pract，49（2）：211-221.

Camp B，Stegemann-Koniszewski S，Schreiber J. 2021. Infection-associated mechanisms of neuro-inflammation and neuro-immune crosstalk in chronic respiratory diseases[J]. Int J Mol Sci，22（11）：5699.

Cancer Genome Atlas Research Network. 2012. Comprehensive genomic characterization of squamous cell lung cancers[J]. Nature，489（7417）：519-525.

Caon J，Wai E S，Hart J，et al. 2012. Treatment and outcomes of primary breast lymphoma[J]. Clin Breast Cancer，12（6）：412-419.

Carson A，Mudd S，Madati J. 2016. Clinical Practice Guideline for the Treatment of Pediatric Acute Gastroenteritis in the Outpatient Setting[J]. J Pediatr Health Care，30（6）：610-616.

Cavaliere M J，Puga F R，Caloie E E，et al. 1998. Protective effect of pralidoxime on muscle fiber necrosis induced by organophosphate compounds[J]. Clinical Toxicology，36（4）：295-300.

Cercek A，Roxburgh C，Strombom P，et al. 2018. Adoption of total neoadjuvant therapy for locally advanced rectal cancer[J]. JAMA Oncol，4（6）：e180071.

Chavez-Macgregor M，Mittendorf E A，Clarke C A，et al. 2017. Incorporating Tumor Characteristics to the American Joint Committee on Cancer Breast Cancer Staging System[J]. Oncologist，22（11）：1292-1300.

Chen C Y，Sun L M，Anderson B O. 2006. Paget disease of the breast：changing patterns of incidence，clinical presentation，and treatment in the U.S[J]. Cancer，107（7）：1448-1458.

Chen W，Zheng R，Zhang S，et al. 2017. Cancer incidence and mortality in China，2013[J]. Cancer Lett，401：63-71.

Chen W Y，Rosner B，Hankinson S E，et al. 2011. Moderate alcohol consumption during adult life，drinking patterns，and breast cancer risk[J]. JAMA，306（17）：1884-1890.

Chen Y，Yuan Z，Lu J，et al. 2019. Randomized study of evolocumab in patients with type 2 diabetes and dyslipidaemia on background statin：pre-specified analysis of the Chinese population from the BERSON clinical trial[J]. Diabetes Obes Metab，21（6）：1464-1473.

Chen Y H，Lai H J. 2013. Acute hemorrhagic colitis after oral administration of oseltamivir for influenza[J]. Gaatrointest Endosc，77（6）：976.

Chisholm-Burns M. 2022. Pharmacotherapy Principles and Practice[M]. 6th Edition. New York：McGraw-Hill Education/Medical.

Cohen P，Cross D，Jänne PA. 2021. Kinase drug discovery 20 years after imatinib：progress and future directions.[J] Nat Rev Drug Discov，20（7）：551-569.

Cohen R S. 2015. Fluid Requirements in the Newborn Infant[M]//Stevenson D K，Cohen RS，Sunshine P，eds. Neonatology：Clinical Practice and Procedures. New York：McGraw-Hill Education.

Committee on Practice Bulletins-Gynecology. 2018. ACOG Practice Bulletin No. 191：Tubal Ectopic Pregnancy[J]. Obstet Gynecol，131（2）：65-77.

Cui X，Dai Q，Tseng M，et al. 2007. Dietary patterns and breast cancer risk in the Shanghai breast cancer study[J]. Cancer Epidemiol Biomarkers Prev，16（7）：1443-1448.

Cuzick J，Sestak I，Cawthorn S，et al. 2015. Tamoxifen for prevention of breast cancer：extended long-term follow-up of the IBIS-I breast cancer prevention trial[J]. Lancet Oncol，16（1）：67-75.

de Meent D G，den Adel M，Noukens J，et al. 2016. Effect of moderate hepatic impairment on the pharmacokinetics and pharmacodynamics of roxadustat，an oral hypoxia-inducible factor prolyl hydroxylase inhibitor[J]. Clin Drug Investig，36（9）：743-751.

Demarini S. 2005. Calcium and phosphorus nutrition in preterm infants[J]. Acta paediatrica（Oslo，Norway：1992）Supplement，94（449）：87-92.

DeSimone D C，Wilson W R，Baddour L M. 2015. Trends in infective endocarditis incidence，microbiology，and valve replacement in the United States from 2000 to 2011：the devil is in the details[J]. J Am Coll Cardiol，66（10）：1201-1202.

Detterbeck F C，Boffa D J，Tanoue L T. 2009. The new lung cancer staging system[J]. Chest，136（1）：260-271.

Detterbeck F C，Boffa D J，Tanoue L T，et al. 2010. Details and difficulties regarding the new lung cancer staging system[J]. Chest，137（5）：1172-1180.

Dharia SP，Steinkampf MP，Cater C. 2004. Thalidomide-induced amenorrhea：case report and literature review[J]. Fertil Steril，82（2）：460-462.

Diaz L J，Shiu K K，Kim T W，et al. 2022. Pembrolizumab versus chemotherapy for microsatellite instability-high or mismatch repair-deficient metastatic colorectal cancer（KEYNOTE-177）：final analysis of a randomised，open-label，phase 3 study[J]. Lancet Oncol，23（5）：659-670.

Domellöf M，Szitanyi P，Simchowitz V，et al. 2018. ESPGHAN/ESPEN/ESPR/CSPEN guidelines on pediatric parenteral nutrition：Iron and trace minerals[J]. Clin Nutr，37（6 Pt B）：2354-2359.

Donnelly P，Chen C，Kauffman A，et al. 2020. Revision and update of the consensus definitions of invasive fungal disease from the European organization for research and treatment of cancer and the mycoses study group education and research consortium[J]. Clin Infect Dis，71（6）：1367-1376.

Eisenhauer E A，Therasse P，Bogaerts J，et al. 2009. New response evaluation criteria in solid tumours：revised RECIST guideline（version 1.1）[J]. Eur J Cancer，45（2）：228-247.

Esposito S，Noviello S，Leone S，et al. 2016. Epidemiology and microbiology of skin and soft tissue infections[J]. Curr Opin Infect Dis，29（2）：109-115.

Ettekoven N，Beek D，Brouwer C. 2017. Update on Community-acquired bacterial meningitis：Guidance and challenges[J]. Clin Microbiol Infect，23（9）：601-606.

Fan L，Strasser-Weippl K，Li J J，et al. 2014. Breast cancer in China[J]. Lancet Oncol，15（7）：e279-e289.

Fanouriakis A，Kostopoulou M，Alunno A，et al. 2019. 2019 update of the EULAR recommendations for the management of systemic lupus erythematosus[J]. Ann Rheum Dis，78（6）：736-745.

Farazi P A，DePinho R A. 2006. Hepatocellular carcinoma pathogenesis：from genes to environment. Nat Rev Cancer，6（9）：674-687.

Fivez T，Kerklaan D，Mesotten D，et al. 2016. Early versus Late Parenteral Nutrition in Critically Ill Children[J]. N Engl J Med，374（12）：1111-1122.

Flaherman J，Schaefer W，Kuzniewicz W，et al. 2015. Early weight loss nomograms for exclusively breastfed newborns[J]. Pediatrics，135（1）：e16-23.

Fraenkel L，Bathon JM，England BR，et al. 2021. 2021 American College of rheumatology guideline for the treatment of rheumatoid arthritis[J]. Arthritis Care Res（Hoboken），73（7）：924-939.

Fukuoka M，Wu Y L，Thongprasert S，et al. 2011. Biomarker analyses and final overall survival results from a phase III，randomized，open-label，first-line study of gefitinib versus carboplatin/paclitaxel in clinically selected patients with advanced non-small-cell lung cancer in Asia（IPASS）[J]. J Clin Oncol，29（21）：2866-2874.

Galletly C，Castle D，Dark F，et al. 2016. Royal Australian and New Zealand College of Psychiatrists clinical practice guidelines for the management of schizophrenia and related disorders[J]. Aust N Z J Psychiatry，50（5）：410-472.

Garon E B，Ciuleanu T E，Arrieta O，et al. 2014. Ramucirumab plus docetaxel versus placebo plus docetaxel for second-line treatment of stage Ⅳ non-small-cell lung cancer after disease progression on platinum-based therapy（REVEL）：a multicentre，double-blind，randomised phase 3 trial[J]. Lancet，384（9944）：665-673.

GBD 2017 Inflammatory Bowel Disease Collaborator. 2020. The global，regional，and national burden of inflammatory bowel disease in 195 countries and territories，1990-2017：a systematic analysis for the Global Burden of Disease Study 2017[J]. Lancet Gastroenterol Hepatol，5（1）：17.

Gddman L，Ausiello V. 2015. 西氏内科学 [M]. 23 版 . 谢毅主译 . 西安：世界图书出版公司 .

Gerber D E，Oxnard G R，Govindan R. 2015. ALCHEMIST：Bringing genomic discovery and targeted therapies to early-stage lung cancer[J]. Clin Pharmacol Ther，97（5）：447-450.

Gianni L，Romieu G H，Lichinitser M，et al. 2013. AVEREL：a randomized phase Ⅲ Trial evaluating bevacizumab in combination with docetaxel and trastuzumab as first-line therapy for HER2-positive locally recurrent/metastatic breast cancer[J]. J Clin Oncol，31（14）：1719-1725.

Giles F，Rothwell M. 2007. Risk of stroke early after transient iIschaemic attack：a systematic review and meta-analysis[J]. Lancet Neurol，6（12）：1063-1072.

Giuliano A E，Edge S B，Hortobagyi G N. 2018. Eighth Edition of the AJCC Cancer Staging Manual：Breast Cancer[J]. Ann Surg Oncol，25（7）：1783-1785.

Global Burden of Disease Collaborative Network. 2021. Global Burden of Disease Study 2019（GBD 2019）results[EB/OL].（2021-09-22）[2022-06-28]. http：//ghdx.healthdata.org/gbd-results-tool.

Global Initiative for Asthma. 2021. Global strategy for asthma management and prevention[R/OL]. https：//ginasthma.org/wp-content/uploads/2021/05/GINA-Main-Report-2021-V2-WMS.pdf

Goetz P，Sangkuhl K，Guchelaar J，et al. 2018. Clinical pharmacogenetics implementation consortium（CPIC）guideline for CYP2D6 and tamoxifen therapy[J]. Clin Pharmacol Ther，103（5）：770-777.

Golan T，Hammel P，Reni M，et al. 2021. Overall survival from the phase 3 POLO trial：Maintenance olaparib for germline BRCA-mutated meta-static pancreatic cancer [J]. J Clin Oncol，39（3）：378.

Goldstraw P，Crowley J，Chansky K，et al. 2007. The IASLC Lung Cancer Staging Project：proposals for the revision of the TNM stage groupings in the forthcoming（seventh）edition of the TNM Classification of malignant tumours[J]. J Thorac Oncol，2（8）：706-714.

Govindan R，Page N，Morgensztern D，et al. 2006. Changing epidemiology of small-cell lung cancer in the United States over the last 30 years：analysis of the surveillance，epidemiologic，and end results database[J]. J Clin Oncol，24（28）：4539-4544.

Greiner B，Eichelbaum M，Fritz P，et al. 1999. The role of intestinal P-glycoprotein in the interaction of digoxin and rifampin[J]. Springer London，104（2）：147-152.

Gross G，Schofer H，Wassilew S，et al. 2003. Herpes zoster guideline of the German Dermatology Society（DDG）[J]. J Clin Virol，26（3）：277-289，291-293.

Grothey A，Sobrero A F，Shields A F，et al. 2018. Duration of adjuvant chemotherapy for Stage Ⅲ colon cancer[J]. N Engl J Med，378（13）：1177-1188.

Gutthann S P，Rodriguez L A G. 1993. The increased risk of hospitalizations for acute liver injury in a population with exposure to multiple drugs[J]. Epidemiology，4（6）：496-501.

Hama R，Bennett C. 2017. The mechanisms of sudden-onset type adverse reactions to oseltamivir[J]. Acta Neurol Scand，135：148-160.

Hama R，Bennett C L. 2016. The mechanisms of delayed onset type adverse reactions to oseltamivir[J]. Infect Dis-Nor，48（9）：651-660.

Han Y，Chen J，Chopra K，et al. 2020. ODYSSEY EAST：Alirocumab efficacy and safety vs ezetimibe in high cardiovascular risk patients with hypercholesterolemia and on maximally tolerated statin in China，India，and Thailand[J]. J Clin Lipidol，14（1）：98-108.

Han Y，Zhou H，Cai J，et al. 2019. Prediction of tacrolimus dosage in the early period after heart transplantation：a population pharmacokinetic approach[J]. Pharmacogenomics，20（1）：21-35.

Hanahan D，Weinberg R A. 2011. Hallmarks of cancer：the next generation[J]. Cell，144（5）：646-674.

Hartman C，Shamir R，Simchowitz V，et al. 2018. ESPGHAN/ESPEN/ESPR/CSPEN guidelines on pediatric parenteral nutrition：Complications[J]. Clin Nutr，37（6 Pt B）：2418-2429.

He N，Su S，Ye K，et al. 2020. Evidence-based guideline for therapeutic drug monitoring of vancomycin：2020 update by the division of therapeutic drug monitoring，Chinese Pharmacological Society[J]. Clin Infect Dis，71（Suppl 4）：S363-S371.

Hedegaard H，Miniño A M，Spencer M R，et al. 2021. Drug Overdose Deaths in the United States，1999-2020 [EB]. National Center for Health Statistics，December.

Hemperly A，Casteele NV. 2018. Clinical Pharmacokinetics and pharmacodynamics of infliximab in the treatment of inflammatory bowel disease[J]. Clin Pharmacokinet，57（8）：929-942.

Ho T，Lin J，Tseng K，et al. 2018. On-treatment lipid profiles to predict the cardiovascular outcomes in ASCVD patients comorbid with chronic kidney disease：the multi-center T-SPARCLE registry study[J]. J Formos Med Assoc，117（9）：814-824.

Hodi F S，Ballinger M，Lyons B，et al. 2018. Immune-Modified Response Evaluation Criteria In Solid Tumors（imRECIST）：Refining Guidelines to Assess the Clinical Benefit of Cancer Immunotherapy[J]. J Clin Oncol，36（9）：850-858.

Hsiao H，Hui C，Wu T，et al. 2014. Genotype-phenotype association between HLA and carbamazepine-induced hypersensitivity reactions：strength and clinical correlations[J]. J Dermatol Sci，73（2）：101-109.

Huang W，Yang T，Xu J，et al. 2019. Prevalence，risk factors，and management of asthma in China：a national cross-sectional study[J]. Lancet，394（10196）：407-418.

Huang Z，Wen W，Zheng Y，et al. 2016. Breast cancer incidence and mortality：trends over 40 years among women in Shanghai，China[J]. Ann Oncol，27（6）：1129-1134.

Hutchaleelaha A，Patel M，Washington C，et al. 2019. Pharmacokinetics and pharmacodynamics of voxelotor（GBT440）in healthy adults and patients with sickle cell disease[J]. Br J Clin Pharmacol，85（6）：1290-1302.

Jain N，Lodha R，Kabra S K. 2001. Upper respiratory tract infections[J]. Indian J Pediatr，68（12）：1135-1138.

Jensen A D，Bundgaard H，Butt J H，et al. 2021. Temporal changes in the incidence of infective endocarditis in Denmark 1997-2017：A nationwide study[J]. Int J Cardiol，326：145-152.

Jiang Z F，Song E W，Wang X T，et al. 2020. Guidelines of Chinese Society of Clinical Oncology（CSCO）on Diagnosis and Treatment of Breast Cancer（2020 version）[J]. TBCR，1（10）：27.

John G. 1988. Management of fluid and electrolyte therapy in the newborn[J]. Indian J of pediatr，55（6）：841-860.

Joosten K，Embleton N，Yan W，et al. 2018. ESPGHAN/ESPEN/ESPR/CSPEN guidelines on pediatric parenteral nutrition：Energy[J]. Clinical nutrition（Edinburgh，Scotland），37（6 Pt B）：2309-2314.

Kamada T，Satoh K，Itoh T，et al. 2021. Evidence-based clinical practice guidelines for peptic ulcer disease 2020[J]. J Gastroenterol，56（4）：303-322.

Kasper D L，Fauci A S. 2019. 哈里森感染病学 [M]. 胡必杰，潘珏，高晓东，译 . 上海：上海科学技术出版社：187-197.

Keepers A，Fochtmann J，Anzia M，et al. 2020. The American psychiatric association practice guideline for the treatment of patients with schizophrenia[J]. Am J Psychiatry，177（9）：868-872.

Kidney Disease：Improving Global Outcomes（KDIGO）CKD-MBD Update Work Group. 2017. KDIGO 2017 clinical practice guideline update for the diagnosis，evaluation，prevention，and treatment of chronic kidney disease-mineral and bone disorder（CKD-MBD）[J]. Kidney Int Suppl，7（1）：1-59.

Kidney Disease：Improving Global Outcomes（KDIGO）Glomerular Diseases Work Group. 2021. KDIGO 2021 clinical practice guideline for the management of glomerular diseases[J]. Kidney Int，100（4S）：S1-S276.

Kimura S，Toyoda K，Yoshimura S，et al. 2022. Practical "1-2-3-4-day" rule for starting direct oral anticoagulants after ischemic stroke with atrial fibrillation：combined hospital-based cohort study[J]. Stroke，53（5）：1540-1549.

Kleindorfer D O，Towfighi A，chaturredi S，et al. 2021. 2021 Guideline for the prevention of stroke in patients with stroke and transient ischemic attack：a guiddine from the American Heart Association/American Strok Association[J]. Stroke，2021，52（7）：e364-e467.

Knuuti J，Wijns W，Saraste A，et al. 2019. 2019 ESC Guidelines for the diagnosis and management of chronic coronary syndromes：The task force for the diagnosis and management of chronic coronary syndromes of the European Society of Cardiology（ESC）[J]. Eur Heart J，41（3）：407-477.

Konstantinides V，Meyer G，Becattini C，et al. 2019. 2019 ESC Guidelines for the diagnosis and management of acute pulmonary embolism developed in collaboration with the European Respiratory Society（ERS）：The task force for the diagnosis and management of acute pulmonary embolism of the European Society of Cardiology（ESC）[J]. Eur Respir J，54（3）：1901647.

Kowal-Bielecka O，Fransen J，Avouac J，et al. 2017. Update of EULAR recommendations for the treatment of systemic sclerosis[J]. Ann Rheum Dis，76（8）：1327-1339.

Kris M G，Johnson B E，Berry L D，et al. 2014. Using multiplexed assays of oncogenic drivers in lung cancers to select targeted drugs[J]. JAMA，311（19）：1998-2006.

Kwak E L，Bang Y J，Camidge D R，et al. 2010. Anaplastic lymphoma kinase inhibition in non-small-cell lung cancer[J]. N Engl J Med，363（18）：1693-1703.

Lalani T，Schmitt K. 2021. Non-vertebral osteomyelitis in adults：Clinical manifestations and diagnosis[J]. UpToDate. Post TW（ed）：UpToDate，Waltham.

Le D T，Durham J N，Smith K N，et al. 2017. Mismatch repair deficiency predicts response of solid tumors to PD-1 blockade[J]. Science，357（6349）：409-413.

Li J，Li X，Wang Q，et al. 2015. ST-segment elevation myocardial infarction in China from 2001 to 2011（the China PEACE-Retrospective Acute Myocardial Infarction Study）：a retrospective analysis of hospital data[J]. Lancet，385（9966）：441-451.

Li J，Zhang Y，Ren L，et al. 2021. Etiological and epidemiological features of acute respiratory infections in China[J]. Nat Commun，12（1）：5026.

Li R，Zhang Q，Yang D，et al.，2013. Prevalence of polycystic ovary syndrome in women in China：a large community-based study[J]. Hum Reprod，28（9）：2562-2569.

Li Y，Chen Q，Gao G，et al. 2016. Epidemiology and outcomes of complicated skin and soft tissue infections among inpatients in Southern China from 2008 to 2013[J]. PLos One，11（2）：e0149960.

Liapis K，Charitaki E，Psaroulaki A. 2019. Case Report：Spherocytic Hemolytic Anemia after Envenomation by Long-Nosed Viper（Vipera ammodytes）[J]. Am J Trop Med Hyg，101（6）：1442-1445.

Lichtman M A，Kaushansky K，Prchal J T，et al. 2018. 威廉姆斯血液学 [M]. 9 版 . 程涛主译 . 北京：人民卫生出版社 .

Lim L，Chan N，Chew H，et al. 2015. Ministry of health clinical practice guidelines：anxiety disorders[J]. Singapore Med J，56（6）：310-315.

Lin F，Wang J，Ho W，et al. 2017. Effectiveness of a combination of ezetimibe and statins in patients with acute coronary syndrome and multiple comorbidities：a 6-year population-based cohort study[J]. Int J Cardiol，233：43-51.

Llovet J M，De Baere T，Kulik L，et al. 2021. Locoregional therapies in the era of molecular and immune treatments for hepatocellular carcinoma[J]. Nat Rev Gastroenterol Hepatol，18（5）：293-313.

Llovet J M，Montal R，Sia D，et al. 2018. Molecular therapies and precision medicine for hepatocellular carcinoma[J]. Nat Rev Clin Oncol，15（10）：599-616.

Lorenz M，Kleinman I，Ahmed G，et al. 1995. Phases of fluid and electrolyte homeostasis in the extremely low birth weight infant[J]. Pediatrics，96（3 Pt 1）：484-489.

Mach F，Baigent C，Catapano A L，et al. 2020. 2019 ESC/EAS guidelines for the management of dyslipidaemias：lipid modification to reduce cardiovascular risk[J]. Eur Heart J，41（1）：111-188.

Manford M. 2017. Recent advances in epilepsy[J]. J Neurol，264：1811-1824.

Marcia L B. 2012. Pediatric Pharmacotherapy [M]//Alldredge B K，Corelli R L，Ernst M E，eds. Koda-Kimble and young's applied therapeutics：The clinical use of drugs. 10th ed. Philadelphia：Lippincott Williams & Wilkins：2265-2276.

Martin-Lorenzo M，Martinez P，Baldan-Martin M，et al. 2017. Citric acid metabolism in resistant hypertension：underlying mechanisms and metabolic prediction of treatment response[J]. Hypertension，70（5）：1049-1056.

Mary R，Matthias S，Michelle W，et al. 2019. Clinical pharmacogenetics implementation consortium guideline for thiopurine dosing based on TPMT and NUDT15 genotypes：2018 update[J]. Clin Pharmacol Ther，105（5）：1095-1105.

Mattson C L，Tanz L J，Quinn K，et al. 2021. Trends and geographic patterns in drug and synthetic opioid overdose deaths — United States，2013-2019[J]. MMWR Morb Mortal Wkly Rep，70：202-207.

Mazzariol A，Bazaj A，Cornaglia G. 2017. Multi-drug-resistant Gram-negative bacteria causing urinary tract infections：a review[J]. J Chemother，29（sup1）：2-9.

Medina M，Castillo-Pino E. 2019. An introduction to the epidemiology and burden of urinary tract infections[J]. Ther Adv Urol，11：3-7.

Meirow D，Lewis H，Nugent D，et al. 1999. Subclinical depletion of primordial follicular reserve in mice treated with cyclophosphamide：clinical importance and proposed accurate investigative tool[J]. Hum Reprod，14（7）：1903-1907.

Metlay P，Waterer W，Long C，et al. 2019. Diagnosis and treatment of adults with community-acquired pneumonia. An official clinical practice guideline of the American Thoracic Society and Infectious Diseases Society of America[J]. Am J Resp Crit Care，200（7）：e45-e67.

Miller V A，Riely G J，Zakowski M F，et al. 2008. Molecular characteristics of bronchioloalveolar carcinoma and adenocarcinoma，bronchioloalveolar carcinoma subtype，predict response to erlotinib[J]. J Clin Oncol，26（9）：1472-1478.

Minhas S，Bettocchi C，Boeri L，et al. 2021. EAU Working group on male sexual and reproductive health. European association of urology guidelines on male sexual and reproductive health：2021 update on male infertility[J]. Eur Urol，80（5）：603-620.

Mirtallo J，Canada T，Johnson D，et al. 2004. Safe practices for parenteral nutrition[J]. JPEN-Parenter Enter，28（6）：S39-70.

Mitchell M，Jüppner H. 2010. Regulation of calcium homeostasis and bone metabolism in the fetus and neonate[J]. Curr Opin Endocrinol，17（1）：25-30.

Modest D P，Martens U M，Riera-Knorrenschild J，et al. 2019. FOLFOXIRI plus panitumumab as first-line treatment of RAS wild-type metastatic colorectal cancer：the randomized，open-label，phase Ⅱ VOLFI study（AIO KRK0109）[J]. J Clin Oncol，37（35）：3401-3411.

Moini G，Avgeropoulos C，Badolato. 2022. Global Epidemiology of Cancer：Diagnosis and Treatment[M]. Hoboken，© 2022 John Wiley and Sons Ltd.

Morice H，Millqvist E，Bieksiene K，et al. 2019. ERS guidelines on the diagnosis and treatment of chronic cough in adults and children[J]. Eur Respir J，55（1）：1901136.

Moriyama B，Obeng O，Barbarino J，et al. 2017. Clinical pharmacogenetics implementation consortium（CPIC）guidelines for CYP2C19 and voriconazole therapy[J]. Clin Pharmacol Ther，102（1）：45-51.

Mulhall A，de Louvois J，Hurley R. 1983. Chloramphenicol toxicity in neonates：its incidence and prevention [J]. Br Med J（Clin Res Ed），287（6403）：1424-1427.

Murat I，Humblot A，Girault L，et al. 2010. Neonatal fluid management[J]. Best Prac Res-Cl Ana，24（3）：365-374.

Mushiroda T，Takahashi Y，Onuma T，et al. 2018. Association of HLA-A*31：01 screening with the incidence of carbamazepine-induced cutaneous adverse reactions in a Japanese population [J]. JAMA Neurol，75（7）：842-849.

National Institute for Health and Care Excellence. 2021. NICE guideline [NG195]，Neonatal infection：antibiotics for prevention and treatment [EB/OL].（2021-04-20）[2022-06-25]. https：//www.nice.org.uk/guidance/ng195.

Nicholas M，James S. 2018. Gastrointestinal safety and tolerability of oral non-aspirin over-the-counter analgesics[J]. Postgrad Med，8：1-12.

O'Brien F，Walker I A. 2014. Fluid homeostasis in the neonate[J]. Paediatr anaesth，24（1）：49-59.

Oku K，Hamijoyo L，Kasitanon N，et al. 2021. Prevention of infective complications in systemic lupus erythematosus：A systematic literature review for the APLAR consensus statements[J]. Int J Rheum Dis，24（7）：880-895.

Okubo，Kimihiro K，Yuichilchimura，et al. 2020. Japanese guidelines for allergic rhinitis 2020[J]. Allergol Int，69（3）：331-345.

Osmon R，Tande J. 2021. Nonvertebral osteomyelitis in adults：Treatment[J]. UpToDate.

Paik P K，Arcila M E，Fara M，et al. 2011. Clinical characteristics of patients with lung adenocarcinomas harboring BRAF mutations[J]. J Clin Oncol，29（15）：2046-2051.

Pappas G，Kauffman A，Andes R，et al. 2016. Clinical practice guideline for the management of candidiasis：2016 update by the Infectious Diseases Society of America[J]. Clin Infect Dis，62（4）：e1-e50.

Patterson F，Thompson R，Denning W，et al. 2016. Practice guidelines for the diagnosis and management of Aspergillosis：2016 update by the Infectious Diseases Society of America[J]. Clin Infect Dis，63（4）：e1-e60.

Peifer M，Fernandez-Cuesta L，Sos M L，et al. 2012. Integrative genome analyses identify key somatic driver mutations of small-cell lung cancer[J]. Nat Genet，44（10）：1104-1110.

Peng X，Zhi M，Wei M，et al. 2017. Thalidomide results in diminished ovarian reserve in reproductive age female IBD patients[J]. Medicine（Baltimore），96（21）：e6540.

Perfect R，Dismukes E，Dromer F，et al. 2010. Clinical practice guidelines for the management of cryptococcal disease：2010 update by the Infectious Diseases Society of America[J]. Clin Infect Dis，50（3）：291-322.

Pinter M，Jain R K，Duda D G. 2021. The current landscape of immune checkpoint blockade in hepatocellular carcinoma：A review[J]. JAMA Oncol，7（1）：113-123.

Pinter M，Scheiner B，Peck-Radosavljevic M. 2021. Immunotherapy for advanced hepatocellular carcinoma：a focus on special subgroups[J]. Gut，70（1）：204-214.

Postow M A，Sidlow R，Hellmann M D. 2018. Immune-related adverse events associated with immune checkpoint blockade[J]. N Engl J

Med，378（2）：158-168.

Rekhtman N，Paik P K，Arcila M E，et al. 2012. Clarifying the spectrum of driver oncogene mutations in biomarker-verified squamous carcinoma of lung：lack of EGFR/KRAS and presence of PIK3CA/AKT1 mutations[J]. Clin Cancer Res，18（4）：1167-1176.

Rhonda C，Mikko N，Laura R，et al. 2022. The clinical pharmacogenetics implementation consortium guideline for SLCO1B1，ABCG2，and CYP2C9 genotypes and statin-associated musculoskeletal symptoms[J]. Clin Pharmacol Ther，111（5）：1007-1021.

Rock C L，Thomson C A，Sullivan K R，et al. 2022. American Cancer Society nutrition and physical activity guideline for cancer survivors [J]. CA Cancer J Clin，72（3）：230-262.

Rodríguez L A G，Williams R，Derby L E，et al. 1994. Acute liver injury associated with nonsteroidal anti-inflammatory drugs and the role of risk factors[J]. Arch Intern Med，154（3）：311-316.

Rodríguez O，Boissier R，Budde K，et al. 2018. European association of urology guidelines on renal transplantation：update 2018[J]. Eur Urol Focus，4（2）：208-215.

Roffi M，Patrono C，Collet J P，et al. 2016. 2015 ESC Guidelines for the management of acute coronary syndromes in patients presenting without persistent ST-segment elevation[J]. Eur Heart J，37（3）：267-315.

Rudin C M，Durinck S，Stawiski E W，et al. 2012. Comprehensive genomic analysis identifies SOX2 as a frequently amplified gene in small-cell lung cancer[J]. Nat Genet，44（10）：1111-1116.

Ryan M，Emily M，Terho H，et al. 2017. Efficacy and safety of oseltamivir in children：systematic review and individual patient data meta-analysis of randomized controlled trials[J]. Clin Infect Dis，23（00）：1-9.

Sabbah A，Hajjo R，Sweidan K. 2020. Review on epidermal growth factor receptor（EGFR）structure，signaling pathways，interactions，and recent updates of EGFR inhibitors[J]. Curr Top Med Chem，20（10）：815-834.

Sáiz A，Flórez G，Arrojo M，et al. 2022. Clinical practice guideline on pharmacological and psychological management of adult patients with an anxiety disorder and comorbid substance use[J]. Adicciones，34（2）：157-167.

Salonia A，Bettocchi C，Boeri L，et al. 2021. EAU Working group on male sexual and reproductive health. European Association of urology guidelines on sexual and reproductive health-2021 update：male sexual dysfunction[J]. Eur Urol，80（3）：333-357.

Samuel F，Sónia B，Carolina S，et al. 2020. Proactive infliximab drug monitoring is superior to conventional management in inflammatory bowel disease[J]. Inflamm Bowel Dis，26（2）：263-270.

Sandler A，Gray R，Perry M C，et al. 2006. Paclitaxel-carboplatin alone or with bevacizumab for non-small-cell lung cancer[J]. N Engl J Med，355（24）：2542-2550.

Sartelli M，Coccolini F，Kluger Y，et al. 2021. WSES/GAIS/SIS-E/WSIS/AAST global clinical pathways for patients with intra-abdominal infections[J]. World J Emerg Surg，16（1）：1-48.

Scadding K，Kariyawasam H，Scadding G. 2017. "BSACI guideline for the diagnosis and management of allergic and non-allergic rhinitis（Revised Edition 2017；First edition 2007）." [J]. Clin Exp Allerhy，47（7）：856-889.

Scheen AJ. 2015. Pharmacokinetics，pharmacodynamics and clinical use of SGLT2 inhibitors in patients with type 2 diabetes mellitus and chronic kidney disease[J]. Clin Pharmacokinet，54：691-708.

Schiller E Y，Goyal A，Mechanic O J. 2022. Opioid Overdose. In：StatPearls [M]. Treasure Island（FL）：StatPearls Publishing.

Schultheis B，Reuter D，Ebert M P，et al. 2017. Gemcitabine combined with the monoclonal antibody nimotuzumab is an active first-line regimen in KRAS wildtype patients with locally advanced or metastatic pancreatic cancer：a multicenter，randomized phase IIb study[J]. Ann Oncol，28（10）：2429-2435.

Schwermer M，Fetz K，Vagedes J，et al. 2019. An expert consensus-based guideline for the integrative anthroposophic treatment of acute gastroenteritis in children[J]. Complement Ther Med，45：289-294.

Schwinghammer TL. 2020. Pharmacotherapy Casebook：A Patient-Focused Approach[M]. 11th Edition. New York：McGraw-Hill Education/Medical.

Seok S J，Gil H W，Jeong D S，et al. 2009. Paraquat intoxication in subjects who attempt suicide：why they chose paraquat[J]. Korean J Intern Med，24（3）：247-251.

Seymour L，Bogaerts J，Perrone A，et al. 2017. iRECIST：guidelines for response criteria for use in trials testing immunotherapeutics[J]. Lancet Oncol，18（3）：e143-e152.

Sganga G，Baguneid M，Dohmen P，et al. 2021. Management of superfcial and deep surgical site infection：an international multidisciplinary consensus[J]. Updates Surg，73（4）：1315-1325.

Sharma G T，Dubey K D，Kumar G S. 2010. Effects of IGF-1，TGF-α plus TGF-β1 and bFGF on in vitro survival，growth and apoptosis in FSH-stimulated buffalo（Bubalis bubalus）preantral follicles[J]. Growth Horm IGF Res，20（4）：319-325.

Shaw A T，Kim D W，Mehra R，et al. 2014. Ceritinib in ALK-rearranged non-small-cell lung cancer[J]. N Engl J Med，370（13）：1189-1197.

Shepherd F A，Rodrigues P J，Ciuleanu T，et al. 2005. Erlotinib in previously treated non-small-cell lung cancer[J]. N Engl J Med，353（2）：

123-132.
Short S，Bashir H，Marshall P，et al. 2017. Institute for Clinical Systems Improvement. Diagnosis and Treatment of Respiratory Illness in Children and Adults[EB/OL].（2017-09-01）[2024-02-26]. https://www.icsi.org/wp-content/uploads/2019/01/RespIllness.pdf
Siegel R，Ma J，Zou Z，et al. 2014. Cancer statistics，2014[J]. CA Cancer J Clin，64（1）：9-29.
Singh D，Agusti A，Anzueto A，et al. 2019. Global strategy for the diagnosis，management，and prevention of chronic obstructive lung disease：the GOLD science committee report 2019[J]. Eur Respir J，53（5）：1900164.
Singletary S E，Allred C，Ashley P，et al. 2002. Revision of the American Joint Committee on cancer staging system for breast cancer[J]. J Clin Oncol，20（17）：3628-3636.
Song Z W，Hu Y，Liu S，et al. 2022. Medication therapy of high-dose methotrexate：An evidence-based practice guideline of the division of therapeutic drug monitoring，Chinese pharmacological society[J]. Br J Clin Pharmacol，88（5）：2456-2472.
Sopirala M，Baron D. 2021. Pathogenesis of osteomyelitis[J]. UpToDate.
Stevens S，Woller S，Kreuziger L，et al. 2021. Antithrombotic therapy for VTE disease：second update of the CHEST guideline and expert panel report[J]. Chest，160（6）：2247-2259.
Stover M. 2016. Mechanisms of Stress-mediated Modulation of Upper and Lower Respiratory Tract Infections[M]//Lyte M，eds. Microbial Endocrinology：Interkingdom Signaling in Infectious Disease and Health. Advances in Experimental Medicine and Biology. vol 874. Cham：Springer：215-223.
Sung H，Ferlay J，Siegel R L，et al. 2021. Global cancer statistics 2020：GLOBOCAN estimates of incidence and mortality worldwide for 36 cancers in 185 countries[J]. CA Cancer J Clin，71（3）：209-249.
Sweet D G，Carnielli V，Greisen G，et al. 2019. European consensus guidelines on the management of respiratory distress syndrome-2019 update[J]. Neonatology，115（4）：432-451.
Tang L L，Chen Y P，Chen C B，et al. 2021. The Chinese Society of Clinical Oncology（CSCO）clinical guidelines for the diagnosis and treatment of nasopharyngeal carcinoma.[J] Cancer Commun（Lond），41（11）：1195-1227.
Tarasconi A，Coccolini F，Biffl WL，et al. 2020. Perforated and bleeding peptic ulcer：WSES guidelines[J]. World J Emerg Surg，15：3.
Tempero M A，Malafa M P，Al-Hawary M，et al. 2021. Pancreatic Adenocarcinoma，Version 2.2021，NCCN Clinical Practice Guidelines in Oncology[J]. J Natl Compr Canc Netw，19（4）：439-457.
Tharakan T，Bettocchi C，Carvalho J，et al. 2022. EAU working panel on male sexual reproductive health. European Association of urology guidelines panel on male sexual and reproductive health：a clinical consultation guide on the indications for performing sperm DNA fragmentation testing in men with infertility and testicular sperm extraction in nonazoospermic men[J]. Eur Urol Focus，8（1）：339-350.
Torre L A，Bray F，Siegel R L，et al. 2015. Global cancer statistics，2012[J]. CA Cancer J Clin，65（2）：87-108.
Toy E，Baker B，Ross，Jennings. 2014. 妇产科学案例 60 例 [M]. 4 版 . 北京：北京大学医学出版社 .
Tunkel R，Hasbun R，Bhimraj A，et al. 2017. 2017 Infectious Diseases Society of America’s Clinical Practice Guidelines for healthcare-associated ventriculitis and meningitis[J]. Clin Infect Dis，64（6）：e34-e65.
Vasilogianni A M，Al-Majdoub Z M，Achour B，et al. 2022. Proteomics of colorectal cancer liver metastasis：A quantitative focus on drug elimination and pharmacodynamics effects[J]. Br J Clin Pharmacol，88（4）：1811-1823.
Wada T，Ishimoto T，Nakaya I，et al. 2021. Committee of Clinical Practical Guideline for Nephrotic Syndrome 2020. A digest of the evidence-based clinical practice guideline for nephrotic syndrome 2020[J]. Clin Exp Nephrol，25（12）：1277-1285.
Wang C，Xu J，Yang L，et al. 2018. Prevalence and risk factors of chronic obstructive pulmonary disease in China（the China Pulmonary Health [CPH] study）：a national cross - sectional study[J]. Lancet，391（10131）：1706 - 1717.
Wang Y，Zhao X，Jiang Y，et al. 2015. Prevalence，knowledge，and treatment of transient ischemic attacks in China [J]. Neurology，84（23）：2354-2361.
Weber T，Tönshoff B，Grenda R，et al. 2021. Clinical practice recommendations for recurrence of focal and segmental glomerulosclerosis/steroid-resistant nephrotic syndrome[J]. Pediatr Transplant，25（3）：e13955.
Wide-ranging online data for epidemiologic research（WONDER）[EB]. Atlanta，GA：CDC，National Center for Health Statistics，2021. https://wonder.cdc.gov.
Wilson G. 2021. Developmental pharmacology[J]. Anaesthesia & Intensive Care Medicine，22（9）：587-593.
World Health Organization. 2021. WHO Guidelines for Malaria[M]. Geneva：WHO.
Wu M，McLaughlin K，Lorenzetti L，et al. 2007. Early risk of stroke after transient ischemic attack：a systematic review and meta-analysis[J]. Arch Intern Med，167（22）：2417-2422.
Yang D F，Pearce R E，Wang X L，et al. 2009. Human carboxylesterases HCE1 and HCE2：Ontogenic expression，inter-individual variability and differential hydrolysis of oseltamivir，aspirin，deltamethrin and permethrin[J]. Biochem Pharmacol，77：238-247.

Yang X，Xie M，Tan L，et al. 2021. Case report of new-onset obstructive sleep apnea after carbon monoxide poisoning[J]. J Int Med Res，49（2）：300060521992228.

Ye J，Wang W，Xu L，et al. 2017. A retrospective prognostic evaluation analysis using the 8th edition of American Joint Committee on Cancer（AJCC）cancer staging system for luminal A breast cancer[J]. Chin J Cancer Res，29（4）：351-360.

Ye Z，Kristi S，Ricardo R，et al. 2020. Systematic review of the evidence on the cost-effectiveness of pharmacogenomics-guided treatment for cardiovascular diseases[J]. Genet Med，22（3）：475-486.

Yi M，Mittenforf E A，Cormier J N，et al. 2011. Novel staging system for predicting disease-specific survival in patients with breast cancer treated with surgery as the first intervention：time to modify the current American Joint Committee on Cancer staging system[J]. J Clin Oncol，29（35）：4654-4661.

Zeind CS，Carvazho MG. 2020. 实用临床药物治疗学：消化系统疾病 [M]. 11 版 . 韩英主译 . 北京：人民卫生出版社 .

Zhou M，Wang H，Zeng X，et al. 2019. Mortality，morbidity，and risk factors in China and its provinces，1990-2017：a systematic analysis for the global burden of disease study 2017[J]. Lancet，394（10204）：1145-1158.

Zhu J，Liu A，Sun X，et al. 2020. Multicenter，randomized，phase Ⅲ trial of neoadjuvant chemoradiation with capecitabine and irinotecan guided by UGT1A1 status in patients with locally advanced rectal cancer [J]. J Clin Oncol，38（36）：4231-4239.

Zw A，Xin A，Gh B，et al. 2019. A national study of the prevalence and risk factors associated with peripheral arterial disease from China：The China Hypertension Survey，2012-2015-Science Direct[J]. Int J Cardiol，1（275）：165-170.

药物中英文对照表

中文	英文	缩写
A		
阿巴卡韦	abacavir	ABC
乙酰胺（解氟灵）	acetamide	
阿柔比星	aclarubicin	
相加作用	additive action	
阿德福韦酯	adefovir dipivoxil	ADV
多柔比星	adriamycin	
艾尔巴韦	albaway	EBR
阿苯达唑	albendazole	
鞣酸蛋白	albumin tannate	
艾博韦泰	albuvirtide	ABT
阿利西尤单抗	alirocumab	
全反式维A酸	all-trans-retinoic acid	ATRA
阿替普酶	alteplase	rt-PA
氢氧化铝	aluminium hydroxide	
金刚烷胺	amantadine	
注射用盐酸氨溴索	ambroxol hydrochloride for injection	
盐酸氨酚喹	amodiaquine dihydrochloridum	
间变性淋巴瘤激酶	anaplastic lymphoma kinase	ALK
血管紧张素Ⅱ受体拮抗剂	angiotensin Ⅱ receptor blocker	ARB
血管紧张素转换酶抑制剂	angiotensin converting enzyme inhibitor	ACEI
血管紧张素受体阻滞药	angiotensin receptor blocker	ARB
山莨菪碱	anisodamine	
抗体偶联药物	antibody-drug conjugate	ADC
抗胆碱药	anticholinergics	
抗痫灵	antiepilepsirin	
抗感染药物	anti-infective agents	
抗淋巴细胞球蛋白	antilymphocyte globulin	ALG
抗肿瘤药物	antineoplastic agents	
抗精神病药物	antipsychotics	
抗胸腺细胞球蛋白	antithymocyte globulin	ATG
阿帕替尼	apatinib	
阿扑吗啡	apomorphine	
三氧化二砷	arsenic trioxide	
蒿甲醚	artemether	
青蒿素	artemisinin	
青蒿琥酯	artesunate	
阿替利珠单抗	atezolizumab	

续表

中文	英文	缩写
阿托品	atropine	
非典型抗精神病药物	atypical antipsychotics	AAP
硫唑嘌呤	azathioprine	AZA
B		
芽孢杆菌	bacillus	
巴比妥类	barbiturates	
巴利昔单抗	basiliximab	
本芴醇	benflumetol	
苯海索	benzhexol	
苯二氮䓬受体激动剂	benzodiazepine receptor agonists	BZRA
苯二氮䓬类药物	benzodiazepines	BZD
氨甲酰甲胆碱	bethanechol	
贝伐珠单抗	bevacizumab	
比沙可啶	bisacodyl	
血液制品	blood products	
吸入用布地奈德混悬液	budesonide suspension for inhalation	
C		
枸橼酸咖啡因	caffeine citrate	
钙调神经蛋白抑制剂	calcineurin inhibitor	CNI
碳酸钙	calcium carbonate	
钙离子通道阻滞剂	calcium channel blocker	CCB
卡瑞利珠单抗	camrelizumab	
卡马西平	carbamazepine	
强心苷类药物	cardiac glycosides	
卡左双多巴控释片	caslevodopa controlled release tablets	
儿茶酚 - 氧位 - 甲基转移酶抑制剂	catechol-*O*-methyltransferase inhibitor	COMTI
毛花苷丙（西地兰）	cedilanide	
注射用头孢哌酮钠他唑巴坦钠	cefoperazone sodium and tazobactam sodium for injection	
塞来昔布	celecoxib	
脑活素	cerebroysin	
氯霉素	chloramphenicol	
氯喹	chloroquine	
氯丙嗪	chlorpromazine	
胆碱酯酶复活药	cholinesterase reactivator	
西咪替丁	cimetidine	
西沙必利	cisapride	
氯巴占	clobazam	
氯硝西泮	clonazepam	
可待因	codeine	
考来烯胺	colestyramine	
胶体果胶铋	colloidal bismuth pectin	

续表

中文	英文	缩写
吸入用复方异丙托溴铵溶液	compound ipratropium bromide solution for inhalation	
氰化物	cyanide	
周期蛋白依赖性激酶	cyclin-dependent kinases	CDK
环磷酰胺	cyclophosphamide	CTX
环孢素	cyclosporine	
环孢素 A	cyclosporine A	CsA
阿糖胞苷	cytarabine	Ara-C
D		
达芦那韦 / 考比司他	darunavir/cobicistat	DRV/c
达沙替尼	dasatinib	
达塞布韦	dasebwe	DSV
柔红霉素	daunorubicin	DNR
地西泮	diazepam	
双氯芬酸	diclofenac	
乙胺嗪	diethylcarbamazine	
洋地黄毒苷	digitoxin	
地高辛	digoxin	
双氢青蒿素	dihydroartemisinin	
敌鼠钠盐	diphacinone-Na	
苯海拉明	diphenhydramine	
敌草快	diquat	
直接抗病毒药	direct antiviral agents	DAAs
直接口服抗凝剂	direct oral anticoagulant	DOAC
直接作用抗病毒药物	direct-acting antiviral agents	DAAs
改善病情的抗风湿药物	disease-modifying anti-rheumatic drugs	DMARDs
多替拉韦	dolutegravir	DTG
多潘立酮	domperidone	
多纳非尼	donafenib	
多奈哌齐	donepezil	
多巴胺受体激动剂	dopamine receptor agonists	DAs
多拉韦林	doravirine	DOR
多巴丝肼片	doserazid tablets	
多西环素	doxycycline	
干粉吸入剂	dry powder inhaler	DPI
双联抗血小板	dual-antiplatelet-therapy	DAPT
度普利尤单抗	dupilumab	
都可喜	duxil	
E		
依非韦伦	efavirenz	EFV
恩他卡朋	entacapone	

续表

中文	英文	缩写
恩他卡朋片	entacarbon tablets	
恩替卡韦	entecavi	ETV
肠内营养	enteral nutrition	EN
表皮生长因子受体	epithelial growth factor receptor	EGFR
红霉素	erythromycin	
艾司奥美拉唑	esomeprazole	
乙醇	ethanol	
乙琥胺	ethosuximide	
依托度酸	etodolac	
依托泊苷	etoposide	VP16
依洛尤单抗	evolocumab	
F		
第 8 因子旁路活性抑制剂	factor VIII inhibitor-by passing activity	FEIBA
法莫替丁	famotidine	
芬太尼	fentanyl	
第一代抗精神病药物	first generation antipsychotics	FGA
氟乙酰胺	fluoroacetamide	
叶酸	folic acid	
亚叶酸钙	folinic acid	LV
呋喃嘧酮	furapyrimidone	
融合抑制剂	fusion inhibitors	FIs
G		
加巴喷丁	gabapentin	
加兰他敏	galanthamine	
格卡瑞韦	gekarivi	GLE
银杏叶提取物（金纳多）	ginko biloba extract	
格拉瑞韦	glareeway	GZR
糖皮质激素	glucocorticoid	GC
甘油	glycerol	
粒细胞集落刺激因子	granulocyte colony stimulating factor	G-CSF
H		
H_2 受体拮抗剂	H_2 receptor antagonist	H_2RA
海洛因	hemoin	
除草剂	herbicide	
组蛋白去乙酰化酶	histone deacetylase	HDAC
高三尖杉酯碱	homoharringtonine	
母乳强化剂	human milk fortifier	HMF
石杉碱甲	huperzine A	
氢可酮	hydrocodone	
铝碳酸镁	hydrotalcite	

续表

中文	英文	缩写
羟氯喹	hydroxychloroquine	HCQ
羟甲戊二酸单酰辅酶 A	hydroxymethyl coenzyme A	HMG-CoA
羟基脲	hydroxyurea	
莨菪碱	hyoscyamine	
I		
布洛芬	ibuprofen	
伊达比星	idarubicin	
艾拉莫德	iguratimod	
伊马替尼	imatinib	
免疫抑制剂	immunosuppresant	
英克西兰	inclisiran	
吲哚美辛	indomethacin	
吸入性糖皮质激素	inhale corticosteroids	ICS
杀虫剂	insecticide	
整合酶抑制剂	integrase strand transfer inhibitors	INSTIs
静脉铁剂	intravenous iron	
伊托必利	itopride	
伊维菌素	ivermectin	
K		
酮洛芬	ketoprofen	
L		
嗜酸乳杆菌	lactobacillus acidophilus	
乳果糖	lactulose	
来迪派韦	laidi paiwei	LDV
拉米夫定	lamivudine	3TC
拉莫三嗪	lamotrigine	
兰索拉唑	lansoprazole	
L- 门冬酰胺酶	L-asparaginase	L-ASP
来氟米特	leflunomide	LEF
仑伐替尼	lenvatinib	
白三烯受体拮抗剂	leukotriene receptor antagonist	LTRA
左旋咪唑	levamisole	
左旋氨氯地平片	levamlodipine tablet	
左乙拉西坦	levetiracetam	
左旋多巴肠凝胶	levodopa-carbidopa intestinal gel	
液体石蜡	liquid paraffin	
双歧杆菌活菌	live bifidobacterium	
长效 β_2 受体激动剂	long-acting β_2-agonists	LABA
长效注射剂型	long-acting injections	LAI
长效抗胆碱药物	long-acting muscarinic antagonists	LAMA

续表

中文	英文	缩写
洛哌丁胺	loperamide	
克力芝	lopinavir/ritonavir	LPV/r
低分子肝素	low molecular weight heparin	LMWH
洛索洛芬	loxoproen	
M		
氧化镁	magnesium oxide	
硫酸镁	magnesium sulfate	
三硅酸镁	magnesium trisilicate	
哺乳动物雷帕霉素靶蛋白	mammalian target of rapamycin	mTOR
甲苯达唑	mebendazole	MBZ
药用炭	medicinal charcoal	
美洛昔康	meloxicam	
美金刚	memantine	
美泊利单抗	mepolizumab	
美沙酮	methadone	
甲氨蝶呤	methotrexate	MTX
甲醇	methyl aleohol，methamal	
注射用甲泼尼龙琥珀酸钠	methylprednisolone sodium succinate for injection	
甲基黄嘌呤类	methylxanthines	
甲氧氯普胺	metoclopramide	
米托蒽醌	mitoxantrone	
莫诺拉韦	molnupiravir	
单胺氧化酶抑制剂	monoamine oxidase inhibitor	MAOI
蒙脱石散	montmorillonite powder	
吗啡	morphine	
莫沙必利	mosapride	
多受体作用药物	multi-acting receptor targeted agents	MARTA
毒蕈碱	muscarinie	
吗替麦考酚酯	mycophenolate mofetil	MMF
N		
萘丁美酮	nabumetone	
烯丙吗啡	nalorphine	
纳洛酮	naloxone	
纳曲酮	naltrexone	
萘普生	naproxen	
奈韦拉平	nevirapine	NVP
烟碱	nicotine	
尼洛替尼	nilotinib	
尼美舒利	nimesulide	
尼莫地平	nimodipine	

续表

中文	英文	缩写
奈玛特韦	nirmatrelvir	
硝西泮	nitrazepam	
尼扎替丁	nizatidine	
非核苷类反转录酶抑制剂	non-nucleoside reverse transcriptase inhibitors	NNRTI
非苯二氮䓬类药物	non-benzodiazepines	NBZD
非甾体抗炎药	nonsteroidal anti-inflammatory drug	NSAID
去甲肾上腺素能与 5- 羟色胺能抗抑郁药	noradrenergic and specific serotonergic antidepressants	NaSSA
新型口服抗凝药	novel oral anticoagulant	NOAC
核苷类反转录酶抑制剂	nucleotide reverse transcriptase inhibitors	NRTIs
O		
奥比他韦	obitavir	OBV
奥美拉唑	omeprazole	
昂丹司琼	ondansetron	
奥匹卡朋	opicapone	
阿片类镇痛药物	opioid analgcsics	
阿片	opium	
阿片酊	opium tincture	
口服糖皮质激素	oral corticosteroids	OCS
口服铁剂	oral iron	
口服补液盐	oral rehydration salt	ORS
有机磷杀虫剂	organic phosphorus insecticides	OPI
有机氯类杀虫剂	organochlorine insceticides	
奥卡西平	oxcarbazepine	
奥昔布宁	oxybutynin	
羟考酮	oxycodone	
P		
泮托拉唑	pantoprazole	
百草枯	paraquat	PQ
复方樟脑酊	paregoric	
肠外营养	parenteral nutrition	PN
帕立瑞韦	parrieway	PTV
聚乙二醇干扰素 -α	peginterferon-α	Peg-IFN-α
培高利特	pergolide	
奋乃静	perphenazine	
农药	pesticide	
哌替啶	pethidine	
苯巴比妥	phenobarbital	
酚酞	phenolphthalein	
苯妥英钠	phenytoin sodium	
吡贝地尔缓释片	pibedil sustained-release tablets	

续表

中文	英文	缩写
哌喹	piperaquine	
吡拉西坦	piracetam	
哌仑他韦	pirentavir	PIB
哌仑西平	pirenzepine	
吡贝地尔	piribedil	
吡罗昔康	piroxicam	
血小板衍生生长因子	platelet derived growth factor	PDGF
血小板衍生生长因子受体	platelet-derived growth factor receptors	PDGFR
血小板糖蛋白Ⅱ b/IIIa 受体拮抗剂	platelet glycoprotein IIb/IIIa receptor inhibitors	GPI
多腺苷二磷酸核糖聚合酶	poly（ADP-ribose）polymerase	PARP
钾离子竞争性酸拮抗剂	potassium competitive acid blocker	P-CAB
普拉克索	pramipexole	
吡喹酮	praziquantel	
普瑞巴林	pregabalin	
压力定量吸入剂	pressurized metered dose inhaler	pMDI
磷酸伯氨喹	primaquine	
扑米酮	primidone	
丙谷胺	proglumide	
细胞程序性死亡 - 配体 1	programmed cell death-ligand 1	PD-L1
细胞程序性死亡受体 1	programmed cell death protein 1	PD-1
异丙嗪	promethazine	
溴丙胺太林	propantheline	
蛋白酶抑制剂	protease inhibitors	PI
凝血酶原复合物	prothrombin complex concentrate	PCC
质子泵抑制剂	proton pump inhibitor	PPI
肺表面活性物质	pulmonary surfactant	PS
R		
雷贝拉唑	rabeprazole	
拉替拉韦	raltegravir	RAL
雷尼替丁	ranitidine	
重组活化凝血因子Ⅶ a	recombinant activated coagulation factor VIIa	rFVIIa
重组人活化因子 VI	recombinant human activated factor VI	rhFVIa
重组组织型纤溶酶原激活剂	recombinant human tissue-type plasiminogen	rt-PA
瑞戈非尼	regorafenib	
瑞德西韦	remdesivir	
利巴韦林	ribavirin	RBV
利匹韦林	rilpivirine	RPV
利托那韦	ritonavir	
利妥昔单抗	rituximab	
利伐斯的明 / 卡巴拉汀	rivastigmine	
杀鼠药	rodenticide	

续表

中文	英文	缩写
罗匹尼罗	ropinirole	
罗替高汀	rotigotine	
芦可替尼	ruxolitinib	
S		
柳氮磺吡啶	salicylazosulfapyriding	SASP
东莨菪碱	scopolamine	
第二代抗精神病药物	second generation antipsychotics	SGA
5- 羟色胺与去甲肾上腺素再摄取抑制剂	selective serotonin and noradrenaline reuptake inhibitor	SNRI
选择性 5- 羟色胺再摄取抑制药	selective serotonin reuptake inhibitors	SSRI
5- 羟色胺和多巴胺受体拮抗剂	serotonin-dopamine antagonists	SDA
短效 β_2 受体激动剂	short-acting β_2-agonists	SABA
短效抗胆碱药物	short-acting muscarinic antagonists	SAMA
单片复方制剂	single-pill combination	SPC
复方单片制剂	single-tablet regimens	STR
信迪利单抗	sintilimab	
西罗莫司	sirolimus	SRL
碳酸氢钠	sodium bicarbonate	
软雾吸入剂	soft mist inhaler	SMI
索磷布韦	sophobuvir	SOF
索拉非尼	sorafenib	
毒毛花苷 K	strophantin K	
硫糖铝	sucralfate	
T		
他克莫司	tacrolimus	TAC
特芬喹	tafenopuine	
牛磺酸	taurine	
替诺福韦	tenofovir	TDF
替比夫定	tepivudine	LdT
替普瑞酮	teprenone	
毒鼠强	tetramine	
替雷利珠单抗	tislelizumab	
组织型纤溶酶原激活剂	tissue plasminogen activator	tPA
托卡朋	tolcapone	
托特罗定	tolterodine	
托吡酯	topiramate	
三环类抗抑郁药	tricyclic antidepressants	TCA
典型抗精神病药物	typical antipsychotics	
酪氨酸酶抑制剂	tyrosine kinase inhibitor	TKI
U		
普通肝素	unfractionated heparin	UFH
熊去氧胆酸	ursodeoxycholic acid	

续表

中文	英文	缩写
V		
丙戊酸钠	valproate sodium	
血管内皮细胞生长因子受体	vascular endothelial growth factor receptor	VEGFR
长春新碱	vincristine	
维帕他韦	vipatavir	VEL
维生素 B_{12}	vitamin B_{12}	
维生素 K 拮抗剂	vitamin K antagonist	VKA
伏诺拉生	vonoprazan	VPZ
伏西瑞韦	vosilvir	VOX
W		
华法林（灭鼠灵）	warfarin	
Y		
酵母菌	yeast	
Z		
齐多夫定	zidovudine	ZDV
唑尼沙胺	zonisamide	
其他		
4- 二甲氨基苯酚	4-dimethylaminophenol	4-DMAP
5- 氟尿嘧啶	5-fluorouracil	5-FU
巯嘌呤	6-mercaptopurine	6-MP
1- 甲基 -4- 苯基 -1，2，3，6- 四氢吡啶	1-methyl-4-phenyl-1，2，3，6-tetrahydropyridine	MPTP

疾病、实验室检查、评估表中英文对照表

中文	英文	缩写
A		
腹腔间室综合征	abdominal compartment syndrome	ACS
异常不自主运动量表	abnormal involuntary movement scale	AIMS
吸收	absorption	
酸暴露时间	acid exposure time	AET
艾滋病	acquired immunodeficiency syndrome	AIDS
活化凝血时间	activated clotting time	ACT
活化部分促凝血酶时间	activated partial thromboplastin time	APTT
活动期	active stage	A 期
急性加速性排斥反应	acute accelerated rejection	AAR
急性冠脉综合征	acute coronary syndrome	ACS
急性乙醇 / 酒精中毒	acute ethanol/alcohol poisoning	
急性 GVHD	acute GVHD	aGVHD
急性血管内溶血	acute intravascular hemolysis	
急性肾损伤	acute kidney injury	AKI
急性白血病	acute leukemia	AL
急性淋巴细胞白血病	acute lymphoblastic leukemia	ALL
急性髓细胞白血病	acute myeloid leukemia	AML
急性胰腺炎	acute pancreatitis	AP
急性 PQ 中毒	acute paraquat poisoning	
急性链球菌感染后肾小球肾炎	acute poststreptococcal glomerulonephritis	APSGN
急性排斥反应	acute rejection	AR
急性呼吸窘迫综合征	acute respiratory distress syndrome	ARDS
三磷酸腺苷	adenosine triphosphatase	ATP
不良的	adverse	
药物不良反应	adverse drug reaction	ADR
丙氨酸氨基转移酶	alanine amiotransferase	ALT
白蛋白	albumin	
碱性磷酸酶	alkaline phosphatase	ALP
变态反应	allergic reaction	
变应性鼻炎	allergic rhinitis	AR
异基因造血干细胞移植	allogeneic hematopoietic stem cell transplantation	allo-HSCT
甲胎蛋白	alpha fetoprotein	AFP
α1- 酸性糖蛋白	alpha-1-acid glycoprotein	
阿尔茨海默病	Alzheimer's disease	AD
美国癌症联合会	American Joint Committee on Cancer	AJCC
β 淀粉样蛋白	amyloid beta-protein	Aβ

续表

中文	英文	缩写
肛管癌	anal cancer	
贫血	anemia	
血管紧张素转化酶 2	angiotensin converting enzyme 2	ACE-2
血管紧张素转换酶抑制剂	angiotensin converting enzyme inhibitor	ACEI
血管紧张素受体阻滞剂	angiotensin receptor blocker	ARB
血管紧张素受体脑啡肽酶抑制剂	angiotensin receptor enkephalase inhibitor	ARNI
拮抗作用	antagonism	
抗体介导的排斥反应	antibody mediated rejection	AMR
抗瓜氨酸化蛋白抗体	anti-citrullinated protein antibody	ACPA
抗利尿激素	antidiuretic hormone	ADH
抗原提呈细胞	antigen presenting cell	APC
抗米勒管激素	anti-Müllerian hormone	AMH
抗中性粒细胞胞浆抗体	antineutrophil cytoplasmic antibody	ANCA
抗核抗体	anti-nuclear antibodies	ANAs
抗磷脂抗体	antiphospholipid antibodies	APLs
抗磷脂综合征	antiphospholipid syndrome	APS
抗反流黏膜切除术	anti-reflux mucosectomy	ARMS
焦虑障碍	anxiety disorder	
再生障碍性贫血	aplastic anemia	AA
呼吸暂停	apnea	
早产儿呼吸暂停	apnea of prematurity	AOP
载脂蛋白	apolipoprotein	Apo
载脂蛋白 A Ⅰ	apolipoprotein A Ⅰ	ApoA Ⅰ
载脂蛋白 B	apolipoprotein B	ApoB
癌胚抗原	arcinoembryonic antigen	CEA
药时曲线下面积	area under the curve	AUC
动静脉畸形	arteriovenous malformation	AVM
蛔虫病	ascariasis	
门冬氨酸氨基转移酶	aspartate aminotransferase	AST
主动性社区治疗	assertive community treatment	ACT
判断评价	assessment	
动脉粥样硬化性心血管疾病	atherosclerotic cardiovascular disease	ASCVD
变应性咳嗽	atopic cough	AC
ATP 结合盒	ATP-binding cassette	ABC
多药耐药性蛋白	ATP-binding cassette subfamily B member 1	ABCB1
心房颤动	atrial fibrillation	AF
自身免疫性疾病	autoimmune disease	
自体造血干细胞移植	autologous hematopoietic stem cell transplantation	auto-HSCT
自动复律除颤器	automated external defibrillator	AED

续表

中文	英文	缩写
B		
细菌性脑膜炎	bacterial meningitis	BM
贝克焦虑量表	Beck anxiety inventory	
床旁 AP 严重度评分	bedside index for severity in acutepancreatitis	BISAP
有益的	beneficial	
良性前列腺增生	benign prostatic hyperplasia	BPH
胆道	biliary tract	
血浆蛋白结合率	binding rate of plasma protein	BRPP
血压	blood pressure	BP
尿素氮	blood urea nitrogen	BUN
血小板	blood platelet	PLT
体重指数	body mass index	BMI
骨髓移植	bone marrow transplantation	BMT
乳腺癌耐药蛋白	breast cancer resistance protein	BCRP
简明精神病性评定量表	brief psychiatric rating scale	BPRS
支气管哮喘	bronchial asthma	
支气管肺泡灌洗液	bronchoalveolar lavage fluid	BALF
支气管肺发育不良	bronchopulmonary dysplasia	BPD
B 型利尿钠肽	B-type natriuretic peptide	BNP
C		
糖类抗原 125	carbohydrate antigen 125	CA125
糖类抗原 19-9	carbohydrate antigen 19-9	CA19-9
一氧化碳中毒	carbon monoxide poisoning	COP
碳氧血红蛋白	carbonyl hemoglobin	COHb
癌胚抗原	carcinoembryonic antigen	CEA
致癌作用	carcinogenesis	
心肌肌钙蛋白	cardiac troponin	cTn
心血管疾病	cardiovascular disease	CVD
导管直接溶栓	catheter direct thrombolysis	CDT
盲肠	cecum	
嗜碱性粒细胞活化试验	cellular allergen stimulation test	CAST
中枢神经系统	central nervous system	CNS
脑梗死	cerebral infarction	CI
脑型疟疾	cerebral malaria	
脑灌注压	cerebral pefusion pressure	CPP
脑血管痉挛	cerebral vasospasm	CVS
脑血管病	cerebral vascular disease	CVD
化学性消化	chemical digestion	
化学配伍禁忌	chemical incompatibility	
中国肝癌的分期方案	China liver cancer staging	CNLC
中国精神障碍分类与诊断标准	Chinese Classification and Diagnostic Criteria of Mental Disorders	CCMD

续表

中文	英文	缩写
胆固醇	cholesterol	CH
胆碱酯酶	cholinesterase	ChE
慢性冠脉综合征	chronic coronary syndrome	CCS
慢性 GVHD	chronic GVDH	cGVHD
慢性乙型肝炎	chronic hepatitis B	CHB
慢性失眠障碍	chronic insomnia	CID
慢性肾脏病	chronic kidney disease	CKD
慢性肾脏病 - 矿物质和骨异常	chronic kidney disease-mineral and bone disorder	CKD-MBD
慢性白血病	chronic leukemia	CL
慢性淋巴细胞白血病	chronic lymphocytic leukemia	CLL
慢性粒细胞白血病	chronic myelogenous leukemia	CML
慢性阻塞性肺疾病	chronic obstructive pulmonary disease	COPD
慢性排斥反应	chronic rejection	CR
乳糜微粒	chylomicron	CM
环卵沉淀试验	circunoval precipitin test	COPT
临床总体印象量表	clinical global impression	CGI
药物基因组学实施联盟	clinical pharmacogenetics implementation consortium	CPIC
凝固酶阴性葡萄球菌	coagulase negative Staphylococcuse	CoNS
认知行为治疗	cognitive-behavioral therapy	CBT
结肠	colon	
结肠癌	colon cancer	
结直肠癌	colorectal cancer	CRC
混合型肝细胞癌 - 胆管癌	combined hepatocellular-cholangiocarcinoma	cHCC-CCA
社区获得性肺炎	community acquired pneumonia	CAP
完全病理缓解	complete pathologic response	CPR
计算机断层扫描	computed tomography	CT
CT 血管成像	computed tomography angiography	CTA
结缔组织	connective tissue	
持续气道内正压通气	Continuous positive airway pressure	CPAP
慢性阻塞性肺疾病患者自我评估测试	COPD assessment test	CAT
冠状动脉粥样硬化性心脏病	coronary atherosclerotic heart disease	CAHD
冠心病	coronary artery heart disease	CHD
新型冠状病毒感染	coronavirus disease 2019	COVID-19
咳嗽变异性哮喘	cough variant asthma	CVA
C 反应蛋白	C-reactive protein	CRP
肌酐	creatinine	Cr
肌酐清除率	creatinine clearance	Clcr
危重型急性胰腺炎	critical acute pancreatitis	CAP
克罗恩病	Crohn’s disease	CD
细胞色素 P450 酶	cytochrome P450	CYP450

续表

中文	英文	缩写
毒性 T 淋巴细胞相关抗原 4	cytotoxic T lymphocyte associated antigen 4	CTLA-4
D		
脑深部电刺激	deep brain stimulation	DBS
迟发性脑缺血	delayed cerebral ischemia	DCI
迟发性多发神经病	delayed polyneuropathy	
脱氧核糖核酸	deoxyribonucleic acid	DNA
深静脉血栓	deep vein thrombosis	DVT
依赖性	dependence	
基于决定因素的分级	determinant-based classification	DBC
糖尿病肾病	diabetic nephropathy	DN
双胺氧化酶	diamine oxidase	DAO
舒张压	diastolic blood pressure	DBP
弥漫皮肤型 SSc	diffuse cutaneous SSc	dcSSc
弥散加权成像	diffusion weighted imaging	DWI
消化	digestion	
数字剪影血管造影术	digital subtraction angiography	DSA
弥散性血管内凝血	disseminated intravascular coagulation	DIC
利尿钠肽系统	diuretic natriuretic peptide system	DPs
多巴胺	dopamine	DA
抗双链 DNA 抗体	double-stranded DNA	dsDNA
联合用药	drug combination	
药物性肝损伤	drug induced liver injury	DILI
药物相互作用	drug interactions	
药物代谢酶	drug metabolism enzyme	
药物转运体	drug transporter	
药物相互作用	drug-drug interactions	DDI
药源性疾病	drug-induced diseases	DID
十二指肠溃疡	duodenal ulcer	DU
十二指肠	duodenum	
血脂异常	dyslipidemia	
E		
早发败血症	early-onset septicemia	EOS
美国东部肿瘤协作组	Eastern CollaborativeOncologyGroup	ECOG
蛇静脉酶凝结时间	ecarin clotting time	ECT
经济性	economy	
有效性	efficacy	
脑电图	electroencephalogram	EEG
终末期肾病	end stage renal disease	ESRD
内镜下逆行胰胆管造影	endoscopic retrograde cholangiopancreatography	ERCP
超声内镜	endoscopic ultrasound	EUS

续表

中文	英文	缩写
蛲虫病	enterobiasis	
嗜酸粒细胞性支气管炎	eosinophilic bronchitis	EB
外周血嗜酸性粒细胞	eosinophils	EOS
表皮生长因子	epidermal growth factor	EGF
表皮生长因子受体	epidermal growth factor receptor	EGFR
癫痫	epilepsy	
人类疱疹病毒	Epstein-Barr virus	EBV
勃起功能障碍	erectile dysfunction	ED
糜烂性食管炎	erosive esophagitis	EE
红细胞沉降率	erythrocyte sedimentation rate	ESR
食管	esophagus	
肾小球滤过率	estimated glomerular filtration rate	eGFR
雌二醇	estradiol	E_2
循证医学	evidence based medicine	EBM
药物排泄	excretion	
超广谱β-内酰胺酶	extended spectrum β lactamase	ESBL
快代谢型	extensive metabolism	EM
泛耐药	extensively-drug resistant	XDR
锥体外系反应	extrapyramidal symptoms	EPS
F		
家族性腺瘤病	familial adenomatous polyposis	FAP
家族性高胆固醇血症	familial hypercholesterolemia	FH
纤维蛋白原降解产物	fibrin/fibrinogen degradation products	FDP
血浆纤维蛋白原	fibrinogen	FIB
丝虫性嗜酸性粒细胞增多症	filarial hypereosinophilia	
丝虫病	filariasis	
首剂效应	first dose effect	
黄素单加氧酶	flavin monooxygenase	FMO
黄素单加氧酶3	flavin-containing monooxygenase 3	FMO3
局灶节段性肾小球硬化	focal segmental glomurular sclerosis	FSGS
促卵泡生成素	follicle-stimulating hormone	FSH
第1秒用力呼出容积	forced expiratory volume in one second	FEV_1
用力肺活量	forced vital capacity	FVC
功能性磁共振成像	functional magnetic resonance imaging	fMRI
G		
胃液	gastric juice	
胃溃疡	gastric ulcer	GU
胃肠炎	gastroenteritis	
反流性食管炎	gastroesophageal reflux disease	RE
胃食管反流病	gastroesophageal reflux disease	GERD

续表

中文	英文	缩写
胃食管反流病问卷量表	gastroesophageal reflux disease questionnaire	GerdQ
胃食管反流性咳嗽	gastroesophageal reflux cough	GERC
胃肠间质瘤	gastrointestinal stromal tumor	GIST
广泛性焦虑障碍	generalized anxiety disorder	GAD
广泛性焦虑障碍量表	generalized anxiety disorder-7	GAD-7
半乳甘露聚糖试验	glactomannan test	GM 试验
抗肾小球基底膜	glomerular basement membrane	GBM
哮喘治疗有效性全球评估	global evaluation of treatment effectiveness	GETE
肾小球滤过率	glomerular filtration rate	GFR
胰高血糖素样肽 -1 受体	glucagon-like peptide 1 receptor	GLP-1
葡萄糖 -6- 磷酸脱氢酶	glucose-6-phosphate dehydrogenase	G6PD
谷氨酸转肽酶	glutamate transpeptidase	GGT
谷胱甘肽转移酶	glutathione S-transferases	GSTs
糖化血红蛋白	glycosylated hemoglobin	HbA1c
移植物抗宿主病	graft-versus-host-disease	GVHD
革兰氏阴性菌	gram negative	G^-
B 组链球菌	group B streptococcus	GBS
H		
汉密尔顿焦虑量表	Hamilton anxiety scale	HAMA
单倍型图谱	haplotypes map	Hap Map
愈合期	healing stage	H 期
心力衰竭	heart failure	HF
心率	heart rate	HR
幽门螺杆菌感染	*Helicobacter pylori*	*Hp*
血细胞比容	hematocrit	HCT
造血干细胞移植	hematopoietic stem cell transplantation	HSCT
血红蛋白	hemoglobin	HGB，Hb
造血干细胞	hemopoietic stem cell	HSC
肝素诱导的血小板减少症	heparin-induced thrombocytopenia	HIT
甲型肝炎病毒	hepatitis A virus	HAV
乙肝 e 抗原	hepatitis B e antigen	HBeAg
乙肝表面抗原	hepatitis B surface antigen	HBsAg
乙型肝炎病毒	hepatitis B virus	HBV
丙型肝炎病毒	hepatitis C virus	HCV
丁型肝炎病毒	hepatitis delta virus	HDV
戊型肝炎病毒	hepatitis E virus	HEV
肝细胞癌	hepatocellular carcinoma	HCC
遗传性非息肉性结肠癌	hereditary nonpolyposis colorectal cancer	HNPCC
低密度脂蛋白胆固醇	high density lipoprotein cholesterol	LDL-C

续表

中文	英文	缩写
高密度脂蛋白	high-density lipoprotein	HDL
高密度脂蛋白胆固醇	high-density lipoproteincholesterol	HDL-C
高通量测序	high-throughput sequencing	HTS
纯合子型家族性高胆固醇血症	homozygous familial hypercholesterolemia	HoFH
钩虫病	hookworm disease	
医院焦虑抑郁量表	hospital anxiety and depression scale	HAD
医院获得性肺炎	hospital-acquired pneumonia	HAP
^{13}C- 或 ^{14}C- 尿素呼气试验	*Hp*-urea breath test	*Hp*-UBT
人类表皮生长因子受体 2	human epidermal growth factor receptor-2	HER2
人类基因组计划	human genome project	HCP
人免疫缺陷病毒	human immunodeficiency virus	HIV
人类白细胞抗原	human leukocyte antigen	HLA
人类嗜 T 细胞病毒	human T lymphotrophic virus	HTLV
透明膜病	hyaline membrane disease	HMD
超急性排斥反应	hyperacute rejection	HAR
高脂血症	hyperlipidemia	
过敏反应	hypersensitive reaction	
高甘油三酯血症	hypertriglyceridemia	HTG
高甘油三酯血症胰腺炎	hypertriglyceridemia pancreatitis	HTGP
I		
特发性膜性肾病	idiopathic membranous nephropathy	IMN
特异质反应	idiosyncratic reaction	
IgA 肾病	IgA nephropathy	IgAN
回肠	ileum	
不成熟中性粒细胞 / 总中性粒细胞	immature/total neutrophil	I/T
免疫性疾病	immune diseases	
免疫重建炎性反应综合征	immune reconstitution inflammatory syndrome	IRIS
实体肿瘤免疫疗效评价标准	immune response evaluation criteria in solid tumor	iRECIST
免疫球蛋白 E	immunoglobulin E	IgE
免疫球蛋白	immunoglobulins	
免疫抑制治疗	immunosuppressive therapy	IST
体外药物相互作用	in vitro drug interactions	
配伍禁忌	incompatibility	
无关紧要的	inconsequential	
间接血凝试验	indirect haemagglutination test	IHA
酶诱导剂	inducer	
酶诱导作用	induction	
感染性心内膜炎	infective endocarditis	IE
吸入性糖皮质激素	inhaled corticosteroid	ICS

续表

中文	英文	缩写
肾小球滤过率	insecticide	eGFR
失眠症	insomnia disorders	
失眠严重指数	insomnia severity index	ISI
重症加强护理病房	intensive care unit	ICU
白介素 -6	interleukin-6	IL-6
中间代谢型	intermediate metabolism	IM
中间型综合征	intermediate syndrome	
中间密度脂蛋白	intermediate-density lipoprotein	IDL
国际疾病与分类	international classification of diseases	ICD
国际标准化比值	international normalized ratio	INR
肺间质病变	interstitial lung disease	ILD
肠道首过代谢	intestinal first-pass metabolism	
腹腔感染	intra-abdominal infection	IAI
脑出血	intracerebral hemorrhage	ICH
颅内压	intracranial pressure	ICP
皮内试验	intradermal test	IDT
肝内胆管癌	intrahepatic cholangiocarcinoma	ICC
有创机械通气	invasive mechanical ventilation	IMV
缺铁性贫血	iron deficiency anemia	IDA
缺血性心脏病	ischemic heart disease	IHD
缺血性脑卒中	ischemic stroke	IS
J		
空肠	jejunum	
K		
Karnofsky 功能状态评分	Karnofsky performance status	KPS
L		
乳酸脱氢酶	lactic dehydrogenase	LDH
大肠	large intestine	
晚发败血症	late-onset septicemia	LOS
左心室射血分数	left ventricular ejection fraction	LVEF
血清甲胎蛋白异质体	lens culinaris agglutinin-reactive fraction of AFP	AFP-L3
白血病	leukemia	
局限皮肤型 SSc	limited cutaneous SSc	lcSSc
脂蛋白	lipoprotein	Lp
脂蛋白（a）	lipoprotein（a）	Lp（a）
肝脏	liver	
长效毒蕈碱拮抗剂	long-acting muscarinic antagonist	LAMA
长效 β2- 激动剂	long-acting β2-agonist	LABA
洛杉矶分级	Los Angeles scale	LA
低密度脂蛋白	low-density lipoprotein	LDL

续表

中文	英文	缩写
低密度脂蛋白胆固醇	low-density lipoprotein cholesterol	LDL-C
食管下括约肌	lower esophageal sphincter	LES
狼疮肾炎	lupus nephritis	LN
M		
磁共振血管成像	magnetic resonance angiography	MRA
磁共振胰胆管造影	magnetic resonance cholangiopancreatography	MRCP
磁共振成像	magnetic resonance imaging	MRI
脑磁图	magnetoencephalography	MEG
主蛋白酶	main protease	Mpro/3CLpro
明显病理缓解	major pathologic response	MPR
疟疾	malaria	
最大呼气流量	maximal expiratory flow	MEF
最大后验贝叶斯法	maximum a posterior-Bayesian	MAPB
峰浓度	maximum plasma concentration attained	Cmax
平均红细胞血红蛋白含量	mean cell hemoglobin	MCH
平均红细胞血红蛋白浓度	mean cell hemoglobin concentration	MCHC
平均红细胞体积	mean cell volume	MCV
机械性消化	mechanical digestion	
半数致死量	median lethal dose	LD50
药物治疗	medication	
巨幼细胞性贫血	megaloblastic anemia	MA
膜增生性肾小球肾炎	membrano-proliferative glomerulonephritis	MPGN
膜性肾病	membranous nephropathy	MN
非 IgA 型系膜增生性肾小球肾炎	mesangial proliferative glomerulonephritis	MsPGN
间质表皮转化因子	mesenchymal-epithelial transition	MET
代谢综合征	metabolic syndrome	MS
耐甲氧西林金黄色葡萄球菌	methicillin-resistant Staphylococcusaureus	MRSA
甲基转移酶	methyl transferase	MT
微 RNA	microRNA	miRNA
微卫星不稳定性	microsatellite instability	MSI
微卫星不稳定性高	microsatellite instability-high	MSI-H
微卫星稳定性	microsatellite stable	MSS
轻症急性胰腺炎	mild acute pancreatitis	MAP
微小病变肾病	minimal change disease	MCD
最小杀菌浓度	minimal bactericidal concentration	MBC
最小抑菌浓度	minimal inhibitory concentration	MIC
错配修复	mismatch repair	MMR
错配修复缺陷	mismatch repair deficiency	dMMR
错配修复功能完整	mismatch repair proficient	pMMR
丝裂原活化蛋白激酶 1	mitogen-activated protein kinase 1	MAPK1

续表

中文	英文	缩写
混合性结缔组织病	mixed connective tissue disease	MCTD
中重症急性胰腺炎	moderately severe acute pancreatitis	MSAP
适宜性	moderation	
改良版英国医学研究委员会	Modified British Medical Research Council	mMRC
改良 CT 严重指数评分	modified CT severity index	MCTSI
改良电抽搐治疗	modified electroconvulsive therapy	MECT
单胺氧化酶	monoamine oxidase	MAO
单羧酸转运体	monocarboxylte acid transporters	MCTs
多学科综合治疗	multidisciplinary team	MDT
多药耐药相关蛋白	multidrug resistance-associated proteins	MRPs
多重耐药	multi-drug resistant	MDR
多器官功能障碍综合征	multiple organ dysfunction syndrome	MODS
多次睡眠潜伏期	multiple sleep latency test	MSLT
致突变作用	mutagenecity	
N		
N- 乙酰基转移酶	*N*-acetyltransferase	NAT
经鼻持续气道正压通气	nasal continuous positive airway pressure	nCPAP
鼻腔黏膜激发试验	nasal provocation test	NPT
鼻咽癌	nasopharyngealcarcinoma	NPC
美国国立卫生院卒中量表	National Institutes of Health Stroke Scale	NIHSS
自体瓣膜心内膜炎	native valve endocarditis	NVE
坏死性小肠结肠炎	necrotizing enterocolitis	NEC
新生儿呼吸窘迫综合征	neonatal respiratory distress syndrome	NRDS
新生儿脓毒症	neonatal sepsis	
肾病综合征	nephrotic syndrome	NS
神经氨酸酶	neuraminidase	NA
神经靶酯酶	neuropathy target esterase	NTE
中性粒细胞	neutrophils	NEUT
第二代测序技术	next-generation sequencing	NGS
非糜烂性反流疾病	nonerosive reflux disease	NERD
非运动症状	non-motor symptom	NMS
非快速眼球运动睡眠	non-rapid eye movement	NREM
非小细胞肺癌	nonsmall-cell lung cancer	NSCLS
非 ST 段抬高 - 急性冠脉综合征	non-ST-segment elevation acute coronary syndrome	NSTE-ACS
非 ST 段抬高型急性心肌梗死	non-ST-segment elevation myocardial infraction	NSTEMI
去甲肾上腺素	noradrenaline	NE
N 端 B 型利尿钠肽原	NT-pro-brain natriuretic peptide	NT-proBNP
裸子水解酶	nudix hydrolase 15	NUDT15
O		
客观资料	objective data	

续表

中文	英文	缩写
寡肽转运体	oligopeptide transporters	PEPTs
机会感染	opportunistic infection	OI
有机阴离子转运多肽	organic anion-transporting polypeptides	OATPs
有机阳离子转运体	organic cation transporter	OCT
重叠综合征	overlap syndrome	
氧合血红蛋白	oxyhemoglobin	HbO2
P		
胰腺癌	pancreatic cancer	
胰腺假性囊肿	pancreatic pseudocyst	PP
惊恐障碍严重度量表	panic disorder severity scale	PDSS
惊恐相关症状表	panic-associate symptom scale	PASS
寄生虫病	parasitic diseases	
甲状旁腺激素	parathyroid hormone	PTH
帕金森病	Parkinson's disease	PD
病理完全缓解	pathological complete response	pCR
依从性	patient compliance	
呼气峰值流量	peak expiratory flow	PEF
聚乙二醇干扰素 -α	peginterferon-α	Peg-IFN-α
胃蛋白酶原	pepsinogen	PG
消化性溃疡	peptic ulcer disease	PUD
经皮冠状动脉介入术	percutaneous coronary intervention	PCI
体力活动状态	performance status	PS
灌注 CT	perfusion CT	CTP
灌注加权成像	perfusion weighted imaging	PWI
外周动脉缺血	peripheral arterial disease	PAD
外周血造血干细胞移植	peripheral blood stem cell transplantation	PBSCT
个体化药物治疗	personalized pharmacotherapy	
正电子发射扫描	positron emission tomography	PET
P- 糖蛋白	P-glycoprotein	P-gp
药学监护	pharmaceutical care	PC
药效学相互作用	pharmacodynamic interaction	
药效学	pharmacodynamics	
遗传药理学	pharmacogenetics	
药物遗传学和药物基因组学知识库	Pharmacogenetics and Pharmacogenomics Knowledge Base	PharmGKB
药物基因组学	pharmacogenomics	
药动学相互作用	pharmacokinetic interactions	
药动学	pharmacokinetics	
药动学 / 药代学	pharmacokinetics/pharmacodynamics	PK/PD
定量药理学	pharmacometrics	
磷酸二酯酶 4	phosphodiesterase-4	PDE-4

续表

中文	英文	缩写
物理配伍禁忌	physical incompatibility	
匹兹堡睡眠质量指数	pittsburgh sleep quality index	PSQI
治疗计划	plan	
血小板衍生生长因子受体 α	platelet-derived growth factor receptor alpha	PDGFRA
血小板源性生长因子受体 -β	platelet derived growth factor receptor β	PDGFR-β
血小板计数	plateletocrit	PLT
耶氏肺孢子菌肺炎	pneumocystis pneumonia	PCP
即时检验	point-of-care testing	POCT
聚合酶链式反应	polymerase chain reaction	PCR
多导睡眠监测	polysomnography	PSG
慢代谢型	poor metabolism	PM
群体药代动力学	population pharmacokinetics	PPK
阳性与阴性症状量表	positive and negative syndrome scale	PANSS
正电子发射计算机断层显像	positron emission computed tomography	PET-CT
正电子发射计算机断层磁共振成像	positron emission tomography-MRI	PET-MRI
抗生素后效应	post antibiotic effect	PAE
暴露后预防	post-exposure prophylaxis	PEP
鼻后滴流综合征	postnasal drip syndrome	PNDS/UACS
敏感化作用	potentiation	
暴露前预防	pre-exposure prophylaxis	PrEP
早产胎膜早破	premature rupture of membranes	PROM
处方	prescription	
处方审核	prescription review	
原发性胆汁性胆管炎	primary biliary cholangitis	PBC
降钙素原	procalcitonin	PCT
错配修复基因正常	proficient mismatch repair	pMMR
程序性细胞死亡蛋白配体 1	programmed cell death ligand 1	PD-L1
程序性细胞死亡蛋白受体 1	programmed cell death receptor 1	PD-1
前蛋白转化酶枯草溶菌素 9	proprotein convertases subtilisin/kexin type 9	PCSK9
人工瓣膜心内膜炎	prosthetic valve endocarditis	PVE
经支气管镜防污染毛刷	protected specimen brush	PSB
异常凝血酶原	protein induced by vitamin K absence/antagonist-II	PIVKAII
凝血酶原时间	prothrombin time	PT
铜绿假单胞菌	pseudomonas aeruginosa	PA
肺动脉高压	pulmonary hypertension	PH
肺栓塞	pulmonary embolism	PE
焦磷酸测序技术	pyrosequencing	
R		
快速眼球睡眠运动睡眠	rapid eye movement	REM
急进性肾小球肾炎	rapidly progressive glomerulonephritis	RPGN

续表

中文	英文	缩写
拉斯穆森脑炎	Rasmussen	
转染重排	rearranged during transfection	RET
直肠癌	rectal cancer	
直肠	rectum	
复发性急性胰腺炎	recurrent acutepancreatitis	RAP
红细胞	red blood cell	RBC
反流性疾病问卷量表	reflux disease questionnaire	RDQ
肾素 - 血管紧张素 - 醛固酮系统	renin-angiotensin-aldosterone system	RAAS
重复经颅磁刺激	repeated transcranial magnetic stimulation	rTMS
后遗效应	residual effect	
难治性高血压	resistance hypertension	RH
呼吸窘迫综合征	respiratory distress syndrome	RDS
呼吸频率	respiratory rate	RR
实体瘤临床疗效评价标准	response evaluation criteria in solid tumor	RECIST
恢复组织修复	restorative tissue repair	RTR
限制性片段长度多态性	restriction fragment length polymorphism	RFLR
修订版亚特兰大分类标准 2012	Revised Atlanta Classification	RAC
类风湿关节炎	rheumatoid arthritis	RA
类风湿因子	rheumatoid factor	RF
核糖核酸	ribonucleic acid	RNA
鲁塞尔・克拉夫因果评估法	Roussel Uclaf causality assessment method	RUCAM
S		
新型冠状病毒	SARS-CoV-2	
瘢痕期	scarring stage	S 期
血吸虫病	schistosomiasis	
精神分裂症	schizophrenia	SP
硬皮病	scleroderma	
硬皮病肾危象	scleroderma renal crisis	SRC
继发反应	secondary reaction	
焦虑自评量表	self-rating anxiety scale	SAS
血清铁蛋白	serum ferritin	SF
血清总胆固醇	serum total cholesterol	TC
重症急性胰腺炎	severe acute pancreatitis	SAP
严重皮肤不良反应	severe cutaneous adverse reactions	SCARs
短串联重复序列	short tandem repeat	STR
短期失眠	short-term insomnia disorder	STID
副作用	side effect	
单核苷酸多态性	single nucleotide polymorphism	SNP

续表

中文	英文	缩写
单光子发射计算机断层扫描	single photon emission computed tomography	SPECT
皮肤及软组织感染	skin and soft-tissue infections	SSTI
皮肤点刺试验	skin prick test	SPT
小肠	small intestine	
钠-葡萄糖协同转运蛋白 2 抑制剂	sodium glucose cotransporter 2 inhibitor	SGLT2i
钠-葡萄糖协同转运蛋白 2	sodium-dependent glucose transporters 2	SGLT-2
血清可溶性转铁蛋白受体	soluble transferrin receptor	STFR
溶质载体	solute carrier	SLC
特殊毒性	special toxicity	
无皮肤硬化型 SSc	SSc sine scleroderma	
稳定性冠心病	stable coronary artery disease	SCAD
状态-特质焦虑调查表	state-trait anxiety inventory	STAI
降阶疗法	step down	
递增疗法	step up	
立体定向放射治疗	stereotactic radio therapy	SRT
胃	stomach	
ST 段抬高型心肌梗死	ST-segment elevation myocardial infraction	STEMI
蛛网膜下腔出血	subarachnoid hemorrhage	SAH
主观资料	subjective data	
磺基转移酶	sulfotransferase	SULTs
肺表面活性物质相关蛋白	surfactant-associated protein	SP
磁敏感加权成像	susceptibility weighted imaging	SWI
症状相关概率	symptom association probability	SAP
协同作用	synergism	
全身炎症反应综合征	systemic inflammatory response syndrome	SIRS
系统性红斑狼疮	systemic lupus erythematosus	SLE
系统性硬化症	systemic sclerosis	SSc
收缩压	systolic pressure	SBP
T		
T 细胞介导的排斥反应	T cell mediated rejection	TCMR
迟发性运动障碍	tardive dyskinesia	TD
端粒酶逆转录酶	telomerasereversetranscriptase	TERT
体温	temperature	T
致畸作用	teratogenesis	
精神障碍诊断统计手册	The Diagnostic and Statistical Manual of Mental Disorders	DSM
治疗药物监测	therapeutic drug monitoring	TDM
硫嘌呤甲基转移酶	thiopurine methyltransferase	TPMT
血栓弹力图	thrombelastography	TEG
凝血酶时间	thrombin time	TT

续表

中文	英文	缩写
血栓性血小板减少性紫癜	thrombotic thrombocytopenic purpura	TTP
达峰时间	time after dosing at which maximum plasma concentraion is reached	t_{max}
总胆汁酸	total bile acid	TBA
总胆红素	total bilirubin	TBil
全身照射	total body irradiation	TBI
全程新辅助治疗	total neoadjuvant therapy	TNT
毒性作用	toxic effect	
中毒休克综合征毒素	toxic shock syndrome toxin	TSST
肝动脉栓塞化疗	transcatheter arterial chemoembolization	TACE
肝动脉栓塞	transcatheter arterial embolization	TAE
经颅多普勒	transcranial doppler	TCD
经食管超声心动图	transesophageal echocardiography	TEE
转铁蛋白饱和度	transferrin saturation	TSAT
短暂性脑缺血发作	transient ischemic attack	TIA
瞬时受体点位	transient receptor potential	TRP
经颈静脉肝内门腔分流术	transjugular intrahepatic portosystemic shunt	TIPS
经口无切口胃底折叠术	transoral incisionless fundoplication	TIF
经胸超声心电图	transthoracic echocardiography	TTE
难治性精神分裂症	treatment-resistant schizophrenia	TRS
甘油三酯	triglyceride	TG
肾小管重吸收	tubular reabsorption	
肾小管分泌	tubular secretion	
肿瘤结节	tumor deposit	TD
肿瘤原发灶 - 淋巴结 - 远处转移	tumor node metastasis	TNM
U		
尿苷二磷酸葡萄糖醛酸基转移酶	UDP-glucuronosyl transferase	UGT
超快代谢型	ultraextensive metabolism	UM
超声	ultrasonography	US
帕金森病评估量表	unified parkinson's disease rating scale	MDS-UPDRS
国际抗癌联盟	Union for International Cancer Control	UICC
不稳定型心绞痛	unstable angina	UA
上呼吸道感染	upper respiratory tract infection	URTI
尿路感染	urinary tract infection	UTI
V		
血管内皮生长因子	vascular endothelial growth factor	VEGF
血管运动性鼻炎	vasomotor rhinitis	VMR
静脉血栓栓塞症	venous thromboembolism	VTE
呼吸机相关性肺炎	ventilator-associated pneumonia	VAP
阑尾	vermiform appendix	
极低密度脂蛋白	very-low-density lipoprotein	VLDL

续表

中文	英文	缩写
血管性血友病	von Willebrand disease	vWD
血管性血友病因子	von Willebrand factor	vWF
W		
包裹性坏死	walled-off necrosis	WON
蛋白印迹试验	Western blot	WB
白细胞计数	white blood cell count	WBC
停药综合征	withdrawal syndrome	
世界卫生组织	World Health Organization	WHO
特殊		
5- 羟色胺	5-hydroxytryptamine	5-HT
β-1, 3-D 葡聚糖试验	β-1, 3-D-glucan test	G 实验
γ- 氨基丁酸	γ-aminobutyric acid	GABA
谷氨酰转肽酶	γ-glutamyl transferase	GGT